中药组方临床应用

ZHONGYAO ZUFANG LINCHUANG YINGYONG

主　编　余孟学　杨德钱

副主编　万成绪　余金旺　余　竹

河南科学技术出版社

·郑州·

内容提要

《中药组方临床应用》由著名老中医余孟学老先生据 50 余年临床工作经验编写而成。本书以单味中药为主线，整理疑难杂病特效验方、奇效秘方共 8000 余方，其中单味药方剂 3000 余个，复方 5000 余个，内容涵盖呼吸系统、消化系统、泌尿系统、循环血液系统、内分泌系统、神经系统、妇产科疾病、儿科疾病、男科疾病、外科疾病、五官科疾病及癌症等。每方有临床应用、处方组成、用法用量及注意事项等。本书内容丰富、实用性强，适合中医师、全科医师临床参考，亦可供初出校门的医学生阅读。

图书在版编目（CIP）数据

中药组方临床应用/余孟学，杨德钱主编. —郑州：河南科学技术出版社，2022.3
ISBN 978-7-5725-0690-1

Ⅰ.①中… Ⅱ.①余… ②杨… Ⅲ.①方剂－汇编 Ⅳ.①R289.2

中国版本图书馆 CIP 数据核字（2022）第 024270 号

出版发行：河南科学技术出版社
　　　　　　北京名医世纪文化传媒有限公司
　　　　　　地址：北京市丰台区万丰路 316 号万开基地 B 座 1-115　　邮编：100161
　　　　　　电话：010-63863186　010-63863168
策划编辑：焦万田
文字编辑：张　远
责任审读：周晓洲
责任校对：龚利霞
封面设计：中通世奥
版式设计：崔刚工作室
责任印制：程晋荣
印　　刷：河南瑞之光印刷股份有限公司
经　　销：全国新华书店、医学书店、网店
开　　本：787 mm×1092 mm　1/16　　**印张**：43　　　**字数**：960 千字
版　　次：2022 年 3 月第 2 版　　2022 年 3 月第 1 次印刷
定　　价：198.00 元

前　言

中药是中华民族历代医治和预防疾病的主要武器。几千年来,中药能治病和防病,是人类在长期的生产和生活实践过程中,逐步形成的理论。对这种理论,只能结合当时的哲学、文化,从抽象的角度去阐明中药药性理论,如四气、五味、归经、升降浮沉等。

古人谓"用药如用兵",凡病者用中药治疗,犹如打仗战胜敌人一样,只有准确无误,才能药到病除。

用中药治病防病,历代不仅是具有技术资质的医师在临床应用,凡识字的人及代代口头传承的庶民百姓也在应用,而且还积累了不少的宝贵经验。

中药防病治病,为繁衍中华民族的兴旺发达起到了关键作用,而且做出了不朽的贡献。

上古神农尝百草以前,基本上是单味药治病防病,就是所谓单方。单味药治病防病的功效,大部分被我们认识,并通过现代科研手段,进行了化学的理论分析,取得了不少成果。不过,分析与应用还存在着一些差距,部分单味药的药性、功效、应用还没被我们完全认识,仍有探讨研究的必要。

单味药治病防病,是正规治疗以外的辅助治疗,因其"力专效宏""简、验、便、廉",从古至今都乐于被人们所采用。以后还会继续受到人们的重视,以解决某些难治的疾病。

如薏苡仁治风湿病,黄连治疗和预防"三高"症,枸杞子治疗视神经病,白及治疗结核病,天麻治疗癫痫病、痴呆症,水蛭治疗脑血管病、食管癌,麻黄治疗哮喘病,葛根治疗脑血管病,淫羊藿治疗风湿病,蒲公英治疗静脉炎、乳腺炎,白矾治疗痔、子宫脱垂等,都是不可忽视的好方法,而且还会长盛不衰。

中药配伍成方剂,是上古时候,人们在应用单味药物治病防病时,有时候疗效不甚满意,于是就想到了再加用1味药物进行配伍,结果产生了很好的疗效。后来,发展为加用2味、3味及更多的药物,治愈了大量的大病、重病。因此,中医配伍的理论,在发展过程中,便产生了"君、臣、佐、使""七方、十剂""七情""合和"等经典理论,为中药的临床应用,起到了规范、标准、实用的作用。

中药配伍的方剂,汗牛充栋,数以万计,不胜枚举,以各种方式命名的方剂,都是一个目的,以"实用"为原则。

本书受历代以药物命名方剂的启迪,如麻黄汤、桂枝汤、银翘散、当归四逆汤、黄连解毒汤、犀角地黄汤、龙胆泻肝汤等,故采用以药物名命名方剂,方剂组成原则,是根据临床用药经验,重点突出药物的主要功效。

编著本书,历时十年,并不是别出心裁,标新立异。开始是探讨、研究中药单味药的功效、临床应用,试图找到新的功效和适用病症,以偏验方的形式写成稿。在编著初稿过程中,感到有重新组方的必要。由于笔者长期从事中医临床工作 60 余年,各类疾病都治疗过,经方、时方、现代方都在应用,特别是应用药名组成的方剂,屡用不衰。故此,以药物名配伍成的"配成方治大病"的方剂思路就形成了。

此书以"实用"为主,理论知识较少,特别适合临床医师,大专院校学生和广大中医药爱好者阅读借鉴,甚至没有学习过中医药的爱好者,也可学习参考。此书尚有不足之处,望读者雅正,不胜感谢。

附:阅读本书的几点说明

1. 凡"取上药"者,均为处方的全部药材,非取部分。

2. 凡"适量"者,应根据病情轻重缓急决定用量,随症用药。

3. 凡"清水煎"者的清水量,应按传统及中医方剂学的规范,发散辛甘药者,用清水量是原药材的 3~5 倍量;酸苦厚味者,用清水量是原药材的 5~7 倍量。再灵活点,根据药材的质地,如花、叶、草本、果实、木本、根、块等确定清水用量。

4. 煎煮时间:发散辛甘药材者,水沸后,煎 30 分钟左右,宜武火短煎;酸苦厚味药材者,水沸后,煎煮 1~1.5 小时,宜先武火后文火。

5. 其他膏、丹、丸、散、浸膏、酒、茶等按传统及中医方剂学规范使用。

余孟学　杨德钱
2021 年 6 月 26 日

目　录

第一章

解表药

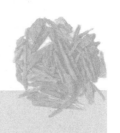

第一节　发散风寒药

一、麻　黄

【成分】　麻黄全草含多种生物碱,主要为麻黄碱,其次为伪麻黄碱、微量的甲基麻黄碱、甲基伪麻黄碱、麻黄次碱,以及黄酮苷、菊粉、苹果酸等。其主要成分除了生物碱,还有挥发油、黄酮类及有机酸类等。

【性味归经】　辛、微苦,温。归肺、膀胱经。毒性较小。

【功效】　发汗解表,宣肺平喘,利水消肿。

【用法用量】　煎服,3～10g。发汗解表宜生用,止咳平喘多炙用。

【使用注意】　本品发汗力强,为峻汗药,表虚自汗、阴虚盗汗及虚喘者均当慎用,心脏病、精神疾病患者和孕妇应避免使用,不能与咖啡因配伍应用,连续使用该药不得超过10天,且剂量不得过大。高血压及老年患者忌用。

1. 单味药治难症

(1)治疗风湿性关节炎

药物:麻黄15g。

用法:用母鸡1只,宰杀后去毛及内脏,将麻黄用纱布包好,放入母鸡腹内,用文火炖熟后,去麻黄,加入调味料,吃肉喝汤,随意服。

临床应用:祛风除湿。用于治疗风湿性关节炎,对关节肿痛反复发作,遇阴雨或风雪天加剧,关节屈伸不利,行走艰难,局部肿胀,皮肤不红。舌质淡苔薄白,脉沉弦紧等症者有令人满意的疗效。

(2)治疗支气管哮喘

药物:麻黄10g。

用法:用豆腐250g,切成细块,将麻黄用纱布包好,放入锅内,与豆腐一起煮20分钟后,去麻黄,加入白砂糖调味,吃豆腐喝汤(不能用食盐)。

临床应用:宣肺平喘。用于治疗风寒闭肺,受凉后哮喘经常反复发作者有较好疗效。

(3)治疗产后腹痛,血下不止

药物:麻黄(去节)15g。

用法:取上药,研成细末,每次服3～5g,每日2～3次,血下尽即止。

临床应用:祛风散寒,温经止血。用于治疗产后腹痛,血下不止有显著疗效。

(4)治疗顽癣

药物:麻黄15g。

用法:取上药,用清水煎20分钟,分2次温服,每日1剂。

临床应用:祛风燥湿,解毒止痒。用于治疗顽癣瘙痒,抓破后流黄水者有较好的疗效。

(5)治疗荨麻疹

药物:麻黄20g。

用法:取上药,用清水煎20分钟后,得药汁300ml,分3次服,每日1剂。

临床应用:发散解表,祛风止痒。用于治疗荨麻疹,症见皮肤瘙痒,抓破后出血珠者有明显的疗效。

(6)治疗遗尿症

药物:麻黄5g。

用法:取上药,用清水煎15分钟后,得药汁150ml,兑入适量白砂糖,分2次服,其中1次最好固定在临睡前服,小儿每日1剂,成人倍量。

临床应用:温阳化气,制止遗尿。用于治疗遗尿病久治不愈者,一般用药3~5剂,即有令人满意的疗效。

(7)治疗小儿腹泻

药物:麻黄2~5g。

用法:取上药,酌配前胡3~6g,清水煎1次,稍加白糖,频频口服,每日1剂。

临床应用:解表宣肺,利水止泻。用于治疗小儿腹泻有一定疗效。

(8)治疗急性肾炎水肿

药物:麻黄20g。

用法:取上药,加入鲜金钱草、鲜车前草各100g,用清水煎2次,混合2次药汁,分3次服用,每日1剂。

临床应用:祛风解表,利水消肿。用于治疗急性肾炎水肿有较好的疗效。

2. 配成方治大病

(1)治疗肺炎

方名:麻杏银翘汤。

药物:麻黄、杏仁、蝉蜕各10g,知母、黄芩、玄参各15g,金银花、连翘各20g,鱼腥草、桑白皮各30g,生石膏50g,甘草5g。

用法:清水煎2次,混合2次药汁,分3次服用,每日1剂。

临床应用:疏散表邪、清热解毒。用于治疗肺炎,见头身疼痛,咳嗽气促者有良效。

(2)治疗支气管哮喘

方名:麻桂哮喘汤。

药物:麻黄、桂枝、京半夏各10g,白芍、白芥子、葶苈子、紫苏子各15g,辽细辛、干姜、五味子、炙甘草各5g。

用法:清水煎2次,混合2次药汁,分3次服用,每日1剂,连服5剂为1个疗程。

临床应用:解表散寒,温肺化饮。用于治疗支气管哮喘之表寒里饮型有显著疗效。

(3)治疗湿痰型支气管炎

方名:麻杏姜辛汤。

药物:麻黄、杏仁、陈皮、京半夏、当归各10g,茯苓、熟地黄各20g,辽细辛、五味子、干姜、炙甘草各5g。

用法:清水煎2次,混合后分3次服,每日1剂。连服3剂为1个疗程。

临床应用:利湿祛痰,温肺止咳。用于治疗湿痰型支气管炎,见咳嗽痰多,胸膈不利,长期反复咳嗽气促等症者有显著疗效。

(4)治疗阴虚型支气管炎

方名:麻杏沙麦汤。

药物:麻黄、杏仁、五味子、紫菀、款冬花各10g,北沙参、葶苈子、麦冬、知母各20g,生石膏30g,炙甘草5g,枇杷叶、冰糖、梨皮各适量。

用法:清水煎2次,混合后分3次服,每日1剂,5剂为1个疗程。

临床应用:滋阴润肺,清热止咳。用于治疗阴虚型支气管炎有较好的疗效。

(5)治疗风湿性关节炎

方名:麻术薏苡汤。

药物:麻黄、杏仁各10g,黄柏、姜黄、海桐皮、千年健各15g,苍术、茯苓各20g,薏苡仁30g,甘草5g。

用法:清水煎2次,混合后分3次服,每日1剂,5剂为1个疗程。

临床应用:解表散寒,祛风除湿。用于治疗风湿性关节炎,见发热恶寒,周身困重,关节红肿热痛,食欲减退等症者有一定疗效。

(6)治疗急性肾小球肾炎

方名:麻黄蝉蜕汤。

药物:麻黄、蝉蜕、猪苓各 10g,知母、黄柏、泽泻各 15g,白术、茯苓、车前草、连翘各 20g。

用法:清水煎 2 次,混合后分 3 次服,每日 1 剂。水肿消退后,用益气健脾之药。

临床应用:祛风解表,利水消肿。用于治疗急性肾小球肾炎,见水肿从面部开始,波及全身,无汗恶风,小便短少等症者有良效。

(7)治疗泌尿系结石

方名:麻黄威灵仙汤。

药物:麻黄、海金沙各 10g,王不留行、川牛膝、威灵仙、鸡内金、滑石、瞿麦、萹蓄各 20g,金钱草 50g。

用法:清水煎 3 次,共滤取药汁 2000ml,混合后分 5 次服,服后做跳跃运动,每日 1 剂,直至结石排出为止。注意,结石在 1cm 以上者,应体外震波粉碎后,再服此药治疗。

临床应用:清热利湿,利尿排石。用于治疗泌尿系结石有一定疗效。

(8)治疗遗尿症

方名:麻黄益智汤。

药物:炙麻黄、山药、桑螵蛸、益智仁各 10g,黄芪、党参各 20g,乌药、五味子、肉桂各 5g,通草 3g。

用法:清水煎 2 次,混合后分 3 次服,每日 1 剂,第 3 次临睡前服,量要少。

临床应用:健脾益气,温肾固摄。用于治疗遗尿症长久不愈者有显著疗效。

(9)治疗上消化道出血

方名:麻黄三七汤。

药物:麻黄、三七、当归各 10g,白及、仙鹤草、侧柏叶各 20g,黄芪 30g,茜草 15g,炙甘草 5g。

用法:清水煎 2 次,混合后分 3 次服(冷却后服用),每日 1 剂。

临床应用:益气健脾,祛瘀止血。用于治疗上消化道慢性出血者有较好的疗效,急性大出血者则另当别论。

(10)治疗病态窦房结综合征

方名:麻黄病窦汤。

药物:炙麻黄、炙甘草、辽细辛、当归、桂枝、川芎、五味子各 10g,生地黄、附子、麦冬各 20g,炙黄芪、党参各 30g。

用法:取附子先煎 1 个小时,再入其他药共同煎 2 次,混合后分 3 次服,每日 1 剂。5 剂为 1 个疗程。

临床应用:益气健脾,温通心阳。用于治疗病态窦房结综合征有显著疗效。

(11)治疗皮肤瘙痒

方名:麻黄苦参汤。

药物:麻黄、蝉蜕、荆芥、防风、知母各 10g,连翘、苦参、地肤子各 20g,石膏 30g,薄荷 15g,甘草 5g。

用法:清水煎 2 次,混合后分 3 次服,每日 1 剂。

临床应用:祛风解表,透疹解毒。用于治疗因各种原因引起的皮肤瘙痒,症见皮肤斑疹,奇特瘙痒,抓破皮肤者有显著疗效。

(12)治疗肢端红肿热痛

方名:麻黄解毒消肿汤。

药物:麻黄 10g,石膏 100g,金银花、败酱草各 50g,连翘 30g,地龙、蛇蜕各 20g,甘草 5g。

用法:清水煎 2 次,混合后分 3 次服,每日 1 剂。

临床应用:清热泻火,解毒消肿。用于治疗肢端红肿热痛,见手或足末端红肿,触摸温烫灼手,发热口渴,活动受限等症者有良效。

(13)治疗寒湿头痛

方名:麻黄寒湿头痛汤。

药物:麻黄、辽细辛、川芎、防风、干姜各 10g,熟附片、蔓荆子、藁本各 15g,茯苓、苍术、薏苡仁各 20g,白通草 5g。

用法:清水煎 2 次,混合后分 3 次服,每日 1 剂。

临床应用:解表散寒,除湿止痛。用于治疗寒湿头痛,见头部冷痛,畏寒肢冷,脉沉细等症者有较好的疗效。

（14）治疗小儿呕吐腹泻

方名：麻黄呕吐腹泻方。

药物：麻黄2～4g，白术、茯苓各5～10g，前胡、广藿香各3～5g，滑石、砂仁各4～6g，紫苏叶3g。

用法：清水煎1次，分3次温服，可兑入适量白砂糖，每日1剂。

临床应用：解表和中，利水渗湿。用于治疗小儿呕吐腹泻，见腹内肠鸣，恶心呕吐，泻下水便，不思饮食等症者有一定疗效。

（15）治疗水肿

方名：麻附消水汤。

药物：麻黄、辽细辛、桂枝、猪苓、泽泻各10g，熟附片、白术、茯苓、商陆各20g，大腹皮15g，白通草5g。

用法：清水煎2次，混合后分3次服，每日1剂。

临床应用：温阳化气，解表利水。用于治疗水肿，见全身高度水肿，腰以下尤甚，按之凹陷不起，腰酸尿少，畏寒肢冷症者有良效。

（16）治疗慢性咽炎

方名：麻附利咽汤。

药物：麻黄、辽细辛、蝉蜕、木蝴蝶、泽兰各10g，法半夏、桔梗、射干各12g，玄参、板蓝根各15g，熟附片、茯苓各20g，甘草3g。

用法：清水煎2次，混合后分3次服，每日1剂。

临床应用：解表温里，清咽利喉。用于治疗慢性咽炎之咽痛、失音等症者有较好的疗效。

3. 知药理、谈经验

（1）知药理

麻黄碱能使心肌收缩力增强，心输出量增加，可使血压上升，脉压增大，较大剂量时，可到失眠、神经过敏、不安、震颤。

麻黄碱能间接发挥肾上腺素作用，缓解支气管黏膜肿胀，使支气管平滑肌松弛，阻止过敏介质的释放，从而达到平喘的目的。

麻黄煎剂体外实验证明有不同程度的抗菌作用，可发汗、解热、祛痰、止咳、利尿、抗过敏等。

（2）谈经验

孟学曰：麻黄之功用有三，发汗、平喘、利水。麻黄为治外感病发汗之第一要药，风寒感冒初起者尤为适宜，风热感冒者若用之不当，即为"虎狼之药"，常致汗出过多而亡阳或使风热更张而热更甚，故后世有"温病条辨"之桑菊饮、银翘散之剂。

麻黄为宣肺平喘之要药，故治疗肺系疾病使用较多，用麻黄宣肺、止咳、平喘，必须配以类型相关之药，如阴虚者配以沙参、麦冬、生地黄；阳虚者配以附子、细辛；湿痰盛者配以茯苓、陈皮、法半夏；客寒包火外寒内热者配以石膏、知母；寒伤营者配以桂枝、杏仁；上半身肿者配以连翘、赤小豆、蝉蜕，否则疗效不甚明显。

麻黄利水消肿，主要用于上半身水肿，疗效比较明显，属于"开鬼门"之类，这与肺主皮毛，通调津液，下输膀胱有关。

除此以外，还有"散阴疽、消癥结"之作用，如阳和汤治疗肢端动脉痉挛病、闭塞性脉管炎病等。

麻黄有其使用禁忌证，由于其具有强烈的发汗作用，所以《伤寒论》指出，咽喉干燥者、淋家（小便涩痛）、疮家、衄家（流鼻血）、亡血家（出血过多）、汗家、患者有寒（指内寒），这些都不应该使用麻黄发汗。

二、桂枝

【成分】 本品含挥发油，油中主要成分是桂皮醛。桂枝水煎得到6种成分：反式桂皮酸、香豆精、β-谷甾醇、原儿茶酸、硫酸钾结晶、长链脂肪酸，此外，桂枝皮中还分离出丙酸和它的葡萄糖苷。

【性味归经】 辛、甘、温。归心、肺、膀胱经。无毒。

【功效】 发汗解肌，温通经脉，助阳化

气,平冲降逆。

【用法用量】 煎服,1.5～9g。

【使用注意】 温热病、阴虚阳盛之证、血证、孕妇均忌服。

1. 单味药治难症

(1)治疗胃痛

药物:桂枝15g。

用法:取上药,清水煎1次,煎30分钟,得药汁150ml,分3次温服,每日1剂,痛止停服。

临床应用:温经解表,散寒止痛。用于治疗胃部受寒冷,阵阵作痛者有显著的疗效。

(2)治疗盘肠气痛

药物:桂枝10g。

用法:取上药,清水煎30分钟,得药汁100ml,顿服(指1次服完),痛止停服。

临床应用:温经散寒,通阳止痛。用于治疗盘肠气痛,症见小腹疼痛,不矢气者,服后气通痛止。

(3)治疗自汗

药物:桂枝10g。

用法:取上药,泡开水当茶饮,每天1剂。

临床应用:助阳化气,温经止汗。用于治疗体壮而寒湿重,稍动则自汗出者有较佳的疗效。

(4)治疗关节痛

药物:桂枝20g。

用法:取上药,清水煎2次,混合后分3次温服,每日1剂。

临床应用:温经通脉,散寒止痛。用于治疗关节受寒则痛,得热则舒者有良效。

(5)治疗冠心病

药物:桂枝50g。

用法:取上药,浸泡于50度高粱白酒500ml中,7天后可用。发作时每次饮5～15ml。

临床应用:温经通阳,通脉止痛。用于治疗冠心病之心绞痛有显著疗效。

(6)治疗风寒感冒

药物:桂枝15g。

用法:取上药,加生姜3片,清水煎30分钟,顿服,每天可服2剂。

临床应用:温通经脉,发汗解肌。用于治疗风寒感冒有一定疗效。

2. 配成方治大病

(1)治疗长期低热汗出

方名:桂枝调理汤。

药物:桂枝、生姜、大枣各10g,白芍、黄芪、党参、白术各20g,白薇15g,炙甘草3g。

用法:清水煎2次,混合后分3次服,每日1剂。

临床应用:解肌固表,调和营卫。用于治疗体虚感冒后,腠理不固,营卫不和。长期低热汗出者有较好的疗效。

(2)治疗多汗症

方名:桂枝治汗汤。

药物:桂枝、生姜、大枣各10g,白芍、浮小麦各15g,黄芪、煅龙骨、煅牡蛎各30g,炙甘草3g。

用法:清水煎2次,混合后分3次服,每日1剂,5剂为1个疗程。

临床应用:益气固表,收敛止汗。用于治疗表阳不固,营卫失调之多汗症者,疗效颇佳。

(3)治疗慢性咳喘

方名:桂枝咳喘汤。

药物:桂枝、厚朴、杏仁、地龙、陈皮、京半夏、生姜、大枣各10g,白芍、紫苏子、茯苓各15g,炙甘草3g。

用法:清水煎2次,混合后分3次服,每日1剂。

临床应用:降气平喘,祛痰止咳。用于治疗慢性咳喘,见发热恶寒,胸膈满闷,咳嗽气喘,痰多清稀等症者有一定的疗效。

(4)治疗慢性鼻炎

方名:桂枝鼻炎汤。

药物:桂枝、蝉蜕、生姜、大枣、薄荷各10g,白芍、苍耳子、辛夷、葶苈子各15g,炙甘草 3g。

用法:清水煎 2 次,混合后分 3 次服,每日 1 剂。5 剂为 1 个疗程。

临床应用:解表祛风,调和营卫。用于治疗慢性鼻炎,症见头痛恶寒,鼻塞鼻鸣,遇感冒鼻炎反复发作者效果显著。

(5)治疗癔病

方名:桂枝酸枣仁汤。

药物:桂枝、生姜、大枣各 10g,白芍、酸枣仁各 20g,生龙骨、生牡蛎、小麦各 30g,炙甘草 5g。

用法:清水煎 2 次,混合后分 3 次服,每日 1 剂。5 剂为 1 个疗程。

临床应用:调和营卫,摄纳浮阳。用于治疗歇斯底里发作,脏躁症,症见双目紧闭,手足抽掣乱动,惊痫癔疚者有一定疗效。

(6)治疗雷诺综合征

方名:桂枝雷诺汤。

药物:桂枝、当归、辽细辛、水蛭(研末冲服)、生姜、大枣各 10g,川芎 15g,赤芍、路路通各 20g,甘草 5g。

用法:清水煎 2 次,混合后分 3 次服,每日 1 剂。10 剂为 1 个疗程。细辛可逐渐加量。

临床应用:调和营卫,温通经脉。用于治疗雷诺综合征,见手指或足趾肢端发白发紫、手足指(趾)不温,遇寒更甚等症者有良效。

(7)治疗顽固性呃逆

方名:桂枝呃逆汤。

药物:桂枝、柿蒂、旋覆花、干姜、大枣各 10g,白芍、代赭石、党参各 20g,丁香、甘草各 5g。

用法:清水煎 2 次,混合后分 3 次服,每日 1 剂。

临床应用:调和营卫,平冲降逆。用于治疗顽固性呃逆,见呃逆连声,胸胁胀闷,每因郁怒而发,得寒加剧等症者有较好的疗效。

(8)治疗中风后偏瘫

方名:桂枝偏瘫汤。

药物:桂枝、桃仁、红花、当归、川芎各 10g,黄芪 50g,赤芍、葛根、地龙、水蛭(研末冲服)、全蝎(研末冲服)各 15g,蜈蚣 5 条,甘草 3g。

用法:清水煎 2 次,混合后分 3 次服,每日 1 剂。10 剂为 1 个疗程。

临床应用:活血祛瘀,益气通络。用于治疗中风后偏瘫有良效。

(9)治疗前列腺增生

方名:桂枝通淋汤。

药物:桂枝、猪苓、泽泻、红花、川牛膝各 10g,白术、茯苓、牡丹皮、赤芍、橘核、瞿麦、萹蓄各 20g,甘草 3g。

用法:清水煎 2 次,混合后分 3 次服,每日 1 剂。5 剂为 1 个疗程。

临床应用:温阳活血,利尿通淋。用于治疗前列腺增生,见尿频、尿急、尿不禁等症者有显著疗效。

(10)治疗下肢静脉曲张

方名:桂枝血脉丸。

药物:桂枝、当归各 50g,水蛭 200g,赤芍 100g。

用法:取上药,研成极细末,装胶囊,每粒 0.5g,每次 4～6 粒,每日 3 次。1 剂为 1 个疗程。

临床应用:温经活血,化瘀通络。用于治疗下肢静脉曲张如蚯蚓呈紫蓝色,也可用于治疗慢性静脉炎,均有显著疗效。

(11)治疗胃及十二指肠球部溃疡

方名:桂枝胃溃疡汤。

药物:桂枝、乌贼骨、浙贝母、高良姜、砂仁、香附子、大枣各 10g,白芍、白术各 20g,黄芪 30g,炙甘草 5g。

用法:清水煎 2 次,混合后分 3 次服,每日 1 剂。10 剂为 1 个疗程。

临床应用:调和营卫,补气温中。用于治疗胃及十二指肠球部溃疡,见胃脘部节律性疼痛,嘈杂吐酸水,食纳不佳等症者有良效。

(12)治疗病态窦房结综合征

方名:桂枝病窦汤。

药物:桂枝、人参、辽细辛、大枣、生姜、炙甘草、五味子各 10g,黄芪 30g,麦冬、酸枣仁各 20g。

用法:清水煎 2 次,混合各分 3 次服,每日 1 剂。5 剂为 1 个疗程。

临床应用:益气复脉,养心安神。用于治疗病态窦房结综合征,症见心率减慢,心悸怔忡,气短自汗,周身乏力者有较好的疗效。

(13)治疗遗尿

方名:桂枝缩泉汤。

药物:桂枝、生姜、大枣各 10g,白芍、黄芪各 20g,益智仁、覆盆子、补骨脂、桑螵蛸各 15g,炙甘草 5g。

用法:清水煎 2 次,混合后分 3 次服,每日 1 剂。10 剂为 1 个疗程。

临床应用:调和营卫,缩泉止遗。用于治疗营卫不和气虚不摄,见夜尿增多,经常遗尿等症者有明显疗效。

(14)治疗慢性肾炎尿蛋白不消失

方名:桂枝肾病汤。

药物:桂枝、蝉蜕、生姜、大枣各 10g,白芍、白术、茯苓、水蛭(研末冲服)各 20g,黄芪 30g,炙甘草 5g。

用法:清水煎 2 次,混合后分 3 次服,每日 1 剂。10 剂为 1 个疗程。

临床应用:调和营卫,益气活血。用于治疗慢性肾炎,症见尿蛋白不消失,病程漫长可达数十年,伴水肿、血尿、高血压者有显著疗效。

(15)治疗坐骨神经痛

方名:桂枝腿痛汤。

药物:桂枝、羌活、独活、防风、当归、制川乌、制草乌、川牛膝、桑寄生各 10g,赤芍、木瓜各 20g,甘草 5g。

用法:清水煎 2 次,混合后分 3 次服,每日 1 剂。至痛止为度。

临床应用:温经散寒,祛风活络。用于治疗坐骨神经痛,症见臀部起放射至大腿后侧

疼痛,甚则不可转侧者有较好的疗效。

(16)治疗皮肤瘙痒

方名:桂枝皮肤瘙痒汤。

药物:桂枝、蝉蜕、防风、荆芥各 10g,黄芪、赤芍、苦参、地肤子、白鲜皮、刺蒺藜各 20g,甘草 3g。

用法:清水煎 2 次,混合后分 3 次服,每日 1 剂。3 剂为 1 个疗程。

临床应用:祛风温寒,固表祛湿。用于治疗皮肤瘙痒,如慢性荨麻疹、慢性湿疹等疾病有较好的疗效。

(17)治疗软组织损伤

方名:桂枝疗伤汤。

药物:桂枝、当归、川芎、红花、三七、防风各 10g,桃仁、延胡索各 15g,生地黄、赤芍各 20g,甘草 3g。

用法:清水煎 2 次,混合后分 3 次服,每日 1 剂。至治愈为止。

临床应用:温经通脉,祛瘀活血。用于治疗各种软组织损伤、挤压伤、跌打损伤有一定疗效。

(18)治疗过敏性紫癜

方名:桂枝紫癜汤。

药物:桂枝、荆芥、防风、蝉蜕各 10g,黄芪、紫草、茜草、白芍、牡丹皮、生地黄各 20g,三七 15g,甘草 5g。

用法:清水煎 2 次,混合后分 3 次服,每日 1 剂,5 剂为 1 个疗程。

临床应用:益气固表,祛风止血。用于治疗顽固性过敏性紫癜经常反复发作,经多种方法治疗未见好转者有显著疗效。

(19)治疗各类水肿

方名:桂枝水肿方。

药物:桂枝、泽泻、猪苓、防己各 10g,茯苓、白术、车前子、商陆各 20g,黄芪 30g。

用法:清水煎 2 次,混合后分 3 次服,每日 1 剂,服药期间应低盐或忌盐。

临床应用:温阳化气,益气利水。用于治疗各种类型水肿,对其中属于阳气不足、水湿

浸渍类有显著疗效。

(20)治疗耳源性眩晕

方名:桂枝眩晕汤。

药物:桂枝、法半夏、陈皮、菊花、钩藤各10g,白术、茯苓、天麻、泽泻各20g,甘草3g。

用法:清水煎2次,混合后分3次服,每日1剂。

临床应用:温阳利水,祛风止眩。用于治疗耳源性眩晕,对因痰饮、水湿停聚而作眩晕者有较好的疗效。

(21)治疗癫痫症

方名:桂枝癫痫汤。

药物:桂枝、柴胡、黄芩、生姜、大枣、法半夏、全蝎(研末冲服)各10g,白芍、生龙骨、生牡蛎各30g,人参、甘草各5g。

用法:清水煎2次,混合后分3次服,每日1剂,10剂为1个疗程。

临床应用:调和表里,平肝潜阳。用于治疗癫痫,见突然昏仆,不省人事,口吐白沫,牙关紧闭,手足瘛疭等症者有一定疗效。

(22)治疗充血性心力衰竭

方名:桂枝强心汤。

药物:桂枝、干姜各10g,茯苓、白术、白芍、党参、葶苈子、大枣各20g,炮附子15g,炙甘草5g。

用法:清水煎2次,混合后分3次服,每日1剂,5剂为1个疗程。

临床应用:益气散寒,温阳利水。用于治疗充血性心力衰竭,见下肢水肿,气促自汗,心悸怔忡,面青唇紫等症者有一定疗效。

(23)治疗血栓闭塞性脉管炎

方名:桂枝脉管炎方。

药物:桂枝、当归、桃仁、生姜、大枣各10g,三七(研末冲服)、水蛭(研末冲服)、丹参各15g,赤芍30g,甘草5g。

用法:清水煎2次,混合后分3次服,每日1剂,15剂为1个疗程。

临床应用:养血和营,化瘀通络。用于治疗血栓闭塞性脉管炎(脱骨疽),症见手足指(趾)端肤色变黑逐渐溃烂,脉搏消失;也可用于治疗冻疮等,均有较好的疗效。

(24)治疗肋间神经痛

方名:桂枝肋痛方。

药物:桂枝、延胡索、当归、生地黄、赤芍各30g,枳壳50g,郁金、三七、川芎各20g,甘草5g。

用法:取上药,研成细末,每次6g,每日3次,痛止停服。

临床应用:温通经脉,理气活血。用于治疗肋间神经痛,胸间不舒者有显著的疗效。

(25)治疗风湿性关节炎

方名:桂枝风湿方。

药物:桂枝、防风、辽细辛、生姜、大枣各10g,熟附片、苍术、黄柏、白芍各15g,薏苡仁30g,甘草5g。

用法:清水煎2次,混合后分3次服,每日1剂,10剂为1个疗程。

临床应用:温经散寒,祛风除湿。用于治疗风湿性关节炎,症见周身关节疼痛,活动功能障碍者有较好的疗效。

(26)治疗慢性结肠炎

方名:桂枝结肠炎方。

药物:桂枝、黄连、干姜、大枣各10g,黄芩、黄柏、枳壳各15g,白芍、党参各30g,甘草5g。

用法:清水煎2次,混合后分3次服,每日1剂,5剂为1个疗程。

临床应用:调和营卫,清热燥湿。用于治疗慢性结肠炎,症见小腹疼痛欲便,便后痛减,每日发作数次,大便不成形者有显著疗效。

(27)治疗痛经

方名:桂枝痛经方。

药物:桂枝、当归、川芎、泽兰、乌药、木香、香附各10g,延胡索15g,生地黄、赤芍、益母草各20g,甘草3g。

用法:清水煎2次,混合后分3次服,每日1剂,最好在月经前服3剂。

临床应用:温经通脉,祛瘀活血。用于治疗痛经,症见经前及经期中下腹部阵发性绞痛,有时放射至阴道、肛门者有良效。

(28)治疗继发性闭经

方名:桂枝闭经方。

药物:桂枝、当归、川芎、红花、香附各10g,桃仁、丹参、川牛膝各15g,熟地黄、赤芍、益母草各20g,甘草3g。

用法:清水煎2次,混合后分3次服,每日1剂。月经来潮后及经期停服。

临床应用:温经活血,祛瘀通脉。用于治疗继发性闭经,如多囊卵巢综合征及肥胖、营养不良、消耗性疾病等所致的闭经,有一定疗效。

(29)治疗子宫内膜异位

方名:桂枝活血祛瘀汤。

药物:桂枝、当归、木香、莪术、川芎、红花各10g,桃仁、赤芍、延胡索各15g,生地黄、益母草各20g,甘草3g。

用法:清水煎2次,混合后分3次服,每日1剂,10剂为1个疗程。

临床应用:活血祛瘀,温经散结。用于治疗子宫内膜异位,见月经周期小腹疼痛、进行性痛经、月经失调、不孕不育等症者有良效。

(30)治疗子宫肌瘤

方名:桂枝肌瘤方。

药物:桂枝、当归、三棱、莪术各10g,赤芍、茯苓、生牡蛎、玄参各15g,牡丹皮、浙贝母、桃仁各10g,甘草3g。

用法:清水煎2次,混合后分3次服,每日1剂,15剂为1个疗程,月经期停服。

临床应用:温经活血,软坚散结。用于治疗子宫肌瘤,症见子宫逐渐增大,经血过多或淋流不止者,对于瘤体较小的患者用此方皆有良效。

(31)治疗慢性盆腔炎、附件炎

方名:桂枝盆腔炎方。

药物:桂枝、当归、红花、川芎各10g,桃仁、黄柏各15g,生地黄、赤芍、牡丹皮、红藤、败酱草各20g,甘草5g。

用法:清水煎2次,混合后分3次服,每日1剂,10剂为1个疗程。

临床应用:温经通脉,祛瘀活血。用于治疗慢性盆腔炎、附件炎,症见小腹疼痛、腰酸背痛、月经不调者有显著疗效。

(32)治疗卵巢囊肿

方名:桂枝囊肿汤。

药物:桂枝、当归、陈皮、法半夏、三棱、莪术、川芎各10g,茯苓、生地黄、昆布、海藻各20g,蒲公英30g。

用法:清水煎2次,混合后分3次服,每日1剂,15剂为1个疗程。

临床应用:温经通脉,化痰散结。用于治疗卵巢囊肿,症见下腹部或左或右有包块,按之疼痛者有一定的疗效。

(33)治疗妊娠恶阻(胎中毒)

方名:桂枝恶阻汤。

药物:桂枝、当归、砂仁、陈皮、生姜、大枣各10g,黄芩、大腹皮各15g,白芍、白术、紫苏叶各20g,甘草3g。

用法:清水煎2次,混合后分3次服,每日1剂,连续服3剂为1个疗程。

临床应用:调和营卫,止呕安胎。用于治疗妊娠恶阻,症见头晕乏力,呕吐清水,不思饮食者有令人满意的疗效。

(34)治疗习惯性流产(滑胎)

方名:桂枝滑胎方。

药物:桂枝、陈皮、续断、生姜、大枣、菟丝子各10g,党参、白术、茯苓、白芍、杜仲各20g,炙甘草5g。

用法:清水煎2次,混合后分3次服,每日1剂,3剂为1个疗程。

临床应用:调和营卫,固摄冲任。用于治疗习惯性流产,症见腰膝酸软、腹胀腹坠、神疲肢倦、面色萎黄、多次滑胎者效果良好。

(35)治疗宫外孕手术后

方名:桂枝宫外孕术后方。

药物:桂枝、当归各10g,黄芪30g,赤芍、牡丹皮各 20g,血灵脂、蒲黄、延胡索、桃仁、制乳香、制没药各 15g,甘草 3g。

用法:清水煎 2 次,混合后分 3 次服,每日 1 剂。

临床应用:温经通脉,化瘀散结。用于治疗宫外孕手术后或陈旧性宫外孕所致的小腹疼痛有一定疗效。

(36)治疗子宫癌

方名:桂枝子宫癌丸。

药物:桂枝、桃仁、红花、茯苓、三七、穿山甲(炮)、胆南星、山慈姑、当归、重楼、王不留行、土鳖虫各 50g,三棱、莪术、浙贝母各 60g,龙葵草、半枝莲、白花蛇舌草各 100g。

用法:取上药,制成小水丸,每次 6～9g,每日 3 次,1 剂为 1 个疗程。

临床应用:温经通脉,祛瘀散结。用于治疗子宫癌有一定疗效。

3. 知药理、谈经验

(1)知药理

桂枝有解热、抗菌、抗病毒、利尿、镇痛、镇静、抗惊厥等作用,有较强的抗过敏功能,可祛痰止咳,可兴奋唾液腺而健胃,能增加冠状动脉血流量。

(2)谈经验

孟学曰:桂枝透达营卫,解肌祛风,可配合麻黄治疗无汗的风寒感冒,配合白芍治疗有汗的风寒感冒。桂枝有温脉、祛风寒、活血通络的作用,常用于"风、寒、湿"三气杂至而引起的肌肉及周身四肢关节的痹症。

桂枝能温通心阳,温化水饮,常用于治疗心绞痛、心肌梗死、心功能不全、水肿等症,还能通达肢节,引诸药通达病所。

桂枝的临床使用相当广泛,但要注意阳盛者不可使用,故前人有"桂枝下咽、阳盛则毙"的教诲。

三、细 辛

【成分】 主要有效成分为挥发油,全草中含量为 2.39%～3.80%,挥发油的主要成分为甲基丁香油酚,还有细辛酮、蒎烯、优葛缕酮、黄樟醚、桉叶素等多种化合物。此外尚含有去甲乌药碱、多种氨基酸和无机元素。

【性味归经】 辛、温,有小毒,归肺、肾、心经。

【功效】 祛风散寒,通窍止痛,温肺化饮,拨动心阳。

【用法用量】 煎服,2～5g,需大剂量使用入煎剂时,应先煎 45 分钟,再入他药合煎,方可保证用药安全。

【使用注意】 肝阳头痛,肺燥干咳,痰火扰心致窍闭神昏者忌用;细辛反藜芦。

1. 单味药治难症

(1)治疗阳痿

药物:辽细辛 5～10g。

用法:每天泡开水 1 杯,不拘时口服,连加水 3 次为止,1 个月为 1 个疗程。

临床应用:壮阳起痿。用于治疗阳痿,症见阴茎痿软,举而不坚甚至不能勃起,并伴有头晕、失眠多梦、腰痛遗精等症者效果良好。

(2)治疗耳失聪(耳聋)

药物:辽细辛适量。

用法:研极细末,用蜂蜡制丸,如绿豆大小,外用塞患耳,每次 1 丸,每日 1 次,如双耳失聪可同时用药,可配合内服药治疗。

临床应用:通关开窍。用于治疗各种原因引起的耳失聪症,对听力减退明显者有良效。

(3)治疗痰厥、癫痫昏厥

药物:辽细辛适量。

用法:研极细末,取少许吹鼻取嚏,可双鼻交替应用。

临床应用:辛香走窜,通关开窍。用于急救中恶、痰厥、癫痫昏厥,苏醒后,改用其他药物治疗。

(4)治疗阿弗他口腔炎

药物:辽细辛 50g。

用法:研极细末,每次取 10～15g,加冷开水,再加适量蜂蜜或甘油调成糊状,摊于纱布上,贴于脐部,用胶布密封,每3日换药1次,可连续贴敷2次。

临床应用:消肿生肌。用于治疗阿弗他口腔炎或小儿口舌生疮,口腔黏膜处溃疡,有时可配合内服药治疗。

(5)治疗肌内注射后致硬结

药物:辽细辛30g。

用法:研极细末,将药粉在硬结处敷一薄层,用胶布密封令不漏气,外用热水袋热敷,每日1次,硬结化脓者不能用。

临床应用:通络散结。用于治疗因注射或其他原因引起的肌肉硬结有一定疗效。

(6)治疗阴囊瘙痒

药物:辽细辛20g。

用法:焙干研末,与凡士林拌糊状,外涂患处,每日2次,1周为1个疗程。

临床应用:消肿生肌,敛疮止痒。用于治疗阴囊瘙痒有良效。

2. 配成方治大病

(1)治疗痰鸣性哮喘

方名:细辛痰鸣汤。

药物:陈细辛15g,法半夏、陈皮、当归、干姜各10g,茯苓、熟地黄20g,五味子、炙甘草各5g。

用法:清水煎2次,混合后分3次服,每日1剂,10剂为1疗程。

临床应用:补益肺肾,温化痰饮。用于治疗痰鸣性支气管哮喘,痰饮阻于喉间阻碍气机出入,发出哮鸣声,痰饮被温化则哮鸣声消失,也可用于治疗慢性支气管炎。

(2)治疗痰饮性哮喘

方名:细辛痰饮汤。

药物:辽细辛、葶苈子各15g,炙麻黄、桂枝、五味子、干姜、大枣、法半夏各10g,白芍20g,炙甘草5g。

用法:清水煎2次,混合后分3次服,每日1剂。

临床应用:温肺散寒,解表化饮。用于治疗外有表寒而内有痰饮的支气管哮喘,症见哮喘痰鸣、咳嗽痰多、痰呈清稀状之症者。

(3)治疗慢性支气管炎

方名:细辛治咳汤。

药物:辽细辛、百部、茯苓各15g,法半夏、紫菀、款冬花、干姜、炙麻黄各10g,炙甘草5g。

用法:清水煎2次,混合后分3次服,每日1剂,10剂为1个疗程。

临床应用:祛风散寒,温肺化痰。用于治疗慢性支气管炎之咳嗽、气喘、痰多等症。

(4)治疗顽固性头痛

方名:细辛头痛饮。

药物:辽细辛、川芎各15g,太子参30g,天冬20g,蔓荆子、藁本各10g。

用法:清水煎2次,混合后分3次服,每日1剂。

临床应用:滋阴活血,通窍止痛。用于治疗顽固性阴虚头痛有较好疗效。

(5)治疗功能性头痛

方名:细辛天地汤。

药物:辽细辛15g,地龙、天麻、决明子、知母、钩藤各20g,石膏30g,菊花、僵蚕各10g。

用法:清水煎2次,混合后分3次服。每日1剂。

临床应用:泻火泄热,通窍止痛。用于治疗功能性头痛如肝阳上亢头痛有较好疗效。

(6)治疗头痛如裂(嗜铬细胞瘤)

方名:细辛芎芷汤。

药物:辽细辛、白芷各30g,川芎90g,僵蚕、菊花各10g。

用法:清水煎后,得药汁250ml,兑入黄酒(甜酒)250ml,分4次服用。

临床应用:祛风散寒,通窍止痛。用于治疗因嗜铬细胞瘤所致之剧烈头痛,服后血压复常,头痛消除。

(7)治疗病窦综合征

方名:细辛病窦汤。

药物:辽细辛 10~20g,炮附子 10~20g,黄芪 30g,人参、桂枝、炙甘草、木香、砂仁、莪术、麦冬各 10g,建曲 20g。

用法:清水煎服,第 1 天煎 1 次,分 3 次服,第 2 天起煎 2 次,混合后分 3 次服,10 剂为 1 个疗程。

临床应用:益气养心,拨动心阳。用于治疗病窦综合征,对心率减慢在 60 次以下,见心悸怔忡,气短乏力,胸腹饱胀不适等症者有良效。

(8)治疗类风湿关节炎

方名:细辛风湿汤。

药物:辽细辛、炮附子各从 10g 开始,逐渐加量至 30g(先煎 1 个小时),稀莶草 30g,千年健、白芍各 20g,当归、桂枝、羌活、独活、生姜、大枣各 10g,甘草 5g。

用法:清水煎服,第 1 天煎 1 次,分 3 次服,第 2 天起煎 2 次,混合后分 3 次服,5 剂为 1 个疗程。

临床应用:祛风散寒,温通经络。用于治疗类风湿关节炎,对风寒湿较重,反复发作不愈者有一定疗效。

(9)治疗坐骨神经痛

方名:细辛筋痛汤。

药物:辽细辛、制川乌、制草乌各 15g(均先煎 1 小时),麻黄、桂枝、制马钱子、干姜、大枣各 10g,白芍 20g,薏苡仁 50g,甘草 5g。

用法:清水煎服,第 1 天煎 1 次,分 3 次服,第 2 天起煎 2 次,混合后分 3 次服,痛止停服。

临床应用:祛风散寒,温阳利湿。用于治疗坐骨神经痛、风湿性腰腿痛、关节痛均有较好的疗效。

(10)治疗不射精症

方名:细辛射精汤。

药物:辽细辛、炮附子、生姜、大枣各 10g,茯苓、路路通各 20g,麻黄、炙甘草、肉桂各 5g。

用法:清水煎 2 次,混合后分 3 次服,每日 1 剂。

临床应用:祛寒开窍,温经通络。用于治疗阴茎能勃起但性交时不射精之症疗效良好。

(11)治疗睾丸肿痛

方名:细辛睾肿汤。

药物:辽细辛、桂枝、小茴香、猪苓、泽泻各 10g,茯苓、白术、荔枝核、橘核各 20g,甘草 5g。

用法:清水煎 2 次,混合后分 3 次服,每日 1 剂,5 剂为 1 个疗程。

临床应用:温阳化气,通窍散结。用于治疗睾丸肿痛、睾丸鞘膜积液等症有显著疗效。

(12)治疗口腔溃烂

方名:细辛口疮煎。

药物:辽细辛、海螵蛸、牡丹皮各 15g,生地黄、紫草、玄参各 20g,栀子、麦冬、桔梗各 10g,甘草 5g。

用法:清水煎 2 次,混合冷却后,含少量在口腔内,徐徐咽下,每日 1 剂,连续用 3~5 日。

临床应用:养阴止痛,敛疮生肌。用于治疗口腔溃烂、口舌生疮,有一定疗效。

(13)治疗风火牙痛

方名:细辛牙痛汤。

药物:辽细辛、黄连、升麻各 10g,龙胆草、生地黄、牡丹皮各 20g,石膏 30g,黄芩 15g,甘草 5g。

用法:清水煎 2 次,混合后分 3 次服,每日 1 剂,痛止停服。

临床应用:清泄胃热,散火止痛。用于治疗风火牙痛、牙龈肿胀等症有令人满意的疗效。

(14)治疗雷诺综合征

方名:细辛雷诺汤。

药物:辽细辛 10g(从 10g 开始,每 5 天增加 5g,至 40g 为止,先煎 1 个小时),当归、桂枝、川芎、生姜、大枣、水蛭(研末冲中药冲服)各 10g,赤芍 30g,路路通 20g,甘草 5g。

用法:清水煎 2 次,混合后分 3 次服,每日 1 剂。

临床应用:开窍止痛,温通经脉。用于治疗雷诺病,见手指或足趾肢端发白发紫,手足指(趾)不温,冷痛,遇寒则更剧等症者有显著的疗效。

(15)治疗冠心病

方名:细辛冠心散。

药物:辽细辛、丹参、砂仁、三七各 15g,高良姜、荜茇、檀香、降香各 10g,肉桂 5g。

用法:研极细末,每次 3～5g,痛时服,作备用药。

临床应用:温通脉络,开窍止痛。用于治疗冠心病,见心前区疼痛,心痛彻背,背痛彻心等症者有较好疗效。

(16)治疗蛔虫腹痛

方名:细辛治虫汤。

药物:辽细辛、桂枝、雷丸、贯众、干姜、鹤虱、槟榔、苦楝皮各 10g,花椒 3g,乌梅 15g。

用法:清水煎 2 次,混合后分 3 次服,每日 1 剂,腹痛止,下虫后停服。

临床应用:开窍止痛,杀虫收敛。用于治疗蛔虫腹痛效果良好。

(17)治疗脉管炎

方名:细辛血脉汤。

药物:辽细辛、牛膝、桃仁各 15g,白芍、牡丹皮各 20g,当归、桂枝、川芎、羌活、制乳香、制没药、黄连、黄柏各 10g,通草、甘草各 5g。

用法:清水煎 2 次,混合后分 3 次服,每日 1 剂,15 剂为 1 个疗程。

临床应用:温通血脉,开窍止痛。用于治疗脉管炎,见局部红肿,状如条索,触痛拒按,肢体活动不利等症者有显著疗效。

(18)治疗女性不孕

方名:细辛不孕散。

药物:辽细辛、制川乌、制草乌、丹参、益母草、当归、川芎、红花、赤芍各 20g,香附子、肉桂各 10g。

用法:研细末,装入棉布袋中,压扁,每晚将药袋置于脐下关元穴处,用绷带固定,上面可用热水袋贴敷 1～2 个小时,天亮时取下,1 袋药用 1 个月,即为 1 个疗程,有孕后停用。

临床应用:温经散寒,活血通络。用于治疗子宫虚寒、气血失调之不孕不育,见下腹寒冷感、月经后期经色紫块等症者有较好疗效。

(19)治疗血寒经闭

方名:细辛通经汤。

药物:辽细辛、当归、川芎、制川乌、三棱、干姜各 10g,熟地黄、赤芍各 20g,肉桂 5g,益母草 15g。

用法:清水煎 2 次,混合后分 3 次服,每日 1 剂,5 剂为 1 个疗程。月经期停服。

临床应用:温经通脉,祛寒活血。用于治疗妇女血寒闭经,见经闭或经期延后、经行腹痛、经色暗紫等症者有一定疗效。

(20)治疗乳结胀痛

方名:细辛乳结汤。

药物:辽细辛、柴胡、当归、川芎、青皮、漏芦、炮穿山甲(研末冲服)、瓜蒌壳各 10g,王不留行 15g,赤芍、生地黄各 20g。

用法:清水煎 2 次,混合后分 3 次服,每日 1 剂,10 剂为 1 个疗程。

临床应用:温通经脉,散结止痛。用于治疗乳房结节,胀痛不适,月经失调,或产后乳汁不下等症有较好疗效。

3. 知药理、谈经验

(1)知药理

细辛解热、镇静、镇痛、抑菌,有抗炎及免疫抑制作用,可局部麻醉,对气管有明显的松弛作用,对心脏有明显的兴奋作用,还有抗变态反应及抗组胺的作用。

(2)谈经验

孟学曰:细辛的辛,具有辛通温散的作用,配合荆芥、防风、陈皮等能治风寒感冒;细辛通肺,配合葛根、白芷、苍耳子、辛夷治鼻炎;细辛温通、拨动心阳,配合桂枝、人参、黄芪、当归等治病窦综合征,配合独活、桂枝、防风、当归等能治风寒湿痹。

细辛芳香最烈,善开结气,宣泄郁滞,用于治疗"雷诺病"有很好的疗效。一般有细辛不过钱之说,但愚在临床治疗雷诺病中,从第1剂10g开始,逐渐增至30g,没有发生过不良反应,而且治愈了多名患者。不过也有临床标准,主要是患者要有一派寒凝症状。

四、紫 苏

【成分】 紫苏含挥发油,主要为紫苏醛、榄香素等单萜类成分。此外,还含有紫苏苷和木犀素等黄酮类,以及铜、铬、锌、镍、铁等微量元素。

【性味归经】 辛、温,无毒,归肺、脾经。

【功效】 解表散寒,行气和胃,理气安胎,并能解鱼蟹毒。

【用法用量】 内服:煎汤,5~10g。外用:适量捣敷和煎水洗。

【使用注意】 温病及气弱表虚者忌服;不宜久煎。

1. 单味药治难症

(1)治疗急性乳腺炎

药物:鲜紫苏适量。

用法:取上药50g,清水煎30分钟,分2次温服,每日1剂。另用鲜紫苏适量,捣绒贴敷患处,每天换药1次。

临床应用:祛风散寒,解毒消炎。用于治疗急性乳腺炎初起者有一定疗效。

(2)治疗蛇虺伤人

药物:鲜紫苏叶适量。

用法:取上药,绞汁,兑冷开水,加白砂糖少许内服,每日2~3次。

临床应用:祛风解毒,抗菌消炎。用于治疗蛇虺伤人有较好的疗效。

(3)治疗食蟹中毒

药物:取鲜紫苏80g或干品30g。

用法:取上药1种,清水煎30分钟,分2次温服。

临床应用:解表散寒,和胃解毒。用于治疗食蟹中毒有显著效果。

(4)治疗寻常疣

药物:鲜紫苏叶适量。

用法:先将疣体消毒挑破,取鲜紫苏叶与食盐一起揉擦疣体10~15分钟,然后用敷料包扎,每日1次,一般3~5次可愈。

临床应用:祛风胜湿,解毒消疣。用于治疗寻常疣有显著疗效。

(5)治疗鱼疣痣

药物:鲜紫苏叶5g。

用法:先用75%酒精消毒鱼疣痣,再将鱼疣痣削去老皮(出血为止),然后用鲜紫叶涂擦患处(以浆干为度),每日2次。

临床应用:祛风燥湿,解毒消疣。用于治疗鱼疣痣有一定疗效。

(6)治疗跌打损伤、金疮出血

药物:鲜紫苏叶适量。

用法:取上药,洗尽,捣烂,敷在患处,每日1次。

临床应用:祛风散寒,解毒消炎。用于治疗跌打损伤、金疮出血有较好的疗效。

2. 配成方治大病

(1)治疗风寒感冒

方名:紫苏感冒方。

药物:紫苏叶、鱼腥草、芦根各20g,僵蚕、前胡、杏仁、桔梗、生姜各10g。

用法:清水煎2次,混合后分3次服,每日1剂。

临床应用:解表祛风,散寒止咳。用于治疗风寒感冒,症见头身疼痛,恶寒发热,咳嗽气促初起者有明显疗效。

(2)治疗痰饮咳喘

方名:紫苏咳喘汤。

药物:紫苏叶、桑白皮、党参各20g,炙麻黄、杏仁、陈皮、前胡、生姜各10g。

用法:清水煎2次,混合后分3次服,每日1剂。

临床应用:解表散寒,宣肺止咳。用于治

疗风寒袭肺之感冒,见发热恶寒、头痛无汗、咳嗽痰鸣、喉间有水激声、气喘无力、食纳不香等症者有满意疗效。

(3)治疗维生素 B_1 缺乏症(脚气病)

方名:紫苏脚气方。

药物:紫苏茎叶、苍术、槟榔、木瓜、薏苡仁各 20g,黄柏 15g,独活、防风、厚朴、陈皮、生姜各 10g。

用法:清水煎 2 次,混合后分 3 次服,每日 1 剂,5 剂为 1 个疗程。

临床应用:祛风散寒,行气和胃。用于治疗维生素 B_1 缺乏症(中医称为脚气病),症见足胫水肿无力、行动不便、麻木疼痛,严重者可引起心悸怔忡(称为脚气冲心)等危症。

(4)治疗慢性萎缩性胃炎

方名:紫苏和胃煎。

药物:紫苏茎叶、广藿香、茯苓、建曲各 20g,丹参 15g,广木香、砂仁、莪术、香附子各 10g,甘草 3g。

用法:清水煎 2 次,混合后分 3 次服,每日 1 剂,5 剂为 1 个疗程。

临床应用:理气和中,行气降逆。用于治疗慢性萎缩性胃炎属气滞郁阻,壅滞中焦之证者有显著疗效。

(5)治疗呕吐

方名:紫苏平呕汤。

药物:紫苏茎叶、茯苓各 20g,柴胡、竹茹各 15g,陈皮、法半夏、黄芩、砂仁、生姜各 10g,甘草 3g。

用法:清水煎 2 次,混合后分 3 次服,每日 1 剂。

临床应用:和解表里,行气止呕。用于治疗各种原因引起的呕吐,对属肝胃不和,表里不解之证者有一定的疗效。

(6)治疗妊娠恶阻

方名:紫苏保胎饮。

药物:紫苏茎叶、白术、茯苓、大腹皮各 20g,当归、黄芩、生姜、大枣各 10g。

用法:清水煎 2 次,混合后分 3 次服,每日 1 剂,3 剂为 1 个疗程。

临床应用:顺气和中,和胃安胎。用于治疗妊娠恶阻,胎气不安,见心胸烦闷、胀满不适、恶心呕吐或"子悬"之症者有较佳疗效。

(7)治疗便秘

方名:紫苏子通便丸。

药物:紫苏子、陈皮、知母各 100g,干姜、当归、紫菀、肉苁蓉、锁阳各 50g。

用法:制成小水丸,每次 8g,每日 1~2 次,可间断服用。

临床应用:润肠通便,下气润燥。用于治疗肾气不足肠燥便秘有一定疗效。

(8)治疗气喘

方名:紫苏子平喘汤。

药物:紫苏子、葶苈子各 20g,当归、陈皮、前胡、厚朴、法半夏、生姜、大枣各 10g,肉桂、沉香、甘草各 5g。

用法:清水煎 2 次,混合后分 3 次服,每日 1 剂。

临床应用:理气祛痰,降气平喘。用于治疗湿痰壅肺,肺气不降之咳嗽气喘之症。

(9)治疗胃肠腹痛

方名:紫苏子止痛汤。

药物:紫苏子、党参各 20g,高良姜、陈皮、广木香、香附子各 10g,肉桂 5g,甘草 3g。

用法:清水煎 2 次,混合后分 3 次温服,每日 1 剂,痛止停服。

临床应用:温胃散寒,理气和胃。用于治疗胃肠疾病致脘腹疼痛,对属于胃肠虚寒,气机不畅之证有明显疗效。

(10)治疗胃肠神经官能症

方名:紫苏子理气汤。

药物:紫苏子、白术、大腹皮、党参各 20g,枳壳 15g,草果仁、厚朴、法半夏、广木香、生姜、大枣各 10g。

用法:清水煎 2 次,混合后分 3 次服,每日 1 剂,3 剂为 1 个疗程。

临床应用:健脾益气,理气和胃。用于治疗胃肠神经官能症之忧思伤肺脾,对见胸腹膨胀、喘促烦恶、肠鸣气走、辘辘有声等症者有较好的疗效。

3. 知药理、谈经验

（1）知药理

紫苏抑菌防腐、解热，能减少支气管分泌物，缓解支气管痉挛，从而祛痰、平喘、镇咳；能促进消化液的分泌，增加胃肠蠕动，从而调节胃肠功能，可升高血糖；能抑制子宫收缩，有安胎止血的作用。

（2）谈经验

孟学曰：紫苏味辛气香，可疏表解肌，驱散外邪，药性温和不偏，四时感冒，无论寒热皆可用之。配合杏仁、桔梗、半夏、前胡等治疗感受秋季凉燥，恶寒发热，口鼻干燥；配合葛根、前胡、半夏、人参、陈皮等治疗虚人感冒；配合藿香、陈皮、白芷、厚朴、茯苓等治疗夏月肠胃型感冒。

紫苏长于理气，配合茯苓、黄芩、白术、人参、当归治疗胎动不安、胎漏下血；善于调节气机，配合木瓜、大腹皮、泽泻、木香、槟榔等治疗水肿脚气病；有香气，辟秽化浊，善解鱼蟹毒。

五、荆 芥

【成分】 全草含挥发油 2% 左右，油中主要成分为右旋薄荷酮、消旋薄荷酮和少量右旋柠檬烯等，此外还含有单萜类和黄酮类化合物。

【性味归经】 辛，微温，归肺、肝经。

【功效】 疏风解表，透疹消疮，祛风止痉，安络止血。

【用法用量】 内服：煎汤 3～10g，或入丸、散剂。外用：适量捣敷，研末调敷或煎水洗。

【使用注意】 表虚自汗，阴虚头痛者忌服；不宜久煎。

1. 单味药治难症

（1）治疗风寒感冒

药物：荆芥 50g。

用法：加生姜 3 片，清水煎 20 分钟，分 2 次服。

临床应用：疏风解表。用于治疗风寒感冒，见恶寒发热，头痛无汗，鼻塞流涕等症者。

（2）治疗小儿感冒

药物：荆芥 10～20g。

用法：将上药装入清洁的棉布袋中，扎紧压扁后，塞入患儿前胸衣物内 6 个小时，每日 1～2 次，1 周岁以内，每次 5～10g，1 周岁以上，每次 10～20g。

临床应用：解表散寒。用于治疗小儿感冒初起有一定疗效。

（3）治疗皮肤瘙痒

药物：荆芥 150g。

用法：研极细末，取适量粉末装入纱布袋中，均匀地撒布药粉于患处，然后用手掌反复摩擦至发热为度，每日 1～2 次。

临床应用：祛风透疹。用于治疗急慢性荨麻疹及一切皮肤瘙痒症有明显疗效。

（4）治疗产后血晕

药物：荆芥 10g。

用法：取上药在铁锅内炒至焦黄，研细末分 2 次用红糖水冲服。

临床应用：疏风止血。用于治疗产后出血出现昏迷者，作为急救用药。

（5）治疗小儿支气管哮喘

药物：荆芥穗 10g。

用法：用大白萝卜 1 个，挖一小凹窝，将荆芥穗（研细末）和蜂蜜、香油各 15g，放入凹窝内，再放置火上烧烤至熟，弃荆芥末，吃白萝卜，每日 1 个，连续服 3～5 次。

临床应用：疏风宣肺，止咳平喘。用于治疗小儿支气管哮喘有一定疗效。

（6）治疗湿疹

药物：荆芥 200g。

用法：加桉树叶适量，切碎后与上药一同煎水一大盆，洗澡用，每晚 1 次，连续用 3～5 次。

临床应用:祛风消疮。用于治疗湿疹及过敏性皮肤病,症见周身皮肤瘙痒,抓损皮肤,甚则出血珠流黄水者有较佳疗效。

2. 配成方治大病

(1)治疗风寒感冒

方名:荆芥风寒感冒汤。

药物:荆芥、防风、杏仁、桔梗、白芷各10g,葛根、紫苏叶各20g,生姜3片,大枣3枚,甘草3g。

用法:清水煎2次,混合后分3次服,每日1剂。

临床应用:疏风解表,祛风散寒。用于治疗风寒感冒,见恶寒发热,头痛无汗,鼻流清涕,咳嗽有痰等症者有显著疗效。

(2)治疗风热感冒

方名:荆芥风热感冒汤。

药物:荆芥、防风、蝉蜕各10g,金银花、连翘各20g,板蓝根、牛蒡子、薄荷各15g,甘草3g。

用法:清水煎两次,混合后分3次服,每日1剂。

临床应用:疏风解表,辛凉散热,用于治疗风热感冒,症见发热汗出,头身疼痛,咳嗽咽痛,口渴者有较好的疗效。

(3)治疗风湿感冒

方名:荆芥风湿感冒汤。

药物:荆芥、防风、羌活、厚朴、法半夏各10g,苍术、柴胡、茯苓各15g,广藿香、薏苡仁各20g,通草5g。

用法:清水煎2次,混合后分3次服,每日1剂。

临床应用:祛风散寒,利湿解表。用于治疗感冒夹寒湿,见头痛恶寒,身重疼痛,肢软乏力,胸闷腹胀,口不渴,舌苔厚腻等症者有显著疗效。

(4)治疗湿热感冒

方名:荆芥湿热感冒汤。

药物:荆芥、防风、黄连、厚朴、白豆蔻各10g,黄芩、知母各15g,广藿香、连翘各20g,

滑石、石膏、薏苡仁各30g。

用法:清水煎2次,混合后分3次服,每日1剂。

临床应用:祛风解表,清热利湿。用于治疗夏秋季之湿温症,症见头身疼痛,憎寒壮热,汗出口渴,胸闷不饥,舌苔黄厚腻者。

(5)治疗咳嗽

方名:荆芥咳嗽饮。

药物:荆芥、前胡、杏仁、桔梗、蝉蜕、紫菀、款冬花、生姜各10g,黄芩15g,桑白皮20g。

用法:清水煎2次,混合后分3次服,每日1剂。

临床应用:祛风解表,宣肺止咳。用于治疗有表证之慢性咳嗽有较好的疗效。

(6)治疗疹出不畅

方名:荆芥透疹汤。

药物:荆芥、蝉蜕、升麻、杏仁、桔梗、前胡各10g,葛根、白芍、薄荷各15g,甘草3g。

用法:清水煎2次,混合后分3次服,每日1剂。

临床应用:疏风解表,宣肺透疹。用于治疗风疹或麻疹透出不畅,症见发热恶寒,咳嗽咽红,涕泪流出者有一定疗效。

(7)治疗痈肿疮疡

方名:荆芥祛毒汤。

药物:荆芥、蝉蜕、黄连各10g,金银花30g,连翘、蒲公英、败酱草各20g,黄芩、黄柏、栀子各15g,甘草3g。

用法:清水煎2次,混合后分3次服,每日1剂。

临床应用:祛风解表,消肿祛毒。用于治疗各种痈肿疮疡,热毒蕴结,见恶寒发热,头身疼痛,局部红肿热痛等症者效果良好。

(8)治疗头痛

方名:荆芥头痛煎。

药物:荆芥、防风、羌活、川芎、细辛、菊花、白芷、蔓荆子、藁本、僵蚕各10g,甘草3g。

用法:清水煎2次,混合后分3次服,每

日1剂。

临床应用:疏风解表,祛风止痛。用于治疗偏正头痛、鼻窦炎头痛等症有显著疗效。

(9)治疗皮肤瘙痒

方名:荆芥止痒汤。

药物:荆芥、防风、蝉蜕各10g,知母、薄荷、白鲜皮、刺蒺藜各15g,苦参、地肤子各20g,石膏30g,甘草3g。

用法:清水煎2次,混合后分3次服,每日1剂。

临床应用:疏散风热,解毒消疹。用于治疗各种原因引起的皮肤瘙痒有一定疗效。

(10)治疗两目红赤、眼缘湿烂

方名:荆芥目赤饮。

药物:荆芥、防风、蝉蜕、菊花各10g,柴胡、龙胆草、黄芩、刺蒺藜、木贼草、车前草各15g,甘草3g。

用法:清水煎2次,混合后分3次服,每日1剂。

临床应用:祛风散寒,清热明目。用于治疗急慢性结膜炎之两目红赤,迎风流泪,眼缘湿烂等症有显著疗效。

(11)治疗风火牙痛

方名:荆芥牙痛煎。

药物:荆芥、升麻、白芷各10g,石膏50g,生地黄、牡丹皮、黄芩、葛根、地骨皮、薄荷各15g,甘草3g。

用法:清水煎2次,混合后分3次服,每日1剂。

临床应用:疏风解表,清泄胃火。用于治疗风火牙痛,遇冷、酸、甜更痛者疗效良好。

(12)治疗中风偏枯、暴喑不语

方名:荆麻白附汤。

药物:荆芥、天麻各15g,羌活、防风、僵蚕、陈皮、法半夏、生姜、石菖蒲各10g,禹白附子、茯苓各20g。

用法:清水煎2次,混合后分3次服,每日1剂。

临床应用:祛风散寒,开窍涤痰。用于治疗中风后偏瘫、舌强不能言、言语謇涩等症有一定疗效。

(13)治疗肠风下血

方名:荆芥肠血汤。

药物:荆芥(炒焦)、黄芩、茜草各10g,生地黄、白芍、水牛角、仙鹤草、侧柏叶、槐花、牡丹皮各15g。

用法:清水煎2次,混合后分3次服,每日1剂。

临床应用:疏风散热,安络止血。用于治疗大便出之血在粪前、血色鲜红、热胀者。

(14)治疗产后血晕

方名:荆芥血晕汤。

药物:荆芥(炒焦)、人参、当归各10g,黄芪、熟地黄各20g。

用法:清水煎1次(30分钟)后,顿服,苏醒后再煎服1次。

临床应用:祛风散寒,补气生血。用于治疗产后失血过多,出现血虚风动,眩晕抽搐者有较好的疗效。

(15)治疗妇女白带过多

方名:荆芥治带饮。

药物:荆芥、柴胡、黄柏、芡实、山药、白果仁、白术、车前子各15g,苍术20g,陈皮10g。

用法:清水煎2次,混合后分3次服,每日1剂。

临床应用:祛风散寒,除湿止带。用于治疗妇女白带过多,或白或黄,带下清稀者。

(16)治疗肠燥便秘

方名:荆芥润肠丸。

药物:荆芥、桃仁、火麻仁、瓜蒌子、淮牛膝各100g,黑芝麻150g。

用法:制为小水丸,每次10~12g,每日1~2次,便通后可间断服用。

临床应用:疏风散寒,润肠通便。用于治疗大便秘结、数日不运、腹胀不舒适者。

(17)治疗小便不利

方名:荆芥利尿饮。

药物:荆芥、石韦、知母、黄柏各15g,瞿麦、萹蓄、滑石、车前草各 20g。

用法:清水煎 2 次,混合后分 3 次服。

临床应用:疏风散热,利尿通淋。用于治疗外有表邪,下焦湿热,见小便不利等症者。

3. 知药理、谈经验

(1)知药理

荆芥抗炎、抗补体、抗氧化、抗菌、抗病毒,镇痛解痉,能增强皮肤血液循环,增强汗腺分泌,促进疮癣组织的吸收和修复,还有较弱的抑制癌细胞作用,炒黑成炭后,有止血作用。

(2)谈经验

孟学曰:荆芥具有疏风解表,祛风止痉,安络止血,透发疹毒等作用。配合防风、白芷、紫苏叶、桔梗等,用于辛温解表;配合金银花、连翘、板蓝根、牛蒡子等,用于辛凉解表;配合当归、川芎、防风、紫苏等,用于产后感冒;配合葛根、升麻、白芷、蝉蜕等,能治麻疹不易透出;配合苍术、黄柏、苦参、白鲜皮等,可治风疹、湿疹、疥癣等症。

荆芥能祛全身之风邪,荆芥穗专祛头部之风邪,荆芥炭、荆芥穗炭用于止血。

荆芥能清血分之伏热,有理血止血的作用,凡便血、尿血、衄血均可炒黑配入复方中。

六、防　风

【成分】　主要成分为辛醛、β-没药烯、壬醛、T-辛烯-4 醇等,此外还含有聚乙炔类、多糖类、色酮和香豆素类化合物等。

【性味归经】　辛、甘,温。归膀胱、肝、脾经。

【功效】　发散解表,胜湿止痛,祛风解痉。

【用法用量】　内服:煎汤,3～10g,或入丸、散剂。外用:研末调敷。

【使用注意】　血虚发痉及阴虚火旺者忌服。

1. 单味药治难症

(1)治疗风寒感冒

药物:防风 20g。

用法:加生姜 20g,清水煎 30 分钟,分 2 次服。

临床应用:发散解表。用于治疗风寒感冒之无汗恶寒之症有显著疗效。

(2)治疗风热感冒

药物:防风 20g。

用法:加薄荷 20g,清水煎 30 分钟,分 2 次服。

临床应用:祛风解表。用于治疗风热感冒之发热微汗出之症有较好的疗效。

(3)治疗风湿性关节炎

药物:防风 20g。

用法:清水煎 1 小时,分 2 次服。

临床应用:胜湿止痛。用于治疗风湿性关节炎之关节疼痛有显著疗效。

(4)治疗慢性腰背关节痛

药物:防风 100g。

用法:泡高粱酒 1000ml,加适量蜂蜜,1 周后每服 10～20ml,临睡服。

临床应用:胜湿止痛。治疗一切风湿病。

(5)治疗眩晕

药物:防风 20g。

用法:清水煎 1 个小时,加糖,分 2 次服。

临床应用:疏散风邪。用于治疗外有表邪、内有寒湿之眩晕症有令人满意的疗效。

2. 配成方治大病

(1)治疗风寒感冒

方名:防风风寒感冒汤。

药物:防风、荆芥、羌活、川芎、白芷、辽细辛各 10g,葛根、紫苏叶各 20g。

用法:清水煎 2 次,混合后分 3 次服,每日 1 剂。

临床应用:发散解表,祛风散寒。用于治疗风寒感冒,见头身疼痛、恶寒发热、颈项强直、鼻塞涕清等症者有显著疗效。

(2)治疗风热感冒

方名:防风风热感冒汤。

药物:防风、荆芥、僵蚕、菊花各 10g,柴胡、金银花、连翘、板蓝根各 20g。

用法:清水煎 2 次,混合后分 3 次服,每日 1 剂。

临床应用:疏风散热,辛凉解表。用于治疗风热感冒,见头痛咽干,鼻塞涕清,发热微汗,小便色黄等症者有较好的疗效。

(3)治疗风湿感冒

方名:防风风湿感冒汤。

药物:防风、羌活、独活、辽细辛各 10g,薏苡仁 30g,苍术、柴胡、紫苏叶各 20g。

用法:清水煎 2 次,混合后分 3 次服,每日 1 剂。

临床应用:祛风解表,胜湿止痛。用于治疗风湿性感冒,见头重如裹、周身关节疼痛、四肢软弱无力等症者疗效良好。

(4)治疗湿热感冒

方名:防风湿热感冒汤。

药物:防风、荆芥各 10g,苍术、佩兰、广藿香、薏苡仁、连翘各 20g,滑石 30g,黄芩 15g,通草 5g。

用法:清水煎 2 次,混合后分 3 次服,每日 1 剂。

临床应用:祛风解表,利湿清热。用于治疗湿热感冒,见头痛恶寒,身重疼痛,胸闷不肌,午后热甚,舌苔厚腻等症者效果良好。

(5)治疗哮喘

方名:防风哮喘汤。

药物:防风、麻黄、杏仁各 10g,知母、黄芩各 15g,桑白皮、地骨皮各 20g,甘草 3g。

用法:清水煎 2 次,混合后分 3 次服,每日 1 剂。

临床应用:祛风解表,宣肺平喘。用于治疗风热壅肺,肺气不宣所致之哮喘症有良效。

(6)治疗疹出不畅

方名:防风透疹汤。

药物:防风、荆芥、蝉蜕、升麻各 10g,白芍、葛根、牛蒡子各 15g,甘草 3g。

用法:清水煎 2 次,混合后分 3 次服,每日 1 剂。

临床应用:祛风发散,透疹解毒。用于治疗斑疹、风疹、麻疹等透出不畅,致热毒内陷者有一定疗效。

(7)治疗皮肤瘙痒

方名:防风止痒汤。

药物:防风、荆芥、蝉蜕、当归各 10g,金银花、连翘、苦参、地肤子各 20g。

用法:清水煎 2 次,混合后分 3 次服,每日 1 剂。

临床应用:发散解表,祛风止痒。用于治疗各种原因引起的皮肤瘙痒症有一定疗效。

(8)治疗痈肿疮疡

方名:防风痈肿疮疡汤。

药物:防风、荆芥各 10g,黄芩、黄柏、栀子、黄连各 15g,金银花、连翘、蒲公英、败酱草各 20g。

用法:清水煎 2 次,混合后分 3 次服,每日 1 剂。

临床应用:祛风散邪,胜湿解毒。用于治疗各种原因之痈肿疮疡已溃或未溃者有良效。

(9)治疗风湿痹症

方名:防风风湿痹症汤。

药物:防风、羌活、独活、辽细辛、桂枝、当归、制川乌、制草乌各 10g,白芍 20g,甘草 3g。

用法:清水煎 2 次,混合后分 3 次服,每日 1 剂。

临床应用:祛风发散,胜湿止痛。用于治疗风湿痹痛之风寒湿痹,症见关节疼痛,活动困难,口不渴者有令人满意的疗效。

(10)治疗头痛

方名:防风头风散。

药物:防风、羌活、天麻、川芎各 50g,菊花、白芷、辽细辛、僵蚕各 40g。

用法:上药研细末,每次 6~8g,每日 3 次,痛止停服。

临床应用:发散解表,祛风止痛,用于治疗各种原因引起的头痛有明显疗效。

(11)治疗跌打损伤

方名:防风伤痛丸。

药物:防风、三七、桃仁、血竭各50g,生地黄80g,赤芍60g,当归、川芎、白芷、红花、制乳香、制没药各40g。

用法:上药制为水丸,每次10～12g,每日3次。

临床应用:祛风胜湿,活血止痛。用于治疗各种跌打损伤后瘀肿疼痛有较好疗效。

(12)治疗中风后瘫痪

方名:防风瘫痪汤。

药物:防风、羌活、独活、当归、川芎、辽细辛、红花各10g,秦艽、威灵仙、茯苓各20g,桃仁、苍术各20g。

用法:清水煎2次,混合后分3次服,每日1剂,症状缓解后,可增加药味,制成小水丸服。

临床应用:祛风发散,活血通络。用于治疗卒中后遗症,见半身不遂、手足麻木、肌肤不仁、行动困难等症者有一定疗效。

(13)治疗面瘫及面肌痉挛

方名:防风面瘫汤。

药物:防风、僵蚕、羌活、全蝎、辽细辛各10g,天麻、禹白附子、白芍、钩藤各15g,蜈蚣3条。

用法:清水煎2次,混合后分3次服,每日1剂,缓解后可制成小水丸服。

临床应用:祛风解表,息风止痉。用于治疗面瘫或面肌痉挛,症见口眼㖞斜、口角流涎、面肌抽动者有显著疗效。

(14)治疗肋间神经痛

方名:防风肋痛汤。

药物:防风、枳壳、柴胡、郁金、延胡索各15g,白芍20g,桂枝、川芎各10g。

用法:清水煎2次,混合后分3次服,每日1剂。

临床应用:祛风止痛,疏肝理气。用于治疗各种原因引起的肋间神经痛有一定治疗效果。

(15)治疗腹痛腹泻

方名:防风痛泻汤。

药物:防风15g,白术、白芍、广藿香、枳壳各20g,陈皮、大枣各10g,炙甘草3g。

用法:清水煎2次,混合后分3次服,每日1剂。

临床应用:疏风止痛,缓急止泻。用于治疗腹痛腹泻,泻后痛不减,泻下不爽者。

(16)治疗目赤肿痛

方名:防风目痛汤。

药物:防风、荆芥、菊花、羌活、蝉蜕各10g,刺蒺藜、木贼草、黄芩、柴胡各15g,夏枯草20g。

用法:清水煎2次,混合后分3次服,每日1剂。

临床应用:发散解表,祛风明目,用于治疗各种结膜炎见双目红肿热痛,迎风流泪等症者有一定疗效。

(17)治疗咽肿口疮

方名:防风口疮汤。

药物:防风、荆芥、黄连、大黄各10g,石膏30g,玄参20g,知母、黄芩、生地黄各15g,甘草5g。

用法:清水煎2次,混合后分3次服,每日1剂,大肠泄泻者停服。

临床应用:祛风发散,清泄胃火。用于治疗咽喉肿痛、口舌生疮、口腔溃烂、大肠燥结等症有显著疗效。

(18)治疗风火牙痛

方名:防风牙痛汤。

药物:防风、黄芩、龙胆草、知母各15g,葛根20g,石膏30g,辽细辛、黄连、薄荷各10g,甘草5g。

用法:清水煎2次,混合后分3次服,每日1剂。

临床应用:祛风解表,清泄胃火。用于治疗风火牙痛属胃火炽热者有较好的疗效。

(19)治疗失眠多梦

方名:防风安神汤。

药物:防风、酸枣仁各15g,柏子仁、人参、远志、当归、石菖蒲各10g,茯神木、白术、黄芪、夜交藤各20g。

用法:每剂药服2天,第1天煎1次,分3次服;第2天再煎2次,混合后分3次服。

临床应用:祛风散邪,养心安神。用于治疗心脾血虚之顽固性失眠、心神失养、惊悸多梦等症有令人满意的疗效。

(20)治疗自汗、盗汗

方名:防风止汗汤。

药物:防风、酸枣仁各15g,党参、白术、煅龙骨、煅牡蛎各20g,黄芪30g,陈皮10g。

用法:清水煎2次,混合后分3次服,每日1剂。

临床应用:疏风散邪,固表止汗。用于治疗各种原因引起的自汗、盗汗、惊悸失眠等症有一定疗效。

(21)治疗便血

方名:防风便血汤。

药物:防风、地榆、槐花、黄芩、茜草、仙鹤草、侧柏叶各15g,荆芥炭10g。

用法:清水煎2次,混合后分3次服,每日1剂。

临床应用:疏散风邪,清热止血。用于治疗肠风下血有较好的疗效。

(22)治疗耳聋耳鸣

方名:防风聪耳丸。

药物:防风、补骨脂、菟丝子、山茱萸、铁磁石、建曲、巴戟天、石斛各50g,黄芪、熟地黄、茯苓各80g,泽泻、牡丹皮、石菖蒲各40g。

用法:制成小水丸,每次10~12g,每日3次,饭后服。

临床应用:疏散风邪,滋肾开窍。用于治疗肾虚所致耳聋耳鸣有一定疗效。

(23)治疗崩漏

方名:防风崩漏汤。

药物:防风15g,桂心、当归、荆芥炭各10g,牡丹皮、白术、茯苓、鹿角霜各20g,黄芪30g,吴茱萸5g。

用法:清水煎2次,混合后分3次服,每日1剂。

临床应用:祛风散邪,温肾止血。用于治疗妇女经期延长不定、崩漏带下等症有良效。

(24)治疗老年便秘

方名:防风便秘散。

药物:防风、枳壳、锁阳各100g,白术200g。

用法:上药共研为细末,每次5~8g,便通后止服。

临床应用:祛风散邪,润肠通便。用于治疗老年习惯性便秘有较好的疗效。

(25)治疗眩晕

方名:防风眩晕汤。

药物:防风、柴胡、升麻、知母、黄柏、羌活各15g,黄芪30g,党参20g。

用法:清水煎2次,混合后分3次服,每日1剂。

临床应用:祛风散邪,升阳益气。用于治疗清阳不升,见头目眩晕,周身乏力,气短自汗等症者有显著疗效。

(26)治疗荨麻疹

方名:防风荨麻疹汤。

药物:防风、荆芥、麻黄、桂枝、红花各10g,黄芪30g,熟地黄20g,鹿角霜15g,炮姜、炙甘草各5g。

用法:清水煎2次,混合后分3次服,每日1剂。

临床应用:祛风散邪,温寒通脉。用于治疗虚寒性荨麻疹有一定疗效。

(27)治疗痛风

方名:防风痛风汤。

药物:防风、当归、桂枝、制川乌、制草乌、辽细辛、独活各10g,赤芍、车前子、威灵仙各20g。

用法:清水煎2次,混合后分3次服,每日1剂。

临床应用:祛风散寒,胜湿止痛。用于治疗痛风急性发作有较好的疗效。

(28)治疗三叉神经痛

方名:防风三叉神经痛方。

药物:防风、白芷、羌活、当归各 10g,天麻、白芍、秦艽、地龙、制川乌、川芎各15g。

用法:清水煎 2 次,混合后分 3 次服,每日 1 剂。

临床应用:祛风解痉、胜湿止痛。用于治疗三叉神经阵发性、痉挛性疼痛有较好的疗效。

(29)治疗鼻炎

方名:防风鼻炎丸。

药物:防风、荆芥、麦冬、苍耳子、辛夷花各 50g,川芎、辽细辛、葛根、白芷、黄芩、羌活、薄荷各40g。

用法:上药制为水丸,每次 10～12g,每日 3 次,饭后服。

临床应用:祛风散邪,清解脑热。用于治疗鼻窦炎,见头痛脑热,浊涕不止如涌泉等症者有显著疗效。

(30)治疗便血、尿血

方名:防风止血散。

药物:防风、黄芩(酒炒)各等分。

用法:上药共研为细末,每次 8～10g,每日 3 次,血止后停服。

临床应用:祛风散邪,清热止血。用于治疗各种原因引起的便血、尿血有一定疗效。

3. 知药理、谈经验

(1)知药理

防风解热,有抗菌、抗病毒、抗炎作用,能提高人体免疫功能,还具有镇痛抗惊厥作用。

(2)谈经验

孟学曰:防风善治风,主通治一切风邪,为内外风之药,为祛风胜湿之要药。

防风发散解表,配合荆芥、紫苏、羌活、白芷等,治疗风寒感冒之表证;祛风胜湿,配合羌活、独活、桂枝、薏苡仁、威灵仙等,治疗风寒湿痹;祛风解痉,配合僵蚕、全蝎、蜈蚣、钩藤、蝉蜕等,治疗肝风内动,风痰上扰,破伤风等引起的咬牙、吊眼、四肢抽搐、角弓反张等;配合黄芪、白术、陈皮等,可提高免疫力,治疗和预防感冒;配合白芍、白术等,可治疗肝郁脾伤之腹痛腹泻;配合地榆、槐花、茜草、黄芩等,可治疗肠风下血;与附子同用,可解附子毒性,久服轻身。

七、羌 活

【成分】 主要含挥发油 α-蒎烯、β-蒎烯、柠檬烯及 α-水芹烯等,以及香豆精类化合物、茴香酸对羟苯乙酯、阿魏酸、β-谷甾醇、多种氨基酸、有机酸和糖类等。

【性味归经】 辛、苦,温。归膀胱、肾经。

【功效】 散寒解表,胜湿止痛。

【用法用量】 内服:煎汤,3～10g,或入丸、散剂。

【使用注意】 血虚痹痛、阴虚火旺者忌服。

1. 单味药治难症

(1)治疗四时感冒

药物:羌活 20g。

用法:加鲜紫苏叶 20g,清水煎 1 个小时,分 2 次服。

临床应用:祛寒解表。用于治疗四时感冒,见头痛身痛,发热恶寒等症者有明显疗效。

(2)治疗骨节痛

药物:羌活 50g。

用法:加适量冰糖或蜂蜜,与上药一起浸泡于 1000ml 高粱白酒中,每晚饮 10～20ml,可连续饮用。

临床应用:胜湿止痛。用于治疗风湿性骨节痛有一定疗效。

(3)治疗中风不语

药物:羌活 30g。

用法:加鲜石菖蒲 30g,清水煎 1 个小时,分 2 次服。

临床应用：散寒开窍。用于治疗中风后口不能言者有较好的疗效。

(4)治疗头痛

药物：羌活20g。

用法：加火葱头5个，清水煎1个小时，分2次服。

临床应用：散寒解表，胜湿止痛。用于治疗寒湿性头痛有显著疗效。

2. 配成方治大病

(1)治疗风寒感冒

方名：羌活风寒感冒汤。

药物：羌活、独活各15g，柴胡、党参各20g，防风、黄芩、生姜、大枣各10g。

用法：清水煎2次，混合后分3次服，每日1剂。

临床应用：散寒解表，疏散风邪。用于治疗外感风寒，见恶寒发热、颈项强硬、周身疼痛等症者有较好的疗效。

(2)治疗风热感冒

方名：羌活风热感冒汤。

药物：羌活、薄荷各15g，板蓝根、蒲公英、金银花、连翘各20g，荆芥、防风各10g。

用法：清水煎2次，混合后分3次服，每日1剂。

临床应用：祛风解表，清热解毒。用于治疗风热感冒，见头目眩晕、口渴咽干、发热恶寒、周身酸楚等症者有显著疗效。

(3)治疗寒湿感冒

方名：羌活胜湿汤。

药物：羌活、独活各15g，薏苡仁30g，柴胡、苍术各20g，辽细辛、防风、白芷各10g。

用法：清水煎2次，混合后分3次服，每日1剂。

临床应用：散寒解表，胜湿止痛。用于治疗寒湿感冒，见恶寒无汗、头身疼痛、肢节烦疼，两胫逆冷，脉浮紧等症者效果良好。

(4)治疗湿热症

方名：羌活湿热煎。

药物：羌活、苍术各15g，柴胡、滑石、广藿香各20g，薏苡仁30g，黄芩、厚朴、白豆蔻各10g，通草5g。

用法：清水煎2次，混合后分3次服，每日1剂。

临床应用：祛风解表，清热利湿。用于治疗夏秋之季里湿外湿，蕴结不解，见头痛恶寒、胸闷不饥、周身酸楚乏力等症者有良效。

(5)治疗风湿痹症

方名：羌活风湿汤。

药物：羌活、独活、辽细辛、制川乌、制草乌、防风、当归各10g，薏苡仁20g，苍术、天麻各15g。

用法：清水煎2次，混合后分3次服，每日1剂。

临床应用：祛风散寒，胜湿止痛。用于治疗风湿性关节炎，症见关节游走性或固定性疼痛不已，周身酸楚或一身尽痛者有令人满意的疗效。

(6)治疗眉棱骨痛

方名：羌活眉痛汤。

药物：羌活、白芷、黄芩各15g，川芎、菊花、辽细辛、制川乌各10g，甘草3g。

用法：清水煎2次，混合后分3次服，每日1剂。

临床应用：解表散寒，祛风止痛。用于治疗因风寒引起的眉棱骨痛有一定疗效。

(7)治疗四肢疼痛

方名：羌活肢痛丸。

药物：羌活、独活、全蝎、桂枝、当归、千年健、熟附子、白芍各50g，天麻、乌梢蛇各100g，麻黄、辽细辛各40g。

用法：上药制为水丸，每次10～12g，每日3次，饭后服。

临床应用：散寒解表，胜湿止痛。用于治疗四肢关节疼痛，活动障碍或行动困难，对属风寒湿者有显著疗效。

(8)治疗口眼歪斜

方名：羌活牵正丸。

药物：羌活、全蝎、僵蚕、当归、防风、禹白附子各 50g,川芎 40g,天麻、生地黄各 100g,白芍 80g,制马钱子 15g,蜈蚣 15 条。

用法:上药制为水丸,每次 8～10g,每日 3 次,饭后服。

临床应用:疏散风邪,祛风止痉。用于治疗外感风寒侵袭经络,致口眼歪斜或面肌痉挛等症者有较好的疗效。

(9)治疗鹤膝风(骨结核)

方名:羌活鹤膝风丸。

药物:羌活、独活、当归、桂枝、牛膝、熟附子、防风各 50g,黄芪、杜仲、生地黄各 100g,白芍 80g,川芎 40g。

用法:上药制为水丸,每次 10～12g,每日 3 次,饭后服。

临床应用:祛风散寒,胜湿止痛。用于治疗鹤膝风(与骨结核或冷性脓疡近似),因三阳亏损,风邪外袭,阴寒凝滞所致的膝肿疼痛、下肢枯瘦、拘挛不伸等症有一定疗效。

(10)治疗跌打损伤

方名:羌活伤痛散。

药物:羌活、独活、当归、三七、红花各 50g,生地黄、赤芍各 80g,川芎、制乳香、制没药各 40g。

用法:上药研为细末,每次 6～8g,温开水吞服,每日 3 次。

临床应用:祛风散邪,活血止痛。用于治疗跌打损伤或软组织伤所致的疼痛有良效。

(11)治疗黄水疮

方名:羌活湿毒丸。

药物:羌活、防风、蝉蜕、升麻、黄芩、黄柏、黄连各 50g,金银花 100g,蒲公英、败酱草、连翘、苦参各 80g。

用法:上药制为水丸,每次 10～12g,每日 3 次,饭后服。

临床应用:祛风散邪,胜湿解毒。用于治疗湿毒热盛,见皮肤瘙痒或起脓疱,基底红晕,痒而兼痛,搔破黄水淋漓等症者疗效良好。

(12)治疗脚气

方名:羌活脚气汤。

药物:羌活、独活、苍术各 15g,木瓜、薏苡仁、紫苏叶、大腹皮各 20g,木香 10g。

用法:清水煎 2 次,混合后分 3 次服,每日 1 剂。

临床应用:祛风散邪,胜湿止痛。用于治疗脚气湿重,双腿肿痛沉重,倦怠乏力,行走困难者有一定疗效。

(13)治疗水湿泄泻

方名:羌活泄泻汤。

药物:羌活、猪苓各 15g,苍术、茯苓、白术、车前子、广藿香各 20g,陈皮 10g。

用法:清水煎 2 次,混合后分 3 次服,每日 1 剂。

临床应用:祛风散邪,胜湿止泻。用于治疗脾虚不运,水湿内盛,见腹满泄泻、肢体倦怠等症者有显著疗效。

(14)治疗落枕

方名:羌活落枕方。

药物:羌活、麻黄、桂枝、陈皮、生姜、大枣各 10g,葛根、白芍各 15g。

用法:清水煎 2 次,混合后分 3 次服,每日 1 剂。

临床应用:祛风解表,胜湿止痛。用于治疗寒邪侵入太阳经或睡姿不佳,致颈项强痛僵硬等症者有较好疗效。

(15)治疗偏正头痛

方名:羌活头痛散。

药物:羌活、川芎、白芷、荆芥、防风、薄荷、香附子各 30g,柴胡、白芍各 40g,辽细辛 20g。

用法:上药研为细末,每次 6～8g,温开水吞服,每日 3 次。

临床应用:解表祛风,胜湿止痛。用于治疗风邪头痛、偏正头痛等均有效。

(16)治疗暴发火眼

方名:羌活火眼方。

药物:羌活、柴胡、川芎、蝉蜕、防风、黄

芩、菊花各 10g,葛根、赤芍、夏枯草各 15g。

用法:清水煎 2 次,混合后分 3 次服,每日 1 剂。

临床应用:疏散风邪,胜湿清热。用于治疗暴发火眼,见双目红肿、流泪热痛、头晕额胀等症者效果较好。

(17)治疗痈肿疔疮

方名:羌活败毒饮。

药物:羌活、知母、黄芩各 15g,石膏 50g,金银花、连翘各 20g,栀子、黄连、防风、大黄各 10g。

用法:清水煎 2 次,混合后分 3 次服,每日 1 剂。

临床应用:疏散风邪,解毒清热。用于治疗痈肿疔疮,热毒壅盛,见壮热无汗、骨节烦疼、大便秘结等症者有一定的疗效。

(18)治疗呃逆

方名:羌活呃逆方。

药物:羌活、木香、小茴香、干姜各 10g,党参、熟附子、柿蒂各 15g,丁香 5g,甘草 3g。

用法:清水煎 2 次,混合后分 3 次服,每日 1 剂。

临床应用:祛风散邪,温胃降逆。用于治疗胃中虚寒之呃逆,症见上腹冷感,呃逆声阵阵不断者有较好疗效。

(19)治疗睡中龄齿(磨牙)

方名:羌活龄齿方。

药物:羌活、防风、蔓荆子、地骨皮各 15g,生地黄、酸枣仁、夜交藤各 20g,远志 10g。

用法:清水煎 2 次,混合后分 3 次服,每日 1 剂。

临床应用:祛风解表,养心安神。用于治疗睡中龄齿(磨牙)、喃喃呓语等症有良效。

(20)治疗一切风证

方名:羌活治风丸。

药物:羌活、独活、防风、川芎、枳壳、辽细辛、全蝎、僵蚕、白芷、陈皮、法半夏、苍术、柴胡、石菖蒲、当归、钩藤各 30g,天麻、白芍、茯

苓各 50g,人参、黄芪、杜仲、熟地黄各 80g,秦艽 60g,官桂 20g,蜈蚣 15 条。

用法:上药制为水丸,每次 10~12g,每日 3 次,饭后服。

临床应用:祛风胜湿,益气活络。用于治疗一切风证,如偏瘫、口眼歪斜、筋骨痿软,言语困难,半身不遂等症有一定疗效。

3. 知药理、谈经验

(1)知药理

羌活解热镇痛,有抗菌、抗炎、抗过敏的作用,能改善心肌缺血,可扩张脑血管,增加脑血流量,还有抗休克作用。

(2)谈经验

孟学曰:羌活散寒解表,祛风胜湿,升太阳经和督脉的阳气。

羌活常用于治疗风寒感冒表证,尤擅治疗风寒感冒夹湿者,配合防风、荆芥、白芷、柴胡、独活等治疗风寒感冒证,夹湿者加藿香、薏苡仁、苍术、黄柏。

除辛温解表外,羌活还可以用于治疗风湿证,配合独活、桂枝、防风、薏苡仁等,治疗风寒湿痹;配合姜黄、桂枝、当归等,治疗肩、背、手部位之疼痛。

羌活加入祛风涤痰的复方中,可用于治疗筋不舒,拘挛抽搐,风痰痹络,口眼㖞斜,嘴角流涎等症。

羌活还常用于治疗上半身及头部之疼痛。

八、藁 本

【成分】 本品含挥发油,其主要成分是 3-丁基酞内酯、蛇床酞内酯、甲基丁香酚,除此之外还含有 α-蒎烯、坎烯、桧烯、β-蒎烯、月桂烯、水芹烯、α-松油烯、松油-4-醇等。

【性味归经】 辛,温,归膀胱经,无毒。

【功效】 发表散寒,除湿止痛。

【用法用量】 内服:煎汤,3~10g,丸、散剂根据病情改变剂量,外用适量。

【使用注意】　血虚头痛及热证忌用。

1. 单味药治难症

(1)治疗头顶痛

药物:藁本20g。

用法:加鲜紫苏叶20g,清水煎1个小时,分2次服。

临床应用:散寒除湿,用于治疗巅顶头痛因风寒引起者有一定疗效。

(2)治疗腹痛腹泻

药物:藁本20g。

用法:加生姜3片,清水煎1个小时,分2次服。

临床应用:助阳胜湿。用于治疗因寒湿致腹痛腹泻,有温升助阳之作用。

(3)治疗鼻上面赤

药物:藁本适量。

用法:研极细末,用蜂蜜水调湿,鼻部用皂角水擦洗干净,然后涂擦药物。

临床应用:散风祛湿。用于治疗酒糟鼻,对因螨虫致鼻部、面部红赤等症有较好的疗效。

(4)治疗疥癣

药物:藁本100g。

用法:用清水煎30分钟后,得药汁3000ml,沐浴全身,每日1次,第2次煎得3000ml,浣洗内衣内裤。

临床应用:散寒除湿。由于对许兰癣菌有抑制作用,因此可用于治疗各种疥癣,有一定的治疗效果。

(5)治疗神经性皮炎

药物:藁本50g。

用法:浸泡于75%酒精300ml中,1周后,用棉花蘸药液涂擦患处,每日2~3次。

临床应用:散寒除湿,用于治疗各种类型的疥癣均有一定疗效。

(6)治疗头屑头皮过多

药物:藁本30g。

用法:取上药,清水煎1个小时,趁热洗头部,每日1剂,连续用3日为1个疗程。

临床应用:祛风去屑,除湿止痒。用于治疗头屑头皮过多有显著疗效。

2. 配成方治大病

(1)治疗风寒感冒

方名:藁本风寒感冒汤。

药物:藁本、柴胡、苍术、黄芩各15g,白芍20g,陈皮、厚朴、防风各10g。

用法:清水煎2次,混合后分3次服,每日1剂。

临床应用:发散风寒,除湿止痛。用于治疗外感风寒,见憎寒壮热、头痛汗出、烦躁不安等症者有明显的疗效。

(2)治疗巅顶头痛

方名:藁本头风汤。

药物:藁本、羌活各15g,川芎、荆芥、防风、蔓荆子、辽细辛、菊花各10g。

用法:清水煎2次,混合后分3次服,每日1剂。

临床应用:发表散寒,除湿止痛。用于治疗巅顶头痛、头目眩晕、发热恶寒、项背拘急等症有较好的疗效。

(3)治疗腹痛泄泻

方名:藁本腹泻汤。

药物:藁本、苍术各15g,陈皮、厚朴各10g,广藿香、茯苓各20g。

用法:清水煎2次,混合后分3次服,每日1剂。

临床应用:祛风散寒,胜湿止泻。用于治疗外有表邪而内有湿滞之暑湿泄泻等症。

(4)治疗口臭生疮

方名:藁本口疮方。

药物:藁本、黄芩、龙胆草各15g,生地黄、玄参、麦冬各20g。

用法:清水煎2次,混合后分3次服,每日1剂。

临床应用:疏风散寒,清热胜湿。用于治疗口臭口热或口腔溃烂生疮等症有良效。

(5)治疗腰脚疼痛

方名:藁本腰痛丸。

药物:藁本、桂枝、当归、知母、黄柏、牛膝、锁阳、制乳香、制没药、独活、川芎、辽细辛、防风、千年健、血竭各 50g,天麻、炙龟甲、生地黄、金毛狗脊、杜仲各 100g,赤芍、骨碎补各 80g。

用法:上药制为水丸,每次 10～12g,每日 3 次,饭后服。

临床应用:疏风散寒,活络止痛。用于治疗腰脊疼痛牵引下肢疼痛不已,或下肢痿软无力不能步履等症有显著疗效。

(6)治疗三叉神经痛

方名:藁本面痛散。

药物:藁本、秦艽、山茱萸、蔓荆子各 50g,桂枝、辽细辛、当归各 40g,白芍、天麻各 80g。

用法:上药共研为细末,每次 6～8g,每日 3 次。

临床应用:疏散风邪,胜湿止痛。用于治疗面部疼痛(三叉神经痛)牵引眼睛疼痛,偏视不明等症有较好的疗效。

(7)治疗痈肿疮毒

方名:藁本败毒汤。

药物:藁本、黄芩各 15g,黄柏、栀子、黄连、牡丹皮、防风、僵蚕各 10g,金银花、连翘、生地黄各 20g,败酱草 30g。

用法:清水煎 2 次,混合后分 3 次服,每日 1 剂。

临床应用:散寒解表,清热解毒。用于治疗痈肿疮毒,见局部红肿热痛、恶寒发热、口渴多饮等症者有显著的疗效。

(8)治疗疥癣

方名:藁本疥癣膏。

药物:藁本、蛇床子、硫黄各 50g,轻粉10g,冰片 5g。

用法:上药共研为极细末,用凡士林调匀,涂擦患部,每日 2～3 次。

临床应用:祛风散邪,解毒止痒。用于治疗疥疮及各种癣症致皮肤瘙痒难忍者有一定疗效。

3. 知药理、谈经验

(1)知药理

藁本有抗菌、抗炎作用,可镇痛、镇静和解热,对心脑缺氧有明显的保护作用,还具有平喘的作用。

(2)谈经验

孟学曰:藁本为辛温之品,有上通巅顶,下达肠胃之功用,善能祛太阳膀胱经之风。能胜湿止痛,长于治风寒湿邪侵入太阳经所致的头后部及颈项强痛。藁本性味俱升,善达巅顶,故能治风寒侵犯的太阳证巅顶头痛,常配伍于复方中。

藁本发散风寒,除湿止痛,配合羌活、苍术、防风、柴胡等,治疗风寒感冒;上通巅顶,配合荆芥、防风、羌活、细辛、川芎等,治疗巅顶头痛;下达肠胃,配合苍术、厚朴、陈皮、藿香等,治疗腹痛泄泻;藁本升阳,发散风湿,配合桂枝、当归、独活、川芎、细辛、防风等,治疗腰腿疼痛。

藁本为太阳经之引经药。

九、白 芷

【成分】 本品含有香豆素类,主要有氧化前胡素、欧前胡素、异欧前胡素、比克白芷醚、比克白芷素等,还含有挥发油、甾醇类化合物等。

【性味归经】 辛、温,归肺、大肠、胃经。

【功效】 散风除湿,通窍止痛,消肿排脓。

【用法用量】 内服:煎汤,3～10g,或入丸、散剂。外用:适量研末撒或调敷。

【使用注意】 阴虚血热者忌服。

1. 单味药治难症

(1)治疗风寒感冒

药物:白芷 30g。

用法:加生姜 3 片,清水煎 1 个小时,分 2 次温服。

临床应用:散风解表。用于治疗风寒感

冒,症见头痛目眩,鼻流清涕,发热恶寒者。

(2)治疗头痛眩晕

药物:白芷50g。

用法:上药研为细末,每次5～8g,温开水送服,每日3次。

临床应用:散风除湿,用于治疗风重头痛眩晕。妇女产前产后因伤风头痛均有一定疗效。

(3)治疗后头痛

药物:白芷30g。

用法:清水煎1个小时,分2次温服。

临床应用:散风止痛。用于治疗各种原因引起的后头痛,特别是鼻窦炎引起的后头痛有较好的疗效。

(4)治疗痈肿疮毒

药物:白芷50g。

用法:加忍冬藤50g,清水煎2次,混合后分3次服,每日1剂。

临床应用:消肿排脓。用于治疗痈肿疮毒之未溃或已溃有显著疗效。

(5)治疗吐泻

药物:白芷30g。

用法:清水煎2次,混合后分3次服,每日1剂。

临床应用:化湿去浊。用于治疗湿浊内阻、中焦不运之上吐下泻之症有显著疗效。

(6)治疗膝关节积水

药物:生白芷适量。

用法:取上药,研为细末,用黄酒调敷于患处,每日换药1次,一般用7～10日见效。

临床应用:除湿消肿。用于治疗膝关节积水肿胀,对行动受限或有疼痛,浮髌试验阳性者有较好的疗效。

(7)治疗肝硬化腹水

药物:新鲜白芷全草80～100g。

用法:清水煎2次,混合后分3次服,每日1剂,15日为1个疗程。

临床应用:除湿消肿。用于治疗肝硬化腹水,见腹部膨隆、腹胀不适、饮食减少、小便

短赤、下肢浮肿等症有一定疗效。

(8)治疗产后腹痛

药物:白芷30g。

用法:清水煎1个小时,分2次温服。

临床应用:消肿止痛。用于治疗产后腹痛,恶露不下等症有较好的疗效。

(9)治疗白带

药物:白芷30g。

用法:清水煎1个小时,分2次温服。

临床应用:散风除湿。用于治疗妇女湿浊白带,见带下清稀,有异味等症者效果良好。

(10)治疗妇女乳头皲裂

药物:适量。

用法:研极细末,用香油调均匀后涂擦患处。

临床应用:除湿收敛。用于治疗妇女乳头因各种原因引起的皲裂均有一定疗效。

(11)治疗外伤皮损

药物:白芷适量。

用法:研极细末,高压灭菌后,装瓶备用,用时先将伤口常规消毒后,再用白芷末粉均匀地薄涂1层即可,一般1次即愈。

临床应用:除湿消肿。用于治疗外伤后皮肤严重损伤者有显著疗效。

2. 配成方治大病

(1)治疗风寒感冒

方名:白芷风寒感冒汤。

药物:白芷、葛根、紫苏叶各15g,荆芥、防风、羌活、川芎、辽细辛各10g。

用法:清水煎2次,混合后分3次服,每日1剂。

临床应用:散风除湿,通窍止痛,用于治疗感冒风寒,见恶寒发热、头痛无汗、鼻流清涕不止等症者有显著疗效。

(2)治疗风热感冒

方名:白芷风热感冒汤。

药物:白芷、葛根、牛蒡子、薄荷、板蓝根各15g,金银花、连翘各20g,蝉蜕10g。

用法:清水煎 2 次,混合后分 3 次服,每日 1 剂。

临床应用:疏散风邪,清热解毒。用于治疗风热感冒,见发热微恶寒、头晕目眩、周身疼痛、咳嗽气促、咽痛、口干口渴、小便短赤等症者有一定疗效。

(3)治疗风寒食滞

方名:白芷风寒食滞方。

药物:白芷、苍术、羌活、山楂、建曲、紫苏叶各 15g,厚朴、防风、陈皮各 10g。

用法:清水煎 2 次,混合后分 3 次服,每日 1 剂。

临床应用:解表散寒,消食化滞。用于治疗感冒风寒夹饮食积滞,见头身疼痛、发热恶寒、上腹胀满、嗳腐吞酸等症者疗效较好。

(4)治疗风寒湿滞

方名:白芷风寒湿滞饮。

药物:白芷、苍术、茯苓、紫苏叶各 15g,广藿香 20g,陈皮、厚朴、法半夏、生姜各 10g。

用法:清水煎 2 次,混合后分 3 次服,每日 1 剂。

临床应用:散风除湿,解表和中,用于治疗外感风寒,内有湿滞,见恶寒发热、头痛胸闷、腹痛吐泻等症者有显著疗效。

(5)治疗偏正头痛

方名:白芷头痛方。

药物:白芷、葛根、薄荷各 15g,荆芥、防风、川芎、辽细辛、蔓荆子、藁本各 10g,石膏 30g。

用法:清水煎 2 次,混合后分 3 次服,每日 1 剂。

临床应用:疏风散寒,除湿止痛。用于治疗偏正头痛,对眉棱骨痛引双目抽掣疼痛等症有一定疗效。

(6)治疗急慢性鼻窦炎

方名:白芷鼻炎丸。

药物:白芷、苍耳子、辛夷花、野菊花、荆芥、防风、藁本、赤芍、杏仁各 50g,葛根、黄芩、金银花、连翘、蒲公英、败酱草各 60g,川

芎、辽细辛各 40g,甘草 20g。

用法:上药制为水丸,每次 10～12g,每日 3 次,饭后服。

临床应用:散风除湿,消肿止痛。用于治疗急慢性鼻炎、副鼻窦炎,见头痛额胀、鼻塞不通或流清涕、口干舌燥等症者效果良好。

(7)治疗风热目疾

方名:白芷目疾汤。

药物:白芷、柴胡、龙胆草、刺蒺藜、木贼草各 15g,黄芩、菊花、蝉花各 10g,甘草 3g。

用法:清水煎 2 次,混合后分 3 次服,每日 1 剂。

临床应用:散风除湿,清肝泄热。用于治疗风热目疾,见头额胀痛、羞明视昏、迎风流泪等症者有一定疗效。

(8)治疗肠胃炎吐泻

方名:白芷吐泻汤。

药物:白芷、苍术、茯苓各 15g,厚朴、陈皮、砂仁、法半夏、黄连、生姜各 10g,广藿香 20g。

用法:清水煎 2 次,混合后分 3 次服,每日 1 剂。

临床应用:散风除湿,解表和中。用于治疗湿浊内阻,中焦不运,外有表邪之肠胃炎吐泻有较好的疗效。

(9)治疗痈肿疮毒

方名:白芷疮毒汤。

药物:白芷、连翘各 15g,黄芩、黄柏、黄连、栀子、防风各 10g,金银花、败酱草各 20g,甘草 3g。

用法:清水煎 2 次,混合后分 3 次服,每日 1 剂。

临床应用:散风除湿、解毒消痈。用于治疗一切痈肿疮毒之红肿热痛,无论已溃未溃均可应用。

(10)治疗寻常痤疮

方名:白芷痤疮丸。

药物:白芷、桑白皮、地骨皮、白鲜皮、黄连、荆芥、防风、蝉蜕、枇杷叶、炮穿山甲各

50g,苦参、金银花各 80g,黄芩、黄柏、连翘、丹参、白花蛇舌草、赤芍各 60g,当归 40g,甘草 20g。

用法:上药制为水丸,每次 10～12g,每日 3 次,饭后服。

临床应用:祛风除湿,清热解毒。用于治疗寻常痤疮、青春痘、粉刺等有一定疗效。

(11)治疗胃痛

方名:白芷胃痛煎。

药物:白芷 40g,女贞子、延胡索、甘草各 20g。

用法:清水煎 2 次,混合后分 3 次服,每日 1 剂。

临床应用:祛风散寒,除湿止痛。用于治疗慢性胃炎、胃及十二指肠溃疡有较好的疗效。

(12)治疗胃热口臭

方名:白芷口臭汤。

药物:白芷、广藿香各 20g,龙胆草、黄芩、苍术各 15g,木香、厚朴、白豆蔻、陈皮各 10g。

用法:清水煎 2 次,混合后分 3 次服,每日 1 剂。

临床应用:散风利湿,理气和胃。用于治疗脾胃湿热引起的口臭有一定疗效。

(13)治疗肋痛

方名:白芷肋痛饮。

药物:白芷、柴胡、白芍、青皮、郁金、延胡索、枳壳各 15g,当归、川芎、钩藤各 10g。

用法:清水煎 2 次,混合后分 3 次服,每日 1 剂。

临床应用:散风除湿,活血止痛。用于治疗肋间神经痛、肋软骨炎、肝病之胁肋疼痛等有显著疗效。

(14)治疗皮肤瘙痒

方名:白芷止痒膏。

药物:白芷、硫黄各 30g,枯矾 20g,吴茱萸、川椒、藤黄各 10g。

用法:上药研极细末,凡士林调匀,涂擦患处,每日 1～2 次。

临床应用:散风除湿,杀虫止痒。用于治疗各种原因引起的瘙痒及雀斑、粉刺、皮肤疥癣等,有较好的疗效。

(15)治疗腰痛如折

方名:白芷腰痛散。

药物:白芷、延胡索、三七各 30g,桂心、制乳香、制没药、当归、红花各 20g。

用法:上药研为细末,每次 6～8g,可用黄酒送服,每日 3 次。

临床应用:散风除湿,活血止痛。用于治疗腰肌劳损、扭伤、跌打损伤等引起的腰痛有一定疗效。

(16)治疗胃中寒冷

方名:白芷胃寒煎。

药物:白芷、白芍、槟榔各 15g,黄芪 20g,人参、桂枝、干姜各 10g,丁香 5g。

用法:清水煎 2 次,混合后分 3 次服,每日 1 剂。

临床应用:散风胜湿,温胃散寒。用于治疗胃中虚寒,见食积内停、脘腹胀满、吞酸纳呆、形寒肢冷等症者有显著疗效。

(17)治疗痔疮出血

方名:白芷痔疮煎。

药物:白芷、槐花、生地黄、白芍、仙鹤草各 15g,茜草、黄芩、黄柏、地榆、当归各 10g。

用法:清水煎 2 次,混合后分 3 次服,每日 1 剂。

临床应用:散风除湿,清热止血。用于治疗内外痔出血有一定的疗效。

(18)治疗一切疼痛

方名:白芷止痛散。

药物:白芷、延胡索各 50g,广木香 30g。

用法:上药研为细末,每次 5～8g,每日 3 次,痛止停服。

临床应用:疏散风邪,消肿止痛。用于治疗一切疼痛之症,如腹痛、关节痛、头痛、周身痛等均有较好的疗效。

(19)治疗面部色斑

方名:白芷美容酒。

药物:白芷 30g,干桃花 25g,僵蚕 20g,高粱白酒适量。

用法:将上药浸泡于高粱白酒中,10 日后,取药酊涂搽于患处,每日 2～3 次。

临床应用:散风利湿,祛斑美容。用于治疗面部色斑、黄褐斑、黑褐斑等有一定疗效。

(20)治疗窍闭不通

方名:白芷开窍汤。

药物:白芷、苍术、陈皮、茯苓各 15g,法半夏、石菖蒲各 10g,辽细辛、牙皂各 5g。

用法:清水煎 2 次,混合后分 3 次服,每日 1 剂,只宜短期服。

临床应用:疏风除湿,温寒通窍。用于治疗痰气交阻,上蒙清窍,见神志昏迷、牙关紧闭、身冷无汗等症者有一定疗效。

(21)治疗白癜风

方名:白芷祛癜酒。

药物:白芷、补骨脂各 50g,高粱白酒 500ml。

用法:将上药浸泡于高粱白酒中,10 天后取药酊涂搽患处,每日 2～3 次。

临床应用:散风除湿,温肾祛癜。用于治疗白癜风有一定疗效。

(22)治疗银屑病

方名:白芷银屑液。

药物:白芷 100g,鲜半夏(俗名麻芋子)200g,来苏儿(甲酚皂)500ml。

用法:将上药浸泡于来苏儿中,加冷开水 250ml,浸泡 10 天后,取药液涂搽患处,每日 2～3 次。

临床应用:散风除湿,解毒祛癣。用于治疗银屑病有较好的疗效。

(23)治疗牙痛

方名:白芷牙痛散。

药物:白芷、荜茇、防风、高良姜、黄连各 5g,冰片、雄黄、辽细辛各 4g。

用法:先研前 5 味药,再加入后 3 味药共研极细,用时取药末少许,塞入牙痛同侧鼻孔,嘱患者深吸气 2 分钟,可重复数次。

临床应用:散风除湿,通窍止痛。用于治疗各种牙痛均有一定疗效。

(24)治疗妇女腹部硬块

方名:白芷消癥汤。

药物:白芷、泽兰、益母草各 15g,当归、川芎、小茴香、香附子各 10g,肉桂 5g。

用法:清水煎 2 次,混合后分 3 次服,每日 1 剂。

临床应用:散寒除湿,温经止痛。用于治疗寒凝血滞,见月经不调、行经腹痛、泻下青白、肠鸣腹痛等症者有较好的疗效。

(25)治疗乳腺炎

方名:白芷乳痈饮。

药物:白芷、牛蒡子、青皮各 15g,金银花、蒲公英、败酱草各 30g,连翘 20g,通草 5g。

用法:清水煎 2 次,混合后分 3 次服,每日 1 剂。未溃者外用芒硝 50g 及野菊花适量捣绒后,敷患处。

临床应用:散风祛邪,清热解毒。用于治疗妇女乳腺红肿热痛未溃及已溃者效果良好。

(26)治疗子宫下垂

方名:白芷升胞煎。

药物:白芷、赤芍、升麻、枳壳、牡丹皮各 15g,黄芪、铁磁石各 30g,党参 20g,当归 10g,甘草 3g。

用法:清水煎 2 次,混合后分 3 次服,每日 1 剂。

临床应用:疏风除湿,升举阳气。用于治疗妇女因生产用力过度或产后用力等致子宫下垂有一定疗效。

(27)治疗妇女带下

方名:白芷带下饮。

药物:白芷、海螵蛸、黄柏各 15g,白芍、白术、椿根皮各 20g,当归、香附子、荆芥、芡实各 10g。

用法:清水煎 2 次,混合后分 3 次服,每

日1剂。

临床应用:散风除湿,清热止带。用于治疗妇女湿热白带,见带下黏稠、色黄或淡、有腥味等症者有显著疗效。

(28)治疗产后出血

方名:白芷产后出血汤。

药物:白芷、白术、白芍、生地黄、阿胶(烊化冲服)各15g,黄芪、益母草各20g,人参、升麻、当归各10g。

用法:清水煎2次,混合后分3次服,每日1剂。

临床应用:散风利湿,补气摄血。用于治疗产后气不摄血,症见宫血量大形成血崩、血色淡红、倦怠懒言者有显著疗效。

(29)治疗产后恶露不下

方名:白芷恶露汤。

药物:白芷、黄芪、赤芍、益母草各20g,当归、川芎、桃仁、红花各10g,人参、甘草各5g。

用法:清水煎2次,混合后分3次服,每日1剂。

临床应用:散风除湿,活血祛瘀。用于治疗产后腹痛或有包块,痛不可忍,恶露不下等症有较好的疗效。

(30)治疗产后缺乳

方名:白芷催乳汤。

药物:白芷、当归、漏芦、炮穿山甲、大枣、王不留行各10g,黄芪30g,党参20g,通草5g。

用法:将上药用清水洗干净,炖猪前蹄(七星猪蹄),吃肉喝汤,3日1剂,哺乳期忌食母鸡及南瓜。

临床应用:益气生血,通窍催乳,用于治疗产后少乳或无乳有显著疗效。

(31)治疗胎死腹中不下

方名:白芷下胎饮。

药物:白芷、当归、蒲黄各15g,川芎10g,火麻仁、生地黄、益母草、荷叶各20g。

用法:清水煎2次,混合后分3次服,不应,再服1剂。

临床应用:疏散风邪,活血下瘀。用于治疗胎死腹中不下者有一定疗效。

3. 知药理、谈经验

(1)知药理

白芷具有显著的解热、镇痛、抗炎作用,对各种致病细菌及多种类型的癣菌有一定的抑制作用。能抑制平滑肌痉挛,还能提高皮肤对紫外线的敏感性,加强紫外线对皮肤的作用。此外,尚含有扩张血管、止血等作用。

(2)谈经验

孟学曰:白芷具有祛风止痛,散寒解表,消肿解毒,燥湿止带,芳香开窍等作用,为阳明病主药,手阳明引经本药,亦入手太阴经。配合金银花、连翘、牡丹皮、败酱草等,治疗痈疽疮疡消肿排脓;配合葛根、荆芥、防风、羌活、川芎等,治疗风寒感冒;配合苍术、茯苓、薏苡仁、山药、芡实等,治疗寒湿下注的白带;配合石膏、龙胆草、细辛、黄芩、黄连、薄荷等,治疗风火牙痛;配合细辛、苍耳子、辛夷、薄荷等,治疗鼻塞不通,鼻流腥臭脓液。

白芷芳香开窍,可作麝香代用药,善解砒石毒,治诸骨鲠咽。

十、苍耳子

【成分】 本品果实含苍耳子苷、树脂,以及脂肪油、生物碱、维生素C和色素等,干燥果实含脂肪油,其脂肪酸中亚油酸占64.20%,油酸占26.8%,棕榈酸占5.32%,硬脂酸占3.63%,不皂化物中有蜡醇、β-谷甾醇、γ-谷甾醇和δ-谷甾醇,丙酮不溶脂中卵磷脂占33.2%,脑磷脂占66.8%。

【性味归经】 辛、甘、温、有毒,归肺经。

【功效】 散风除湿,通窍止痛。

【用法用量】 煎汤,3~10g,或入丸、散剂。

【使用注意】 血虚之头痛,痹痛忌服。

1. 单味药治难症

（1）治疗腮腺炎

药物：苍耳子30g。

用法：清水煎1个小时，分3次温服，每日1剂，儿童酌减，炎症严重者可配合西药治疗。并用鲜苍耳草叶捣敷患处，每日更换。

临床应用：散风消肿。用于治疗腮腺炎初起有一定疗效。

（2）治疗急性菌痢

药物：苍耳子120g。

用法：每次用30g，清水煎1个小时，顿服。每日4次，每日1剂。

临床应用：利湿祛毒。用于治疗急性菌痢之里急后重、赤白便脓血有一定的疗效。

（3）治疗泌尿系统感染

药物：苍耳子20g。

用法：清水煎2次，混合后分3次服。

临床应用：利湿通淋。用于治疗膀胱炎、尿道炎、肾盂肾炎之尿频、尿急、尿痛有一定疗效。

（4）治疗副鼻窦炎

药物：苍耳子30g。

用法：清水煎1个小时，分3次温服，每日1剂。

临床应用：通窍止痛。用于治疗副鼻窦炎，见头额胀痛、眉棱骨痛、鼻塞不通气、鼻流清涕等症者有显著疗效。

（5）治疗疟疾

药物：鲜苍耳子50g。

用法：取上药捣烂，清水煎30分钟，去渣，打入鸡蛋2～3个，于药液内煎熟，于疟疾发作前2个小时，将鸡蛋与药液一次服下。

临床应用：散风祛疟。用于治疗疟疾有一定疗效。

（6）治疗肠伤寒

药物：苍耳子30g。

用法：清水煎1个小时，分3次温服，每日1剂。肝肾功能异常者慎用。

临床应用：利湿解毒。用于治疗肠伤寒之发热、腹泻、血便等有一定疗效。

（7）治疗慢性支气管炎

药物：苍耳子250g。

用法：将上药浸泡于高粱白酒1500ml中，加入适量蜂蜜，10天后，每次10～20ml，每日3次，15天为1个疗程。

临床应用：散风利湿。用于治疗各类慢性支气管炎均有一定疗效。

（8）治疗腰腿痛

药物：苍耳子500g。

用法：将苍耳子制成30%针剂，每次用2～4ml痛点注射，隔日1次，10次为1个疗程。

临床应用：利湿止痛。用于治疗腰部扭伤、腰肌劳损、坐骨神经痛、肥大性腰椎炎、腰椎隐裂等有一定疗效。

（9）治疗牙痛

药物：苍耳子10g。

用法：将苍耳子炒黄去壳，研为细末，与鸡蛋1个和匀，不放油盐，炒熟食之。

临床应用：开窍止痛。用于治疗龋齿、牙周炎、牙髓炎、牙周脓肿等之疼痛，均有一定疗效。

（10）治疗寻常疣、扁平疣

药物：苍耳子10g。

用法：取上药浸泡于75%酒精50ml中，密封7天后，用棉球蘸药液涂搽患处，每日2～3次，一般10天可自行脱落。

临床应用：解毒消疣。用于治疗寻常疣、扁平疣均有一定的疗效。

（11）治疗子宫出血

药物：苍耳子30g。

用法：清水煎1个小时，分2次温服。

临床应用：疏风止血。用于治疗子宫出血，当天见效。

（12）治疗下肢溃疡

药物：苍耳子100g。

用法：将苍耳子炒黄研为细末，用生猪板油150g，共捣如粉状，先将溃疡清洗消毒后，涂上药膏,外用绷带包扎,冬季每 5～7 天,夏季每 3 天,更换一次敷料。

临床应用:解毒收敛。用于治疗下肢溃疡、老烂腿有一定疗效。

(13)治疗带状疱疹

药物:苍耳子 50g。

用法:上药炒黄研为细末,加冰片 5g,香油适量,调成糊状,局部消毒后涂上药膏,每日 2 次。

临床应用:散风祛毒。用于治疗带状疱疹有一定疗效。

(14)治疗扁平疣

药物:苍耳子 50g。

用法:将上药清水煎 1 个小时,滤出药液,然后用药液煮糯米 50g 成稀粥,加适量白砂糖,搅匀,顿服,每日 1 次,连用 3～5 日为 1 个疗程。

临床应用:散风解毒。用于治疗扁平疣有一定疗效。

(15)治疗白癜风

药物:鲜苍耳(全草)1000g。

用法:将苍耳全草切碎,煮烂,过滤取汁,浓缩成膏,每次取 1 匙,黄酒送下,也可用白砂糖水送下,每日 3 次,并可用外用药。外用:白癜风搽酒,药物:补骨脂、菟丝子各 100g,红花、刺蒺藜、川芎各 50g,上药加入 75%酒精中,7 天后涂搽患处。

临床应用:散风解毒。用于治疗白癜风(白驳风)有一定疗效。

2. 配成方治大病

(1)治疗痈疖

方名:苍耳痈疖方。

药物:苍耳子、牛蒡子、连翘各 15g,金银花、蒲公英、败酱草、土茯苓各 20g,甘草 5g。

用法:清水煎 2 次,混合后分 3 次服,每日 1 剂。

临床应用:散风利湿,清热解毒。用于治疗痈疖红肿热痛,已溃未溃者均可应用。

(2)治疗神经性皮炎

方名:苍耳皮炎煎。

药物:苍耳子、乌梢蛇各 20g,赤芍、刺蒺藜、牡丹皮、防风各 15g,当归 10g,甘草 3g。

用法:清水煎 2 次,混合后分 3 次服,每日 1 剂。

临床应用:散风利湿,清解热毒。用于治疗神经性皮炎、过敏性湿疹,见皮肤瘙痒、抓破流黄水等症者效果良好。

(3)治疗副鼻窦炎

方名:苍耳鼻炎丸。

药物:苍耳子、辛夷、白芷、葛根、广藿香、蝉蜕、防风、柴胡、连翘、黄芩、荆芥、蒲公英各 40g,薄荷 30g,金银花 80g,甘草 10g。

用法:上药制成水丸,每次 8～10g,每日 3 次,饭后服。

临床应用:散风利湿,清热解毒。用于治疗副鼻窦炎之前额头痛、鼻塞流清涕等症有一定疗效。

(4)治疗面神经炎

方名:苍耳牵正汤。

药物:苍耳子、辛夷、白芍各 15g,僵蚕、全蝎、禹白附子各 10g,蜈蚣 3 条,甘草 3g。

用法:清水煎 2 次,混合后分 3 次服,每日 1 剂。

临床应用:散风利湿,通窍牵正,用于治疗面神经炎,见面瘫,口眼㖞斜,口角流涎,言语障碍等症者有一定疗效。

(5)治疗耳鸣耳聋

方名:苍耳通气饮。

药物:苍耳子、葛根各 20g,柴胡、川芎、黄芩、香附子各 15g。

用法:清水煎 2 次,混合后分 3 次服,每日 1 剂。

临床应用:散风利湿,理气通窍。用于治疗各种原因引起的耳鸣耳聋均有一定疗效。

(6)治疗眩晕头痛

方名:苍耳头痛煎。

药物:苍耳子、天麻各 30g,僵蚕、菊花各 10g,甘草 3g。

用法:清水煎 2 次,混合后分 3 次服,每日 1 剂。

临床应用:散风利湿,通窍止痛。用于治疗眩晕头痛有一定疗效。

(7)治疗皮肤瘙痒

方名:苍耳止痒汤。

药物:苍耳子、苦参、刺蒺藜、白鲜皮、地肤子各 15g,蝉蜕 10g。

用法:清水煎 2 次,混合后分 3 次服,每日 1 剂。

临床应用:散风利湿,解毒止痒。用于治疗风邪侵表,湿毒入里之皮肤瘙痒难忍有一定疗效。

(8)治疗风湿痹痛

方名:苍耳风湿汤。

药物:苍耳子、苍术、黄柏、千年健各 20g,川牛膝、桑寄生各 15g,独活、防风各 10g。

用法:清水煎 2 次,混合后分 3 次服,每日 1 剂。

临床应用:散风除邪,利湿止痛。用于治疗风湿性关节炎、肌肉风湿症等均有一定疗效。

(9)治疗跌打损伤

方名:苍耳伤痛饮。

药物:苍耳子、刘寄奴、泽兰各 20g,白芷、骨碎补各 15g,当归 10g。

用法:清水煎 2 次,混合后分 3 次服,每日 1 剂。

临床应用:散风利湿,活血止痛。用于治疗跌打损伤、筋伤骨折、皮肤溃烂等症有一定疗效。

(10)治疗慢性鼻炎

方名:苍耳子油。

药物:苍耳子 20g,香油 50ml。

用法:将苍耳子入香油中用文火煎开,去苍耳子,待油凉后装入玻璃瓶中备用,使用时用消毒小棉签蘸油少许,涂于鼻腔内,每日 2～3 次,2 周为 1 个疗程。

临床应用:散风利湿,通窍止痛。用于治疗慢性鼻炎、鼻黏膜炎有一定疗效。

3. 知药理、谈经验

(1)知药理

苍耳子镇咳祛痰,有抗菌作用,对金黄色葡萄球菌、乙型链球菌、肺炎双球菌和红色毛癣菌有抑制作用;可使心率减慢,收缩力减弱;有降糖作用,还有弱而持久的利胆作用。

(2)谈经验

孟学曰:苍耳子辛、温,上通巅顶、下行足膝、外达皮肤,有祛风、通窍、散结等作用。

苍耳子善治风邪上扰,配合天麻、菊花、白术、泽泻等,治眩晕头痛、耳鸣耳聋、目暗视昏;通窍止痛,配辛夷、白芷、葛根、薄荷等,治鼻渊鼻塞,不辨香臭、涕下黏浊腥臭;善治风寒湿邪,配合苍术、薏苡仁、羌活、独活、防风等,治风寒湿痹;祛风胜湿,配合苦参、地肤子、蝉蜕、荆芥、防风等,治皮肤瘙痒等症;通利血脉,配合当归、白芷、三七、红花、泽兰等,治跌打损伤等症。以苍耳子煎汁煮糯米为粥,治扁平疣有令人满意的疗效。

十一、辛 夷

【成分】 本品含挥发油类物质,如 α-蒎烯、莰烯、β-蒎烯、香松烯、月桂烯、柠檬烯、桉叶素、γ-松油烯、樟脑、乙酸龙脑酯等;还有生物碱类物质如厚朴碱、柳叶木兰花碱、武当木兰碱等;木质素类化合物如和厚朴酚、厚朴酚、松树脂醇二甲醚、望春花素等。

【性味归经】 辛,温,归肺、胃经,无毒。

【功效】 发散风寒,宣通鼻窍。

【用法用量】 内服:煎汤,3～10g;或入丸、散剂。外用:研末塞鼻,或水浸蒸馏滴鼻。

【使用注意】 阴虚火旺者忌服。

1. 单味药治难症

(1)治疗风寒感冒

药物:辛夷 20g,加生姜 3 片。

用法:清水煎 1 个小时,分 3 次温服,每日 1 剂。

临床应用:发散风寒。用于治疗风寒感冒之头痛恶寒、鼻塞流涕有一定疗效。

(2)治疗鼻窦炎

药物:辛夷 20g。

用法:清水煎 1 个小时,分 2 次温服,每日 1 次。

临床应用:宣通鼻窦。用于治疗鼻窦炎初起有一定疗效。

(3)治疗肥大性鼻炎

药物:辛夷 50g。

用法:取上药,研碎,用酒精浸泡 3 天,然后过滤,滤液加热蒸发浓缩成黏稠状浸膏,将此浸膏与 20g 无水羊毛脂混合均匀,再加凡士林 100g 调匀即成辛夷浸膏。用时将此膏均匀地涂于凡士林纱条上或直接做成辛夷浸膏油纱布,填于鼻腔内,放置 2～3 个小时后取出,每天或隔天 1 次,10 次为 1 个疗程。

临床应用:宣通鼻窍。用于治疗肥大性鼻炎、鼻黏膜炎有一定疗效。

(4)治疗过敏性鼻炎、慢性鼻炎

药物:辛夷 100g。

用法:用清水煎 2 个小时后,再将过滤液加热蒸发成 100ml,加 0.5％尼泊金防腐,每天用吸管吸药液滴鼻,每日 3～5 次。

临床应用:宣通鼻窍。用于治疗过敏性鼻炎、慢性鼻炎有一定疗效。

(5)治疗鼻炎

药物:辛夷适量。

用法:研为极细末,取少量吸入鼻内,每天 3～4 次。

临床应用:通利鼻窍。用于治疗鼻炎、鼻黏膜炎之鼻痛、鼻塞流涕等均有疗效。

(6)治疗鼻塞

药物:辛夷适量。

用法:研为极细末,加少许麝香或冰片,以葱白蘸入鼻中,几次即见效。

临床应用:通利鼻窍。用于治疗经常鼻塞流涕之顽固性鼻炎有较好疗效。

2. 配成方治大病

(1)治疗风寒感冒

方名:辛夷感冒饮。

药物:辛夷、紫苏叶、生姜、葱白各 15g,荆芥、防风各 10g。

用法:清水煎 2 次,混合后分 3 次温服,每日 1 剂。

临床应用:疏风散寒,辛温解表。用于治疗风寒感冒,见头痛恶寒、发热咳嗽、鼻塞声重等症者有明显疗效。

(2)治疗急性鼻炎

方名:辛夷鼻炎方。

药物:辛夷、苍耳子、葛根、白芷、薄荷各 15g,石膏 30g,川芎、辽细辛各 10g。

用法:清水煎 2 次,混合后分 3 次服,每日 1 剂。

临床应用:发散风寒,通利鼻窍。用于治疗急性鼻炎之鼻塞流涕、恶寒发热,头痛目眩等症有一定疗效。

(3)治疗慢性肥厚性鼻炎

方名:辛夷厚鼻饮。

药物:辛夷、苍耳子、茯苓、紫苏叶、山慈姑各 15g,橘络、法半夏、浙贝母、红花、石菖蒲各 10g。

用法:清水煎 2 次,混合后分 3 次服,每日 1 剂。

临床应用:发散风寒,宣通鼻窍。用于治疗慢性肥厚性鼻炎之鼻塞声重、咳嗽痰多、胸闷气急、鼻甲僵肿等症疗效良好。

(4)治疗鼻息肉

方名;辛夷鼻息肉方。

药物:辛夷、苍耳子、连翘、麦冬、知母、黄芩、百合各 15g,石膏 30g。

用法:清水煎 2 次,混合后分 3 次服,每日 1 剂。另用明矾 10g,兑汽水塞息肉处。

临床应用:疏风散寒,通利鼻窍。用于治疗风热鼻痔,见鼻肉渐大闭塞鼻孔、气息不畅等症者有显著疗效。

（5）治疗鼻甲肿胀

方名：辛夷鼻甲肿方。

药物：辛夷、苍耳子、赤芍、地龙、黄芩、栀子各 15g，当归、菊花各 10g。

用法：清水煎 2 次，混合后分 3 次服，每日 1 剂。

临床应用：疏风散寒，通利鼻窍。用于治疗鼻甲肿胀色暗，鼻塞涕多黏稠，色黄或白，嗅觉迟钝，咳嗽痰多，耳鸣不聪等症有良效。

（6）治疗神经性头痛

方名：辛夷头痛汤。

药物：辛夷、苍耳子、连翘、蔓荆子、枳壳各 15g，金银花 20g，菊花、川芎、辽细辛、大黄（酒制）各 10g。

用法：清水煎 2 次，混合后分 3 次服，每日 1 剂。

临床应用：发散风寒，宣通鼻窍。用于治疗因鼻炎、鼻窦炎引起之神经性头痛有一定疗效。

3. 知药理、谈经验

（1）知药理

辛夷抗菌、降压、镇静、抗惊厥，有良好的抗过敏和平喘作用；还有局部收敛、刺激和麻醉作用。

（2）谈经验

孟学曰：辛夷宣通，走气分而入肺，肺开窍于鼻，能通利鼻窍，为治鼻病之要药。

辛夷辛温，配合荆芥、防风、细辛、苍耳子等，治风寒感冒之鼻流清涕、鼻塞不通；宣通肺气，配合菊花、白芷、川芎、薄荷、石膏等，治肺气不利，昏眩胀闷、鼻塞不通、吐痰黏稠等症；通利鼻窍，配合当归、赤芍、菊花、地龙、白芷等，治嗅觉迟钝、言语不畅、鼻塞流涕、耳鸣不聪等症；祛散风热，配合黄芩、石膏、麦冬、百合、玄参等，治风热鼻痔，息肉渐大闭塞鼻孔、气息不畅等症；祛风利湿，配合苍术、半夏、牡丹皮、川芎、羌活、白芷等，治鼻渊头痛症见鼻塞涕浊症见腥臭难闻者。

十二、鹅不食草

【成分】 全草含多种三萜成分，如蒲公英赛醇、蒲公英甾醇、山金本烯二醇及另一种未知的三萜二醇。除此之外，尚含有豆甾醇、谷甾醇、黄酮类、挥发油、有机酸等。

【性味归经】 辛、温，归肺、肝经，无毒。

【功效】 祛风散寒，通鼻开窍，解毒退翳。

【用法用量】 煎服，6～10g。外用适量，捣烂塞鼻、研末搐鼻或捣敷。

【使用注意】 其味辛辣，对胃部有刺激性，故胃热作痛及吐血者慎用。

1. 单味药治难症

（1）治疗鼻孔生疔疮

药物：鲜鹅不食草适量。

用法：将上药洗净阴干，捣烂塞鼻中，热则换之，每日 3～5 次，连用 3 日，疗疮自愈。

临床应用：通窍解毒。用于治疗鼻孔生疔疮，其他部位生疔亦可应用。

（2）治疗鼻炎

药物：干鹅不食草适量。

用法：将上药研成极细末。吸入鼻孔，每日数次；或用棉花浸湿拧干后，包药粉少许，卷成细条塞鼻，20～30 分钟后取出，每日 1 次；或制成油膏纱条，放置鼻腔内，1 小时后取出。

临床应用：解毒通窍。用于治疗鼻炎、鼻黏膜炎有一定疗效。

（3）治疗疟疾

药物：鹅不食草。

用法：将上药制成注射剂（1ml 含生药 2g），在发作前 2 小时注射 1 次，连用 3 日。1—3 岁，每次 2ml；4—8 岁，每次 3ml；9—14 岁，每次 4ml；15 岁以上，每次 5ml。

也可用鲜鹅不食草 1 把，杵汁半碗，入黄酒半碗，和服。并用鲜鹅不食草，搓成团填鼻内，初感有喷嚏，宜稍忍耐，过 1 夜，自有疗效。

临床应用:祛风治疟。用于治疗间日疟及三日疟均有一定疗效。

(4)治疗疳疾腹泻

药物:鲜鹅不食草100g。

用法:上药捣烂,过滤取汁,兑入适量白砂糖,分3次服,每日1剂。

临床应用:散寒止泻。用于治疗因营养不良(疳疾)所致之腹泻有一定疗效。

(5)治疗软组织损伤

药物:鲜鹅不食草适量。

用法:上药洗净后晒干,研为极细末,每日3～5次,饭后黄酒冲服;或以鲜草30～60g,捣烂取汁,用温开水冲服,每日3次,每日1剂。

临床应用:祛风散寒。用于治疗软组织损伤、跌打损伤有一定疗效。

(6)治疗膀胱结石

药物:鲜鹅不食草200g。

用法:取上药,洗净,捣取汁,加白砂糖、白酒少许,顿服,每日1剂,连服5～10剂。

临床应用:利水通淋。用于治疗膀胱结石之尿频、尿急、尿痛等症有较好的疗效。

(7)治疗面神经麻痹

药物:鹅不食草鲜、干品各适量。

用法:取上药干品10g,研为细末,加凡士林调成软膏,均匀摊于纱布上,再用鲜草15g,捣烂如泥,铺在软膏上。患者左侧面部歪斜贴右侧,右侧面部歪斜贴左侧,每日换药1次,一般2～3次即可痊愈。

临床应用:散寒通络。用于治疗面神经麻痹之口眼歪斜、口角流涎等症有较好的疗效。

(8)治疗咳嗽

药物:鲜鹅不食草2500g。

用法:取上药,清水煎取500ml,再加入适量白砂糖。成人每天20～40ml,分4次服;1—5岁儿童每天5～10ml,5岁以上每天15ml,分3～4次服。

临床应用:祛痰止咳。用于治疗一般咳嗽及儿童百日咳均有较好的疗效。

(9)治疗寒痰齁喘

药物:鲜鹅不食草适量。

用法:取上药捣烂,过滤取汁,兑适量黄酒,顿服,每日1剂。

临床应用:散寒平喘。用于治疗风寒袭肺之寒痰哮喘有一定疗效。

(10)治疗急性扭伤

药物:鲜鹅不食草200g。

用法:取上药,用水洗净后晾干,可根据损伤部位的大小、范围酌情调整用量,然后用铁锅或瓦锅放置于炉上烧热,待热后把鹅不食草放入锅中,来回翻转几次,再放入60度米酒100ml,待热后把药倒入事先准备好的双层纱布上包好,趁热放患处来回擦按3～5分钟,然后把药再敷于患处,每日1次,一般连续用3～5次后,效果更显著。

临床应用:活血止痛。用于治疗急性扭伤、软组织挫伤、跌打损伤等局部肿胀疼痛均有一定疗效。

2. 配成方治大病

(1)治疗风寒头痛、鼻塞目翳

方名:鹅不食草头痛方。

药物:干鹅不食草、川芎、青黛各等分适量。

用法:上药研为极细末,搐入鼻内,使嗅其气,即打喷嚏。

临床应用:行气散邪,通鼻开窍。用于治疗风邪冒犯之头痛鼻塞、目赤涩痛、外翳攀睛等症疗效良好。

(2)治疗湿疮肿毒

方名:鹅不食草肿毒方。

药物:鲜鹅不食草50g,炮穿山甲、当归尾各10g。

用法:取上药混合捣烂绞汁,分3次口服,以渣外敷患处。

临床应用:散邪解毒,活血消肿。用于治疗湿毒疮癣、无名肿毒、跌打肿痛、各种肿毒等,均有较好的疗效。

(3)治疗阿米巴痢疾

方名:鹅不食草痢疾汤。

药物:干鹅不食草 30g,乌韭根、仙鹤草各 20g。

用法:上药清水煎 2 次,混合后分 3 次服,每日 1 剂。

临床应用:祛风散寒,解毒止痢。用于治疗阿米巴痢疾之腹泻,见果酱便、腐臭味便或便脓血、右侧腹痛等症有一定疗效。

(4)治疗单双喉蛾(扁桃体炎)

方名:鹅不食草喉蛾煎。

药物:鲜鹅不食草 50g,糯米 30g。

用法:取鲜草捣烂,取汁浸糯米磨浆,徐徐含服。

临床应用:祛风散寒,泻火解毒。用于治疗单双喉蛾之喉痛红肿之症有较好的疗效。

(5)治疗钩虫尾蚴感染(俗称打粪毒)

方名:鹅不食草粪毒方。

药物:鹅不食草、食盐各等分。

用法:混合捣烂,涂搽患处。

临床应用:祛风散寒,解毒杀虫。

3. 知药理、谈经验

(1)知药理

鹅不食草有抗过敏、抗癌、抗突变等作用,对肉瘤有抑制作用。此外,尚有止咳、化痰、平喘、抑菌和抑制流感病毒的作用。

(2)谈经验

孟学曰:鹅不食草辛散温通,有散寒通窍、化痰止咳、祛湿化痛之功效,为治风寒表证、鼻渊、风寒湿痹痛的常用药。

鹅不食草又名食胡荽,其味辛烈,其性升散,能通肺经,上达头脑,行气散邪开窍,配合青黛、川芎同研成细末,擤入鼻内,治头痛鼻塞、目赤涩痛、外翳攀睛等症;民间用本品搓揉,用鼻嗅其气即打喷嚏,治疗伤风感冒、头痛鼻塞有较好疗效;本品绞汁和酒服,治寒痰咳喘或脾寒疟疾;本品有散邪解毒消肿之功用,配合穿山甲、当归同用,捣烂绞汁服,以渣

外敷,治各种肿毒和跌打损伤;本品与乌韭根、仙鹤草煎服,治阿米巴痢疾;民间用鲜品捣烂外涂,治牛皮癣、蛇伤、鸡眼等。

十三、生姜(附:生姜皮、生姜汁)

【成分】 本品含挥发油,主要成分为姜醇、姜烯、水芹烯、莰烯、柠檬醛、芳樟醇、甲基庚烯酮、壬醛等,还含辣味成分姜辣素,分解则变成油状辣味成分姜烯酮和结晶性辣味成分姜酮、姜萜酮的混合物。又含天冬素、哌啶酸-2,以及谷氨酸、天冬氨酸、丝氨酸、甘氨酸等。另外,还含树脂状物质及淀粉等。

【性味归经】 辛、微温。归肺、脾、胃经。

【功效】 解表散寒,温中止呕,温肺化饮、解毒。

【用法用量】 内服:煎汤,3~10g,或捣汁。外用:捣敷、擦患处或炒热熨。

【使用注意】 本品辛辣温燥,有伤阴助火之弊,故阴虚内热者、疮疡热毒之证者忌用。

1. 单味药治难症

(1)治疗感冒

药物:鲜生姜 90g。

用法:取上药捣成泥状,炒热至皮肤能忍受为度,摊贴于大椎穴,下加热水袋保温仰卧,服热粥 1 碗,单布罩头和面部,微汗即可去罩布,继续热敷 40 分钟即可,避风 2 个小时。

临床应用:解表散寒。用于治疗感冒风寒,使腠理开,风寒湿邪随汗而出。

(2)治疗面神经炎

药物:鲜生姜 1 块。

用法:将药剖开,取剖面反复向左向右交替揩擦患侧上下齿龈(患侧:口角向左歪斜则为右侧,口角向右歪斜则为左侧),直至齿龈部有烧灼感或有发热感时为止,每日 2~3 次,7 日为 1 个疗程,直至痊愈为止。

临床应用:辛温散寒。用于治疗面神经

炎（面瘫）及面肌痉挛有一定疗效。

（3）治疗疟疾

药物：鲜生姜适量。

用法：将上药洗净拭干，切碎捣烂，摊于纱布块上，再包叠成小方块，敷贴于穴位上，用胶布固定或绷带包扎，选穴分为 3 组：第 1 组，双侧膝眼，生姜用 60g，分敷两穴；第 2 组，大椎加间使（双侧），生姜用 45g，分敷 3 穴；第 3 组，选大椎 1 穴，生姜用 15g，一般于发作前 4～6 小时敷贴，经 8～12 个小时即可取下，敷药 2 次即可。

临床应用：散寒截疟。用于各型疟疾的辅助治疗，有很好的效果。

（4）治疗胃、十二指肠溃疡

药物：鲜生姜 50g。

用法：上药洗净切碎，加清水 300ml，文火煎 30 分钟，每日分 3 次服，2 日服完。

临床应用：温胃散寒，用于治疗胃及十二指肠溃疡之疼痛及吐酸水有较好的疗效。

（5）治疗急性睾丸炎

药物：肥大的老生姜适量。

用法：洗净，横切成约 0.2cm 厚的薄片，每次用 6～10 片外敷于患侧阴囊，并盖上纱布，兜起阴囊，每日或隔日更换 1 次。

临床应用：散寒消肿。用于治疗睾丸肿胀疼痛有显著疗效。

（6）治疗白癜风

药物：鲜生姜适量。

用法：取上药切取 1 片，在患处揩擦，姜汁擦干，再切取 1 片，连续擦至皮肤局部知热为度，每日 3～4 次，至皮色正常为止。

临床应用：辛温散寒。用于治疗白癜风有较好的疗效。

（7）治疗胎位不正

药物：鲜生姜适量。

用法：取上药捣成泥状，分别贴于双侧至阴穴，然后用塑料薄膜包裹，使姜泥始终保持潮湿状态。一般 24 小时后即开始转位，如未转正，可以连敷 2～3 天。

临床应用：温中散寒，用于治疗胎位不正、胎气不安均有较好的疗效。

（8）治疗急性扭伤

药物：鲜生姜适量。

用法：取上药捣烂如泥状，加入食盐少许拌匀，外敷患处，可用绷带固定，每日 1 次，也可用白酒按摩扭伤处，然后用生姜 1 块放于患处，上面用艾烟熏姜，直至姜片发热为止，时间为 10～15 分钟，每日 1 次。

临床应用：辛温散寒。用于治疗急性扭伤及软组织损伤均有一定疗效。

（9）治疗烫伤

药物：鲜生姜适量。

用法：上药捣烂揉汁，用药棉蘸姜汁敷于患处，灼伤轻者，敷药 1 次即可；严重者，宜同时注入姜汁，保持湿润 36 个小时即可停药，水疱已破者，敷之亦无刺激。

临床应用：止痛消肿。用于治疗烫伤之红肿疼痛有一定疗效。

（10）治疗花斑癣

药物：鲜生姜适量。

用法：取上药，洗净，切成薄片，用姜片擦患处至发热，再取 1 片姜蘸细盐少许，涂擦患处 5 次，擦至患处皮肤略呈淡红色，然后抹上一层细盐，每日 3 次，忌用水洗，连用 1 周。

临床应用：祛风止痒。用于治疗花斑癣之糠样鳞屑脱落伴有轻微痒感者有较好疗效。

（11）治疗褥疮

药物：干姜粉（高压灭菌）10g，生姜自然汁（高压灭菌）40ml，新鲜鸡蛋清 60ml，生理盐水 400ml。

用法：将上药和好搅匀，用纱布敷料在配好的溶液里浸泡，取出敷于创面，每隔 2～4 个小时换药 1 次或连续湿敷。疮深脓多者，则扩创清除腐败组织后再敷药，或用溶液冲洗创面。

临床应用：解毒生肌。用于治疗褥疮有显著疗效。

(12)治疗尿潴留

药物:鲜生姜 15～25g。

用法:取上药在口中咀嚼后开水咽服,一般在用药后 5 分钟内可缓解症状,过半小时后按上法续服 1 次即愈。

临床应用:温中散寒,用于治疗急性尿潴留有一定疗效。

2. 配成方治大病

(1)治疗咳嗽痰鸣

方名:生姜咳嗽方。

药物:生姜、紫菀、款冬花各 15g,茯苓 20g,辽细辛、法半夏、陈皮各 10g,五味子 5g。

用法:清水煎 2 次,混合后分 3 次服,每日 1 剂。

临床应用:解表散寒,温肺化痰,用于治疗慢性支气管炎、支气管哮喘之咳嗽、气促、痰涎清稀、咳痰不爽等症有较好的疗效。

(2)治疗喘促不得平卧

方名:生姜喘促汤。

药物:生姜、大枣、葶苈子、胡桃仁各 15g,人参 10g,甘草 5g。

用法:清水煎 2 次,混合后分 3 次服,每日 1 剂。

临床应用:补肺益肾,温肺化饮。用于治疗肺肾两虚之慢性气管炎、肺气肿、肺心病,见咳嗽气促,不得平卧等症者有显著疗效。

(3)治疗急性细菌性痢疾

方名:生姜菌痢煎。

药物:鲜生姜 45g,红糖 30g。

用法:取上药共捣为糊状,每日分 3 次服,7 日为 1 个疗程。

临床应用:解表散寒,杀菌止痢。用于治疗急性细菌性痢疾有显著疗效。

(4)治疗消化性溃疡

方名:生姜益胃汤。

药物:生姜 250g,猪肚 1 只。

用法:先将猪肚洗净,再将生姜切碎后装入猪肚内,结扎好放入瓦锅中,加水适量,以文火煮至猪肚熟而较烂为度,使姜汁渗透猪肚,服时只吃猪肚(淡吃或拌少许酱油)不吃姜,但猪肚与生姜煮熟后的汤必须喝掉(如汤味辣可冲开水),每只猪肚可吃 3～4 天,连续吃 8～10 只,此方最好在冬季服用。

临床应用:辛温散寒,益胃生肌。用于治疗消化性溃疡,如慢性胃炎、浅表性胃炎、糜烂性胃炎等,均有一定疗效。

(5)治疗呕吐

方名:生姜止呕汤。

药物:生姜、紫苏叶、广藿香各 15g,砂仁、法半夏、竹茹各 10g。

用法:清水煎 2 次,混合后分 3 次服,每日 1 剂。

临床应用:解表散寒,温中止呕。用于治疗因感冒风寒、饮食伤胃所致之呕吐等症有一定疗效。

(6)治疗老年性呃逆

方名:生姜呃逆饮。

药物:鲜生姜 100g,蜂蜜 20ml。

用法:取鲜生姜,去皮捣烂取汁加开水 100ml,当冷却到 35℃时,再加入蜂蜜 20ml,顿服,每日 1 次。

临床应用:辛温散寒,降气止呃。用于治疗老年性肝胃不和、胃气上逆之呃逆有良效。

(7)治疗胃幽门梗阻(胃潴留)

方名:生姜开痞汤。

药物:生姜 25g,党参、大枣各 20g,法半夏、炙甘草各 15g,干姜、黄芩、黄连各 10g。

用法:清水煎 2 次,混合后分 4 次服,每 6 小时服 1 次,病情严重者,1～2 小时服药 1 次。

临床应用:温中散寒,开痞止呕。用于治疗胃幽门梗阻所致的胃潴留,见上腹饱胀、痞满不通、腹痛呕吐、呕吐物为宿食,呕吐后稍微缓解等症者有显著疗效。

(8)治疗蛔虫性肠梗阻

方名:生姜虫梗汤。

药物:鲜生姜 60g,蜂蜜适量。

用法:取生姜捣烂榨汁,取汁加蜂蜜至

60ml,用时 1—4 岁服 30～40ml,5—6 岁服 50ml,7—13 岁服 50～60ml,分 2～3 次口服。服药后一般患儿即不感腹痛,呕吐停止,包块在服药后 1～3 天消失。包块消失后,即可服驱虫药。

临床应用:辛温散结,温中止痛。用于治疗蛔虫性肠梗阻有一定疗效。

(9)治疗顽固性室性期前收缩

方名:生姜早搏汤。

药物:鲜生姜 100g,当归 60g,大枣 10 枚,羊肉 500g。

用法:瓦罐煲加清水文火炖成糊状,酌加调料,渣肉同食,每日 1 次,分 3 次服完,3 日为 1 个疗程。阴虚火旺者禁用。

临床应用:温中散寒,调整心律。用于治疗顽固性室性期前收缩属心肾阳虚者有一定疗效。

(10)治疗小儿遗尿

方名:生姜遗尿膏。

药物:鲜生姜 30g,补骨脂 12g,炮附子 6g。

用法:取生姜捣成糊状,后两味药研为细末,合为膏状,填入脐中,外用无菌纱布覆盖,胶带固定,每 5 日换药 1 次,6 次为 1 个疗程,皮肤起水疱者应停药。

临床应用:温中散寒,补肾固遗。用于治疗属下元虚寒之小儿遗尿有显著疗效。

(11)治疗小儿秋冬腹泻

方名:生姜腹泻膏。

药物:鲜生姜 30g,红糖 15g。

用法:取生姜捣如泥状,加入红糖调匀为膏状,装瓶待用。用时,先将脐部清洗干净,再将药膏摊敷于脐部,覆盖,绷带固定,每 12 小时换药 1 次,皮肤有烧灼感并有水疱、皮疹者应立即停药。

临床应用:解表散寒,温中止泻。用于小儿秋冬腹泻的辅助治疗有一定效果。

(12)治疗冻疮

方名:生姜冻疮酊。

药物:鲜生姜 60g,羊角辣椒(去子)60g。

用法:取上药浸泡于 95％ 的酒精 300ml 中,浸泡 10～15 天,去渣,装瓶备用。用时取棉球蘸药液涂擦患处,每日 1～2 次。

临床应用:温经散寒,活血通络。用于治疗因冷冻及寒冷季节引起的冻疮之红肿热痛未溃者(已溃不能用)有较好的疗效。

3. 知药理、谈经验

(1)知药理

生姜有抗菌作用,能抑制真菌,亦可灭滴虫,还具有镇痛、解热、抗炎、抗惊厥、抗肝损伤、抑制血小板凝集、抗氧化等作用。本品可使胃液分泌增加,并刺激游离盐酸分泌,保护胃黏膜,能抑制呕吐、抑制肠内异常发酵及促进气体排出。能增进血液循环,使血压上升,促进发汗。

(2)谈经验

孟学曰:生姜为辛温之品,药食两用。生姜发散风寒,配合麻黄、桂枝、荆芥、紫苏等,治风寒感冒;温中止呕,配合半夏、陈皮、茯苓、藿香等,治反胃呕吐;温中祛湿,配合桂枝、白芍、苍术、黄柏等,治风寒湿痹、周身关节疼痛;化痰止呕、祛风活络,配合全蝎、三七、蜈蚣、天麻、钩藤、竹沥等,治风痰口噤不语、半身不遂;行气消水,配合冬瓜皮、大腹皮、桑白皮、茯苓、猪苓等,治周身水肿。

十四、葱　白

【成分】　本品含甲基蒜氯酸、丙基氨酸及挥发油,挥发油主要为蒜素、葱蒜辣素,又含二烯丙基硫醚、维生素 C、维生素 B_1、维生素 B_2、微量维生素 A、脂肪油和黏液质。

【性味归经】　辛、温,归肺、胃经。

【功效】　发散解表,通阳散寒,解毒散结。

【用法用量】　内服:煎汤,3～10g,或煮酒。外用:捣敷、炒熨、煎水洗或塞耳、鼻窍中。

【使用注意】　本品辛温发散,故表虚多汗,阴虚阳亢者慎用。前人云:葱与蜜同食能杀人,故一般不宜与蜂蜜、食糖同用。

1. 单味药治难症

(1)治疗急性乳腺炎

药物:葱白450g。

用法:先取上药200g,煎汤熏洗乳房20分钟,再用上药250g,捣烂如泥敷患处,每日2次。

临床应用:解毒散结。用于治疗急性乳腺炎,见乳房肿痛,局部发红,压痛明显,质硬,无波动感,扪之灼热,可伴有发热等症者。

(2)治疗蛔虫性肠梗阻

药物:鲜葱白30g。

用法:取上药,洗净捣烂取汁,用麻油30ml调和,空腹1次服完(小儿酌减),每日2次。

临床应用:驱蛔止痛。用于治疗蛔虫性肠梗阻,一般服药1次即可缓解腹痛,最多7次可治愈。

(3)治疗鸡眼

药物:连须葱白1根。

用法:先将患处用温水洗净,消毒后用手术刀削去鸡眼老皮,削至渗血为度,再取上药,洗净,捣烂如泥,加入蜂蜜少许调匀,敷患处,外用纱布包扎固定,3天换药1次。本方不可内服。

临床应用:软坚散结,用于治疗鸡眼有一定疗效。

2. 配成方治大病

(1)治疗感冒

方名:葱白感冒饮。

药物:葱白25g,葛根20g,淡豆豉、荆芥、防风、生姜各15g,桔梗10g。

用法:清水煎2次,混合后分3次服,每日1剂。

临床应用:发散解表,通阳散寒。用于治疗感冒风寒,见头痛身热、恶寒无汗、咳嗽流涕等症者有较好的疗效。

(2)治疗夏月伤暑

方名:葱白伤暑煎。

药物:葱白20g,黄芩、栀子、连翘各15g,石膏30g,甘草3g。

用法:清水煎2次,混合后分3次服,每日1剂。

临床应用:发表散热,清暑解毒。用于治疗夏月伤暑,见恶寒发热、心烦口渴等症者有一定疗效。

(3)治疗伤风

方名:葱白伤风粥。

药物:葱白、生姜各25g,大米50g。

用法:取上药与大米同用煮粥,加少许食盐或白砂糖,顿服,服后覆被取微汗。

临床应用:发散解表,通阳散寒。用于治疗伤风感冒有一定疗效。

(4)治疗腹水

方名:葱白消水膏。

药物:鲜葱白10根,芒硝10g。

用法:取上药,共捣成泥,敷患者神阙穴(肚脐眼),上盖塑料薄膜及纱布,用橡皮膏固定以防药液外流和敷料脱落,每日1次。敷药前先用酒精棉球擦净脐部污垢以利药物吸收,天冷时可将药料加温后再敷。

临床应用:通阳散结,利水消肿。用于治疗各种原因引起的腹水均有一定疗效。

(5)治疗小便不通、产后尿潴留

方名:葱白利尿膏。

药物:鲜葱白1根,白胡椒7粒。

用法:取上药,共捣如泥,填敷于肚脐眼上,外用塑料薄膜覆盖,胶带固定。

临床应用:通阳散寒,化气利尿。用于治疗小便不通、产后尿潴留等有一定的疗效。

(6)治疗荨麻疹

方名:葱白消疹汤。

药物:鲜葱白20g,荆芥、蝉蜕各10g,大青叶、连翘、苦参各15g,甘草3g。

用法:清水煎2次,混合后分3次服,每日1剂,一般1~8天可愈。

临床应用:祛风解表,清热解毒。用于治疗荨麻疹及过敏性皮肤病,均有一定疗效。

（7）治疗妊娠胎动不安

方名：葱白安胎饮。

药物：鲜葱白、杜仲各 20g，紫苏叶、阿胶（烊化兑服）、白术各 15g，当归、续断、黄芩、大腹皮各 10g。

用法：清水煎 2 次，混合后分 3 次服，每日 1 剂。

临床应用：通阳散寒，理气安胎。用于治疗妊娠腹痛、胎气不安有一定疗效。

3. 知药理、谈经验

（1）知药理

葱白有抗菌作用，能驱蛔虫、蛲虫，所含黏液质对于皮肤和黏膜面有保护作用，且对多种皮肤真菌有抑制作用；所含葱蒜辣素由呼吸道、汗腺、泌尿道排出时，能轻微刺激这些管道壁的分泌而奏发汗、祛痰、利尿之功。此外，尚有健胃、营养作用。

（2）谈经验

孟学曰：葱白辛温，药食两用。可发散风寒，解毒散结，能通上下阳气。

葱白发散风寒，配合麻黄、葛根、豆豉、白芷、紫苏等，治风寒感冒见恶寒甚而无汗、筋脉拘急者；善治阳气不通之少阴病，配合干姜、附子、人尿、猪胆汁等，治少阴病阴寒内盛、逼阳上浮之戴阳证，症见下利清谷，脉微欲绝者；辛散温通，长于通窍，配合黄芪、当归、白芷、通草等，治产后乳汁稀少及二便不通等症；通阳散结，解毒消肿，配合当归、独活、白芷、栀子、黄连、生地黄等，治痈疽脓成将溃者。

十五、香　薷

【成分】　本品含挥发油，主要成分为香薷酮、苯乙酮等。

【性味归经】　辛，微温，入肺、胃经。

【功效】　发汗解表，和中化湿，利水消肿。

【用法用量】　内服：煎汤，3～10g，或研末。

【使用注意】　本品辛温发散，表虚出汗者、阴虚阳亢者忌用。

1. 单味药治难症

（1）治疗鼻血不止。

药物：香薷适量。

用法：取上药研细末，每次 3g，开水冲服，可加少许白砂糖，每日 3 次，鼻出血止后停服。

临床应用：解热止血。用于治疗暑热伤肺、伤暑伏热及其他原因所引起的鼻出血。

（2）治疗夏月伤暑

药物：香薷 5g。

用法：取上药用开水冲泡，代茶饮。

临床应用：祛暑化湿。用于治疗及预防夏月伤暑有一定效果。

（3）治疗水肿

药物：干香薷 1000g。

用法：取上药制成浓缩丸，每次 6～8g，每日 3 次，饭后服，饮食应淡盐。

临床应用：利水消肿。用于治疗各类型水肿之小便短少者有一定疗效。

（4）治疗大便下血

药物：香薷 50g。

用法：用伏龙肝（烧柴灶的灶心红土）100g，用清水煎 30 分钟，然后滤液煎香薷 30 分钟，分 3 次服，每日 1 剂。

临床应用：和中止血。用于治疗大肠经湿热、痔疮等所致的便血有一定的疗效。

2. 组成方治大病

（1）治疗暑湿感冒

方名：香薷祛暑饮。

药物：香薷、广藿香、苍术、薏苡仁各 20g，厚朴、陈皮各 10g。

用法：清水煎 2 次，混合后分 3 次服，每日 1 剂。

临床应用：解表祛暑、化湿和中。用于治疗夏月内感于寒、外伤于湿之暑湿感冒有较好的疗效。

（2）治疗暑湿内伤

方名:香薷伤暑汤。

药物:香薷、苍术、白术各 20g,黄芪 30g,麦冬 15g,人参、五味子、黄柏各 10g。

用法:清水煎 2 次,混合后分 3 次服,每日 1 剂。

临床应用:祛暑利湿,益气和中。用于治疗暑伤元气,见头晕头重,四肢乏力,心悸气短,汗出胸闷等症者有明显疗效。

(3)治疗全身水肿

方名:香薷消肿丸。

药物:干香薷 500g,白术 400g。

用法:取上药制为水丸,每次 10～12g,每日 3 次,饭后服,饮食应低盐。也可取上药粉碎为粗末,每天用 120g,装入棉布袋中,清水煎 2 次,混合后分 3 次服。

临床应用:和中化湿,利水消肿。用于治疗水湿过盛引起的全身水肿有较好的疗效。

(4)治疗痔疮下血

方名:香薷便血汤。

药物:香薷、槐花、地榆、仙鹤草各 20g,黄芩、黄连各 15g。

用法:清水煎 2 次,混合后分 3 次服,每日 1 剂。

临床应用:化湿和中,清热止血。用于治疗痔疮下血,大便下血等症有一定疗效。

(5)治疗霍乱吐泻

方名:香薷霍乱汤。

药物:香薷、槟榔、白扁豆、广藿香各 20g,苍术、黄连各 15g,厚朴 10g。

用法:清水煎 2 次,混合后分 3 次服,每日 1 剂。

临床应用:调理脾胃,和中化浊。用于治疗霍乱吐泻,见胸腹疼痛,肢冷烦渴等症者有一定疗效。

(6)治疗妊娠中暑

方名:香薷妊娠清暑汤。

药物:香薷、青蒿各 15g,太子参 20g,知母、黄芩、黄连、麦冬、淡竹叶各 10g。

用法:清水煎 2 次,混合后分 3 次服,每日 1 剂。

临床应用:化湿和中,解热清暑。用于治疗夏月妊娠中暑,见发热心烦,心悸气短,胸闷自汗等症者有一定疗效。

3. 知药理、谈经验

(1)知药理

香薷有解热、镇痛、镇静、抗菌、抗病毒的作用,还具有利尿作用,可抑制肠蠕动,增强免疫功能等。

(2)谈经验

孟学曰:香薷有发汗解表,化湿和中,利水消肿之功效。为夏月伤暑常用之药,常用于治疗夏月感冒、急性胃肠炎、肾炎水肿、脚气水肿、小儿夏季热等。

香薷辛香发散,配合扁豆、厚朴、苍术、黄连、茯苓等,治夏月受风,过食生冷所致的外寒内湿,症见头痛无汗,腹痛吐泻者;解表和中,化湿利水,配合金银花、连翘、厚朴、扁豆等,治暑湿伤人,症见恶寒发热,肢体酸重者;理脾胃,化浊气,配合厚朴、槟榔、广藿香、黄连、扁豆等,治霍乱吐泻,心腹撮痛,肢冷烦渴之症;辛散温燥,行水消肿,配合白术、茯苓、猪苓、泽泻、通草、商陆等,治水湿肿满,小便不利。

第二节　发散风热药

一、薄　荷

【成分】　本品含有挥发油(薄荷油),叶中含量较高。挥发油主要成分为薄荷脑(醇),其次为薄荷酮、异薄荷酮,此外还有薄荷烯酮、树脂及少量聚质、迷迭香酸等。

【性味归经】　辛、凉,归肺、肝经。

【功效】　疏散风热,清利头目,利咽透疹,疏肝解郁,辟秽气。

【用法用量】 3～6g,入煎剂宜后下,其叶长于发汗,其梗偏于理气,炒用减少辛散之力,适用于有汗者。

【使用注意】 本品芳香辛散,发汗耗气,故体虚多汗者不宜使用;阴虚血燥、肝阳偏亢者忌用。

1. 单味药治难症

(1)治疗伤风感冒

药物:薄荷20g。

用法:取上药加生姜3片,清水煎1次,服后覆被取微汗。

临床应用:疏散风热,用于治疗伤风感冒之头痛发热者,有一定效果。

(2)治疗慢性荨麻疹

药物:薄荷15g。

用法:取上药,与桂圆肉6粒一起煎服,每天2次,依出疹轻重情况,连服2～4周。

临床应用:疏风止痒,用于治疗慢性荨麻疹,持续治疗一定会有疗效。

(3)治疗皮肤瘙痒

药物:鲜薄荷50g。

用法:取上药加入鲜桉树叶100g(切碎),清水煎1盆,趁热熏洗全身,隔日1次,可连续用3～5次。

临床应用:疏风解毒。用于治疗慢性湿疹及其他皮肤病所致的皮肤瘙痒有一定效果。

(4)治疗血痢不止

药物:薄荷适量。

用法:取上药,清水煎汤,常服。

临床应用:辟秽解郁。用于治疗血痢不止之初期,可配合其他药物应用。

(5)治疗咳嗽痰多

药物:薄荷适量。

用法:取上药研极细末,加炼蜜和成丸子,如芡实子大,每次嚼含1丸。用白砂糖调丸亦可。

临床应用:散热利咽。用于治疗喉痒咳嗽、痰多气促有一定疗效。

(6)治疗鼻血不止

药物:鲜薄荷适量或干薄荷适量。

用法:取鲜薄荷绞汁滴入鼻中,或以干薄荷水煮后,用消毒棉球裹药汁后塞入鼻孔内。

临床应用:散热止血。用于治疗各种原因致鼻出血不止者,有一定效果。

2. 配成方治大病

(1)治疗伤风感冒

方名:薄荷伤风散。

药物:薄荷、荆芥穗、紫苏叶、杭菊花各20g。

用法:取上药研为细末,每次3～5g,温开水送服,每日3次。

临床应用:疏散风热,清利头目。用于治疗伤风感冒,见头痛目眩、发热恶寒、鼻塞流涕等症者有一定疗效。

(2)治疗流感

方名:薄荷流感汤。

药物:薄荷、青蒿、金银花各20g,连翘、贯众、大青叶各15g,蝉蜕10g,甘草3g。

用法:清水煎2次,混合后分3次服,每日1剂。

临床应用:疏散表邪,清热解毒。用于治疗流行性感冒,见头身疼痛、发热恶寒、口鼻干燥、咽喉疼痛等症者有较好的疗效。

(3)治疗急性咽炎

方名:薄荷咽炎煎。

药物:薄荷、荆芥、防风、桔梗、僵蚕、广藿香、菊花各10g,金银花、玄参各20g,甘草3g。

用法:清水煎2次,混合后分3次服,每日1剂。

临床应用:祛风散热,宣肺利咽。用于治疗急性咽炎之咽喉红肿疼痛有一定疗效。

(4)治疗湿温症

方名:薄荷消毒饮。

药物:薄荷、金银花、连翘、广藿香、薏苡仁、青蒿、滑石各20g,黄芩15g,白豆蔻、石菖蒲各10g。

用法:清水煎 2 次,混合后分 3 次服,每日 1 剂。

临床应用:利湿化浊,清热解毒。用于治疗湿温时疫,见头痛恶寒、身重疼痛、胸闷不饥、咽痛口渴、汗出热解继而复热、小便短赤等症者有明显疗效。

(5)治疗火眼

方名:薄荷火眼煎。

药物:薄荷、桑叶、牛蒡子、夏枯草各 15g,杭菊花、僵蚕各 10g。

用法:清水煎 2 次,混合后分 3 次服,每日 1 剂。

临床应用:疏散风热,清肝明目。用于治疗暴发火眼(急性结膜炎)之迎风流泪、红肿热痛等症有一定的疗效。

(6)治疗慢性肝病

方名:薄荷疏肝汤。

药物:薄荷、柴胡、当归各 10g,白术、茯苓、牡丹皮、桃仁各 15g,赤芍 20g。

用法:清水煎 2 次,混合后分 3 次服,每日 1 剂。

临床应用:疏肝解郁,活血化瘀。用于治疗慢性肝病见胸胁胀满,上腹饱胀不适、赤丝血缕者有一定疗效。

(7)治疗胃痛

方名:薄荷胃痛汤。

药物:薄荷梗、佩兰梗、广藿香梗、瓦楞子壳各 15g,炒枳壳、青木香各 10g,白豆蔻 5g,甘草 3g。

用法:清水煎 2 次,混合后分 3 次服,每日 1 剂。

临床应用:理气和胃,辟秽止痛。用于治疗湿浊中阻之胃痛腹胀有较好的疗效。

(8)治疗麦粒肿

方名:薄荷麦粒肿方。

药物:薄荷、黄芩、野菊花各 10g。

用法:开水冲泡服,每日 1 剂。

临床运用:祛风散热,清肝明目,用于治疗麦粒肿之眼痒、疼痛有较好的疗效。

(9)治疗急性乳腺炎

方名:薄荷热敷液。

药物:薄荷、橘叶各 100g。

用法:清水煎后,过滤,用毛巾浸煎液热敷患处,每日 1 剂,早晚各敷 1 次。

临床应用:疏散风热,解郁散结。用于治疗急性乳腺炎初起未溃者有较好的疗效。

3. 知药理、谈经验

(1)知药理

薄荷发汗解热,强于利胆、保肝;对胃肠平滑肌有解痉作用,可抗菌、抑制病毒,能驱除蛔虫;还具有抗生育作用及抗癌作用,能减少呼吸道的泡沫痰,对皮肤有刺激性。

(2)谈经验

孟学曰:薄荷辛以发散,凉以清热,善清肺卫之热,为疏散风热常用之药。

薄荷疏风清热,配合金银花、连翘、牛蒡子、大青叶、蝉蜕等,治风热感冒见发热恶风、头痛、咽喉疼痛、口干鼻燥等症者;辛散透邪,配合荆芥、防风、川芎、白芷、羌活等,治风邪头痛;疏风止咳,配合荆芥、杏仁、桔梗、陈皮、前胡、百部等,治伤风重症,见头痛身热、恶风怕冷、鼻塞身重、咳嗽清涕等症者。辛凉清热,配合金银花、防风、桔梗、牛蒡子、黄芩、板蓝根、大黄等,治咽喉肿痛,口舌生疮,牙龈红肿、小便黄、大便燥结;质轻向上,疏风散热,配合菊花、川芎、白芷、防风、龙胆草、柴胡等,治肝经火热上攻于目致目红赤肿痛、眵多难开、羞明流泪、小便赤涩等症者;疏风解毒,配合山栀、赤芍、石膏、黄芩、大黄等,治脾经伏热、风热乘袭致眼胞红肿,出血流脓;辛凉透疹,配合牛蒡子、板蓝根、蝉蜕、僵蚕、荆芥、防风等,治风疹瘙痒、荨麻疹、湿疹等疾病;善入肝经、疏肝解郁,配合柴胡、当归、白芍、白术、茯苓等,治肝气郁滞;胁肋胀痛之证。鲜薄荷或干薄荷冲开水泡饮,夏天可清凉解暑、止渴生津,冬天可清内火;制成薄荷水,可止牙痛,为中医外科常用药,如冰硼散。薄荷冰还可制饮料,生津止渴。

二、牛蒡子

【成分】　本品含有牛蒡苷、牛蒡子酚、异牛蒡子酚及脂肪油等。脂肪油中主要成分为棕榈酸、硬脂酸、油酸等,并含少量甾醇、维生素 A、维生素 B_1 等。

【性味归经】　辛、苦,寒,归肺、胃经。

【功效】　疏散风热,宣肺透疹,解毒利咽。

【用法用量】　煎服,3～10g,入汤剂宜捣碎,炒用寒性略减。外用,煎水含漱。

【使用注意】　本品苦寒滑利,故脾胃虚寒所致泄泻者、疮疡已溃者、气虚便溏者均应忌用。

1. 单味药治难症

(1)治疗偏头痛

药物:牛蒡子适量。

用法:取上药炒研为细末,每次 6～10g,温开水送服,白酒为引,每日 1 次,服后盖被取汗。

临床应用:疏散风热。用于治疗因外邪所致的偏头痛有一定疗效。

(2)治疗荨麻疹

药物:牛蒡子 30g。

用法:取上药微炒,清水煎 1 个小时,分 2 次温服,每日 1 剂。

临床应用:解毒透疹。用于治疗荨麻疹,对瘾疹、湿疹均有一定疗效。

(3)预防猩红热

药物:牛蒡子适量。

用法:取上药,炒熟,研成细粉,过筛储存备用。2-5 岁儿童每次 1g,5-9 岁儿童每次服 1.5g,10-15 岁儿童每次 2g,成人每次 3g。每日 3 次,饭后用温开水送服,共服 2 日。

一般在接触患者 3 天内服药预防效果较佳,6 天后服药预防效果不佳,如再次接触患者需重新再服一次,服药中不会有不良反应。

2. 配成方治大病

(1)治疗大头瘟

方名:牛蒡大头瘟汤。

药物:牛蒡子、玄参、连翘各 15g,黄芩、黄连、羌活、荆芥、防风、蝉蜕、桔梗各 10g,石膏 30g,甘草 3g。

用法:清水煎 2 次,混合后分 3 次服,每日 1 剂。

临床应用:疏散发热,宣肺解毒。用于治疗大头瘟(颜面丹毒),见头面赤肿,两眼呈一条缝,先从头顶耳根上肿起,发热恶寒,头昏脑涨,口渴喜饮等症者有显著疗效。

(2)治疗面神经麻痹

方名:牛蒡牵正汤。

药物:牛蒡子 30g,白芷、僵蚕、全蝎各 10g。

用法:清水煎 2 次,混合后分 3 次服,每日 1 剂。

临床应用:疏散外邪,祛风牵正。用于治疗面神经麻痹有一定疗效。

(3)治疗肾性蛋白尿

方名:牛蒡消蛋白汤。

药物:牛蒡子、白术、茯苓、车前子、益母草各 20g,黄芪 30g,泽泻、石韦、丹参、牛膝各 10g。

用法:清水煎 2 次,混合后分 3 次服,每日 1 剂,饮食应低盐。

临床应用:疏散风热,解毒利水。用于治疗慢性肾病,症见尿蛋白久不消失者,有一定疗效。

(4)治疗 2 型糖尿病

方名:牛蒡消渴方。

药物:牛蒡子、党参、茯苓、麦冬各 15g,黄芪、熟地黄各 20g,山茱萸、山药各 10g。

用法:清水煎 2 次,混合后分 3 次服,每日 1 剂。

临床应用:疏散风热,益气生津。用于治疗 2 型糖尿病,见口渴多饮、小便增多、肢软乏力等症者有较好疗效。

(5)治疗咽喉肿痛

方名:牛蒡咽肿方。

药物:牛蒡子、玄参、连翘、大青叶各15g,桔梗、麦冬、黄芩、知母、蝉蜕各10g,甘草3g。

用法:清水煎2次,混合后分3次服,每日1剂。

临床应用:疏散风热,解毒利咽。用于治疗咽喉肿痛,见头痛恶寒,发热恶风,心烦口渴,咽喉肿痛,吞咽更痛等症者有较好的疗效。

(6)治疗疹痘不透

方名:牛蒡透疹方。

药物:牛蒡子、紫草、葛根各15g,僵蚕、蝉蜕各10g,甘草3g。

用法:清水煎2次,混合后分3次服,每日1剂。

临床应用:宣肺透疹、散热解毒。用于治疗风疹、麻疹、水痘等疹出不爽,见发热面赤、心烦口渴、疹色紫暗不爽等症者疗效良好。

(7)治疗风火牙痛

方名:牛蒡牙痛汤。

药物:牛蒡子、生地黄、牡丹皮各20g,石膏30g,黄芩15g,黄连、薄荷各10g。

用法:清水煎2次,混合后分3次服,每日1剂。

临床应用:疏散风热,泻火解毒。用于治疗风火牙痛有一定疗效。

(8)治疗手指红肿麻木

方名:牛蒡手指麻木汤。

药物:牛蒡子、生地黄各100g,羌活、苍术、黄柏各50g,黄芪150g。

用法:取上药研为细末,每次6~10g,空腹食前白开水送服,每日3次。

临床应用:疏散风热,利湿解毒。用于治疗风热成历节,手指红肿麻木,甚则肩背两膝肿痛等症者有一定疗效。

(9)治疗高脂血症

方名:牛蒡高脂血汤。

药物:牛蒡子、决明子、丹参各20g,水蛭10g。

用法:清水煎2次,混合后分3次服,每日1剂,可连续用1个月。

临床应用:疏散风热,解毒活血。用于治疗高脂血症有一定疗效。

(10)治疗肺热咳喘

方名:牛蒡子清肺汤。

药物:牛蒡子、黄芩各15g,麻黄(冲绒)、杏仁各10g,甘草3g,石膏30g。

用法:清水煎2次,混合后分3次服,每日1剂。

临床应用:宣肺利膈,祛痰止咳。用于治疗肺热咳喘有较好的疗效。

(11)治疗疖肿

方名:牛蒡疖肿方。

药物:鲜牛蒡子叶150g,芒硝50g。

用法:取上药混合捣绒,敷在患处,覆盖薄膜,用胶带固定,每天换药2~3次。

临床应用:宣散风热,清热解毒。用于治疗疖肿未溃者有较好疗效。

3. 知药理、谈经验

(1)知药理

牛蒡子能抗菌、抗病毒,对多种致病性真菌、溶血性金黄色葡萄球菌和病毒均有抑制作用。还有抗肿瘤效应,有扩张血管、子宫和肠管作用。

(2)谈经验

孟学曰:牛蒡子疏散风热,能升能降,能解毒清火,宣肺透疹,清咽利喉。

牛蒡子清热解毒,配合金银花、连翘、桑叶、菊花等,治风热感冒之风热壅盛,咽喉肿痛;清泄透散,配合荆芥穗、防风、升麻、葛根等,治麻疹欲出未透或透而复隐;辛苦性寒,能清降散热,配合连翘、黄芩、天花粉、青皮、瓜蒌等,治痈肿疮毒;辛散透热,清泄热毒,配合板蓝根、玄参、黄芩、黄连、连翘等,治痄腮、喉痹、大头瘟;宣肺利膈,祛痰止咳,配合麻黄、杏仁、石膏等,治肺热喘咳等症;利腰膝凝滞之气,配合当归、杜仲、续断、牛膝等,治腰膝气滞走窜疼痛。

三、蝉 蜕

【成分】　蝉蜕主要含氨基酸类,其中游离氨基酸 12 种,水解氨基酸 17 种,还含有大量甲壳质、有机酸、蛋白质、微量元素和酸性及酚类化合物等。

【性味归经】　甘、寒,归肺、肝经。

【功效】　疏散风热,透疹止痒,明目退翳,息风止痉。

【用法用量】　3～10g,水煎服或单味研末冲服。

【使用注意】　本品轻浮宣散,故表虚多汗者慎用,孕妇亦应慎用。

1. 单味药治难症

(1)治疗慢性荨麻疹

药物:蝉蜕适量。

用法:取上药,洗净晒干,炒焦研末,过筛,加炼蜜制成蜜丸,每丸 9g,每次 1 丸,每天 2～3 次,温开水送下。

临床应用:疏风止痒。用于治疗慢性荨麻疹之皮肤瘙痒、起疙瘩等有一定疗效。

(2)治疗小儿脱肛

药物:蝉蜕 50～100g。

用法:取上药,放入烤箱内烘干,研成极细粉,越细越好,装瓶备用。先用 1%的白矾水将脱肛部分洗净,涂以香油,再涂本品,然后缓缓地将脱肛还纳。每天 1 次,直至痊愈为止。

临床应用:收涩固脱,用于治疗小儿脱肛有较好的疗效。

(3)治疗小儿睾丸鞘膜积液

药物:蝉蜕 10g。

用法:取上药,水煎 2 次去渣。药液一半内服,另一半用纱布蘸药液在患处做湿热敷,每天 1 剂。

临床应用:利湿消肿。用于治疗小儿睾丸鞘膜积液有较好的疗效。

(4)治疗白内障

药物:蝉蜕适量。

用法:每天取上药 9 只,研成细粉,用开水或黄酒送服。

临床应用:清肝明目。用于治疗初期白内障,有明显提高视力的作用。

(5)治疗产后尿潴留

药物:蝉蜕适量。

用法:取上药,去头足,每次用 9g 加清水 500～600ml,煎至 400ml,去渣加适量红糖,顿服,若 5～6 个小时后仍不能解小便,可重复再服 1 次。

临床应用:宣肺利水,提壶揭盖。用于治疗产后小便不通者,有较好的疗效。

(6)治疗破伤风

药物:蝉蜕适量。

用法:取上药,去头足,焙干研成细末,成人每日 2 次,每次 45～60g,用黄酒 90～120ml 调成稀糊状,口服或胃管注入,新生儿用 5～6g,黄酒 10～15ml,入稀粥内调成稀糊状,一次或分数次喂之,儿童用量按年龄增减。蝉蜕用量随痉挛症状缓解而递减 7～15 日为 1 个疗程。

临床应用:息风止痉。用于治疗破伤风有一定疗效。

2. 配成方治大病

(1)治疗头痛

方名:蝉蜕头痛煎。

药物:蝉蜕、葛根、川芎、白芷、白芍各 15g,防风 10g,辽细辛 5g,甘草 3g。

用法:清水煎 2 次,混合后分 3 次服,每日 1 剂。

临床应用:疏散风热,祛风止痛。用于治疗外感头痛、神经性头痛等有较好的疗效。

(2)治疗急性肾小球肾炎

方名:蝉蜕急肾方。

药物:蝉蜕 15g,荆芥、防风、猪苓、泽泻各 10g,白术、茯苓、桑白皮各 20g。

用法:清水煎 2 次,混合后分 3 次服,每日 1 剂。

临床应用:疏散风热,利水消肿。用于治疗急性肾小球肾炎,症见水肿从眼睑开始,继而颜面水肿,严重者波及全身,尿呈咖啡色,蛋白尿,并伴有高血压。

(3)治疗慢性肾小球肾炎

方名:蝉蜕慢肾方。

药物:蝉蜕 15g,黄芪 30g,车前子、白术、茯苓各 20g,猪苓、泽泻、桂枝各 10g。

用法:清水煎 2 次,混合后分 3 次服,每日 1 剂。

临床应用:疏散风热,益气利水。用于治疗慢性肾小球肾炎之全身浮肿、腰膝酸软、食纳不佳、蛋白尿等症有一定疗效。

(4)治疗破伤风

方名:蝉蜕破伤风散。

药物:蝉蜕、天麻、僵蚕、钩藤各 20g,全蝎、禹白附子各 10g。

用法:取上药,研为细末,每次 6～8g,用温开水送服,每日 3 次。配合西药治疗。

临床应用:疏散风热,息风止痉。用于治疗破伤风有一定疗效。

(5)治疗感冒失音

方名:蝉蜕开音煎。

药物:蝉蜕、牛蒡子各 20g,薄荷 15g,桔梗 10g,甘草 3g。

用法:清水煎 2 次,混合后分 3 次服,每日 1 剂。

临床应用:疏散风热,清咽利喉,用于治疗因感冒引起的咳嗽失音有一定疗效。

(6)治疗风热感冒

方名:蝉蜕感冒饮。

药物:蝉蜕、牛蒡子、薄荷、瓜蒌壳各 15g,前胡、桔梗各 10g。

用法:清水煎 2 次,混合后分 3 次服,每日 1 剂。

临床应用:疏散风热,清咽止咳。用于治疗风热感冒之头痛发热、咳嗽咽痛等症。

(7)治疗皮肤瘙痒

方名:蝉蜕止痒汤。

药物:蝉蜕、苦参、地肤子、刺蒺藜、薄荷各 15g,紫草 10g。

用法:清水煎 2 次,混合后分 3 次服,每日 1 剂。

临床应用:疏散湿热,祛风止痒,用于治疗湿疹、风疹所致的皮肤瘙痒有一定疗效。

(8)治疗翳膜遮睛

方名:蝉蜕退翳汤。

药物:蝉蜕、谷精草、木贼草、蔓荆子、草决明各 15g,羌活、荆芥、防风、黄芩、栀子、密蒙花、菊花各 10g。

用法:清水煎 2 次,混合后分 3 次服,每日 1 剂。

临床应用:疏散风热,明目退翳。用于治疗两眼红肿热痛、羞明流泪、视物昏暗、翳膜遮睛、隐涩难开、多生眵泪等症有一定疗效。

(9)治疗睾丸肿胀

方名:蝉蜕睾肿汤。

药物:蝉蜕 15g,白术、茯苓各 20g,猪苓、泽泻、桂枝各 10g,甘草 3g。

用法:清水煎第 1 次,分 3 次温服,多加一点水,煎第 2 次后,将药液趁热敷患处,每日 1 剂,至痊愈为止。

临床应用:散热消肿,化气利水,用于治疗睾丸肿胀有一定疗效。

(10)治疗疟疾

方名:蝉蜕疟疾散。

药物:蝉蜕、白胡椒各适量。

用法:取上药共研为细末,用时以普通药膏将此药贴于身柱穴上,愈后将膏药撕去,对一日疟及间日疟有效。

临床应用:疏散外邪,祛风截疟。用于治疗疟疾有一定疗效。

(11)治疗疔疮

方名:蝉蜕疔疮散。

药物:蝉蜕、白僵蚕各等分。

用法:取上药,研为细末,醋调如膏,涂于疔疮四周,留疮口,俟根出稍长,拔根出,再用药涂疮,上覆盖纱布固定。

临床应用:疏散风热,解毒拔根。用于治疗疔疮,促使毒根排出,然后施以生肌敛口之药,有较好的疗效。

3. 知药理、谈经验

(1)知药理

蝉蜕有镇痛、抗惊厥的作用,其镇静作用尤为显著,且对非特异性免疫有抑制作用,能稳定肥大的细胞膜,阻滞过敏介质释放,抑制Ⅰ型变态反应,对Ⅳ型变态反应及机体细胞免疫功能也有明显抑制作用,此外,尚有抗癌、解热作用,能堕胎。

(2)谈经验

孟学曰:蝉蜕疏散风热,透发痘疹,祛风定痉,退翳明目,其气清虚而味甘寒,为治疗音哑之良药,蝉蜕能祛外风,也能熄内风,而达到定痉解痉的作用。

蝉蜕疏散肺经风热,配合金银花、连翘、僵蚕、薄荷、牛蒡子、桔梗等,治温病初起、头痛身重、憎寒壮热、头目昏胀等症;散热透疹,配合葛根、白芷、升麻、金银花、薄荷等,治麻疹发热而疹出不透;祛风解痉,配合僵蚕、蜈蚣、钩藤、全蝎、天南星、天麻等,治破伤风、高热惊厥,见面神经炎、面肌痉挛等症者;疏散肝经风热,配合菊花、草决明、白蒺藜、谷精草、密蒙花、龙胆草、柴胡等,治目中翳障或翳膜遮睛;凉肝息风止痉,配合龙齿、茯神、僵蚕、天南星、钩藤等,治小儿惊风夜啼;祛风开音,配合诃子、桔梗、石斛、胖大海、桑叶、麦冬、薄荷等,治声带疲劳、声音嘶哑;祛风利湿止痒,配合麻黄、苦参、苍术、黄柏、荆芥、防风等,治荨麻疹、湿疹、皮肤瘙痒,症见抓破流黄水者。蝉蜕单用可治小儿夜啼不安。

近代用蝉蜕治疗急、慢性肾炎可取得较佳的治疗效果,我在临床治疗中经常应用,疗效可靠。急性肾炎配合麻黄、紫苏叶、茯苓皮、桑白皮、大腹皮、地骨皮、益母草、生姜皮,

能很快消除水肿,减少蛋白尿;慢性肾炎或肾病综合征,配合黄芪、人参、白术、茯苓、水蛭、熟地黄、当归、泽泻等,能使蛋白尿、低蛋白血症、水肿、高脂血症等尽快改善。

四、葛 根

【成分】 葛根中主要含黄酮类化合物,含量达12%。其中包括大豆苷、大豆苷元、葛根素、葛根素木糖苷、大豆黄酮、大豆黄酮苷等,其他成分还有尿囊素、胡萝卜苷、6,7-二甲氧基香豆素、酚性化合物,色氨酸衍生物及其糖苷、氨基酸、淀粉、花生酸等。

【性味归经】 辛、甘、凉,归脾、胃经。

【功效】 解肌退热,透发麻疹,生津止渴,升阳止泻。

【用法用量】 10～15g,退热生津宜生用,升阳止泻宜煨用。

【使用注意】 其性凉,易于动呕,胃寒者应当慎用,夏日表虚汗多者忌用,孕妇亦应慎用。易引起皮疹,有皮疹者勿用。

1. 单味药治难症

(1)治疗感冒伤寒

药物:葛根50g。

用法:加生姜3片,清水煎1个小时,分2次温服。

临床应用:解肌退热。用于治疗感冒伤寒,症见恶寒发热、头身疼痛、无汗恶风者有一定疗效。

(2)治疗鼻血不止

药物:生葛根适量。

用法:捣烂取汁,每次30ml,每日2～3次。

临床应用:退热止血。用于治疗因热邪而致的鼻血不止有一定疗效。

(3)治疗泄泻

药物:粉葛根50g。

用法:取上药,用麦麸皮在热锅内炒冒烟后,倒入葛根片,不断翻动,至葛根片深黄色

为度,取出,筛去麸皮,再用清水煎1个小时,分2次温服。

临床应用:升阳止泻,用于治疗脾虚泄泻,此药能升发清阳,鼓舞脾胃之气,脾得运化,则泄泻可止。

(4)治疗高血压病

药物:葛根30g。

用法:清水煎1个小时,分2次服。连服2～8周。

临床应用:解肌止痛。用于治疗高血压诱发的颈项强痛、头痛、头晕、耳鸣、肢麻等症有一定疗效。

(5)治疗冠心病心绞痛

药物:葛根3000g(鲜者要加量)。

用法:取上药水浸后,磨为浆液,过滤沉淀为"葛根粉",用时取20g,用开水冲调,血糖正常者可加少许白砂糖调服,每日1～2次。

临床应用:解肌止痛,用于治疗冠心病之心绞痛,由于本药有扩张血管的作用,故有较好的疗效。

(6)治疗早期突发性聋

药物:粉葛根50g。

用法:清水煎1个小时,分3次温服,每日1剂。

临床应用:扩张血管。用于治疗早期突发性耳聋有一定疗效。

(7)治疗糖尿病

药物:粉葛根30g。

用法:清水煎1个小时,分2次服,可连续服4～8周。

临床应用:生津止渴。用于治疗糖尿病之心烦、口渴、多饮、多食,均有一定疗效。

(8)治疗吐血不止

药物:鲜葛根适量。

用法:取上药,捣烂过滤取汁,每次服20～30ml。

临床应用:退热止血。用于治疗上焦热盛而致吐血者有一定疗效。

(9)治疗酒醉不醒

药物:粉葛根50g。

用法:清水煎30分钟,冷后服。

临床应用:退热生津。用于治酒醉不醒有一定疗效。

附:葛花,能解酒醉、酒痢;治头晕、憎寒、壮热、吐血、呕血、发呃、呕吐酸痰。

用法:泡开水代茶饮。

2. 配成方治大病

(1)治疗风寒感冒

方名:葛根风寒感冒汤。

药物:葛根、羌活、白芷、苍术各15g,防风、紫苏叶、生姜各10g,辽细辛5g。

用法:清水煎2次,混合后分3次服,每日1剂。

临床应用:辛温透表,疏散风寒。用于治疗风寒之邪侵袭肌表引起的头痛、恶寒发热、项背拘急疼痛等症有一定疗效。

(2)治疗风热感冒

方名:葛根风热感冒汤。

药物:葛根、连翘各15g,金银花20g,白芷、荆芥、黄芩、薄荷、杏仁各10g。

用法:清水煎2次,混合后分3次服,每日1剂。

临床应用:辛凉解表,解肌退热。用于治疗外感风热、温病初起,症见身体壮热、头痛、骨肉酸楚、背脊强痛、口鼻手足微冷、小便赤黄者有较好的疗效。

(3)治疗气虚发热

方名:葛根散火汤。

药物:葛根、柴胡、白术各15g,黄芪20g,当归、羌活、独活、防风、升麻、人参、陈皮、白芍各10g,炙甘草3g,生姜3片。

用法:清水煎2次,混合后分3次服,每日1剂。

临床应用:解肌退热,升阳散火。用于治疗气虚发热(俗称阴火),见脾胃虚弱、四肢乏力、怠惰嗜卧、饮食无味、大便不调、小便频数等症者有一定疗效。

(4)治疗痢疾

方名:葛根止痢汤。

药物:葛根 20g,白头翁、黄芩、白芍各 15g,黄连、木香各 10g。

用法:清水煎 2 次,混合后分 3 次服,每日 1 剂。

临床应用:清热燥湿,升阳止痢。用于治疗细菌性痢疾和局限性肠炎有一定疗效。

(5)治疗肠伤寒及副伤寒

方名:葛根肠伤寒方。

药物:葛根、白术、茯苓各 20g,黄芩、黄连、枳壳各 15g,猪苓、泽泻各 10g。

用法:清水煎 2 次,混合后分 3 次服,每日 1 剂。

临床应用:清热燥湿,利水止泻。用于治疗肠伤寒及副伤寒有较好的疗效。

(6)治疗慢性非特异性溃疡性结肠炎

方名:葛根结肠炎方。

药物:葛根 20g,黄芩、黄柏、地榆、仙鹤草各 15g,黄连、木香各 10g,甘草 3g。

用法:清水煎 2 次,混合后分 3 次服,每日 1 剂。

临床应用:清热燥湿,升阳止泻。用于治疗慢性非特异性溃疡性结肠炎之腹痛即泻、泻后痛止有一定的疗效。

(7)治疗斑疹不透

方名:葛根斑疹汤。

药物:葛根、白芍各 15g,升麻、蝉蜕、防风、前胡、桔梗各 10g,甘草 3g。

用法:清水煎 2 次,混合分 3 次服,每日 1 剂。

临床应用:解肌退热,透发斑疹。用于治疗斑疹初发,壮热不退,点粒未透者有一定疗效。

(8)治疗血管性头痛

方名:葛根头痛煎。

药物:葛根、川芎各 20g,丹参 30g,赤芍、延胡索、白术各 15g,羌活、防风、野菊花、白芷、熟附片各 10g。

用法:清水煎 2 次,混合后分 3 次服,每日 1 剂。

临床应用:解肌止痛,温阳散寒。用于治疗血管性头痛兼阳虚胃寒之证有一定疗效。

(9)治疗坐骨神经痛

方名:葛根神经痛方。

药物:葛根 20g,麻黄、桂枝、生姜、大枣各 10g,白芍、苍术各 15g,制马钱子 5g。

用法:清水煎 2 次,混合后分 3 次服,每日 1 剂。

临床应用:解肌止痛,温经散寒。用于治疗各种原因引起的坐骨神经痛有一定疗效。

(10)治疗缺血性脑梗死

方名:葛根脑梗死方。

药物:葛根、赤芍、丹参各 20g,黄芪 30g,水蛭、桃仁各 15g,红花、生姜、桂枝、地龙各 10g。

用法:清水煎 2 次,混合后分 3 次服,每日 1 剂。

临床应用:解肌通脉,化瘀通络,用于治疗缺血性脑梗死有一定疗效。

(11)治疗颈斜

方名:葛根颈斜煎。

药物:葛根 30g,白芍、防己、秦艽各 20g,桂枝、辽细辛、生姜、大枣、羌活各 10g,甘草 3g。

用法:清水煎 2 次,混合后分 3 次服,每日 1 剂。

临床应用:解肌退热,祛风散寒。用于治疗强直性痉挛性持续颈斜有一定疗效。

(12)治疗跌打损伤

方名:葛根跌打饮。

药物:葛根 30g,赤芍 20g,骨碎补 15g,姜黄、土鳖、苏木、桂枝各 10g,麻黄 5g。

用法:清水煎 2 次,混合后分 3 次服,每日 1 剂。

临床应用:活血祛瘀,解肌止痛。用于治疗跌打损伤、软组织损伤、骨折疼痛等有一定疗效。

（13）治疗高血压病

方名：葛根降压汤。

药物：葛根 30g，罗布麻叶 20g，黄芩、槐米、杜仲、茺蔚子各 15g。

用法：清水煎 2 次，混合后分 3 次服，每日 1 剂。

临床应用：退热解肌，扩张血脉。用于治疗原发性高血压病有较好的疗效。

（14）治疗糖尿病

方名：葛根降糖方。

药物：葛根 20g，黄芪、党参、枸杞、黄精各 15g。

用法：清水煎 1 个小时，分 3 次服，也可用开水冲泡在保温杯内，不拘时服，每日 1 剂，可长期服用。

临床应用：益气退热，生津止渴。用于治疗糖尿病及防治并发症有较好的效果。

（15）治疗冠心病

方名：葛根冠心散。

药物：葛根、三七、丹参、川芎、砂仁各 50g，檀香、降香各 20g，冰片 5g。

用法：取上药，研制为细末，每次 1～3g，温开水送服。

临床应用：解肌通络，活血止痛，用于治疗冠心病之心绞痛有较好的疗效。

（16）治疗慢性支气管炎

方名：葛根慢支方。

药物：葛根、北沙参各 20g，麻黄 5g，紫菀、款冬花、桔梗、川贝母、麦冬各 10g。

用法：清水煎 2 次，混合分 3 次服，每日 1 剂。

临床应用：解肌退热，润肺止咳。用于治疗慢性支气管炎之咳嗽、痰多、气促等症有一定疗效。

（17）治疗口疮

方名：葛根口疮饮。

药物：葛根、玄参各 20g，石膏 30g，黄芩、黄连、知母、麦冬各 10g，制大黄 5g。

用法：清水煎 2 次，混合后分 3 次服，每日 1 剂。

临床应用：退热泻火，生津敛疮，用于治疗口舌生疮、口腔溃疡、牙龈肿痛等症有一定疗效。

（18）治疗急性肠梗阻

方名：葛根通肠方。

药物：葛根、皂角各 500g。

用法：取上药，用清水 4000ml，煎煮 1 个小时，去渣，置药汁锅于火炉上，保持适当温度（以不致烫伤为度），另以边长为 30cm 左右的 10 层纱布垫 4 块，浸以药液后，稍稍除去水分，交替置腹部作持续热敷，每次 1 个小时，每天 2～3 次。

临床应用：解肌退热，温阳通肠。用于治疗急性肠梗阻有一定疗效。

（19）治疗足癣

方名：葛根足癣粉。

药物：葛根、白矾、千里光各等分。

用法：取上药，焙干，研为细末，每晚取 50g，倒入盆内，加温水 300ml 搅匀，浸泡患足 30 分钟，7 日为 1 个疗程，停用其他皮肤用药，直到痊愈停药。

临床应用：退热杀虫，收敛止痒。用于治疗手足癣有一定疗效。

3. 知药理、谈经验

（1）知药理

葛根具有收缩和舒张平滑肌的作用，能增加脑及冠状血管的血流量，降低血压，对高血压、动脉硬化病人则能改善脑循环，其效用温和。对平滑肌有解痉作用。有降血糖、降血脂、保肝和明显的解热作用。此外，尚有抗心律失常、抗癌、抗缺氧、抗痒化及解毒作用。

（2）谈经验

孟学曰：葛根辛、甘、凉，为解肌之代表药。入阳明经、透发麻疹，有良好的发表、解肌、开腠理之功，有生津液，治消渴之效；通督脉，夹背脊，治项背强几几、恶寒发热、身痛无汗、头痛如破之症。

辛散，配合麻黄、桂枝、白芍、生姜、大枣

等,治外感风寒,恶寒发热之表实证;辛凉解表,配合大青叶、黄芩、防风、羌活、石膏等,治温病初起之壮热恶寒者;清透邪热,升阳止泻,配合黄芩、黄连、黄柏、白芍、枳壳等治痢疾、肠炎;发散表邪,解肌退热,配合升麻、白芍、白芷、蝉蜕、甘草等,治麻疹初起,见发热恶寒、咳嗽流涕、疹出不畅之症者,皮肤病应禁用;其味甘凉,能鼓舞胃气上升,能生津止渴,配合太子参、天花粉、麦冬、知母、生石膏、黄连等,治2型糖尿病胃热消渴之证;甘凉生津,清热止渴,配合乌梅、天花粉、西洋参、黄芪、山药、五味子等,治2型糖尿病之体瘦乏力,口渴多饮;辛散风热,清解热毒,配合连翘、防风、石膏、知母、板蓝根、黄芩、牛蒡子等,治大头瘟、腮腺炎、风火牙痛之证;透热解肌,配合柴胡、全蝎、僵蚕、白蒺藜、天竺黄等,治高热引起的肌肉抽搐;升举清阳之气,配合枳实、栀子、法夏、茯苓、黄柏、茵陈等,治饮酒过度导致的黄疸;鼓舞胃气,配合党参、白术、茯苓、芡实、莲米、山药、陈皮等,治脾虚泄泻之证;能扩张脑血管,配合黄芪、天麻、赤芍、水蛭、桃仁、红花等,治脑卒中后遗症。

五、柴　胡

【成分】　柴胡主要含有挥发油、皂苷、有机酸、醇类等,挥发油中含有 α-甲基环戊酮、柠檬烯、月桂烯等38种成分,狭叶柴胡中含有 β-萜品烯、柠檬烯等18种成分;还含有槲皮素、异槲皮素、芦丁、水仙苷及钙、钾、铝等金属元素。

【性味归经】　苦、微寒。归肝、胆经,无毒。

【功效】　疏散退热,疏肝解郁,升阳举陷。

【用法用量】　煎服,3～10g。醋炒减低散性;酒炒增其升提之力;鳖血炒可以退虚热。

【使用注意】　本品药性升发,凡气逆不降、阴虚火旺、肝阳上升者,均应慎用。

1. 单味药治难症

(1)治疗感冒发热

药物:柴胡80g。

用法:取上药,清水煎1个小时,分2次温服,每日1剂。

临床应用:疏散退热。用于治疗感冒发热,见寒热往来,头身疼痛,口干口渴等症者有一定疗效。

(2)治疗普通感冒及流行性感冒

药物:柴胡根适量。

用法:取上药,用蒸馏水制成注射液,每安瓿2ml(相当于原生药2g),肌内或静脉注射,每日1～2次,成人每次2ml,儿童酌减。

临床应用:祛风湿热。用于治疗普通感冒及流行性感冒有较好的疗效,并能治疗流行性腮腺炎,外用可治疗扁平疣。

(3)治疗传染性肝炎

药物:北柴胡适量。

用法:取上药,制成注射液,每次用10～20ml,加入50%葡萄糖溶液中,混合静脉注射,每日1～2次。

临床应用:疏肝解郁。用于治疗传染性肝炎的急性期,用药后,患者精神、食欲及自觉症状均能显著改善。

(4)治疗肠胃不适

药物:柴胡根60g。

用法:取上药,清水煎1个小时,分2次温服,每日1剂。

临床应用:疏肝通肠。用于治疗因气机阻滞而致的脘腹胀满、大便不通畅者有一定疗效。

(5)治疗咳嗽

药物:柴胡60g。

用法:取上药,加生姜3片,清水煎1个小时,分2次温服,每日1剂。

临床应用:疏散退热。用于治疗外感咳嗽,见寒热往来、头身疼痛、咳嗽阵作、痰少或无等症者有一定疗效。

（6）治疗高脂血症

药物：柴胡80g。

用法：取上药，清水煎1个小时，分3次温服，每日1剂，可加适量罗汉果调味。

临床应用：疏肝解郁。用于治疗高脂血症有一定疗效。

2. 配成方治大病

（1）治疗风寒感冒

方名：柴胡风寒感冒汤。

药物：柴胡20g，苍术、白芷、紫苏叶各15g，羌活、独活、川芎、防风、辽细辛各10g，甘草3g。

用法：清水煎2次，混合后分3次服，每日1剂。

临床应用：辛温祛邪，疏散退热。用于治疗风寒感冒，见头身疼痛、恶寒无汗等症者有一定疗效。

（2）治疗风热感冒

方名：柴胡风热感冒汤。

药物：柴胡、连翘、板蓝根、蒲公英各20g，金银花30g，黄芩15g，荆芥、菊花、蝉蜕各10g，甘草3g。

用法：清水煎2次，混合后分3次服，每日1剂。

临床应用：辛凉解表、疏散退热。用于治疗风热感冒，见头痛目眩、发热汗出、周身酸楚等症者有较好的疗效。

（3）治疗病毒感染

方名：柴胡抗病毒汤。

药物：柴胡、葛根、金银花、连翘各20g，黄芩、板蓝根、白芷各15g，防风、蝉蜕、薄荷各10g。

用法：清水煎2次，混合后分3次服，每日1剂。

临床应用：疏散外邪，解毒清热。用于治疗病毒感染性疾病之发热恶寒、头身疼痛等症有一定疗效。

（4）治疗流行性出血热

方名：柴胡败毒汤。

药物：柴胡、苍术、广藿香各20g，黄芩、黄柏、知母各15g，黄连、防风各10g，石膏30g，甘草3g。

用法：清水煎2次，混合后分3次服，每日1剂。

临床应用：疏散表邪，清热燥湿。用于治疗早期流行性出血热有一定疗效。

（5）治疗钩端螺旋体病

方名：柴胡钩体汤。

药物：柴胡、薏苡仁、广藿香、茯苓、滑石各20g，白豆蔻、杏仁、厚朴、法半夏各10g，白通草5g。

用法：清水煎2次，混合后分3次服，每日1剂。

临床应用：疏散退热，芳香利湿。用于治疗钩端螺旋体病（类似中医的湿温症）有一定疗效。

（6）治疗感染性高热

方名：柴胡退热汤。

药物：柴胡、葛根、金银花、蒲公英、广藿香、知母各20g，石膏50g，黄芩、栀子、薄荷各15g。

用法：清水煎2次，混合后分3次服，每日1剂。

临床应用：疏风清热，解毒散邪。用于治疗各种感染引起的高热不退、大热、大渴、大汗等症有一定疗效。

（7）治疗疟疾

方名：柴胡除疟饮。

药物：柴胡、银柴胡各20g，青蒿50g，炒鳖甲、秦艽、知母、黄芩各15g，甘草3g。

用法：清水煎2次，混合后分3次服，每日1剂。

临床应用：清透虚热、和解除疟。用于治疗间日疟、恶性疟疾等疾病有一定疗效。

（8）治疗病毒性肝炎

方名：柴胡清肝煎。

药物：柴胡、龙胆草、茵陈、大青叶、栀子、黄柏、夏枯草各20g，枳实、白芍各10g，甘草 5g。

用法:清水煎 2 次,混合后分 3 次服,每日 1 剂。

临床应用:疏肝解郁,清泄肝热。用于治疗急性病毒性肝炎及慢性肝病的急性发作,见身目发黄、颜色鲜亮、发热口渴、口干苦、大便不调、饮食无味等症者有较好的疗效。

(9)治疗慢性病毒性肝炎

方名:柴胡慢肝饮。

药物:柴胡、黄芪、党参、白术、茯苓、牡丹皮、广藿香、丹参、女贞子、旱莲草各 20g,白芍、大枣各 15g,当归 10g,甘草 3g。

用法:清水煎服,第 1 天煎 1 次,分 3 次服,第 2 天煎 2 次,混合后分 3 次服,每剂服 2 天。

临床应用:疏肝理气,益气健脾。用于治疗慢性病毒肝炎有一定效。

(10)治疗早期肝硬化

方名:柴胡软肝汤。

药物:柴胡、白芍、薏苡仁、广藿香、茯苓、扁豆、建曲各 20g,枳实、砂仁、泽泻、莪术各 15g,木香 10g。

用法:清水煎 2 次,混合后分 3 次服,每日 1 剂。

临床应用:疏肝理气,软肝散结。用于治疗早期肝硬化有一定疗效。

(11)治疗转氨酶升高

方名:柴胡降酶汤。

药物:柴胡、龙胆草、茵陈、大青叶、垂盆草、鸡骨草、田基黄、白术、建曲各 20g,黄柏、栀子各 15g,郁金 10g,甘草 5g。

用法:清水煎服,第 1 天煎 1 次,分 3 次服;第 2 天煎 2 次,混合后分 3 次服,每剂服 2 天。

临床应用:疏肝清热,解毒降酶。用于治疗肝病及其他疾病致转氨酶升高者,均有一定的疗效。

(12)治疗肝脓肿

方名:柴胡肝脓肿汤。

药物:柴胡、龙胆草、金银花、连翘、蒲公英、败酱草、薏苡仁各 20g,黄芩、栀子各 15g,甘草 5g。

用法:清水煎 2 次,混合后分 3 次服,每日 1 剂。

临床应用:清泄肝热,解毒消肿。用于治疗肝脓肿之已溃或未溃均有较好的疗效。

(13)治疗肝癌

方名:柴胡肝癌汤。

药物:柴胡、党参、赤芍、广藿香、白花蛇舌草、半枝莲、山慈姑、龙葵草、建曲各 20g,枳壳、莪术、砂仁各 15g,木香 10g,甘草 3g。

用法:清水煎服,第 1 天煎 1 次,分 3 次服,第 2 天煎 2 次,混合后分 3 次服,每剂服 2 天。

临床应用:疏肝理气,化癥散结。用于治疗早、中期肝癌有一定疗效。

(14)治疗胆系感染

方名:柴胡清胆汤。

药物:柴胡、龙胆草、枳实、金钱草、蒲公英、白芍、茵陈各 20g,黄芩 15g,大黄、延胡索、郁金、木香各 10g,甘草 5g。

用法:清水煎 2 次,混合后分 3 次服,每日 1 剂。

临床应用:疏肝理气,清泄胆热。用于治疗急慢性胆囊炎有一定的疗效。

(15)治疗胆石症

方名:柴胡化胆石汤。

药物:柴胡、赤芍、茵陈、威灵仙、金钱草、鸡内金各 20g,枳实、莪术、玄明粉(冲服)各 15g,三棱、郁金各 10g,甘草 3g。

用法:清水煎 2 次,混合后分 3 次服,每日 1 剂。

临床应用:疏肝理气,化石散结。用于治疗胆结石有一定疗效。

(16)治疗梅核气(咽喉神经官能症)

方名:柴胡理气煎。

药物:柴胡、茯苓各 20g,枳壳、紫苏梗各 15g,法半夏、陈皮、厚朴、木香、香附、木蝴蝶各 10g,甘草 30g,白芍 12g。

用法:清水煎 2 次,混合后分 3 次服,每日 1 剂。

临床应用:疏肝解郁,降气散结。用于治疗梅核气,见咽喉部不适,有物阻塞感,吞之不下,吐之不出等症者有较好的疗效。

(17)治疗呃逆症

方名:柴胡止呃汤。

药物:柴胡、白芍、党参、代赭石、广藿香各 20g,枳壳、柿蒂各 15g,丁香、沉香各 5g,旋覆花、生姜、大枣各 10g,甘草 3g。

用法:清水煎 2 次,混合后分 3 次服,每日 1 剂。

临床应用:理气和胃,平肝止呃。用于治疗顽固性呃逆有一定疗效。

(18)治疗慢性胃炎

方名:柴胡慢胃煎。

药物:柴胡、白术、苍术、白芍各 20g,枳壳、瓜蒌子各 15g,黄连、厚朴、法半夏、陈皮、砂仁各 10g,甘草 3g。

用法:清水煎 2 次,混合后分 3 次服,每日 1 剂。

临床应用:疏肝理气,健脾和胃。用于治疗各种慢性胃炎,见上腹饱胀、呃逆嗳气、胸闷不舒、食欲减退等症者有显著疗效。

(19)治疗胃下垂

方名:柴胡举胃汤。

药物:柴胡、白术、党参各 20g,黄芪 30g,厚朴、陈皮、当归、升麻、砂仁、生姜、大枣各 10g,甘草 3g。

用法:清水煎 2 次,混合后分 3 次服,每日 1 剂。

临床应用:健脾益气,升阳举陷。用于治疗胃下垂之身体消瘦有较好的疗效。

(20)治疗内耳眩晕症

方名:柴胡眩晕汤。

药物:柴胡、苦参、天麻、白术、泽泻各 20g,生龙骨、生牡蛎、代赭石各 30g,法半夏、黄芩各 15g,牛膝、生姜、大枣各 10g,甘草 3g。

用法:清水煎服,第 1 天煎 1 次,分 3 次服,第 2 天煎 2 次,混合后分 3 次服,每剂服 2 天。

临床应用:疏肝解郁,和解少阳。用于治疗内耳眩晕症有一定疗效。

(21)治疗渗出性中耳炎

方名:柴胡耳聋丸。

药物:柴胡 400g,龙胆草 300g,川芎、香附子各 200g,石菖蒲 150g。

用法:取上药,制成水丸,每次 10~12g,每日 3 次,饭后服。

临床应用:疏肝解郁,通气开窍。用于治疗渗出性中耳炎,见两耳有渗出液伴耳鸣、耳聋等症者有一定的疗效。

(22)治疗视神经萎缩

方名:柴胡启明丸。

药物:柴胡 80g,黄芪、党参各 120g,熟地黄、枸杞子、白术、茯苓、白芍、石斛各 100g,当归、杭菊花、密蒙花、刺蒺藜、青葙子各 50g,川芎 40g,甘草 15g。

用法:取上药,制成水丸,每次 10~12g,每日 3 次,饭后服。

临床应用:疏肝理脾,滋肾明目。用于治疗视神经萎缩,见周身乏力、视物不清、视力逐渐下降等症者有较好疗效。

(23)治疗青光眼

方名:柴胡青光眼丸。

药物:柴胡、赤芍、钩藤各 100g,葛根、龙胆草、夏枯草各 120g,黄芩、栀子、车前子、刺蒺藜、草决明、珍珠母各 80g,木贼草、菊花、密蒙花、羚羊角各 50g。

用法:取上药,制成水丸,每次服 10~12g,每日 3 次,饭后服。

临床应用:疏散退热,清肝明目,用于治疗青光眼,见头目胀痛、眩晕阵作、耳鸣耳聋、口燥咽干、视物昏蒙等症者有明显疗效。

(24)治疗过敏性鼻炎

方名:柴胡鼻炎煎。

药物:柴胡、葛根、党参各 20g,白芷、黄芩、苍耳子、辛夷各 15g,菊花、僵蚕、薄荷各 10g,甘草 3g。

用法:清水煎 2 次,混合后分 3 次服,每日 1 剂。

临床应用:疏散风邪,解毒清热。用于治疗过敏性鼻炎反复发作者有一定疗效。

(25)治疗咳嗽

方名:柴胡止咳煎。

药物:柴胡 20g,白芍、黄芩各 15g,防风、桔梗、前胡、紫菀、款冬花、陈皮、生姜各 10g,辽细辛、北五味、甘草各 5g。

用法:清水煎 2 次,混合后分 3 次服,每日 1 剂。

临床应用:疏散退热,解表止咳。用于治疗感冒咳嗽及慢性支气管炎咳嗽,均有一定疗效。

(26)治疗痛经

方名:柴胡痛经汤。

药物:柴胡、赤芍、生地黄各 20g,木香、川芎、桃仁、红花、香附子、五灵脂、当归、高良姜各 10g,延胡索 15g,甘草 3g。

用法:清水煎 2 次,混合后分 3 次服,每日 1 剂。

临床应用:疏肝理气,化瘀止痛。用于治疗痛经,见月经前及月经期中小腹疼痛,经色紫暗,全身不适等症者效果良好。

(27)治疗不孕症

方名:柴胡助孕汤。

药物:柴胡、茯苓、赤芍、广藿香各 20g,苍术、白术、枳壳各 15g,黄芪 30g,当归、川芎、法半夏、陈皮、生姜各 10g。

用法:清水煎 2 次,混合后分 3 次服,每日 1 剂。

临床应用:疏肝理气,祛痰化湿。用于治疗肥胖型之妇女不孕,见头目眩晕,四肢乏力,胸闷呕恶,带下清稀等症者有一定疗效。

(28)治疗乳腺炎

方名:柴胡乳痈汤。

药物:柴胡、金银花、连翘、牛蒡子、瓜蒌壳、皂角刺、蒲公英、败酱草各 20g,青皮、黄芩、栀子各 15g,甘草 3g。

用法:清水煎 2 次,混合后分 3 次服,每日 1 剂。

临床应用:疏肝理气,清热解毒。用于治疗乳腺炎之已溃未溃均有一定疗效。

(29)治疗乳腺增生

方名:柴胡乳癖汤。

药物:柴胡、赤芍各 20g,当归、川芎、延胡索、郁金、青皮、三棱、莪术、全蝎各 10g,橘核 30g,昆布、海藻各 15g,蜈蚣 3 条。

用法:清水煎 2 次,混合后分 3 次服,每日 1 剂。

临床应用:疏肝解郁,化瘀散结。用于治疗乳腺增生,见乳房有包块,月经前乳房胀痛或平素乳房胀痛等症者有一定疗效。

(30)治疗睾丸炎

方名:柴胡睾肿汤。

药物:柴胡、橘核、荔枝核、川楝子、白芍各 20g,枳壳、黄芩、乌药各 15g,桃仁、小茴香各 10g,败酱草 30g,甘草 3g。

用法:清水煎 2 次,混合后分 3 次服,每日 1 剂。

临床应用:疏肝解郁,理气散结。用于治疗睾丸炎之肿胀疼痛有一定的疗效。

(31)治疗附睾淤积

方名:柴胡附睾淤积方。

药物:柴胡、赤芍各 20g,王不留行、茯苓、枳壳、青皮、莪术各 15g,当归、川芎、郁金、三棱、水蛭(研末冲服)、甲珠(研末冲服)各 10g,甘草 3g。

用法:清水煎 2 次,混合后分 3 次服,每日 1 剂。

临床应用:疏肝理气,化瘀散结,用于治疗附睾淤积引起的肿痛不适有一定疗效。

(32)治疗睾丸鞘膜积液

方名:柴胡水疝方。

药物:柴胡、橘核、荔枝核、白术、茯苓各

20g,川楝子 15g,桂枝、猪苓、泽泻、小茴香、青皮各 10g,甘草 3g。

用法:清水煎 2 次,混合后分 3 次服,每日 1 剂。

临床应用:疏肝理气,化气消水。用于治疗睾丸鞘膜积液(中医称为水疝)见阴囊肿大如皮球者有一定疗效。

(33)治疗乳糜尿

方名:柴胡分清饮。

药物:柴胡、石莲子、萆薢、车前草、滑石、茯苓、白花蛇舌草各 20g,黄柏、知母、重楼各 15g,乌药 10g,甘草 3g。

用法:清水煎 2 次,混合后分 3 次服,每日 1 剂。

临床应用:疏肝解郁,清热利湿。用于治疗乳糜尿(有的为丝虫病)等病症有一定疗效。

(34)治疗风湿腰痛

方名:柴胡风湿腰痛方。

药物:柴胡、杜仲、薏苡仁各 20g,白芍、秦艽、威灵仙、川牛膝、桑寄生各 15g,羌活、独活、防风、辽细辛、当归、续断各 10g。

用法:清水煎服,每剂服 2 日。第 1 天煎 1 次,分 3 次服,第 2 天煎 2 次,分 3 次服。

临床应用:疏肝解郁,祛风除湿。用于治疗肝郁脾湿之风湿腰痛有一定疗效。

(35)治疗外感头痛

方名:柴胡头痛煎。

药物:柴胡、葛根各 20g,生石膏 30g,黄芩、枳实、白芍、浮小麦各 15g,玄明粉(分次冲服)18g,酒制大黄、天花粉各 10g,甘草 3g。

用法:清水煎 2 次,混合后分 3 次服,每日 1 剂。

临床应用:疏肝解郁,通下热邪。用于治疗三阳(太阳、阳明、少阳)合并头痛,症见头痛剧烈,日晡发热,胸胁苦满,大便秘结,口干舌燥等症有较好的疗效。

(36)治疗便秘

方名:柴胡通便饮。

药物:柴胡、枳实、白芍、火麻仁各 20g,白术、莱菔子各 30g,酒制大黄 5g。

用法:清水煎 2 次,混合后分 3 次服,每日 1 剂。

临床应用:疏肝解郁,润肠通结。用于治疗顽固性肠结便秘有较好的疗效。

(37)治疗精神病

方名:柴胡镇神汤。

药物:柴胡、茯苓、太子参、建曲各 20g,铁磁石 100g,生龙骨、生牡蛎各 50g(铁磁石、生龙骨、生牡蛎此 3 味药先煎半小时),黄芩、郁金、石菖蒲各 15g,桂枝、酒制大黄各 10g,甘草 3g。

用法:清水煎 2 次,混合后分 3 次服,每日 1 剂。

临床应用:疏肝解郁,镇静安神。用于治疗精神分裂症、抑郁症等均有一定疗效。

(38)治疗失眠症

方名:柴胡安眠汤。

药物:柴胡、白芍、酸枣仁、太子参、生地黄、夜交藤各 20g,生龙骨、生牡蛎各 30g,麦冬、炙龟甲各 15g,远志、石菖蒲各 10g,甘草 3g。

用法:清水煎服,每剂服 2 日,第 1 天煎 1 次,分 3 次服;第 2 天煎 2 次,分 3 次服。

临床应用:疏肝解郁,镇脑安眠。用于治疗抑郁症、神经衰弱之失眠有较好的疗效。

(39)治疗痫症

方名:柴胡定痫汤。

药物:柴胡、白芍、茯苓各 20g,生龙骨、生牡蛎各 30g,天麻、禹白附子各 15g,法半夏、胆南星、陈皮、石菖蒲、郁金、生姜、白矾(分次冲服)各 10g,甘草 3g。

用法:清水煎 2 次,混合后分 3 次服,每日 1 剂。

临床应用:疏肝解郁,祛痰镇静。用于治疗痰蒙清窍之痫症有一定疗效。

(40)治疗慢性肾炎

方名:柴胡慢肾汤。

药物:柴胡、茯苓、白术、车前子、薏苡仁各 20g,桂枝、猪苓、泽泻各 10g。

用法:清水煎 2 次,混合后分 3 次服,每日 1 剂,饮食应低盐或忌盐。

临床应用:疏肝理脾,化气行水。用于治疗慢性肾炎,见全身水肿、食欲减退、周身乏力、蛋白尿等症者有一定疗效(水肿消退后,改用其他处方以巩固疗效)。

(41)治疗糖尿病肾病

方名:柴胡糖肾方。

药物:柴胡、白术、茯苓、车前子各 20g,黄芪 30g,泽泻、商陆各 15g,蝉蜕、陈皮、猪苓、水蛭(研末分次冲服)各 10g。

用法:清水煎 2 次,混合后分 3 次服,每日 1 剂,饮食应低盐。

临床应用:疏肝理脾,益气利水。用于治疗糖尿病并发慢性肾病,见全身轻度水肿、蛋白尿等症者有一定疗效。

(42)治疗雷诺综合征

方名:柴胡雷诺丸。

药物:柴胡、桂枝、川芎、羌活、当归、干姜、辽细辛、桃仁、红花、熟附子各 50g,黄芪 150g,赤芍、葛根、水蛭、地龙、丹参各 100g。

用法:取上药,制成水丸,每次 10~12g,每日 3 次,饭后服。

临床应用:疏肝解郁,益气通脉。用于治疗雷诺综合征之四肢末端发紫有较好的疗效。

3. 知药理、谈经验

(1)知药理

柴胡解热镇痛、保肝利胆、镇静止咳、抗病毒、抗炎,对胃肠平滑肌有解痉及抗溃疡作用,对结核杆菌、钩端螺旋体、牛痘病毒有抑制作用,治疗疟疾及黑热尿效果良好;可降血压和降血脂;还有抗肿瘤作用,抗辐射作用。

(2)谈经验

孟学曰:柴胡具有和解少阳、疏肝解郁、升举阳气、退热截疟之功效。

芳香疏泄,有良好的疏散解表退热作用,

配合黄芩、葛根、羌活、防风、白芷等,治风寒感冒见恶寒发热、头痛肢软之症者;疏散风热,配合黄芩、连翘、知母、石膏、葛根、桔梗等,治风热感冒见头身疼痛,咳嗽发热,鼻塞咽干等症者;善于疏散,和解半表半里之邪,配合桂枝、黄芩、防风、葛根、半夏等,治邪在少阳,见寒热往来,胸胁苦满,口苦咽干等症者;疏肝胆之郁,解血室之结,配合党参、黄芩、半夏、生姜、大枣等,治妇人热入血室,寒热往来如疟状,发作有时者;退热截疟,配合青蒿、黄芩、知母、草果、常山等,治疟疾,见寒热往来,胸膈痞满者;疏肝解郁,条达肝气,配合白芍、川芎、香附、当归、郁金、佛手等,治胸胁胀痛、头痛眩晕、月经不调等;清泄肝胆,配合龙胆草、山栀、黄芩、牡丹皮、青皮等,治肝胆火旺,烦躁易怒;清退虚热,配合鳖甲、青蒿、秦艽、知母、地骨皮、牡丹皮等,治骨蒸劳热;升举脾胃之阳气,配合黄芪、人参、升麻、当归、白术等治脾胃气虚、中气下陷等。

柴胡的临床应用较为广泛,甚至有少数中医师大部分处方首味是柴胡,虽然治好了不少患者,但也存在一些弊病。应用柴胡也要辨证,必须严格掌握柴胡的禁用和慎用,如果什么病都用则成了滥用、乱用,是不可取的。

六、升 麻

【成分】 升麻含升麻碱、水杨酸、咖啡酸、阿魏酸、鞣质等,兴安升麻含升麻素生物碱、糖类、有机酸、咖啡酸、阿魏酸等;北升麻含升麻苦味素、北升麻醇、升麻素、皂苷等,大三叶升麻含生物碱等。

【性味归经】 辛、微甘,微寒。归肺、脾、胃、大肠经,无毒。

【功效】 发表透疹,清热解毒,升举阳气。

【用法用量】 煎服,3~10g,发表透疹解毒宜生用,升阳举陷固脱宜制用。

【使用注意】 本品辛散力强,一般风热感冒、麻疹已透,以及阴虚火旺、肝阳上亢者均当忌用。

1. 单味药治难症

(1)治疗咽喉肿痛

药物:升麻15g。

用法:取上药,清水煎1个小时,待冷却后,含漱,每日3~4次,每日1剂,一般用药1~2剂后即可痊愈。

临床应用:清热解毒,用于治疗因外感引起的咽喉肿痛有一定疗效。

(2)治疗子宫脱垂

药物:升麻5g。

用法:取上药研为细末,用鸡蛋1个,将鸡蛋顶端钻一黄豆粒大小的圆孔,把药末放入蛋内搅匀,取纸一小块蘸水将蛋孔盖严,放蒸笼内蒸熟,去壳内服,每日1次,10日为1个疗程,休息2天,再服第2个疗程,服药期间忌重体力劳动及房事。

临床应用:升举阳气,用于治疗气虚下陷之子宫脱垂有一定疗效。

(3)治疗带状疱疹

药物:升麻100g。

用法:取上药,清水煎成浓汁,用纱布蘸药汁湿敷患处,并保持局部湿润。同时应禁食生姜、大蒜、辣椒、鱼和蛋等辛辣及发物。

临床应用:清热解毒。用于治疗带状疱疹及其他疱疹病毒感染均有一定疗效。

(4)治疗产后恶露不尽

药物:升麻50g。

用法:取上药,用白酒500ml,煎取100ml,分3次服。

临床应用:清热解毒。用于治疗产后恶露不尽长久不愈者有一定疗效。

(5)治疗痈疽发背

药物:升麻50g。

用法:清水煎2次,混合后分3次服,每日1剂。

临床应用:清热解毒。用于治疗痈疽发背未溃者有一定疗效。

2. 配成方治大病

(1)治疗风热头痛

方名:升麻风热头痛饮。

药物:升麻、葛根、黄芩、白芍各15g,白芷、防风、菊花、薄荷各10g,石膏30g,甘草3g。

用法:清水煎2次,混合后分3次服,每日1剂。

临床应用:发散风邪,清热解毒。用于治疗风热头痛,见发热恶寒、汗出口渴,前额头痛等症者有一定疗效。

(2)治疗大头瘟(颜面丹毒)

方名:升麻大头瘟方。

药物:升麻、牛蒡子、黄芩、薄荷各15g,金银花、连翘、大青叶、玄参各20g,僵蚕、马勃、黄连各10g,甘草5g。

用法:清水煎2次,混合后分3次服,每日1剂。

临床应用:清热解毒,发散外邪。用于治疗春天大头瘟,见颜面肿胀,双眼撑不开等症者有一定疗效。

(3)治疗急性鼻窦炎

方名:升麻鼻炎汤。

药物:升麻、葛根、赤芍、黄芩、苍耳子、辛夷各15g,白芷、荆芥、薄荷各10g,甘草3g。

用法:清水煎2次,混合后分3次服,每日1剂。

临床应用:解表祛邪,清热解毒。用于治疗急性鼻窦炎,见前额、眉棱骨痛,发热恶寒,鼻塞或鼻流清涕等症者有较好的疗效。

(4)治疗风火牙痛

方名:升麻风火牙痛方。

药物:升麻、龙胆草、黄芩、牡丹皮各15g,生地黄20g,石膏30g,黄连、防风、辽细辛各10g,甘草3g,酒制大黄5g。

用法:清水煎2次,混合后分3次服,每日1剂。

临床应用:祛风清胃,泻火解毒。用于治疗胃中积热之风火牙痛有一定疗效。

（5）治疗顽固性口疮

方名：升麻口疮煎。

药物：升麻、麦冬、石斛、栀子各 15g，生地黄、玄参、玄明粉（分次冲服）各 20g，石膏 30g，桔梗、防风各 10g，甘草 3g。

用法：清水煎 2 次，混合后分 3 次服，每日 1 剂。

临床应用：祛风解毒，清泄胃火。用于治疗顽固性口疮，见口腔溃疡、咽痛、口腔痛、口流唾涎、小便黄、大便秘结等症者有良效。

（6）治疗鼻出血

方名：升麻鼻衄汤。

药物：升麻、白芍、黄芩、茜草、生地黄、牡丹皮、侧柏叶各 15g，水牛角 30g，黄连 10g，甘草 3g。

用法：清水煎 2 次，混合后分 3 次服，每日 1 剂。

临床应用：清热解毒，凉血止血。用于治疗脾肺热盛引发的鼻出血，由于升麻有引寒凉药上行之作用，故可凉血止血。

（7）治疗语声不出

方名：升麻发音煎。

药物：升麻、杏仁、桔梗、紫苏梗各 15g，茯苓、桑白皮各 20g，蝉蜕、法半夏、陈皮各 10g，甘草 3g。

用法：清水煎 2 次，混合后分 3 次服，每日服 1 剂。

临床应用：透发散热，祛痰开音。用于治疗肺气壅塞、胸满短气、痰嗽喘闷、咽喉噎塞之语声不出者有一定疗效。

（8）治疗湿疹

方名：升麻湿毒汤。

药物：升麻、苍术、黄柏、地肤子、白鲜皮各 15g，金银花、连翘、苦参、土茯苓、赤芍各 20g，蝉蜕 10g，甘草 3g。

用法：清水煎服，每剂服 2 日，第 1 天煎 1 次，分 3 次服；第 2 天煎 2 次，混合后分 3 次服。

临床应用：祛风除湿，清热解毒。用于治疗湿疹、黄水疮、青春痘等有较好的疗效。

（9）治疗疮毒内陷

方名：升麻透疮方。

药物：升麻、葛根、黄芩各 15g，黄芪、金银花、连翘、蒲公英各 20g，黄连、当归各 10g，甘草 5g。

用法：清水煎 2 次，混合后分 3 次服，每日 1 剂。

临床应用：升举阳气，托邪外出。用于治疗因气血不足，无力托邪外出，致疮毒塌陷或疹出不透者有一定疗效。

（10）治疗腹痛下利

方名：升麻止利汤。

药物：升麻、葛根、柴胡、白芍、苍术、黄柏各 15g，黄芪 20g，黄连、木香各 10g，甘草 3g。

用法：清水煎 2 次，混合后分 3 次服，每日 1 剂。

临床应用：升举阳气，清热燥湿。用于治疗脾气不升、湿热内蕴，见肢体困倦、腹痛下利、大便坠胀等症者有较好的疗效。

（11）治疗肠风下血

方名：升麻便血方。

药物：升麻、柴胡、白术、茜草各 15g，黄芪、生地黄、白芍、牡丹皮、仙鹤草各 20g，人参、当归、防风各 10g，甘草 3g。

用法：清水煎服，每剂服 2 天，第 1 天煎 1 次，分 3 次服；第 2 天煎 2 次，混合后分 3 次服。

临床应用：升举阳气，凉血止血。用于治疗因气虚血热而致肠风下血者有显著疗效。

（12）治疗肠梗阻

方名：升麻通下方。

药物：升麻、大黄各 20g，厚朴 15g，枳实、芒硝（分次冲服）各 30g，陈皮 10g，甘草 3g。

用法：清水煎 2 次，混合后分 3 次服，每日 1 剂，便通后止服。

临床应用：升举阳气，通便下结。用于治疗各类肠梗阻，见腹痛拒按、不矢气、大便不通、小便短少等症者有一定疗效。

(13)治疗乙型肝炎

方名:升麻乙肝方。

药物:升麻、葛根、金银花、黄芪、赤芍各30g,茵陈、茯苓各20g,郁金、砂仁各10g,甘草5g。

用法:清水煎服,每剂服2天,第1天煎1次,分3次服;第2天煎2次,混合后分3次服。

临床应用:清热解毒,升举阳气。用于治疗慢性乙型肝炎有一定疗效。

(14)治疗湿热内蕴

方名:升麻除湿汤。

药物:升麻、柴胡、苍术、黄柏、广藿香各15g,黄芪、茯苓、薏苡仁各20g,黄连、厚朴、法半夏各10g,白通草5g。

用法:清水煎2次,混合后分3次服,每日1剂。

临床应用:升举阳气,清热利湿。用于治疗湿热内蕴,见肢困体倦、两腿麻木、沉重无力、身重如山、大便不爽等症者疗效良好。

(15)治疗老年中风

方名:升麻卒中方。

药物:升麻、秦艽、防风、禹白附子各15g,黄芪30g,葛根、赤芍各20g,当归、人参、全蝎、僵蚕各10g,蜈蚣3条。

用法:清水煎2次,混合后分3次服,每日1剂。

临床应用:升举阳气,舒筋活络。用于治疗老年正气不足,虚邪贼风乘虚而入而致卒中,见口眼㖞斜、恶风恶寒、四肢拘急等症者。

(16)治疗胃下垂

方名:升麻举胃汤。

药物:升麻、白术、茯苓、枳壳、党参各20g,黄芪30g,柴胡、砂仁、当归、大枣、生姜各10g,甘草3g。

用法:清水煎2次,混合后分3次服,每日1剂。

临床应用:升阳举陷,益气健脾。用于治疗体质瘦弱,肺脾气虚之胃下垂有一定疗效。

(17)治疗脱肛

方名:升麻举肛汤。

药物:升麻、大枣各15g,黄芪、党参各30g,枳壳、白术各20g,生姜10g,甘草3g。

用法:清水煎2次,混合后分3次服,每日1剂,小儿减量。另用明矾、芒硝各30g,煎清水外洗后,将脱肛纳回肛内。

临床应用:益气健脾,升举肛肠。用于治疗中气下陷之脱肛有一定疗效。

(18)治疗子宫脱垂

方名:升麻举胞汤。

药物:升麻15g,黄芪、党参、煅龙骨、煅牡蛎各30g,枳壳、白术各20g,柴胡、当归、生姜、大枣各10g,甘草3g。

用法:清水煎2次,混合后分3次服,每日1剂。另用枳壳100g,益母草50g,煎清水外洗热敷后纳回阴道,平卧床上1个小时。

临床应用:升举阳气,收涩固脱,用于治疗子宫脱垂有一定疗效。

(19)治疗崩漏

方名:升麻崩漏汤。

药物:升麻、知母、茜草、益母草、侧柏叶、仙鹤草、白芍各15g,黄芪、党参、生地黄各20g,当归10g,甘草3g。

用法:清水煎2次,混合后分3次服,每日1剂。

临床应用:升阳益气,凉血止漏。用于治疗崩漏下血有一定疗效。

(20)治疗产后尿潴留

方名:升麻通尿汤。

药物:升麻、柴胡、泽泻各15g,白术、茯苓、黄芪各20g,猪苓、桂枝、当归、生姜、大枣各10g,甘草3g。

用法:清水煎1个小时,顿服,隔2个小时后,小便得通下,如不下或下得很少,再用清水煎1次,顿服。

临床应用:升举阳气,化气利水。用于治疗产后小便不通及其他因气虚、气化失常之小便不通均有一定疗效。

(21)治疗紫癜并发肾炎

方名:升麻紫癜肾炎方。

药物:升麻、白芍、牡丹皮各 15g,炒鳖甲 30g,生地黄、水牛角、金银花、连翘各 20g,防风、蝉蜕、当归各 10g,甘草 3g。

用法:清水煎服,每剂服 2 天,第 1 天煎 1 次,分 3 次服;第 2 天煎 2 次,混合后分 3 次服。

临床应用:祛邪透斑,清热解毒。用于治疗紫癜并发的肾炎,见发热恶寒、咽痛口渴、下肢紫癜,甚则有血尿等症者有较好的疗效。

(22)治疗遗精漏精

方名:升麻遗精方。

药物:升麻、补骨脂、菟丝子、芡实各 15g,人参 10g,黄芪、金樱子、枸杞子、杜仲、茯苓、煅龙骨、煅牡蛎各 20g,甘草 3g。

用法:清水煎 2 次,混合后分 3 次服,每日 1 剂。

临床应用:升举阳气,补肾填精。用于治疗玉门不闭、遗精漏精,补后天以养先天。

(23)治疗不孕症

方名:升麻助孕丸。

药物:升麻、当归、陈皮、柴胡、大枣各 50g,补骨脂、菟丝子、山茱萸、巴戟天各 60g,人参、白术、茯苓各 100g,黄芪、熟地黄、枸杞子各 150g,甘草 10g。

用法:取上药,制成水丸,每次 10～12g,每日 3 次,饭后服。

临床应用:升举阳气,滋肾助孕。用于治疗女子脾肾两虚所致的不孕,见饮食少思、胸膈满闷、倦怠思睡、四肢无力等症者有较好的疗效。

(24)治疗气虚发热

方名:升麻除热方。

药物:升麻、柴胡、白术各 15g,黄芪、党参、白术各 20g,当归、羌活、独活、防风、黄连、生姜、大枣各 10g,甘草 3g。

用法:清水煎 2 次,混合后分 3 次服,每日 1 剂。

临床应用:升举阳气,甘温除热。用于治疗中气不足之发热、四肢倦怠无力等症。

3. 知药理、谈经验

(1)知药理

升麻解热降温、消炎镇痛,有抗惊厥、减慢心率、降低血压、抗菌、抗癌等作用。此外,对肠痉挛有一定的抑制作用,还有抑制艾滋病病毒的作用。

(2)谈经验

孟学曰:升麻其性上升,其叶似麻,故名,其味辛微甘平,主解百毒,善提清气,能使阳明之清气上升。

升麻升散发表,配合葛根、白芍、白芷、蝉蜕、甘草等,治小儿痘疹,表里有热,疹出不显;疏风散热,配合黄芩、石膏、白芷、菊花等,治风热上攻,阳明头痛;泄热解毒,配合连翘、葛根、桔梗、黄芩、石膏等,治齿痛齿衄、咽痛口疮;透发散热,配合柴胡、川芎、栀子、香附等,治肝郁气滞,骨蒸潮热;升阳举陷,配合黄芪、党参、柴胡、当归、白术、陈皮等,治久泻脱肛,子宫脱垂,症见妇人小便不通,疮毒塌陷者。

七、桑　叶

【成分】　桑叶含黄酮类化合物,如芦丁、蜕皮激素、槲皮素、桑苷、异槲皮素、黄芪黄酮、甾醇类、多种氨基酸和维生素、绿原酸、延胡索酸、叶酸,还有植物雌激素等。

【性味归经】　苦、甘、寒,归肺、肝经。

【功效】　疏散风热,清肺润燥,平肝明目,凉血止血。

【用法用量】　煎服,5～10g,一般生用、煎服或入丸散。外用煎水洗眼。桑叶蜜制能增强润肺止咳的作用,故肺燥咳嗽多用蜜制桑叶。

【使用注意】　本品苦、甘、寒,故无表证及无热者需慎用。

1. 单味药治难症

（1）治疗夜间盗汗

药物：桑叶（最好经霜者）10g。

用法：取上药，研为细末，分2次服，米汤送下，每日1剂。

临床应用：散热止汗，用于治疗夜间盗汗，醒后发觉衣服湿者有一定的疗效。

（2）治疗乳糜尿

药物：干经霜桑叶1000g。

用法：取上药，用清水4000ml煮沸30分钟，取汁过滤，灭菌装瓶备用，每瓶300ml，口服，每天600ml，分3次服，30天为1个疗程。

临床应用：清热利尿，用于治疗乳糜尿，症见尿液浑浊如米泔样者有一定疗效。

（3）治疗化脓性中耳炎

药物：鲜桑叶适量。

用法：取上药，用冷开水洗净后，捣烂取汁。每次滴耳1~2滴，每日3次。

临床应用：抗菌消炎，用于治疗化脓性中耳炎有一定疗效。

（4）治疗妇女脸部褐色斑

药物：干经霜桑叶500g。

用法：取上药，隔水蒸煮消毒，去除杂物，干燥处理后备用。每天15g，沸水浸泡后代茶饮，连服1个月为1个疗程，有效者可继续饮用，无效者停止服用。

临床应用：润燥祛斑。用于治疗妇女因内分泌失调引起的脸部褐色斑有一定疗效。

（5）治疗青盲（青光眼）

药物：新采青桑叶适量。

用法：取上药，阴干，烧存性，于瓷器内水煎，倾出药液澄清，乘温热洗目，每日1次。

临床应用：清肝明目，用于治疗青光眼有一定疗效。

（6）治疗烧烫伤及疱疮

药物：经霜桑叶适量。

用法：取上药，焙干，烧存性，研为细末用香油调敷，创面流黄水者，可消毒后干撕，采用暴露疗法。

临床应用：清热凉血，用于治疗烧烫伤及疱疮等有一定疗效。

（7）治疗手足麻木、不知痛痒

药物：经霜桑叶适量。

用法：取上药，清水煎汤，乘温热外洗，每日1剂，可多次洗。

临床应用：清热润燥。用于治疗血虚风燥致手足麻木、不知痛痒者有一定的疗效。

（8）治疗水肿

药物：霜桑叶适量。

用法：取上药，制成10%桑叶注射液，备用，每次用4ml，肌内注射，每日1~2次。

临床应用：散热利水。用于治疗因外邪引起的水肿有一定疗效。

（9）治疗下肢象皮肿

药物：霜桑叶适量。

用法：取上药，制成25%~50%桑叶注射液，备用，每次用4ml，肌内注射，每日1~2次。结合弹力绷带绑扎，并加用利尿、软坚、消肿中药，20日为1个疗程，一般3个疗程可治愈。

临床应用：散热利水，用于治疗丝虫病所致的下肢象皮肿，可配合西药杀灭血丝虫病微丝蚴或虫。

2. 配成方治大病

（1）治疗风热感冒

方名：桑叶风热感冒煎。

药物：霜桑叶、柴胡、金银花、连翘各20g，菊花、杏仁、桔梗、黄芩、薄荷各10g，甘草3g。

用法：清水煎2次，混合后分3次服，每日1剂。

临床应用：疏散风热，宣肺止咳。用于治疗风热感冒，见头痛发热、咳嗽咽痛等症者有一定的疗效。

（2）治疗肺燥咳嗽

方名：桑叶润肺止咳汤。

药物：霜桑叶、北沙参、梨皮各20g，知

母、百合、枇杷叶各 15g,杏仁、桔梗、川贝母、紫菀、款冬花各 10g,甘草 3g。

用法:清水煎 2 次,混合后分 3 次服,每日 1 剂。

临床应用:疏散风热,润肺止咳。用于治疗燥邪伤肺之咳嗽有显著疗效。

(3)治疗喉源性咳嗽

方名:桑叶润喉止咳饮。

药物:霜桑叶、北沙参、赤芍各 20g,木蝴蝶、枇杷叶、射干、桔梗、百部各 15g,杏仁 10g,甘草 3g。

用法:清水煎 2 次,混合后分 3 次服,每日 1 剂。

临床应用:疏散风热,润喉止咳。用于治疗咽喉部因慢性炎症引起的咽喉部发痒不适、干咳无痰等症有一定的疗效。

(4)治疗鼻出血

方名:桑叶鼻衄汤。

药物:霜桑叶、白茅根各 30g,生地黄、茜草、黄芩、牡丹皮、白芍、侧柏叶各 15g,甘草 3g。

用法:清水煎 2 次,混合后分 3 次服,每日 1 剂。

临床应用:疏散风热,凉血止血。用于治疗因鼻黏膜炎及其他原因引起的鼻出血均有一定疗效。

(5)治疗咽喉疼痛

方名:桑叶喉痛饮。

药物:霜桑叶、大青叶、蒲公英各 20g,牛蒡子、桔梗、薄荷各 15g,前胡、防风各 10g,甘草 3g。

用法:清水煎 2 次,混合后分 3 次服,每日 1 剂。

临床应用:疏散风热,清咽利喉。用于治疗因风热感冒所致的发热恶寒、咽喉红肿疼痛等症有一定的疗效。

(6)治疗目赤肿痛

方名:桑叶清目煎。

药物:霜桑叶、柴胡、金银花、连翘各

20g,黄芩、夏枯草、薄荷各 15g,蝉蜕、荆芥、防风各 10g,甘草 3g。

用法:清水煎 2 次,混合后分 3 次服,每日 1 剂。

临床应用:疏散风热,清肝明目。用于治疗急性结膜炎所致的目赤肿痛、羞明流泪有一定疗效。

(7)治疗角膜溃疡

方名:桑叶清热明目方。

药物:霜桑叶、金银花、夏枯草各 30g,野菊花、刺蒺藜各 20g,柴胡、木贼各 15g,蝉蜕、薄荷、黄芩各 10g,甘草 3g。

用法:清水煎 2 次,混合后分 3 次服,每日 1 剂。

临床应用:疏散风热,明目退翳。用于治疗角膜溃疡(云翳),见结膜红丝、巩膜有白点、疼痛发热、羞明流泪等症者疗效良佳。

(8)治疗老年慢性结膜炎

方名:桑叶明目外洗方。

药物:鲜桑叶 30g,野菊花 20g,芒硝 10g。

用法:取上药,清水煎半个小时,乘温热蘸洗患部,每日 2 剂,每剂用 2 次,每次间隔 2 小时,每次可适当闭眼热敷 10～15 分钟,严重者,并服第(6)方。

临床应用:疏散风热,清肝明目。用于治疗急慢性结膜炎有一定疗效。

(9)治疗颜面粗糙

方名:桑叶养颜膏(丸)。

药物:霜桑叶 1000g,黑芝麻 300g,蜂蜜 1000g。

用法:取黑芝麻,捣碎,加清水煎成浓汁,过滤后,加蜂蜜熬成膏。然后加入桑叶末,混合制成蜜丸,每丸重 15g,每次 1 丸,温开水送服,每日 3 次,病情轻者剂量可减半。

临床应用:祛风清热,润肤养颜。用于治疗颜面粗糙、须发早白、便秘等,疗效较好。

(10)治疗头目眩晕

方名:桑叶止眩饮。

药物：霜桑叶、枸杞子、夏枯草、杜仲各20g，石决明、珍珠母各30g，草决明15g，僵蚕、菊花各10g，甘草3g。

用法：清水煎2次，混合后分3次服，每日1剂。

临床应用：疏散风热，平肝明目，用于治疗阴虚阳亢（高血压）之头目眩晕疗效较好。

（11）治疗卒中

方名：桑叶卒中丸。

药物：霜桑叶、夏枯草、葛根、天麻、生地黄、豨莶草各100g，赤芍80g，全蝎、川芎、牡丹皮、泽泻、胆南星、红花、当归、菊花、钩藤、川牛膝、石菖蒲、茯苓、秦艽各50g。

用法：取上药，制成水丸，每次10～12g，每日3次，饭后服。

临床应用：祛风涤痰，活血化瘀。用于治疗脑血管疾病的后遗症有一定的疗效。

（12）治疗肺脓肿

方名：桑叶肺痈汤。

药物：霜桑叶、鲜鱼腥草、鲜败酱草、芦根各50g，连翘、白茅根各30g，知母、黄芩各15g，甘草3g。

用法：清水煎2次，混合后分3次服，每日1剂。

临床应用：清热解毒，凉血散痈。用于治疗肺脓肿（肺痈），见发热咳嗽，咳出腥臭脓痰，胸中烦闷等症者有一定的疗效。

（13）治疗脑萎缩

方名：桑叶脑萎缩丸。

药物：霜桑叶、黄芪、西洋参、枸杞子、天麻、炙龟甲、生龙骨、生龙齿、酸枣仁各100g，白术、茯苓、熟地黄、黑芝麻、胡桃仁各80g，丹参、山茱萸、山药、远志各60g，泽泻、牡丹皮、菊花、当归、石菖蒲、陈皮、法半夏、胆南星、川芎、桃仁、红花、砂仁各50g。

用法：取上药，制成水丸，每次10～12g，每日3次，饭后服。

临床应用：益气填精，醒脑开窍。用于治疗脑萎缩有令人满意的疗效。

（14）治疗蜂螫伤

方名：桑叶解毒水。

药物：鲜桑叶适量，明矾50g。

用法：取上药，清水煎30分钟，稍凉后浸洗伤口，隔1个小时后，连续浸洗。

临床应用：疏散风热，解毒收敛。用于治疗不同蜂虫蜇伤均有一定疗效。

3. 知药理、谈经验

（1）知药理

桑叶有抗菌、抗炎、降血糖、降血压、降血脂、排出胆固醇等作用。对肠肌有抑制作用，对动情子宫有兴奋作用。

（2）谈经验

孟学曰：桑叶苦、甘，寒，主治阴虚寒热及内热出汗。能清肃肺气，息内风而除头痛，止风行肠胃之泄泻。经霜桑叶能明目止渴。

桑叶轻清疏散，配合菊花、连翘、桔梗、牛蒡子、薄荷等，治风热感冒，温病初起；升散清热，配合菊花、薄荷、葛根、白芷等，治风疹不透；苦寒清泄肺热，配合防风、牛蒡子、石膏、桔梗、前胡等，治咽喉肿痛及喉痧；清热润燥，配合沙参、麦冬、阿胶、贝母、石膏等，治肺热燥咳；清泄肝火，配合菊花制丸，治风邪壅滞、气机失调之风眼下泪；平肝明目，配合菊花、石决明、白芍、钩藤等，治肝阳眩晕、眼目昏花；甘寒益阴，配合黄芪、麦冬、五味子等，治盗汗、自汗。

八、菊　花

【成分】　菊花含有挥发油、腺嘌呤、胆碱、水苏碱、菊苷、龙脑、樟脑、菊油环酮、刺槐苷、树脂、除虫菊内酯、氨基酸、维生素A及维生素B_1、维生素E等。

【性味归经】　辛、甘、苦，微寒。归肺、肝经，无毒。

【功效】　疏散风热，平肝明目，清热解毒。

【用法用量】　煎服，5～10g，或入丸、散剂。可泡茶饮。

【使用注意】 凡阳虚或头痛而恶寒者均忌用;气虚胃寒,食少泄泻者,宜少用之。

1. 单味药治难症

(1)治疗偏头痛

药物:杭菊花适量。

用法:取上药 20g,用开水 1000ml 冲泡,分 3 次饮用,连服 2 个月为 1 个疗程,或代茶常年饮用。

临床应用:疏风止痛,用于治疗偏头痛、失眠等有一定疗效。

(2)治疗流行性腮腺炎

药物:野菊花 20g。

用法:取上药,煎汤代茶饮,每日 1 剂,连服 1 周。

临床应用:清热解毒。用于治疗流行性腮腺炎有一定疗效。

(3)治疗上呼吸道感染

药物:野菊花适量。

用法:取上药,制成 100% 野菊花注射液,每次肌内注射 2～4ml,6 个小时 1 次,每日 2 次。

临床应用:清热解毒。用于治疗上呼吸道感染、扁桃体炎等均有一定疗效。

(4)预防感冒

药物:野菊花 15g。

用法:取上药,用沸水浸泡 1 个小时,煎 30 分钟,分 3 次口服,儿童减半,每日 1 剂,连续用 3 天。

临床应用:清热解毒。用于预防感冒有令人满意的效果。

(5)治疗疖肿疮毒

药物:新鲜野菊花 100～150g。

用法:取上药,清水煎半个小时,分 2～3 次口服,每日 1 剂。另取野菊花适量,捣烂如泥,加芒硝 20g,混合均匀后敷于患处,稍干即换,至肿消为止。

临床应用:清热解毒。用于治疗各种疖肿疮毒均有较好的疗效。

(6)治疗冠心病

药物:白菊花 300g。

用法:取上药,清水煎 2 次,混合浓缩至 500ml,每次 25ml,每日 2 次,2 个月为 1 个疗程。

临床应用:扩冠降压。用于治疗冠心病、心绞痛,见心悸胸闷,甚则心前区疼痛,心慌气急,头晕头痛,四肢麻木等症者有令人满意的疗效。

(7)治疗高血压病

药物:白菊花 500g。

用法:取上药,制成流浸膏,取 2ml(含生药 4g)加单糖浆至 10ml,顿服,每日 3 次,1 个月为 1 个疗程。

临床应用:平肝降压。用于治疗Ⅰ、Ⅱ、Ⅲ期高血压,见头痛、眩晕、失眠等症者有较好的疗效。

(8)治疗寻常疣

药物:菊花 30g。

用法:取上药,放入 30 度的白酒 100ml 内,浸 3 天后去渣,浸出液可加适量开水,白砂糖炖服。每日 1 次,连服 3 天为 1 个疗程。停药观察 3 天,若无效再开始第 2 个疗程。

临床应用:清热解毒。用于治疗寻常疣、扁平疣均有一定疗效。

(9)治疗面部疔疮

药物:野菊花根适量。

用法:取上药,煅存性,研为细末,加入少量冰片,混匀,将上药粉调茶油敷于患处,若敷上的药不干脱,则不必换药,也不必要配合内服药。

临床应用:解毒消疔。用于治疗面部疔疮,一般 2～3 天内排脓、消肿、结痂而愈。

(10)治疗中心性视网膜脉络膜炎

药物:白菊花 30g。

用法:取上药,用猪心 1 只,将菊花塞入猪心内,加入水适量,不用佐料,文火慢煲,熟透为宜,去渣吃肉喝汤。

临床应用:清肝明目,用于治疗中心性视

网膜脉络膜炎,一般 3～5 次可痊愈,而且不复发。

(11)治疗再生障碍性贫血

药物:野菊花根茎 30g。

用法:取上药,用鲜精猪肉 30g,共同煎煮,不加佐料,去渣,吃肉喝汤,每日 1 剂,30天为 1 个疗程,一般用 1～3 个疗程。

临床应用:解毒生血,用于治疗再生障碍性贫血,疗效比较令人满意,但必须坚持长时间用药才有效果,如有效则继续服用,直到痊愈为止,也可配合其他药并用。

2. 配成方治大病

(1)治疗风热感冒

方名:菊花风热感冒煎。

药物:菊花、霜桑叶、薄荷各 15g,金银花、连翘各 20g,杏仁、桔梗、荆芥、防风、前胡各 10g,甘草 3g。

用法:清水煎 2 次,混合后分 3 次服,每日 1 剂。

临床应用:辛凉祛表,清热解毒。用于治疗风热感冒,见发热恶寒、头身疼痛、咳嗽咽痛等症者有一定疗效。

(2)治疗偏正头痛

方名:菊花头痛饮。

药物:菊花、白芷各 15g,羌活、荆芥、防风、川芎、蔓荆子、薄荷各 10g,辽细辛 5g,石膏 30g,甘草 3g。

用法:清水煎 2 次,混合后分 3 次服,每日 1 剂。

临床应用:风热外袭,上攻巅顶。用于治疗头痛不止、口干烦热等,均有一定疗效。

(3)治疗副鼻窦炎

方名:菊花鼻炎丸。

药物:野菊花、金银花、连翘、蒲公英、败酱草、葛根各 80g,羌活、防风、苍耳子、辛夷、白芷、黄芩、广藿香、薄荷各 50g,辽细辛、川芎各 30g。

用法:取上药,制成水丸,每次 10～12g,每日 3 次,饭后服。

临床应用:疏散外邪,解毒清热。用于治疗副鼻窦炎,见头晕额痛、发热恶寒、鼻塞声重、鼻涕较多等症者有一定疗效。

(4)治疗急慢性咽炎

方名:菊花咽炎汤。

药物:菊花 15g,金银花、麦冬各 20g,蝉蜕、木蝴蝶、桔梗、胖大海各 10g,甘草 3g。

用法:清水煎 2 次,混合后分 3 次服,每日 1 剂。

临床应用:疏散风热,清咽利喉。用于治疗急慢性咽炎之咽干口燥有一定疗效。

(5)治疗丹毒

方名:菊花丹毒饮。

药物:野菊花、土茯苓、连翘、蒲公英、败酱草各 20g,黄芩、黄连、栀子各 15g,蝉蜕10g,甘草 3g。

用法:清水煎 2 次,混合后分 3 次服,每日 1 剂。

临床应用:疏散风热,燥湿解毒。用于治疗丹毒,见发热恶寒、斑块焮红灼热、口渴多饮等症者有一定疗效。

(6)治疗荨麻疹

方名:菊花荨麻疹汤。

药物:菊花、紫草、苍术、白鲜皮、地肤子各 15g,金银花、连翘、苦参各 20g,蝉蜕 10g,甘草 3g。

用法:清水煎 2 次,混合后分 3 次服,每日 1 剂。

临床应用:疏散风热,解毒消疹。用于治疗荨麻疹,见全身皮肤瘙痒、起疙瘩、有时抓破有爪痕等症者有一定疗效。

(7)治疗高血压病

方名:菊花降压汤。

药物:菊花、夏枯草、杜仲各 15g,槐米、钩藤、罗布麻叶、白蒺藜、黄芩、川牛膝、益母草各 10g。

用法:清水煎 2 次,混合后分 3 次服,每日 1 剂。

临床应用:平肝明目,清热降压。用于治

疗高血压病,见头晕额胀、心悸失眠、浮肿尿少等症者有一定疗效。

(8)治疗三叉神经痛

方名:菊花面痛丸。

药物:菊花、白芷、羌活、防风、钩藤、全蝎、僵蚕各 50g,葛根、白芍各 80g,辽细辛、川芎、制川乌各 40g,蜈蚣 10 条,甘草 15g。

用法:取上药,制成水丸,每次 10～12g,每日 3 次,饭后服。

临床应用:疏散风热,祛风镇痛。用于治疗三叉神经痛经常反复发作者有较好的疗效。

(9)治疗慢性肝炎

方名:菊花益肝丸。

药物:菊花、当归、山药、泽泻、牛膝、牡丹皮、麦冬、女贞子、旱莲草各 50g,熟地黄、西洋参、枸杞子各 100g,白芍、茯苓、五味子、山茱萸各 80g。

用法:取上药,制成水丸,每次 10～12g,每日 3 次,饭后服。

临床应用:滋肾养肝,补水生木。用于治疗慢性肝炎之肝肾阴虚型,见头目眩晕、腰膝酸软、口干舌燥、舌红少苔等症者有特效。

(10)治疗颜面蝴蝶斑

方名:菊花美容丹。

药物:菊花、山药、山茱萸各 80g,茯苓、白芍各 120g,熟地黄、枸杞子各 120g,当归、桃仁、红花、白芷、白僵蚕各 60g。

用法:取上药,制成水丸,每次 10～12g,每日 3 次,饭后服,怀孕及月经期忌服。

临床应用:散热活血,滋肾美容,用于治疗蝴蝶斑、雀斑、黧黑斑等均有较好的疗效。

(11)治疗眩晕

方名:菊花止眩汤。

药物:白菊花、夏枯草、龙胆草各 15g,生地黄、枸杞子各 20g,天麻、钩藤、蝉蜕、白蒺藜、女贞子各 10g。

用法:清水煎 2 次,混合后分 3 次服,每日 1 剂。

临床应用:平肝明目,清热止眩。用于治疗头晕目眩,见口苦心烦、耳鸣耳胀、胸闷恶心、小便色黄等症者有一定疗效。

(12)治疗重症沙眼

方名:菊花沙眼方。

药物:杭菊花、金银花、连翘、生地黄、夏枯草各 20g,栀子、木贼草各 15g,红花 10g,甘草 3g。

用法:清水煎 2 次,混合后分 3 次服。可以煎第 3 次,第 3 次煎 1 个小时后,过滤 2 次,稍温用消毒棉花冲洗眼睛。

临床应用:清热解毒,平肝明目。用于治疗沙眼之眼发痒、结膜红丝等有较好的疗效。

(13)治疗视神经萎缩

方名:菊花明目丸。

药物:杭菊花、山茱萸、山药、肉苁蓉、锁阳、巴戟天、茺蔚子、决明子、女贞子、密蒙花各 80g,熟地黄、枸杞子各 150g。

用法:取上药,制成水丸,每次 10～12g,每日 3 次,饭后服。

临床应用:滋阴补肾,清肝明目。用于治疗视神经萎缩,见视力减退、瞻视不明、眼目昏暗、瞳孔散大等症者有一定疗效。

(14)治疗肺结核

方名:菊花抗痨丸。

药物:野菊花、夏枯草各 500g,西洋参、白花蛇舌草各 400g,黄芩、黄连、银柴胡、胡黄连各 100g。

用法:取上药,制成水丸,每次 10～12g,每日 3 次,饭后服。

临床应用:清热解毒,润肺抗痨。用于治疗肺结核,见潮热面赤、骨蒸盗汗、手足心发热、口苦口渴、舌赤苔少等症者疗效较好。

3. 知药理、谈经验

(1)知药理

菊花镇静解热,有抗病原微生物作用,能扩张冠脉,增加冠脉流量作用,对红细胞膜有保护作用。还具有抗疲劳、降血脂作用,抗衰老作用,能抗基因突变,抗染色体畸变。

（2）谈经验

孟学曰：菊花古时雅称"延寿宫"，民间呼之为"药中圣贤"。久服利血气，轻身耐老延年。本品疏风热、清肝火、明头目、解疮毒。

菊花疏风散热，配合桑叶、连翘、薄荷、桔梗、牛蒡子等，治风热感冒、发热头痛；疏风散寒，配合细辛、防风、羌活、川芎、白芷等，治风寒之邪上扰，头痛眼疼；清肝泻火，益阴明目，配合蒺藜、木贼、蝉蜕、密蒙花、羌活、石决明、黄芩等，治两目昏暗、羞明多泪、隐涩难开、渐生翳膜之症；平肝潜阳，配合石决明、珍珠母、羚羊角、钩藤、白芍等，治风痰痉厥抽搐；清热解毒，配合知母、生地黄、黄芩、黄连等，治疗疮肿毒。

九、蔓 荆 子

【成分】 蔓荆子果实和叶均含挥发油，果实中主要成分为蔓荆子碱及18种氨基酸、挥发油、脂肪族烃、卫矛醇、香草酸等；叶中含挥发油、水芹烯、蒎烯、苯酚、木犀草素、葡萄糖醛酸苷等。

【性味归经】 辛、苦，微寒，归膀胱、肝、胃经。

【功效】 疏散风热，清利头目。

【用法用量】 煎服，5～10g；亦可酒浸或入丸、散剂。捣敷后可外用。

【使用注意】 血虚有火之头痛目眩及胃虚者慎服。

1. 单味药治难症

（1）治疗头痛头晕

药物：蔓荆子50g。

用法：取上药，加薄荷20g，清水煎1个小时，分3次服，每日1剂。

临床应用：清利头目。用于治疗外感风热所致之头痛头晕有一定疗效。

（2）治疗目赤肿痛

药物：蔓荆子50g。

用法：取上药，加野菊花20g，清水煎1个小时，分3次服，每日1剂。

临床应用：疏散风热。用于治疗因风热上攻所致之目赤肿痛有一定疗效。

（3）治疗风湿痹痛

药物：蔓荆子50g。

用法：取上药，加豨莶草30g，清水煎1个小时，分3次服，每日1剂。

临床应用：祛风除湿。用于治疗风湿痹痛，症见骨节疼痛、四肢麻木者有一定疗效。

（4）治疗脱发

药物：蔓荆子50g。

用法：取上药，加侧柏叶50g，清水煎1个小时，分3次服，每日1剂，30天为1个疗程。

临床应用：清热凉血，用于治疗风热血热之脱发、白发有一定效果，但必须要坚持用药。

（5）治疗中耳炎

药物：蔓荆子150g。

用法：取上药，研为细末，每次5～8g，可加少量白砂糖冲服，每日3次。

临床应用：疏散风热。用于治疗急慢性中耳炎有一定疗效。

（6）治疗咳喘

药物：蔓荆子50g。

用法：取上药，加枇杷叶5张，切碎，清水煎1个小时，分3次服，每日1剂。

临床应用：宣肺止咳。用于治疗因风热感冒引起的咳嗽气促有一定疗效。

（7）治疗高血压

药物：蔓荆子50g。

用法：取上药，加夏枯草50g，清水煎1个小时，分3次服，每日1剂，30天为1个疗程。也可以将上药按比例扩大剂量，制成水丸，每次10～12g，每日3次，饭后服。

临床应用：散热降压。用于治疗高血压初起者有一定疗效。

（8）治疗神经性头痛

药物：蔓荆子200g。

用法:取上药,研末布包,入白酒1000ml,浸泡10天后开始服用。每次20ml,每日1～2次,如觉得味道不好,可加适量冰糖或蜂蜜浸泡。

临床应用:清利头目。用于治疗神经性头痛有一定疗效。

(9)治疗小儿头秃不生发

药物:蔓荆子适量。

用法:取上药,研为细末,调猪油涂搽患处,每日1次。

临床应用:疏散风热。用于治疗小儿头秃、毛发不生有一定疗效。

(10)治疗青光眼

药物:蔓荆子(蒸晒三遍)500g。

用法:取上药。研为细末,每次5～8g,每日1次,30天为1个疗程。

临床应用:散热明目,用于治疗青光眼(青盲)有一定疗效。

2. 配成方治大病

(1)治疗发热

方名:蔓荆子退热煎。

药物:蔓荆子、白芷、板蓝根、牛蒡子、广藿香、薄荷各15g,金银花、连翘各20g,蝉蜕10g,甘草3g。

用法:清水煎2次,混合后分3次服,每日1剂。

临床应用:疏散风热,清利头目。用于治疗外感发热,见发热恶寒、头身疼痛、咽痛口渴等症者有一定疗效。

(2)治疗头痛眩晕

方名:蔓荆止眩汤。

药物:蔓荆子、葛根、夏枯草、钩藤各20g,白芷、薄荷各15g,僵蚕、白菊花各10g。

用法:清水煎2次,混合后分3次服,每日1剂。

临床应用:疏散风热,清利头目。用于治疗风热感冒及肝阳上亢之头痛眩晕,疗效较好。

(3)治疗偏头痛

方名:蔓荆偏头痛饮。

药物:蔓荆子、葛根各20g,荆芥、白芷、藁本各15g,川芎、防风、白菊花各10g,甘草3g。

用法:清水煎2次,混合后分3次服,每日1剂。

临床应用:疏散风热,清利头目。用于治疗因风热所致的偏头痛有一定疗效。

(4)治疗血管性头痛

方药:蔓荆瘀血头痛方。

药物:蔓荆子20g,白菊花、钩藤、天麻、白芷各15g,当归、川芎、桃仁、红花、防风各10g,辽细辛5g,甘草3g。

用法:清水煎2次,混合后分3次服,每日1剂。病情缓解后,取上药5倍量,制成水丸,每次10～12g,每日3次。

临床应用:疏散风热,活血止痛。用于治疗血管性头痛,见头痛有拘急、收紧感,痛有定处等症者有一定疗效。

(5)治疗眼目昏暗

方名:蔓荆明目丸。

药物:蔓荆子、枸杞子、菟丝子各150g,楮实子、决明子各100g,五味子、地肤子、青葙子、茺蔚子各80g。

用法:取上药,制成水丸,每次10～12g,每日3次,饭后服。

临床应用:滋肾养肝,清利明目。用于治疗眼目昏暗的各种眼疾,如视神经萎缩、视神经炎、视网膜病变等,均有一定疗效。

(6)治疗目赤肿痛

方名:蔓荆清消目肿汤。

药物:蔓荆子20g,决明子、白蒺藜、连翘、夏枯草各15g,菊花、蝉蜕、谷精草、青葙子各10g,甘草3g。

用法:清水煎2次,混合后分3次服,每日1剂。

临床应用:疏散风热,清利头目。用于治疗因风热上攻所致的目赤肿痛、迎风流泪等症,均有一定疗效。

（7）治疗风湿痹痛

方名：蔓荆风湿汤。

药物：蔓荆子、千年健各 20g，薏苡仁 30g，桂心、羌活、独活、防风、川芎、秦艽各 10g，甘草 3g。

用法：清水煎 2 次，混合后分 3 次服，每日 1 剂。

临床应用：祛风利湿，通经活络。用于治疗风湿痹阻经络致关节浮肿、拘挛作痛、手不可握物等症者有一定疗效。

（8）治疗目生内障

方名：蔓荆内障丸。

药物：蔓荆子、枸杞子、菟丝子、白芍各 120g，楮实子 100g，黄芪、人参各 150g，知母、黄柏、当归、白菊花各 80g。

用法：取上药，制成水丸，每次 10～12g，每日 3 次，饭后服，30 天为 1 个疗程。

临床应用：滋肾养肝，清利头目。用于治疗劳伤饮食不节，致目生翳障、视物不清、耳鸣耳聋者，有一定疗效。

3. 知药理、谈经验

（1）知药理

蔓荆子镇痛抗炎、祛痰平喘，有改善内外微循环作用，可抑制肠平滑肌。

（2）谈经验

孟学曰：蔓荆子气轻味辛，诸子皆降，唯蔓荆子独升。上行而散，故主头面风虚之证，能通利九窍，活利关节，明目坚齿，祛除风寒风热之邪。

蔓荆子散头面之风，有祛风止痛之效，配合菊花、薄荷、蒺藜、川芎、柴胡等，治外感风热所致的头痛头晕及偏头痛；疏散风热，清利头目，配合蝉蜕、菊花、谷精草、决明子、白蒺藜等，治目赤肿痛、目昏多泪之症；升发清阳，补中益气，配合黄芪、党参、白芍、黄柏、柴胡等，治目生内障、视物不清；祛风止痛，配合羌活、独活、桂枝、白芍、防风等，治风湿关节疼痛；祛风止痒，配合茯苓、羌活、天麻、侧柏叶等，治头风、头痒、脱发。

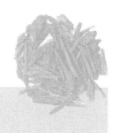

第二章

清 热 药

第一节　清热泻火药

一、石　膏

【成分】　石膏的主要成分为含水硫酸钙,含量不少于95.0%,亦常有混入的黏土、砂粒、有机物、硫化物等。

石膏尚含有一些微量元素,如钛、铜、铁、铝、硅、银、锰、镁、钠、锌、铬、钴、镍等,煅石膏的主要成分为脱水硫酸钙。

【性味归经】　辛、甘,大寒,无毒。归肺、胃经。

【功效】　清热泻火,除烦止渴;煅用收湿生肌,敛疮止血。

【用法用量】　清热泻火宜生用,敛疮止血宜煅用。内服:煎汤宜先煎,一般用量为1.5~30g,最大剂量180~240g,或入丸、散剂。外用:用煅石膏研末掺撒患处。

【使用注意】　脾胃虚寒及血虚、阴虚发热者忌服。

1. 单味药治难症

(1)治疗小儿流行性感冒

药物:生石膏适量。

用法:取上药,捣烂,1岁以上每日200g,1岁以下每日100g,清水煎至50~100ml,分4次服,每日1剂。可以加糖。

临床应用:清热泻火。用于治疗小儿流行性感冒之高热有一定疗效。

(2)治疗小儿高热

药物:生石膏100~200g。

用法:取上药,研细,清水以武火煎1个小时以上,取汁,待药温时,频频饮服,不拘时,热退为止。服药时可喂稀粥以助药力。

临床应用:清热止渴。用于治疗小儿高热,见高热、汗出、口渴等症者有较好疗效。

(3)治疗大骨节病

药物:生石膏适量。

用法:取上药,研极细末,每次1~3g,每日2次,饭后服。

临床应用:清热泻火。用于治疗大骨节病之肌肤发热有一定疗效。

(4)治疗阑尾炎

药物:生石膏粉500g。

用法:取上药,加桐油150ml,混合调匀装钵备用。确诊患者,将膏剂直接敷于腹部,单纯性阑尾炎敷于麦氏点,敷药面应超过压痛范围以外5~10cm;化脓性阑尾炎一般应超过10~15cm;形成弥漫性腹膜炎的患者,外敷范围上平剑突,两侧至腋中线,下至耻骨联合。敷药厚度均以2cm为宜,敷药后用塑料薄膜及布料分层包裹。每24小时更换1次,连续使用,直至患者基本痊愈后,仍继续使用3~5天。敷药同时可根据病情配合西药对症处理。

临床应用:解毒消肿。用于治疗早期阑

尾炎有一定疗效。

注：条件允许的前提下，应及时到正规医院接受治疗。

(5)治疗血栓闭塞性脉管炎

药物：生石膏250g。

用法：取上药，研为细末，加桐油100ml，调成糊状，均匀地敷于患处，包扎，每天换药1次。如有溃疡须将伤口敷平。换药时先用15％的温盐开水洗净患处，冬季药稠，应多次搅拌，切勿加热溶化，以免影响药效或诱发急性皮炎。

临床应用：清热活血。用于治疗血栓闭塞性脉管炎有较好疗效，对破溃者效果尤佳。

(6)治疗急性外科炎症

药物：生石膏适量。

用法：取上药，研为细粉，与桐油3∶1比例调成糊状，外敷，每天换药1次。

临床应用：消肿止痛。用于治疗外科急性炎症浸润期、淋巴结炎、蜂窝织炎、丹毒等均有一定疗效。

(7)治疗流行性腮腺炎

药物：生石膏500g。

用法：取上药，研成极细末，加适量桐油，拌成糊状，涂敷患处，每天换药1～2次，可配合内服药治疗。

临床应用：解毒消肿。用于治疗流行性腮腺炎之红肿热痛有一定疗效。

(8)治疗烧烫伤

药物：生石膏适量。

用法：取上药，炒后冷却，装入布袋内，均匀地撒布于创面上(可撒得厚些)，经1～2个小时石膏粉即干固，如创面分泌物较多，可继续撒布，一般在12～24个小时后，即可形成石膏痂片。痂片干固后不宜过早剥去，以免引起剧痛、出血及感染。如痂下感染，应将痂片除去，清洗干净后，再撒上石膏粉或同时涂以抗菌软膏，可配合西药治疗。

临床应用：生肌敛疮。用于治疗Ⅰ～Ⅲ度烧烫伤能促进结痂，加速创面愈合。

(9)治疗急性扭、挫伤

药物：生石膏150g。

用法：取上药，研成细末，用鲜白萝卜50g(黄瓜亦可)一起捣烂成糊，外敷关节及肌肉扭伤、挫伤或骨折血肿等病患处12～24个小时，必要时可重复用药。

临床应用：消肿止痛。用于治疗关节扭伤、肌肉挫伤等，均有一定的疗效。

(10)治疗肌内注射部位发炎

药物：生石膏15～30g。

用法：取上药，研成细粉，再取鸡蛋1枚，仅取蛋清，加生石膏粉，搅成胶糊状即可。用此鸡蛋清胶糊均匀地摊在纱布上，贴在患处并固定，每24小时更换1次。

临床应用：消肿散结。用于治疗因肌内注射部位发炎而形成硬结或红肿热痛者有一定的疗效。

2. 配成方治大病

(1)治疗感冒

方名：石膏感冒汤。

药物：生石膏30g，柴胡、葛根、紫苏叶各20g，知母15g，羌活、防风各10g，甘草3g。

用法：清水煎2次，混合后分3次服，每日1剂。

临床应用：清热泻火，祛风解表。用于治疗感冒，见发热恶寒、微汗口渴、头身疼痛等症者有一定疗效。

(2)治疗发热

方名：石膏退热汤。

药物：生石膏、鲜芦根、板蓝根各30g，柴胡20g，知母15g，甘草3g。

用法：清水煎2次，混合后分3次服，每日1剂。

临床应用：清热泻火，解毒退热。用于治疗各种高热，见高热口渴、汗出不退者有一定疗效。

(3)治疗肺热咳喘

方名：石膏咳喘汤。

药物：生石膏30g，北沙参、桑白皮各

20g,麦冬 15g,杏仁、桔梗、麻黄(捣绒去灰)各 10g,甘草 3g。

用法:清水煎 2 次,混合后分 3 次服,每日 1 剂。

临床应用:解毒止咳,清热平喘,用于治疗肺热咳喘,见客寒包火,汗出咳嗽而喘促者有一定疗效。

(4)治疗头痛

方名:石膏头痛煎。

药物:生石膏 50g,荆芥、防风、黄芩各 15g,川芎、白芷、菊花各 10g,甘草 3g。

用法:清水煎 2 次,混合后分 3 次服,每日 1 剂。

临床应用:清热泻火,祛风止痛,用于治疗风热上攻之头痛,见头痛连绵,发热恶寒,无有宁时等症者有一定疗效。

(5)治疗目赤肿痛

方名:石膏眼疾方。

药物:生石膏 30g,龙胆草、夏枯草各 20g,柴胡、白蒺藜、木贼草、黄芩各 15g,白菊花、蝉蜕各 10g,甘草 3g。

用法:清水煎 2 次,混合后分 3 次服,每日 1 剂。

临床应用:清热泻火,解毒消肿。用于治疗眼疾之红肿热痛、血丝流泪、前额头痛等症有一定疗效。

(6)治疗三叉神经痛

方名:石膏面痛饮。

药物:生石膏 50g,葛根 30g,白芷 15g,羌活、川芎、防风、辽细辛各 10g,甘草 3g。

用法:清水煎 2 次,混合后分 3 次服,每日 1 剂。

临床应用:清热泻火,解毒止痛。用于治疗三叉神经痛(面痛),症见一侧面颊部因刺激或咀嚼致痉挛性刀割样疼痛者有较好的疗效。

(7)治疗牙周炎

方名:石膏牙周汤。

药物:生石膏 30g,生地黄、麦冬、牡丹皮、连翘各 20g,黄芩、黄连各 10g,辽细辛、大黄各 5g,甘草 3g。

用法:清水煎 2 次,混合后分 3 次服,每日 1 剂。

临床应用:清泄胃火,解毒止痛。用于治疗牙周炎,证属胃火上冲,症见牙龈红肿、牙齿疼痛、口流涎液者有一定疗效。

(8)治疗智齿冠周炎

方名:石膏冠周炎丸。

药物:生石膏、生地黄、葛根各 100g,牡丹皮、黄芩、黄连、白芷各 60g,升麻 50g,川芎 40g,辽细辛 30g,甘草 10g。

用法:取上药,制成水丸,每次 10～12g,每日 3 次,饭后服。

临床应用:清热泻火,解毒止痛。用于治疗智齿冠周炎,见智齿生长疼痛、齿周红肿焮热等症者有一定的疗效。

(9)治疗口疮

方名:石膏口疮饮。

药物:生石膏 30g,金银花、生地黄各 20g,麦冬、栀子各 15g,竹叶、黄连各 10g,甘草 3g。

用法:清水煎 2 次,混合后分 3 次服,每日 1 剂。

临床应用:清热泻火,解毒消肿。用于治疗胃火上攻之口疮有一定疗效。

(10)治疗乙型脑炎

方名:石膏乙脑方。

药物:生石膏 100～200g,金银花 30g,知母、生地黄、连翘各 20g,栀子、石菖蒲、黄芩、黄连、赤芍、玄参各 15g,甘草 5g。

用法:清水煎 2 次,混合后分 3 次服,每日 1 剂。

临床应用:清热泻火,解毒醒脑。用于治疗乙型脑炎、流行性脑脊髓膜炎、败血症等,见表里俱热、大热烦躁、渴饮干呕、头痛如劈、昏狂谵语、发斑吐衄等症者效果良好。

(11)治疗痛风

方名:石膏痛风饮。

药物:生石膏、车前子、薏苡仁各 30g,苍术、滑石各 20g,知母、黄柏、防己、千年健各 15g。

用法:清水煎 2 次,混合后分 3 次服,每日 1 剂。

临床应用:清热泻火,祛风利湿。用于治疗痛风,见关节红肿热痛、口渴心烦、步履艰难等症者有一定疗效。

(12)治疗风湿热痹

方名:石膏风湿热汤。

药物:生石膏、薏苡仁各 30g,苍术、黄柏各 20g,知母、牛膝各 15g,桂枝 10g,甘草 3g。

用法:清水煎 2 次,混合后分 3 次服,每日 1 剂。

临床应用:清热泻火,祛湿通痹。用于治疗风湿热痹,见关节红肿热痛、屈伸不利、活动障碍等症者有一定疗效。

(13)治疗急性肠炎

方名:石膏肠炎方。

药物:生石膏、滑石、寒水石各 30g,枳壳、白芍、党参各 20g,黄芩、黄连各 15g,甘草 3g。

用法:清水煎 2 次,混合后分 3 次服,每日 1 剂。

临床应用:清热燥湿,除烦止渴。用于治疗急性肠炎,见腹痛腹泻,烦热口渴,小便色黄,舌黄干燥等症者有一定疗效。

(14)治疗糖尿病

方名:石膏消渴煎。

药物:生石膏 50g,生地黄 20g,僵蚕、麦冬、地骨皮、黄连、葛根、知母各 15g,太子参 25g。

用法:清水煎 2 次,混合后分 3 次服,每日 1 剂。

临床应用:清热泻火,止渴生津。用于治疗 2 型糖尿病,见口渴多饮、消谷善肌、小便增多等症者有一定疗效。

(15)治疗胃及十二指肠溃疡

方名:石膏胃溃疡丸。

药物:生石膏 100g,黄连 80g,高良姜、香附各 50g,吴茱萸 30g,梅花片 10g。

用法:取上药,研极细末,装入胶囊,每丸重 0.5g,每次 3～5 粒,温开水送服,每日 3 次,饭后服。

临床应用:清热泻火,温胃散寒。用于治疗胃及十二指肠溃疡,见上腹部节律性疼痛,嘈杂吐酸,呃逆嗳气等症者有一定疗效。

(16)治疗酒皶鼻

方名:石膏酒皶鼻散。

药物:生石膏、生石灰各等分。

用法:取上药,研为细末后过筛,加白酒调成泥糊状,外敷患处,每日 1 次,连用 3 日即可。皮肤有损伤者禁用。

临床应用:清热泻火,解毒消肿。用于治疗酒皶鼻之红肿有一定疗效。

3. 知药理、谈经验

(1)知药理

石膏具有明显的解热作用,能提高肌肉和外周神经的兴奋性,能明显增强肺泡巨噬细胞对白色葡萄球菌死菌的吞噬能力,并能促进吞噬细胞的成熟。此外,尚有抗过敏、抗炎、加速血凝、中和胃酸等作用。

(2)谈经验

孟学曰:石膏性寒,大清胃热,乃阳明经之药。能清热降火,解肌出汗,止渴除烦。

石膏解肌透热,配合知母、生地黄、牡丹皮、黄芩等,治温病热在气分见大热大渴大汗,大剂量可治乙脑、流脑;清泄肺热,配合麻黄、杏仁、黄芩、桔梗、桑白皮等,治肺炎喘咳;清泻胃火,配合升麻、细辛、龙胆草、黄芩、黄连等,治风火牙痛;辛散透达,配合苍术、桂枝、黄柏、知母、薏苡仁等,治关节热痹;红肿热痛;辛甘性寒,配合黄芪、山药、滑石、寒水石、黄连、知母、葛根等,治 2 型糖尿病,消除"三多"症状较明显。

二、知 母

【成分】 知母主要成分含皂苷。根茎中含总皂苷约 6%,从中检出 6 种皂苷,统称为知母皂苷,其中主要有萨尔萨皂苷元、吗尔考皂苷元、新芰脱皂苷元;还分离出异菝葜皂苷元、葡萄吡喃糖基、甘露吡喃糖苷、葡萄糖基、半乳糖苷、二醇等。知母尚含有四种知母多糖及芒果苷、胆碱、尼克酰胺等生物碱、鞣酸、烟酸等有机酸类;铁、锌、锰、铜、铬、镍等多种金属元素,以及黏液质、还原糖等。

【性味归经】 苦、甘、寒。归肺、胃、肾经。

【功效】 清热泻火,生津止渴,滋阴润燥。

【用法用量】 煎服,6～12g,清热泻火宜生用;滋阴降火宜盐水炙用。

【使用注意】 本品性寒质润,有滑肠之弊,故脾虚便溏者不宜用。

1. 单味药治难症

(1)治疗心烦口渴

药物:知母30g。

用法:取上药,加竹叶心50g,清水煎1个小时,分2次服,每日1剂。

临床应用:除烦止渴,用于治疗热病后余热未尽,阴液不足,乃致心烦口渴者有一定疗效。

(2)治疗肺热咳嗽

药物:知母30g。

用法:取上药,加鲜枇杷叶50g,鲜梨皮50g,冰糖20g,清水煎1个小时,分2次服,每日1剂。

临床应用:清肺泻火。用于治疗肺热咳嗽,见痰黄黏稠或干咳无痰等症者有一定疗效。

(3)治疗骨蒸潮热

药物:知母30g。

用法:取上药,清水煎1个小时后,用鲜青蒿汁50ml勾兑后,分2次服,每日1剂。

临床应用:滋阴降火。用于治疗骨蒸潮热、心烦盗汗等症有一定疗效。

(4)治疗妊娠不足月,腹痛欲产

药物:知母60g。

用法:取上药,研为细末,炼蜜为丸,每次10g,每日3次。

临床应用:清热安胎,用于治疗妊娠不足月,症见胎气不安,腹痛欲产者,有一定疗效。

2. 配成方治大病

(1)治疗急性支气管炎

方名:知母清肺饮。

药物:知母、桑白皮各20g,瓜蒌子、黄芩、栀子、麦冬各15g,浙贝母、桔梗、陈皮各10g,甘草3g。

用法:清水煎2次,混合后分3次服,每日1剂。

临床应用:清热肃肺,化痰止咳。用于治疗急性支气管炎,见痰黄黏稠、胸闷不舒、咳嗽气促等症者有一定疗效。

(2)治疗痰嗽

方名:知母化痰散。

药物:知母、川贝母、紫菀、款冬花、陈皮各50g,茯苓80g,干姜、辽细辛、五味子、法半夏、大枣各40g,甘草20g。

用法:取上药,研成细末,每次5～8g,每日3次。

临床应用:清肺化痰,祛寒止咳。用于治疗咳嗽气促、痰阻喉间等症有较好的疗效。

(3)治疗肺燥咳嗽

方名:知母泻肺汤。

药物:知母、桑白皮、北沙参、枇杷叶各20g,生石膏30g,黄芩、麦冬、地骨皮各15g,桔梗10g,甘草3g。

用法:清水煎2次,混合后分3次服,每日1剂。

临床应用:清热泻肺,滋阴降火。用于治疗肺燥咳嗽,见干咳少痰、口燥咽干、发热汗出、舌红苔黄或少苔等症者有一定的疗效。

(4)治疗目生翳膜外障

方名:知母退翳汤。

药物:知母20g,柴胡、黄芩、车前子、茺蔚子各15g,桔梗、蝉蜕各10g,五味子、大黄各5g,甘草3g。

用法:清水煎 2 次,混合后分 3 次服,每日 1 剂。

临床应用:清热泻火,明目退翳。用于治疗肝热攻眼,见目生翳膜形成巩膜外障,眼睛热胀流泪等症者有一定疗效。

(5)治疗头皮毛囊周围炎

方名:知母湿敷煎。

药物:知母 50g,败酱草、夏枯草各 30g,黄连 10g。

用法:取上药,清水煎 1 个小时后,冷湿敷患处,每日敷 2 次,每次敷 10～20 分钟,连续用 5 天。

临床应用:清热泻火,解毒散结。用于治疗头皮毛囊周围炎,见头皮瘙痒,起疙瘩,流黄水等症者有一定的疗效。

(6)治疗黄疸

方名:知母退黄汤。

药物:知母、柴胡各 20g,茵陈 30g,龙胆草、秦艽、威灵仙、栀子、白鲜皮、黄柏各 15g,甘草 5g。

用法:清水煎 2 次,混合后分 3 次服,每日 1 剂。

临床应用:清肝泻火,解毒退黄。用于治疗肝胆疾病之湿热发黄,症见面目周身及巩膜黄染,小便色黄,证属阳黄者,效果良好。

(7)治疗 2 型糖尿病

方名:知母降糖饮。

药物:知母、太子参、石斛、生地黄各 20g,生石膏 30g,麦冬、山药各 15g,天花粉 10g。

用法:清水煎 2 次,混合后分 3 次服,每日 1 剂。

临床应用:清热泻火,滋阴止渴。用于治疗 2 型糖尿病,见口渴、多食、多尿、烦热等症者有一定疗效。

(8)治疗肾炎血尿

方名:知母尿血饮。

药物:知母、黄柏、牡丹皮、女贞子、墨旱莲、生地黄各 20g,茜草、白芍、炙龟甲各 15g,蒲黄 10g。

用法:清水煎 2 次,混合后分 3 次服,每日 1 剂。

临床应用:滋阴清热,泻火止血。用于治疗肾病,例如 IgA 肾病,见咽干口渴、手足心热、腰痛、肉眼血尿等症者有一定的疗效。

(9)治疗前列腺肥大

方名:知母尿频汤。

药物:知母、黄柏、牛膝、瞿麦、萹蓄各 20g,丹参、益母草各 30g,大黄、甘草各 5g。

用法:清水煎 2 次,混合后分 3 次服,每日 1 剂。

临床应用:清热泻火,利尿通淋。用于治疗前列腺肥大,见尿频、尿急、尿痛、尿不尽症者有一定的疗效。

(10)治疗盗汗遗精

方名:知母固精丸。

药物:知母、黄柏、牡丹皮、茯苓各 100g,山茱萸、山药、枸杞子、煅龙骨、煅牡蛎各 150g,熟地黄 200g。

用法:取上药,制成水丸,每次 10～12g,每日 3 次,饭后服。

临床应用:滋阴补肾,涩精止汗。用于治疗盗汗遗精,见头晕耳鸣,腰膝酸软,梦遗滑精,睡后汗出等症者有一定疗效。

(11)治疗老年失眠症

方名:知母安神饮。

药物:知母、黄柏、炙龟甲、酸枣仁、石斛、天冬各 15g,熟地黄、夜交藤各 15g,柏子仁 10g,生龙齿 25g。

用法:清水煎 2 次,混合后分 3 次服,每日 1 剂。

临床应用:滋阴降火,养心安神。用于治疗老年失眠症,见口干咽燥、心悸怔忡、彻夜难眠等症者有较好的疗效。

(12)治疗宫颈癌

方名:知母抗宫颈癌丸。

药物:知母、黄柏各 100g,山慈菇、龙葵草、重楼各 120g,半枝莲、白花蛇舌草各

150g,蜈蚣30条。

用法:取上药,制成水丸,每次10~12g,每日3次,饭后服。

临床应用:清热解毒,滋阴润燥,用于治疗宫颈癌早期未手术或手术和化疗后,均有一定疗效。

3. 知药理、谈经验

(1)知药理

知母解热、利胆、降糖,有抗病原微生物、抗肿瘤作用,能减少激素不良反应。

(2)谈经验

孟学曰:知母苦、甘、寒,主消渴内热。泻无根之肾水,疗有汗之骨蒸,止虚劳之热,滋化源之阴。上清肺火,中泻胃火,下泄相火,为滋阴降火之要药,多服令人泄泻。

知母善清肺胃气分实热,配合石膏、党参、芦根、葛根等,治温热病,证属邪热亢盛,症见壮热烦渴、大汗、脉洪大者;清泻肺火,配合黄芩、栀子、瓜蒌、桔梗、百部等,治肺热咳嗽,痰黄黏稠;滋阴降火,配合麦冬、生地黄、银柴胡、胡黄连、秦艽等,治骨蒸潮热;滋阴润燥,配合生首乌、当归、火麻仁、郁李仁、决明子等,治肠燥便秘,泻火益阴,生津止渴,配合石膏、天花粉、葛根、山药、黄连、沙参等,治2型糖尿病。

三、天 花 粉

【成分】 本品块根含大量淀粉及皂苷,并含一种蛋白质天花粉蛋白,又含多种氨基酸,如瓜氨酸、精氨酸、谷氨酸、天冬氨酸及少量丝氨酸和甘氨酸、苏氨酸、丙氨酸、γ氨基丁酸等。

【性味归经】 甘、微苦、酸,微寒。归肺、胃经。

【功效】 清热生津,消肿排脓。

【用法用量】 口服:煎汤,9~15g;或入丸、散。外用:研成极细末撒或调敷患处。

【使用注意】 孕妇忌服;反乌头;脾胃虚寒、大便滑泄者忌服。

1. 单味药治难症

(1)治疗糖尿病

药物:天花粉200g。

用法:取上药,研成细末,每次9g,每日3次,连服7天。

临床应用:清热生津,用于治疗糖尿病的"三多"症状,能使症状消失、尿糖转阴或者消失。

(2)治疗闪腰疼痛

药物:天花粉。

用法:取上药,研为细末,每次5~10g,米酒送下,每日3次,连服1~3天。

临床应用:消肿止痛。用于治疗跌打损伤、软组织伤等有一定疗效。

2. 配成方治大病

(1)治疗慢性支气管炎

方名:天花粉润肺煎。

药物:天花粉、麦冬、天冬、知母、玉竹、霜桑叶各15g,北沙参20g,桔梗、杏仁、川贝母各10g,梨皮、枇杷叶各30g。

用法:清水煎2次,混合后分3次服,每日1剂。

临床应用:滋阴润肺,化痰止咳。用于治疗慢性支气管炎,见咳嗽气促,咳吐黄痰,舌红苔少等症者有一定疗效。

(2)治疗糖尿病

方名:天花粉消渴饮。

药物:天花粉、太子参、麦冬、石斛各15g,生地黄、葛根各20g,黄连5g。

用法:清水煎2次,混合后分3次服,每日1剂。

临床应用:清热生津,滋阴止渴。用于治疗糖尿病,见口渴引饮、口干舌燥、多尿易饥、舌红苔燥、脉细数等症者有一定疗效。

(3)治疗月经不调

方名:天花粉调经含丸。

药物:天花粉30g,青黛、香附子(童便浸,晒干)各45g。

用法:取上药,同研为末,炼蜜调匀,制成豌豆大小的丸剂,每次 3～5 粒,口中含化吞下,每日 3 次。

临床应用:清热理气,活血调经,用于治疗血热之月经不调有一定疗效。

(4)治疗胰岛素非依赖型糖尿病

方名:天花粉消渴汤。

药物:天花粉、太子参、黄芪各 20g,丹参、麦冬、葛根、玄参、生地黄、枸杞子各 15g,知母、苍术各 10g,五味子 5g。

用法:清水煎 2 次,混合后分 3 次服,每日 1 剂。也可加 10 倍量,制成水丸,每次 10～12g,每日 3 次。

临床应用:清热生津,止渴除烦。用于治疗胰岛素非依赖型糖尿病,见口渴多饮,善饥多尿,心烦躁热等症者有较好疗效。

(5)治疗早孕

方名:天花粉止孕汤。

药物:天花粉、枳壳各 45g,急性子、川牛膝、红花各 20g,紫草根 30g,制没药 12g,水蛭 10g,蜈蚣 3 条。

用法:清水煎 2 次,混合后分 3 次服,每日 1 剂,连服 3 剂。

临床应用:消肿排异,活血化瘀。用于治疗妇女妊娠需要终止者,有一定疗效,但应用本方有一定出血风险,必须严密观察处理,选择现代医学的手术治疗更为安全。

(6)治疗肠腺化生

方名:天花粉清肠汤。

药物:天花粉、乌贼骨、黄芩各 15g,党参、白术、茯苓各 20g,黄连 10g,黛蛤散 3g。

用法:清水煎 2 次,混合后分 3 次服,每日 1 剂,每次冲服黛蛤散。

临床应用:清热燥湿,健脾和胃,用于治疗肠腺化生有一定疗效。

(7)治疗流行性腮腺炎

方名:天花粉消炎散。

药物:天花粉 100g,绿豆 100g。

用法:取上药,共研为极细末,加冷开水调成糊状,外敷患处,每日 2～3 次,疗程 2～4 天,退热时间多为 2 天。

还可用天花粉、连钱草(鲜品)各 30g,洗净,加入少量食盐,捣烂后敷于患处,每日敷 1～2 次(两侧均敷),连续用 2～5 天。

临床应用:清热解毒,消肿止痛。用于治疗流行性腮腺炎有一定疗效。

(8)治疗静脉炎

方名:天花粉活脉膏。

药物:天花粉 500g,姜黄、大黄、黄柏、白芷各 250g,天南星、陈皮、苍术、甘草各 100g。

用法:取上药,共研为极细末,每次用凡士林按 1:4 的比例调成膏剂敷患处。

临床应用:清热解毒,消肿排脓。用于治疗静脉炎皮肤未溃已溃均有一定的疗效。

(9)治疗恶性滋养细胞肿瘤

方名:天花粉阴道塞药。

药物:天花粉 100g,牙皂 40g。

用法:取上药,研极细末装入胶囊,阴道塞药,5～7 日给药 1 次。

临床应用:清热解毒,化痰散结。用于治疗恶性葡萄胎、绒毛癌手术治疗、化疗后辅助治疗均有一定疗效。

(10)治疗麦粒肿

方名:天花粉麦粒肿膏。

药物:天花粉、天南星、生地黄、蒲公英各等量。

用法:取上药,焙干研成细末,用食醋和液状石蜡调成膏状,高压消毒后备用。用时根据麦粒肿的大小,将药膏涂在纱布上,贴敷局部,用胶带固定,每日换药 1 次。

临床应用:清热解毒,消肿散结。用于治疗麦粒肿,见眼睑边缘如麦粒大小之硬结,红肿疼痛,破溃后排出脓结等症者有一定疗效。

(11)治疗痔疮

方名:天花粉坐浴煎。

药物:天花粉、皂角刺各 20g,艾叶 50g,冰片 10g。

用法:取上药,清水煎 1 个小时,乘热坐浴熏洗患处,每日1～2次。

临床应用:清热解毒,化瘀散结。用于治疗内痔、外痔、混合痔均有一定疗效。

(12)治疗鼻咽癌化疗反应

方名:天花粉解毒汤。

药物:天花粉20g,金银花、连翘、淡竹叶、芦根、薄荷各10g,北沙参、麦冬、玉竹、桂枝各15g,甘草6g。

用法:清水煎2次,混合后分3次服,每日1剂。

临床应用:清热生津,消肿排毒。用于治疗鼻咽癌化疗后出现的一系列不良反应,有一定疗效。

3. 知药理、谈经验

(1)知药理

天花粉能致流产和抗早孕,有抗菌、降血糖、抗肿瘤、抗艾滋病病毒的作用。

(2)谈经验

孟学曰:天花粉甘寒,主消渴,为生津止渴之要药。治身热,退五脏郁热、痈肿疮毒,生肌长肉、排脓、消肿毒、消仆伤瘀血。

天花粉善清胃热而养胃阴,配合生地黄、五味子、知母、山药、葛根等,治热病口渴,消渴多饮,现代多用于治2型糖尿病之"三多"症状;清肺热而润肺燥,配合知母、石膏、玄参、麦冬、生地黄等,治燥热伤阴,干咳少痰;清热解毒,消肿排脓,配合连翘、金银花、黄连、白芷、穿山甲等,治疮疡初起,热毒炽盛之证;若风火燥热上犯,口中干燥,舌裂生疮,多配合黄芩、僵蚕、大黄、玄参;滋养津液,舒缓筋脉,配合桂枝,白芍、防风、葛根、当归等,治筋脉失养,肢体拘挛。

四、栀 子

【成分】 栀子的果实中含多种环烯醚萜苷类成分,有京尼平苷、山栀苷、栀子苷、栀子新苷等,还含有多种有机酸。

【性味归经】 苦、寒,无毒,归心、肝、肺、

胃、三焦经。

【功效】 泻火除烦,清热利湿,凉血解毒。

【用法用量】 口服:煎汤,3～12g;或入丸、散。外用:研末调敷。生用走气分而泻火;炒黑入血分而止血。

【使用注意】 本品苦寒伤胃,脾虚便溏者不宜用。

1. 单味药治难症

(1)治疗急性黄疸型肝炎

药物:栀子适量。

用法:取上药,清水煎3次,将每次取得的药汁合并,浓缩成50%或10%的煎剂,饭后服用,每天3次,10%的煎剂每次10ml,以后逐渐递增到50ml;50%的煎剂每次10～15ml。

临床应用:清热利湿,利胆退黄。用于治疗急性黄疸型肝炎,症见面目周身黄染,小便色黄,全身乏力,食纳不佳等证有一定的疗效。

(2)治疗小儿发热

药物:生栀子10g。

用法:取上药,研碎,浸入70%的酒精或白酒中,浸泡30～60分钟,取浸泡液与适量的面粉和匀,做成1个如5分钱币大小的面饼,睡前贴压于患儿的双侧涌泉穴和双侧内关穴,外包纱布并用胶带固定,次晨取下,以局部皮肤呈青蓝色为佳。

临床应用:清热泻火,凉血解毒。用于治疗小儿各种原因引起的发热,均有一定疗效。

(3)治疗风火牙痛

药物:鲜栀子120g。

用法:取上药,清水煎1个小时,调食盐少许,分3次服。

临床应用:泻火止痛。用于治疗风火牙痛有一定疗效。

(4)治疗风火头痛

药物:栀子适量。

用法:取上药,研极细末,和蜜,浓敷舌

上,得吐即止痛。

临床应用:泻火祛痰,用于治疗风火头痛有一定疗效。

(5)治疗小便不通(尿潴留)

药物:栀子20g。

用法:取上药,加独头大蒜1个,食盐少许,捣烂贴脐及阴囊上,用纱布固定,不久即通。

临床应用:清热利尿。用于治疗因下焦湿热致小便不通(尿潴留)者有一定疗效。

(6)治疗小儿过敏性阴茎包皮水肿

药物:栀子30g。

用法:取上药,研碎,浸泡于30~60ml的白酒中(以浸过药面为度),30分钟后可用,用时以煮沸消毒过的鸭毛蘸药液涂患处。

临床应用:泻火解毒。用于治疗小儿过敏性阴茎包皮水肿有较好的疗效。

(7)治疗各种伤痛(扭、挫伤)

药物:生栀子30~50g。

用法:取上药,研为细末,用鸡蛋清1个,加面粉和白酒适量,调成糊状,贴扭伤部位,用草纸和棉垫、布料覆盖,绷带固定,于扭伤当天敷药后休息,次晨取掉,未愈可继续用药。

临床应用:消肿止痛。用于治疗扭伤、挫伤、软组织伤有较好的疗效。

(8)治疗烫火伤

药物:生栀子适量。

用法:取上药,研极细末,用鸡蛋清调匀,敷涂患处,让其自然结痂,每日敷涂1~3次,痂下有脓者,应清洗再敷涂。

临床应用:消肿解毒,用于治疗一至二度烫火伤有一定疗效。

2. 配成方治大病

(1)治疗发热

方名:栀子清热汤。

药物:栀子、黄芩、连翘、枳壳各15g,黄柏、石斛、泽泻各10g,甘草3g。

用法:清水煎2次,混合后分3次服,每日1剂。

临床应用:清热除烦、泻火解毒。用于治疗感染性发热,见热扰胸膈、心烦口渴,面红目赤,狂言乱语,小便赤涩,舌苔黄赤,脉数等症者。

(2)治疗前列腺炎

方名:栀子通淋汤。

药物:栀子、瞿麦、萹蓄、白花蛇舌草各15g,薏苡仁、败酱草、王不留行、滑石各20g,车前子、地龙、泽兰各10g。

用法:清水煎2次,混合后分3次服,每日1剂。

临床应用:清热利湿,活血通淋,用于治疗前列腺炎之尿频、尿急、尿痛有较好的疗效。

(3)治疗火眼

方名:栀子赤眼煎。

药物:栀子30g,白菊花25g,制大黄15g。

用法:清水煎2次,混合后分3次服,每日1剂,一般服5~8剂可愈。

临床应用:清热泻火,清肝明目。用于治疗火眼兼大便秘结等症者有一定疗效。

(4)治疗小儿疳积

方名:栀子疳积糊。

药物:栀子、杏仁、皮硝各30g,丁香、胡椒各20g。

用法:取上药共研细末,分成4包,用时取1包,加葱头、面粉少许,荷叶30g,鸡蛋清1只,白酒适量,共捣成糊,置纱布(或油纸,面积同足跟底,厚约0.5cm)面上,敷于双足跟底面,包扎。

临床应用:清热泻火,温胃散寒。用于治疗小儿疳积,见身体消瘦,毛发稀疏,面色憔悴,食欲不佳等症者有一定疗效。

(5)治疗小儿夏季热

方名:栀子退热糊。

药物:黄栀子500g,燕子泥、鲜荷叶各200g。

用法:取上药,烘干,共研细末,加适量鸡蛋清配冷糖水和成糊状,外敷于神阙穴。

临床应用:清热泻火,凉血退热。用于治疗小儿夏季热有一定疗效。

(6)治疗软组织损伤

方名:栀子损伤酒。

药物:栀子 500g,红花 300g,50% 乙醇 2500ml。

用法:取上药浸泡于乙醇中,7 天后备用。用时,先用药酒按摩或推拿 5 分钟,后用药酒湿敷患处,每次 30 分钟,每日 2 次。

也可取栀子、生韭菜各等量,混合捣烂后,用鸡蛋清调匀,敷患处,每日换药 1 次。

临床应用:清热泻火,活血止痛。用于治疗闭合性软组织损伤有较好的疗效。

(7)治疗冠心病

方名:栀子冠心糊。

药物:栀子、桃仁各 15g。

用法:取上药,研成细末,加入炼蜜 30g,调成糊状,摊敷在心前区,面积约 7cm×15cm,用纱布覆盖,初次每 3 天换药 1 次,2 次后,改为每 7 天换药 1 次,6 次为 1 个疗程。

临床应用:清热泻火,活血化瘀。用于治疗冠心病之心绞痛有一定疗效。

(8)治疗耳郭假性囊肿

方名:栀子耳郭囊肿方。

药物:栀子 80g,大黄、白矾各 40g,雄黄 10g。

用法:取上药,共研为极细末,装瓶备用。用时,取药末与凡士林调成 50% 软膏,外敷患处,覆盖消毒纱布,阳证者(指红肿热痛)药膏中去雄黄。每隔 2～3 天换药 1 次,直至痊愈为止。

临床应用:清热泻火,燥湿收敛。用于治疗耳郭假性囊肿有一定疗效。

(9)治疗各种疼痛

方名:栀子止痛糊

药物:取栀子 40g,杏仁 20g。共研为细

末,用白酒调成糊状,于睡前外敷于膻中穴,用汗巾捆好,隔夜取下,局部出现青紫色,闷痛可缓解。

临床应用:用于治疗热郁胸痛。

或取栀子,病属寒性者用栀子、附片各等分;属热性者用栀子、生姜按 4:1 比例,各研为细末,用白酒调成糊状,敷贴于疼痛部位。

临床应用:用于治疗胃脘疼痛。

或取栀子 20g,大黄、黄柏各 15g,用白酒调成糊状,敷贴于损伤疼痛部位。

临床应用:用于治疗跌打损伤。

3. 知药理、谈经验

(1)知药理

栀子保肝、利胆、利胰,有抗菌作用,能抑制胃液分泌和胃的运动,使胃液总酸度下降,pH 升高,胃张力减小。此外,还有镇静、抗惊厥、解热、镇痛和降血压作用。

(2)谈经验

孟学曰:栀子苦寒,主清泻三焦火热,祛湿解毒,善治心烦与黄疸。生用泻火,炒黑止血,姜汁炒止烦呕。内热用仁,表热用皮。

栀子清泻三焦火邪,配合黄芩、黄连、黄柏、大黄等,治火毒炽盛,神昏谵语,三焦俱热之证;解郁除烦,配合淡豆豉、黄芩治邪热客心,躁扰不宁;苦寒清降,配合黄芩、黄连、桔梗、杏仁、前胡等,治肺热咳嗽,胃热呕吐;清肝胆湿热而退黄疸,配合茵陈、黄柏、秦艽、白鲜皮、金钱草等,治湿热蕴结之黄疸;凉血解毒,配合金银花、连翘、败酱草、蒲公英、黄芩等,治热毒疮疡;亦可配合大小蓟、生地黄、水牛角、牡丹皮等,凉血止血。

五、夏 枯 草

【成分】 夏枯草全草含有以齐墩果酸为苷元的三萜皂苷,还含有游离的齐墩果酸,以及熊果酸、芸香苷、金丝桃苷、顺-咖啡酸、反-咖啡酸、维生素 B_1、维生素 C、维生素 K、胡萝卜素、树脂、苦味质、鞣质、挥发油、生物碱、水

溶性盐类等。

【性味归经】 辛、苦,寒,归肝、胆经。

【功效】 清肝明目,散结消肿。

【用法用量】 煎服,10～15g;或熬膏服。外用:适量煎水洗或捣敷。

【使用注意】 脾胃虚弱者慎服。

1. 单味药治难症

(1)治疗细菌性痢疾

药物:夏枯草100g。

用法:取上药,清水煎,先水浸10个小时,文火煎2个小时左右,分4次口服,每7天为1个疗程。

临床应用:清热利湿。用于治疗细菌性痢疾之腹泻、便脓血、里急后重有较好的疗效。

(2)治疗渗出性胸膜炎

药物:夏枯草500g。

用法:取上药,加清水2000ml,煎至1000～1200ml,每次口服30～50ml,每天3次,必要时配合其他对症治疗,但不加抗结核药物。

临床应用:清泻肝火,散结止痛。用于治疗渗出性胸膜炎,见胸腔积液,咳喘气促,胸痛发热等症者有一定的疗效。

(3)治疗肺结核

药物:夏枯草1000g。

用法:取上药,加清水2500ml,煎煮去渣取汁,再浓缩至500ml左右,加红糖或白砂糖适量熬制成膏,每次15ml,每日3次,1个月为1个疗程,咳血者适当加重剂量。

临床应用:软坚抗痨。用于治疗肺结核,见咳嗽、胸痛、咳痰、发热、咳血等症者有一定疗效。

(4)治疗颈部淋巴结核

药物:夏枯草50g。

用法:取上药,用清水煎1个小时,滤汁,可加适量白砂糖,分3次口服,每日1剂。

临床应用:散结消肿。用于治疗颈部淋巴结结核,坚持用药会有较好的疗效。

(5)治疗肺化脓症

药物:白毛夏枯草30～50g。

用法:取上药,清水煎2次,混合后分3次服,每日1剂。

临床应用:清热泻火。用于治疗肺部感染化脓有一定疗效。

(6)治疗扁桃体炎

药物:夏枯草50～100g。

用法:取上药,清水煎2次,混合后分3次服,每日1剂,服时徐徐咽下,以延长药液在咽部的滞留时间,使药液持久地直接作用于病灶处,增强其抗菌消炎的作用。

临床应用:清热消肿。用于治疗急慢性扁桃体炎效果显著,一般1周内可愈。

(7)治疗慢性咽炎

药物:夏枯草(以紫褐色果穗大而整为佳)15g。

用法:取上药,放入杯中,加沸水250ml,浸泡盖紧,15分钟后饮用,可重浸泡,每天3～5杯,10天为1个疗程。

临床应用:散结消肿。用于治疗慢性咽炎有一定疗效。

(8)治疗乳腺增生病

药物:夏枯草30～50g。

用法:取上药,用沸水浸泡,盖紧,15分钟后,代茶饮,可重复浸泡,每日1剂,1个月为1个疗程,可用3～6个疗程。

临床应用:消肿散结。用于治疗慢性乳腺炎、乳腺增生、乳腺囊肿均有一定的疗效。

(9)治疗足跟痛

药物:夏枯草50g。

用法:取上药,浸入食醋1000ml内2～4个小时,再煮沸15分钟,待稍凉后浸泡患处20分钟(先熏后洗),每日2～3次,每剂用2天。

临床应用:软坚止痛。用于治疗骨刺引起的足跟痛有一定疗效。

2. 配成方治大病

(1)治疗黄疸型传染性肝炎

方名:夏枯草退黄饮。

药物:夏枯草 50g,茵陈蒿 30g,秦艽、威灵仙、大枣各 10g,甘草 5g。

用法:清水煎 2 次,混合后分 3 次服,每日 1 剂,10 天为 1 个疗程,可配合西药输液治疗。

临床应用:清泄肝热,利胆退黄。用于治疗各类传染性肝炎出现黄疸者有较好疗效。

(2)治疗慢性乙型肝炎

方名:夏枯草乙肝煎。

药物:夏枯草 30g,黄芪、白花蛇舌草各 20g,板蓝根 15g,大枣 10g,甘草 3g。

用法:清水煎 2 次,混合后分 3 次服,每日 1 剂,30 天为 1 个疗程,肝功能异常者可配合西药的抗病毒药物治疗。

临床应用:清肝利胆,健脾益气。用于治疗慢性乙型肝炎之免疫力低下、病毒复制等有一定疗效。

(3)治疗肝癌

方名:夏枯草抗肝癌方。

药物:夏枯草、茵陈蒿、白花蛇舌草、半枝莲各 20g,昆布、海藻、莪术、重楼各 10g。

用法:清水煎 2 次,混合后分 3 次服,每日 1 剂,30 天为 1 个疗程。

临床应用:清肝泻火,化瘀散结。用于治疗原发性肝癌,见右上腹包块、阵发性刺痛、口苦口渴、乏力、纳差等症者有一定疗效。

(4)治疗流行性腮腺炎

方名:夏枯草腮腺炎方。

药物:夏枯草 30g,柴胡、大青叶、蒲公英、败酱草各 20g,甘草 3g。

另:鲜夏枯草、鲜蒲公英、鲜败酱草各适量,捣绒外敷。

用法:清水煎 2 次,混合后分 3 次服,每日 1 剂。

临床应用:清热泻火,解毒散结。用于治疗流行性腮腺炎之红肿热痛有一定的疗效。

(5)治疗单纯性甲状腺肿

方名:夏枯草消瘿丸。

药物:夏枯草 150g,珍珠母、生牡蛎各 100g,昆布、海藻、玄参、建曲各 80g,当归 40g,丹参、浙贝母各 60g。

用法:取上药,制成水丸,每次 10～12g,每日 3 次,饭后服,1 个月为 1 个疗程,一般用 2～3 个疗程。

临床应用:清肝消肿,祛痰散结。用于治疗单纯性甲状腺肿(中医称为瘿瘤)有较好的疗效。

(6)治疗白喉

方名:夏枯草白喉汤。

药物:夏枯草 30g,金银花、玄参各 20g,北沙参、生地黄、麦冬各 15g,桔梗 10g,甘草 5g。

用法:清水煎 2 次,混合后分 3 次服,每日 1 剂。

临床应用:清热泻火,解毒散结,用于治疗白喉有较好的疗效。

(7)治疗乳腺增生

方名:夏枯草乳癖汤(丸)。

药物:夏枯草、生牡蛎各 30g,玄参、赤芍、丹参各 20g,川贝母、苏木、土鳖虫、郁金、三棱、莪术、桃仁各 10g。

用法:清水煎 2 次,混合后分 3 次服,每日 1 剂。疼痛减轻肿块变软后,用 5 倍量药材制成水丸,每次 10～12g,每日 3 次。

临床应用:清热化痰,软坚散结。用于治疗乳腺增生之疼痛和肿块有一定疗效。

(8)治疗颈淋巴结结核

方名:夏枯草瘰疬丸。

药物:夏枯草、蒲公英各 150g,玄参 100g,僵蚕、浙贝母各 80g,山慈姑、瓦楞子、白芥子各 60g,制没药、生南星、炮穿山甲、全蝎各 50g。

用法:取上药,制成水丸,每次 10～12g,每日 3 次,饭后服。

临床应用:清热解毒,化痰散结。用于治疗颈淋巴结结核有一定疗效。

(9)治疗结肠息肉

方名:夏枯草灌肠方。

药物:夏枯草、煅牡蛎各30g,乌梅、海浮石各12g,五倍子、五味子各9g,贯众、紫草各15g。

用法:清水煎至150~200ml浓汁,保留灌肠,每天1次,14天为1个疗程。

另用:当归、丹参、山甲片、姜黄各12g,白术24g,王不留行30g,薜荔果15g,皂角刺9g,每天1剂,水煎服,1个月为1个疗程。

临床应用:清热泻火,解毒散结。用于治疗结肠息肉有一定疗效。

(10)治疗失眠

方名:夏枯草安眠煎。

药物:夏枯草25g,法半夏15g。

用法:清水煎2次,混合后分3次服,每日1剂,一般5~10剂即可告愈。

临床应用:清泄郁火,安神定魂。用于治疗气血失和之失眠症有一定疗效。

(11)治疗矽肺

方名:夏枯草矽肺饮。

药物:夏枯草、太子参、鹅管石、赤芍各20g,丹参、郁金、桑寄生各15g,莪术、地骷髅、陈皮各10g。

用法:清水煎2次,混合后分3次服,每日1剂。

临床应用:清热润肺,散结止痛。用于治疗矽肺,见胸闷胸痛、咳嗽痰多、动则气喘等症者有一定的疗效。

(12)治疗原发性高血压

方名:夏枯草降压汤。

药物:夏枯草、珍珠母各30g,杜仲、桑寄生各20g,菊花、黄芩各10g。

用法:清水煎2次,混合后分3次服,每日1剂,1个月为1个疗程,血压稳定后,可将上药增加到5倍的剂量,制成水丸,每次10~12g,每日3次,饭后服。

临床应用:清肝泄热,潜阳降压。用于治疗原发性高血压之头目眩晕有一定疗效。

(13)治疗卵巢囊肿

方名:夏枯草消癥丸。

药物:夏枯草150g,海藻、败酱草、川贝母、生牡蛎、玄参、茯苓各100g,炮山甲、莪术、法半夏各80g,陈皮60g,当归50g。

用法:取上药,制成水丸,每次10~12g,每日3次,饭后服。

临床应用:清热解毒。消癥散结。用于治疗卵巢囊肿,症见少腹一侧或双侧有大或小之肿块,多无明显症状者,有一定疗效。

(14)治疗银屑性眼病

方名:夏枯草150g,紫草、苦参、连翘、金银花、水牛角、生地黄、乌梢蛇各100g,野菊花、蝉蜕、牡丹皮、赤芍各50g。

用法:取上药,制成水丸,每次10~12g,每日3次,饭后服,忌葱蒜等发物。

临床应用:清肝明目,解毒消斑。用于治疗银屑性眼病,见皮肤红色斑疹,眼缘赤肿,睫毛脱落等症者,有一定疗效。

(15)治疗葡萄膜炎

方名:夏枯草赤眼汤。

药物:夏枯草30g,龙胆草、黄芩各15g,野菊花、密蒙花、刺蒺藜、木贼、谷精草、蝉蜕各10g,甘草5g。

用法:清水煎2次,混合后分3次服,每日1剂。

临床应用:解毒泻火,清肝明目。用于治疗葡萄膜炎,见眼部红、肿、热、痛、畏光流泪、视力减退等症者有较好的疗效。

(16)治疗手足皲裂

方名:夏枯草手足皲裂膏。

药物:夏枯草30g,白及15g。

用法:取上药,共研极细末,猪油调膏,先用夏枯草60g,煎水洗患处,再敷以药膏,纱布包扎,每天1次,一般连用3~7天可以治愈。

另:手足脱皮,可用夏枯草煎水浸泡。

临床应用:清热解毒,泻火敛肤。用于治疗手足皲裂、脱皮等有一定疗效。

3. 知药理、谈经验

（1）知药理

夏枯草可降低血压，低浓度时对心脏有兴奋作用，高浓度时有抑制作用。有一定的抗炎、抗菌、抗病毒作用，有能免疫抑制效应和降血糖作用。

（2）谈经验

孟学曰：夏枯草辛、苦，寒，春开白花夏结子，夏至即枯，故名。能清肝热，消肿散结。"主寒热瘰伤，鼠疮"，可治淋巴结核，现代可用于治肺结核。

夏枯草清肝火、平肝阳，配合菊花、黄芩、蒺藜、白芍、地骨皮等，治高血压头昏头痛；清泄肝火，配合菊花、决明子、龙胆草、柴胡、蒺藜、木贼等，治目赤肿痛、头痛眩晕等症；散痰火郁结，配合浙贝母、香附、玄参、生牡蛎、昆布、海藻等，治瘰疬瘿瘤；清肝泻火，配合蒲公英、柴胡、瓜蒌壳、黄芩、金银花、连翘等，治乳痈初起，另用鲜夏枯草、鲜蒲公英、芒硝等，捣敷患处有良效。

六、决 明 子

【成分】 决明子含多种蒽醌类成分，主要有大黄酚、大黄素、芦荟大黄素、大黄酸、大黄素葡萄糖苷、大黄素蒽酮、大黄素甲醚、决明素、橙黄决明素，以及新月孢子菌玫瑰色素、决明松、决明内酯，还有维生素 A 等。

【性味归经】 甘、苦、咸，微寒，归肝、大肠经。

【功效】 清热明目，润肠通便。

【用法用量】 口服：煎汤。10～15g；用于通便，不宜久煎；或研末。外用：适量研末调敷。

【使用注意】 气虚便溏者不宜服用，忌大麻子。

1. 单味药治难症

（1）治疗高血压、高脂血症

药物：决明子(炒)20g。

用法：取上药，每天上午 10g，下午 10g，用沸水冲泡，代茶饮，服药期间不加其他降脂、降压药物。

临床应用：清降血热。用于治疗高血压、高脂血症等有一定疗效。

（2）治疗血清胆固醇增高

药物：决明子 50g。

用法：取上药，清水煎 1 个小时，分 2 次服。

临床应用：清热润肠。用于治疗血清胆固醇增高有一定疗效。

（3）治疗习惯性便秘

药物：决明子适量。

用法：取上药（炒），再将其打碎，备用。每次取 10～15g，水煎 20 分钟左右，冲入蜂蜜 20～30g 搅拌，每晚 1 剂或早晚分服，亦可代茶饮。

临床应用：泻下通便。用于治疗肠燥便秘有一定疗效。

（4）治疗男性乳房发育症

药物：生草决明 300g。

用法：取上药 25～50g，开水冲泡，代茶饮用。或研制粉末，每次 25g，开水冲服，每天 2 次。

临床应用：软坚散结。用于治疗男性乳房发育有一定疗效。

（5）治疗急性乳腺炎

药物：决明子 25～100g。

用法：取上药，清水煎 1 个小时，分 2～3 次服，每日 1 剂。

临床应用：软坚消肿。用于治疗急性乳腺炎初起者有一定疗效。

（6）治疗麦粒肿

药物：决明子 30g。

用法：取上药，加水 1000ml，煎至 400ml，分 2 次服，每日 1 剂，小儿酌减。

临床应用：消肿止痛。用于治疗麦粒肿有一定疗效。

（7）治疗口腔溃疡

药物:决明子 25g。

用法:取上药,研为细末,用清水 500ml,煎成糊状,冷却后放灭菌瓶内备用,用时冲洗、涂抹或含漱患处。

临床应用:消肿生肌,用于治疗口腔溃疡有一定疗效。

(8)治疗鼻出血

药物:决明子适量。

用法:取上药,研为极细末,以陈醋调成糊状,外敷膻中穴,范围约 2cm×2cm,厚约 0.5cm,用塑料贴胶带固定,每 6 小时换药 1 次。

临床应用:清热止血,用于治疗因肺热所致之鼻出血有一定疗效。

(9)治疗霉菌性阴道炎

药物:决明子 30g。

用法:取上药,加清水适量煮沸 15 分钟,乘热用药液熏洗外阴及阴道,每日 1 次,每次 15～20 分钟,10 天为 1 个疗程。

临床应用:抗菌消炎。用于治疗妇女霉菌性阴道炎有一定疗效。

2. 配成方治大病

(1)治疗顽固性头痛。

方名:决明子头痛汤。

药物:决明子 30g,猪瘦肉 250g。

用法:清水炖熟,加盐,分 2 次服,每日 1 剂,吃肉喝汤。

临床应用:清肝明目,潜阳降压。用于治疗肝阳上亢之高血压头痛、肾虚头痛、偏头痛等有一定的近期疗效。

(2)治疗风热攻目、视物不明

方名:决明子明目丸。

药物:决明子、枸杞子各 100g,羌活、青葙子、升麻、羚羊角、刺蒺藜、菊花、蝉蜕、茺蔚子、车前子、夏枯草、防风、黄芩各 50g,川芎 40g,辽细辛 20g,甘草 15g。

用法:取上药,制成水丸,每次 10～20g,每日 3 次,饭后服。

临床应用:疏散风热,清肝明目。用于治

疗急性结膜炎,见红肿热痛、羞明流泪、视物不明等症者有一定疗效。

(3)治疗眼生翳膜

方名:决明子退翳丸。

药物:决明子、党参各 100g,玄参 80g,柴胡、车前子、茺蔚子、黄连、防风、白芷、赤茯苓、蔓荆子、玉竹、枳壳、刺蒺藜、木贼草、野菊花、秦皮各 50g,远志 40g,辽细辛 20g,甘草 15g。

用法:取上药,制成水丸,每次服 10～12g,每日 3 次,饭后服。

临床应用:疏散退热,清肝明目。用于治疗眼生翳膜,见眼睛赤痛、头晕额胀、泪出不止、视物昏暗等症者有一定疗效。

(4)治疗眼目昏暗

方名:决明子明目散。

药物:决明子、枸杞子各 200g,杭菊花、蔓荆子各 100g。

用法:取上药,研成细末,每次 8～10g,温开水送下,饭后服。

临床应用:清肝明目,益精养血。用于治疗眼目昏暗、视物模糊有较好的疗效。

(5)治疗眼见黑花

方名:决明子启明丸。

药物:决明子、熟地黄、枸杞子各 100g,茯苓、玄参、山药、菟丝子各 80g,杭菊花、防风、车前子、蔓荆子、柏子仁、青葙子各 50g,川芎 40g,甘草 15g。

用法:取上药,研成细末,炼蜜为丸,每丸重 15g,每次 1 丸,每日 3 次。

临床应用:滋阴补肾,清肝明目。用于治疗头晕目暗、眼见黑花有一定疗效。

(6)治疗小儿疳积

方名:决明子疳积饼。

药物:决明子 20g,鸡内金、山楂各 10g,鲜母鸡肝 1 具。

用法:取上药,研成细末,鸡肝捣如泥状,混合药末搓成团,用纱布包紧,然后用第 2 次淘米水 500ml,在瓦罐内煎煮,熟后吃药喝汤,1 日空腹服完。

临床应用:清热开胃,健脾消食。用于治疗小儿消化不良有一定疗效。

3. 知药理、谈经验

(1)知药理

决明子能降低血脂、抑制血清胆固醇的升高和主动脉粥样硬化斑块的形成。有降血压和抗菌作用,对细胞免疫有抑制作用,而对巨噬细胞的吞噬功能有增强作用,此外,尚有泻下、利尿及收缩子宫等作用。

(2)谈经验

孟学曰:决明子甘、苦、咸,古代为眼科专用药,治目中诸病,助肝益精。近代治老人便秘,并可防止高血压、高脂血症和血管硬化。

决明子苦寒泄热,清泄肝火,配合菊花、蒺藜、木贼、龙胆草、黄芩等,治目赤肿痛,羞明多泪之症;甘寒益阴,配合生地黄、山茱萸、菊花、枸杞子、蔓荆子等,治肝肾阴亏、视物昏花;苦寒入肝经,泻肝火、平肝阳,配合菊花、钩藤、夏枯草、龙胆草、珍珠、石决明等,治高血压头痛、头晕之症;清热润肠通便,配合火麻仁、瓜蒌子、郁李仁、柏子仁、陈皮、肉苁蓉等,治肠燥便秘之症。

七、青葙子

【成分】 青葙子含有对羟基苯甲酸、3,4-二羟基苯甲酸、棕榈酸胆甾烯酯、烟酸等,还含有正丁醇-β-D-果糖苷、蔗糖、3,4-二羟基苯甲醛、β-谷甾醇及脂肪油、淀粉和丰富的硝酸钾。

【性味归经】 苦,微寒。无毒,归肝经。

【功效】 清泄肝火,明目退翳,祛风止痒。

【用法用量】 内服:煎汤,5～15g;或入丸、散。

【使用注意】 本品有扩散瞳孔的作用,故青光眼患者忌用。

1. 单味药治难症

(1)治疗风热泪眼

药物:青葙子 20g。

用法:取上药,用鸡肝 2～3 具,加白糖炖服,每周 2～3 剂。

临床应用:清泄肝热,明目止泪。用于治疗风热泪眼、迎风流泪有一定疗效。

(2)治疗夜盲、目翳

药物:青葙子 20g。

用法:取上药,用红枣 5 枚,清水煎 30 分钟,顿服,每日 1 剂。

临床应用:清泄肝火,明目退翳。用于治疗夜盲、目翳有较好的疗效。

(3)治疗高血压病

药物:青葙子 30g。

用法:取上药,清水煎 2 次,混合后分 3 次服,每日 1 剂,1 周为 1 个疗程,可间断服用。

临床应用:清泄肝火,平肝潜阳。用于治疗高血压病之头晕头痛效果良好。

2. 配成方治大病

(1)治疗近视眼。

方名:青葙子近视丸。

药物:青葙子、生地黄、白术、枸杞子、丹参、酸枣仁各 20g,川芎、人参、石斛、熟附子、五味子、决明子、红花、肉苁蓉各 15g,山茱萸、当归、牡丹皮、石菖蒲、远志、蝉蜕、桃仁、夜明砂、枳壳各 10g,泽泻、炙甘草、桂枝各 5g。

用法:取上药,炼蜜为丸,每丸重 10g,早晚各服 1 丸,1 个月为 1 个疗程。

临床应用:补肝滋肾,益气明目,用于治疗近视眼有一定疗效。

(2)治疗云雾移睛(飞蚊症)

方名:青葙子明目饮。

药物:青葙子、生地黄、茯苓、当归、夜明砂各 15g,山茱萸 10g。

用法:清水煎 2 次,混合后分 3 次服。

临床应用:清泄肝火,养肝明目。用于治疗云雾移睛(飞蚊症)疗效良好。

（3）治疗视神经萎缩

方名：青葙子启明丸。

药物：白羯羊肝 1 具，熟地黄 90g，青葙子、肉桂心、辽细辛、杏仁、枯芩、北防风、泽泻、地肤子、玉竹、葶苈子、茺蔚子、枸杞子、五味子、茯苓、麦冬、车前子、菟丝子各 60g。

用法：取上药，炼蜜为丸，每丸重 10g，每次 1 丸，每日 2 次。3 个月为 1 个疗程。

临床应用：滋补肝肾，温阳明目。用于治疗视神经萎缩有较佳疗效。

（4）治疗单疱病毒性角膜炎

方名：青葙子病毒性角膜炎煎。

药物：青葙子、木贼草、沙苑子各 20g，蝉蜕、蛇蜕、凤凰衣、密蒙花各 15g。

用法：清水煎 2 次，混合后分 3 次服，每日 1 剂，5 剂为 1 个疗程。

临床应用：清泄肝火，祛风明目。用于治疗单疱病毒性角膜炎，见结合膜充血、羞明流泪、灼热刺痛伴头痛、口苦等症者有良效。

（5）治疗聚星障

方名：青葙子退翳明目汤。

药物：青葙子、麦冬、山栀、木贼、赤芍各 15g，石决明、草决明各 30g，羌活 3g，荆芥、大黄各 6g。

用法：清水煎 2 次，混合后分 3 次服，每日 1 剂。

临床应用：清肝泻火，退翳明目。用于治疗聚星障，见角膜渐扩和加深，结合膜混合充血，羞明流泪、灼热刺痛等症者有较好的疗效。

（6）治疗卡他性结膜炎

方名：青葙子熏眼方。

药物：青葙子、决明子、龙胆草各 15g，黄芩、谷精草、柴胡、菊花各 12g，车前子、密蒙花各 10g。

用法：取上药，清水浸泡 30 分钟，煮沸 15 分钟，过滤置玻璃杯内，用剪孔硬纸覆盖杯口，将患眼对准孔圆孔，熏 10~20 分钟，每日 3 次。

临床应用：清热祛风，解毒明目。用于治疗卡他性结膜炎有一定疗效。

3. 知药理、谈经验

（1）知药理

青葙子对铜绿假单胞菌有较强的抑制作用。有降压作用，其油脂有扩瞳作用。

（2）谈经验

孟学曰：青葙子苦、微寒，入足厥阴肝经，为眼科常用药。能祛风热，镇肝明目，治青盲障翳，虫疥恶疮。

青葙子清泄肝经实火，明目退翳，配合羚羊角、决明子、茺蔚子、菊花、龙胆草等，治肝火上炎，目赤肿痛，或生翳膜；配合密蒙花、木贼、白蒺藜、夏枯草、黄芩等，治风热上扰，羞明多泪；配合生地黄、玄参、车前子、菟丝子、菊花等，治目疾日久，肝虚血热，视物昏暗；配合熟地黄、菟丝子、肉苁蓉、山茱萸、山药等，治肝肾两亏、目昏干涩。

青葙子其性主降，能清肝火、镇肝阳、凉血热。用于肝阳化火，头痛眩晕，急躁不寐，常配合石决明、珍珠母、栀子、夏枯草、牛膝等，以泻火平肝。

八、猪 胆 汁

【成分】 猪胆汁中主要成分为胆汁酸类，以及胆色素、黏蛋白、脂类及无机物等，胆汁酸中有鹅脱氧胆酸和 3α-羟基-6-氧-5α-胆烷酸，它们几乎完全与甘氨酸结合而存在，另含猪胆酸和猪去氧胆酸。

【性味归经】 苦、寒，归肺、肝、胆经。

【功效】 清肺化痰，解毒，润燥。

【用法用量】 内服：冲服，3~6g，或入丸、散剂，外用：涂敷、点眼或灌肠。

【使用注意】 无热及脾胃虚弱、便溏者慎用。

1. 单味药治难症

（1）治疗百日咳。

药物：猪胆汁适量。

用法：采用猪胆汁粉剂、糖浆和流浸膏等。

猪胆汁粉剂:小儿 6 个月以内,每次 0.2g,每天 1～2 次;6 个月至 1 岁,每次 0.3g,每天 2 次,1—4 岁,每次 0.4g;每天 2 次,4—7 岁,每次 0.5～0.6g,每天 2 次。

猪胆汁糖浆:小儿,6 个月以下,每次 5ml;6 个月至 1 岁,每次 8ml;1—4 周岁,每次 10ml;4—7 岁,每次 13～15ml,每日 2 次,连服 3～5 天。

猪胆汁流浸膏:小儿,1—2 岁,每次 1.5～2.0ml;2—4 岁,每次 2～3ml;4—6 岁,每次 3～4ml,均每日 3 次,饭后服。

临床应用:清肺化痰,用于治疗百日咳有较好的疗效。

(2)治疗慢性支气管炎

药物:鲜猪胆汁适量。

用法:加热浓缩,烘干磨细粉,装入胶囊,每次 0.5g,每日 3 次,空腹温开水送下。或加淀粉压制成片,每片含猪胆汁 0.3g,每次 2～3 片,每日 3 次,7 天为 1 个疗程。

还可采用猪胆汁(浓缩)注射液,每安瓿 2ml(含猪胆汁原液 3ml),肌内注射,每次 2ml,每日或隔日 1 次,10 天为 1 个疗程。

临床应用:清热止咳。用于治疗慢性支气管炎,对合并肺结核及支气管扩张症者均有较好的疗效。

(3)治疗急性传染性肝炎。

药物:鲜猪胆汁适量。

用法:取上药,烘干研粉,装胶囊,用量以黄疸指数为依据,黄疸指数 10～40mg/dl 者,每次 3g,每日 3 次;40～70mg/dl 者,每次 4g,每日 3 次;70～100mg/dl 者,每次 5g,每日 3 次。

也可用猪胆汁片(每片含猪胆汁粉 0.2g),每次 3～5 片,每日 3 次。

临床应用:解毒退黄。用于治疗急性传染性黄疸性肝炎,服药 1～2 周,即食量大增,黄疸消失,疗程 11～25 天,平均 10 天,随访 1 年,均未复发。

(4)治疗非绞窄性肠梗阻

药物:鲜猪胆汁 2～3 个。

用法:取上药,以 50ml 注射器抽取胆汁,以导尿管插入肛门约 20cm 后注入胆汁并保留。同时,配合输液及持续胃肠减压,2～3 小时后出现腹痛加剧,继而排出水样便并排气,如无效,8 小时后再用 1 次,每天 1～2 次,一般治疗 1～2 天。

临床应用:润肠通便。用于治疗非绞窄性肠梗阻有较好的疗效。

(5)治疗单纯性消化不良

药物:鲜猪胆汁适量。

用法:取上药,制成 3% 猪胆汁粉糖浆,6 个月以下小儿每日 4ml;6 个月至 1 岁,每日 6ml;1—4 岁,每日 8ml;分 3～4 次口服。可连用 4 天,无任何不良反应作用。

临床应用:健脾消食。用于治疗小儿单纯性消化不良有一定疗效。

(6)治疗头癣

药物:鲜猪胆汁 1 个。

用法:取上药,备用。先将患部头发剪去,清洗干净并消毒后,蘸猪胆汁涂搽患处。

临床应用:解毒杀虫,用于治疗黄癣、白癣、黑点癣均有一定的疗效。

(7)治疗腹部手术后及产妇便秘

药物:鲜猪胆汁适量。

用法:取上药,经高压蒸气消毒或煮沸消毒 10 分钟,冷藏,成人每次 60～100ml,儿童每次 30～40ml,加温至 37℃ 左右作保留灌肠。

临床应用:润肠通便。用于治疗腹部手术后便秘、产妇便秘、麻痹性肠梗阻有较好的疗效。

(8)治疗滴虫性阴道炎

药物:鲜猪胆汁 1000g。

用法:取上药,加热浓缩至浓稠,取此浓稠猪胆汁 25g,加入 95% 乙醇 300ml,回流 4 小时,过滤,滤液回收乙醇至原体积的 1/4,后用丙酮沉淀,得淡黄色絮状固体,即为猪胆汁提取物。再用提取物制成每粒 50mg 栓剂,备用。患者取截石位,用窥器扩张阴道,将药栓放入后穹窿处,仰卧30分钟。隔天1次,5次为1个疗程。也可患者睡前清洗外阴,仰卧于床上,自己用手指将药栓缓缓送入阴道。

临床应用:解毒杀虫。用于治疗滴虫性阴道炎有一定疗效。

(9)治疗儿童脂溢性皮炎

药物:鲜猪胆汁适量。

用法:取上药,将猪胆1个刺破倒在半脸盆温水中,搅拌后洗患处,再用清水洗1次,每天1次(成人也可用)。

临床应用:解毒消炎。用于治疗脂溢性皮炎有一定疗效。

(10)治疗沙眼

药物:鲜猪胆汁1个。

用法:取上药,过滤使呈清亮溶液,用生理盐水稀释至10%浓度,高压消毒后点眼。

临床应用:解毒清热。用于治疗沙眼之眼缘发痒、结膜充血有一定疗效。

(11)治疗甲沟炎

药物:鲜猪胆汁1个。

用法:取上药,刺破猪胆,以小杯盛胆汁,将患指放在胆汁里间歇浸泡几次,每次10～15分钟,隔天1次。

临床应用:解毒消肿。用于治疗甲沟炎之红肿疼痛有一定疗效。

2. 配成方治大病

(1)治疗无症状乙肝病毒携带者

方名:猪胆汁乙肝片。

药物:鲜猪胆汁10个,白矾30g,大黄20g,淀粉适量。

用法:取上药,制成素片,每片含生药0.25g,成人每次8片,每日3次,连用3个月为1个疗程,小儿每次2～4片,出现胃肠道反应者可酌情减量。

临床应用:清热解毒,化痰护肝。用于治疗无症状乙型肝炎,有促进产生抗体的良好效果。

(2)治疗细菌性痢疾、急性胃肠炎

方名:猪胆汁胃肠炎丸。

药物:鲜猪胆汁100ml,绿豆粉500g。

用法:取上药,混合搅拌,制成水丸,成人每次6～9g,儿童每次1g,均每日3～4次。

临床应用:清利湿热,解毒化痰。用于治疗细菌性痢疾、急性胃肠炎,均有一定疗效。

(3)治疗肝内胆管结石

方名:猪胆汁排胆石丸。

药物:鲜猪胆汁2个,黄芩、鸡内金、黄连、黄柏、枳实各20g,生大黄30g。

用法:取猪胆汁,刺破,倒入锅内先煎5～6分钟,后6味药研细末,与猪胆汁一起煎5分钟,然后烘干研末制成胶囊,每粒约含药粉0.5g,每次4粒,每日3次,餐后服。

临床应用:清肝利胆,化痰排石。用于治疗胆结石、肝内胆管结石有一定疗效。

(4)治疗小儿外感发热

方名:猪胆汁外敷退热贴。

药物:猪胆汁1个,柴胡注射液2支。

用法:取猪胆汁熬膏研细粉备用。用时,取猪胆汁粉3g和柴胡注射液2支,调匀敷肚脐上,外用胶布固定,每日2次,一般4～8小时内可降温。

临床应用:疏散风邪,清热解毒。用于治疗因外邪引起的发热有较好的疗效。

(5)治疗慢性宫颈炎

方名:猪胆汁宫颈炎散。

药物:鲜猪胆汁500g,白矾10g。

用法:取鲜猪胆,外囊清洁后取出胆汁,加入白矾,阴干或用文火烤干,研细末装瓶备用,操作过程中注意防止污染。按一般妇科检查方法,充分暴露患者子宫颈,消毒并清除宫颈分泌物,然后用喷粉器喷撒猪胆粉于病变部位。宫颈管内膜炎型者,从子宫外口将药塞进宫颈管内为宜。3天1次,一般5～10次可愈。

临床应用:清热泻火,化痰解毒。用于治疗慢性宫颈炎有一定疗效。

(6)治疗淋巴结核

方名:猪胆汁淋巴结核膏。

药物:猪胆汁 1000ml,粮食醋 600ml,松香 5g(研细末)。

用法:取上药,先煎前 2 味,煮开后加入松香,浓缩成稠膏状,外涂患处,每日 3 次。

临床应用:清热解毒,化痰散结。用于治疗各类淋巴结核有一定疗效。

(7)治疗重度褥疮

方名:猪胆汁褥疮糊。

药物:猪胆汁 100ml,如意金黄散(内含天花粉、黄柏、大黄、姜黄、白芷、天南星、厚朴、甘草、苍术、陈皮)10g。

用法:取上药,调成糊状,将病灶消毒,去除坏死组织,用生理盐水清创,以棉球蘸取药糊涂于疮面,消毒纱布覆盖,每天 1 次。

临床应用:清热解毒,敛疮生肌。用于治疗重度褥疮有较好的疗效。

(8)治疗慢性化脓性中耳炎

方名:猪胆汁喷耳散。

药物:鲜猪胆 1 个,枯矾粉(白矾火煅后)等量。

用法:取上药,混合拌匀,使用前先用过氧化氢清洗外耳道,拭干后将药粉均匀喷入鼓膜穿孔处,量勿过多,以免妨碍引流,每日 1~2 次。

临床应用:清解热毒,祛湿敛疮。用于治疗慢性化脓性中耳炎有较好的疗效。

(9)治疗热毒攻眼

方名:猪胆汁点眼方。

药物:猪胆汁 1 枚,朴硝 1g,黄连 2g,冰片 0.3g。

用法:取后 3 味药,研极细末,与猪胆汁相混合,浸泡一晚,昼夜点眼。

临床应用:清热解毒,消肿明目。用于治疗时气热毒攻眼,见睑里有疮,中有胬肉,日夜下泪,全不视物等症者有一定疗效。

(10)预防白喉

方名:猪胆汁预防白喉汤。

药物:猪胆汁适量,白砂糖等量。

用法:取鲜猪胆汁,加等量白砂糖,蒸 30~60 分钟。小儿每次 2~3ml,每日 2 次,连服 4 天。

临床应用:清热解毒,消炎润喉。用于预防白喉的传染有一定作用。

3. 知药理、谈经验

(1)知药理

猪胆汁镇咳、平喘,有抑菌消炎、抗过敏的作用,能镇静、抗惊厥,还具有促进脂肪吸收作用。

(2)谈经验

孟学曰:猪胆汁苦、寒。能祛肝胆之火,故肝胆疾病常用之。能润燥通便、热痢下重及肠秘不通皆可用之。

猪胆汁苦寒入肺,能清肺热,化热痰,止咳逆,配合陈皮、半夏、皂角、地龙、甘草等,治肺热咳嗽,痰多不爽或百日咳等;猪胆汁能清热解毒,配合广藿香、白芷、苍耳子、辛夷、金银花、连翘等,治鼻黏膜炎及鼻窦炎;配合射干、玄明粉、桔梗、板蓝根等,治咽喉肿痛;配合黄连、黄柏等,治烧烫伤;其性滑,寒能胜热,滑能润燥,配合蜂蜜治大便燥结之症;能祛肝胆之火,配合绿豆粉制成片剂,治传染性急性肝炎有较佳的效果。

第二节 清热燥湿药

一、黄 芩

【成分】 黄芩根含黄芩苷元、黄芩苷、汉黄芩素、汉黄芩苷和黄芩新素,还含苯甲酸、β-谷甾醇等。茎叶中含黄芩素苷。亦含挥发性成分,挥发油中含有多种萜类、酸、酮、酚、内酯、醛、醚等。

【性味归经】 苦、寒,归肺、胃、胆、大肠经,无毒。

【功效】 清热燥湿,泻火解毒,止血安胎。

【用法用量】 煎服,3～10g,或入丸、散,外用:煎水洗或研末撒。清热多生用,安胎多炒用,清上焦热多酒炙用,止血多炒炭用。

【使用注意】 本品苦寒伤胃,故脾胃虚寒者不宜使用。

1. 单味药治难症

(1)治疗传染性肝炎

药物:黄芩适量。

用法:取上药,研细末,装胶囊,每粒0.25g,每次2粒,每天3次,儿童酌减。连续用1个月为1个疗程。

也可用黄芩苷注射液4ml(相当于生药200mg)肌注,每日1次,6ml加入10％葡萄糖液250ml中,静脉滴注,15日为1个疗程。

临床应用:清热燥湿,泻火解毒。用于治疗传染性肝炎、慢迁肝、慢活肝,均有较好的疗效。

(2)治疗小儿急性呼吸道感染

药物:黄芩适量。

用法:取上药,清水煎成50％的黄芩煎液,1岁以下小儿每天6ml,1岁以上每天8～10ml,5岁以上酌加量,均分3次服,病情较严重者,可配合西药注射剂治疗。

临床应用:清热解毒。用于治疗小儿急性呼吸道感染有一定疗效。

(3)治疗肾炎、肾盂肾炎

药物:黄芩适量。

用法:取上药,提取制成5％黄芩素注射液,每次肌内注射100～200mg(儿童减半),每天2次,治疗期间应低盐饮食,注意卧床休息,不做体力活。

临床应用:燥湿解毒。用于治疗肾炎、肾盂肾炎,见头面浮肿,腰酸腰痛,尿色黄、血压略升等症者有一定疗效。

(4)治疗高血压病

药物:黄芩适量。

用法:取上药,浸泡在白酒中,制成20％的酊剂,每次5～10ml,每天3次,一般饭前饮用。饮用1～12个月,效果明显。

临床应用:清热降压。用于治疗原发性高血压病有较好的疗效。

(5)防治流行性脑脊髓膜炎

药物:黄芩适量。

用法:取上药,清水煎1小时,制成20％黄芩煎剂,做喉头喷雾,每次2ml(含生药0.4g),每天1次。

临床应用:清热解毒。用于治疗及预防流行性脑脊髓膜炎有一定疗效。

(6)治疗妊娠恶阻(呕吐)

药物:黄芩30～45g。

用法:取上药,清水煎,顿服。

临床应用:清热安胎。用于治疗妊娠恶阻(胎中毒)有较好的疗效。

(7)预防猩红热

药物:黄芩10g。

用法:取上药,清水煎,每天2～3次,连服3天。

临床应用:清热解毒。用于预防感染猩红热有较好效果。

(8)治疗痈肿切开引流

药物:黄芩6g。

用法:取上药,放入清水500ml中煎煮20分钟,过滤,放入纱条浸泡3天后贴敷疮面。

临床应用:清热泻火,用于治疗痈肿切开引流、杀菌、生肌有较好的疗效。

(9)治疗更年期月经紊乱

药物:生黄芩适量。

用法:取上药,选里外坚实,色黄微绿者(即子芩),整条洗净,刮去皮,用米泔水浸泡一夜,次日炙干,如此浸炙7次,然后研为细末,用醋糊为丸如绿豆大,晾干,装瓶备用。每天取70丸,分早晚各服1次,空腹温开水送下。

临床应用:清热调经。用于治疗更年期

月经紊乱有较好的疗效。

(10)治疗急性胆囊炎

药物:5%黄芩苷 80～120ml。

用法:取上药,加入5%～10%葡萄糖注射液 250～500ml 中,快速静脉滴入,每天 1次,4～7 天为 1 个疗程,症状控制后,改服黄芩苷片(0.5g),每次 4 片,每日 3～4 次,维持1～2 周。

临床应用:清泄胆热。用于治疗急性胆囊炎,见右上腹剧痛、口干口苦、便结尿黄等症者有一定的疗效。

2. 配成方治大病

(1)治疗钩端螺旋体病

方名:黄芩湿温煎。

药物:黄芩、连翘、广藿香、紫苏叶、滑石各 20g,金银花、薏苡仁各 30g,白通草 5g。

用法:清水煎 2 次,混合后分 3 次服,每日 1 剂。

临床应用:清热解毒,利湿和中,用于治疗钩端螺旋体病(秋季发病,中医称为"湿温症")有较好的疗效。

(2)治疗慢性喘息性支气管炎

方名:黄芩平喘胶丸。

药物:黄芩 2 份,去根皮雷公藤 1 份,炙麻黄、广地龙各 1.5 份,冰片 0.1 份。

用法:取上药,共研极细末;装胶囊,每粒重 0.5g,每次 4 粒,每日 3 次,连服 7 天为 1个疗程。

临床应用:清热解毒,宣肺平喘。用于治疗客寒包火之外寒内热咳嗽喘息,有一定疗效。

(3)治疗便血、吐血、衄血

方名:黄芩止血汤。

药物:黄芩、白术、阿胶、附子、茜草各15g,生地黄、伏龙肝(灶心黄土)各 20g,当归10g,甘草 3g。

临床应用:温阳燥湿,滋阴止血。用于治疗大便下血、吐血、衄血、妇人血崩,见面色萎黄、四肢不温、舌淡苔白、脉沉无力等症者有

一定疗效。

(4)治疗上消化道出血

方名:黄芩止血膏。

药物:黄芩 25g,生大黄 10g,白及 20g,三七、海螵蛸各 15g。

用法:取上药,研为粗末,加 70%乙醇 4倍量,浸泡 48 小时,取滤液,水煎 3 次,每次1 小时,过滤后浓缩成稠膏,加 95%乙醇 3 倍量,浸 24 小时,取滤液,回收乙醇,加 0.5%苯甲醇钠,入清水 300ml 中搅冷备用,每次100～300ml,每日 3 次。

临床应用:凉血解毒,化瘀止血。用于治疗上消化道出血有较好的疗效。

(5)治疗肛门痔疮疾患

方名:黄芩肛肠汤。

药物:黄芩、黄柏、槐花、地榆各 15g,黄连、防风、大黄各 10g,甘草 5g。

用法:清水煎 2 次,混合后分 3 次服,每日 1 剂。

临床应用:清热燥湿,泻火解毒。用于治疗肛肠疾病,如痔疮、直肠炎、肛窦炎、肛裂等,均有一定疗效。

(6)治疗湿热下迫脱肛

方名:黄芩脱肛煎。

药物:黄芩 15g,黄芪 20g,柴胡、防风、泽泻、苍术、当归、枳壳、茯苓各 10g,升麻 5g,甘草 3g。

用法:清水煎 2 次,混合后分 3 次服,每日 1 剂。另取枳壳 50g,白矾 30g,清水煎 30分钟,滤取汁,趁温热熏洗患处托回肛内。

临床应用:清热解毒,升阳除湿。用于治疗湿热下迫之脱肛有一定疗效。

(7)治疗胎气不安

方名:黄芩安胎饮。

药物:黄芩 15g,白术、紫苏叶各 20g,砂仁、菟丝子各 10g,甘草 3g。

用法:清水煎 2 次,混合后分 3 次服,每日 1 剂。

临床应用:清热健脾,理气安胎。用于胎

气不安,有滑胎先兆者,有一定效果。

(8)治疗妊娠腹痛

方名:黄芩芍药汤。

药物:黄芩15g,白芍30g,佛手10g。

用法:清水煎1次,分3次服,每日1剂。

临床应用:清热燥湿,理气止痛。用于治疗妊娠腹痛有一定疗效。

(9)治疗小儿病毒性肺炎

方名:黄芩清肺饮。

药物:黄芩、桑白皮、金银花各15g。

用法:清水煎1次,分3次服,每日1剂。

临床应用:清热燥湿,泻肺解毒。用于治疗小儿病毒性肺炎有一定疗效。

(10)治疗流感高热

方名:黄芩退热煎。

药物:黄芩、青蒿、十大功劳叶各20g,大青叶15g,甘草5g。

用法:清水煎2次,混合后分3次服,每日1剂。外用:黄芩50g,燕子泥100g,共研细末,米泔水调成糊状,外敷神阙穴,保持湿度,每日1次。

临床应用:清热燥湿,泻火解毒。用于治疗流感致高热不退、大便秘结等症有一定疗效。

(11)治疗肝热生翳

方名:黄芩退翳丸。

药物:黄芩60g,淡豆豉200g。

用法:取上药,研成细末,制成水丸,每次10～12g,每日3次,饭后服,忌食烟酒、面、辛辣物。

临床应用:清热燥湿,解毒退翳。用于治疗肝热攻眼,见热泪疼痛、眼生翳膜、视力障碍等症者有一定的疗效。

(12)治疗热扰胸膈

方名:黄芩清膈汤。

药物:黄芩、栀子、柴胡、淡豆豉、茯苓各15g,陈皮、法半夏、生姜各10g,甘草3g。

用法:清水煎2次,混合后分3次服,每日1剂。

临床应用:清热燥湿,泻肺解毒。用于治疗热扰胸膈,见胸中烦闷、懊恼、烦热、膈上有痰等症者有一定疗效。

(13)治疗尿血

方名:黄芩血淋汤。

药物:黄芩、生地黄、水牛角丝、白芍、牡丹皮、茜草、大蓟、小蓟各15g,滑石20g,甘草5g。

用法:清水煎2次,混合后分3次服,每日1剂。

临床应用:清热泻火,凉血止血。用于治疗各种原因的尿血,见尿频、尿急、尿痛、血尿等症者有一定疗效。

(14)治疗小儿急性菌痢

方名:黄芩菌痢灌肠方。

药物:黄芩、黄柏、黄连各等量。

用法:取上药,研为极细末备用。用时取药末适量,调入生理盐水作保留灌肠,保留时间1个小时以上。年龄不足1岁者,取药末1g,水20ml;2－3岁,取药末2g,水30ml;4岁及以上,取药末3g,水40ml,一般每天灌肠1次,病情较重者每天2次。

临床应用:清热燥湿,解毒止痢。用于治疗小儿急性细菌性痢疾有一定疗效。

(15)治疗肠易激综合征

方名:黄芩腹痛灌肠液。

药物:黄芩、黄柏、大黄各30g。

用法:取上药,加清水500ml煎至150ml作保留灌肠,每晚1次,半个月为1个疗程。

临床应用:清热燥湿,泻火解毒。用于治疗肠易激综合征,见腹痛、腹泻、大便习惯改变、腹泻后痛不减轻等症者有一定效果。

3. 知药理、谈经验

(1)知药理

黄芩有较广谱的抗菌作用,对流感病毒亦有一定的抑制作用,有抗变态反应、抗炎和解热作用。还有一定的镇静作用,以及有明显的降血压、降血脂作用。对抗血小板聚集和抑制凝血酶活性能起到止血作用。可以增加胆汁排泄量,对离体小肠痉挛有解痉作用。此外,尚有解毒、抗癌、抗氧化等作用。

(2)谈经验

孟学曰:黄芩味苦寒,是一味治多种疾病的良药,临床应用比较广泛,能泻实火、除肺热、除湿热、止血、安胎。可单用,也可配成复方应用。

黄芩配柴胡,治气分热结;配芍药,治血分热结;配黄连,治湿热中阻;配白芷,治眉棱骨作痛。黄芩得酒上行,得猪胆汁清肝胆火,得柴胡退寒热,得芍药治下痢,得桑白皮泻肺火,得白术安胎。

黄芩清热燥湿,能清肺、胃、胆及大肠经之湿热,尤善清上中二焦湿热,配合滑石、通草、白蔻仁、薏苡仁、藿香等,治湿温郁阻、气机不畅,身热不扬,胸脘痞闷;配合黄连、干姜、半夏等,治湿热中阻,痞满呕吐;配合葛根、黄连等,治胃肠湿热泻痢。

黄芩善清肺火及上焦之实热,配合桑白皮、苏子、杏仁、桔梗、前胡等,治肺热咳嗽、气喘;配合沙参、麦冬、知母、瓜蒌皮、桔梗等,治肺中燥热,咳嗽咽痛;配合大黄、栀子、连翘、薄荷等,治壮热烦渴,溲赤便秘。

黄芩能清泄少阳胆经半表半里之郁热,配合柴胡、人参、半夏等,治少阳病,症见寒热往来,胸胁苦满,心烦喜呕;配合青蒿、陈皮、竹茹,治湿热痰浊中阻,寒热如疟,寒轻热重,胸痞作呕,配合生地黄、白芍、牡丹皮等,治吐血;泻火解毒,配合连翘、牛蒡子、板蓝根、黄连、栀子等,治疮痈肿毒、咽喉肿痛之证;大剂量单用,可抗菌消炎,效果良好。

黄芩清热安胎,配合白术、白芍、当归、紫苏叶、大腹皮等,治胎气不安之症。

二、黄 连

【成分】 黄连含小檗碱,又称黄连素,含量为 7%～9%,其他成分包括黄连碱、甲基黄连碱、掌叶防己碱(又名巴马亭、棕榈碱)、非洲防己碱和药根碱等生物碱,此外尚含黄柏酮、黄柏内酯。

【性味归经】 苦、寒,归心、肝、胃、大肠经,无毒。

【功效】 清热燥湿,泻火解毒。

【用法用量】 口服:煎汤,1.5～10g;或入丸、散。外用:研末调敷,煎水洗或浸汁点眼。

【使用注意】 本品大苦大寒,过服久服易伤脾胃,故脾胃虚寒者忌用;又苦燥伤津,阴虚津伤者亦应慎用。

1. 单味药治难症

(1)治疗大叶性肺炎

药物:黄连适量。

用法:取上药,磨成黄连粉内服,每次0.6g,每天 4～6g。

临床应用:清肺解毒。用于治疗大叶性肺炎,见发热、咳嗽、胸痛、吐铁锈色痰等症者有一定疗效。

(2)治疗 2 型糖尿病

药物:黄连素适量。

用法:取上药,每次 0.4g,每天 3 次,口服,连服 1～3 个月为 1 个疗程。

临床应用:清热泻火,降糖止渴。用于治疗 2 型糖尿病,见多饮、多食、多尿等症者有一定疗效。

(3)治疗高血压病

药物:黄连碱适量。

用法:取上药,每天 0.75～4g,分 3～4次口服,6～15 天为 1 个疗程。治疗急性感染性疾病合并有血压降低或休克时,使用大剂量黄连应慎重。

临床应用:清热降压。用于治疗原发性高血压病有较好的疗效。

(4)治疗肺结核

药物:黄连素(小檗碱片)适量。

用法:取上药,每次 0.3g,每日 3 次,口服,3 个月为 1 个疗程。

临床应用:抗痨杀虫。用于治疗肺结核,

见发热、咳嗽、胸痛、咯血等症者有一定的疗效。

(5)治疗结核性胸膜炎

药物:小檗碱片适量。

用法:取上药,口服,每次 0.2～0.3g,每日 3 次,或肌内注射,每次 4～9mg,4～8 小时 1 次;或胸腔注射,每次 4～6mg,每周 1～2 次。

临床应用:解毒消炎。用于治疗结核性胸膜炎,疗效较为满意。

(6)治疗慢性胆囊炎

药物:小檗片适量。

用法:取上药,每次 0.2～0.3g,饭前服用,每日 3 次,10～15 天为 1 个疗程。

临床应用:清肝利胆。用于治疗慢性胆囊炎有一定疗效。

(7)治疗肺脓肿

药物:黄连素注射液适量,黄连素片适量。

用法:取黄连素注射液,作气管内滴入,每次 4～6ml,每日 1 次,同时口服黄连素片,每次 0.4～1.6g,4 周为 1 个疗程。

临床应用:清热解毒,泻火排脓。用于治疗肺脓肿有一定疗效。

(8)治疗脓胸

药物:川黄连适量。

用法:取上药,研为细粉,用清水浸煎 2 次,配制成 10% 的溶液,作游离子透入,每天 1 次,每次 20 分钟,15～20 分钟为 1 个疗程。如病变顽固者,休息 10 天后可继续下个疗程。

临床应用:解毒排脓。用于治疗脓胸有较好的疗效。

(9)治疗化脓性中耳炎

药物:川黄连适量。

用法:取上药,研为细粉,用清水浸煎,配制成 10% 的溶液,加入 3% 硝酸水中,煮沸,过滤两次,装瓶备用,用时按常规清洗患处后,滴入药液 3～4 滴,每日 2～3 次。

临床应用:清热燥湿。用于治疗化脓性中耳炎有一定疗效。

(10)治疗口腔颌面部炎症

药物:黄连素片适量。

用法:取上药,成人每次 0.2～0.3g,每天 3 次,重症感染每次 0.6g,并加用黄连液注射,儿童酌减,2～8 天为 1 个疗程。

临床应用:泻火解毒。用于治疗口腔颌面手术、唇裂修补术的术后感染,以及急性牙周炎和急性根尖周炎等疾病均有良好的疗效。

(11)治疗上颌窦炎

药物:黄连小檗碱溶液适量(含 0.2%)。

用法:取上药(新鲜配制成的无菌溶液),于每次上颌窦冲洗后,灌注 2ml,每日 1 次,连续用 1 周。

临床应用:解毒消炎。用于治疗上颌窦炎有较好的疗效。

(12)治疗萎缩性鼻炎

药物:10% 黄连液适量。

用法:取上药,以长约 6cm、宽约 0.5cm 的消毒纱布条浸入 10% 黄连液内 24 小时以上,用来填塞于患侧鼻腔,每天 1 次,10 次为 1 个疗程。

临床应用:清热解毒。用于治疗萎缩性鼻炎有一定疗效。

(13)治疗急性扁桃体炎

药物:10% 黄连素注射液适量。

用法:取上药,肌内注射,每次 4ml,每天 2 次,对病情较重的病例,可采用黄连素溶液喷雾,效果迅速,一般 4 小时后体温即可降至正常,咽痛消失。

临床应用:泻火解毒。用于治疗急性扁桃体炎,见咽喉肿痛、吞咽困难、恶寒发热、全身酸痛等症者有一定疗效。

(14)治疗咽峡炎

药物:黄连粉适量。

用法:取上药,每次用 0.4g,装入胶囊,小儿酌减,每天 4 次,兼用 1% 黄连溶液含漱。

临床应用:清热解毒。用于治疗咽峡炎有较好的疗效。

(15)治疗指骨骨髓炎

药物:黄连100g。

用法:取上药,加清水 2000ml,煮沸 3次,每次 15 分钟,冷却备用(不除渣,不加防腐剂)。用时,患指除去敷料后伸入注有药液的小瓷杯浸泡(需浸没病灶),每天 1 次,每次 1～2 小时,浸毕,按常规换药。

临床应用:泻火解毒。用于治疗指骨骨髓炎有一定疗效。

(16)治疗麦粒肿

药物:黄连 3g。

用法:取上药,捣碎置于瓶内,加入人乳汁,以浸没为度,浸泡 1 天,滤出其汁点涂患处,每天 3～4 次。

临床应用:解毒消肿。用于治疗麦粒肿疗效较好。

(17)治疗妊娠合并心律失常

药物:黄连素片适量。

用法:取上药,每次 0.2～0.4g,每天 3次,口服,3～4 周为 1 个疗程。

临床应用:清热宁心。用于治疗妊娠合并心律失常有较好的疗效。

(18)治疗百日咳

药物:黄连适量。

用法:取上药,清水煎为 100% 黄连煎剂,1 岁以下每天 1.0～1.5ml;1～2 岁,每天 1.5～2ml;2～5 岁,每天 2.0～2.5ml;5 岁以上,每天 2.5～3ml,均每天分 3 次服,每次均混以 5～10ml 的饱和糖浆。

临床应用:清热止咳。用于治疗百日咳之痉挛性咳嗽有一定疗效。

(19)治疗白喉

药物:黄连粉适量。

用法:取上药,每次 0.6g,可制成糖浆,每天分 4～6 次口服,并配合 1% 黄连溶液漱口,也可用黄连溶液喷雾咽腔。

临床应用:清热泻火。用于治疗轻、重白喉均有令人满意的疗效。

(20)治疗伤寒

药物:黄连粉适量。

用法:取上药,装入胶囊口服,每次 2g,每 4 个小时 1 次,直到体温恢复正常后 3～5天为止。

临床应用:清热燥湿。用于治疗肠伤寒见发热、腹胀、便秘、腹泻等症者有一定的疗效。

(21)治疗流行性脑脊髓膜炎

药物:黄连注射液适量,黄连素片适量。

用法:取黄连素注射液,每次肌内注射4ml,每 4 小时 1 次;黄连素片口服,每次 2g,每 4 小时 1 次。

临床应用:清热解毒。用于治疗流行性脑脊髓膜炎有一定疗效。

(22)治疗猩红热

药物:黄连素片适量。

用法:取上药,儿童每次 0.15～0.3g,成人每次 0.45～0.6g,均每天 3～4 次,连用 7天,较重病例兼用 5% 黄连溶液滴鼻或喷喉。

临床应用:泻火解毒。用于治疗猩红热(欲称"烂喉痧")有一定疗效。

(23)治疗布氏杆菌病

药物:0.2% 黄连素注射液适量。

用法:取上药,每次 2ml,肌内注射,每天2 次,15 天为 1 个疗程。或用黄连素 5.5g,普鲁卡因 2.5g,蒸馏水 1000ml,配成无菌溶液,每天穴位注射 3ml,8 天为 1 个疗程,同时配合对症治疗。

临床应用:清热解毒。用于治疗布氏杆菌病有一定疗效。

(24)治疗烧伤

药物:黄连 200g。

用法:取上药,将黄连放入菜油 500ml中,文火熬煎,待黄连焦枯后,过滤冷却备用,同时加入少许普鲁卡因溶液以减少刺激性。对脓性分泌物较多的创面,用 20% 黄连水湿敷或喷雾,如能同时用烤灯保持创面干燥,则疗效更佳。

临床应用:解毒生肌。用于治疗一、二度新鲜烧烫伤有较好的疗效。

(25)治疗沙眼

药物:10%黄连液适量。

用法:取上药,每天滴眼2次,每次2～3滴,3周为1个疗程。也可用10%黄连液浸泡海螵蛸棒摩擦沙眼,其疗效也很好。

临床应用:清热燥湿。用于治疗沙眼有令人满意的疗效。

(26)治疗滴虫性阴道炎

药物:20%黄连液适量。

用法:取上药,浸渍阴道用棉栓,晚上睡觉前塞入阴道内,翌日起床时将棉栓线往外拉取出,每日1次,也可用于治疗宫颈糜烂。

临床应用:清热解毒。用于治疗滴虫性阴道炎、宫颈糜烂和妇科其他炎症,均有较好的疗效。

(27)治疗慢性非特异性结肠炎

药物:黄连30g。

用法:取上药,加清水300ml,煎取100ml,每晚睡前灌肠。灌肠时用30cm肛管,涂液状石蜡,尽量全部纳入肛内,灌肠后,先跪卧5～10分钟,然后改为左侧卧位,使药液充分抵达乙状结肠及降结肠,20天为1个疗程,可连用2个疗程,忌食辛辣、生冷食物。

临床应用:清热燥湿。用于治疗慢性非特异性结肠炎有一定疗效,也可用于治疗溃疡性结肠炎。

(28)治疗细菌性痢疾

药物:单味黄连、各种制剂(粉剂、干浸膏、糖浆、煎剂、小檗碱)。

用法:口服;粉剂,装胶囊,每次0.3～1g,每日3次;小檗碱片,每次0.2～0.6g,每日3次。灌肠:用20%黄连溶液保留灌肠,每日1～2次。

临床应用:清热燥湿。用于治疗细菌性痢疾有令人满意的疗效。

2. 配成方治大病

(1)治疗钩端螺旋体病

方名:黄连湿温汤。

药物:黄连、黄芩、厚朴、法半夏各10g,广藿香、滑石、茯苓、薏苡仁、佩兰各20g,白通草5g。

用法:清水煎2次,混合后分3次服,每日1剂。

临床应用:清热解毒,利湿和中。用于治疗钩端螺旋体病(湿温症),症见发热恶寒,身重疼痛,胸闷不饥,舌苔厚腻者有较好的疗效。

(2)治疗慢性胃炎

方名:黄连慢性胃炎丸。

药物:黄连、高良姜、瓜蒌子、法半夏、香附子各50g,吴茱萸、丁香、荜茇、肉桂、沉香各10g。

用法:取上药,研为细末,装胶囊,每丸重0.3g,每次3～5g,每日3次。

临床应用:温胃散寒,理气和中。用于治疗慢性胃炎属脾胃虚寒者有一定疗效。

(3)治疗急性胃肠炎

方名:黄连急性胃肠炎丸。

药物:黄连100g,白蔻仁20g。

用法:取上药,研为细末,装胶囊,每丸重0.5g,每次4～6粒,每日3次。

临床应用:清热燥湿,温中和胃。用于治疗急性胃肠炎,见腹痛、呕吐、腹泻等症者有一定疗效。

(4)治疗慢性腹泻

方名:黄连灌肠1方。

药物:山栀子125g,白矾125g,黄连250g。

用法:取上药,用清水8000ml,煎至5000ml。滤出药液,留渣再加水约8000ml,煎至约5000ml,两次煎液混合置瓦缸中令其生长霉菌备用。使用时,加万分之五的冰片搅匀,并用碳酸氢钠调整pH至6.8即可应用,早晚从肛门灌入100～200ml,持续至腹泻停止。

临床应用:清热燥湿,收敛止泻。用于治疗慢性腹泻有令人满意的疗效。

(5)治疗非特异性溃疡性直肠炎

方名:黄连灌肠 2 方。

药物:黄连 3g,明矾 2g,马勃 5g,鸡子黄 1 枚。

用法:取上药,清水煎 2 次,每次取汁约 100ml,以甘油灌肠器保留灌肠,灌肠后卧床休息约 2 小时,卧床体位一般以药液尽可能浸渍创面为好,便后给药尤佳,15～30 天为 1 个疗程。

临床应用:清热燥湿,收敛消炎。用于治疗非特异性溃疡性直肠炎有较好疗效。

(6)治疗轮状病毒性肠炎

方名:黄连肠炎煎。

药物:黄连 50g,铁苋菜 1000g(海蚌含珠),甘草 200g。

用法:取上药,研为粗末,每日用 100g,清水煎 1 小时,分 3 次服,儿童酌减,可加适量白砂糖调服。

临床应用:清热燥湿,解毒止泻。用于治疗轮状病毒性肠炎有一定疗效。

(7)治疗萎缩性胃炎

方名:黄连萎胃饮。

药物:黄连 500g,食醋 500ml(粮食醋),白砂糖 300g,山楂片 1000g。

用法:取上药,加冷开水 4000ml,混合浸泡 7 日,每次 50ml,饭后服,每天 3 次,30 天为 1 个疗程。

临床应用:清热燥湿,解毒和胃,用于治疗萎缩性胃炎,见上腹痛、贫血、消瘦、舌炎、腹泻等症者有一定的疗效。

(8)治疗消化性溃疡

方名:黄连胃溃疡胶囊。

药物:黄连、三七、浙贝母、乌贼骨、高良姜、香附子、大枣各 50g,黄芪 150g,白芍 80g,桂枝 40g,荜茇、吴茱萸、甘草各 15g。

用法:取上药,研细末,装入胶囊,每丸 0.3g,每次 5 粒,每日 3 次,30 天为 1 个疗程。

临床应用:清热益气,温胃散寒。用于治疗胃及十二指肠溃疡有一定疗效。

(9)治疗痢疾

方名:黄连痢疾汤。

药物:黄连、黄芩、黄柏各 15g,当归、干姜各 10g,赤石脂、粳米各 20g,白芍 25g,甘草 5g。

用法:清水煎 2 次,混合后分 3 次服,每日 1 剂。

临床应用:清热燥湿,解毒止痢。用于治疗伤寒热痢,症见腹痛下痢,便脓血,赤白相兼,里急后重等证有一定疗效。

(10)治疗湿热黄疸

方名:黄连退黄汤。

药物:黄连、黄柏、苦参各 15g,栀子、秦艽、威灵仙、白鲜皮各 10g,茵陈、金钱草、夏枯草各 20g。

用法:清水煎 2 次,混合后分 3 次服,每日 1 剂。

临床应用:清热祛湿,利胆退黄。用于治疗湿热黄疸,见面目周身黄染,大便灰白,小便色深黄,发热口渴、口苦等症者疗效较好。

(11)治疗 2 型糖尿病

方名:黄连降糖丸。

药物:黄连、知母、铁皮石斛、生石膏各 100g,西洋参、生地黄、葛根各 150g,天花粉、麦冬、五味子各 50g。

用法:取上药,制成水丸,每次 10～12g,每日 3 次,饭后服。

临床应用:清热泻火,养阴生津。用于治疗 2 型糖尿病,见多食、多饮、多尿(称为"三多")等上消证候有较好的疗效。

(12)治疗高血脂

方名:黄连降脂丸。

药物:黄连、三七、生山楂、决明子、车前子、丹参、茯苓、黄精各 100g,白术 120g,泽泻 80g。

用法:取上药,制成水丸,每次 10～12g,每日 3 次,饭后服。

临床应用:清热活血,利水祛脂。用于治疗高脂血症,见体困肥胖、肢体麻木、头痛头晕、面赤怕热、耳鸣遗精等症者有较好疗效。

(13)治疗高血压病

方名:黄连降压丸。

药物:黄连、黄芩、地骨皮、罗布麻叶、地龙、钩藤、野菊花、杜仲各 100g,珍珠母、夏枯草各 150g。

用法:取上药,制成水丸,每次 10～12g,每日 3 次,饭后服。

临床应用:清热泻火,平肝降压。用于治疗症状性高血压,见头晕耳鸣、健忘失眠、乏力心悸、手指发麻等症者有一定疗效。

(14)治疗三高症

方名:黄连三高症丸。

药物:黄连、黄芩、决明子、生山楂、西洋参、车前子、白芍、葛根、丹参、天麻、钩藤、珍珠母各 100g,三七、地骨皮各 80g。

用法:取上药,制成水丸,每次 10～12g,每日 3 次,饭后服。

临床应用:清热生津,降压祛脂。用于改善高血糖、高血压、高脂血症、高尿酸、高胆固醇,坚持服用,均有显著疗效。

(15)治疗痈肿疮疡

方名:黄连败毒饮。

药物:黄连、黄芩、黄柏、栀子、当归、防风、蝉蜕各 10g,金银花、连翘、败酱草各 20g,甘草 5g。

用法:清水煎 2 次,混合后分 3 次服,每日 1 剂。

临床应用:清热燥湿,泻火解毒。用于治疗痈肿疮疡未溃或已溃,见发热恶寒、心烦口渴、红肿热痛等症者有一定疗效。

(16)治疗梦遗滑精

方名:黄连梦遗煎。

药物:黄连、龙胆草、知母、远志各 10g,酸枣仁、茯神木、生地黄、莲子心、生龙骨、生牡蛎各 15g,甘草 3g。

用法:清水煎 2 次,混合后分 3 次服,每日 1 剂。

临床应用:清热宁心,安神止遗。用于治疗相火独旺之梦遗滑精,见心烦口渴、夜寐不宁、梦交遗精、舌苔黄腻等症者疗效较好。

(17)治疗心律失常

方名:黄连调频汤。

药物:黄连、炙甘草各 10g,麦冬、苦参、丹参各 15g,桂枝、五味子各 5g,大枣 5 枚,人参 6g。

用法:清水煎 2 次,混合后分 3 次服,每日 1 剂。

临床应用:清热养阴,宁心调频。用于治疗心律失常,见心脏期前收缩,心悸怔忡,肢软乏力等症者有较好疗效。

(18)治疗充血性心力衰竭

方名:黄连强心汤。

药物:黄连、附子、川芎、炙甘草、葛根、红花各 10g,黄芪、茯苓各 20g,麦冬、葶苈子、白术各 15g,丹参、西洋参各 6g。

用法:清水煎 2 次,混合后分 3 次服,每日 1 剂。

临床应用:清热养阴,温阳强心。用于治疗充血性心力衰竭,见面色晦暗、心悸不宁、畏寒肢冷、动则喘甚等症者有一定疗效。

(19)治疗癫痫

方名:黄连定痫饮。

药物:黄连、法半夏、陈皮、胆南星、禹白附子、石菖蒲、当归、远志各 10g,蜈蚣 3 条,生大黄、辽细辛、甘草各 5g,生龙骨、生牡蛎各 30g,茯苓 20g。

用法:清水煎 2 次,混合后分 3 次服,每日 1 剂。

临床应用:清热燥湿,开窍定痫,用于治疗癫痫病的反复发作有一定疗效。

(20)治疗暑热咳嗽

方名:黄连咳嗽饮。

药物:黄连、杏仁、桔梗、白前、百部、紫

菀、款冬花各 10g,北沙参、麦冬、桑白皮各 20g,甘草 3g。

用法:清水煎 2 次,混合后分 3 次服,每日 1 剂。

临床应用:清热解毒,润肺止咳。用于治疗夏季暑热咳嗽,见口燥声嘶、烦热引饮、咳嗽吐涎沫等症者有一定疗效。

(21)治疗急性结膜炎

方名:黄连滴眼液。

药物:黄连末 5g,春茶叶 20g。

用法:取上药,加开水 200ml,煮沸 10 分钟,纱布过滤备用。配制 1 次,有效期 3 日,治疗急性结膜炎时,每次点眼 2 滴,每日 4 次,预防则用本品每次 1 滴,每日 4 次,连用 3 日。

临床应用:清热解毒,消肿明目。用于治疗、预防急性结膜炎有一定效果。

(22)治疗单疱病毒性角膜炎

方名:黄连红花滴眼液。

药物:黄连、藏红花各 2g。

用法:取上药,用 200ml 蒸馏水浸泡 24 小时,然后取煎液细滤,除菌,调 pH 至 7.4,制成滴眼液,每日 6~8 次,点眼,每次 1~2 滴,可配合内服药治疗。

临床应用:清热解毒,活血明目。用于治疗单疱病毒性角膜炎,见羞明流泪,灼热刺痛,头痛、口苦等症者有一定疗效。

(23)治疗霉菌性阴道炎

方名:黄连阴道霉菌散。

药物:黄连素 0.3g,冰硼散 0.5g,2.5% 小苏打水适量。

用法:取上药,先用小苏打水冲洗外阴和阴道,擦净阴道分泌物,再用黄连素 0.3g,置于阴道后穹窿,并用冰硼散 0.5g,喷于阴道及外阴。每日 1 次,10 天为 1 个疗程。

临床应用:清热泻火,制菌解毒。用于治疗霉菌性阴道炎有满意的疗效。

(24)治疗宫颈糜烂

方名:黄连宫颈糜烂散。

药物:黄连素薄膜片、乌贼骨各等量。

用法:取上药,共研成细末,先用 0.1% 新洁尔灭液严格消毒,拭净宫颈和阴道分泌物,用"药物喷雾器"将上述药粉喷在宫颈糜烂部位,隔日 1 次,5 次为 1 个疗程,应在非月经期和非妊娠期治疗。

临床应用:清热解毒,收敛生肌,用于治疗宫颈糜烂有一定疗效。

(25)治疗皮肤感染性炎症

方名:黄连消炎膏。

药物:黄连(研为极细末)6g,黄蜡 15g,麻油 120ml。

用法:取上药,先将麻油熬至滴水成珠,再加入黄蜡,待化后离火,候冷,然后加入黄连粉,调匀备用。用时,溃疡面用生理盐水消毒拭干,将黄连膏涂于纱布上,再覆盖在溃疡面上,每天换药 1 次,直到痊愈为止。

临床应用:清热泻火,解毒生肌。用于治疗皮肤各种感染性炎症有一定疗效。

(26)治疗多形性渗出性红斑

方名:黄连红斑膏。

药物:黄连粉 10g,蓖麻油 30ml(也可用蜂蜜或甘油)。

用法:取上药,调匀备用,用时,涂搽患部,每天 2~3 次,同时口服黄连粉胶囊,每次 1g,每天 3 次。

临床应用:清热燥湿,泻火解毒。用于治疗多形性渗出性红斑有一定疗效。

3. 知药理、谈经验

(1)知药理

黄连有广谱抗病原微生物及抗原虫作用,解热效果明显,能改善心肌缺血,有明显的降压作用,有抗癌活性及抗溃疡、抗腹泻、抑制胃液分泌的作用,还能降低血糖、降低血清胆固醇、提高机体的非特异性免疫功能。

(2)谈经验

孟学曰:黄连大苦大寒,能清热燥湿,泻火解毒,凉血止血,解渴除烦,为治泻痢及目疾之要药。黄连上以清心肺之火,治目赤肿痛,头目眩晕;中以清脾胃之热,治肠澼腹痛下痢,消谷善饥;下以解肝肾之热,治溲多消渴。但须中病即止,久服损脾胃之气。

黄连大苦大寒,清中焦湿热郁结,配合黄芩、半夏、干姜、党参、大枣等,治寒热阻滞中焦,气机不畅,心下痞满,恶心呕吐;配合瓜蒌子、半夏等,治痰火互结,心下痞硬,按之疼痛;配合大黄、黄芩等治热邪壅滞,心下痞,按之濡,大便燥结;配合吴茱萸治肝火犯胃,胁肋胀痛,呕吐吞酸;配合人参、白术、干姜、陈皮等,治脾胃虚寒,呕吐酸水。

黄连善除脾胃大肠湿热,为治痢要药,配合木香、当归、芍药、黄芩、肉桂等,治泻痢腹痛,里急后重;配合葛根、黄芩等,治泻痢兼有身热者;配合阿胶、当归、干姜,治阴虚发热,下痢脓血。

黄连善泻三焦实火,配合栀子、黄柏、黄芩等,治三焦热盛之高热,配合香薷、厚朴、扁豆等,治暑湿内郁,心烦口渴,身热无汗。

黄连善泻心经实火,配合生地黄、朱砂、当归等,治心火亢盛,烦躁不眠,配合茯苓、陈皮、半夏、生姜、竹茹等,治痰热内扰,心烦失眠;配合肉桂治心肾不交,心悸怔忡者。

黄连善清胃火,配合石膏、升麻、黄芩、牡丹皮、龙胆草等,治阳明胃热,牙痛难忍;配合黄柏、连翘、生地黄等,治痈疽疮疡、红肿热痛;配合知母、石膏、太子参、天花粉、葛根等,治 2 型糖尿病有"三多"症状者。

黄连大苦大寒,单用或复方处方均有降血压、血糖、血脂作用。

三、黄 柏

【成分】 黄柏树皮的主要成分是生物碱类,包括小檗碱、药根碱、木兰花碱、黄柏碱、N-甲基大麦芽碱、掌叶防己碱、蝙蝠葛碱等。此外,尚含黄柏内酯、黄柏酮、黄柏酮酸,以及7-脱氢豆甾醇、β-谷甾醇、菜油甾醇、青萤光酸、白鲜交酯等。

黄柏树皮含小檗碱、木兰花碱、黄柏碱、掌叶防己碱等多种生物碱及内酯、甾醇,黏液质等。

【性味归经】 苦、寒,归肾、膀胱、大肠经,无毒。

【功效】 清热燥湿,泻火解毒,退热除蒸。

【用法用量】 煎服,5～10g。外用适量。

【使用注意】 本品苦寒,容易损伤胃气,故脾胃虚寒者忌用。

1. 单味药治难症

(1)治疗肺炎

药物:0.2%黄柏碱注射液适量。

用法:取上药,肌内注射,每次 3ml,每 8 小时 1 次,体温降至正常后 2～3 天,减为每天注射 2 次。

临床应用:清热解毒。用于治疗肺炎有较好疗效,一般用药后 12～72 小时内体温降至正常,炎症吸收消散,平均 9 天为 1 个疗程。

(2)治疗肺结核

药物:黄柏干浸膏片适量。

用法:取上药,每次 1g,每日 3 次,饭后服,3 个月为 1 个疗程。

临床应用:退热除蒸。用于治疗肺结核,见周身乏力、潮热盗汗、咳嗽痰多、食欲减退等症者有一定的疗效。

(3)治疗流行性脑脊髓膜炎

药物:黄柏流浸膏(1ml 相当于生药 1g)适量。

用法:取上药,3 岁以下每 6 小时服 3ml,3 岁以上 4～6ml,成人 6～10ml,每天 4 次。同时仍应给予充足的水分、营养,行常规护理并辅以一般对症治疗。

临床应用:清热解毒。用于治疗流行性脑脊髓膜炎有一定疗效。轻症治疗多见 1 天好转,一般约在 8 天后症状体征消失,10 天后脑脊液转为正常。

(4)治疗细菌性痢疾

药物:黄柏适量。

用法:取上药,每天用20～30g,清水煎1小时,分3次服,8～10天为1个疗程。也可用黄柏液灌肠治疗。

临床应用:清热燥湿,用于治疗细菌性痢疾,见腹痛、腹泻、便脓血、里急后重等症者有一定疗效。

(5)治疗2型糖尿病

药物:黄柏500g。

用法:取上药,加入清水1000ml,煮开数次,渴即饮用,如此数日,可见效果。

临床应用:清热泻火。用于治疗2型糖尿病,见消渴、食多、尿多等症者有一定疗效。

(6)治疗肝硬化、慢性肝炎

药物:黄柏小檗碱注射液适量。

用法:取上药,肌内注射,每次2～4ml,每天2次,可配合口服药治疗,1个月为1个疗程。

临床应用:清热解毒。用于治疗早期肝硬化、慢性病毒性肝炎,均有一定疗效。

(7)治疗慢性咽炎

药物:黄柏适量。

用法:取上药,清水煎成30%黄柏水煎液备用,每次取5ml,装入雾化气瓶中,一端接氧气瓶,打开氧气开关便可吸入雾化,如无氧气,用空气压缩机亦可,每日1～2次,4～5日为1个疗程。

临床应用:清利咽喉。用于治疗慢性咽炎有一定疗效。

(8)治疗慢性上颌窦炎

药物:黄柏流浸膏的30%稀释液适量。

用法:取上药,徐徐注入患侧,每侧隔4日注入1次,5次为1个疗程。

临床应用:清热泻火。用于治疗慢性上颌窦炎经久不愈者,有较好的治疗效果。

(9)治疗急性结膜炎

药物:优质黄柏适量。

用法:取上药,清水煎成10%的溶液备用。用时,每次用1～2ml冲洗滴眼,每天

2～3次。

临床应用:清热解毒。用于治疗急性结膜炎之充血疼痛、羞明流泪有一定疗效。

(10)治疗慢性化脓性中耳炎

药物:优质黄柏适量。

用法:取上药,清水煎成20%或30%的煎液,滤过冷藏备用。用时,先以双氧水洗净外耳道脓液,拭干,滴入药液5～10滴,平卧15分钟。

临床应用:泻火解毒。用于治疗慢性化脓性中耳炎反复发作者,有一定疗效。

2. 配成方治大病

(1)治疗慢性支气管炎

方名:黄柏痰咳丸。

药物:黄柏、黄芩、灵芝菌各100g,茯苓80g,五味子60g,紫菀、款冬花、川贝母、白前、陈皮、京半夏、杏仁、桔梗、荆芥、干姜、桑白皮、虎杖、百部各50g,辽细辛40g,甘草20g。

用法:取上药,制成水丸,每次10～12g,每日3次,饭后服。

临床应用:清热燥湿,祛痰镇咳。用于治疗慢性支气管炎之咳嗽、痰多、气促等症,有较好的疗效。

(2)治疗赤白痢疾

方名:黄柏止痢丸。

药物:炒黄柏、炒当归、大蒜各等分。

用法:取上药,研成细末,用煨大蒜捣烂和药末为丸,如豌豆大,每次10丸,每日3次。

临床应用:清热燥湿,解毒止痢。用于治疗赤白痢疾之里急后重、腹痛等症,疗效较好。

(3)治疗痛风性关节炎

方名:黄柏痛风煎。

药物:黄柏、苍术、白术、茯苓、青风藤各15g,薏苡仁30g,车前子20g,桂枝、猪苓、泽泻各10g。

用法:清水煎2次,混合后分3次服,每

日 1 剂。

临床应用:清热燥湿,温经止痛。用于治疗痛风性关节炎,症见关节红肿热痛、活动受限及高尿酸血症等,均有一定疗效。

(4)治疗脊髓炎

方名:黄柏痿躄丸。

药物:黄柏、知母、薏苡仁、熟地黄各100g,炙龟甲 150g,白芍、苍术各80g,当归、独活、防风、牛膝、桑寄生各50g。

用法:取上药,制成水丸,每次 10～12g,每日 3 次,饭后服。

临床应用:清热燥湿,滋阴养血。用于治疗急慢性脊髓炎,见双下肢瘫痪,软弱无力,大小便障碍等症者有一定疗效。

(5)治疗老年性阴道炎

方名:黄柏止带汤。

药物:黄柏、知母、白果仁、车前子、芡实、山药各15g,生地黄、茯苓、椿树皮各20g,鸡冠花 30g,甘草 3g。

用法:清水煎 2 次,混合后分 3 次服,每日 1 剂。

临床应用:清热止带,滋肾养肝。用于治疗老年性阴道炎,见腰膝酸软、白带增多、色带黄、略臭等症者有一定疗效。

(6)治疗脱发

方名:黄柏脱发丸。

药物:黄柏、当归、侧柏叶、熟地黄、墨旱莲、桑葚子、茯苓、天麻、知母、制何首乌各100g。

用法:取上药,制成水丸,每次 10～12g,每日 3 次,饭后服。

临床应用:清热燥湿,养血生发。用于治疗脱发,如脂溢性脱发、神经性脱发、斑秃等,均有一定的疗效。

(7)治疗腹泻

方名:黄柏止泻汤。

药物:黄柏、白芍、茯苓、党参、地榆各20g,黄连、当归、陈皮各 10g,甘草 3g。

用法:清水煎 2 次,混合后分 3 次服,每

日 1 剂。

临床应用:清热燥湿,解毒止泻。用于治疗各类腹泻,见腹痛泄泻、肛门灼热、小便色黄、食欲不佳等症者有一定的疗效。

(8)治疗外阴瘙痒

方名:黄柏止痒汤。

药物:黄柏、苦参、白土苓各 20g,薏苡仁30g,知母、刺蒺藜、白鲜皮、地肤子各 15g,蝉蜕 10g,甘草 3g。

用法:清水煎 2 次,混合后分 3 次服,每日 1 剂。

临床应用:清热燥湿,祛风止痒。用于治疗外阴瘙痒,特别是妇女的外阴瘙痒,无论是妇科病引起还是糖尿病引起的均有较好的疗效。

(9)治疗尿毒症合并念珠菌性口腔炎

方名:黄柏解毒散。

药物:黄柏 100g,青黛 45g,肉桂 15g,冰片 1.5g,大黄 50g。

用法:取上药,共研为极细末,混匀后装入瓶内备用。将上药末装入胶囊,口服,每次5g,每天 2～3 次,另将上药末外搽口腔黏膜,每次 3～4g。

临床应用:清热解毒,敛疮生肌。用于治疗尿毒症合并念珠菌性口腔炎有一定疗效。

(10)治疗湿热黄疸

方名:黄柏祛黄汤。

药物:黄柏、金钱草、夏枯草各 20g,茵陈、栀子、秦艽、威灵仙、白鲜皮各 15g,制大黄 10g,甘草 5g。

用法:清水煎 2 次,混合后分 3 次服,每日 1 剂。

临床应用:清热解毒,祛湿退黄。用于治疗属于阳黄的各类黄疸,见面目周身、眼睛深度黄染,小便色黄等症者有一定疗效。

(11)治疗带状疱疹

方名:黄柏疱疹膏。

药物:黄柏 50g,雄黄 40g,蜈蚣(瓦焙焦)15 条,冰片、苯唑卡因各 2g。

用法:取上药,共研成细末,备用。用时根据患部大小,取药末用麻油调成乳状,涂患处,以不露疱疹为度,每天 2～3 次。治疗期间不加任何其他治疗。

临床应用:清热燥湿,解毒消炎。用于治疗带状疱疹之灼热疼痛有较好的疗效。

(12)治疗湿疹

方名:黄柏湿疹霜。

药物:黄柏、黄连各 50g,硫黄 10g(以自然硫为最好)。

用法:取黄柏、黄连加水 400ml,文火煎 1 小时,过滤去渣,再入硫黄搅拌,加入冷霜 150g,加温调糊即成,每日 2～3 次涂抹患处。

临床应用:清热燥湿,解毒消炎。用于治疗成人及婴幼儿湿疹均有一定疗效。

(13)治疗脓疱疮

方名:黄柏脓疱疮糊。

药物:黄柏、枯矾(白矾煅后已去水)各等量,核桃壳数个,陈醋适量。

用法:先将核桃壳用微火焙焦,与黄柏、枯矾共研细末,加陈醋调成糊状备用。用时先用高锰酸钾溶液洗净患部皮肤,有脓疱者,用消毒针头刺破脓疱,擦净黄水脓液,敷药于患部,暴露,每日 1～2 次。

临床应用:清热燥湿,解毒杀菌。用于治疗脓疱疮,疗效确切,无不良反应。

(14)治疗臁疮

方名:黄柏臁疮散。

药物:黄柏、大黄各等分。

用法:取上药,共研为极细末,装瓶备用。用时,先消毒疮面,再取药末适量,以开水调成糊状外敷,每隔 2 天治疗 1 次,红肿消散后,肉已长平,再用珍珠散敛皮。

临床应用:清热燥湿,解毒敛疮。用于治疗臁疮有一定疗效。

(15)治疗神经性皮炎

方名:黄柏醋精液。

药物:黄柏 50g,食用醋精 200ml。

用法:将黄柏放入食用醋精中,浸泡 6～

7 天,纱布过滤,滤液分装在 50ml 瓶中,放置备用。用时,将患处用温水洗净,用竹棉签蘸药液点搽患处,涂药的患处可呈现灰白色,使其患部萎缩,苔藓样鳞屑脱落。

临床应用:清热燥湿,收敛去屑。用于治疗神经性皮炎(也称牛皮癣)疗效确切。

(16)治疗蝮蛇咬伤

方名:黄柏蛇伤散。

药物:黄柏、牡丹皮各 180g,生南星、夏枯草、白芷各 150g,雄黄 90g。

用法:取上药,共研为极细末,分成小包,每包 50g 作为外用。用时,根据患部红肿程度及面积大小确定用药量,用冷开水调成糊状敷于患处,每天换药 1 次。

临床应用:清热燥湿,解毒消肿。用于治疗蝮蛇咬伤之红肿黑痛有较好的疗效。

(17)治疗烧伤

方名:黄柏烧伤酊。

药物:黄柏 5 份,榆树皮粉 2 份,80％乙醇适量。

用法:取前 2 味药制为粗末,用 80％乙醇浸泡 48～72 小时,乙醇量超过药粉面一横指左右,然后除去药渣,把乙醇过滤,分装保存使用。用于一二度烧伤或轻度感染的伤口,可使用喉头喷雾器,将药直接喷于伤口表面。

临床应用:清热燥湿,收敛生肌。用于治疗一二度烧伤有较好的疗效。

(18)治疗水火烫伤

方名:黄柏烫伤糊。

药物:黄柏、大黄各 100g。

用法:取上药,共研为极细末,过 100 目筛,装瓶密封备用,用时,取药适量,加入麻油调成薄糊状,外敷患处,暴露疗法,让患处自动结痂。

临床应用:清热燥湿,敛伤生肌,用于治疗一二度水火烫伤有一定疗效。

(19)治疗手足癣

方名:黄柏治癣散。

药物:黄柏粉 50g,樟脑 5g,水杨酸粉 45g。

用法:研末过筛,每袋 22g 分装,用时,取 1 袋药末加食醋 250ml 装入塑料袋,将患手浸泡于内,袋口于手腕处扎好,约 5 小时即可,泡足用上药 36g,加食醋 350～400ml,浸泡 6 小时,方法如手癣,泡后足部轻度肿胀,一般 3 日内自行消退,消肿后即开始脱皮,半月内经治手足勿接触碱水。

临床应用:清热燥湿,祛毒杀菌。用于治疗手足癣疗效确切,效果明显。

(20)治疗脸部隐翅虫皮炎

方名:黄柏皮炎液。

药物:黄柏 3～5g,元明粉 3g。

用法:清水煎 1 个小时,待冷,湿敷患部,每日 4～6 次,每天 1 剂。

临床应用:清热燥湿,解毒消炎。用于治疗脸部隐翅虫皮炎有一定疗效。

(21)治疗慢性骨髓炎

方名:黄柏骨髓炎液。

药物:黄柏 1200g,黄连 900g,甘草 450g,大黄 1800g。

用法:取上药,制成无菌溶液,1ml 含生药 0.03g,浓度为 3%,灌封备用。在手术消除病灶死骨死腔的基础上,用双管闭式在 24 小时内持灌注引流,每日用药 3000ml,一般持续 1～2 周,待引出液清澈后方可拔管,拔管后,再上生肌药。

临床应用:清热燥湿,解毒消炎。用于治疗慢性骨髓炎有一定疗效。

(22)治疗中耳炎

方名:黄柏吹耳散。

药物:黄柏(焙)15g,露蜂房 30g,枯矾 6g,冰片 3g。

用法:取上药,共研为极细末备用,用过氧化氢拭净脓汁,将药末吹入耳内。

临床应用:清热燥湿,解毒生肌。用于治疗中耳炎流脓有一定疗效。

(23)治疗慢性胆囊炎

方名:黄柏胆囊炎膏。

药物:黄柏 30g,桃仁 20g,延胡索 20g,冰片 10g。

用法:取上药,共研为极细末,用凡士林 80g,调匀成膏剂,外敷胆囊区(右上腹痛点),直径 3～5cm,外用纱布覆盖,胶带固定,每隔 24 小时更换 1 次,7 次为 1 个疗程。

临床应用:清热燥湿,消炎利胆。用于治疗慢性胆囊炎有一定疗效。

(24)治疗小儿腮腺炎

方名:黄柏腮腺炎散。

药物:黄柏、枯矾、雄黄各 50g,生理盐水适量。

用法:取上药,共研为极细末,装入瓶内备用。用时,取药适量,加入生理盐水调成糊状,摊在纱布上外敷患处,1～2 天换药 1 次。

临床应用:清热燥湿,解毒消炎。用于治疗小儿腮腺炎(夹耳寒)有一定疗效。

(25)治疗浅表性静脉炎

方名:黄柏静脉炎糊。

药物:黄柏 1000g,煅石膏 800g。

用法:取上药,共研为极细末,过 100 目筛,以凉开水调成糊状敷于患处,每天换药 2 次。

临床应用:清热燥湿,解毒消肿。用于治疗浅表性静脉炎有较好的疗效。

(26)治疗慢性结肠炎

方名:黄柏灌肠液。

药物:黄柏、马齿苋、白头翁各 50g,2% 普鲁卡因 20ml。

用法:取前 3 种药,清水煎成 100ml,再加入普鲁卡因备用。每晚睡觉前,保留灌肠 1 次,连续 15 天为 1 个疗程。

临床应用:清热止泻,解毒止痛。用于治疗慢性结肠炎,见腹痛欲便、便后痛减、周身乏力、食欲不佳等症者有一定疗效。

3. 知药理、谈经验

(1)知药理

黄柏对金黄色葡萄球菌、溶血性链球菌、

大肠埃希菌、钩端螺旋体、致病性皮肤真菌等均有不同程度的抑制作用；可兴奋心肌，增加其收缩力；有降血压、抗心律失常、镇咳祛痰、抗溃疡作用；能增强白细胞的吞噬作用而加强机体的防御功能。此外，尚有抗炎、抗毒素、解热等作用。

（2）谈经验

孟学曰：黄柏苦寒，专清肾与膀胱之火，主五脏肠胃中结热，利小便，治黄疸、泻痢、肠痔等。

黄柏长于清泻下焦湿热，配合山药、芡实、车前子、白果、苍术等，治湿热下注，带下黄浊秽臭；配合草薢、车前子、益智仁、石菖蒲、乌药等，治小便淋浊；配合黄连、茯苓、莲须、益智仁、猪苓等，治热入膀胱，下浊不止；配合知母、肉桂等，治湿热蕴结膀胱，小便不利；配合鲜茅根、大小蓟、生地黄、猪苓、续断炭等，治泌尿系感染、尿血。

黄柏苦寒，清热燥湿，配合白头翁、黄连、秦皮、黄芩等，治湿热泻痢，下利脓血；配合栀子、茵陈、秦艽、白鲜皮、郁金等，治湿热黄疸，久不退黄。

黄柏苦寒沉降，善清下焦湿热而消肿止痛，配合苍术、牛膝、薏苡仁等，治脚气痿躄，足膝肿痛；配合知母、熟地黄、龟甲、牛膝、锁阳、虎骨等，治肝肾不足，下肢痿躄。

黄柏清相火，退骨蒸潮热，配合生地黄、知母、山茱萸、山药、牡丹皮等，治阴虚火旺，潮热盗汗，腰酸梦遗；配合砂仁、甘草、肉苁蓉等，治遗精梦交。

黄柏泻火解毒，清热燥湿，配合栀子、黄芩、黄连治痈肿疔毒；配合大黄、朴硝、黄连、寒水石等，外用治烧烫伤。

清热燥湿用生黄柏；坚肾、清虚热用盐水炒黄柏；治尿血、便血用黄柏炭。

四、龙　胆

【成分】　龙胆的根部含有龙胆苦苷、獐牙菜苦苷、当药苷、三叶苷、苦龙苷、四乙酰龙胆苦苷、苦樟苷、龙胆黄碱、龙胆碱、秦艽乙素、秦艽丙素、龙胆三糖、谷甾醇等。龙胆草含龙胆苦碱约 2%，龙胆糖约 4% 及龙胆碱等。

【性味归经】　苦、寒，归肝、胆、膀胱经。

【功效】　清热燥湿，泻肝胆火，苦味健胃。

【用法用量】　口服：煎汤，3～10g；或入丸药。外用：研末捣敷。

【使用注意】　脾胃虚弱作泻者不宜用；阴虚津伤者慎用。

1. 单味药治难症

（1）治疗流行性乙型脑炎

药物：20%龙胆草糖浆适量，2:1龙胆草注射液适量。

用法：对轻症能口服者，给予龙胆草糖浆，每天 3～4 次，每次 10～15ml。昏迷或呕吐不能进食者，给予龙胆草注射液，每天 3～4 次，每次 2～4ml，肌内注射，至热退后 3 天停药，中、重型者均同时辅以西药常规治疗。

临床应用：清热燥湿。用于治疗流行性乙型脑炎有一定疗效。

（2）治疗睾丸鞘膜积液

药物：龙胆草适量。

用法：取龙胆草 30g，清水煎服，每天 1剂；可另取龙胆草 30g，煎水 300ml，去渣，令微温，浸泡阴囊约 30 分钟，每天 3 次，1 周为 1 个疗程，一般愈后不易复发。

临床应用：清热燥湿。用于治疗睾丸鞘膜积液有较好的疗效。

（3）治疗蛔虫攻心

药物：龙胆根（去头，锉碎）30g。

用法：取上药，加清水 2 碗，煮成 1 碗，前日晚上停食，第二天清晨，将药一顿服完。

临床应用：清肝利胆。用于治疗蛔虫攻心（相当于胆道蛔虫）有较好的疗效。

（4）女性避孕

药物：龙胆草 500g。

用法:取上药,每于月经干净后连续煎服3天,分3个月经周期服完。

临床应用:苦寒泻火,用于想避孕者,服药后使宫中寒冷,不易受孕。

(5)治疗四肢疼痛

药物:龙胆根适量。

用法:取上药,切细,在生姜汁中浸一夜,焙干,捣为细末备用。用时,取一茶匙清水煎30分钟,温服。

临床应用:清热燥湿。用于治疗肝胆湿热浸淫四肢而出现疼痛者,有一定疗效。

2. 配成方治大病

(1)治疗耳鸣、耳聋

方名:龙胆耳鸣煎。

药物:龙胆草、柴胡、黄芩、香附子各15g,川芎、蝉蜕、防风、苍耳子、石菖蒲各10g,甘草3g。

用法:清水煎2次,混合后分3次服,每日1剂。

临床应用:清肝泻火,通窍止鸣,用于治疗肝经实火致耳鸣、耳聋,有一定疗效。

(2)治疗肝火头痛

方名:龙胆清脑汤。

药物:龙胆草、柴胡、黄芩、牡丹皮、栀子各15g,石决明30g,夏枯草20g,僵蚕、菊花、大黄各10g,甘草3g。

用法:清水煎2次,混合后分3次服,每日1剂。

临床应用:清泻肝火,潜阳止痛。用于治疗肝火(高血压、肝阳上亢)头痛,见头脑胀痛、口苦面赤、心烦意乱等症者有较好的疗效。

(3)治疗目赤肿痛

方名:龙胆清目汤。

药物:龙胆草、柴胡、赤芍、牡丹皮各15g,生地黄、水牛角、元明粉(分次兑服)各20g,菊花、栀子、黄芩、大黄各10g,甘草3g。

用法:清水煎2次,混合后分3次服,每日1剂。

临床应用:清泻肝火,消肿明目。用于治疗肝经实火上炎,见目赤肿痛,羞明流泪,口苦咽干,便结尿黄等症者有一定疗效。

(4)治疗小便淋浊

方名:龙胆清淋汤。

药物:龙胆草、瞿麦、萹蓄、白术、茯苓各15g,泽泻、知母、黄柏、猪苓各10g,滑石、金钱草、车前草各20g。

用法:清水煎2次,混合后分3次服,每日1剂。

临床应用:清泻肝火,利尿通淋。用于治疗肝经湿热下注之五淋白浊有一定疗效。

(5)治疗口舌生疮

方名:龙胆口疮饮。

药物:龙胆草、生地黄、玄参、麦冬、元明粉(分次兑服)各15g,知母、桔梗、大黄各10g,生石膏30g,甘草3g。

用法:清水煎2次,混合后分3次服,每日1剂。

临床应用:清肝泻胃,消炎敛疮。用于治疗肝胃蕴热致口舌生疮,见口腔、舌头溃疡,口中烦热感,进食疼痛等症者有较好的疗效。

(6)治疗精神分裂症

方名:龙胆安神汤。

药物:龙胆草、酸枣仁各25g,生石膏、铁落(先煎)各200g,生牡蛎、茯苓、珍珠母各50g,白芍、生地黄各30g,黄芩、大黄各20g,琥珀(兑服)、甘草各5g。

用法:清水煎2次,混合后分3次服,每日1剂。

临床应用:清泻肝火,宁心安神。用于狂躁型精神分裂症的治疗有较好的疗效。

(7)治疗黄疸型肝炎

方名:龙胆退黄汤。

药物:龙胆草、白术、茯苓各20g,柴胡、赤芍、秦艽、栀子、黄柏各15g,制大黄10g,金钱草30g,甘草3g,茵陈25g。

用法:清水煎2次,混合后分3次服,每日1剂。

临床应用:清肝泻火,利胆退黄,用于治疗各种类型肝炎及其他肝病有黄疸症状者,均有一定的疗效。

(8)治疗急性白血病

方名:龙胆急白方。

药物:龙胆草、连翘、生地黄、牡丹皮、白芍、紫草、青黛各 20g,栀子、黄芩各 15g,蒲公英、败酱草、水牛角各 30g。

用法:清水煎 2 次,混合后分 3 次服,每日 1 剂,15 天为 1 个疗程。

临床应用:清热泻火,解毒散结。用于治疗急性白血病,见贫血、出血、感染发热,配合化疗治疗有一定疗效。

(9)治疗细菌性肝脓肿

方名:龙胆清肝汤。

药物:龙胆草、柴胡、赤芍、金银花、连翘各 20g,栀子、黄芩、黄柏各 15g,黄连、郁金各 10g,败酱草 30g,甘草 5g。

用法:清水煎 2 次,混合后分 3 次服,每日 1 剂。

临床应用:清肝泻火,解毒消炎。用于治疗肝脓肿,症见寒热往来,右胁胀痛,口干舌燥,脓腔 5cm 以内者有一定疗效。

(10)治疗带状疱疹

方名:龙胆疱疹汤。

药物:龙胆草、蒲公英各 30g,柴胡、板蓝根、苦参各 20g,丹参、黄芩、地肤子各 15g,蝉蜕、川芎各 10g,甘草 3g。

用法:清水煎 2 次,混合后分 3 次服,每日 1 剂。外用:龙胆草、雄黄、冰片调醋外敷。

临床应用:清热泻火,解毒止痛。用于治疗带状疱疹,见发热恶寒、皮疹疼痛难忍、流黄水、灼热发烫等症者有一定的疗效。

(11)治疗百日咳

方名:龙胆顿咳煎。

药物:龙胆草 20g,川贝母 10g,甘草 6g。

用法:清水煎 1 小时,分 3 次服,每日 1 剂。

临床应用:清热燥湿,润肺止咳。用于治

疗百日咳之痉挛性咳嗽有一定疗效。

(12)治疗急性结膜炎

方名:龙胆消炎液。

药物:龙胆草 15g,氯化钠微量。

用法:取上药,清水煎,洗眼,每日 3 次。

临床应用:清肝泻火,消炎止痛,用于治疗急性结膜炎有一定疗效。

(13)治疗足癣

方名:龙胆足癣酊。

药物:龙胆草 300g,丁香 100g,75% 乙醇 700ml。

用法:取上药,浸泡 1 周后,擦患处。

临床应用:清热燥湿,杀虫止痒。用于治疗足癣有一定疗效。

3. 知药理、谈经验

(1)知药理

龙胆草具有保肝、利胆作用,能减轻肝组织坏死和细胞变性,能显著增加胆汁的流量;有健胃作用,能促进胃液及游离盐酸的分泌,还有明显的利尿和降压作用,以及有抗炎、抗过敏、抗菌作用。此外,尚有镇静、抗惊厥作用。

(2)谈经验

孟学曰:龙胆草苦寒,专泻肝胆之火,主治目痛、颈痛、两胁疼痛、惊痫邪气,小儿疳疾,凡属肝结热邪为患者,用之神妙。

龙胆草清热燥湿,善清下焦湿热,配合柴胡、泽泻、车前子、生地黄、当归等,治妇人湿热下注,阴肿阴痒、带下黄稠、治男子阴囊湿肿、尿赤涩痛。

龙胆草具有抗菌、抗炎、抗过敏作用,对泌尿生殖系统应用比较广泛,凡急慢性炎症配合在复方中,都有较好的效果,是一味不可多得的良药。

龙胆草专泻肝胆之火,凡急慢性肝胆疾患,具有口苦苔黄、烦渴、黄疸等症状者均可使用。配合柴胡、板蓝根、茵陈、栀子、黄柏、秦艽等,治急性黄疸性肝炎;配合柴胡、枳壳、赤芍、郁金、延胡索、黄芩等,治急性胆囊炎之胆绞痛；慢性肝炎的急性发作、肝硬化、肝癌等具有肝胆湿热的症候者，都可在复方中使用龙胆草。

龙胆草苦寒沉降，清泻肝胆实火，配合柴胡、生地黄、当归、泽泻、栀子等，治头晕胀痛、口苦胁痛、耳鸣耳聋；配合栀子、防风、菊花、决明子、珍珠母等，治肝火上炎，目赤肿痛。

龙胆草泻肝胆实火，平息肝风，配合黄连、青黛、牛黄等治高热惊厥，手足抽搐；配合钩藤、黄芩、柴胡、桔梗、芍药等，治小儿壮热、变蒸、惊痫。

龙胆草清肝和胃，能降胃气，有健胃作用，配合大黄、丁香、陈皮、草豆蔻、蒲公英、小茴香等，治肝胃不和、胃脘胀痛、食欲不振。

但须注意，龙胆草用途虽广，久服易伤人之阳气。

五、苦　参

【成分】　苦参的根含有多种生物碱及黄酮类化合物。生物碱中以苦参碱、氧化苦参碱为主，尚有异苦参碱、槐果碱、异槐果碱、槐胺碱、氧化槐果碱及微量的 d-槐醇碱、l-臭豆碱、l-甲基金雀花碱、赝靛叶碱、l-槐根碱等。黄酮类化合物中有苦醇 C、苦醇 G、异苦参酮、苦参醇、新苦参醇、降苦参醇、芒柄花黄素、苦参啶醇、苦参素、次苦参素等。

【性味归经】　苦、寒。归心、肝、胃、大肠、膀胱经，无毒。

【功效】　清热燥湿，杀虫，利尿。

【用法用量】　口服：煎汤，5～10g；或入丸、散。外用：适量煎水洗。

【使用注意】　本品苦寒伤胃、伤阴，脾胃虚寒及阴虚津伤者忌用或慎用；反藜芦。

1. 单味药治难症

(1)治疗急性细菌性痢疾

药物：苦参30g。

用法：取上药，清水煎成100ml，分2次服，每日1剂。也可取上药适量，研为细末，装胶囊，每次1g，每天4次，1周为1个疗程。

临床应用：清热燥湿止痢。用于治疗急性细菌性痢疾有显著疗效。

(2)治疗慢性结肠炎

药物：苦参30g。

用法：取上药，加清水500ml，文火煎至80～100ml，每晚临睡前做保留灌肠。如病变部位较高时，注入后把臀部抬高些以使药液充分流入。注入后睡觉，防止药液排出，第2天再排便。7天为1个疗程，休息2天，再做第2个疗程。

临床应用：清热燥湿，利水止泻。用于治疗慢性结肠炎，见腹痛即便，便后痛减，大便次数增多等症有一定的疗效。

(3)治疗急性肠胃炎

药物：苦参30g。

用法：清水煎1个小时，分3次服。也可制成糖浆剂（每100ml含生药30g），每次30ml，每天3次。还可制为细粉，装胶囊，每次1g，每天4次。

临床应用：清热燥湿，消炎止痛。用于治疗急性肠胃炎之腹痛腹泻有一定疗效。

(4)治疗多种急性感染性疾病

药物：苦参适量。

用法：取上药，制成50%苦参注射液，每次肌内注射2～3ml，每天2次。

临床应用：清热燥湿，解毒消炎。用于治疗急性扁桃体炎、急性结膜炎、急性乳腺炎、牙周炎、外科感染和疖肿、肾盂肾炎、急性气管炎、急性淋巴结炎、结肠炎、胆囊炎、膀胱炎等多种感染均有较好的疗效。

(5)治疗人群肠滴虫

药物：苦参粉胶囊或者苦参片适量。

用法：取上药中的一种，成人每次按生药1.2～4g（规格以说明书为准）的剂量，每天3次，小儿酌减，一般10天为1个疗程。如果疗效不明显，可以配合临床应用苦参50%煎液60～100ml保留灌肠，每天1次。

临床应用:清热燥湿,解毒杀虫。用于治疗人群肠滴虫,口服外用结合治疗,有令人满意的疗效。

(6)治疗急性传染性肝炎

药物:苦参适量。

用法:取上药,研制为细粉,装入胶囊或制为丸剂,每次 2g,每天 4 次。可配合一般保肝药物治疗。

临床应用:清肝利胆。用于治疗急性传染性肝炎有令人满意的疗效。

(7)治疗蓝氏贾第鞭毛虫病

药物:苦参浸膏片或糖浆适量。

用法:取上药的一种,成人每天按生药 30g(规格以说明书为准)的剂量分 3 次服,儿童酌减,连服 7 天为 1 个疗程。

临床应用:清热杀虫。用于治疗蓝氏贾第鞭毛虫病,见下腹阵痛和压痛,慢性腹泻,粪便带血或隐血,儿童可有直肠脱垂等症者有显著疗效。

(8)治疗乙型肝炎

药物:苦参碱注射液适量。

用法:取上药 150mg,稀释静滴,每天 1 次,2 个月为 1 个疗程。

临床应用:清热解毒。用于治疗乙型肝炎,适当配服口服药有一定疗效。

(9)治疗心律失常

药物:苦参 300g。

用法:取上药,加清水 1000ml,煎煮取汁 500ml,如法再煎 2 次,将 3 次煎汁混合,浓缩至 1000ml,加单糖浆适量调味,装瓶备用。用时,每次 50ml,每天上下午各 1 次,连服 2~4 周。

临床应用:宁心复脉。用于治疗频发室性期前收缩、室上性阵发性心动过速、房性及室性期前收缩、冠心病、室性传导阻滞均有较好的疗效。

(10)治疗失眠

药物:苦参 500g。

用法:取上药,加清水 1000ml,泡 12~

20 个小时,煎 1 个小时,取汁 400~600ml;再加水 1000ml,煎取 300~500ml;再加水 1000ml,煎取 500ml。将 3 次煎汁混合,浓缩至 1000ml,加白砂糖适量。成人每次 20ml,小儿每次 5~15ml,睡前 1 次口服。

临床应用:清心安神。用于治疗感染性疾病引起的失眠,疗效较好。

(11)治疗白细胞减少症

药物:10%苦参总碱注射液。

用法:取上药,每日剂量为 200~400mg,个别病例每日可达 800mg,分 1~2 次肌内注射,一般用药后次日白细胞数即开始回升。

临床应用:清热升白。用于治疗不同原因引起的白细胞减少症有一定疗效。

(12)治疗慢性喘息性气管炎

药物:苦参煎剂干粉胶囊适量。

用法:取上药,每次 2~4 粒(每粒含苦参 0.4~0.5g),每天 3 次,10 天为 1 个疗程。

临床应用:清热平喘。用于治疗慢性喘息性气管炎有较好的疗效。

(13)治疗神经性皮炎

药物:苦参 200g。

用法:取上药,洗净,置陈醋 500ml 内浸泡 5 天备用。用时,外搽患处,每天早晚各 1 次,一般用药 3~5 天见效。

临床应用:清热燥湿止痒。用于治疗神经性皮炎有一定疗效。

(14)治疗痔疮

药物:苦参 60g。

用法:取上药,用清水洗净,加清水煎取浓汁,去渣,放入鸡蛋 2 个,红糖 60g,再加热至蛋熟后去壳,将鸡蛋与药汁一起服下,每天 1 剂,4 天为 1 个疗程,如未愈者,可进行下个疗程。

临床应用:清热燥湿。用于治疗内外痔、混合痔均有一定的疗效。

(15)治疗躁狂性精神病

药物:苦参适量。

用法:取上药,开始剂量为每天 9～12g,清水煎 2 次,分 2～3 次,饭后服。逐渐增加剂量,最大日服量为 100g,使用天数最少为 5 天,最多为 154 天。

临床应用:清热安神。用于治疗躁狂性精神病有一定疗效。

(16)治疗老年急非淋白血病

药物:苦参注射液适量。

用法:取上药 500mg,加入到 5％葡萄糖 500ml 中,静脉滴注,每天 1 次,1 个月为 1 个疗程。

临床应用:清热解毒。对于老年急非淋白血病患者有一定缓解和治疗作用。

(17)治疗小儿肺炎

药物:200％苦参注射液适量。

用法:取上药,每次肌内注射 2ml,每天 2 次。

临床应用:清热解毒。用于治疗小儿肺炎,一般 1 周内可以治愈。

(18)治疗血吸虫病腹水

药物:苦参 15～30g。

用法:清水煎 1 小时,分 2 次服,每日 1 剂。

临床应用:燥湿利尿,用于治疗血吸虫病所致的腹水,一般服药 2 天后腹围减小。

(19)治疗手足癣

药物:苦参 100g。

用法:取上药,置食醋 500ml 中浸泡 1 周后备用。用时,将患处置醋中浸泡 1 个小时。

临床应用:清热杀虫。用于治疗手足癣,每天坚持浸泡 1 次,有显著疗效。

(20)治疗肛门湿疹

药物:苦参 100g。

用法:取上药,置麻油 500ml 内浸泡 1 天后,用文火炸干枯,去渣过滤,装瓶备用。同时,外搽患处,每天 3 次,10 天为 1 个疗程。

临床应用:燥湿杀虫。用于治疗肛门湿

疹有一定疗效。

2. 配成方治大病

(1)治疗病毒性心肌炎

方名:苦参宁心饮。

药物:苦参、丹参各 30g,党参、北沙参、太子参、玄参、生龙骨、生牡蛎、酸枣仁各 20g,柏子仁、麦冬各 10g,桂枝、五味子、炙甘草各 5g。

用法:清水煎 2 次,混合后分 3 次服,每日 1 剂。病情减轻后,可制成水丸服。

临床应用:清热宁心,养心安神。用于治疗病毒性心肌炎有令人满意的疗效。

(2)治疗失眠

方名:苦参催眠煎。

药物:苦参 30g,丹参、酸枣仁、茯神木各 20g,柏子仁、夜交藤、合欢皮各 15g,远志、石菖蒲各 10g,甘草 3g。

用法:清水煎 2 次,混合后分 3 次服,每日 1 剂。

临床应用:清热安神,养心催眠。用于治疗顽固性失眠有一定的疗效。

(3)治疗黄疸性肝炎

方名:苦参祛黄汤。

药物:苦参、茵陈、金钱草、夏枯草、茯苓各 20g,秦艽、白术、栀子、黄柏各 15g,泽泻 10g。

用法:清水煎 2 次,混合后分 3 次服,每日 1 剂。

临床应用:清热燥湿,利胆退黄。用于治疗黄疸性肝炎,见全身及巩膜黄染。周身乏力,食欲不佳,厌油腻等症者有一定的疗效。

(4)治疗食管炎

方名:苦参食管炎方。

药物:苦参 30g,黄连、法半夏、枳实各 10g,瓜蒌子、薤白、紫苏梗各 15g,桂枝、制大黄各 5g,甘草 3g。

用法:清水煎 2 次,混合后分 3 次服,每日 1 剂。

临床应用:清热燥湿,开胸去结。用于治

疗食管炎,见胸骨后吞咽阻塞疼痛感,胸闷不舒,嗳气吞酸等症者有一定的疗效。

(5)治疗心律失常

方名:苦参养心汤。

药物:苦参、西洋参、党参、丹参、酸枣仁各20g,柏子仁、莲子心各15g,远志、郁金各10g,炙甘草5g。

用法:清水煎2次,混合后分3次服,每日1剂。

临床应用:清热养阴,安神养心。用于治疗各种原因导致的心律失常,特别是以期前收缩为主要症状者有较好的疗效。

(6)治疗输尿管结石

方名:苦参排石汤。

药物:苦参30g,白芍50g,甘草10g。

用法:清水煎2次,混合后分3次服,每次应多饮药汁约500ml,每日1剂,每日早上和傍晚做跳跃运动各15分钟。

临床应用:清热燥湿,利尿排石。用于治疗输尿管结石、肾结石,见腰痛、小腹痛、尿频、尿急等症者有一定疗效。

(7)治疗霉菌性肠炎

方名:苦参霉菌肠炎丸。

药物:苦参60g,云南白药30g。

用法:取上药,将苦参研为极细粉,与云南白药混合后,每次3g,早晚各1次,也可先煎苦参,浓缩成浸膏,调入云南白药,制成0.5g重的药丸,每次2丸,每日3次。均以30天为1个疗程。

临床应用:清热燥湿,解毒止痢。用于治疗霉菌性肠炎有一定疗效。

(8)治疗滴虫性肠炎

方名:苦参滴虫肠炎汤。

药物:苦参、萹蓄各40g,马齿苋30g(鲜品250g)。

用法:清水煎2次,混合后分3次服,每日1剂,一般10天为1个疗程。如疗效不显,每日可加用1剂,清水煎2次,浓缩成100～150ml,每晚保留灌肠,每日1次。

临床应用:清热燥湿,解毒杀虫。用于治疗滴虫性肠炎有一定疗效。

(9)治疗白癜风

方名:苦参白驳酊。

药物:苦参50g,丹参、当归尾各25g,防风20g,川芎15g,75％乙醇500ml。

用法:取上药,洗净碎成豆粒大小,置深色瓶内与乙醇浸泡1周(密封),过滤,再另用深色瓶密贮备用。每天在病变部位涂搽3次,7天为1个疗程,一般用药2～3个疗程可获显效。

临床应用:清热燥湿,祛风止白。用于治疗白癜风有令人满意的疗效。

(10)治疗痤疮(青春痘)

方名:苦参痤疮方。

药物:苦参、生何首乌、当归、白芷各50g,白醋500ml。

用法:取上药,一同置入玻璃瓶中,放进盛有冷水的锅内,加温煮沸1个小时后取出,外涂搽患处,早晚各1次。

临床应用:清热燥湿,祛风解毒。用于治疗痤疮有一定疗效。

(11)治疗慢性唇炎

方名:苦参唇炎液。

药物:苦参20g,白头翁、白鲜皮、川黄连、五倍子各15g,青黛1g。

用法:取上药,清水煎3次,熏洗患处,每天2～3次,每日1剂,熏洗后,稍干,涂搽四环素眼膏或红霉素眼膏。

临床应用:清热燥湿,解毒消炎。用于治疗唇炎、盘状性红斑狼疮,见口唇发炎、脱皮、有白色小点等症者有一定疗效。

(12)治疗剥脱性角质松解症

方名:苦参脱皮液。

药物:苦参、黄柏、白鲜皮、苍术各30g。

用法:取上药,清水煎30分钟后,趁热浸泡患处30～40分钟,第2次,清水煎1小时后,浸泡患处1个小时,每日1剂,一般用药3剂后生效,7剂左右痊愈。

临床应用:清热解毒,燥湿固皮。用于治疗非炎症手足表浅脱屑有一定疗效。

(13)治疗滴虫性阴道炎

方名:苦参除滴净。

药物:苦参80g,蛇床子100g,鲜桃树叶、鲜柳树叶、贯众各50g。

用法:取上药,加清水500ml,煎2次,过滤去渣,再浓缩至80ml,用15个大棉球以线扎紧并留线头10～15cm,高压消毒后,浸入药液中,每晚临睡前塞入阴道1个,次晨取出,连续用药15天为1个疗程,给药前先清洗外阴。

临床应用:清热燥湿,消毒杀虫。用于治疗滴虫性阴道炎有较好的疗效。

(14)治疗溃疡性结肠炎

方名:苦参灌肠汤。

药物:苦参30g,地榆20g,防风10g,白及6g。

用法:取上药,清水煎成150ml,每晚睡前进行保留灌肠1次,每次1～2个小时,2周为1个疗程。

临床应用:清热燥湿,解毒止痢。用于治疗溃疡性结肠炎有一定疗效。

(15)治疗各种疥疮

方名:苦参疥疮煎。

药物:苦参50g,雄黄、荆芥、生百部、蛇床子、地肤子、白鲜皮、鹤虱各25g,明矾、川花椒各10g,轻粉(后下)3g。

用法:取上药,清水煎,过滤取汁备用。用药前室温需达20℃左右,用药汁涂搽周身(头部除外),每晚睡前搽1次,连用3天,第4天换内衣,然后再用4天,一般用药7剂即可治愈。

临床应用:清热燥湿,消毒杀虫。用于治疗各类疥疮有较好的疗效。

(16)治疗烫伤

方名:苦参烫伤油。

药物:苦参60g,连翘20g,麻油200g。

用法:取上药,共研极细末,用麻油调匀,

以凉开水洗净患处,用消毒棉花吸干水珠再涂药,每日2次。

临床应用:清热燥湿,消肿止痛。用于治疗一二度中小面积烫伤,止痛快且控制感染的效果良好。

3. 知药理、谈经验

(1)知药理

苦参具有减慢心率、抗心肌缺血、抗心律失常、降血压、平喘、祛痰、镇静、解热、抗炎、镇痛等作用。对多种病原菌有较明显的抑制作用,能抑制免疫、升高白细胞,还有利尿和抗肿瘤作用。

(2)谈经验

孟学曰:苦参苦寒,主清下焦湿热,专治心经之火,用于痢疾、黄疸、带下,善杀虫止痒,治疥癣、瘙痒。

苦参清热利湿,退疸除黄,配合柴胡、茵陈、栀子、黄柏、龙胆草等,治急性黄疸性肝炎;配合木香、黄芩、黄连等,治痢疾里急后重,大便脓血;配合地榆、槐花、柴胡、黄柏等,治肠风下血,痔漏出血之症;配合地肤子、刺蒺藜、蝉蜕、防风、荆芥等,治风疹、荨麻疹、皮肤湿疮。

苦参清热宁心,配合党参、太子参、酸枣仁、柏子仁、麦冬等,治病毒性心肌炎。

苦参煎水外洗,治痔疮肿痛,阴部生疮。

六、白 鲜 皮

【成分】 白鲜皮含白鲜碱、白鲜内酯、胡芦巴碱、胡芦巴胆碱、白鲜脑交脂、谷甾醇、槲皮酮、黄柏酮、黄柏酮酸,尚含脂肪酸及粗皂苷等。

【性味归经】 苦,寒,无毒,归脾、胃、膀胱经。

【功效】 清热燥湿,祛风解毒,除痹退黄。

【用法用量】 内服:煎汤,6～10g;外用:适量,煎汤洗或研粉敷。

【使用注意】 本品苦寒,虚寒患者慎用;恶海螵蛸、桔梗、茯苓、萆薢;下焦虚寒之人,虽有湿证勿用。

1. 单味药治难症

(1)治疗胃及十二指肠溃疡

药物:白鲜皮适量。

用法:取上药,研成极细末,每次用 5g,加入 1 个鸡蛋中调匀,食用油煎熟食用,每日 2 次。

临床应用:清热燥湿,和胃健脾。用于治疗胃及十二指肠溃疡有一定疗效。

(2)治疗淋巴结核

药物:白鲜皮 30g。

用法:取上药,清水煎 2 次,混合后分 3 次服,每日 1 剂,10 剂为 1 个疗程。

临床应用:祛风燥湿,清热解毒。用于治疗淋巴结核(鼠漏)已有核见脓出者,有良效。

(3)治疗产后中风

药物:白鲜皮。

用法:取上药,清水煎 2 次,混合后分 2 次服。耐酒者,可用酒水各半,煎 2 次,分 2 次服。每日 1 剂,10 剂为 1 个疗程。

临床应用:祛风燥湿,舒筋除痹。用于治疗产后中风之偏瘫有较好的疗效。

2. 配成方治大病

(1)治疗滴虫性肠炎

方名:白鲜皮滴虫性肠炎汤。

药物:白鲜皮、蛇床子、苦楝皮各 15g,黄芪、党参、白术、茯苓各 20g,苦参、秦皮、百部各 12g,砂仁、木香各 10g。

用法:清水煎 2 次,混合后分 3 次服,每日 1 剂。5 剂为 1 个疗程。

临床应用:清热燥湿,杀虫止泻。用于治疗滴虫性肠炎有显著疗效。

(2)治疗荨麻疹、湿疹

方名:白鲜皮祛风止痒汤。

药物:白鲜皮、苦参各 20g,地肤子、连翘、刺蒺藜各 15g,荆芥、防风、蝉蜕、知母、薄荷各 10g,石膏 30g,甘草 5g。

用法:清水煎 2 次,混合后分 3 次服,每日 1 剂。

临床应用:祛风解毒,燥湿止痒。用于治疗荨麻疹、湿疹,见皮肤突然瘙痒,随之出现红斑、风团,抓破后流黄水等症者有良效。

(3)治疗湿热黄疸

方名:白鲜皮燥湿退黄汤。

药物:白鲜皮、茵陈、金钱草、茯苓各 20g,龙胆草、栀子、黄柏、秦艽、威灵仙、夏枯草各 15g,大黄 10g,甘草 5g。

用法:清水煎 2 次,混合后分 3 次服,每日 1 剂。5 剂为 1 个疗程。

临床应用:清热解毒,燥湿退黄。用于治疗湿热黄疸,见目黄身黄,黄色鲜明如橘子色,身热烦渴,便秘尿黄等症者有较好的疗效。

(4)治疗阴道炎

方名:白鲜皮阴道冲洗液。

药物:白鲜皮、蛇床子、百部、苦参、鹤虱、蒲公英、紫花地丁、黄柏各 30g,川椒 15g,枯矾 10g。

用法:取上药,浓煎成 500ml 药液作为阴道冲洗液,每日 1 次。6 次为 1 个疗程。重度滴虫性阴道炎者,阴道塞入灭滴灵片疗效更好。

临床应用:清热燥湿,解毒杀虫。用于治疗阴道炎有令人满意的疗效。

(5)治疗面癣

方名:白鲜皮面癣液。

药物:白鲜皮 20g,苦参、大黄各 30g,川椒、地肤子、黄柏子各 15g,黄连 10g。

用法:取上药,加清水 3000ml,煎煮 15～20 分钟,过滤,待温后浸洗患处,每次 15～20 分钟,每日 2 次。每天 1 剂,10 剂为 1 个疗程。

临床应用:祛风解毒,燥湿杀虫。用于治疗面癣有一定疗效。

(6)治疗手足皲裂

方名:白鲜皮皲裂液。

药物：白鲜皮、地骨皮、苦参、甘草各30g。

用法：取上药，加清水2000～3000ml，煎至1000～1500ml，药汁趁热滤出，先熏洗患处，待温度适宜时浸泡30分钟，每日1剂，每天熏洗2次，外涂甘草油，7天为1个疗程。

临床应用：祛风润燥，清热解毒。用于治疗手足皲裂有较好的疗效。

3. 知药理、谈经验

（1）知药理

白鲜皮对多种皮肤真菌均有不同程度的抑制作用，有一定的解热作用。能兴奋子宫平滑肌及抑制肠平滑肌，还有抗炎、抗癌和抗心律失常等作用。

（2）谈经验

孟学曰：白鲜皮苦寒，为诸黄风痹之要药，治湿痹及黄疸。能清散血中之滞热，并治风疮疥癣。

白鲜皮清热燥湿，泻火解毒，祛风止痒，配合苍术、苦参、连翘、黄柏、黄连等，治湿热疮毒，遍身脓窠，肌肤溃烂，黄水淋漓；配合生地黄、防风、赤芍、蝉蜕、苦参等，治风疹、湿疹、皮肤瘙痒；清热燥湿，祛风通痹，配合苍术、黄柏、牛膝、薏苡仁、防风、麻黄等，治风湿热痹，关节红肿热痛；配合茵陈、栀子、黄柏、秦艽、金钱草等，治湿热黄疸，身目小便黄赤；配合苦参、黄柏、黄芩、黄连、苍术等，治泻痢带下。

第三节　清热凉血药

一、生地黄

【成分】　地黄的主要成分包括环烯醚萜、单萜及其苷类，其中苷类包括梓醇、二氢梓醇、乙酰梓醇、单密力特苷、地黄苷、去羟栀子苷、筋骨草苷等。亦含有多种有机酸类，如辛酸、苯甲酸、苯乙酸、壬酸、癸酸、肉桂酸等。尚含有水苏糖、棉子糖、葡萄糖、蔗糖、果糖、甘露三糖、毛芯花糖、半乳糖等糖类。还含有20多种氨基酸，以及铁、锌、锰、铬等20多种微量元素等。

【性味归经】　甘、苦，寒，归心、肝、肾经，无毒。

【功效】　清热凉血，养阴生津。

【用法用量】　煎服，10～30g，鲜品用量加倍，或以鲜品捣汁入药。

【使用注意】　本品性寒而滞，脾虚湿滞，腹满便溏，胸膈多痰者慎用。

1. 单味药治难症

（1）治疗疮疖

药物：生地黄50g。

用法：取上药，用清水洗净，与新鲜猪肉50g一起，加水适量煮和蒸，煮（蒸）到肉烂后，将药、肉及汤顿服，不加调料，亦可分几次服完，每天1剂，连用3～5天。

临床应用：清热解毒，凉血消肿。用于治疗痈疽疖疮之红肿热痛有一定疗效。

（2）治疗湿疹、神经性皮炎

药物：干地黄90g。

用法：取上药，用清水洗净，切碎，加水1000ml，煎煮约1个小时，滤得药液约300ml，为1天量，分1～2次服完，儿童酌减。

采用间歇给药法，即每次连续服药3天，第1次服药后，停药3天，第2次停药7天，第3次停药14天后再服3天，总计36天，12个服药日为1个疗程，间隔1个月服第2个疗程。

临床应用：凉血祛风，消炎止痒。用于治疗湿疹及神经性皮炎有一定的疗效。

（3）治疗风湿性、类风湿关节炎

药物：干地黄100g。

用法：取上药，用清水洗净，切碎，加水600～800ml，煎煮约1个小时，滤出药液约

300ml,为 1 天量,分 1～2 次服完,儿童酌减,除个别病例连日服药外,均采用 6 天内连服 3 天,经 1 个月后,每隔 7～10 天连服 3 天的方式。

临床应用:祛风除湿,抗炎消肿。用于治疗阴虚夹湿热型风湿性、类风湿关节炎,有令人满意的疗效。

(4)治疗化脓性、卡他性中耳炎

药物:鲜生地黄适量。

用法:取上药,去杂质,用清水洗净,切片,按浸渍法加 60% 酒精至药平面,浸渍 4 周后,过滤,渣用力压榨,所得余液与滤液合并,装入瓶中备用。用时以过氧化氢清洗耳内后,滴 2～3 滴,每天 3 次,可连用 10 天。

临床应用:清热凉血,消炎止痛。用于治疗化脓性、卡他性中耳炎有一定疗效。

(5)治疗席汉综合征

药物:干地黄 90g。

用法:取上药,用清水洗净,切成碎片,加水约 900ml,煮沸并不断搅拌,1 个小时后滤得药液约 200ml。1 次服完,连服 3 天。

以后于第 7 天、第 16 天和第 33 天开始各连服 3 天,共 35 天,有 12 个服药日,此后每隔 1～3 个月视病情重复上述治疗 1 次。

若身体衰弱或服药后轻度腹泻,可将干地黄减至 45～50g,加炮姜 16g,白术 8g,水煎服,隔 5 天服药 5 天,间歇服用。除急救危象和必要的抗生素、补液外,不加其他任何药物。

临床应用:补肾益精,养阴生津,用于治疗席汉综合征,此疗法较激素补偿疗法合理,作用部位在下丘脑垂体系统。

(6)治疗功能性子宫出血

药物:干生地黄 60g。

用法:取上药,切成碎片,放入砂锅内,先加黄酒 375ml,再加冷水 125ml,用文火煮开,水开后掀开锅盖任其挥发,煎至药液剩 100ml 左右,倒入杯中;再加黄酒 125ml,冷水 250ml,用上述方法进行第 2 次煎煮,煎至药液 100ml 左右,将两次药液混合,放红糖少许调味,分早晚两次口服,每天 1 剂。

临床应用:清热凉血,补肾止血。用于治疗功能性子宫出血有一定疗效。

(7)治疗糖尿病性神经病变

药物:干生地黄 100g。

用法:清水煎 1 小时,过滤取汁 600ml,分 3 次服。

临床应用:清热凉血,养阴生津。用于治疗糖尿病神经病变,如肢麻疼痛疗效较好。

(8)治疗血小板减少性紫癜

药物:生地黄 100～150g。

用法:切碎,清水煎 2 次,混合后分 3 次服,每日 1 剂。

临床应用:清热凉血,养阴止血。用于治疗血小板减少性紫癜有较好的疗效。

2. 配成方治大病

(1)治疗出血不止

方名:生地黄止血汤。

药物:生地黄 20g,黄芩、白芍、阿胶(烊化兑服)、牡丹皮各 10g,水牛角、大蓟、侧柏叶、仙鹤草、白茅根各 15g。

用法:清水煎 2 次,混合后分 3 次服,每日 1 剂。

临床应用:清热解毒,凉血止血。用于治疗各类出血,如吐血、呕血、衄血、尿血、便血、紫癜等均有一定疗效。

(2)治疗红斑狼疮性肢痛

方名:生地黄狼疮方。

药物:生地黄 120g,黄芩 60g,苦参 30g。

用法:清水煎 2 次,混合后分 3 次服,每日 1 剂。

临床应用:解热凉血,祛毒化斑。用于治疗红斑狼疮及红斑狼疮性肢痛,症见面部呈蝴蝶形红色斑块伴下肢痛者有一定的疗效。

(3)治疗肠燥便秘

方名:生地黄通便饮。

药物:生地黄 50g,玄参 30g,麦冬、火麻仁各 20g,白芍 15g,甘草 3g。

用法:清水煎 2 次,混合后分 3 次服,每日 1 剂。

临床应用:清热凉血,生津通便。用于治疗大肠津液干枯之便秘,见口燥咽干、舌红少苔、大便干结、数日一解、便如羊粪等症者有一定疗效。

(4)治疗干脚气(维生素 B_1 缺乏症)

方名:地黄干脚气方。

药物:生干地黄 150g,羚羊角(可用山羊角代)、木瓜各 100g,赤茯苓、独活、槟榔、麦冬、诃子皮各 50g,炙甘草、木香各 25g,桂心 10g。

用法:取上药,制成水丸,每次 8～10g,每日 3 次,饭后服。

临床应用:清热凉血,祛风解毒。用于治疗干脚气之皮内干枯、脚胫渐细有较好疗效。

(5)治疗肺痿咳嗽吐血

方名:生地黄润肺汤。

药物:生地黄、桑白皮各 20g,太子参、赤茯苓、麦冬、柴胡、黄芩各 15g,紫菀、生姜、大枣各 10g,麻黄、五味子各 5g。

用法:清水煎 2 次,混合后分 3 次服,每日 1 剂。

临床应用:清热凉血,润肺止咳。用于治疗肺痿咳嗽,见咳嗽吐脓血,胸胁胀满,短气赢瘦,不思饮食等症者有一定的疗效。

(6)治疗传染性肝炎

方名:生地黄降酶汤。

药物:生地黄、茵陈各 50g,生甘草、秦艽各 20g。

用法:清水煎 2 次,混合后分 3 次服,每日 1 剂。

临床应用:清热凉血,解毒降酶。用于治疗传染性肝炎,见肝功能升高,转氨酶持续不降,周身巩膜黄染,尿色深黄,周身乏力,食欲不佳等症者有一定疗效。

3. 知药理、谈经验

(1)知药理

生地黄具有皮质激素样免疫抑制作用,

激素与生地黄同用,有助于激素的递减,可缩短疗程和抗放射线损伤。生地黄还有一定的降血糖作用,但与剂型和剂量有关。生地黄煎剂对实验性中毒性肝炎有防止肝糖原减少的作用。另外,生地黄能抑制皮肤真菌,具有抗炎、抗增生和抗渗出等作用。最近,免疫学研究又证明生地黄是一种免疫增强剂,有抗癌效果。

(2)谈经验

孟学曰:生地黄甘、苦,寒,内专凉血滋阴,外则滋润皮肤,阴虚而有热者常用之。

主寒之不寒是无水也,为益阴生水清热之要药,常配合在复方中使用。

生地黄常用于清热、凉血、滋阴、生血,可治疗各种出血(衄血、便血、尿血、吐血、咳血、崩漏等)、温热病、瘟疫、血中火毒炽盛而狂热谵语等。配麦冬润肺清火;配天冬滋肾降火;配玄参解毒清热凉血;配水牛角凉血斑。

生地黄甘寒质润,苦寒清热,为清营凉血止血之要药,配合牡丹皮、水牛角、芍药、黄芩、茜草等,治血热妄行,吐血、衄血、斑疹紫黑之症;配合玄参、麦冬、水牛角、知母、石膏、黄连等,治温病热入营血,壮热烦渴,神昏舌绛。

生地黄甘寒清热,滋阴降火,配合青蒿、鳖甲、知母、秦艽、地骨皮、牡丹皮等,治邪伏阴分,夜热早凉;配合黄柏、黄芪、龙骨、牡蛎、浮小麦等,治阴虚火旺、盗汗不止;配合西洋参、茯苓、百合、白及、百部等,治肺阴亏损,虚劳干咳,咽燥咯血。

生地黄清热养阴,生津止渴,配合沙参、麦冬、玉竹、石斛、玄参等,治热病伤阴,口干咽燥,烦渴多饮;配合黄连、乌梅、阿胶、天花粉、知母等,治燥热伤阴,肾水不能上济而口渴引饮;配合黄芪、山药、山茱萸、葛根、知母、黄连等,治 2 型糖尿病,见口渴多饮、多食、尿多之症。

二、玄　参

【成分】　玄参的主要化学成分为环烯醚萜类化合物,如哈巴苷、哈巴苷元、桃叶珊瑚苷、6-对甲基-梓醇、渐玄参苷甲,以及渐玄参苷元和玄参苷甲等。此外,尚含有苯丙苷类化合物安哥拉苷丙及微量挥发油、植物甾醇、油酸、硬脂酸、天冬酰胺及生物碱。

【性味归经】　甘、苦、咸,寒。归肺、胃、肾经。无毒。

【功效】　清热凉血,滋阴解毒。

【用法用量】　煎服,10～15g。

【使用注意】　本品性寒而滞,脾胃虚寒、食少便溏者不宜服用;反藜芦。

1. 单味药治难症

(1)治疗风热感冒

药物:玄参60g。

用法:取上药,加清水煎取浓汁500ml,温服,每天分1～2次。

临床应用:清疏风热,泻火解毒。用于治疗风热感冒,见头痛发热、咳嗽汗出等症者有一定的疗效。

(2)治疗乳糜尿

药物:玄参适量。

用法:根据病人年龄大小取上药,5—10岁用21g,水煎取汁80～100ml;11—15岁用33g,水煎取汁150～180ml;17岁以上用51g,水煎取汁200～250ml,分4～5次口服;以温服为宜,或放入保温瓶内,便于服用,每日1剂。

临床应用:清热养阴,分清别浊。用于治疗乳糜尿,见小便混浊,色白如米泔水,尿时无尿道疼痛感,面色苍白,身体消瘦,疲乏无力等症者有一定疗效。

2. 配成方治大病

(1)治疗感染性疾病

方名:玄参解毒汤。

药物:玄参、金银花、连翘、蒲公英各

20g,生地黄、麦冬、黄芩各15g,黄连10g,甘草5g。

用法:清水煎2次,混合后分3次服,每日1剂。

临床应用:清热凉血,泻火解毒。用于治疗感染性疾病,见高热,心烦口渴,头晕汗出,苔少舌红绛等症者有令人满意的疗效。

(2)治疗慢性咽炎

方名:玄参清咽汤。

药物:玄参30g,麦冬、决明子各20g,蝉蜕10g,桔梗15g,甘草3g。

用法:清水煎2次,混合后分3次服,每日1剂。

临床应用:清热凉血,清咽解毒。用于治疗慢性咽炎,见咽喉不利,咽痛咳嗽,口干便结等症者有一定的疗效。

(3)治疗小儿高热

方名:玄参退热饮。

药物:玄参30g,金银花、连翘各20g,生石膏50g,知母15g,荆芥、建曲各10g,甘草3g。

用法:清水煎2次,混合后分3次服,每日1剂。

临床应用:清热凉血,解毒退热。用于治疗小儿因外感风热引起高热,见高热不退、周身灼热、口渴引饮、大便干结、舌红少苔等症者有一定疗效。

(4)治疗习惯性便秘

方名:玄参润肠散。

药物:玄参、当归、天花粉各30g,莱菔子60g。

用法:取上药,研为细末,每次服5g,每日3次,10天为1个疗程。

临床应用:清热凉血,润肠通便。用于治疗肠燥津枯,口干咽燥,大便秘结等症有一定疗效。

(5)治疗慢性前列腺炎

方名:玄参通淋汤。

药物:玄参20g,生地黄、紫草、蒲公英各

15g,阿胶(烊化兑服)、车前草、制乳香、制没药、黄柏、知母各10g。

用法:清水煎2次,混合后分3次服,每日1剂。

临床应用:清热凉血,利尿通淋。用于治疗慢性前列腺炎见尿频、尿急、尿痛、尿不尽等症者有一定疗效。

(6)治疗淋巴结肿大

方名:玄参消瘰丸。

药物:玄参、夏枯草各300g,浙贝母、牡蛎(醋煅)各150g,蚤休50g,蜈蚣15g。

用法:取上药,制为小水丸,每次10g,每日3次,饭后服,1个月为1个疗程。也可制为粗末,每日用80g,清水煎服。

临床应用:清热凉血,祛痰散结。用于治疗颈淋巴结肿大及其他部位淋巴结肿大等均有令人满意的疗效。

(7)治疗乳腺增生病

方名:玄参乳癖汤。

药物:玄参、橘核各30g,白芍、生牡蛎各20g,柴胡、白术、浙贝母、鹿角霜各15g,薄荷10g,甘草3g。

用法:清水煎2次,混合后分3次服,每日1剂。

临床应用:清热凉血,滋阴散结。用于治疗各类乳腺增生,见乳房肿块硬结,或大或小,月经前后胀痛不适等症者有一定疗效。

(8)治疗发毒发斑

方名:玄参化斑汤。

药物:玄参、生石膏各30g,生地黄、水牛角、赤芍、牡丹皮各20g,知母15g,甘草3g。

用法:清水煎2次,混合后分3次服,每日1剂。

临床应用:清热凉血,解毒化斑。用于治疗各类感染性疾病,因热毒炽盛而发斑疹,症见口渴汗出,斑疹灼热等证有满意的疗效。

3.知药理、谈经验

(1)知药理

玄参具有明显的降压和强心作用。可引

起血糖轻微降低,但效果不及地黄。有中枢抑制作用及很好的退热作用;有抗病原微生物及其毒素的作用,对各种致病菌均有抑制作用;还有一定的抗炎作用。

(2)谈经验

孟学曰:玄参甘、苦、寒,主滋阴降火,解毒软坚,能壮水之主,以制阳光,散无根浮游之火,益精明目,利咽喉,通二便,治骨蒸劳热,懊侬,烦渴,喉痹咽痛,瘰疬结核,痈疽鼠瘘。

玄参咸寒入血分,清热凉血,配合生地黄、水牛角、麦冬、丹参、黄连、金银花、连翘等,治温病热入营分,身热夜甚,心烦口渴,舌绛脉数;配合连翘、竹叶卷心、水牛角、麦冬、莲子心等,治温病热邪陷心包,神昏谵语;配合水牛角、石膏、知母、牡丹皮等,治气血两燔、发斑、发疹。

玄参甘寒质润,养阴清热,配合北沙参、麦冬、酸枣仁、柏子仁、牡丹皮等,治热病伤阴,咽干口渴,心烦不寐;配合生地黄、麦冬、百合、贝母、白及等,治肺肾阴虚,虚火上炎,骨蒸潮热,劳嗽咯血;配合生地黄、麦冬、大黄、枳实等,治热病伤阴,津少口渴,肠燥便秘。

玄参清热降火,解毒利咽,软坚散结,配合连翘、牛蒡子、板蓝根、金银花、桔梗、玄参等,治外感温病、热毒壅盛所致的咽喉肿痛,痄腮喉痹及大头瘟;配合升麻、防风、桔梗、板蓝根、僵蚕等,治风热上攻,咽喉肿痛。

玄参清火解毒,祛风明目,配合羚羊角、龙胆草、夏枯草、栀子等,治肝经热盛,目赤肿痛,羞明多泪;配合菊花、防风、赤芍、蝉蜕、蒺藜、木贼等,治肝经风热,目赤涩痛。

玄参解毒降火,软坚散结,配合金银花、当归、甘草等,治脱疽,见肢端皮肤紫黑,溃烂疼痛;配合贝母、牡蛎治淋巴结核。

三、牡 丹 皮

【成分】 牡丹皮含有牡丹酚、牡丹酚苷、牡丹酚原苷、牡丹酚新苷,亦含芍药苷、氧化芍药苷、苯甲酰芍药苷、苯甲酰氧化芍药苷、没食子酸等。此外,尚含挥发油,如植物甾醇,苯甲酸、蔗糖、葡萄糖等。

【性味归经】 苦、辛,微寒,无毒,归心、肝、肾三经。

【功效】 清热凉血,活血散瘀。

【用法用量】 煎服,6~12g,清热凉血生用,活血散瘀酒炒用,止血炒炭用;或入丸、散剂。

【使用注意】 血虚有寒,月经过多,孕妇等不宜用。

1. 单味药治难症

(1)治疗高血压病

药物:牡丹皮适量。

用法:取上药,清水煎2次,混合后分3次服。开始用量为每天15~18g,如无不良反应,可增至每天50g。1个月为1个疗程。

临床应用:清热凉血,散瘀降压。用于治疗高血压病,见头晕头痛,口干口苦,面色潮红等症者有一定疗效。

(2)治疗过敏性鼻炎

药物:牡丹皮100g。

用法:取上药,加清水1000ml,煮沸15分钟,取汁,挤渣,过滤后制成10%的煎液,每晚50ml,连服10次为1个疗程。

临床应用:清热凉血,散瘀通窍。用于治疗过敏性鼻炎有一定疗效。

附:将上药1500g,洗净后,清水煎1天,蒸馏成200ml乳白色液,收贮瓶内,滴鼻,每天3次。

2. 配成方治大病

(1)治疗血小板减少性紫癜

方名:牡丹散瘀汤。

药物:牡丹皮、生地黄、水牛角丝、白芍各20g,茜草、黄芩、仙鹤草、侧柏叶、白茅根各15g。

用法:清水煎2次,混合后分3次服,每日1剂。

临床应用:清热凉血,活血散瘀。用于治疗血小板减少性紫癜,见皮下青紫成块,齿鼻衄,舌红少苔等症者有一定疗效。

(2)治疗前列腺增生症

方名:牡丹通淋丸。

药物:牡丹皮、熟地黄各100g,茯苓80g,山药、泽泻、山茱萸、蒲黄、五灵脂、莪术各50g,桂枝40g。

用法:取上药,制成小水丸,每次10~12g,每日3次。

临床应用:滋阴补肾,温阳化气,用于治疗前列腺增生之尿频、尿急、尿不尽疗效好。

(3)治疗更年期综合征

方名:牡丹更年汤。

药物:牡丹皮、生地黄、墨旱莲、龙齿、珍珠母各20g,山药、女贞子、炙龟甲、浮小麦、酸枣仁各15g,山茱萸、大枣各10g,甘草3g。

用法:清水煎2次,混合后分3次服,每日1剂。

临床应用:清热凉血,滋阴养心。用于治疗更年期综合征,见头目眩晕,面时潮热,失眠多梦,心烦多汗等症者有一定的疗效。

(4)治疗盆腔炎

方名:牡丹腹痛散。

药物:牡丹皮100g,当归、赤芍、桂心、延胡索各50g,川芎、制没药、血竭各30g。

用法:取上药,制为细末,每次5~8g,每日3次。

临床应用:清热瘀血,化瘀止痛。用于治疗盆腔炎、附件炎,见小腹疼痛,腰酸背胀,白带增多等症状者有一定疗效。

(5)治疗月经不通

方名:牡丹通经丸。

药物:牡丹皮100g,当归、桃仁、赤芍、丹参各80g,桂心、海藻、瞿麦、水蛭、莪术各50g,川芎40g,虻虫15g,甘草10g。

用法:取上药,制成小水丸,每次5~8g,每日3次。

临床应用:清热凉血,化瘀通经。用于治

疗因诸病后一直月经不来,并伴有腰腹胀痛等症者有一定疗效。

(6)治疗跌打损伤

方名:牡丹伤痛方。

药物:牡丹皮 30g,骨碎补、生地黄、赤芍各 20g,制乳香、制没药、桃仁、红花、当归、三七各 10g。

用法:取上药,用水酒各半煎 2 次,混合后分 3 次服用,每日 1 剂。

临床应用:清热凉血,活血化瘀。用于治疗因跌仆闪挫损伤而致的青紫红肿疼痛等症,有一定疗效。

3. 知药理、谈经验

(1)知药理

牡丹皮对伤寒杆菌、大肠埃希菌、金黄色葡萄球菌、溶血性链球菌、肺炎球菌等有较强的抗菌作用。有一定的抗流感病毒和明显的降血压作用。对蛙心有洋地黄样作用,通过抑制血小板凝集和释放而能抑制动脉粥样硬化斑块的形成。此外,尚有镇静、降温、解热、镇痛、解痉等作用。

(2)谈经验

孟学曰:牡丹皮甘、苦、咸、寒,为凉血妙品,化瘀神药。入血分、凉血热、止出血之要药。主入手足少阴经,泻血中伏火,治无汗之骨蒸潮热,和血、凉血而生血,破积血,通经脉。

牡丹皮清营分、血分之实热,配合赤芍、水牛角、生地黄、知母等,治温病热入营血,迫血妄行,见发斑、发疹、吐血、衄血之症;配合栀子、黄芩、大黄、知母、石膏等,治温毒,见发斑,身热烦渴之证;配合麦冬、生地黄、黄芩、茜草、当归等,治妇人产后阴虚血热,见吐血、衄血之症。

牡丹皮善清透阴分伏火,配合生地黄、鳖甲、知母、青蒿、秦艽、地骨皮等,治夜热早凉,骨蒸无汗之症;配合栀子、柴胡、当归、白芍、白术、茯苓等,治肝郁血虚有热,症见潮热盗汗,胁肋脘腹胀满;配合地骨皮、黄柏、知母、生地黄、白芍等,治妇人阴虚火旺,月经先期;

配合桂枝、桃仁、赤芍等,治瘀血阻滞,经闭痛经,癥瘕积聚;配合川芎、苦参、大黄、当归等,治血热瘀滞,月经不行;配合三棱、延胡索、牛膝等,治气滞血瘀,月经不行。

牡丹皮清热泻火,凉血消痈,散瘀消肿,配合大黄、白芷、黄芩、黄连、栀子等,治热毒炽盛,痈肿疮疡;配合大黄、桃仁、芒硝、冬瓜仁等,治肠痈初起,少腹肿痞,按之即痛;配合萆薢、木通、赤芍、石韦、金钱草等,治下焦湿热,小便混浊,淋漓涩痛;配合当归、赤芍、川芎、红花、乳香、没药等,治跌仆闪挫损伤,局部瘀血肿痛。

四、赤 芍

【成分】 赤芍中主要含有芍药苷、芍药内酯苷、氧化芍药苷、苯甲酰芍药苷、芍药吉酮、芍药新苷等,亦含有没食子鞣质,并分离出苯甲酸,尚含挥发油、脂肪油、树脂、糖、淀粉、黏液质、蛋白质等。

【性味归经】 苦,微寒,归肝经,无毒。

【功效】 清热凉血,散瘀止痛。

【用法用量】 煎服,6～15g。

【使用注意】 血塞经闭者不宜用;反藜芦。

1. 单味药治难症

(1)治疗冠心病、心绞痛

药物:赤芍 1000g。

用法:取上药,清水煎煮 2 次,合并滤液,浓缩成 1000ml,每次 40ml(相当于生药 40g),每天 3 次,口服,5 周为 1 个疗程,连服 2 个疗程。

临床应用:活血化瘀,通脉止痛。用于治疗冠心病、心绞痛,见胸痛、胸闷、心慌、气短等症者有令人满意的疗效。

(2)治疗肺心病

药物:赤芍适量。

用法:取上药,制成赤芍浸膏片(每片 0.5g,含生药 5g),每次 6 片,每日 3 次,3 个月为1个疗程。也可制成小水丸,每次10～12g,每日3次。

临床应用:清热凉血,活血散瘀。用于治疗肺心病,能扩张肺血管,增加心输出量,改善右心功能,能使临床瘀血体征显著改善。

2. 配成方治大病

(1)治疗急性黄疸型肝炎

方名:赤芍退黄煎。

药物:赤芍100g,丹参30g。

用法:取上药,清水煎煮2次,每次30分钟,然后合并滤液,浓缩得400ml,每次200ml,每天2次,口服,每天1剂,10天为1个疗程。

临床应用:活血散瘀,保肝退黄。用于治疗急性黄疸型肝炎,一般3个疗程内可完全治愈。

(2)治疗胆红素增高

方名:赤芍降胆丸。

药物:赤芍、板蓝根、墨旱莲、秦艽、黄芪各100g,郁金、黄连、女贞子各50g,当归40g,虎杖30g。

用法:取上药,制成水丸,每次10～12g,每日3次,饭后服。

临床应用:清热凉血,化瘀降胆。用于治疗胆红素增高或乙肝病毒复制者有较好疗效。

(3)治疗肝硬化黄疸

方名:赤芍软肝汤。

药物:赤芍100g,茯苓50g,川牛膝、鳖甲、白术、生牡蛎各20g,当归、厚朴、陈皮、枳壳各10g。

用法:取上药,清水煎服,第1天煎1次,分3次服,第2天煎2次混合后分3次服。

临床应用:清热凉血,化结软肝。用于治疗肝硬化,因胆汁淤滞不通伴发黄疸者,有一定疗效。

(4)治疗戊型肝炎

方名:赤芍戊肝汤。

药物:赤芍、茵陈各30g,苦参、丹参、板蓝根、金钱草、秦艽、威灵仙各20g,茯苓、白术、栀子、黄柏各15g。

用法:清水煎2次,混合后分4次服,每日1剂。

临床应用:清热凉血,解毒化瘀。可用于治疗戊型肝炎(猪与人感染),其症状比甲肝重,病程长,黄疸减退慢,用药后有较好的疗效。

(5)治疗肝曲综合征(肠易激综合征)

方名:赤芍复肝汤。

药物:赤芍50g,厚朴30g,紫丹参20g。

用法:清水煎2次,混合后分3次服,每日1剂。连服7日为1个疗程。

临床应用:清热凉血,化瘀复肝。用于治疗肝曲综合征,见右上腹隐痛,腹胀不适,食欲不佳等症者有一定疗效。

(6)治疗下肢溃疡

方名:赤芍愈疡汤。

药物:赤芍20g,知母、黄柏、苍术、白术、防风、熟附子各15g,薏苡仁、川牛膝、忍冬藤各30g,桂枝、白芍、麻黄各10g。

用法:取上药,清水煎服,第1天煎1次,分3次服,第2天煎2次,混合后分3次服,治疗期间,忌烟酒辛辣之品。

临床应用:清热凉血,化瘀温经。用于治疗下肢溃疡,见皮肉腐烂,淌流黄水,经久不愈等症者有一定疗效。

(7)治疗急性乳腺炎

方名:赤芍乳痈汤。

药物:赤芍、甘草各50g。

用法:清水煎2次,混合后分3次服,每日1剂。另可用芒硝1000g兑开水热敷。

局部脓性分泌物多者,加黄芪30g;湿疹瘙痒者,加地肤子20g;乳房结核者,加穿山甲(冲服)10g,昆布20g。

临床应用:清热凉血,化瘀散结。用于治疗急性乳腺炎,症见乳腺红肿热痛还未化脓者有一定疗效。

（8）治疗小儿腹痛

方名：赤芍腹痛煎。

药物：赤芍 10g，陈皮、枳实各 8g，甘草 5g，可随证加减。

用法：取上药，清水煎半小时，分 3 次温服，因味苦，可加适量白砂糖调匀服。

临床应用：清热凉血，理气止痛。用于治疗小儿因气滞、食积、软组织伤等导致的腹痛有一定疗效。

3. 知药理、谈经验

（1）知药理

赤芍具有扩张冠状血管、抗心肌缺血、抗血小板聚集、抗血栓形成，改善微循环及降低门脉高压的效果。对肝损伤有保护作用。能镇静、止痛、抗惊厥。对多种病原微生物有较强的抑制作用，对某些致病真菌及某些病毒也有抑制作用。芍药苷有较弱的抗炎作用，能预防应激性胃溃疡，并对胃、子宫等平滑肌有抑制作用，此外尚能提高机体吞噬细胞的功能，还有一定的抗肿瘤和解热作用。

（2）谈经验

孟学曰：赤芍苦微寒，主归肝经，具有清热凉血，散瘀止痛，清肝泻火之功效。治邪气腹痛、斑疹吐衄、经闭癥瘕、跌打损伤、肝郁胁痛、血痢腹痛等症。

赤芍善走血分，清肝泻火，凉血止血，配合水牛角、生地黄、牡丹皮、黄芩、知母等，治温病热入营血，斑疹吐衄；配合白术、黄芩、阿胶、生地黄、当归等，治脾阳虚损不能统血，吐血唾血；配合当归、生地黄、川芎、香附、仙鹤草等，治妇人血崩不止。

赤芍活血通经，散瘀消癥，行滞止痛，配合牡丹皮、桃仁、桂枝、当归、大黄等，治瘀血阻滞，经闭痛经、癥瘕积聚；配合当归、川芎、桃仁、红花、生地黄等，治瘀血在膈下之癥积痞块；配合当归、川芎、生地黄、乳香、没药等，治跌打损伤，瘀肿疼痛。

赤芍凉血消痈，清肝散瘀，消肿止痛，配合金银花、连翘、白芷、蒲公英、皂角刺等，治痈肿疮毒，热毒壅盛；配合升麻、石膏、蝉蜕、黄芩、甘草等，治胃火炽盛，痈疡身热；配合龙胆草、荆芥、防风、菊花、僵蚕、薄荷等，治肝经风热，目赤肿痛，眵多羞明。

赤芍入肝经血分，既能清热凉血散瘀，又能消散肝经郁滞而止痛，配合柴胡、牡丹皮、栀子、当归、川芎等，治肝经瘀滞，胁肋疼痛，烦闷少食，配合黄柏、黄芩、黄连、木香、大黄等，治血分热毒，赤痢腹痛；配合柴胡、枳实、藿香、砂仁、莪术等，治肝胃气痛。

五、紫　草

【成分】　紫草根含色素成分和脂肪酸。色素成分为萘醌衍生物，有紫草素（紫草醌）、紫草烷、乙酰紫草素、去氧紫草素、异丁酰紫草素、异戊酰紫草素、β-羟基-异戊酰紫草素、紫草红、α-甲基-正-丁酰紫草素、3,4-二甲基戊烯-3-酰基紫草醌、3,4-二甲基戊烯等。脂肪酸主要为软脂酸、油酸及亚油酸等。

【性味归经】　甘、咸，寒，无毒，归心包络、肝经。

【功效】　凉血活血，解毒透疹。

【用法用量】　煎服，5～10g。外用适量，熬膏或用植物油浸泡涂擦。

【使用注意】　本品性寒而滑，有轻泻作用，脾虚便溏者忌服。

1. 单味药治难症

（1）治疗血小板减少性紫癜

药物：紫草 30～60g。

用法：取上药，清水煎 2 次，混合后分 3 次服，每日 1 剂。

临床应用：清热凉血，散瘀止血。用于治疗血小板减少性紫癜之鼻出血、皮肤紫块等症令人满意的疗效。

（2）治疗静脉炎

药物：紫草适量。

用法:取上药,制成片剂,每片含生药0.8g,每次 2～4 片,每日 3 次。

临床应用:清热凉血,散瘀消炎。用于治疗静脉炎(红丝疔)有一定疗效。

(3)治疗血管性紫癜

药物:紫草 30～50g。

用法:取上药,清水煎 2 次,混合后分 3 次服,每日 1 剂,连续服 2 周至 2 个月。

临床应用:凉血活血,解毒消癜。用于治疗血管性紫癜有一定疗效。

(4)治疗淋病、尿道狭窄

药物:紫草 20～30g。

用法:取上药,清水煎 2 次,混合后分 3 次服,每日 1 剂,15 天为 1 个疗程。

临床应用:凉血活血,解毒通淋。用于治疗尿频、尿急、尿痛等症有一定疗效。

(5)治疗阴道炎

药物:紫草 50g。

用法:取上药,清水煎 1 小时,过滤取汁,乘温坐浴 30 分钟,每日 1 剂,连续用 10 天为 1 个疗程。

临床应用:活血凉血,解毒消炎。用于治疗阴道炎有一定疗效。

(6)用于避孕

药物:紫草适量。

用法:取上药,制成片剂,每片 0.2g,月经净后服用,每次 9 片,每日 3 次,连服 9 日,可避孕 1 个月。

临床应用:活血凉血,化瘀止孕。用于防止受孕,无不良反应,性生活也正常。

(7)治疗银屑病、青年扁平疣

药物:紫草适量。

用法:取上药,制成 0.1% 的注射液,每支 2ml,每日肌内注射 1 次,每次 1 支,大多数注射 40 次以下即有明显疗效,效果不佳者应停用。

临床应用:凉血活血,解毒祛屑。用于治疗银屑病及青年扁平疣均有一定疗效。

(8)治疗急慢性肝炎

药物:紫草根适量。

用法:取上药,提取紫草红(素)干燥粉末为溶质,以氢氧化钠溶液为溶剂,制成 0.2% 紫草注射液,肌内注射,每天 1～2 次,每次 2ml,1 个月为 1 个疗程。

临床应用:凉血活血,清解热毒。用于治疗急慢性肝炎及肝硬化有一定疗效。

(9)预防麻疹

药物:紫草根适量。

用法:取上药,制成 33% 的糖浆口服液,6 个月至 1 岁小儿每次 10ml,2－3 岁,每次 20ml,4－6 岁,每次 30ml,每日 2 次,共服 3 天,计 6 次。

临床应用:清解热毒。凉血活血,用于预防麻疹有一定效果。

(10)治疗玫瑰糠疹

药物:紫草 20～30g(小儿 6～15g)。

用法:取上药,清水煎 1 小时,分 2 次服,每日 1 剂,10 天为 1 个疗程。

临床应用:凉血活血,解毒透疹。用于治疗玫瑰糠疹有一定疗效。

(11)治疗烧伤

药物:紫草 250g。

用法:取上药,用香油 1000ml,煮沸后加入紫草,搅拌并继续煮至稀糊状,过滤得油 300～350ml,待冷却至 40℃ 时加入冰片少许,搅匀备用。一律采用暴露疗法,有水疱者,抽出水疱液,患部以 1‰ 的新洁尔灭液清洗创面,涂紫草油,每日 3～4 次。

临床应用:凉血活血,解毒生肌。用于治疗轻、中、重度烧伤均有令人满意的效果。

(12)治疗宫颈糜烂

药物:紫草 200g。

用法:取上药,加入香油 750ml 中,炸枯过滤,呈油浸剂。用时外涂宫颈及阴道上端,隔日 1 次,10 次为 1 个疗程,治疗期间禁止性生活,行经期停药。

临床应用:凉血活血,解毒消炎。用于治疗子宫颈炎及糜烂有较好的疗效。

（13）治疗口腔黏膜病

药物：紫草根适量。

用法：取上药，加入香油中，炸枯过滤，制成油膏，用消毒小棉球涂于患部，每餐后及睡前涂药。

此油膏也可用于治疗新生儿臀红、新生儿感染性剥脱性皮炎、婴儿尿布皮炎，以及某些药疹，均可用此油膏外涂治疗。

临床应用：凉血解毒，敛疮生肌，用于治疗黏膜溃疡、皮炎、药物疹等均有一定疗效。

（14）治疗肌内注射后局部硬结

药物：紫草10g。

用法：取上药，浸泡在100ml麻油（或豆油）内，放置24小时后即可应用，或将紫草浸泡在热沸的麻油内，待冷却后即可使用，用时，取紫草油涂敷在硬结皮肤上，面积超过硬结范围1～2cm，外加塑料薄膜覆盖，用无菌纱布包扎在塑料薄膜外面，最好用胶带固定。或涂硬结面不加保护措施，尽量使紫草油在皮肤表面上保持的时间长一些，每天涂敷2～6次。

临床应用：凉血活血，解毒散结。用于治疗肌注后局部硬结及外伤后硬结，均有一定疗效。

（15）治疗急慢性脓耳

药物：紫草3g。

用法：取上药，入芝麻油40ml中，炸枯过滤备用，用双氧水洗净后滴紫草油数滴。

临床应用：凉血活血，解毒消炎。用于治疗急慢性脓耳有较好的疗效。

2. 配成方治大病

（1）治疗紫癜性肾炎

方名：紫草肾炎汤。

药物：紫草15～30g，益母草、白茅根各15g，赤小豆、茜草、牡丹皮、生地黄、白芍、水牛角丝各10g，蝉蜕5g，甘草3g。

用法：清水煎2次，混合后分3次服，每日1剂，儿童酌减。

临床应用：凉血解毒，利水消肿。用于治疗紫癜性肾炎，见皮肤紫癜，关节肿痛，腹痛便血、血尿、蛋白尿等症者有一定疗效。

（2）治疗更年期综合征

方名：紫草更年汤。

药物：紫草30g，白芍、巴戟天、仙茅各20g，淫羊藿、麦冬、五味子各15g，知母、当归、竹叶各10g。

用法：清水煎2次，混合后分3次服，每日1剂。

临床应用：凉血活血，益肾宁心。用于治疗妇女更年期综合征有一定疗效。

（3）治疗肺癌

方名：紫草抗肺癌液。

药物：紫草、玄参、生牡蛎、夏枯草各30g，人参、浙贝母各10g。

用法：清水煎2次，混合后分3次服，每日1剂，30天为1个疗程。

临床应用：凉血活血，化痰散结。用于治疗肺癌，见咳嗽、胸痛、痰中带血、食欲减退等症者有一定疗效。

（4）治疗急性盆腔炎

方名：紫草盆腔炎方。

药物：紫草30g，生地黄、败酱草各20g，忍冬藤、红藤、大青叶、牡丹皮、赤芍各15g，当归、知母、莪术、车前子、木香、延胡索各10g，甘草3g。

用法：清水煎2次，混合后分3次服，每日1剂。

临床应用：凉血解毒，活血消炎。用于治疗急性盆腔炎，见下腹疼痛，发热恶寒，腹部包块等症者有较好的疗效。

（5）治疗系统性红斑狼疮

方名：紫草狼疮方。

药物：紫草30～60g，生地黄30～60g，山药30g，知母、炙甘草各10g。

用法：清水煎2次，混合后分3次服，每日1剂。

临床应用：凉血活血，解毒消斑。用于治疗系统性红斑狼疮（SLE），可使患者ANA、

ds-DNA 抗体转阴。

（6）治疗肝炎

方名：紫草肝炎煎。

药物：紫草 30g，鸡骨草、垂盆草、墨旱莲、地耳草、夏枯草各 20g，甘草 5g。

用法：清水煎 2 次，混合后分 3 次服，每日 1 剂，30 天为 1 个疗程。

也可用紫草制成 0.1％注射液，每次肌内注射 2ml，30 天为 1 个疗程。

临床应用：清热凉血，解毒护肝。用于治疗肝炎，见周身乏力，食欲不振，口干尿黄，肝功能异常等症者有一定疗效。

（7）治疗过敏性紫癜

方名：紫草过敏紫癜方。

药物：紫草 15～30g，赤芍 6～12g，当归尾 6～10g，红花 3～6g，生地黄 10～15g，牡丹皮 5～10g，甘草 3～6g。

用法：清水煎 2 次，混合后分 3 次服，每日 1 剂。

临床应用：凉血活血，解毒消斑。用于治疗过敏性紫癜，见皮肤瘙痒，呈青紫斑块，皮肤灼热等症者有明显的疗效。

（8）治疗痤疮（青春痘）

方名：紫草痤疮丸。

药物：紫草 150g，苦参、连翘、败酱草、黄芩、黄柏、牡丹皮、生地黄、赤芍、栀子、玄参各 100g，黄连 80g，地肤子、白蒺藜、知母、白鲜皮、蝉蜕各 50g，黄芪 180g。

用法：取上药，制成小水丸，每次 10～12g，每日 3 次，饭后服。

临床应用：清热解毒，凉血活血。用于治疗痤疮起红疹，脓疱者有显著疗效。

（9）治疗未破损期输卵管妊娠

方名：紫草堕胎方。

药物：紫草、天花粉各 30g，黄芪、白术各 20g，蜈蚣 3～6 条（研末兑服），三棱、莪术各 15g，丹参、桃仁各 12g，当归 10g，甘草 3g。

用法：清水煎 2 次，混合后分 3 次服，每日 1 剂，堕胎后止服。

临床应用：凉血活血，通经堕胎，用于治疗未破损输卵管妊娠（宫外孕）有令人满意的疗效。

（10）治疗抗早孕

方名：紫草抗早孕方。

药物：紫草 50g，益母草 30g，马齿苋 15g，仙鹤草、陈皮各 10g，炮姜炭 5g。

用法：清水煎 2 次，混合后分 3 次服，每日 1 剂，下血块者停止服用。

临床应用：凉血解毒，通经化瘀。用于治疗早期妊娠，一般在 2 个月以内者有一定疗效，较大者应以手术治疗为好。

（11）治疗顽固性溃疡

方名：紫草溃疡膏。

药物：紫草 100g，当归 50g，穿山甲 30g，川花椒 5g，冰片 1g。

用法：取上药，加入香油中浸泡 2 天，再炸枯过滤，加入少许冰片，冷却后即成油膏，装瓶备用。用时，用消毒棉球蘸油膏涂于患处，每日 2～3 次，直到痊愈为止。

临床应用：解毒活血，收敛生肌。用于治疗各类型的顽固性皮肤溃疡均有令人满意的疗效。

（12）治疗带状疱疹

方名：紫草疱疹膏。

药物：紫草 100g，芒硝 20g，儿茶 15g，青黛、大黄各 10g（后 4 味研为极细末）。

用法：取紫草，加清水 1000ml，文火煎取 500ml，滤净药液，加入后 4 味药末，调为糊状，均匀地涂于患处，脱落后再涂，每天 4～5 次，让其干燥结痂。

临床应用：凉血解毒，敛疮结痂。用于治疗带状疱疹及其他疱疹均有显著疗效。

（13）治疗中晚期烧伤残余创面

方名：紫草复方烧伤油。

药物：紫草 250g，白芷、忍冬藤各 150g，黄连 75g，香油 2.5L，黄蜡 75g，冰片 20g。

用法：取上药，浸泡 2 天后文火熬炸，至白芷深黄色止，过滤加黄蜡 75g，冰片 20g，搅匀,浸纱布高压灭菌,贴创面,半暴露疗法;如创面在关节及易活动部位(或无法暴露),用无菌绷带包扎,1～2天换药1次。

临床应用:凉血解毒,活血生肌。用于治疗中晚期烧伤残余创面,有满意的疗效。

(14)治疗神经性皮炎

方名:紫草皮炎油。

药物:紫草50g,黄连、黄柏各30g,丁香20g,4味药共研为末,加入香油400ml。

用法:取上药,混合均匀,浸泡半个月,外涂患处,每天4～6次,7天为1个疗程,一般1～2个疗程可治愈。

临床应用:凉血活血,解毒透疹。用于治疗神经性皮炎(俗称牛皮癣)有明确疗效。

(15)治疗化脓性中耳炎

方名:紫草滴耳油。

药物:紫草、苦参各50g,冰片6g,枯矾3g,香油500ml。

用法:取紫草、苦参、香油浸泡20小时,然后加热炸枯至黑黄色,过滤后将冰片、枯矾研极细末加入搅匀备用。用时先用3%双氧水洗净耳内脓液,滴入本品1～2滴,再用消毒棉签蘸本品适量塞入耳中,最后用药堵塞外耳道,每日1次,3日为1个疗程。

临床应用:凉血消毒,活血消炎。用于治疗化脓性中耳炎有一定疗效。

(16)治疗软组织损伤

方名:紫草损伤油。

药物:紫草100g,大黄50g。

用法:取上药,研为细末,装瓶备用。用时,取药末调花生油外敷患处,药厚约0.5cm,外盖纱布,包扎,每天换药1次。

临床应用:凉血活血,舒筋通络。用于治疗软组织损伤有较好的疗效。

3. 知药理、谈经验

(1)知药理

紫草具有抗炎作用,对实验性炎症具有显著的抑制效果,对多种真菌及病毒亦有不同程度的抑制作用。有抗着床、抗早孕和降血糖、兴奋心脏的作用。此外,尚有缓和的解热作用,还有一定的抗癌作用。

(2)谈经验

孟学曰:紫草甘、咸、寒,入足厥阴血分,为凉血之要药,长于凉血、活血、利九窍、通二便。治痈疽疮疡,湿疹瘙痒,斑疹烧烫伤。

紫草入肝经血分,凉血活血,解毒透疹,配合赤芍、蝉蜕、白芷、玄参、生地黄等,治温毒发斑,斑疹紫黑;配合升麻、葛根、黄芪、白芷等,治正虚不足,疹出不畅。

紫草凉血解毒,活血消痈,配合当归、白芷、血竭、黄芩、连翘等,治痈疽疮疡;配合黄柏、黄连、栀子、苦参、地肤子等,治湿疹疮疡;配合黄连、黄柏、地榆、牡丹皮、大黄等,用菜油煎成复方紫草油外涂烧烫伤疗效好。

六、水 牛 角

【成分】 水牛角可作为犀角的代用品,因其成分与犀角大同小异。水牛角含胆甾醇及多种氨基酸,如丙氨酸、精氨酸、天冬氨酸、胱氨酸、亮氨酸、脯氨酸、酪氨酸、组氨酸、缬氨酸等,还含有少量肽类、胍类衍生物、蛋白质,以及微量元素铍、磷、铁、镁、锰、铋、铝、钙、铜、银、锌、钠、钛等。

【性味归经】 苦、咸、寒,无毒,归心、肝、胃经。

【功效】 清热凉血,解毒泻火。

【用法用量】 煎服,15～30g,宜先煎3小时以上。

【使用注意】 本品性寒,脾胃虚寒者不宜使用。

1. 单味药治难症

(1)治疗出血

药物:水牛角尖适量。

用法:取上药,洗净后,放入容器内密闭焚烧炭化,研成细粉过筛,每次2～3g,每日3

次,外出血时可将药粉撒于患处。

临床应用:清热凉血,解毒止血。用于治疗各类出血有一定疗效,病重者应配合其他疗法治疗。

(2)治疗喉痹肿塞

药物:沙牛角尖适量。

用法:取上药,煅烧,刮取灰,以水调服。

临床应用:凉血止血。用于治疗喉肿痹塞,有救急之功,每次 2g,可连续调服。

(3)治疗尿血

药物:水牛角尖适量。

用法:取上药,烧末,每次 2～3g,用黄酒兑服,也可水调服,每日 5 次。

临床应用:清热解毒,凉血止血。用于治疗血尿有一定疗效。

2. 配成方治大病

(1)治疗病毒性肝炎

方名:水牛角肝炎丸。

药物:水牛角、黄芪各 200g,柴胡、枳壳、白芍、茵陈、山楂、白术、茯苓各 100g,甘草 30g。

用法:取上药,制成小水丸,每次 10～12g,每日 3 次,饭后服。

临床应用:清热凉血,益气解毒。用于治疗慢性乙型病毒性肝炎有显著疗效。

(2)治疗过敏性紫癜

方名:水牛角紫癜汤。

药物:水牛角 40～100g,生地黄 10～30g,赤芍 10～20g,牡丹皮 10～25g。

用法:水牛角先煎 1 个小时以上,后下余药,半小时后,取汁口服,再加清水煎 1 小时,混合后分 2 次服,每日 1 剂,病情严重者,可用 2 剂。

临床应用:清热凉血,解毒化斑。用于治疗过敏性紫癜有令人满意的疗效。

(3)治疗血栓闭塞性脉管炎

方名:水牛角脉管炎方。

药物:水牛角、金银花各 100g,生地黄、

牡丹皮、赤芍、玄参各 20g,血竭(研末兑服)、三七各 15g,人工牛黄(研末兑服)10g。

用法:清水煎 2 次,混合后分 3 次服,每日 1 剂。

临床应用:清热凉血,化瘀止痛。用于治疗脉管炎急性期发热,局部红肿,创面扩大,脓性分泌物增多,皮肤结节性红斑,浅静脉呈索条状,大便秘结,小便黄赤等症状疗效较好。

(4)治疗热性病

方名:水牛角热病方。

药物:水牛角 100g,石膏 50g,知母 20g,天花粉 15g,黄连 10g,甘草 3g。

用法:水牛角、石膏先煎半小时,其他药后下,煎 2 次,混合后分 3 次服,每日 1 剂。

临床应用:清热凉血,解毒泻火。用于治疗热性病之烦渴引饮、高热等症有较好的疗效。

3. 知药理、谈经验

(1)知药理

水牛角具有强心作用,可增加血小板及加快凝血,镇惊解热,有抗感染及抗炎作用。可降低血脂和血清总胆固醇。对垂体-肾上腺皮质系统有兴奋作用,能兴奋肠道平滑肌。

(2)谈经验

孟学曰:水牛角苦、咸,寒,有凉血、解毒、止衄作用。治热病昏迷,麻痘斑疹、吐血、衄血、血热溺赤等症。

水牛角善清心、肝、胃三经之火,有凉血解毒之功效,配合生地黄、板蓝根、石菖蒲、安宫牛黄丸,治温病热入营血,神昏谵语;配合生地黄、牡丹皮、赤芍、黄芩等,治热入血分,迫血妄行,斑疹吐衄。

水牛角清热解毒,凉血消肿,配合玄参、桔梗、牛蒡子、黄芩、麦冬等,治热毒壅聚、咽喉肿痛;配合黄连、连翘、板蓝根、赤芍、黄芩等,治疮疖痈疡,红肿热痛。

第四节 清热解毒药

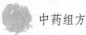

一、金银花

【成分】 金银花花蕾中含有木犀草素、肌醇和皂苷,还可分离出绿原酸和异绿原酸,它们是金银花抗菌作用的主要有效成分。

金银花的挥发油中含有30多种成分,提取分离出了芳樟醇、香叶醇、α-松油醇、苯甲醇、苯乙醇、香荆芥酚及丁香酚等多种成分。

【性味归经】 甘、寒,归肺、心、胃经。

【功效】 清热解毒,疏散风热。

【用法用量】 煎服,10~15g,特殊病例短期服用,可以用到30~50g。

【使用注意】 脾胃虚寒及气虚疮疡脓液清稀者忌用。

1. 单味药治难症

(1)治疗荨麻疹

药物:新鲜金银花30g。

用法:取上药,清水煎3次,混合后分3次服,每天1剂。

临床应用:清热凉血,疏风止痒。用于治疗荨麻疹,见皮肤瘙痒,起疙瘩等症者有一定疗效。

(2)治疗疖疮

药物:金银花100g。

用法:取上药,清水煎2次,混合后分3次服,每日1剂。

临床应用:清热解毒,消肿散疖。用于治疗疖疮红肿热痛有显著疗效。

(3)预防流行性感冒

药物:金银花80g。

用法:取上药,清水煎3次,混合后分3次服,每日1剂,连服3天。

临床应用:清热解毒,疏散风热。用于预防流行性感冒有一定疗效。

(4)治疗肿瘤放疗、化疗后口干症

药物:金银花露适量。

用法:取上药。每次100ml,每天3次,口服。天冷时炖温服,必要时可增加服药次数,2周为1个疗程,可连服2个疗程。

临床应用:清热解毒,生津止渴。用于治疗肿瘤放疗、化疗后口干症有令人满意的疗效。

(5)治疗子宫颈糜烂

药物:金银花1000g。

用法:取上药,粉碎成粗末,放入40%的酒精1500ml中浸泡48个小时,过滤取液,再煎至400ml,备用。用时以药液涂宫颈,每天1次。

临床应用:清热解毒,抗菌消炎。用于治疗宫颈糜烂有良好的疗效。

(6)治疗婴幼儿腹泻

药物:金银花适量。

用法:取上药,炒至烟尽(勿成白灰色),研细末,加冷开水20ml,保留灌肠。

临床应用:清热解毒,抗菌止泻。用于小儿消化不良的辅助疗法。

2. 配成方治大病

(1)治疗风热感冒

方名:金银花感冒汤。

药物:金银花30g,柴胡、葛根各20g,荆芥、防风、黄芩、蝉蜕、菊花、白芷各10g,甘草3g。

用法:清水煎2次,混合后分3次服,每日1剂。

临床应用:清热解毒,疏散风热。用于治疗风热感冒,见发热汗出,头身疼痛,鼻塞咳嗽等症者有一定疗效。

(2)治疗流行性腮腺炎

方名:金银花腮腺炎方。

药物:金银花60g,蒲公英50g,板蓝根、玄参各20g,僵蚕10g,甘草5g。

用法:清水煎 2 次,混合后分 3 次服,每日 1 剂。

临床应用:清热解毒,凉血消炎。用于治疗流行性腮腺炎,见腮腺一侧或两侧红肿热痛(俗称撑耳寒),发热头痛等症者有良效。

(3)治疗急性扁桃体炎

方名:金银花喉肿汤。

药物:金银花 15～30g,山豆根 5～10g,玄参 20g,石膏 50g,知母、马勃各 15g,硼砂(冲服)1.5g,桔梗、生甘草、酒制大黄各 10g。

用法:清水煎 2 次,混合后分 3 次服,每日 1 剂。

临床应用:清热解毒,凉血泻火。用于治疗急性扁桃体炎,见扁桃体红肿(俗称乳蛾)、发热头痛、大便干结等症者有较好的疗效。

(4)治疗乳腺炎

方名:金银花乳腺炎方。

药物:金银花 100g,生甘草、鹿角片各 15g,皂角刺 20g,白酒 50ml。

用法:取上药,加清水煎 2 次,白酒也一同煎,每次煎 1 小时,混合后分 2 次温服,每日 1 剂。

临床应用:清热解毒,消痈散结。用于治疗乳腺炎之肿块疼痛有一定疗效。

(5)治疗急性泌尿系感染

方名:金银花通淋汤。

药物:金银花、白茅根各 25～50g,蒲公英、连翘、紫花地丁、石韦、车前子、瞿麦、萹蓄各 15～20g,滑石 10～20g,甘草 5g。

用法:清水煎 2 次,混合后分 3 次服,每日 1 剂。

临床应用:清热解毒,利尿通淋。用于治疗急性泌尿系感染,见腰酸背胀、尿频、尿急、尿黄等症者有一定疗效。

(6)治疗红丝疔

方名:金银花红丝疔方。

药物:金银花 100g,败酱草 50g,紫花地丁 30g,白矾、甘草各 10g。

用法:清水煎 2 次,混合后分 3 次服,每日 1 剂。

临床应用:清热解毒,抗菌消炎。用于治疗红丝疔,见静脉呈一条红线(静脉炎),红肿热痛等症者有一定疗效。

(7)治疗手足口病

方名:金银花洗口液。

药物:金银花 20g,甘草 10g。

用法:取上药,加开水 100ml 浸泡,冷却后清洗或含漱口腔。

并用舌疮散:生石膏 10g,冰片、生蒲黄各 1g,青黛 3g,共研细末,涂擦患处。

内服清开灵冲剂,2 岁以下小儿 1/3 袋,2 岁以上 1/2 袋,每天 3 次,口服。

临床应用:清热解毒,抗菌敛疮,用于治疗手足口病,见发热,手足起疱疹,口腔起溃疡等症者有一定疗效。

(8)治疗浅表感染

方名:金银花抗菌方。

药物:金银花 30g,连翘、黄芩、皂角刺、板蓝根、白芷、制没药、栀子、薄荷各 15g,蒲公英、紫花地丁各 20g,甘草 10g。

用法:清水煎 2 次,混合后分 3 次服,每日 1 剂。

临床应用:清热解毒,抗菌消炎。用于浅表感染有确定的疗效。

(9)治疗钩端螺旋体病

方名:金银花钩体方。

药物:金银花、广藿香、薏苡仁、滑石各 30g,苍术、佩兰、青蒿、黄芩各 15g,白豆蔻 10g,白通草 5g。

用法:清水煎 2 次,混合后分 3 次服,每日 1 剂。

临床应用:清热利湿,芳香化浊。用于治疗钩体病,见头痛恶寒,身重疼痛,胸闷不饥,舌苔厚腻等症者有一定疗效。

(10)治疗阑尾炎

方名:金银花肠痈汤。

药物:金银花 100g,牡丹皮、芒硝(分次冲服)、红藤、黄芩各 20g,败酱草 30g,甘草

5g,大黄15g。

用法:清水煎2次,混合后分3次服,每日1剂,痛止便通后,减量服。可同时用芒硝100g兑开水,热敷阑尾处。

临床应用:清热解毒,消痈散结。用于急慢性阑尾炎有明显的疗效。

3. 知药理、谈经验

(1)知药理

金银花具有抗病原微生物(如金黄色葡萄球菌、溶血性链球菌、痢疾杆菌、肺炎双球菌、大肠埃希菌等)的作用,其水煎剂对流感病毒、疱疹病毒等亦有抑制作用。具有明显的解热作用,能促进白细胞的吞噬功能,调节机体的免疫功能,减少肠内胆固醇吸收,降低血中胆固醇的含量。此外,尚有抗炎、抗癌瘤、保肝利胆、止血、抗生育等作用。

(2)谈经验

孟学曰:金银花甘寒,清热解毒之要药,善于清火热之毒,消痈去脓,泻中有补,痈疽疮疡之圣药。治风热感冒,温病初起,疮癣杨梅,风湿诸毒,泻痢脓血之症。东汉时期,张仲景著《伤寒杂病论》未见记载金银花的应用,自清代以来,金银花才在温热病中应用比较广泛。近代应用金银花的处方多,剂量重。

金银花长于散肺经热邪,透热达表,配合连翘、牛蒡子、桔梗、荆芥、薄荷等,治温病初起,身热头痛,咽痛口渴;配合水牛角、生地黄、玄参、竹叶心、麦冬等,治温热病热入营血,心烦少寐,神昏舌绛之证;配合香薷、厚朴、连翘、黄连、扁豆等,治夏月暑温,发热烦渴,头痛无汗;配合荷叶、竹叶卷心、西瓜翠衣、丝瓜皮等,治暑温后期,余热未尽之证。

金银花清热解毒,散痈消肿,配合连翘、白芷、皂角刺、穿山甲、天花粉等,治疮痈初起,红肿热痛;配合紫花地丁、蒲公英、野菊花、连翘、黄连等,治疗疮肿毒,坚硬根深者;配合人参、当归、桔梗、连翘、黄芪等,治痈疡已成,不能消散或溃脓;配合蒲公英、黄芪、当归、连翘、甘草等,治乳痈红肿热痛;配合地榆、黄芩、薏苡仁、败酱草等,治肠痈腹痛,右足屈而不伸;配合鱼腥草、红藤、芦根、桔梗、黄芩等,治肺痈咳吐脓血。

金银花解毒止痢,凉血利咽,配合黄芩、黄连、黄柏、白头翁等,治热毒痢疾,下利脓血,里急后重;配合连翘、马勃、牛蒡子、板蓝根、蝉蜕等,治湿温阻喉、咽喉肿痛。

二、连 翘

【成分】 连翘含有连翘酚、连翘酯苷、连翘苷元、白桦脂酸、齐墩果酸、熊果酸、松脂素、甾醇化合物、马苔树脂醇苷、6,7-二甲氧基香豆素等。尚含有多种烃类、醛酮类、醇脂醚类挥发性成分,如α-蒎烯、莰烯、β-蒎烯、对聚伞花烯、柠檬烯、γ-松油烯、β-水芹烯、香叶烯、β-罗勒烯、樟脑、香叶醛、龙脑、α-萜品醇、黄樟醚、芳樟醇等。

【性味归经】 苦,微寒。归肺、心、小肠经,无毒。

【功效】 清热解毒,消痈散结,疏散风热,疮家要药。

【用法用量】 煎服,6～15g。

【使用注意】 脾胃虚寒及气虚脓清者不宜用。

1. 单味药治难症

(1)治疗急性肾炎

药物:连翘50g。

用法:取上药,加清水用文火煎成250ml,分3次饭前服(小儿酌减),每日1剂,连用5～10天,忌食辛辣及食盐。

临床应用:清热解毒,利水消肿。用于治疗急性肾炎之水肿、血尿、血压高等症状有较显著的疗效。

(2)治疗肺结核

药物:连翘500g。

用法:取上药,研成极细粉,每次8～10g,用温开水于饭前送服,每日3次,忌食辛辣食物及酒等。1个月为1个疗程。

临床应用:杀菌抗痨,消炎止血。用于治疗各型肺结核均有明显的疗效。

(3)治疗便秘

药物:连翘适量。

用法:取上药,去梗洗净,曝干,装瓶备用。用时,每次15～30g,开水冲泡或煎沸当茶饮,连服1～2周。

临床应用:清热解毒,润肠通便。用于治疗热结便秘有一定疗效。

(4)治疗呃逆

药物:连翘心60g。

用法:取上药,炒焦用清水煎服,每日1剂,分3次服,也可炒焦研细末服,每次10g,每天3次。

临床应用:清热解毒,降逆止呃。用于治疗不同原因所致的呃逆,均有显著疗效。

(5)治疗视网膜黄斑区出血

药物:连翘30～50g。

用法:取上药,用清水文火煎1个小时,分3次饭前服,每日1剂,1个月为1个疗程,未愈可进行下个疗程。

临床应用:清热解毒,止血明目。用于治疗视网膜黄斑出血,能促进出血吸收,对增强视力有明显的效果。

(6)治疗血小板减少性紫癜、过敏性紫癜

药物:连翘20～40g。

用法:取上药,用清水煎成150～300ml,分3次饭前服。

临床应用:清热解毒,凉血止血。用于治疗血小板减少性紫癜及过敏性紫癜,均有一定疗效。

(7)治疗肺脓肿

药物:连翘适量。

用法:取上药,制成1g/ml的注射液,采用气管滴入法,合并肌内注射,每日2次,1周为1个疗程。

临床应用:清热解毒,消肿排脓。用于治疗肺脓肿之咳吐臭脓痰有一定的疗效。

(8)治疗急性传染性肝炎

药物:连翘30～50g。

用法:取上药,制成糖浆,每次50ml,每日3次,1个月为1个疗程。

临床应用:清热解毒,降酶护肝。用于治疗急性传染性肝炎,症见转氨酶升高,肝功能异常,乏力纳差者有一定疗效。

2. 配成方治大病

(1)治疗细菌性痢疾

方名:连翘止痢汤。

药物:连翘、金银花各30g,黄芩、黄柏、秦皮各20g,黄连10g,甘草5g。

用法:清水煎2次,混合后分3次服,每日1剂,病情严重者,可加用1剂,煎后冷却灌肠。

临床应用:清热解毒,抗菌止痢。用于治疗细菌性痢疾,见腹痛、便脓血、里急后重等症者有较明显的疗效。

(2)治疗乳腺炎

方名:连翘乳痈汤。

药物:连翘50g,蒲公英30g,柴胡、赤芍、瓜蒌壳各20g,黄芩、牛蒡子、皂角刺、青皮各15g,甘草5g。

用法:清水煎2次,混合后分3次服,每日1剂。另外用芒硝100g热敷患处。

临床应用:清热解毒,消肿散结。用于治疗乳腺炎未成脓者有明显的疗效。

(3)治疗痈疽疮疡

方名:连翘败毒饮。

药物:连翘、金银花各30g,紫花地丁、赤芍、蒲公英、玄参各20g,黄芩、栀子、白芷、天花粉各15g,蝉蜕、黄连、大黄各10g,甘草5g。

用法:清水煎3次,混合后分3次服,每日1剂。

临床应用:清热解毒,抗菌消炎。用于治疗痈疽疮疡初起有一定疗效。

(4)治疗便血

方名:连翘便血汤。

药物:连翘30g,生地黄、白芍各20g,槐花、地榆、茜草、黄芩、炒蒲黄各 15g,当归 10g,甘草 3g。

用法:清水煎 2 次,混合后分 3 次服,每日 1 剂。

临床应用:清热解毒,凉血止血。用于治疗因热便血,见便血鲜红,有重坠感,无脓便,口干口苦等症者有一定疗效。

(5)治疗鹤膝风

方名:连翘鹤膝风丸。

药物:连翘 300g,金银花、薏苡仁各 100g,牛膝、木瓜各 80g,苍术、黄柏、防风、当归、独活、巴戟天、仙茅、僵蚕、川芎各 50g,甘草 15g。

用法:取上药,制为小水丸,每次 10～12g,每日 3 次,饭后服。

临床应用:清热解毒,散结消肿。用于治疗鹤膝风(膝关节结核),见膝关节肿大,上下枯骨,疼痛,昼轻夜重等症者有显著疗效。

(6)治疗烫伤

方名:连翘烫伤油。

药物:连翘 200g,苦参 100g,紫草 80g,黄连 50g,香油 1000ml,冰片 5g。

用法:取上药,放入香油中浸 12 小时后,用文火煎枯,过滤加入冰片调匀,装瓶备用,用时,清洗患处后,涂烫伤油,每日 3 次。

临床应用:清热解毒。消炎生肌。用于治疗烫伤、烧伤有明显的疗效。

(7)治疗慢性化脓性中耳炎

方名:连翘滴耳油。

药物:连翘 150g,枯矾 30g,甘油 1000ml。

用法:取连翘加清水煎煮两次,将药液浓缩为 1000ml,过滤后加入枯矾,再过滤加入甘油,贮瓶备用。用时,先用 5％过氧化氢液清洗耳道,擦干后,滴入本品 3～5 滴,每日 3～4 次。

临床应用:清热解毒,消炎收敛,用于治疗慢性化脓性中耳炎有一定疗效。

(8)治疗银屑病(牛皮癣)

方名:连翘银屑复方注射液。

药物:连翘 400g,黄芩、大青叶各 300g。

用法:取上药,制成注射液,每支 2ml(含生药 2g),肌内注射每次 2ml,每日 2 次,1 个月为 1 个疗程。

临床应用:清热解毒,抗菌消炎。用于治疗银屑病有一定疗效。

3. 知药理、谈经验

(1)知药理

连翘具有广谱抗菌、抗病毒作用,对多种革兰阳性及阴性菌、流感病毒、鼻病毒等均有抑制作用。有降血压和轻微的强心效果,还有保肝作用,能减轻四氯化碳所致的肝脏变性和坏死。此外,还有抗炎、镇吐、利尿、解热等作用。

(2)谈经验

孟学曰:连翘苦,微寒,主泻心火,散温邪,解疮毒,消肿散结,为风热及疮家之要药。治温病初起,发热头痛,神昏谵语,疮毒痈肿,咽喉肿痛,小便不利等症。

连翘长于清泻心火,散上焦风热,配合防风、栀子、板蓝根、桔梗、菊花、淡豆豉等,治风热感冒,心烦咽痛;配合金银花、薄荷、牛蒡子、荆芥、桔梗、竹叶等,治温病初起,发热头痛,口渴咽痛;配合水牛角、生地黄、金银花、麦冬、丹参、黄连、竹叶心等,治温热病,热入营血,烦热斑疹;配合玄参、麦冬、莲子心、水牛角、竹叶卷心等,治温热病,热入心包,高热神昏,心烦谵语。

连翘清心火、解疮毒,消散痈肿结聚,配合蒲公英、玄参、白芷、穿山甲、皂角刺等,治痈肿疮毒,红肿未溃;配合黄连、当归、赤芍、黄芩、栀子等,治热毒结聚,疮疡肿硬,皮色不变;配合金银花、牡丹皮、天花粉、黄芩、黄连等,治疮疡脓出,红肿溃烂;配合青皮、栝蒌、川芎、玄参、蒲公英等,治痰瘀壅阻,乳痈肿痛,乳内结核;配合玄参、黄芩、桔梗、贝母、牡蛎等,治痰火郁结,瘰疬痰核;配合栀子、板蓝根、牛蒡子、玄参、薄荷、僵蚕等,治瘟毒热盛,痄腮肿痛。

连翘解毒利湿,通淋消肿,配合车前子、马蔺花、萆薢、白茅根、茯苓、石菖蒲等,治小肠湿热郁滞,不能分别清浊而致小便不利;配合薏苡仁、木瓜、牛膝、苍术、黄柏等,治水湿泛溢肌肤,肢体浮肿,或两膝肿痛;配合麻黄、赤小豆、杏仁、梓白皮、生姜等,治伤寒瘀热在里、小便不利,身必发黄。

三、蒲 公 英

【成分】 蒲公英全草含蒲公英甾醇、胆碱、菊糖和果糖等。同属药用植物蒲公英的根含蒲公英醇、蒲公英赛醇、蒲公英甾醇、β香树脂醇、豆甾醇、β谷甾醇、胆碱、有机酸、果糖、蔗糖、葡萄糖、葡萄糖苷及树脂、橡胶等。叶中含叶黄素、蝴蝶梅黄素、叶绿醌、维生素C、维生素D;花中含山金车二醇、叶黄素和毛莨黄素;花粉中含 β-谷甾醇、叶酸和维生素C。

【性味归经】 苦、甘,寒,无毒。归肝、胃经。

【功效】 清热解毒,消痈散结,利湿通淋。

【用法用量】 口服:煎汤,9～30g(大剂60g);捣汁或入散剂。外用:适量捣绒外敷。

【使用注意】 用量过大,可致缓泻,无热者慎用,孕妇禁用。

1. 单味药治难症

(1)治疗急性黄疸型肝炎

药物:蒲公英100g。

用法:取上药,用清水煎2次,混合后分3次服,可加少许白砂糖兑服,每日1剂。

临床应用:清热解毒,抗菌护肝。用于治疗急性黄疸型肝炎,服0.5～1个月,可有显著疗效。

(2)治疗甲亢突眼症

药物:蒲公英100g。

用法:取上药,清水煎2碗,温服1碗,分2次服,另1碗趁热熏洗双眼,每日1剂,10天为个1疗程。一般用3～5个疗程。

临床应用:清热解毒,消肿散结。用于治疗突眼型"甲亢"有比较理想的疗效。除用其他药物治疗外,可加用此单味药。

(3)治疗复发性口腔溃疡

药物:鲜蒲公英150g。

用法:取上药,用清水煎取浓汁,一半漱口用,另一半口服4次,每日1剂。

临床应用:清热解毒,抗菌消炎。用于治疗复发性口腔溃疡有较明显的疗效。

(4)治疗乳腺炎(乳痈)

药物:鲜蒲公英(连根带苗)500g。

用法:取上药,洗净泥土,放白中捣烂,挤绿汁一茶杯,微火炖温,加酒(黄酒也可)适量,口服;其渣加白矾少许,再捣和匀,敷于患处。

临床应用:清热解毒,消痈散结。用于治疗乳腺炎初起,红肿胀痛,一般在1～2天内肿痛即消。

(5)治疗热性便秘

药物:蒲公英100～150g。

用法:取上药,加清水煎至50～100ml,加白砂糖或蜂糖,每天1次顿服。

临床应用:清热解毒,润肠通便。用于治疗热性便秘有一定疗效。

(6)治疗消化性溃疡

药物:蒲公英600g。

用法:取上药,研为细末。每天20g,用开水浸泡30分钟,代茶饮用,1个月为1个疗程,可连续服用1～2个疗程。

临床应用:清热解毒,消炎愈疡。用于治疗消化性溃疡有一定的疗效。

(7)治疗痔疮

药物:鲜蒲公英100～200g(干品50～100g)。

用法:取上药,用清水洗净,水煎2次,混合后分3次服,每天1剂。有便血者,将蒲公英干品炒至微黄用。一般使用2～4剂即可止血消肿止痛。对内痔嵌顿,血栓外痔及炎性外痔,配合水煎熏洗疗效更佳。

临床应用:清热解毒,止血消肿。用于治疗痔疮有较好的疗效。

(8)治疗急性扁桃体炎

药物:蒲公英120～180g。

用法:取上药,用清水煎2次,混合后分3～4次服,每日1剂。

临床应用:清热解毒,抗菌消炎。用于治疗急性扁桃体炎之咽喉肿痛有显著疗效。

(9)治疗流行性腮腺炎

药物:鲜蒲公英30g(或干品20g)。

用法:取上药,捣碎,加入1个鸡蛋清中充分搅匀,再加冰糖适量,共捣成糊剂,摊于纱布上,外敷耳前区及下颌角区的肿胀处,每天换药1次。

临床应用:清热解毒,抗菌消肿。用于治疗流行性腮腺炎有明显疗效。

(10)治疗肺癌疼痛

药物:鲜蒲公英适量。

用法:取上药,捣碎取汁,用药棉浸湿,敷于痛处,外盖薄膜,胶带固定。

临床应用:清热解毒,散结止痛。用于治疗肺癌胸痛,止痛可达8小时。

(11)治疗扁平疣、寻常疣

药物:鲜蒲公英适量。

用法:取上药,用鲜全叶揉成团状,在皮肤上反复拭擦,每次5分钟,用力引起隐痛为度,但忌摩擦流血以防发生感染,每天1次,擦治4～5次即可。

临床应用:清热解毒,散结祛疣。用于治疗扁平疣、寻常疣有一定疗效。

2. 配成方治大病

(1)治疗乙型肝炎

方名:蒲公英乙肝汤。

药物:蒲公英、黄芪各30g,茵陈、苦参各20g,蝉蜕、僵蚕、五味子、虎杖、郁金各10g,甘草5g。

用法:清水煎2次,混合后分3次服,每日1剂。

临床应用:清热解毒,利胆保肝。用于治疗慢性乙型肝炎之病毒复制、转氨酶升高及其他有临床症状者均有明显的治疗效果。

(2)治疗泌尿系结石

方名:蒲公英排石汤。

药物:蒲公英100g,金钱草、鸡内金各30g,赤芍、威灵仙各20g,海金沙、石韦各10g,甘草3g。

用法:清水煎2次,混合后分3次服,每日1剂,并做跳跃运动。

临床应用:清热解毒。利尿排石。用于治疗泌尿系结石有一定疗效。

(3)治疗胃溃疡、浅表性胃炎

方名:蒲公英胃溃疡糊。

药物:蒲公英50g,白及(研粉)30g。

用法:取蒲公英,用清水煎取150ml,然后将白及粉加入药汁中,调成糊状,分成2分,早晚空腹各服1份,连续用药6周。

临床应用:清热解毒,止血消炎。用于治疗胃溃疡、浅表性胃炎,见上腹部节律性疼痛、泛酸呕恶、食纳不佳等症者有一定的远期疗效。

(4)治疗急性肾盂肾炎

方名:蒲公英通淋汤。

药物:蒲公英、鱼腥草各30g,金银花、知母各20g,柴胡、栀子、金钱草、海金沙各15g,大蓟、小蓟、地榆各10g,甘草5g。

用法:清水煎2次,混合后分3次服,每日1剂,1个月为1个疗程。

临床应用:清热解毒,利尿通淋。用于治疗急性肾盂肾炎,见寒战高热、腰痛、血尿、尿频、尿急、尿痛等症者有一定的疗效。

(5)治疗胃、十二指肠球部糜烂

方名:蒲公英胃糜烂方。

药物:蒲公英30g,白芍、白及、紫草、煅瓦楞子粉、丹参各15g,高良姜、香附、法半夏、佛手各10g,甘草5g。

用法:清水煎2次,混合后分3次服,每日1剂,1个月为1个疗程。

临床应用:清热解毒,祛寒止痛。用于治疗胃及十二指肠球部糜烂,见上腹部疼痛,得温则舒,呃逆嗳气等症者有一定的疗效。

(6)治疗胃痛

方名:蒲公英胃痛饮。

药物:蒲公英 50g,丹参、白芍各 30g,木香、高良姜、香附各 10g,甘草 5g。

用法:清水煎 2 次,混合后分 3 次服,每日 1 剂。

临床应用:清热解毒,温胃止痛。用于治疗各种胃痛,如慢性胃炎和浅表性胃炎,症见胃脘疼痛、恶心欲呕、食欲不佳、胃部冷感等症者有一定疗效。

(7)治疗妇科囊肿

方名:蒲公英妇科囊肿方。

药物:蒲公英 100g,赤芍、丹参、三棱、莪术各 20g,陈皮、肉桂各 15g,薏苡仁 50g。

用法:清水煎 2 次,混合后分 3 次服,每日 1 剂,15 天为 1 个疗程。

临床应用:清热解毒,化瘀消癥。用于治疗妇科囊肿,如卵巢囊肿、宫颈纳氏囊肿等疾病均有一定疗效。

(8)治疗高脂血症

方名:蒲公英降血脂方。

药物:蒲公英 7 份,黄芪、山楂、桑寄生各 3 份,五味子、三七各 2 份。

用法:取上药,制成片剂,每片含生药 0.35g,每次 6 片,每日 3 次,饭后服,1 个月为 1 个疗程。

临床应用:清热解毒,益气降脂。用于治疗高脂血症,见体态丰满,头目眩晕,短气乏力,易疲倦,大便不爽等症者有一定疗效。

(9)治疗乳腺炎(乳痈)

方名:蒲公英乳痈汤。

药物:蒲公英、金银花各 60g,牛蒡子、白芷、瓜蒌壳各 20g,甘草 5g。

用法:清水煎 2 次,混合后分 3 次服,每日 1 剂。另外用芒硝 50g,野菊花叶 50g,混合捣绒,敷于患处,用绷带固定。

临床应用:清热解毒,消痈散结。用于治疗乳腺炎(乳痈),症见乳房红肿热痛、硬结、未溃脓者有一定疗效。

(10)治疗牙周炎

方名:蒲公英牙痛煎。

药物:蒲公英 50g,紫花地丁 30g,威灵仙 15g,白芷 10g,辽细辛 5g,葛根 20g,甘草 3g。

用法:清水煎 2 次,混合后分 3 次服,再继续煎 1 次,煎 1 个小时,然后浓缩至 100ml,作为含漱用,每日 1 剂。

临床应用:清热泻火,解毒止痛。用于治疗牙周炎有显著的疗效。

(11)治疗皮肤溃疡

方名:蒲公英敛疮饮。

药物:蒲公英 50g,紫花地丁 30g,败酱草、黄芩、黄柏各 15g,甘草 5g。

用法:清水煎 2 次,混合后分 3 次服,每日 1 剂。外用:青黛 50g,枯矾 30g,冰片 1g。共研为极细末,局部消毒后,将药粉撒于患处。

临床应用:清热解毒,化腐生肌。用于治疗皮肤溃疡,症见皮肤溃烂,流黄水,久不敛口者有一定疗效。

(12)治疗眼疾

方名:蒲公英治眼疾方。

药物:蒲公英 150g,白菊花 20g。

用法:取上药,清水煎,第 1 次煎取 600ml,分 3 次温服,第 2 次煎取 500ml,分 3 次熏洗眼部,每日 1 剂。

临床应用:清热解毒,清肝明目。用于治疗各种眼疾,见眼部红肿热痛,羞明流泪等症者有一定疗效。

(13)预防和治疗各类感染性疾病、癌症

方名:蒲公英解毒口服液。

药物:蒲公英、败酱草各 150g,广藿香、紫苏各 100g,白术、茯苓各 80g,法半夏、砂仁、白芷各 50g,陈皮、生姜各 40g。

用法:取上药,清水煎 2 次,浓缩后加防腐剂,混合制成口服液,每次 15～20ml,每天

2～3 次。10 天为 1 个疗程。

临床应用:清热解毒,理气和胃。用于预防和治疗各类感染性疾病、癌症,坚持服用有一定疗效。

(14)治疗各类癌症

方名:蒲公英抗癌口服液。

药物:蒲公英、败酱草、白花蛇舌草、半枝莲各 200g,重楼、龙葵草、山慈姑各 100g。

用法:取上药,清水煎 2 次,混合浓缩加防腐剂,每次 15～20ml,每天 3 次。根据各类肿瘤的特点,可加服辨证的其他药物。

临床应用:清热解毒,散结抗癌。用于治疗各类癌症有较好的效果。

(15)治疗痤疮(青春痘)

方名:蒲公英痤疮方。

药物:蒲公英 30g,金银花、夏枯草、白花蛇舌草、茵陈、虎杖各 15g,黄芪、紫草、连翘各 20g,赤芍、桃仁各 10g,甘草 3g。

用法:清水煎 2 次,混合后分 3 次服,每日 1 剂,15 天为 1 个疗程。

临床应用:清热解毒,抗菌消炎。用于治疗痤疮,见面部丘疹、红疙瘩,用手压之有脓栓溶出等症者有一定疗效。

(16)治疗感染性疾病

方名:蒲公英复方注射液。

药物:蒲公英、金银花、鱼腥草、大青叶各适量。

用法:取上药,制成注射液,供肌内注射或静脉滴注,每日 1 次。

临床应用:清热解毒,抗菌消炎。用于治疗各种感染性疾病,如上呼吸道感染、泌尿系、胃肠道等感染均有一定疗效。

(17)治疗尿毒症

方名:蒲公英尿毒症灌肠方。

药物:蒲公英 30g,煅牡蛎 20g,生大黄 10g。

用法:取上药,清水煎取药汁 300ml,保留灌肠,每日 1 次,7～14 天为 1 个疗程,应以内科疗法为主,此方为辅助治疗。

临床应用:清热消炎,利尿排毒。用于治疗肾病综合征,出现肾功能衰竭、尿毒症的临床表现者,配合内服药治疗,有一定疗效。

(18)用于回乳

方名:蒲公英回乳煎。

药物:蒲公英 60g,山楂 60g。

用法:取上药,清水煎 2 次,混合后分 3 次服,每日 1 剂,至乳回为止。

临床应用:清热解毒,消炎回乳,用于妇女不需要哺乳而出现乳房胀满不适者,有明显的疗效。

3.知药理、谈经验

(1)知药理

蒲公英对多种致病菌有一定的杀菌作用,对某些病毒和真菌亦有抑制作用,能利胆、保肝、利尿,还有抗胃损伤及抗肿瘤等作用。

(2)谈经验

孟学曰:蒲公英苦、甘、寒,有清热解毒,消痈散结之功。主妇人乳痈肿痛,为清泻胃火之要药,其气平,不损土,可长服久服。治一切疔疮、痈疡、热痢、温毒之症。

蒲公英解毒散结,清热消痈,配合连翘、金银花、野菊花、紫花地丁、玄参等,治痈肿疔毒,红肿热痛;配合金银花、连翘、白芷、黄芩等,治乳痈肿痛;配合鱼腥草、冬瓜仁、芦根、黄芩等,治肺痈吐脓;配合大黄、牡丹皮、桃仁、芒硝等,治肠痈腹痛。

蒲公英清热利湿,利尿通淋,配合瞿麦、萹蓄、金钱草、知母、黄柏等,治热淋小便涩痛;配合龙胆草、柴胡、茵陈、栀子、黄柏、大黄等,治湿热黄疸,身目俱黄。

四、蚤休(重楼)

【成分】 蚤休的根茎含蚤休苷、薯蓣皂苷、3-葡萄糖苷、3-鼠李糖葡萄糖苷、3-鼠李糖阿拉伯糖葡萄糖苷、3-四糖苷等多种皂苷,还含有单宁酸及 18 种氨基酸,以及多种肌酸酐、生物碱、黄酮、苫酮、蜕皮激素、胡萝卜苷等。

【性味归经】　苦,微寒,有小毒。归肝经。

【功效】　清热解毒,消肿止痛,凉肝定惊。

【用法用量】　煎服,5～10g,外用适量。

【使用注意】　体虚、无实火热毒、阴证外疡者及孕妇均忌服。有较强的杀精子作用,未育男子忌用。

1. 单味药治难症

(1)治疗消化性溃疡

药物:蚤休 20g。

用法:取上药,切碎,用冷水浸透,塞入洗净的猪肚内,并将两头扎紧,放入煲内,加水2500ml,食盐适量,文火慢煲。煲至水约1500ml 时,将猪肚捞起,倒出药渣,切成片状,再放入煲内,沸后便可分次服食汤肉。每隔 4 天 1 剂,一般服 3 剂,严重者可服 4～5 剂。

临床应用:清热解毒,消肿止痛。用于治疗消化性溃疡有一定治疗效果。

(2)治疗胃癌

药物:蚤休 50～100g。

用法:取上药,清水煎 2 次,混合后分 3 次服,每日 1 剂,10 天为 1 个疗程,一般服 7～8 个疗程。

临床应用:清热消炎,解毒抗癌。用于早中晚期胃癌及行切除手术后之胃癌均能延长生存期。

(3)治疗流行性乙型脑炎

药物:蚤休(七叶一枝花)根茎(干者)15g。

用法:取上药,用冷开水磨汁,分 3～4 次服,3 日为 1 个疗程。

临床应用:清热解毒,抗菌消炎。用于治疗和预防流行性乙型脑炎有明显疗效。

(4)治疗牙痛、胃痛

药物:蚤休适量。

用法:取上药,研粉或磨汁内服,每次0.9～3g,每日 3～4 次。

临床应用:清热解毒,消肿止痛。用于治疗牙痛、胃痛均有令人满意的疗效。

(5)治疗外科炎症

药物:蚤休根茎。

用法:取上药,制成注射液,1ml 含生药2g,肌内注射,每次 2～4ml,每日 2～3 次。

临床应用:清热解毒,消炎止痛。用于治疗过敏性皮炎、痈疖、蜂窝织炎等有良效。

(6)治疗流行性腮腺炎

药物:蚤休根茎 10g。

用法:取上药,与食醋同磨呈浓汁状。涂于患处,每天 3 次。

临床应用:清热消炎,解毒消肿。用于治疗流行性腮腺炎有显著疗效,如配合内服药治疗效果更好。

(7)治疗男性乳房肿块

药物:蚤休适量。

用法:取上药,研为细末,以蜂蜜调成膏块状,外敷乳部肿块处,每天 1 次,可另配中药汤剂内服。

临床应用:清热解毒,软坚消肿。用于治疗男性乳房肿块有一定疗效。

(8)治疗虫咬皮炎

药物:蚤休 200g。

用法:取上药,研粉末,用 50% 的酒精1000ml 浸泡,制成 20% 酊剂,外涂患处。

临床应用:清热解毒,杀菌消炎。用于治疗虫咬皮炎有一定疗效。

(9)治疗毒蛇咬伤

药物:白蚤休 50g。

用法:取上药,磨成细粉,浸入 500ml 陈醋中 2～3 周,用双层纱布过滤取汁,先将伤口洗净,再外涂药液,每天 3～4 次。如同时用蛇母草9g,白蚤休6g,前胡12g,混合水煎服,则疗效更佳。

临床应用:清热消炎,祛解蛇毒。用于治疗毒蛇咬伤有一定效果。

（10）治疗静脉炎

药物：蚤休根茎适量。

用法：取上药 5g，磨成汁状，置于 20ml 白醋中，外涂患处，每日 3～4 次。

临床应用：清热解毒，消炎止痛。用于治疗静脉炎有显著疗效，配合内服药则更佳。

（11）治疗毛囊炎

药物：鲜蚤休适量。

用法：取上药，浸入酒精中，外涂患处。

临床应用：清热解毒，活血消炎。用于治疗毛囊炎有一定疗效。

2. 配成方治大病

（1）治疗流行性乙型脑炎

方名：蚤休抗乙脑方。

药物：七叶一枝花（蚤休）根茎 15g，白马骨全株 75g，鲜鸭跖草 400g。

用法：取上药，加清水 2L，煎至 1L 为 1 日量，每 3 小时服 1 次，每次 125ml，3～4 日为 1 个疗程。

临床应用：清热解毒，抗菌消炎。用于治疗流行性乙型脑炎，见高热、头痛、呕吐等症者有一定疗效。

（2）治疗痈肿疔毒

方名：蚤休解毒汤。

药物：蚤休、金银花、连翘、败酱草、赤芍各 20g，黄柏、黄连各 15g，甘草 5g。

用法：清水煎 2 次，混合后分 3 次服，每日 1 剂。

临床应用：清热解毒，抗菌消炎。用于治疗痈肿疔毒，见患处红肿热痛，恶寒发热等症者有一定疗效。

（3）治疗咽痛喉痹

方名：蚤休咽喉汤。

药物：蚤休、板蓝根、连翘、玄参各 20g，牛蒡子、麦冬各 15g，桔梗 10g，甘草 3g。

用法：清水煎 2 次，混合后分 3 次服，每日 1 剂。

临床应用：清热解毒，清咽利喉。用于治疗咽痛喉痹，见发热恶寒，咽喉肿痛，口干舌燥等症者有一定疗效。

（4）治疗惊风抽搐

方名：蚤休镇惊汤。

药物：蚤休、钩藤各 15g，菊花、蝉蜕、天花粉各 10g。

用法：清水煎 2 次，混合后分 3 次服，每日 1 剂，严重者可每日 2 剂，不拘时服，并配合其他疗法。

临床应用：凉肝泻火，祛风止惊。用于治疗惊风抽搐，见高热不退，昏迷不醒，阵发性抽搐等症者有一定疗效。

（5）治疗跌打损伤

方名：蚤休伤药散。

药物：蚤休、三七、血竭各 50g，桃仁 40g，当归、红花、白芷、土鳖各 30g，川芎 20g，甘草 10g。

用法：取上药，制为细末，每次 5～8g，每日 3 次，饭后服。

临床应用：清热活血，化瘀止痛。用于治疗跌打损伤、软组织损伤、骨折筋伤等，均有一定疗效。

（6）治疗急性浅表性淋巴结肿大

方名：蚤休消肿糊。

药物：蚤休、川乌头、山乌龟各 30g，黄柏 20g。

用法：取上药，共研细末，加米醋调成糊状，平摊于无菌纱布上，药厚约 0.3cm，贴于患处，然后加盖敷料，用胶带固定，24 小时更换 1 次。

临床应用：清热消肿，化瘀止痛。用于治疗急性浅表性淋巴结肿大有一定疗效。

（7）治疗咽喉病

方名：蚤休吹喉散。

药物：七叶一枝花（蚤休）90g，金果榄、山苦瓜各 30g，青黛 15g，冰片 1.5g。

用法：取上药，共研为极细末和匀，每日吹喉 3～5 次。

临床应用：清热解毒，清咽利喉。用于治疗咽喉病，如咽喉炎、扁桃腺炎、白喉等，均有一定疗效。

(8)治疗宫颈糜烂

方名:蚤休宫颈膏。

药物:蚤休50g,五倍子50g,甘草60g。

用法:取上药,加凡士林调成软膏状,消毒备用。用时,取适量软膏涂于单层纱布上,制成阴道栓剂,置于糜烂面24小时取出,3天复诊后重复使用。

临床应用:清热解毒,抗菌消炎。用于治疗宫颈糜烂有一定疗效。

3. 知药理、谈经验

(1)知药理

蚤休具有广谱抗菌作用,能抗炎、抗蛇毒,能镇静止痛,止咳平喘,止血抗癌,还有兴奋平滑肌作用。

(2)谈经验

孟学曰:蚤休苦,微寒,主解痈疽疮疡及蛇毒咬伤之要药。治咽喉肿痛,疔毒疮疡,惊痫癫疾。近代用于治疗各种肿瘤,中病止服。

蚤休清热解毒,消肿止痛,配合金银花、连翘、赤芍、黄芩、黄连、地丁、蒲公英等,治痈肿疔毒,红肿热痛;配合连翘、黄芩、玄参、桔梗、板蓝根、射干、麦冬等,治咽喉红肿疼痛;配合半边莲,治毒蛇咬伤。

蚤休凉肝泻火,息风定惊,配合钩藤、菊花、蝉蜕、僵蚕、天花粉等,治小儿惊风,手足抽搐。

蚤休化瘀止血,消肿止痛,配合三七、血竭、自然铜、红花等,治跌打损伤,瘀血肿痛。

五、板 蓝 根

【成分】 菘蓝的根部含靛苷、β-甾醇、靛红、板蓝根结晶乙、板蓝根结晶丙、板蓝根结晶丁。又含植物性蛋白、树脂状物、糖类等。根中氨基酸有精氨酸、脯氨酸、谷氨酸、γ-氨基丁酸、缬氨酸和亮氨酸,还含有抗革兰阳性和阴性细菌的抑菌物质及动力精。

【性味归经】 苦,寒、凉,无毒。归心、胃、二经。

【功效】 清热解毒,凉血利咽。

【用法用量】 煎服,10～15g,大剂量可用30g。

【使用注意】 体虚而无实火热毒者忌服。

1. 单味药治难症

(1)治疗流行性乙型脑炎

药物:板蓝根60～120g。

用法:取上药,5岁以内每天60g,5－14岁每天90g,成人每天120g,按每30克加水500ml煎至100ml的比例煎取,分2次服用。每天1剂。治疗过程中需配合西医降温、镇痉、抗呼吸衰竭等对症处理。

临床应用:清热解毒,抗菌消炎。用于治疗流行性乙型脑炎有一定疗效。

(2)治疗白喉

药物:板蓝根500g。

用法:取上药,清水洗净,加水煎煮2次,合并滤液,浓缩至500ml,置消毒容器内,备用。3岁以内小儿,每次20ml;3－5岁,每次25ml;10岁以上,每次25ml;均每天3次。用药至假膜脱落及症状消失3个月后停药。

临床应用:清热消炎,解毒利咽。用于治疗白喉有显著疗效。

(3)治疗急慢性泪囊炎

药物:板蓝根20g。

用法:取上药,洗净,除去杂质,加水500ml,文火煎10分钟,放至30℃后沉淀,用纱布过滤(以防阻塞泪道)成4%的溶液,盛入无菌瓶内备用(使用期为3天)。使用时用注射器抽取药液5ml,换上6号无尖针头,按常规泪道冲洗法冲洗泪道至无脓血性分泌物为止。冲洗后在结膜内滴板蓝根液2～3滴,如鼻泪管不通时,可先行常规探通,置探针20～30分钟后拔针再开始冲洗,每天1次,7天为1个疗程,每次治疗后静坐片刻方可离去。

临床应用:清热消肿,解毒消炎。用于治

疗急慢性泪囊炎,见眼角流泪,眼胀不适,视力减退等症者有一定的疗效。

(4)治疗口腔溃疡

药物:板蓝根50g。

用法:取上药,加水700ml,煎至450ml,再取煎液1/3浓缩为50ml,涂擦患处;余下的2/3药液分次含漱,每天5～6次,每天1剂。

临床应用:清热解毒,消炎敛疮。用于治疗口腔溃疡有较好的疗效。

(5)治疗流行性腮腺炎

药物:板蓝根30g。

用法:取上药,加水500ml,煎成400ml,共煎2次,总量约700ml,分为2天服,每天3～4次,连续服2剂。

临床应用:清热解毒,抗菌消炎。用于治疗流行性腮腺炎有显著的疗效。

(6)治疗传染性肝炎

药物:板蓝根30g。

用法:取上药,清水煎2次,混合后分3次服,每日1剂,15～20天为1个疗程。

临床应用:清热解毒,清肝利胆。用于治疗传染性肝炎有较好的疗效。

(7)治疗感冒(包括流行性感冒)

药物:100%板蓝根注射液。

用法:取上药,肌内注射,每次2～6ml,每天2～4次。

临床应用:疏散风热,清热解毒。用于治疗普通感冒及流行性感冒有较好的疗效。

(8)治疗单纯性疱疹性口炎

药物:板蓝根30g。

用法:取上药,用水煎制成60ml,1岁以内,每次10ml;1－2岁,每次15ml;3岁以上,每次20ml;均每天3次,每次服药前先用过氧化氢涂抹局部。

临床应用:清热解毒,抗菌消炎。用于治疗单纯疱疹性口炎有一定疗效。

(9)治疗水痘

药物:板蓝根30～50g。

用法:取上药,清水煎2次,混合后分3次服,每日1剂,连续用3～5天。

临床应用:清热解毒,透疹消炎。用于治疗水痘之发热水疱等症状有一定疗效。

(10)治疗慢性咽炎

药物:板蓝根冲剂(10g/包)。

用法:取上药,每次1～2包,每日2次。

临床应用:清热解毒,清咽利喉。用于治疗慢性咽炎有一定疗效。

(11)治疗肋软骨炎

药物:板蓝根注射液。

用法:取上药,每次肌内注射4ml,每日1次,7～10天为1个疗程。

临床应用:清热解毒,消炎止痛。用于治疗肋软骨炎有较好的疗效。

(12)治疗痛风

药物:板蓝根注射液。

用法:取上药,每次肌内注射4ml(2支),每日1次,30天为1个疗程。

临床应用:清热解毒,消肿止痛。用于治疗痛风之关节红肿热痛有一定疗效。

(13)治疗带状疱疹

药物:板蓝根注射液。

用法:取上药,根据面积大小用药,以无菌棉签蘸取板蓝根注射液(2ml/安瓿)局部外搽,每天3～6次,或随用随搽,视病情而定,连用3天为1个疗程。

临床应用:清热解毒,抗菌消炎。用于治疗带状疱疹有一定疗效。

(14)防治流行性脑脊髓膜炎

药物:板蓝根6g。

用法:取上药,清水煎服,每次6g,每2小时1次,也可将24小时的量煎3次后,混合均匀,每2小时服1次,服药后体温可以降至38℃以下,有不规则发热,同时神志于1～4天恢复,烦躁抽搐也消失,头痛消失较快,头眩持续时间较长,项强、克氏征、巴氏征消失较迟。

临床应用:清热解毒,抗菌消炎。用于治

疗和预防流行性脑脊髓膜炎有显著效果。

(15)治疗暴发性红眼(流行性结膜炎)、角膜炎

药物:板蓝根注射液 2ml/安瓿。

用法:取上药,加 6ml 生理盐水配成 1:3 的滴眼液,每天滴 6～8 次,每次 2 滴。

临床应用:清热解毒,抗菌消炎。用于治疗暴发性红眼、角膜炎有一定疗效。还可用于治疗大疱性鼓膜炎。肌内注射板蓝根液,每次 2ml,每日 2～4 次。

2. 配成方治大病

(1)治疗急性黄疸型肝炎

方名:板蓝根退黄汤。

药物:板蓝根 30g,栀子根(干品)50g。

用法:清水煎 2 次,混合后分 3 次服,每日 1 剂,15 天为 1 个疗程,一般 1～4 疗程可以治愈。

临床应用:清热解毒,清火利胆。用于治疗急性黄疸型肝炎,见面目全身黄染,小便深黄色,食纳不佳等症者有显著疗效。

(2)治疗婴幼儿肺炎

方名:板蓝根婴幼儿咳喘方。

药物:板蓝根、大青叶、芦根各 12g,荆芥穗 4g,杏仁、百部各 6g,金银花 10g,甘草 2g。

用法:清水煎 2 次,混合后分 3 次服,每日 1 剂,可加入适量白砂糖兑服。

临床应用:清热解毒,祛痰止咳。用于治疗婴幼儿肺炎有明显疗效。

(3)治疗扁平疣

方名:板蓝根祛疣汤。

药物:板蓝根、大青叶各 30g,赤芍、木贼草、薏苡仁、马齿苋、龙胆草各 15g,皂角刺、桑叶、僵蚕各 12g,甘草 10g。

用法:清水煎 2 次,混合后分 3 次服,每日 1 剂,可将熬剩的药渣挤压取汁,浸湿纱布后,在病变处涂擦至皮肤发红,每日 2～3 次。

临床应用:清热解毒,利湿祛疣。用于治疗扁平疣有较好的疗效。

(4)治疗水痘

方名:板蓝根水痘汤。

药物:板蓝根 30g,金银花、野菊花、连翘各 15g,桑叶、牛蒡子、黄芩各 12g,土茯苓 20g,苦杏仁 10g,荆芥、蝉蜕各 8g,甘草 6g。

用法:清水煎 2 次,混合后分 3 次服,每日 1 剂。

临床应用:清热解毒,透疹消炎。用于水痘发热期的治疗有一定疗效。

(5)治疗慢性乙型肝炎

方名:板蓝根乙肝方。

药物:板蓝根 30g,黄芪 35g,枳壳、黄柏、秦艽、延胡索各 10g,茵陈 20g,甘草 5g。

用法:清水煎 2 次,混合后分 3 次服,每日 1 剂。

临床应用:清肝利胆,益气解毒。用于治疗慢性乙型肝炎,见乙肝病毒复制、肝功能异常、乏力、纳差、尿黄等症者有显著疗效。

(6)治疗阳热肿痛(包括痄腮、乳痈、疔疖疮、淋巴结炎、无名肿毒)

方名:板蓝根解毒散。

药物:板蓝根 60g,浙贝母、生牡蛎、胆南星、黄连、牡丹皮、桃仁、甘草各 30g,大黄、芒硝、生石膏各 60g。

用法:取上药,研细末,用时,取适量用醋调成糊状敷患处,纱布覆盖,胶带固定。

临床应用:清热解毒,抗菌消肿。用于治疗阳热肿痛有明显疗效。

3. 知药理、谈经验

(1)知药理

板蓝根对多种革兰阳性和阴性细菌、流感病毒有抑制作用,对钩端螺旋体有杀灭作用。有一定的解热效果,对肿瘤有中等强度的抑制作用,对慢性粒细胞白血病有较好的疗效。

(2)谈经验

孟学曰:板蓝根苦、寒,主清热、解毒、辟疫、杀虫。治温热毒盛,发斑发疹、痄腮、咽喉肿痛、大头瘟、头面肿赤、疮疡肿毒、丹毒等。

板蓝根清瘟解毒,凉血消斑,配合连翘、

水牛角、生地黄、玄参、竹叶心等,治温病热入营血,温毒发斑,高热不退,谵语惊厥,解毒利咽,凉血消肿,配合连翘、玄参、牛蒡子、黄芩、黄连等,治大头瘟,头面红肿,咽喉不利;配合龙胆草、黄柏、知母、石膏、玄参等,治热毒内盛,头痛目赤,咽喉肿痛;配合蒲公英、紫花地丁、败酱草、连翘、玄参等,治疔腮肿痛,疮疖痈肿。

六、青 黛

【成分】 青黛为爵床科马蓝属植物马蓝、蓼科植物蓼蓝、豆科植物木蓝、十字花科植物菘蓝的叶或茎经加工制得的干燥粉末、团块。马蓝叶中含靛蓝5%～8%,靛玉红0.1%,分解生成氧化吲哚,其根中含大量蒽醌类化合物,蓼蓝和木蓝全草中含靛苷,水解后生成3-羟基吲哚,此成分氧化后也可生成靛蓝。

【性味归经】 咸,寒,平,无毒。归肝、肺、胃三经。

【功效】 清热解毒,凉血消斑,泻肝清肺,祛暑定惊。

【用法用量】 口服、1.5～3g,本品难溶于水,宜入丸、散剂用。外用:干撒或调敷。

【使用注意】 胃寒者慎用。

1. 单味药治难症

(1)治疗上消化道大出血

药物:青黛适量。

用法:取上药,每次5～10g,冷开水冲服,每0.5小时给药1次,共3次,同时应紧急输血,一般用药2～4小时呕血完全停止。

临床应用:清热解毒,凉血止血。用于治疗上消化道大出血有一定疗效。

(2)治疗鼻出血

药物:青黛适量。

用法:先用生理盐水洗净鼻外部血迹及鼻腔内血块,仔细看清鼻出血部位。用鼻钳扩大前鼻孔,用消毒棉撒上青黛粉,持鼻钳将

药片塞入鼻腔,上药时应嘱患者停止呼吸气,以防青黛吸入引起咳嗽,上药后休息10分钟,如无继续出血,嘱翌日复诊。

临床应用:清热解毒,凉血止血。用于治疗鼻出血有令人满意的疗效。

(3)治疗银屑病

药物:青黛适量。

用法:取上药,压成片剂(或装入胶囊),每片0.5g,饭后服,每次4～6片,每天2次,同时服胃舒平2片,以减少对胃的刺激,局部外搽5%硼酸软膏,每天1次。

临床应用:清热解毒,祛湿止痒。用于治疗银屑病有一定疗效。

(4)治疗带状疱疹

药物:青黛适量。

用法:取上药,用新鲜鸡蛋清或食醋调成糊状。用生理盐水洗净患处外敷,干则换药,每天3～5次,涂药后用无菌纱布覆盖,7天为1个疗程。

临床应用:清热解毒,消炎止痛。用于治疗带状疱疹,症见疱疹流黄水和异常疼痛有一定的疗效。

(5)治疗慢性粒细胞性白血病

药物:青黛适量。

用法:取上药,加赋形剂后压片或将青黛装入胶囊即成,每片(胶囊)含青黛0.3g,每天用量一般为6～9g,最多不超过12g,分3～4次口服,连续服1个月至半年,甚至可以更久,直至缓解为止,其后酌情减量或停药观察。

临床应用:清热消炎,凉血解毒。用于治疗慢性粒细胞性白血病有明显的疗效。

(6)治疗流行性腮腺炎

药物:青黛粉适量。

用法:取上药,加蒸馏水盖过药面,煎煮3次,首次1个小时,后2次各半小时,滤液除沉渣后合并浓缩成黏稠状,加95%乙醇3倍量,放室温24小时,再回收乙醇,除尽醇后注射用水适量,滤清,再加氯化钠使其含量达

0.9%,并用注射用水加至足量灌封。用前煮沸 30 分钟,即可应用。

每支安瓿装 2ml,含量相当于青黛粉 2g,每天 1～2 次,深部肌内注射,每次 2ml,儿童酌减,3 天为 1 个疗程。

外用:青黛粉适量加食醋调成糊状,外敷患处,每日 1 换。

临床应用:清热消炎,解毒消肿。用于治疗流行性腮腺炎有满意的疗效。

2. 配成方治大病

(1)治疗病毒性肝炎

方名:青黛泻肝散。

药物:青黛、明矾、山药各适量。

用法:取上药,按 1:4:6 的比例共研细末,拌匀。每日 6g,分 2～3 次吞服(或装胶囊后吞服),同时肌注维丙肝,每次 160mg,每周 1 次。

临床应用:清热凉血,泻肝解毒。用于治疗病毒性肝炎属于肝胆湿热证型者,有一定疗效。

(2)治疗间接胆红素增高症

方名:青黛退黄散。

药物:青黛30g,明矾、泽兰各15g,秦艽、威灵仙各10g。

用法:取上药,共研细末,每次口服 1.5g,温开水冲服,也可装成胶囊,每粒 0.5g,每次 3 粒,均为每日 3 次。

临床应用:清热解毒,利胆退黄。用于间接胆红素增高症之黄疸不退者有一定疗效。

(3)治疗癌症

方名:青黛抗癌饮。

药物:青黛、大黄各 1.5g,当归、栀子、龙胆草、木香、黄芩、黄连各 5g。

用法:清水煎 2 次,混合后分 3 次服,每日 1 剂,由于青黛不溶于水,可分数次冲服中药煎汁。

临床应用:清热解毒,消肿散结。用于治疗食管癌、胃癌、结肠癌、直肠癌等能明显改善其症状。

(4)治疗肝脓肿

方名:青黛肝脓肿方。

药物:青黛 3g,乳香、牙皂各 6g,紫草、寒水石各 9g。

用法:清水煎 2 次,取汁 100～200ml,3 岁以下小儿,每次 30ml,每天 3 次;3—7 岁,每次 50ml,每天 3 次;8—12 岁,每次 100ml,每天 3 次。

临床应用:清热解毒,抗菌消肿。用于治疗肝脓肿有一定的疗效。

(5)治疗癫痫

方名:青黛癫痫片。

药物:青黛 1 份,硼砂 3 份,山药 6 份。

用法:取上药,共为细末,以硬脂酸作赋形剂压片,每片含量 0.5g。成人每次 5g,每日 3 次,饭后服,用药半年不发作者,改为每日 2 次,小儿以成人量按年龄折算,坚持服药 1 年即可停药。

临床应用:清热解毒,化痰定痫。用于治疗癫痫有较好的效果。

(6)治疗咳嗽带血

方名:青黛蛤壳丸。

药物:青黛 1 份,煅蛤壳粉 1 份。

用法:取上药,共研为细末,炼蜜为丸,如指头大,每服 3 丸,口中噙化,每日 3 次,也可制成散剂,每次 5g,每日 3 次。

临床应用:泻肝清肺,凉血止咳。用于治疗肝火犯肺,见头晕耳鸣,咳痰带血,咽喉不利,胸胁作痛等症者有令人满意的疗效。

(7)治疗腮腺炎

方名:青黛消炎糊。

药物:青黛 10g,芒硝 30g。

用法:取上药,加食醋适量,调成糊状外敷患处。

也可用青黛20g,仙人掌(去皮刺)100g,捣烂后,用 50%乙醇 20ml,淀糊 10g,混合调成糊状,外敷肿胀部位。

临床应用:清热解毒,凉血消肿。用于治疗腮腺炎之红肿热痛有显著疗效。

(8)治疗慢性非特异性溃疡性结肠炎

方名:青黛灌肠液。

药物:青黛 2g,黄柏 1.5g,儿茶 1g,枯矾 0.5g。

用法:取上药,研成细末,加冷开水 50ml,保留灌肠,每晚 1 次。并配合辨证口服中药。

临床应用:清热解毒,消炎止痛。用于治疗慢性非特异性溃疡性结肠炎,见小腹痛,痛即腹泻,泻后痛止等症者有一定的疗效。

(9)治疗各种腹泻

方名:青黛止泻胶囊。

药物:青黛 100g,白矾 150g。

用法:取上药,分别研粉,过 60 目筛,混匀后装胶囊,每粒含生药 0.5g,每次 4 粒,每日 3 次。

临床应用:清热解毒,收敛止泻,用于治疗各种腹泻均有一定的疗效。

(10)治疗小儿口腔溃疡

方名:青黛口疮散。

药物:青黛 10g,人工牛黄 4g,硼砂 20g。

用法:共研细末,吹布口腔疮面。

临床应用:清热解毒,消炎止痛。用于治疗小儿口腔溃疡有一定疗效。

(11)治疗小儿水痘

方名:青黛水痘糊剂。

药物:青黛、生牡蛎、滑石粉各等量。

用法:共研末,加麻油调成糊状敷患处。

临床应用:清热解毒,凉血消疹。用于治疗小儿水痘有较好疗效。

(12)治疗带状疱疹

方名:青黛疱疹膏。

药物:青黛、水飞雄黄各 10g,冰片 8g。

用法:共研末,加乙醇 175ml,抹患处。

临床应用:清热解毒,凉血消斑。用于治疗带状疱疹及其他部位疱疹均有令人满意的疗效。

(13)治疗银屑病

方名:青黛银屑膏。

药物:青黛 30g,轻粉、冰片、硫黄各 10g,药用凡士林 100g。

用法:研细末调成膏,涂患处,每日 2 次。

临床应用:清热解毒,凉血消炎。用于治疗银屑病有一定疗效。

(14)治疗剥脱性唇炎

方名:青黛唇炎膏。

药物:青黛 5g,黄连 4g,穿山甲 1g,冰片 0.5g。

用法:共研细末,调入凡士林 100g 中,每日早晚 2 次,外擦,2 周为 1 个疗程。

临床应用:清热解毒,凉血消炎。用于治疗剥脱性唇炎有一定疗效。

(15)治疗褥疮

方名:青黛褥疮散。

药物:青黛 50g,冰片 20g,赤石脂、乳香、玳瑁、孩儿茶各 30g,麝香 1g。

用法:取上药,共研为极细末,溃疡用新洁尔灭消毒后,将药粉均匀撒入溃疡面,每天或隔天换药 1 次,加强护理,治疗 1～3 个月。

临床应用:清热解毒,收敛消炎。用于治疗褥疮有一定疗效。

(16)治疗干槽症(拔牙窝)

方名:青黛干槽糊。

药物:青黛 1 份,氧化锌 1 份,丁香油适量。

用法:取上药,调成糊剂,用于下颌拔牙窝者应稍有流动性,用于上颌者可稍稠。清洗拔牙窝并拭干,在防湿条件下,用水门汀充填器将本糊剂轻轻放于拔牙窝内,每日 1 次。

临床应用:清热解毒,消炎止痛。用于治疗拔牙窝之出血疼痛有一定疗效。

(17)治疗颈部淋巴结核

方名:青黛瘰疬膏。

药物:青黛 5g,红矾 3g,猪睾丸 2 个。

用法:取上药,前 2 味研为细末,猪睾丸捣至膏状,将药末与猪睾丸混合再捣成糊剂成膏状,然后贴敷于患处,用薄膜遮住,覆盖纱布,用胶带固定。

临床应用:清热解毒,消肿散结。用于治疗颈淋巴结核(瘰疬)有一定疗效。

(18)治疗阴囊皮炎、湿疹

方名:青黛湿疹膏。

药物:青黛、密陀僧、硫黄、滑石粉各等分。

用法:取上药,共研为细末,用香油适量调匀,外敷患处,每日2次,最好先用消毒剂清洗患部,拭干后再敷药。

临床应用:清热解毒,消炎敛疮。用于治疗阴囊皮炎,见湿疹、阴癣、黄水疮等症者均有显著疗效。

3. 知药理、谈经验

(1)知药理、谈经验

青黛有很好的抗菌作用,对多种细菌皆有抑制效果。有抗肿瘤作用,对慢性粒细胞白血病有较好的疗效,还有一定的保肝作用。

(2)谈经验

孟学曰:青黛咸、寒,主解诸毒,大泻肝经实火及散肝经火郁。治温毒发斑,肝火犯肺之咯血、吐血,热痢下重,惊痫发热,天行头痛寒热,丹热痈疮,金疮出血,蛇犬之毒。

青黛清热解毒,凉血消斑,配合生地黄、玄参、大青叶、知母、石膏、牡丹皮、栀子等,治温热入血,热毒发斑或血热妄行,症见衄血、吐血、咳血者;善清肝火,祛暑热,息风止痉,配合全蝎、黄连、郁金、钩藤、胆南星、石菖蒲等,治热极生风之高热抽搐,惊痫神昏;配合蛤壳粉治肝火犯肺,咳嗽胸痛,痰中带血;配合海浮石,瓜蒌仁、川贝母、桔梗,治肺热咳嗽,痰黄而稠;配合黄柏、甘草、冰片、枯矾,外用治口腔溃疡。

七、鱼腥草

【成分】 鱼腥草全草中含大量挥发油,油中含抗菌成分鱼腥草素,以及甲基正壬基酮、月桂烯、月桂醛、癸醛、桂酸等,还含氯化钾、硫酸钾、蕺菜碱。花穗、果穗中含异槲皮苷,叶含槲皮苷。也有报道,花、叶、果中的黄酮类相同,皆含槲皮素、槲皮苷、异槲皮苷、瑞诺苷、金丝桃苷、芸香苷,还有无机盐。鱼腥草全草的苯可溶部分中有β-谷甾醇、棕榈酸、亚油酸、油酸、绿原酸及硬脂酸等。

【性味归经】 辛,微寒,无毒。归肝、肺两经。

【功效】 清热解毒,消痈排脓,利尿通淋,杀虫止痛。

【用法用量】 煎服,15～30g,不宜久煎;鲜品用量加倍,水煎或捣汁服。外用适量,捣敷或煎汤熏洗患处。

【使用注意】 虚寒证及阴虚外疡者忌服。

1. 单味药治难症

(1)治疗细菌性痢疾

药物:鲜鱼腥草50～100g(干品减半,要用叶子,少用根部)。

用法:取上药,清水煎2次,混合后分3次服,每日1剂。如用鲜品,可先嚼服药叶20～40g,则效果更佳。

临床应用:清热解毒,抗菌止痢。用于治疗细菌痢疾,见腹泻便脓血,里急后重,小腹痛等症者有明显的疗效。

(2)治疗急性黄疸性肝炎

药物:鱼腥草(干品、叶子)180g。

用法:取上药,加白砂糖30g,水煎服,每天1剂,连服5～10剂。

临床应用:清热解毒,利湿退黄。用于治疗急性黄疸性肝炎有一定疗效。

(3)治疗风热咳嗽

药物:鲜鱼腥草50～150g。

用法:取上药,冰糖(黄糖亦可)适量,先把鱼腥草洗净,捣烂,然后把冰糖放入200～500ml水中煮沸,再冲入鱼腥草中,加盖5～7分钟后即可服用,每天1～2次,连服4天。

临床应用:清热解毒,疏风止咳。用于治疗感冒风热咳嗽有一定疗效。

(4)治疗眩晕症

药物:鱼腥草(干品)500g。

用法:取上药,每天10g,开水泡饮,全部服完为1个疗程。

临床应用:清热解毒,利水定眩。用于治疗更年期高血压及眩晕症可伴有头痛、面赤、鼻衄、失眠多梦等症状者,有显著疗效。

(5)治疗肾病综合征

药物:鱼腥草(干品)100～150g。

用法:取上药,放入1000ml的茶缸内,倒入开水,盖好盖,浸泡半小时后即可饮用,或微火煮沸数分钟,随喝随煮,以上为1天的量,小儿采用少量多饮的方法,分次饮用。3个月为1个疗程,完全临床治愈需要4～5个疗程,每个疗程间可停药2～3天,服药期间停用其他药物。

临床应用:清热解毒,利尿消肿。用于治疗肾病综合征之大量蛋白尿、低蛋白血症、水肿、高脂血症等,有一定疗效。

(6)治疗小儿肺脓疡(肺痈)

药物:鱼腥草(干品)30～60g。

用法:取上药,先用冷水浸泡一段时间,煮1沸即可服用。15天为1个疗程。

临床应用:清热解毒,消痈排脓。用于治疗小儿肺痈,见发热、咳吐大量脓痰、食纳不佳等症者有明显的疗效。

(7)治疗红眼病(急性结膜炎)

药物:鲜鱼腥草15～30g。

用法:取上药,洗净后放入碗内,加冰糖10～20g,后用开水泡服或煎服均可,每天服2～3次,每日1剂,连服2～3天。

临床应用:清热解毒,抗菌消炎。用于治疗红眼病有较好的疗效。

(8)治疗习惯性便秘

药物:鱼腥草(干品)10～20g。

用法:取上药,用白开水浸泡10分钟后代茶饮,10天为1个疗程。

临床应用:清热解毒,润肠通便。用于治疗习惯性便秘证属大肠经实热者有显著疗效。

(9)治疗流行性腮腺炎

药物:鲜鱼腥草适量。

用法:取上药,捣烂外敷患处,以胶布包扎固定,每日2次。可配合内服药治疗。

临床应用:清热解毒。抗菌消炎。用于治疗流行性腮腺炎有一定疗效。

(10)治疗痔疮

药物:鲜鱼腥草100g。

用法:取上药,切碎捣烂,放入痰盂内,冲入滚开水至半痰盂,趁热熏洗肛门,以能忍受为度,每日1次,10次为1个疗程。

临床应用:清热解毒,消炎散结,用于治疗外痔、混合痔均有较好的疗效。

(11)治疗耳郭血肿

药物:鲜鱼腥草(全草)50g。

用法:取上药,洗净泥沙,再用一道淘米水洗1次,取出捣烂如泥,敷于血肿部位,再用纱布包稳即可,每天换药1次。

临床应用:清热解毒,消炎散瘀。用于治疗耳郭血肿有令人满意的疗效。

(12)治疗萎缩性鼻炎

药物:鲜鱼腥草适量。

用法:取上药,切碎,置蒸馏器内,加水过药面,加热蒸馏;再将蒸馏液重蒸,以1ml含原生药1g计算,收集重蒸馏液。每100ml加入0.8g氯化钠使溶解,再加入适量吐温-80使溶液澄明,用一G3垂融玻璃漏斗过滤,滤液灌装,以流通蒸气灭菌30分钟,备用。用时以上药滴鼻,每天3次,每次5～8滴。

临床应用:清热解毒,抗菌消炎。用于治疗萎缩性鼻炎有一定疗效。

(13)治疗痈疽疖肿

药物:鱼腥草(干品)适量。

用法:取上药,研为细末,用蜂蜜调匀,外敷患处,可治疗痈疽肿痛,也可用鲜鱼腥草捣烂,外敷治疗疗疮作痛,连敷2～3次即可见效。

临床应用:清热解毒,消痈散肿。用于治

疗痈疽疖肿和疔疮等,有一定疗效。

(14)治疗咯血

药物:鱼腥草注射液。

用法:取上药,肌内注射,每次 4ml,每日 2 次,并用鱼腥草(干品)60g,水煎服,每次 200ml,每日 2 次,同时可取大黄粉 5～20g,分 2 次口服。也可用鱼腥草注射液,做双侧手太阴肺经郄穴及孔最穴穴位注射,每次每穴 2ml,每日 2 次,3 天为 1 个疗程。

临床应用:清热解毒,消炎止血。用于治疗肺热咯血有显著疗效。

(15)治疗上呼吸道感染

药物:鱼腥草注射液。

用法:取上药,进行天突穴穴位注射,每次 1～2ml,每日 1～2 次。

临床应用:清热解毒,抗菌消炎。用于治疗上呼吸道感染,如急性咽炎、扁桃体炎、急性支气管炎、慢性支气管炎等均有一定疗效。

(16)治疗癌性胸水

药物:鱼腥草注射液。

用法:取上药,每次常规抽胸水后,注入鱼腥草注射液 20ml(1ml 含生药 1g),隔日 1 次,7 次为 1 个疗程。

临床应用:清热解毒,消炎利水。用于恶性胸水的注入治疗有促进吸收的作用。

(17)治疗妇科疾病

药物:新鱼腥草素注射液。

用法:取上药,肌内注射,每次 4ml,每日 2 次。宫颈炎可加喷洒治疗。

临床应用:清热解毒,抗菌消炎。用于治疗盆腔炎和慢性附件炎有一定疗效。

(18)治疗化脓性关节炎

药物:鱼腥草注射液(挥发油饱和水溶液,1ml 含生药 1g)。

用法:取上药,每次 5～15ml,注入关节腔内,先抽液后注药,同时肌注 4ml。

临床应用:清热解毒,抗菌消肿。用于治疗化脓性关节炎有一定疗效。

(19)治疗功能性腹泻

药物:鱼腥草注射液。

用法:取上药,肌内注射,每次 2～4ml,每日 1～2 次,连用 3 天。

临床应用:清热解毒,消食止泻。用于治疗功能性腹泻有令人满意的疗效。

(20)预防钩端螺旋体病

药物:鱼腥草片。

用法:取上药,每次 5 片,每日 3 次,连续服 2～3 日,停药 3 日再服。

临床应用:清热解毒,抗菌消炎。用于预防钩端螺旋体病有一定作用。

(21)治疗单纯疱疹性角膜炎

药物:50％鱼腥草液、鱼腥草注射液。

用法:取鱼腥草液冲洗角膜、结膜囊,每日 2 次;再用 50％鱼腥草液(1ml 含生药 1g,与等量生理盐水混合)滴眼,每日 4～8 次。必要时用鱼腥草肌注或球结膜下注射。

临床应用:清热解毒,抗菌消炎。用于治疗单纯疱疹性角膜炎有一定疗效。

2. 配成方治大病

(1)治疗肺炎

方名:鱼腥草肺炎煎。

药物:鱼腥草、大青叶、马兰草、淡竹叶各 30g,桔梗 15g。

用法:清水煎 2 次,混合后分 3 次服,每日 1 剂。并用复方鱼腥注射液肌内注射,每次 2～4ml,每日 2 次。

临床应用:清热解毒,抗菌消炎。用于治疗肺炎,见头痛发热,咳嗽吐痰,肺啰音等症者有一定疗效。

(2)治疗百日咳

方名:鱼腥草百日咳合剂。

药物:鱼腥草 80g,黄荆子、北沙参各 50g,六月雪 25g。

用法:水煎,浓缩成 500ml,加白砂糖 50g,搅匀,酌加防腐剂,分装备用,口服。每次 15～25ml,每日 3 次,10 天为 1 个疗程。

临床应用:清热解毒,消炎止咳。用于治疗百日咳之痉挛咳嗽有一定疗效。

(3)治疗面神经炎(面瘫)

方名:鱼腥草面瘫方。

药物:鱼腥草 30g,金银花、蒲公英、地龙、板蓝根各 15g,白附子 8g,僵蚕 12g,蜈蚣 2 条,全蝎、九香虫各 6g,焦三仙 10g。

用法:清水煎 2 次,混合后分 3 次服,每日 1 剂。面肌痉挛者加杭芍、甘草;有热者加黄连、黄柏;气虚者加黄芪、党参。

临床应用:清热解毒,祛风止痉。用于面神经炎有一定疗效。

(4)治疗急性肾炎

方名:鱼腥草急性肾炎煎。

药物:鱼腥草、白茅根各 30g,蝉蜕 9～15g,麻黄 6～9g。

用法:清水煎 2 次,混合后分 3 次服,每日 1 剂。忌高盐、高蛋白饮食。

临床应用:清热解毒,消炎利水。用于治疗急性肾炎,见水肿从眼睑开始波及全身,肉眼可见血尿,血压偏高等症者有一定疗效。

(5)治疗慢性鼻炎、鼻窦炎

方名:鱼腥草鼻炎汤。

药物:鱼腥草 30g,黄芩、川芎、辛夷、苍耳子、蒲公英各 20g,白芷、薄荷、藿香、甘草各 6g。

用法:清水煎 2 次,混合后分 3 次服,每日 1 剂,10 剂为 1 个疗程,同时肌内注射鱼腥草注射液,每次 4ml,每日 2 次。

临床应用:清热解毒,宣通鼻窍。用于治疗慢性鼻炎、鼻窦炎有令人满意的疗效。

(6)治疗肺癌

方名:鱼腥草肺癌汤。

药物:鱼腥草、百合、北沙参、白芍、半枝莲、白花蛇舌草各 20g,生地黄、熟地黄各 15g,浙贝母、桔梗、当归各 10g,甘草 5g。

用法:清水煎 2 次,混合后分 3 次服,每日 1 剂。

临床应用:清热解毒,散结抗癌。用于治疗肺癌之早、中期有明显的疗效。

(7)治疗红斑狼疮

方名:鱼腥草狼疮方。

药物:鱼腥草 30g,益母草、土茯苓各 20g,紫草、丹参各 15g,青蒿、金银花、黄精各 10g,红花 5g,甘草 3g。

用法:清水煎 2 次,混合后分 3 次服,每日 1 剂,15 剂为 1 个疗程。

临床应用:清热解毒,凉血消斑。用于治疗红斑狼疮,症见面部及四肢红斑丘疹性皮疹,有伴发急性肾炎或肾病综合征者有良效。

(8)治疗肛肠病

方名:鱼腥草肛肠坐浴方。

药物:鱼腥草 150g,败酱草 100g,虎杖、泽兰各 50g,五倍子 30g。

用法:取上药,清水煎 1 次后,取汁微温坐浴 30～60 分钟,第 2 天,将药渣煎 2 次后,混合微温坐浴,并肌注鱼腥草针,每日 2 支。

临床应用:清热解毒,消炎散结。用于治疗血栓性外痔、炎性内痔、内痔嵌顿、肛乳头炎、早期肛裂、肛周脓肿等疾病有较好的疗效。

3. 知药理、谈经验

(1)知药理

鱼腥草能增强机体免疫功能,明显促进人外周血白细胞吞噬金黄色葡萄球菌的能力。对多种革兰阳性及阴性细菌、流感病毒、钩端螺旋体、致病性真菌等均有不同程度的抑制作用。还具有利尿、抗肿瘤作用。

(2)谈经验

孟学曰:鱼腥草辛、微寒,民间习惯药食两用。主清热解毒,利尿,消肿,止痛。南北朝时始入药。治肺痈、肺脓疡、肺炎、慢性气管炎、肺癌等,消五淋、消水肿、去食积等。

鱼腥草消痈排脓,配合桔梗、瓜蒌、芦根等,治肺痈见咳吐脓血,配合知母、贝母、天花粉等,治肺热咳嗽,痰黄气急;配合连翘、黄芩、板蓝根、玄参等,治风热咳嗽咽痛。

鱼腥草清热除湿,利水通淋,配合石韦、海金沙、金钱草、车前草等,治膀胱湿热,小便淋漓涩痛;配合黄连、黄柏、黄芩、白头翁、木香等,治痢疾、肠炎腹痛。

八、败酱草

【成分】 白花败酱中含挥发油,干燥果枝含黑芥子苷等成分,根及根茎中含白花败酱苷、番木鳖苷、莫诺苷等成分。黄花败酱中含挥发油 8%,其中以败酱烯和异败酱烯含量最高,亦含生物碱、鞣质、淀粉;根及根茎含多量三萜类皂苷,如败酱皂苷,此外,黄花败酱尚含黄花龙芽苷和胡萝卜苷等。

【性味归经】 辛、苦、微寒。归胃、大肠、肝经,无毒。

【功效】 清热解毒,消痈排脓,祛瘀止痛。

【用法用量】 煎服,6～15g。外用:适量。

【使用注意】 脾胃虚弱,食少泄泻者忌服。

1. 单味药治难症

(1)治疗感冒

药物:白花败酱草。

用法:取上药,制成冲剂、片剂。冲剂:每次服 1 小袋(10g),每日 3 次。片剂:每次 5 片,每日 3 次。

临床应用:清热解毒,祛风解表。用于治疗普通感冒,对控制发热、恶寒、鼻塞、流涕、全身疼痛等症状均有显著效果。

(2)治疗淋病

药物:败酱草 50g。

用法:取上药,加水 2000ml,煎 30 分钟,去渣取汁,分 4 次口服,每 6 小时 1 次,另取败酱草 100g,加水 2000ml,煎 30 分钟,去渣待温,分 2 次冲洗前阴,每天 1 剂。

临床应用:清热解毒,利尿通淋。用于治疗淋病,见多尿、尿急、尿痛等症者有一定疗效。

(3)治疗肛门疾病

药物:鲜败酱草 40～80g。

用法:取上药(干品减半),水煎服,每天

1 剂。并配合本品(用量不限)水煎熏洗,每天 2～3 次,每次 15～30 分钟。病缓解后改用开水浸泡后代茶频饮,忌食辛辣煎炒、醇酒油腻之品。

临床应用:清热解毒,抗菌消炎。用于治疗肛门疾病(包括内痔出血、内痔嵌顿、血栓外痔、炎性外痔、痔瘘术后炎肿、肛窦炎、肛乳头炎、肛周脓肿等)均有一定的疗效。

(4)治疗婴幼儿腹泻

药物:鲜败酱草适量。

用法:取上药,洗净挤汁,贮瓶备用(当天用,当天取汁)。1 岁以内,每次口服 2ml;1－2 岁,每次 3ml;每天 2 次,可加少许红糖调味,脱水者可予补液纠正。

临床应用:清热解毒,消炎止泻。用于治疗婴幼儿腹泻有令人满意的疗效。

(5)治疗神经衰弱

药物:黄花败酱干浸膏片(每片相当于生药 1g)或 20%黄花败酱酊。

用法:取片剂,每次 2～4 片,每日 2～3 次。或酊剂,每次 10ml,每日 2～3 次。

临床应用:清热解毒,祛瘀安神。用于治疗神经衰弱,见头晕耳鸣、心悸乏力、失眠多梦等症者有一定疗效。

(6)治疗克山病

药物:败酱草片(每片相当于生药 3g)。

用法:取上药,成人每日 24～30 片,儿童减至每日 12～15 片,均每日 3～4 次,连续服 100 天。

临床应用:清热解毒,祛瘀消肿。用于治疗克山病有一定疗效。

(7)治疗内外痔疮

药物:鲜败酱草根适量。

用法:取上药,炖猪大肠的肠头,放适量白砂糖,吃肉喝汤,分次食用。

临床应用:清热解毒,抗菌消肿。用于治疗内外痔疮均有一定疗效。

2. 配成方治大病

(1)治疗急性黄疸型传染性肝炎

方名:败酱草退黄汤。

药物:败酱草 50g,茵陈 40g,秦艽、威灵仙各 20g。

用法:清水煎 2 次,混合后分 3 次服,每日 1 剂,15 剂为 1 个疗程。

临床应用:清热解毒,利胆退黄。用于治疗急性黄疸型传染性肝炎,见全身巩膜深度黄染、乏力纳差,小便色黄等症者有一定疗效。

(2)治疗化脓性阑尾炎

方名:败酱草排脓汤。

药物:败酱草 60g,薏苡仁 50g,附子 20g,鱼腥草 30g,甘草 5g。

用法:清水煎 2 次,混合后分 3 次服,每日 1 剂。

临床应用:清热解毒,消痈排脓。用于治疗阑尾炎化脓后穿孔,脓液排出不畅,久不收口等症有一定疗效。

(3)治疗产后恶血攻心

方名:败酱草止痛方。

药物:败酱草 30g,牡丹皮、刘寄奴各 15g,桂心、当归、川芎、延胡索、木香各 10g,甘草 3g。

用法:清水煎 2 次,混合后分 3 次服,每日 1 剂,痛止停服。

临床应用:清热解毒,化瘀止痛。用于治疗产后恶血攻心,血气攻注,见疼痛引腰,腹中如锥刀所刺等症者有一定疗效。

(4)治疗流行性腮腺炎

方名:败酱草消肿膏。

药物:鲜白花败酱草 50g,生石膏(研细末)10g,鸡蛋清 2 个。

用法:取上药,相合捣碎,再加鸡蛋 2 个,混合调匀,外敷患处,上盖薄膜纸,用敷料包扎,每天换药 1 次。

临床应用:清热解毒,抗菌消肿。用于治疗流行性腮腺炎有显著疗效,病情严重者可配服内用药治疗。

3. 知药理、谈经验

(1)知药理

败酱草有较强的抑菌作用和明显的镇静催眠作用,能促进肝细胞再生,防止肝细胞变性,还有抗肿瘤作用。

(2)谈经验

孟学曰:败酱草辛苦微寒,为治肠痈之要药。主暴热火疮,除痈肿、浮肿、结热、疥癣疬痔,可排脓破血。

败酱草解毒排脓,活血消痈,配合附子、薏苡仁等,治肠痈已溃成脓;配合金银花、大黄、红藤、牡丹皮、芒硝等,治肺痈初起未化脓者的腹痛便秘;配合鱼腥草、芦根、桔梗、桃仁、冬瓜仁等,治肺痈咳吐脓血。

败酱草解毒消痈,取鲜品与地瓜酒煎服,治痈肿疮毒,无论已溃未溃,均可使用。鲜败酱草根适量炖猪大肠肠头加红糖,喝汤吃肉治痔疮肛门疾患。

败酱草破血行瘀,温经止痛,配合当归、五灵脂、川芎、香附等,治产后瘀阻腹痛。

九、马 齿 苋

【成分】 马齿苋全草中含大量去甲肾上腺素和多量钾盐,此外尚含二羟基苯丙氨酸、二羟基苯乙酸、苹果酸、柠檬酸、谷氨酸、天冬氨酸、丙氨酸及蔗糖、葡萄糖、果糖等。在每 100g 可食部分中尚含有蛋白质、脂肪、糖、粗纤维、钙、磷、铁、胡萝卜素、核黄素、尼克酸、维生素 C 等。

【性味归经】 酸、寒。归大肠、肝、脾三经。无毒。

【功效】 清热解毒,凉血止痢。

【用法用量】 口服:煎汤,15~30g(鲜品 60~120g);或捣汁饮。外用:捣敷,烧灰研末调敷或煎水洗。

【使用注意】 凡脾胃虚寒,肠滑作泄者勿用;煎服时不得与鳖甲同入;孕妇勿用。

1. 单味药治难症

(1)治疗急性细菌性痢疾

药物:鲜马齿苋 500g。

用法:取上药,制成 1000ml 煎剂,口服,每次 20～50ml,每日 4 次。或用该药液配合灌肠。

临床应用:清热解毒,抗菌止痢。用于治疗急性细菌性痢疾,症见下痢便脓血、里急后重者有令人满意的疗效。

(2)治疗肺结核

药物:马齿苋(干品)3000g。

用法:取上药,加水 7 倍,水煎 2～3 小时,压取汁液;余渣再加水 3 倍,同样水煎取汁。混合浓缩 2 次药液至 3000ml,酌加防腐剂,置消毒瓶盛装,备用。每次 50ml,早晚各 1 次,对于病情较重者可配合西药治疗。

临床应用:清热消炎,解毒抗痨。用于治疗各型肺结核均有一定疗效。

(3)治疗钩虫病

药物:鲜马齿苋 100g。

用法:取上药,加水两碗,慢火煎至 4/5,去渣加白醋、白糖各 15g。每晚睡前服,每日 1 剂,连服 2 晚,小儿用量酌减。服药后 7～10 天粪检(可重复应用)。

临床应用:清热消炎,解毒杀虫。用于治疗钩虫病有一定疗效。

(4)治疗糖尿病

药物:马齿苋(干品)100g。

用法:取上药,水煎 2 次,合并滤液,早晚分服,每天 1 剂,连服 1 个月为 1 个疗程,停用 10 天后,可进行下个疗程。

临床应用:清热解毒,养阴止渴。用于治疗阴虚燥热型糖尿病有一定疗效。

(5)治疗淋病

药物:马齿苋 150g(鲜品加倍)。

用法:取上药,清水煎 2 次,混合后分 3 次服,每日 1 剂,连服 10 天为 1 个疗程。

临床应用:清热解毒,利湿通淋。用于治疗淋病,见尿频、尿急、尿痛、尿不尽等症者有

一定疗效。

(6)治疗肛门疾病

药物:鲜马齿苋全草 100g(干品减半)。

用法:取上药,水煎服,每天 1 剂。

除内痔出血及热毒便秘外,余均配合用本品 100g 水煎熏洗,每天 2～3 次,每次 20～30 分钟,病稍缓解后改用开水浸泡后代茶频饮,忌食辛辣煎炒、醇酒油腻之品。

临床应用:清热解毒,消肿止痛。用于治疗肛门疾病,如内痔出血、内痔嵌顿、血栓外痔、炎性外痔、痔漏手术炎肿、肛瘘炎、肛乳头炎、肛周脓肿、早期肛裂、热毒便秘等疾病,均有一定的疗效。

(7)治疗痈疮、疖肿

药物:马齿苋 60g(鲜品加倍)。

用法:取上药,水煎 2 次,混合后,一半内服,一半外用,外用渍湿洗涤或湿敷患处,每天 1 剂。

临床应用:清热消炎,解毒排脓。用于治疗感染化脓性疾病有一定疗效。

(8)治疗急性荨麻疹

药物:鲜马齿苋适量。

用法:取上药 200～300g,加水 1500ml,煎沸浓缩至 1000ml。先取汁内服 100ml,所余药液再加适量水煎沸后捞去药渣,待汤液稍温,用之频频擦洗患处,每天 2 次。也可用鲜品搓成团状,在患处反复揉擦 5～10 分钟,每天 2～3 次,亦可收到令人满意疗效。

临床应用:清热解毒,利湿止痒。用于治疗急性荨麻疹之丘疹瘙痒有一定疗效。

(9)治疗百日咳

药物:马齿苋 200～300g。

用法:取上药,水煎 2 次,合并药液,浓缩至 100～150ml。分 2～3 次口服,7 天为 1 个疗程,可加适量白砂糖。

临床应用:清热解毒,消炎止咳。用于治疗百日咳,见阵发性痉挛性咳嗽,咳时面色青紫,咳完有鸡鸣声等症者有一定疗效。

(10)治疗皮肤溃疡

药物:鲜马齿苋 1000g。

用法:取上药,加入白酒、水各 500ml,同煮至 400ml,成人早晚各食熟马齿苋约 120g,食后再饮药汁 50ml,小儿酌减。服完 1 剂未愈者,可另用鲜马齿苋 250g(或视溃口大小而定),洗净泥土,放臼中捣烂,装于纱布袋内,用手压匀如饼状,盖于患处,每天 1 换,外敷比内服更迅捷可靠。

临床应用:清热解毒,抗菌消炎。用于治疗皮肤溃疡有显著疗效。

(11)治疗扁平疣

药物:马齿苋 100g。

用法:取上药,水煎后分 2 次服,每天 1 剂,10 天为 1 个疗程,可配合用鲜品揉擦患处。

临床应用:清热解毒,散结祛疣。用于治疗扁平疣有一定疗效。

(12)治疗小儿细菌性痢疾

药物:鲜马齿苋适量。

用法:取上药,捣汁,煎沸加蔗糖制成糖块,每块重 3g,其中含生药 10g,蔗糖 2g,水 100ml,口服:2.5－4.5 岁,每次 2～3 块;4.5－6.5 岁,每次 3～4 块;均每天 2～3 次,连续服药 7 天。

临床应用:清热解毒,利湿止痢。用于治疗小儿细菌性痢疾有一定疗效。

(13)治疗黄蜂蜇伤

药物:鲜马齿苋 350g(干品 150g)。

用法:取上药,水煎服,每日 3 次,并用鲜马齿苋捣碎外敷患处,每天 3 次。

临床应用:清热解毒,抗菌消炎。用于治疗因黄蜂蜇伤致红肿热痛者有一定疗效。

(14)治疗产后流血及功能性子宫出血

药物:马齿苋适量。

用法:取上药,制成注射液,1ml 相当于生药 1.5～3g,每次肌内注射 2ml,每日 2 次,其作用甚至比麦角新碱更强。

临床应用:清热解毒,凉血止血。用于治疗产后流血及功能性子宫出血有一定疗效。

(15)治疗白癜风

药物:鲜马齿苋适量。

用法:取上药,洗净切碎,捣烂成糊状取汁,每 100ml 液中加入硼酸 2g。用时,用棉签蘸药汁涂患处,每天早晚各 1 次,配合患者日光浴(从每天 10 分钟至 12 小时),6 个月为 1 个疗程。

临床应用:清热凉血,解毒祛风。用于治疗白癜风有一定疗效。

(16)治疗带状疱疹

药物:鲜马齿苋 120g。

用法:取上药,洗净切碎,捣烂成糊状,外敷患处,每天换药 2 次。

临床应用:清热消炎,解毒祛疹。用于治疗带状疱疹有令人满意的疗效。

(17)治疗疟疾

药物:马齿苋未开花的含苞枝头 7 枚。

用法:取上药,加红糖 25g,共捣如泥,将药泥放在内关穴上,用敷料或手帕包扎固定 24 小时。

临床应用:清热消炎,解毒截疟。用于治疗疟疾有一定疗效。

(18)治疗淋巴结核溃烂

药物:鲜马齿苋全草 180g。

用法:取上药,洗净晒干,加工成细粉,放入熬熟的猪板油 240g 中,趁热用铁勺不断搅拌,待冒白烟,将锅端下,再放入蜂蜜 240g,搅拌成糊,冷却后即成软膏。用药前先用淘米水(冷开水淘米)将患处洗干净,按伤口大小摊成小膏药敷于患处,纱布敷盖,胶带固定,每 2 天换药 1 次,不可间断,至愈为止。治疗期间,忌食无鳞鱼、鳖,忌房事。

临床应用:清热解毒,抗菌消炎。用于治疗淋巴结核溃烂有一定疗效。

(19)治疗化脓性皮肤病

药物:鲜马齿苋 150g。

用法:取上药,洗净捣碎,加水 1～1.5kg,煮沸(不宜久煎),待水温降至 40℃左右时,用毛巾蘸药洗患处,每日 2～4 次,亦可湿敷。也可用鲜马齿苋捣烂敷患处。

临床应用:清热消炎,解毒抗菌。用于治疗化脓性皮肤病有明显的疗效。

(20)治疗泌尿道感染

药物:马齿苋150g(鲜品500g)。

用法:取上药,洗净切碎,水煎,水量以高过药面为度,煎30分钟,去渣取汁,加入红糖90g,趁热服下。服药后,盖被卧床出汗,如用干马齿苋,则应先加水浸泡2小时后再煎。每天3次,每次1剂。

临床应用:清热解毒,利尿通淋。用于治疗泌尿感染,如急性尿道炎、膀胱尿道炎、肾盂肾炎等均有令满意的疗效。

(21)治疗小儿夏季皮炎

药物:鲜马齿苋250g。

用法:取上药,水煎半小时,外洗患处,每天1次。也可用鲜马齿苋500g,洗净切碎,捣烂取汁,涂擦患处,当天取汁必须当天用完。

临床应用:清热解毒,抗菌消炎。用于治疗小儿夏季皮炎,见全身丘疹,红疙瘩,并有少量分泌物等症者有一定疗效。

2. 配成方治大病

(1)治疗细菌性痢疾

方名:马齿苋止痢汤。

药物:马齿苋、铁苋菜、地锦草、凤尾草、野麻草各30g。

用法:清水煎2次,混合后分3次服,每日1剂。

临床应用:清热解毒,凉血止痢。用于治疗细菌性痢疾,见下痢脓血,里急后重,小腹疼痛等症有一定疗效。

(2)治疗滴虫性肠炎

方名:马齿苋滴虫性肠炎方。

药物:马齿苋25～50g,萹蓄25～40g,苦参25～35g。

用法:清水煎2次,混合后分3次服,每日1剂。并用上述药1剂,水煎1个小时,取汁200ml,稍冷行保留灌肠,每日1次。

临床应用:清热消炎,解毒止痢。用于治疗滴虫性肠炎,见腹痛、腹泻、黄色黏液便或血便、纳差等症者有显著疗效。

(3)治疗急性胃肠炎

方名:马齿苋胃肠炎方。

药物:鲜马齿苋3000g,鲜地锦草2500g,鲜大飞扬1500g。

用法:取鲜马齿苋洗净切碎,用水6000ml,煎至3000ml,过滤;鲜地锦草洗净捣烂,加水5000ml,煎取2500ml,过滤;鲜大飞扬用水3000ml,煎1500ml,过滤。将3种药液混合均匀,再加6％的颠茄酊540ml,然后加适量的防腐剂即可,每次130ml,每日3次,饭前1小时服用。

临床应用:清热解毒,调整胃肠。用于治疗急性胃肠炎有一定疗效。

(4)治疗急性阑尾炎

方名:马齿苋阑尾炎汤。

药物:干马齿苋、蒲公英各100g。

用法:清水煎2次,分上、下午2次服用。并用芒硝100g,冲开水热敷患处。

临床应用:清热解毒,抗菌消炎。用于急性阑尾炎未溃脓者有一定疗效。

(5)治疗溃疡性结肠炎

方名:马齿苋结肠炎方。

药物:马齿苋60g,地榆、黄柏各15g,半枝莲30g。

用法:清水煎2次,混合后分3次服,每日1剂。另用马齿苋、白头翁、黄柏、川芎各50g,儿茶30g,水煎成100ml,加入2％普鲁卡因20ml,于每晚睡前做保留灌肠,15日为1个疗程。

临床应用:清热解毒,抗菌消炎。用于治疗溃疡性结肠炎有显著疗效。

(6)治疗直肠炎

方名:马齿苋灌肠方。

药物:马齿苋、乌梅各30g,白及50g,干燥老枣树皮100g。

用法:取上药,水煎至500ml,取药液

80ml,加 2%奴夫卡因 2ml,让患者排空大便,取侧卧位,将药液灌肠,早晚各 1 次。

临床应用:清热消炎,解毒抗菌。用于治疗直肠炎有较好的疗效。

(7)治疗泌尿系感染

方名:马齿苋止淋汤。

药物:马齿苋 100～120g,蒲公英、车前子各 30g,白茅根 15g。

用法:清水煎,分 3 次服,每日 1 剂。

临床应用:清热解毒,利尿通淋。用于治疗膀胱炎、尿道炎、肾盂肾炎有一定疗效。

(8)治疗急性乳腺炎

方名:马齿苋乳痈糊。

药物:鲜马齿苋 200g,朴硝 100g。

用法:取上药,混合捣烂敷患处。

临床应用:清热解毒,抗菌消炎。用于治疗急性乳腺炎未溃脓者有一定疗效。

(9)治疗顽固性咳嗽

方名:马齿苋止咳煎。

药物:马齿苋 30g,蜜麻黄、苦杏仁、生甘草各 10g。

用法:清水煎,分 3 次服,每日 1 剂。

临床应用:清热解毒,解表止咳。用于治疗外感咳嗽有一定疗效。

(10)治疗小腿慢性溃疡

方名:马齿苋皮肤溃疡方。

药物:鲜马齿苋 200～300g,老南瓜子 50～150g。

用法:取鲜马齿苋,捣烂敷于溃疡面,厚 0.5～1cm;再以老南瓜子,捣烂敷于溃疡周围皮肤,厚 0.5～1cm,以纱布包扎,每天换药 1 次,30 天为 1 个疗程。

临床应用:清热解毒,消肿止痛。用于治疗小腿慢性溃疡有一定疗效。

(11)治疗尖锐湿疣

方名:马齿苋尖锐湿疣方。

药物:马齿苋 30g,白鲜皮 20g,皮硝 15g,细辛 15g,鸦胆子 10g。

用法:取上药,加水 200ml,煎后去渣取

汁,先熏后坐浴,每天早、晚各 1 次,每次 30 分钟,每天 1 剂。

临床应用:清热消炎,解毒祛疣。用于治疗尖锐湿疣,坚持用药有令人满意的疗效。

3. 知药理、谈经验

(1)知药理

马齿苋对痢疾杆菌、铜绿假单胞菌、大肠埃希菌等有显著的抑制作用,对真菌有较弱的抑制作用,可使血钾升高。能兴奋子宫、小肠,还能降低胆固醇,有利尿作用。

(2)谈经验

孟学曰:马齿苋酸寒,"医家视之为良药,百姓当之为佳蔬",善解痈肿热毒。主热毒血痢,破血消癥。治痢疾、诸淋、痈疮疔肿,能消癥,止消渴、带下、利肠滑胎。孕妇忌用。

马齿苋凉血止痢,配合铁苋菜、辣蓼治大肠湿热,下痢脓血,里急后重;与粳米煮粥,空腹服食,治热毒血痢。

马齿苋清热凉血,收敛止血,配合地榆、槐角、凤尾草等,治大肠湿热,便血痔血;鲜品单味煎服或捣烂外敷,治疮疡丹毒,昆虫咬伤;鲜品配合蒲公英,治急性阑尾炎。

马齿苋鲜品捣烂外敷,治暑天疔疮、痈肿、乳痈、丹毒、毛囊炎、带状疱疹等症。

十、鸦 胆 子

【成分】 鸦胆子含生物碱、糖苷、酚性成分、鸦胆子酸等。鸦胆子仁含脂肪油(鸦胆子油)56.23%,油中不皂化物占 1.36%,挥发油少许,皂化物占 92.47%。种子中含多种结构上类似苦木素的苦味成分,如鸦胆子苦醇等。

【性味归经】 苦,寒;有小毒;归大肠、肝经。

【功效】 清热解毒,止痢截疟,腐蚀赘疣。

【用法用量】 0.5～2g,用龙眼肉包裹或装入胶囊吞服;不宜入煎剂,可压去油,制成

丸剂、片剂口服。外用适量。

【使用注意】 脾胃虚弱、呕吐者忌服。

1. 单味药治难症

(1)治疗阿米巴痢疾

药物:鸦胆子仁适量(每粒约重 0.04g)。

用法:取上药,成人每次用鸦胆子仁 10～20 粒,但也偶有少至 4 粒的;小儿每岁加用 1～2 粒,装入胶囊吞服,每天 3 次,口服,并用鸦胆子仁 15～20 粒,打碎后浸于 1%的碳酸氢钠溶液 200ml 中,2 小时后灌肠,每天 1 次,10 天为 1 个疗程。

临床应用:清热消炎,解毒止痢。用于治疗阿米巴痢疾有明显疗效。

(2)治疗疟疾

药物:鸦胆子仁适量。

用法:取上药,磨碎,装入胶囊,每次 2 粒,每天 3 次,饭前服。连服至第 4 天,第 5 天剂量减半,全疗程为 5 天。小儿 10 岁以下每次 6 粒,10～14 岁每次 8 粒。不良反应较大,主要为消化道反应。

临床应用:清热利湿,解毒截疟。用于治疗各型疟疾有一定疗效。

(3)治疗血吸虫病

药物:鸦胆子仁适量。

用法:取上药,每次 10 粒(重约 0.4g),研碎,装入胶囊内吞服,每日 3 次,40 天为 1 个疗程。

临床应用:清热消肿,解毒杀虫。用于治疗血吸虫病有一定疗效。

(4)治疗丝虫病

药物:鸦胆子(去壳)40 粒。

用法:取上药,于早餐后 2 小时用浓白糖水送服,连服 7 天,伴乳糜尿者每天炖食鲜山药 250～500g,两周后症状未消,再如法用鸦胆子;伴象皮肿者,加服防己、威灵仙、黄芪、桂枝、白芍、丹参、牡丹皮、桃仁、茯苓、白术、甘草,每天 1 剂,3 周后症状未减者,再服鸦胆子。

临床应用:清热消肿,解毒杀虫。用于治疗丝虫病有一定疗效。

(5)治疗痔疮便血

药物:鲜鸦胆子仁适量。

用法:取上药,用桂圆肉包紧或研碎装入胶囊,每次 7～15 粒,开水送服,每天 1～2 次,饭前服,连服 7～15 天,忌辛辣及酒类等刺激性食物。

临床应用:清热消炎,解毒蚀疮。用于治疗痔疮能使 1、2 期痔核干枯萎缩,对肛裂便血也有效。

(6)治疗肿瘤

药物:鸦胆子油乳口服液或鸦胆子油静脉乳剂。

用法:本品口服液每次 20～25ml,每日 3 次,15 日为 1 个疗程,有效者连续使用多疗程,可配合放、化疗治疗。鸦胆子油静脉乳剂每次 10～40ml 加入 5%葡萄糖 500ml 静滴,每日 1 次,可配合口服液治疗,均 30 日为 1 个疗程。

临床应用:清热解毒,消瘤散结。用于治疗各类肿瘤,如肺癌、肺癌脑转移、食管癌、结肠癌、乳腺癌、宫颈癌、肝癌等,均有一定疗效,但用药时间宜长。

(7)治疗淋菌性尿道炎

药物:鸦胆子仁 30 粒。

用法:取上药,每次 10 粒,每天 3 次。用龙眼肉包后吞服,也可装入胶囊吞服。同时,配合内服中药(海金沙 15g,牛蒡子 6g,生白芍 10g,三七 6g,金银花 20g,甘草 5g)。

临床应用:清热解毒,利尿通淋。用于治疗淋菌性尿道炎之尿频、尿急、尿痛等证有一定的疗效。

(8)治疗幽门螺杆菌

药物:鸦胆子乳剂 30ml。

用法:取上药,每次 10ml,每餐前 30 分钟服,每天 3 次。

临床应用:清热解毒,消炎杀菌。用于治疗慢性胃炎与幽门螺杆菌密切相关者有一定疗效。

（9）治疗滴虫性、霉菌性、细菌性阴道炎

药物：鸦胆子仁25g。

用法：取上药，打碎，加水2500ml，文火煎至500ml，过滤后装瓶（高压消毒）备用。临用时将药液加温后，术者戴消毒手套做阴道冲洗，每天1次，7天为1个疗程。

临床应用：清热解毒，杀虫消炎。用于治疗各类阴道炎均有一定疗效。

（10）治疗溃疡性结肠炎

药物：鸦胆子乳剂50ml。

用法：取上药，加0.9%生理盐水50ml做保留灌肠，每晚睡前1次，15日为1个疗程。也可同时口服本品，每次10ml，每日3次，饭前15～20分钟口服，可连用4个疗程。

临床应用：清热解毒，消炎疗疡。用于治疗溃疡性结肠炎疗效良好。

（11）治疗男性性病疣

药物：鸦胆子仁适量。

用法：取上药，研为细末，均匀地撒于患处，上覆盖凡士林纱布，包扎固定，每天1次，5～7天后疣赘消失，再用凡士林纱布覆盖患处5～7天。

临床应用：清热解毒，腐蚀赘疣，用于治疗男性性病疣有令人满意的疗效。

（12）治疗传染性软疣

药物：鸦胆子40g。

用法：取上药，连壳打碎，装烧瓶加水80ml，置乙醇灯上煮沸，5～15分钟后去渣取煎液约40ml，即成100%鸦胆子煎液。上有浮油，注意用时搅匀，以棉签蘸药液点涂软疣，每天2次，涂药后红晕加重，但无疼痛感，3天后软疣萎缩，逐个脱落，不留瘢痕，暂有色素沉着。

临床应用：清热解毒，腐蚀赘疣。用于治疗传染性软疣有显著疗效。

（13）治疗灰指甲（甲癣）

药物：鸦胆子适量（用时去壳）。

用法：取上药，贮于玻璃瓶中备用，先将病指（趾）甲用温热水浸泡20分钟，使其发软，用小刀刮去指（趾）甲萎缩松软部分，再把鸦胆子仁放在病甲上，用另一手指压出油，外用胶布固定，每天1次，至痊愈为止。

临床应用：清热解毒，抗菌疗癣。用于治疗灰指甲有一定疗效。

（14）治疗乳头状肿瘤

药物：鸦胆子油适量。

用法：取上药，局部涂搽，每日涂搽2～3次。

临床应用：清热消炎，解毒消瘤。用于治疗外耳道、声带、齿龈及鼻腔乳头状肿瘤手术摘除后复发者均有一定的疗效。

（15）治疗手、脚鸡眼

药物：鸦胆子油。

用法：用温热水烫泡手或脚，泡软后，用小刀去除鸡眼的角质上皮增厚部分，能见到血丝出现时，将调好的鸦胆子油按在鸡眼中央处，再用胶布盖上，7～8小时即有微热感觉，次日热痛比较明显，鸡眼的圆形角质部分可用小镊子取出坏死腐肉部分，余下的洞穴用消炎药膏包扎，几天后就能长出正常组织而获愈，治疗中一般不会发生感染。

临床应用：清热解毒，腐蚀赘疣。用于治疗手、脚掌面之鸡眼有明显的治疗效果，如果一次不愈，可行下一次治疗。

（16）治疗扁平疣

药物：鸦胆子仁5g，75%乙醇适量。或鸦胆子油适量。

用法：取上药，捣烂，倒入10ml左右的干净小瓶，加入乙醇浸泡，第2天乙醇变黄，振摇几下即可应用。用时，以棉签蘸药液涂搽扁平疣，每天2～3次。亦可用鸦胆子油，使用方法也一样，开始几天局部发热发痒，1周左右局部结痂并逐渐脱落，不留瘢痕。

临床应用：清热消炎，解毒祛疣，用于治疗扁平疣有令满意的疗效。

（17）治疗面部赘疣

药物：鸦胆子仁适量。

用法：取上药，捣成细末，加少量冷开水

调成糊状,涂于赘疣上,每天早晚各 1 次,结痂后即停止涂药,让结痂自行脱落,一般不会留瘢痕。

临床应用:清热解毒,腐蚀赘疣。用于治疗面部赘疣有显著疗效。

2. 配成方治大病

(1)治疗直肠息肉

方名:鸦胆子肠息肉灌肠液。

药物:鸦胆了仁 10 粒,地肤子 30g,明矾 10g。

用法:取上药,水煎过滤取汁,保留灌肠,每次 30～40ml,每日早晚各 1 次,15 天为 1 个疗程。

临床应用:清热消炎,解毒散结。用于治疗直肠息肉有一定疗效。

(2)治疗尖锐湿疣

方名:鸦胆子尖锐湿疣方。

药物:鸦胆子仁 100g,姜黄 50g,黄芪 40g,75％乙醇 500g。

用法:取上药,放入乙醇中浸泡 20 天,去渣过滤,加入防腐剂丙三醇、丙二醇、氮酮。用时,用棉签蘸上药液涂患处,每天 1 次,直到脱落为止。

临床应用:清热解毒,腐蚀赘疣。用于治疗尖锐湿疣有一定疗效。

(3)治疗寻常疣、扁平疣

方名:鸦胆子除疣方。

药物:鸦胆子、赤石脂各 300g。

用法:取上药,共研细末混匀,装瓶密闭备用。用时,取食醋适量,调以上药成糊状涂患处,早晚各 1 次。疣为单发者,疣上涂药后用胶带固定,3 天换药 1 次,1 周为 1 个疗程,3 个疗程无效者停用。

临床应用:清热解毒,腐蚀赘疣。用于治疗寻常疣、扁平疣有一定疗效。

(4)治疗手足癣

方名:鸦胆子祛癣方。

药物:鸦胆子仁(打碎)15g,生百部(切碎)60g,60 度白酒(60％乙醇)、食醋各 500ml。

用法:取上药,密封,浸泡 6～7 天,每日摇动 1 次。用时,置手足于液体中浸泡 30～60 分钟,每日 2 次,15 天为 1 个疗程。

临床应用:清热消炎,解毒祛癣。用于治疗手足癣有一定疗效。

3. 知药理、谈经验

(1)知药理

鸦胆子对阿米巴原虫乃至草履虫均有杀灭作用,对肠内寄生虫如鞭虫、蛔虫、绦虫有驱逐作用,对肺吸虫、血吸虫、滴虫也有杀灭作用。还有抗肿瘤作用,能使肿瘤细胞变性、破碎、坏死。能增强机体免疫功能,增加白细胞数量。

(2)谈经验

孟学曰:鸦胆子苦寒,善清胃腑之热,能化瘀生新,有解毒止痢,杀虫截疟的作用。治休息痢、久痢、痔疮、疟疾。不宜多服久服。

鸦胆子清热解毒,凉血止痢,配合诃子肉、乌梅肉、木香等,治久痢、休息痢、久泻迁延不愈;清肝胆湿热,杀虫截疟,配合桂圆肉包服,治各型疟疾,尤以间日疟及三日疟效果最好。

鸦胆子仁有腐蚀作用,捣烂涂敷患处,外用胶带固定,对鸡眼、寻常疣有较佳疗效。

十一、土 茯 苓

【成分】 土茯苓含有生物碱、微量挥发油、己糖类、鞣酸、植物甾醇、亚油酸、油酸等,并含有大量淀粉。茎叶含有 16-卅一烷酮。

【性味归经】 甘、淡,平,归肝、胃经。

【功效】 解毒除湿,通利关节。

【用法用量】 煎服,15～60g。

【使用注意】 本品为渗利之品,故肝肾阴亏而无湿者宜慎用;古说"服土茯并饮茶,有脱发之弊",故亦宜慎用。

1. 单味药治难症

(1)治疗肺脓疡

药物:土茯苓 150g。

用法:取上药,清水煎 2 次,混合后分 3 次服,每日 1 剂。

临床应用:抗菌消炎,清肺排脓。用于治疗肺脓疡,见咳嗽胸痛,吐臭脓痰等症者有一定疗效。

(2)治疗顽固性头痛

药物:土茯苓 30～60g,最大剂量 120g,再根据不同证型加用相应药物。

用法:取上药,清水煎后分 3 次服,每天 1 剂。

临床应用:利水除湿,解毒止痛。用于治疗顽固性头痛有较好的疗效,而且有奇效。

(3)治疗急慢性肾炎、肾结核

药物:土茯苓 150g。

用法:取上药,清水煎 2 次,混合后分 3 次服,每天 1 剂。

临床应用:清热解毒,消炎利尿。用于治疗急慢性肾炎、肾盂肾炎、肾结核等均有一定疗效。

(4)治疗急性睾丸炎

药物:鲜土茯苓 120g。

用法:取上药,去须、洗净、切片,加水 500ml,煎沸后文火再煎 20 分钟,去渣,分 3 次饭前温服,每天 1 剂,忌茶及辛辣油腻之品。1 周为 1 个疗程。

临床应用:清热解毒,利水消肿。用于治疗急性睾丸炎,症见睾丸红肿热痛者有较好的疗效。

(5)治疗牛皮癣(银屑病)

药物:土茯苓 100g。

用法:取上药,研为粗末包煎,煎 2 次,混合后分 3 次服,每天 1 剂,15 剂为 1 个疗程,一般服药 2 个疗程。

临床应用:清热消炎,解毒疗癣。用于治疗牛皮癣,症见淡红色皮肤丘疹,多层银白色鳞屑,自觉瘙痒,多发于四肢伸侧,肘膝部位,有的背部较为严重者有一定疗效。

2. 配成方治大病

(1)治疗肾盂肾炎

方名:土茯苓肾盂肾炎汤。

药物:土茯苓 30g,萹蓄、瞿麦、车前子各 20g,女贞子、旱莲草、栀子各 15g,萆薢 10g,甘草 6g。

用法:清水煎 2 次,混合后分 3 次服,每日 1 剂。

临床应用:清热利湿,解毒利尿。用于治疗肾盂肾炎有较好的疗效。

(2)治疗淋病

方名:土茯苓淋病汤。

药物:土茯苓 25g,金银花、板蓝根、车前子各 20g,黄柏、石韦、萹蓄、瞿麦、泽泻各 15g,甘草 5g。

用法:清水煎 2 次,混合后分 3 次服,每日 1 剂。

临床应用:清热解毒,利尿通淋。用于治疗淋病,见小腹痛、尿频、尿急、尿痛等症者有一定的疗效。

(3)治疗梅毒

方名:土茯苓扫梅汤。

药物:土茯苓 50～240g(必要时可加至 250g 以上)、苍耳子、白鲜皮各 15g,甘草 3～10g。

用法:清水煎 2 次,混合后分 3 次服,每日 1 剂,20 天为 1 个疗程,也可用土茯苓 60g,金银花 20g,生甘草 10g,用法同前。

临床应用:清热利湿,解毒抗菌。用于治疗梅毒,康华反应阳性者有显著疗效。

(4)治疗下肢慢性溃疡

方名:土茯苓皮肤溃疡汤。

药物:土茯苓、生黄芪、白花蛇舌草各 30g,苦参、红花、黄芩各 10g,牛膝、紫草各 15g,透骨草 25g,大黄 5g。

用法:清水煎 2 次,混合后分 3 次服,每日 1 剂,并用煎第 3 次的药液洗患肢未溃烂处 20～30 分钟。

临床应用:清热解毒、抗菌敛疮。用于治疗下肢慢性溃疡有一定疗效。

(5)治疗活动性类风湿关节炎

方名:土茯苓类风关方。

药物:土茯苓 30g,金银花、薏苡仁、蒲公英、生地黄、赤芍各 20g,三七、浙贝母、川芎、补骨脂、王不留行、全蝎各 10g,蜈蚣 3 条。

用法:清水煎 2 次,混合后分 3 次服,每日 1 剂,1 个月为 1 个疗程,一般用 1～3 个疗程。

临床应用:解毒除湿,通利关节。用于治疗活动性类风湿关节炎有一定疗效。

(6)治疗膝关节积液

方名:土茯苓利关节液方。

药物:土茯苓 30～40g,羌活、制没药、秦艽、川芎、地龙、桃仁、红花、五灵脂、当归、牛膝、香附子各 10g,甘草 5g。

用法:清水煎 2 次,混合后分 3 次服,每日 1 剂,20 天为 1 个疗程。

临床应用:解毒除湿,祛瘀利水。用于治疗膝关节积液有显著疗效。

(7)治疗慢性盆腔炎

方名:土茯苓盆腔炎方。

药物:土茯苓 30g,鸡血藤、忍冬藤、薏苡仁各 20g,丹参 15g,车前草、益母草各 10g,甘草 6g。

用法:清水煎 2 次,混合后分 3 次服,每日 1 剂,并用穿破石、细辛、桃仁、皂角刺、三棱、莪术各等分,研粗末用水拌湿后装入布袋内隔水蒸 30 分钟,取出热敷患处,每日 1 次,每次 30 分钟,月经第 5 天开始,10 天停药。

临床应用:清热消炎,解毒利湿。用于治疗慢性盆腔炎有显著疗效。

(8)治疗丹毒

方名:土茯苓丹毒饮。

药物:土茯苓 80g,野菊花 30g。

用法:取上药,冷水浸泡 20 分钟,清水煎 2 次,混合后分 3 次服,每日 1 剂,一般用药 3～6 剂。

临床应用:清热解毒,抗菌消炎。用于治疗丹毒有一定疗效。

(9)治疗急性细菌性痢疾

方名:土茯苓止痢汤。

药物:鲜土茯苓、鲜车前草各 100g,穿心莲 30g。

用法:取上药,加水 1500ml,用文火煎至 1000ml,每次 40ml,每日 3～4 次,一般 3 天可治愈。

临床应用:清热利湿,解毒止痢。用于治疗急性细菌性痢疾,见小腹疼痛、腹泻、便脓血、里急后重等症者有较好的疗效。

(10)治疗慢性溃疡型结肠炎

方名:土茯苓煎。

药物:土茯苓 30g,瓜子菜 30g(鲜者加倍)。

用法:取上药,加水煎至 250ml,加锡类散 0.5g 溶解,每次 50～80ml,保留灌肠,注入药液后取左侧卧位,休息 5 分钟,早晚各 1 次,5～7 天为 1 个疗程。

临床应用:清热利湿,解毒敛疮。用于治疗慢性溃疡型结肠炎有一定疗效。

3. 知药理、谈经验

(1)知药理

土茯苓利尿镇痛,抗菌抗癌,有免疫抑制作用。能解汞中毒,并能杀灭钩端螺旋体,对消除尿蛋白也有一定效果。

(2)谈经验

孟学曰:土茯苓甘、淡、平,专治杨梅毒疮,为治梅毒之要药,解水银、轻粉毒。治风湿、利关节、强筋骨、治泄泻、健脾胃。除拘挛骨痛,恶疮痈肿;长于去湿,不能去热。

土茯苓解毒利湿,通利关节,配合金银花、威灵仙、白鲜皮等,治杨梅毒疮;配合薏苡仁、防风、木瓜等,治梅毒因服汞剂中毒而致肢体拘挛,筋骨疼痛;配合萹蓄、瞿麦、金钱草、车前草等,治湿热所致的淋浊、带下;配合苍术、黄柏、苦参等,治湿热带下;配合白术、泽泻、苦参、地肤子、茯苓等,治脾虚湿盛,湿疹瘙痒。

十二、穿心莲

【成分】 穿心莲主要含内脂及黄酮类化合物。叶含内酯类化合物,如穿心莲甲素(去氧穿心莲内酯)、穿心莲乙素(穿心莲内酯)、穿心莲丙素(穿心莲苷)、穿心莲丁素(脱水穿心莲内酯)、高穿心莲内酯、潘尼内酯,还含穿心莲烷、穿心莲酮、穿心莲甾醇、胡萝卜苷等。黄酮类化合物主要含于根中,为多甲氧基黄酮等。

【性味归经】 苦,寒,归心、肺、大肠、膀胱经,无毒。

【功效】 清热解毒,燥湿消肿。

【用法用量】 煎服,6～15g,外用适量。

【使用注意】 脾胃虚寒者不宜用。

1. 单味药治难症

(1)治疗呼吸道感染

药物:穿心莲全草适量,穿心莲片适量,穿心莲注射液适量。

用法:穿心莲全草100g,水煎2次,分3次服,每日1剂。穿心莲片每次4～6片,每日3次(相当于生药18g),穿心莲注射液每次肌内注射2～4ml,每日2次,以上选用口服1种加注射,病轻者只选1种。

临床应用:清热解毒,抗菌消炎,用于治疗呼吸道感染,如扁桃体炎、肺炎、急性支气管炎、休克型肺炎、病毒性上呼吸道感染等有一定疗效。

(2)治疗钩端螺旋体病

药物:穿心莲片适量,穿心莲注射液适量。

用法:穿心莲片每次6～8片(相当于生药6～8g),每日3次。

穿心莲注射液每次肌内注射2～4ml,每日2次,两种药同时使用。

临床应用:清热消炎,解毒利湿。用于治疗钩端螺旋体病,见头痛发热,肢体困倦,胸闷不饥等症者有一定疗效。

(3)治疗各种感染性疾病

药物:穿心莲适量。

用法:取上药,对一般的炎症感染,可用穿心莲干草15～30g水煎服,每天1剂;或制成片剂,每次4～6片(每片相当于生药1g),每天3～4次,口服。对皮肤化脓性感染创面可用穿心莲研末,制成1:4水溶液,浸纱布外敷创口,对化脓性中耳炎可制成滴耳剂局部应用,同时口服穿心莲片剂。

临床应用:清热解毒,抗菌消炎。用于治疗呼吸道、消化道、泌尿道炎症均有良效。

(4)治疗肛门肿瘤

药物:穿心莲100g。

用法:取上药,水煎去渣取汁,加食醋15ml,先熏后洗,坐浴15分钟,每天1次。

临床应用:清热解毒,消炎抗瘤。用于治疗肛门肿瘤有一定疗效。

2. 配成方治大病

(1)治疗细菌性痢疾和肠炎

方名:穿心莲止痢汤。

药物:穿心莲30g,鱼腥草20g,黄柏10g,甘草5g。

用法:清水煎2次,混合后分3次服,每日1剂。

临床应用:清热解毒,燥湿止痢。用于治疗细菌性痢疾和肠炎,见小腹疼痛、下利便脓血、里急后重等症者有一定疗效。

(2)治疗肠伤寒

方名:穿心莲肠伤寒方。

药物:穿心莲60g,如意花根30g,一枝黄花180g。

用法:清水煎2次,混合后分3次服,每日1剂。用药至退热后3～5天停药,如有并发症者加用西药治疗。

临床应用:清热解毒,抗菌消炎。用于治疗肠伤寒,见发热不退、周身乏力、食欲减退、咽痛咳嗽、腹痛腹泻等症者有较好的疗效。

(3)治疗痤疮

方名:穿心莲痤疮糊。

药物:穿心莲、白蔹、杏仁、僵蚕、黄芩、白及、白芷各100g,乳香80g,十大功劳120g,冰片、薄荷各40g,轻粉20g。

用法:取上药,混合烘干打碎,过80目筛2次,密封备用。用时,取中药粉20g左右,加开水适量调成糊状,稍冷,将药均匀涂于面部,厚约0.5cm,再敷一层0.5~1cm的石膏膜,30分钟后取下,洗净面部,外涂2%氯霉素醑或收缩水,5次为1个疗程,一般治疗2个疗程。

临床应用:清热消炎,解毒敛疮。用于治疗痤疮(青春痘)有一定疗效。

(4)治疗传染性结膜炎

方名:穿心莲敷眼液。

药物:穿心莲3份,桑叶1份。

用法:煎水,湿敷患处,每日3次。

临床应用:清热消炎,解毒明目。用于治疗传染性结膜炎有显著疗效。

(5)治疗化脓性中耳炎

方名:穿心莲滴耳液。

药物:穿心莲干粉5g,纯甘油50ml,20%乙醇50ml。

用法:取上药,制成滴剂,每日滴耳3~4次,滴耳前用3%双氧水洗耳,拭干脓液,个别病例配合穿心莲片内服,每次3~6片,日服3次。

临床应用:清热解毒,抗菌消炎。用于治疗化脓性中耳炎,见耳内流脓或红肿热痛等症者有一定疗效。

(6)治疗毒蛇咬伤

方名:穿心莲蛇伤药。

药物:新鲜穿心莲15g,伽蓝菜45g。

用法:取上药,捣烂冲米酒,顿服;或取干品切碎,加米酒浸泡1~2周,过滤备用,用时,每次30~50ml,顿服。

临床应用:清热消炎,解毒抗菌。用于治疗毒蛇咬伤,见被咬部位红肿或紫黑色,疼痛心烦等症者有一定疗效。

3. 知药理、谈经验

(1)知药理

穿心莲对多种致病菌、钩端螺旋体均有不同程度的抑制作用,能增强人体白细胞对细菌的吞噬能力。对心肌缺血有一定的保护作用。对肿瘤细胞的生长有抑制作用,此外,还具有解热、抗炎、利胆、镇静、抗蛇毒、抗孕等效果。

(2)谈经验

孟学曰:穿心莲苦寒,善解蛇毒。主清热泻火,消炎退肿,治咽喉炎症、痢疾、肺结核发热、鼻窦炎、中耳炎、牙痛、烧烫伤等。

穿心莲清热解毒,善清肺火,配合连翘、金银花、桑白皮、牛蒡子等治风热感冒,发热头痛、肺热咳喘;配合鱼腥草、芦根、桔梗、薏苡仁、冬瓜仁等治肺痈、咳吐脓痰。

穿心莲燥湿止痢,配合黄芩、黄连、苦参、木香等,治腹痛泄泻,下痢脓血;配合金钱草、车前草、白茅根等,治小便淋漓涩痛。

穿心莲清热解毒,燥湿消肿,配合金银花、三颗针、野菊花等,治湿热火毒、痈肿疮疡等。

十三、半 边 莲

【成分】 全草含生物碱、黄酮苷、皂苷、氨基酸、延胡索酸、琥珀酸、对羟基苯甲酸、葡萄糖和果糖等成分。生物碱中主要有山梗菜碱、半边莲碱等。根茎含半边莲果聚糖,为一种果聚糖。

【性味归经】 甘、淡,寒。归心、小肠、肺经,无毒。

【功效】 清热解毒,利尿消肿。

【用法用量】 煎服,10~15g;鲜品30~60g,外用适量。

【使用注意】 虚证水肿忌用。

1. 单味药治难症

(1)治疗痢疾

药物:鲜半边莲30g。

用法:取上药,清水煎1个小时,分3次

服,每日1剂。

临床应用:清热解毒,祛湿止痢。用于治疗急慢性痢疾疗效显著。

(2)治疗急性蜂窝织炎

药物:鲜半边莲全草适量。

用法:取上药,洗净捣绒,敷于疮口周围组织肿胀处,隔3～4小时换药1次。

临床应用:清热解毒,抗菌消炎。用于治疗急性蜂窝织炎有较好的疗效。

(3)治疗急慢性胆囊炎

药物:半边莲20g。

用法:取上药,清水煎2次,混合后分3次服,每日1剂,10天为1个疗程。

临床应用:清热解毒,消炎利胆。用于治疗急慢性胆囊炎,见右上腹胀痛,厌油腻,食纳不佳,胸闷等症者有一定疗效。

2. 配成方治大病

(1)治疗急性肾炎

方名:半边莲急性肾炎方。

药物:半边莲、石韦、白马鞭草、车前草、山菠萝各30g,一点红、大蓟各20g,甘草3g。

用法:清水煎2次,混合后分3次服,每日1剂,15天为1个疗程。

临床应用:清热消炎,解毒利尿,用于治疗急性肾炎有显著疗效。

(2)治疗慢性肾炎

方名:半边莲慢性肾炎方。

药物:半边莲、益母草、紫苏叶各30g,黄芪、熟地、泽泻各15g,山药、茯苓各10g,山茱萸、牡丹皮各6g。

用法:清水煎2次,混合后分3次服,每日1剂。30天为1个疗程。

临床应用:清热解毒,益气利水。用于治疗慢性肾炎,见全身水肿、蛋白尿、血尿、高血压等症者有一定疗效。

(3)治疗毒蛇咬伤

方名:半边莲蛇药方。

药物:半边莲30g,青木香、菊花、白芷、法半夏、大黄各10g,金银花、赤芍各15g,甘草3g。

用法:取上药,于患者被咬伤后急煎1～2剂,分2次服完,次日起每日1剂,直至治愈为止。

临床应用:清热解毒,抗菌消炎。用于治疗毒蛇咬伤特别是蝮蛇咬伤有确切的疗效。

(4)治疗晚期血吸虫病

方名:半边莲血吸虫病糖浆。

药物:新鲜半边莲根带叶适量。糖适量。

用法:取上药,洗净烘干,服用时加水煮沸2小时,过滤后制成1%～10%煎剂,酌加糖调味口服,成人每日剂量为原药6～42g,分4次服,配合低盐或无盐饮食。

临床应用:清热解毒,消炎利水。用于治疗晚期血吸虫病,见上腹增大、脾肿大、腹水、肝功能异常、腹泻等症者有一定疗效。

(5)治疗肝癌

方名:半边莲抗肝癌注射液。

药物:半边莲、夏枯草、白花蛇舌草、半枝莲、丹参、血见愁各等量。

用法:取上药,制成针剂,每支2ml,含生药4g,每日或隔日1次,每次1～2支,注射于阳陵泉穴(足少阳胆经,膝关节外侧,膝盖下1寸处)内。

临床应用:清热解毒,散结抗癌。用于治疗肝癌,能延长生存期,最短3个月,最长8年以上。

(6)治疗带状疱疹

方名:半边莲疱疹糊。

药物:半边莲、南星、白芷各12g,半夏2g,雄黄6g,冰片3g。

用法:取上药,研为细末,用时,以白酒调成糊状,破溃者用茶油或香油调之,外涂患处,一般1天后症减,3天大减而愈。

临床应用:清热解毒,抗菌敛疮,用于治疗带状疱疹和其他疱疹,均有显著疗效。

3. 知药理、谈经验

(1)知药理

半边莲利尿利胆,催吐抑菌,具有抗蛇毒

作用,有显著而持久的降压作用。

(2)谈经验

孟学曰:半边莲甘、淡,寒,善治毒蛇咬伤,主解毒消痈,止血生肌,利尿等。治鱼口便毒、跌打损伤、恶疮、火疮、双单乳蛾、漆疮、皮肤疥癣、蛇蜂蝎伤。

半边莲清热解毒,消肿止痛,配合虎杖、白花蛇舌草、茜草等,治毒蛇咬伤,蜂蝎刺伤;单用鲜品捣烂,加酒外敷患处,治乳痈红肿热痛。

半边莲甘淡渗泄,利水消肿,配合枳实、大黄、金钱草等,治水肿、小便不利;配合龙胆草、茵陈、栀子、黄柏、秦艽等,治湿热黄疸,小便不利;单用重剂量本品煎服,治肝硬化腹水、肾炎水肿、血吸虫病腹水。

十四、白花蛇舌草

【成分】 全草中可分解出豆甾醇、熊果酸、齐墩果酸、β-谷甾醇、β-谷甾醇-D-葡萄糖苷、对香豆酸等。

【性味归经】 微苦、甘、淡,寒,归胃、大肠、小肠经,无毒。

【功效】 清热解毒,利湿通淋。

【用法用量】 口服:煎汤,15～60g;或捣汁。外用:捣烂外敷。

【使用注意】 阴疽及脾胃虚寒者,不宜使用。

1. 单味药治难症

(1)治疗急性阑尾炎

药物:鲜白花蛇舌草150g(干品30～60g),白花蛇舌草注射液每支2ml。

用法:取上药,清水煎2次,混合后分3次服,每日1～2剂。严重者配合白花蛇舌草注射液肌内注射,每次2～4ml,每日2～3次。

临床应用:清热解毒,抗菌消炎。用于治疗急性阑尾炎有一定疗效。

(2)治疗痤疮(青春痘)

药物:白花蛇舌草100g。

用法:取上药,清水煎1次,分2次服,每日1剂,药渣加水1000ml,煎后凉温,蘸洗患部,每天3次,忌食辛辣。

临床应用:清热解毒,利湿祛疹。用于治疗痤疮有显著疗效。

(3)治疗淋病

药物:白花蛇舌草60g。

用法:取上药,加清水2500ml,水煎30分钟后,去渣后分3次服,每天1剂。

临床应用:清热解毒,利尿通淋。用于治疗淋病之尿频、尿急、尿痛有较好疗效。

(4)治疗小儿肺炎

药物:白花蛇舌草注射液每支2ml(含生药4g)。

用法:取上药,每次肌内注射2ml,婴儿减半,每天2次,5～7天为1个疗程。

临床应用:清热解毒,抗菌消炎。用于治疗小儿肺炎有一定疗效。

(5)治疗毒蛇咬伤

药物:白花蛇舌草20g。

用法:取上药,用白酒半斤,煮沸3～5分钟,去渣,以2/3口服(1日分2～3次服完);1/3外敷伤口,敷药时先吸出伤口毒血,清洗消毒后用消毒棉垫覆盖包扎,然后将药酒浇湿敷料。若不能饮酒者,可用清水煎煮,沸后再加入适量白酒,但以白酒煮为佳。

临床应用:清热解毒,抗菌消炎。用于治疗各种毒蛇咬伤均有良好的疗效。

2. 配成方治大病

(1)治疗急性黄疸型肝炎

方名:蛇舌草利胆退黄汤。

药物:白花蛇舌草、茵陈各30～40g,土茯苓、板蓝根各20～30g,制大黄、赤芍、半枝莲、泽泻各15～30g,栀子10～20g,虎枝10～15g。并随证加味。

用法:清水煎2次,混合后分3次服,每日1剂,15天为1个疗程。

临床应用:清热解毒,利湿退黄。用于治

疗黄疸型肝炎有显著疗效。

（2）治疗乙肝相关性肾炎

方名：蛇舌草乙肝肾炎方。

药物：白花蛇舌草 30g，仙茅、淫羊藿、连翘各 15g，黄芪 40g，紫草、甘草各 10g。

用法：清水煎 2 次，混合后分 3 次服，每日 1 剂，1 个月为 1 个疗程。

临床应用：清热解毒，益气利水。用于治疗乙肝病毒相关性膜增殖性肾炎有较好的疗效。

（3）治疗急性乙型肝炎

方名：蛇舌草乙肝胶囊。

药物：白花蛇舌草 40g，茵陈、败酱草、大青叶、鸡骨草各 30g，黄芪、虎杖、丹参、土茯苓各 20g，柴胡、白术、女贞子各 15g，蟾蜍、淫羊藿各 5g。

用法：取上药，煎液浓缩制粉，装 0 号胶囊，1 剂装 30 粒。每天 6 粒，分 3 次口服，儿童酌减。3 个月为 1 个疗程。

临床应用：清热利胆，益气解毒。用于急性乙型肝炎有较好的疗效。

（4）治疗盆腔炎、附件炎

方名：蛇舌草盆腔煎。

药物：白花蛇舌草 80g，入地金牛（两面针）30g，穿破石（莨芝）20g。

用法：清水煎 2 次，混合后分 3 次服，每日 1 剂，10 天为 1 个疗程。

临床应用：清热解毒，抗菌消炎。用于治疗盆腔炎、附件炎，见月经不调、小腹疼痛、白带增多等症者有一定疗效。

（5）治疗妇女外阴瘙痒

方名：蛇舌草妇炎灵。

药物：白花蛇舌草 60～90g，木槿皮、黄柏、苦参、蛇床子各 15g，花椒 10g，冰片（烊化）3g。

用法：取上药，清水煎，过滤去渣，溶入冰片后，先熏洗阴部，待水温适度后坐浴，每次 30 分钟，每天 2 次，每剂用 2 天。

临床应用：清热解毒，抗菌消炎。用于治疗滴虫性阴道炎、真菌性阴道炎、外阴炎、外阴白斑等，均有显著的疗效。

（6）治疗胆结石

方名：蛇舌草排胆石汤。

药物：白花蛇舌草、茵陈、金钱草、威灵仙各 30g。

用法：清水煎 2 次，混合后分 3 次服，每日 1 剂。

临床应用：清热解毒，利胆排石。用于治疗胆结石，见右上腹胀痛，有时绞痛，厌油腻，食欲减退等症者有一定疗效。

（7）治疗直肠癌

方名：蛇舌草直肠癌方。

药物：白花蛇舌草 150g，重楼、槐米各 10g，复方阿胶浆适量。

用法：取上药，清水煎 2 次，混合后分 3 次服，每日 1 剂，每日加服复方阿胶浆 2 支，1 个月为 1 个疗程，坚持服药 1～2 年，部分病例可见明显好转。

临床应用：清热解毒，扶正抗癌。用于治疗直肠癌有令人满意的疗效。

（8）治疗食管癌

方名：蛇舌草食管癌方。

药物：白花蛇舌草 50g，半枝莲 30g，半边莲 20g，100％白花蛇舌草注射液适量。

用法：清水煎 2 次，混合后分 3 次服，每日 1 剂。每日加用白花蛇舌草注射液，肌内注射，每次 2ml，每日 2 次，1 个月为 1 个疗程，间隔不超过 5 天，可进行下个疗程。

临床应用：清热解毒，散结抗癌。用于治疗食管癌之吞咽困难有较好疗效。

3. 知药理、谈经验

（1）知药理

白花蛇舌草具有抗菌、抗炎作用，能增强白细胞在体内外的吞噬活力，有抗癌瘤作用，对淋巴细胞型、粒细胞型、单核细胞型的癌瘤细胞有较强的抑制作用。

（2）谈经验

孟学曰：白花蛇舌草苦、甘、寒，长于治各

种癌瘤,多配合在复方中,主清热散瘀,消痈解毒,治痈疽疮疡、瘰疬、肺热喘促,嗽逆胸闷等症。

白花蛇舌草清热解毒,消肿止痛,配合金银花、连翘、红藤、败酱草、牡丹皮等,治肠痈腹痛;配合板蓝根、黄芩、玄参、两面针、穿心莲、桔梗等,治咽喉肿痛;配合半边莲、紫花地丁、蚤休、穿心莲等,治毒蛇咬伤;配合半枝莲、重楼、山慈姑、龙葵等,治各种肿瘤。

白花蛇舌草清热解毒,利湿通淋,配合金钱草、车前草、石韦、海金沙、白茅根等,治膀胱湿热,小便淋漓涩痛。

十五、半 枝 莲

【成分】 半枝莲全草含生物碱、黄酮苷、甾类、酚类、鞣质等成分。

【性味归经】 辛、平,归肾、肝、肺经。

【功效】 清热解毒,利尿消肿,散瘀止血,定痛。

【用法用量】 口服,煎汤 15～30g,鲜品 30～60g;或捣汁饮服。外用:全草适量,捣烂敷患处。

【使用注意】 血虚者不宜服;怀孕者慎服。

1. 单味药治难症

(1)治疗吐血、咯血

药物:半枝莲(鲜品)30～80g。

用法:取上药,捣烂绞汁,调蜂蜜少许,炖热温服,每日 2 次。

临床应用:清热解毒,散瘀止血。用于治疗各种原因致吐血、咯血有一定疗效。

(2)治疗尿道炎、小便尿血疼痛

药物:鲜半枝莲 50g。

用法:取上药,洗净清水煎汤,调冰糖服,每日 2～3 次,每次 1 剂。

临床应用:清热解毒,消炎止血。用于尿道炎、小便尿血疼痛有显著的疗效。

(3)治疗痢疾

药物:鲜半枝莲 100～150g。

用法:取上药,捣烂绞汁服,每日 2 次,或干全草 50g,水煎后分 2 次服,每日 1 剂。

临床应用:清热解毒,抗菌止痢。用于治疗痢疾,见小腹痛,下利便脓血、里急后重等症者有一定疗效。

(4)治疗癌瘤

药物:半枝莲 100g。

用法:取上药,清水煎 2 次,混合后,上、下午分服,或代茶饮。

临床应用:清热解毒,消瘤散癌。用于治疗食管癌、肺癌、胃癌等有近期疗效。

(5)治疗蛇头疔、淋巴腺炎

药物:鲜半枝莲 100g。

用法:取上药,调食盐少许,捣烂外敷患处,每日 1～2 次。

临床应用:清热解毒,抗菌消炎。用于治疗蛇头疔、淋巴腺炎有一定疗效。

(6)治疗背痈(蜂窝织炎)

药物:鲜半枝莲根适量。

用法:取上药,捣烂外敷患处,要留出白头,一天敷 2 次。另取全草 50g,水煎服,服 4～5 剂即可排脓。排脓后,用根捣汁滴入孔内,并用纱布包扎,一天换 2 次。

临床应用:清热解毒,抗菌敛疮。用于治疗背痈(俗称搭背)有一定疗效。

(7)治疗跌打损伤

药物:鲜半枝莲全草适量。

用法:取上药,捣烂,用酒糟煮,热敷患处,每日 1 次。

临床应用:清热解毒,散瘀定痛。用于治疗跌打损伤有显著疗效。

(8)治疗一切毒蛇咬伤

药物:鲜半枝莲全草适量。

用法:取上药,洗净捣烂,绞汁,调黄酒少许温服,每日 3 次,渣敷患处。

临床应用:清热解毒,抗菌消炎。用于治疗一切毒蛇咬伤有一定疗效。

(9)治疗淋巴结核

药物:半枝莲全草 50～100g。

用法:取上药,清水煎 2 次,混合后分 3 次服,每日 1 剂,1 个月为 1 个疗程。也可用半枝莲 50g,加猪瘦肉适量,炖熟,加食盐少许或糖少许,吃肉喝汤。

临床应用:清热解毒,抗菌散结,用于治疗淋巴结核有一定疗效。

2. 配成方治大病

(1)治疗慢性乙型肝炎

方名:半枝莲乙肝煎。

药物:半枝莲 30g,黄芪、紫背金牛各 20g,石见穿、白花蛇舌草、白术、枳壳各 15g,柴胡、赤芍、郁金各 10g,广藿香、鸡内金各 12g。

用法:清水煎 2 次,混合后分 3 次服,每日 1 剂,1 个月为 1 个疗程,连续治疗 2～3 个疗程。

临床应用:清热解毒,清肝利胆。用于治疗慢性乙型肝炎的肝功异常者有显著疗效。

(2)治疗慢性迁延性肝炎

方名:复方半枝莲注射液。

药物:半枝莲全草、半边莲全草、白花蛇舌草、石上柏、大黄各适量。

用法:取上药,制成注射液,每支 2ml,每次肌内注射 4ml,每日 1 次,1 个月为 1 个疗程。

临床应用:清热解毒,护肝利胆。用于治疗慢性迁延性肝炎有一定疗效。

(3)治疗癌症

方名:半枝莲抗癌方。

药物:半枝莲、蛇葡萄根各 30g,藤梨根 120g,水杨梅根 60g,白茅根、凤尾草、半边莲各 15g。

用法:清水煎 2 次,混合后分 3 次服,每日 1 剂,30 天为 1 个疗程,停药 3～5 天后,可进行下一个疗程。

临床应用:清热解毒,消瘤散癌。用于治疗各类癌症均有明显疗效。

(4)治疗癌症疼痛

方名:半枝莲癌痛外用酒。

药物:半枝莲、青皮各 30g,龙葵 15g,斑蝥 6g,三棱、莪术、冰片、当归各 12g,桃仁、红花、乳香、没药、生川乌、生草乌、生南星各 10g。

用法:取上药,用 60 度白酒 1.5L,密封浸泡 10 天,用纱布浸湿贴敷痛处。

临床应用:清热解毒,散瘀止痛。用于治疗各类癌症疼痛均有明显效果。

(5)治疗肺脓疡

方名:半枝莲肺痈汤。

药物:半枝莲、鱼腥草各 50g。

用法:清水煎 2 次,混合后分 3 次服,每日 1 剂。

临床应用:清热解毒,消炎排脓。用于治疗肺脓疡有令人满意的疗效。

(6)治疗胃气痛

方名:半枝莲猪肚汤。

药物:半枝莲 50g,猪肚 1 只。

用法:取上药,与水、酒各半炖熟,分 2～3 次服。

临床应用:清热解毒,散瘀止痛。用于治疗慢性胃痛有一定疗效。

(7)治疗咽喉肿痛

方名:半枝莲咽喉煎。

药物:半枝莲、马鞭草各 50g。

用法:水煎,分 2～3 次服,每日 1 剂。

临床应用:清热解毒,消炎利喉,用于治疗咽喉肿痛有一定疗效。

3. 知药理、谈经验

(1)知药理

半枝莲对金黄色葡萄球菌、痢疾杆菌、伤寒杆菌、铜绿假单胞菌、大肠埃希菌和乙肝病毒均有抑制作用。利尿降压,还有抗肿瘤作用。

(2)谈经验

孟学曰:半枝莲辛、平,长于治各种肿瘤,主清热解毒,利尿消肿,散瘀止痛。治癌瘤肿痛及痢疾、小便涩痛、疮毒痈肿、吐血、咯血跌打损伤、淋巴结核、乙型肝炎等。

半枝莲清热解毒,利尿消肿,配合苦参、赤小豆、白花蛇舌草、生地黄、黄柏、石韦等,治尿路感染,小便淋漓涩痛;配合山慈姑、龙葵草、重楼、白花蛇舌草、三棱、莪术等,治各种癌瘤疼痛。

半枝莲清热解毒,祛风利湿,配合白花蛇舌草、黄芪、灵芝菌、茵陈、郁金等,治乙型肝炎、迁延性肝炎;配合黄芪、黄连、金银花、连翘等,治痈肿疖疮;配合西药激素治慢性肾炎。

十六、山 慈 姑

【成分】　山慈姑,为兰科多年生草本植物杜鹃兰的干燥假鳞茎。杜鹃兰根茎含黏液及葡配甘露聚糖,光慈姑含秋水仙碱等多种生物碱及淀粉,亦含心脏毒素。

【性味归经】　甘、微辛,寒,归肝、脾、胃三经,有小毒。

【功效】　清热解毒,消痈散结。

【用法用量】　口服:煎汤,3～6g;磨汁或入丸散。外用:磨汁涂或研末调敷。

【使用注意】　本品有小毒,故正虚体弱者慎服。

1. 单味药治难症

(1)治疗风痰癫痫

药物:山慈姑1个。

用法:取上药,滴茶水磨成泥。中午时以茶调匀服下,躺着晒一会太阳,如有恶物吐出,病自断根,如不吐,可喝一点热茶。

临床应用:清热解毒,涤痰开窍。用于治疗风痰癫痫有一定疗效。

(2)治疗肝硬化

药物:秋水仙碱片[为光慈姑(又称冰球子)所含成分],每片含0.5mg。

用法:取上药,每次0.5mg,每日2次,每周用药5天,1个月为1个疗程。

临床应用:清热解毒,利水消肿。用于治疗肝硬化有一定疗效。

(3)治疗迁延性、慢性及顽固性肝炎

药物:秋水仙碱片(每片含量0.5mg)适量。

用法:取上药,每次1片,每日2～3次,1个月为1个疗程,服后见大便增多者,可减为每日1～2片,腹泻者停药。

临床应用:清热解毒,护肝利胆。用于治疗迁延性、慢性及顽固性肝炎,其巩固率相当明显。

(4)治疗白塞综合征

药物:秋水仙碱片(每片含量0.5mg)适量。

用法:取上药,每次2片,每日上午口服,每日1次,用药1周至2个月,腹泻重者停药。

临床应用:清热解毒,消痈散结。用于治疗白塞综合征,见口腔、眼部、生殖器等溃疡伴发热、头痛、乏力、关节疼痛等症者有良效。

(5)治疗脓性指头炎

药物:山慈姑(鲜)25g。

用法:取上药,清洗干净后,捣烂成泥状,加入米醋3ml,与上药充分和匀,稍蒸温,用塑料薄膜包敷患指,每天换药1次。

临床应用:清热解毒,抗菌消肿。用于治疗脓性指头炎有显著疗效。

2. 配成方治大病

(1)治疗肺结核

方名:山慈姑肺结核汤。

药物:山慈姑、炙鳖甲、生地黄、知母各15g,黄芩、青蒿、川贝母、郁金、地骨皮各10g,白芍25g,仙鹤草30g,可根据临床症状,随证加减。

用法:清水文火煎2次,混合后分3次服,每日1剂。

临床应用:清热解毒,散结抗痨。用于治疗肺结核有一定疗效。

(2)治疗慢性肾炎

方名:山慈姑慢肾汤。

药物:山慈姑 10g,半枝莲、白花蛇舌草、生牡蛎、藤梨根各 30g,黄芪、茯苓各 20g。

用法:清水煎 2 次,混合后分 3 次服,每日 1 剂。

临床应用:清热解毒,益气利水。用于治疗慢性肾炎有显著疗效。

(3)治疗食管癌

方名:山慈姑食管癌膏。

药物:山慈姑 250g,蟹壳(煅研为末)50g,蜂蜜 200g。

用法:将山慈姑用清水 2 大碗煎至 1 大碗汁,去山慈姑,纳入蟹壳粉和蜂蜜,搅拌均匀煮数沸后即成。用时,每次 2 汤匙,温开水冲服,每天 4 次,连用 10 剂为 1 个疗程。

临床应用:清热解毒,散结抗癌。用于治疗食管癌有一定疗效。

(4)治疗纤维瘤

方名:山慈姑纤维瘤方。

药物:鲜山慈姑 200g,生香附子 50g,生半夏 20g。

用法:取上药,将生香附子及生半夏研为细末,与鲜山慈姑混合捣烂成饼,外敷患处,每天换药 1 次,此方法也可用于治疗未溃的乳腺癌。

临床应用:清热解毒,消肿散结。用于治疗纤维瘤及未溃乳腺癌有一定的控制作用。

(5)治疗肝硬化

方名:复方山慈姑肝硬化片。

药物:山慈姑 100g,土鳖虫 100g,蝼蛄 600g,炮穿山甲 900g。

用法:取上药,制成片剂,每片含生药1.7g,每次 5 片,每日 3 次,3 个月为 1 个疗程。

临床应用:清热解毒,化瘀散结。用于治疗肝硬化及肝硬化腹水,见肚腹肿大、肝小脾大、四肢瘦削、四肢乏力、食纳不佳等症者有一定疗效。

(6)治疗乳腺增生

方名:山慈姑乳癖丸。

药物:山慈姑、鹿角霜、半枝莲各 100g,玄参 120g,生牡蛎 150g,浙贝母、橘核各 80g。

用法:取上药,制成小水丸,每次 8g,每日 3 次,1 个月为 1 个疗程。

临床应用:清热解毒,消癥散结。用于乳腺增生有一定疗效。

(7)治疗瘰疬(淋巴结核)

方名:山慈姑瘰疬丸。

药物:山慈姑、全蝎、制大黄各 15g,炮穿山甲 20g,红花 8g,草木鳖(去壳)10g,蜈蚣 10g。

用法:取上药,研为细末,装入胶囊,每粒含生药 0.5g,每次 6 粒,每日 2 次,15 天为 1 个疗程,儿童酌减量。

临床应用:清热解毒,消瘰散疬。用于治疗瘰疬有令人满意的疗效。

(8)治疗子宫颈糜烂

方名:山慈姑宫颈糜烂方。

药物:山慈姑、硇砂、五倍子、苦参、黄柏、蛇床子各 15g,儿茶、黄连各 6g,鸡苦胆(焙干)3 个。

用法:取上药,共研成细末,每 10g 用纱布包成 1 包,于月经干净后 3~4 天,放入阴道内子宫颈口旁,7 天为 1 疗程。

临床应用:清热解毒,消炎抗菌,用于治疗子宫颈糜烂,3 个疗程可治愈。

(9)治疗急性扁桃腺炎

方名:山慈姑喉痹方。

药物:山慈姑、硼砂、冰片、黄柏各 30g,青黛 60g,黄连 120g,猪苦胆(焙干)12g。

用法:取上药,研为极细末,用小吸奶管,将前端剪成斜形,撮药末吹入患处,每次 0.5g,每日 2~3 次,5 天为 1 个疗程。

临床应用:清热消炎,解毒利喉。用于治疗急性扁桃腺炎有明显疗效。

(10)治疗甲状腺瘤

方名:山慈姑甲状腺瘤方。

药物:山慈姑、炮穿山甲、夏枯草、浙贝母、僵蚕、郁金各 10g,黄药子、金橘叶各 6g,海藻、昆布、生牡蛎各 30g,天花粉 12g,玄参 15g。

用法:清水煎 2 次,混合后分 3 次服,每日 1 剂。

临床应用:清热解毒,祛痰散结。用于治疗甲状腺瘤有一定疗效。

3. 知药理、谈经验

(1)知药理

山慈姑具有抗肿瘤作用,对白细胞先降后升。所含秋水仙碱能降低体温,增强或延长催眠药的作用。

(2)谈经验

孟学曰:山慈姑甘寒,善除痰疾、恶毒,能软坚散结,化痰解毒,长于治各种癌瘤,痈肿疮瘘、瘰疬、痞积、结核等。

山慈姑解毒散结,消肿止痛,配合蚤休、丹参、浙贝母、柴胡、栀子、夏枯草、玄参、生牡蛎等,治甲状腺瘤;配合土鳖虫、穿山甲、蝼蛄、鳖甲、三七、鸡内金等,治肝硬化;对软化肝脾,恢复肝功能有明显疗效。

山慈姑清热解毒,消痈散结,配合连翘、金银花、黄芩、黄连、紫花地丁、野菊花等,治痈疽发背,疔疮恶肿,蛇虫咬伤;配合雄黄、朱砂、麝香,外用治痈疽疖疮、蛇虫咬伤。

近代用于治疗各类癌瘤,多配合在复方中。

第五节　清虚热药

一、青　蒿

【成分】　青蒿含有倍半萜类、黄酮类、香豆素类和挥发性成分,还含有苦味质、青蒿碱、维生素 A,挥发性成分有 β-波旁老鹳草烯、乙酸金合欢酯、石竹烯、β-葎草烯、E-毕澄茄烯等。

【性味归经】　苦、微辛,寒,无毒。归肝、胆、肾经。

【功效】　清透虚热,凉血除蒸,解暑截疟。

【用法用量】　口服:煎汤,6～12g,或鲜用绞汁服;或入丸、散。外用:捣敷或研末调敷。

【使用注意】　本品不宜久煎,脾虚弱,肠滑泄泻者不可服用。

1. 单味药治难症

(1)治疗疟疾

药物:鲜青蒿 150g。

用法:取上药,洗净,绞汁,取汁加水后服;或切细后用开水冲服;或水煎服,入煎时间不能超过 15 分钟,鲜品用量不能低于 150g,在疟疾发作前 3 小时服用。药物以鲜品生用绞汁为佳,绞 1 次服 1 次,每日 1 次。

临床应用:清热除蒸,和解截疟。用于治疗各型疟疾,均有可靠的疗效。

(2)治疗登革热

药物:青蒿 25～30g(干品)。

用法:取上药,清水煎(煎沸时间不超过 3 分钟)后分 2 次服,每日 1 剂,连服 7 天。

临床应用:清热解毒,退热镇痛。用于治疗登革热,见发热、皮疹、肌肉或骨关节剧烈酸痛、淋巴结肿大、白细胞减少等症者有一定疗效。

(3)治疗尿潴留

药物:鲜青蒿 200～300g。

用法:取上药,捣碎(不能让药汁流掉),即刻敷于脐部,上面覆盖 25cm×30cm 塑料薄膜及棉垫各 1 块,胶带固定即可。敷药后,患者腹部有清凉感,待排尿后即可取下。

(4)治疗盘形红斑狼疮

药物:青蒿(干品,以四川、重庆、广西产者为优)500g。

用法:取上药,研为极细末,加蜂蜜1000～1500ml,炼制成丸剂,每丸重 10g。每天4～6丸,分早晚于饭后服。亦可服用青蒿浸膏片(每片0.3g,约含生药1g),每天30～45片,分2～3次服;或服用青蒿素,每天0.3g,渐增至0.4～0.9g,口服,疗程为3个月。

临床应用:清热解毒,调节免疫。用于治疗盘形红斑狼疮有较好的疗效。

(5)治疗婴幼儿腹泻

药物:青蒿20g。

用法:取上药,清水煎,分2次服,每天1剂。同时禁食6～8小时,有脱水及酸中毒者可给予补液。

临床应用:清热解暑,抗菌止泻。用于治疗婴幼儿腹泻有一定疗效。

(6)治疗小儿外感发热

药物:青蒿全株(鲜品)150g。

用法:取上药,加清水1500ml,煎沸3分钟,待药液温度降至适宜时,擦患儿全身,每天3次。

临床应用:清透除蒸,解热退热。用于辅助治疗小儿外感发热有一定疗效。

(7)治疗口腔黏膜扁平苔藓

药物:青蒿500g。

用法:取上药,研为极细末,加炼过的蜂蜜适量调匀,制成丸剂,每丸重10g,每次2丸,每日3次,连服1～3个月。

临床应用:清热凉血,解毒敛疮。用于治疗口腔黏膜扁平苔藓有一定疗效。

(8)治疗肺结核

药物:青蒿80g。

用法:取上药,清水煎1次(10分钟),分2次服,每日1剂,连用6个月。

临床应用:清透虚热,凉血除蒸。用于治疗肺结核,见潮热盗汗、骨蒸劳热、手足心热等症者有一定疗效。

(9)治疗鼻中衄血

药物:鲜青蒿叶适量。

用法:取上药,捣汁服,并用渣塞鼻中,每日1～2次,至血止为止。

临床应用:清透邪热,凉血止血。用于治鼻中衄血有令人满意的疗效。

(10)治疗慢性气管炎

药物:青蒿油丸(每丸含挥发油20mg)适量。

用法:每次3丸,每日3次,连用30天。

临床应用:清热凉血,镇咳平喘。用于治疗慢性气管炎有一定疗效。

(11)治疗皮肤真菌病及神经性皮炎

药物:青蒿油剂适量。

用法:取上药,外搽患处,每日数次。

临床应用:清热凉血,祛湿止痒。用于治疗皮肤真菌及神经性皮炎之瘙痒有较好的疗效。

2. 配成方治大病

(1)治疗疟疾

方名:青蒿截疟汤。

药物:青蒿(鲜品、绞汁、兑中药服)50g,茯苓15g,柴胡、黄芩、陈皮、法半夏、常山各10g,甘草3g。

用法:清水煎2次,混合后分3次服,每日1剂。

临床应用:清热截疟,解毒化痰。用于治疗疟疾,见寒热往来、头身疼痛、胸闷呕恶等症者有较好的疗效。

(2)治疗传染性非典型肺炎

方名:青蒿清肺饮。

药物:青蒿(后下)20g,薏苡仁30g,滑石20g,茯苓、黄芩各15g,杏仁、苍术、广藿香、法半夏、陈皮、郁金、青黛各10g。

用法:清水煎2次,混合后分3次服,每日1剂。

临床应用:清泄肺热,化浊利湿。用于治疗传染性非典型肺炎中期有一定疗效。

(3)治疗急性黄疸型肝炎

方名:青蒿退黄汤。

药物:青蒿(后下)50g,龙胆草30g,秦艽、威灵仙各20g,甘草5g。

用法:清水煎2次,混合后分3次服,每

日1剂,15天为1个疗程。

临床应用:清热解毒,利湿退黄。用于治疗急性黄疸型肝炎,症见发热、恶心、厌油、纳差、腹胀、便溏等消化道症状,并有肝功能异常,或抗原抗体系统的阳性标志者有良效。

(4)治疗脊髓损伤后发热

方名:青蒿潮热骨蒸汤。

药物:青蒿(后下)30g,鳖甲、熟地黄、黄芪、茯苓、知母各20g,银柴胡、当归、秦艽、白术、白芍、炙甘草各10g。

用法:清水煎2次,混合后分3次服,每日1剂,10天为1个疗程。

临床应用:清透虚热,凉血除蒸。用于治疗脊髓损伤后发热,见周身发热、下肢软弱无力、行动困难、纳差等症者有一定疗效。

(5)治疗夏季高热

方名:青蒿解暑退热汤。

药物:青蒿(后下)30g,黄芩、茯苓、竹茹各15g,法半夏、枳壳、陈皮、广藿香各10g,碧玉散(滑石、青黛、甘草)30g,甘草5g。

用法:清水煎2次,混合后分3次服,每日1剂。

临床应用:清热凉血,解暑退热。用于治疗夏季高热因夏受暑热有一定疗效。

(6)治疗虚劳病(肺结核)

方名:青蒿虚劳丸。

药物:青蒿(鲜品)1000g,西洋参、炙鳖甲各200g,生地黄、麦冬、牡丹皮、地骨皮、知母各100g。

用法:取鲜青蒿绞汁。后药研末,入青蒿汁,制为小水丸,烘干待用。用时,每次6~10g,每日3次,1个月为1个疗程。

临床应用:清透虚热,凉血除蒸。用于治疗虚劳病之潮热盗汗、五心烦热有较好的疗效。

3. 知药理、谈经验

(1)知药理

青蒿对多种细菌、皮肤癣菌、流感病毒等有较强的抑制和杀灭作用,并有明显的解热作用。所含青蒿素对血吸虫和疟原虫有直接杀灭作用,对鼠疟、猴疟及人疟均有显著抗疟作用,并有体液免疫抑制和免疫调节作用。

(2)谈经验

孟学曰:青蒿苦、辛,寒,善治疟疾寒热,专解骨蒸劳热。尤能泄暑热之火,清肝胆血分之伏热。青蒿生用,提取青蒿素治各型疟疾。2015年我国中药高级专家屠呦呦因此获得诺贝尔奖。

青蒿善除疟疾寒热,生药制成片剂,治间日疟、恶性疟、脑型疟疾;长于清透阴分伏热,配合鳖甲、知母、牡丹皮、生地黄等,治夜热早凉,热退无汗;清透虚热,凉血除蒸,配合银柴胡、胡黄连、地骨皮、知母等,治骨蒸劳热、潮热盗汗;善解暑热,配合藿香、佩兰、荷叶、连翘、滑石等,治外感暑热、头昏头痛、发热口渴。

二、地骨皮

【成分】　地骨皮含桂皮酸和多量酚类物质,还可分离到苦柯碱A(又名地骨皮甲素)、枸杞素A和B等。

【性味归经】　甘,寒,无毒。归肺、肝、肾三经。

【功效】　凉血退蒸,清肺降火。

【用法用量】　口服:煎汤,10~15g;或入丸、散。外用:煎水含漱,研末撒布,或调敷。

【使用注意】　外感风寒发热,脾胃虚寒便溏者不宜用。

1. 单味药治难症

(1)治疗原发性高血压病

药物:地骨皮60g。

用法:取上药,加水3碗煎至1碗,煎好后加入少量白糖或加猪瘦肉煎煮,隔天1剂,5剂为1个疗程,必要时加服2~3个疗程,服药1个疗程后,血压下降多数能维持2~3周,有少数加服第2~3个疗程后,能维持数月至数年。

临床应用:清热降火,凉血降压。用于治疗原发性高血压病有显著疗效。

(2)治疗糖尿病

药物:地骨皮 50g。

用法:取上药,加水 1000ml,慢火煎至500ml,留置瓶中,少量频饮代茶,并适量配用维生素类药物,一般用药 1 周左右血糖基本得到控制。

临床应用:清热降火,凉血降糖。用于治疗糖尿病,见多饮口渴、多食善饥、尿多色白等症者有一定疗效。

(3)治疗牙痛和牙髓炎

药物:地骨皮 50g。

用法:取上药,清水煎 1 小时,代茶频饮,不拘时。牙髓炎者,将药汁过滤后以小棉球蘸药液填入已清洁之窝洞内即可,很快便可以止痛。

临床应用:清热泻火,凉血止痛。用于治疗牙痛和牙髓炎有满意的疗效。

(4)治疗鼻出血

药物:地骨皮 50g。

用法:取上药,研为粗末。用沸水浸泡,代茶饮用,每天 1 剂。

临床应用:清肺降火,凉血止血。用于治疗鼻出血有一定疗效。

(5)治疗小儿久咳

药物:地骨皮 20g。

用法:取上药,清水煎 2 次,混合后加白砂糖适量,分 3 次服,每日 1 剂。

临床应用:清肺降火,祛邪止咳。用于治疗小儿肺热久咳有明显疗效。

(6)治疗化脓性溃疡

药物:生地黄骨皮 100g,熟地骨皮 100g。

用法:生地黄骨皮研成极细末,生地黄骨皮文火炒至黄色,即为熟地骨皮,也研成极细末、备用(高压灭菌 30 分钟)。用时,溃疡浅,肉芽红润,表面没有脓性分泌物者,单用熟地骨皮末消毒后撒于患处,纱布包扎,48 小时换药 1 次。溃疡深,脓液多引流不畅者,可用生地黄骨皮末,脓液消失后,再改用熟地骨皮末。若脓液消失慢,新生肉芽组织生长慢,可用生、熟两药各半兑匀使用。5 天为 1 个疗程。

临床应用:清热泻火,解毒敛疮。用于治疗化脓性溃疡有较好的疗效。

(7)治疗疮面久不愈合

药物:鲜地骨皮适量。

用法:取上药,洗净后捣烂敷患处,直径 1cm 的疮面用 2g,每日 1 次,换药 2～3 次后,坏死组织即可全部脱落。

临床应用:清热泻火,抗菌消炎,用于治疗疮面久不愈合有一定疗效。

2. 配成方治大病

(1)治疗高血压、高血糖、高血脂

方名:地骨皮三降饮。

药物:地骨皮、牡丹皮各 30g,葛根 20g,天花粉、黄连各 10g。

用法:清水煎 2 次,混合后分 3 次服,每日 1 剂,15 天为 1 个疗程。

临床应用:清热降火,凉血解毒。用于治疗"三高"症,见体态肥胖、血压、血糖、血脂均偏高等症者有令人满意的疗效。

(2)治疗骨蒸肌热

方名:地骨皮骨蒸煎。

药物:地骨皮 30g,柴胡、麦冬各 20g,防风、天花粉各 10g,甘草 5g。

用法:清水煎 2 次,混合后分 3 次煎,每日 1 剂,10 剂为 1 个疗程,也可研为细末,每次 5～8g,每日 3 次,温开水调服。

临床应用:清热降火,降烦生津。用于治疗骨蒸肌热、烦躁口渴、骨中如火燎、肌肉灼热等症者有显著疗效。

(3)治疗肺热咳嗽

方名:地骨皮止咳汤。

药物:地骨皮、桑白皮各 30g,淡竹叶、杏仁、桔梗各 10g,甘草 3g。

用法:清水煎 2 次,混合后分 3 次服,每日 1 剂。

临床应用:清肺泻火,解毒止咳。用于治疗肺热咳嗽、口干气促等症有显著疗效。

(4)治疗疟疾

方名:地骨皮截疟饮。

药物:地骨皮 50g,茶叶 3g。

用法:清水煎后于发作前 2～3 小时服。

临床应用:清热降火,退蒸截疟。用于治疗各型疟疾均有一定疗效。

(5)治疗过敏性皮肤病(荨麻疹)

方名:地骨皮止痒汤。

药物:地骨皮 50g,徐长卿 30g。

用法:清水煎 2 次,混合后分 3 次服,每日 1 剂。

临床应用:清热降火,解毒止痒。用于治疗过敏性皮肤病疗效良好。

(6)治疗皮肤划痕症

方名:地骨皮划痕汤。

药物:地骨皮、夜交藤、徐长卿各 30g,白芍、乌梅各 15g,公丁香 3g。

用法:清水煎 2 次,混合后分 3 次服,每日 1 剂。

临床应用:清热降火,凉血止痒。用于治疗皮肤划痕症,见皮肤发热、奇痒,用手搔痒皮肤马上起高出皮肤的红痕,隔 1 小时方可散去等症者有显著疗效。

(7)治疗神经性皮炎

方名:地骨皮癣醋液。

药物:地骨皮 80g,地肤子、百部、刺蒺藜各 40g。

用法:取上药,用粮食醋 1L 浸泡,密封 3 个月后,弃渣,装瓶备用。用时,取醋液涂搽患处,每日 2～3 次,用至痊愈为止。也可研粗末,用食醋 1L 浸泡。

临床应用:清热降火,杀菌止痒。用于治疗神经性皮炎和各种顽癣,均有一定疗效。

(8)治疗青年扁平疣、掌跖疣、泛发性湿疹

方名:地骨皮注射液。

药物:地骨皮适量。

用法:取上药,制成 10% 注射液,每次用 2～3ml,加自血 2ml,肌内注射,每周 2 次,10 次为 1 个疗程,如未痊愈,可继续 1 个疗程。

临床应用:清热降火,解毒祛疣。用于治疗扁平疣、掌跖疣、泛发性湿疹,一般用药 2～4 次即有明显好转,5～6 次即可治愈。

(9)治疗鸡眼

方名:地骨皮鸡眼糊。

药物:地骨皮 10g,红花 5g。

用法:取上药,共研细末,加适量麻油、面粉调糊。将患部老皮剥掉,然后上药摊敷患处,用纱布包好,2 日换药一次,每天换药前用热水浸泡,并刮去软化的角质后再上药。

临床应用:清热降火,软化鸡眼。用于治疗鸡眼有显著疗效。

3. 知药理、谈经验

(1)知药理

地骨皮具有显著的解热作用,对伤寒杆菌、痢疾杆菌、结核杆菌、流感病毒等有抑制效果。有降血糖、降血压、降血脂、抗脂肪肝及免疫调节作用。

(2)谈经验

孟学曰:地骨皮甘、寒,善入血分,去气中之热,能清骨中之热,除有汗之骨蒸,清肺热。治阴虚发热,盗汗骨蒸,肺热咳嗽,血热出血等症。

地骨皮甘寒清润,能清肝肾之虚热,除有汗之骨蒸,配合鳖甲、青蒿、知母、银柴胡、牡丹皮等,治阴虚发热,骨蒸潮热,五心烦热,盗汗形瘦。

地骨皮清泄肺热,除肺中伏火,配合桑白皮、白前、石膏、杏仁、知母等,治肺火郁结,气逆不降,咳嗽气喘,皮肤蒸热。

地骨皮甘寒入血分,清热凉血止血,配合栀子、黄芩、茜草等,治吐血、衄血、尿血等症。

第三章

泻下逐水药

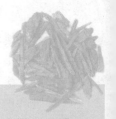

一、大 黄

【成分】 大黄主要含蒽醌衍生物,具有泻下作用的成分是几种葡萄糖苷和苷元,其中苷是主要的,因其泻下作用常强于其相应苷元。大黄又含大黄鞣酸及其相关物质和没食子酸、儿茶精和大黄四聚素。还含有脂肪酸,如己酸、棕榈酸、硬脂酸、油酸、亚油酸和亚麻酸等。

【性味归经】 苦、寒,归脾、胃、大肠、肝、心包经。

【功效】 泻下攻积,清热泻火、解毒、止血、活血祛瘀。

【用法用量】 煎服,5～10g。外用适量,研末调敷。生大黄泻下力较强,宜于攻下,不宜久煎;酒制大黄泻下力较弱,宜于瘀血;大黄炭多用于出血。

【使用注意】 凡表证未罢、血虚气弱、脾胃虚寒、无实热积滞者,以及孕妇,均应慎用。

1. 单味药治难症

(1)治疗急性黄疸性肝炎

药物:生大黄15g。

用法:取上药,清水洗净,用开水冲泡代茶饮用,每天1剂。

临床应用:清热解毒,除湿退黄。用于治疗急性黄疸性肝炎有一定疗效。

(2)治疗高脂血症及肥胖症

药物:生大黄适量。

用法:取上药,研为细粉。每次3g,用温开水冲服,每天3次,连服2个月为1个疗程。

临床应用:清热解毒,泄浊降脂。用于治疗高脂血症有显著疗效。

(3)治疗肺结核、干酪性肺炎、支气管扩张、肺癌等引起的咯血

药物:生大黄适量。

用法:取上药,研为细末,水制为丸。每次2g,每天1～2次。

临床应用:清热泻火,凉血止血。用于治疗肺部疾病所致的咯血有一定疗效。

(4)治疗上消化道出血

药物:生大黄适量。

用法:取上药,研为细粉,每次3g,每天2～4次,用温开水吞服,至大便转黄,隐血试验阴性为止。

临床应用:清热泻火,凉血止血。用于治疗上消化道出血,尤对脑血栓形成或脑溢血合并上消化道出血的患者最为适宜,但对肝硬化食道静脉曲张所致的出血患者忌用。

(5)治疗急性胰腺炎

药物:生大黄30g。

用法:取上药,加水450ml,煎煮20分钟,浓缩至200ml,分2次服,每次100ml。或口服大黄片剂,每天6～10片。

临床应用:清热泻火,抗菌消炎。用于治疗急性胰腺炎,见上腹剧烈疼痛、恶心呕吐、不矢气、发热等症者有一定疗效。

(6)治疗急性出血性坏死性肠炎

药物:生大黄 25～30g。

用法:取上药(儿童酌减),加水煎煮(水量宜少),煎沸时间不宜超过 10 分钟,每日 2～3 次,每日 1 剂。

临床应用:清热解毒,散瘀止血。用于治疗急性出血性坏死性肠炎有显著疗效。

(7)治疗肠梗阻

药物:生大黄适量。

用法:取上药,研成细末,成人每次 10g,老幼减半,用温开水冲服或胃管注入,每日 2～3 次。

临床应用:清热降火,泻下攻积,用于治疗肠梗阻(包括粪块性、麻痹性)有一定疗效。

(8)治疗急性胆囊炎、胆绞痛

药物:生大黄 30～60g。

用法:取上药,煎煮 10 分钟,每 1～2 小时服 1 次,直至排便 5～6 次,腹痛等症状减轻后,逐渐减量。

临床应用:清热泻火,解毒攻积。用于治疗胆囊炎、胆绞痛有显著疗效。

(9)治疗急性菌痢、肠炎

药物:生大黄 25～30g(儿童酌减)。

用法:取上药,煎煮 10 分钟,分 2～3 次服,每日 1 剂。

临床应用:清热泻火,抗菌消炎。用于治疗急性菌痢、肠炎有一定疗效。

(10)治疗复发性口疮

药物:生大黄 30g。

用法:取上药,加水 250ml,武文煎沸至 200ml 药液,饭后温服,每剂煎服 2 次,每天 1 剂。

临床应用:清热泻火,解毒敛疮。用于治疗复发性口疮有较好的疗效。

(11)治疗鼻出血

药物:制大黄适量。

用法:取上药,烘干,研成粉末备用。用时,每次 3g,每天 4 次,5 天为 1 个疗程,儿童酌减,同时用药棉蘸大黄粉塞患处。

临床应用:清热泻火,凉血止血。用于治疗各种原因引起的鼻出血均有明显的疗效。

(12)治疗咳嗽

药物:制大黄 6g。

用法:取上药,泡开水代茶饮,每天 2 次。一般服药 1 剂即获痊愈。

临床应用:清热泻火,解毒止咳。用于治疗咳嗽便秘有显著疗效。

(13)治疗排卵功能失调(月经不调)

药物:制大黄适量。

用法:取上药,研为极细末,装入胶囊备用。每次 1g,早、晚各 1 次,一般于月经干净后服药,连续服 3～6 个月。

临床应用:清热活血,祛瘀调经。用于治疗排卵障碍所致的月经失调有一定疗效。

(14)治疗急性扁桃体炎

药物:生大黄 10～15g。

用法:取上药,浸泡于 150ml 沸水中,取汁顿服;2 小时后再冲泡服第 2 汁;再隔 2 小时服第 3 汁,每天 1 剂。

临床应用:清热泻火,解毒消炎。用于治疗急性扁桃体炎有显著疗效。

(15)治疗糖尿病肾病

药物:制大黄适量。

用法:取上药,研为细末,每次用 2～5g,温开水冲服,每日 2～3 次,并配合降糖药物服用。

临床应用:清热泻火,解毒祛瘀。用于治疗糖尿病肾病有一定疗效。

(16)治疗慢性便秘

药物:生大黄适量。

用法:取上药,研为细末,每次 3～6g,每晚睡前用温开水送服,每日 1 次,2～4 周为 1 个疗程。

临床应用:清热泻火,攻积通便。用于治疗慢性便秘有明显的疗效。

(17)治疗胃炎及消化性溃疡

药物:大黄片适量。

用法:取上药,每次 3～4 片,饭后服,每日 3 次,4～6 周为 1 个疗程。

临床应用:清热泻火,解毒和胃。用于治疗胃炎及消化性溃疡有一定疗效。

(18)改善再生障碍性贫血抗凝状态

药物:制大黄适量。

用法:取上药,研为细末,每次 0.5g,温开水冲服,每日 3 次,1 个月为 1 个疗程,一般用 1～3 个疗程。

临床应用:清热泻火,祛瘀止血。用于治疗再生障碍性贫血抗凝状态有一定疗效。

(19)治疗胆道蛔虫

药物:生大黄 600g。

用法:取上药,分 3 次水煎服,分次为300g、200g、100g,每天 1 剂,待水沸后投入大黄煎约 5 分钟即可。服完后复查 B 超,然后给予噻嘧啶 8 片(每片 0.3g),当晚和第 2 天早晨各服 4 片,低热患者在服用大黄的同时,肌内注射庆大霉素 8 万 U,每天 2 次。

患者均于服首剂大黄约 1 小时后,完全止痛伴下坠感,驱虫后会从粪便排出蛔虫,并伴轻度乏力,停药后恢复。

临床应用:清热降火,泻下虫积。用于治疗胆道蛔虫有显著疗效。

(20)治疗肾功能衰竭及尿毒症

药物:生大黄 30g。

用法:取上药,加水 200ml,煎沸,待温后保留灌肠,上、下午各 1 次,急性肾炎 5 日为1 个疗程,慢性肾炎 7 日为 1 个疗程。

临床应用:清热解毒,活血祛瘀。用于治疗肾功能衰竭及尿毒症有一定疗效。

(21)治疗毛囊炎、头部疖肿

药物:生大黄适量。

用法:取上药,加水 500ml,煎至 300ml,去渣,装瓶备用,外搽患处,每日 5 次。

临床应用:清热泻火,解毒敛疮。用于治疗皮肤化脓性感染性疾病有较好的疗效。

(22)治疗烧伤

药物:生大黄粉适量。

用法:取上药 1 份,合陈石灰 2 份,炒至大黄成黑灰时,取出研成细粉,用时,将药粉撒布于创面,或用麻油或桐油调涂患处。

临床应用:清热泻火,凉血解毒。用于治疗各类烧伤均有显著疗效。

(23)治疗慢性前列腺炎

药物:生大黄 50g。

用法:取上药,加水 400ml,煎至 200ml,倒入瓷盆中熏会阴部,待不烫手时,再熏洗会阴部,早、晚各 1 次,每次 30 分钟。

临床应用:清热泻火,抗菌消炎。用于治疗慢性前列腺炎有一定疗效。

(24)治疗阑尾脓肿

药物:生大黄 200g。

用法:取上药,研为细末,加入冰片 10g搅匀,用米醋调和,加少许面粉增加黏性,外敷于右下腹阑尾处,胶带固定,每天 1 次。

临床应用:清热泻火,解毒消肿。用于治疗阑尾脓肿早期有一定的疗效。

(25)治疗流行性腮腺炎

药物:生大黄 5～10g。

用法:取上药,研为细末,用食醋调成糊状,涂敷于患处,用胶带固定,每天 2 次。

临床应用:清热泻火,解毒消肿。用于治疗流行性腮腺炎有较好的疗效。

(26)治疗传染性湿疹样皮炎

药物:生大黄适量。

用法:取上药,研为细末,加入适量香油调成油膏,外敷患处,每天 1 次。

临床应用:清热泻火,解毒敛疮。用于治疗传染性湿疹样皮炎有较好的疗效。

(27)治疗腹膜后血肿

药物:生大黄 30g。

用法:取上药,用沸水 200ml,浸泡 20 分钟,分 4 次服,每日 1 剂。

临床应用:清热解毒,泻下攻积。用于治疗腹膜后血肿有一定疗效。

(28)治疗张力性水疱

药物:生大黄粉适量。

用法:取上药,视局部水疱面积大小,取消毒纱布 1 块,先涂少许凡士林软膏,撒上生大黄粉,直接敷于患处,包扎固定。水疱未破者,先刺破放液,剪去泡壁再敷药,隔天换药。

临床应用:清热解毒,抗炎消肿。用于治疗张力性水疱有较好的疗效。

2. 配成方治大病

(1)治疗肠梗阻

方名:大黄通下糊。

药物:生大黄 15g,糯米 50g,蜂蜜 100g。

用法:取上药,生大黄研为细末,糯米炒至微黄后研末,两药混合均匀后,加入蜂蜜,调成糊状后服用。成人顿服,儿童可顿服亦可数次分服。

临床应用:清热泻火,泻下攻积。用于治疗肠梗阻,症见腹胀腹痛、不矢气、大便不通等症者有一定疗效。

(2)治疗阑尾炎(肠痈)

方名:大黄肠痈汤。

药物:生大黄、红藤、败酱草、玄明粉(冲服)各 20g,牡丹皮、连翘各 15g。

用法:清水煎 2 次,混合后分 3 次服,每日 1 剂。

临床应用:清热解毒,泻下通结。用于治疗初期阑尾炎有一定疗效。

(3)治疗小便不通(癃闭)

方名:大黄癃闭汤。

药物:生大黄(后下)20g,厚朴、枳壳各 10g,车前子(包)15g,产后加红花、桃仁、益母草,手术后加当归尾、川芎、广木香;老年加炙黄芪、肉桂、淫羊藿。

用法:清水煎 2 次,混合后分 3 次服,每日 1 剂。

临床应用:清热泻火,利尿通闭。用于治疗各种原因所致的小便不通均有一定疗效。

(4)治疗肠伤寒

方名:大黄止血粉。

药物:生大黄 3 份,白及 2 份。

用法:取上药,研为细末,每次:大便隐血(+)用 1g;隐血(++～+++)、少量柏油样便用 2g;隐血(++++)、大量柏油样便

用 3g;均每日 3 次,口服,并配合西药输液、输血治疗。

临床应用:清热泻火,解毒止血。用于治疗肠伤寒之腹泻、便血有显著疗效。

(5)治疗口腔溃烂

方名:大黄口疮饮。

药物:生大黄(后下)、麦冬各 15g,生地黄、玄参、芒硝(分次冲服)各 20g,石膏 30g,黄芩、黄连、桔梗各 10g,甘草 3g。

用法:清水煎 2 次,混合后分 3 次服,每日 1 剂。

临床应用:清热泻火,解毒敛疮。用于治疗口腔溃烂,见口腔唇舌溃烂、红肿流涎、饮食难入、大便秘结等症者有显著的疗效。

(6)治疗黄疸

方名:大黄退黄汤。

药物:生大黄(后下)、栀子、秦艽、金钱草各 20g,茵陈 30g,黄柏、威灵仙各 15g,甘草 5g。

用法:清水煎 2 次,混合后分 3 次服,每日 1 剂。

临床应用:清热泻火,解毒退黄。用于治疗肝胆疾病引起之阳黄症有明显疗效。

(7)治疗痢疾久治不愈

方名:大黄止痢汤。

药物:制大黄(后下)、白芍、枳壳、白术各 20g,黄芩、黄柏各 15g,黄连 10g,甘草 3g。

用法:清水煎 2 次,混合后分 3 次服,每日 1 剂。

临床应用:清热泻火,解毒止痢。用于治疗痢疾久治不愈,见腹痛泻痢、脓血黏稠、里急后重、日夜无度等症者有一定疗效。

(8)治疗热性病狂言乱语

方名:大黄泻火汤。

药物:生大黄(后下)、龙胆草、黄芩、栀子、枳实各 15g,芒硝(分次冲服)20g,石膏 30g,甘草 3g。

用法:清水煎 2 次,混合后分 3 次服,每日 1 剂。

临床应用:清热泻火,解毒安神。用于治疗热性病,见狂言乱语、神识不清、周身烦热、大便秘结、舌苔老黄等症者有明显疗效。

(9)治疗跌打损伤

方名:大黄伤痛饮。

药物:制大黄(后下)、桃仁、枳壳各 15g,生地黄、赤芍各 20g,当归、红花、川芎、三七各 10g,甘草 3g。

用法:清水煎 2 次,混合后分 3 次服,每日 1 剂。

临床应用:清热泻火,活血祛瘀。用于治疗跌打损伤,见伤处红肿或青紫疼痛、关节脱臼、骨折疼痛等症者有一定疗效。

(10)治疗腹部包块

方名:大黄积聚丸。

药物:制大黄、三棱、当归、木香、建曲、砂仁、川芎、香附、土鳖虫、丑牛、槟榔片各 30g,藿香、桃仁、莪术、枳实各 40g,生地黄、赤芍、鳖甲各 50g,沉香、甘草各 15g。

用法:取上药,制成水丸,每次 6～8g,每日 3 次,1 个月为 1 个疗程。

临床应用:清热泻火,化瘀散结。用于治疗各类腹部包块有一定疗效。

(11)治疗肾功能衰竭及尿毒症

方名:大黄尿毒症灌肠液。

药物:生大黄、蒲公英、白花蛇舌草各 30g,益母草、夏枯草各 20g,附片 10g。

用法:取上药,清水煎取汁 150ml,保留灌肠 20～30 分钟,每日 1～2 次,15 天为 1 个疗程,并配合内服中药治疗。

临床应用:清热泻火,解毒利尿。用于治疗肾功能衰竭及尿毒症,见大量蛋白尿、低蛋白血症、水肿等症者有一定疗效。

(12)治疗急性软组织损伤

方名:大黄止痛粉。

药物:生大黄 100g,乳香、没药各 20g,冰片 10g,白芷 30g。

用法:取上药,研为极细末,混合均匀后,装入玻璃容器密封备用。用时,取大黄止痛粉适量,用白酒或 75％乙醇调成糊状,均匀地摊于纱布上,外敷患处,每日早、晚各 1 次。

临床应用:清热解毒,活血祛瘀。用于治疗急性软组织伤、跌打损伤等有较好疗效。

(13)治疗重型肝炎

方名:大黄肝炎灌肠液。

药物:生大黄、槐花米各 50g。

用法:取上药,清水煎取浓缩至 300ml,药温约 37℃,高位保留灌肠,每天 1～2 次,15 天为 1 个疗程,并用山莨菪碱(狂躁型肝昏迷用东莨菪碱)50～100mg,加 10％葡萄糖液 250ml,静滴,每天 2 次,酌情渐减至维持量。

临床应用:清热泻火,解毒凉血。用于治疗重型肝炎,配合西药治疗有显著疗效。

(14)治疗宫颈糜烂

方名:大黄宫颈油。

药物:生大黄、黄柏各 20g,紫草根 10g。

用法:取上药,加入芝麻油 150g,浸泡半天,再倒入小锅内炸枯去渣,装瓶备用。用时以消毒棉蘸药油,塞阴道内,翌晨取出。

临床应用:清热解毒,抗菌消炎。用于治疗宫颈糜烂有令人满意的疗效。

3. 知药理、谈经验

(1)知药理

大黄具有导泻通便、利胆保肝、抗胃及十二指肠溃疡的功能,对大多数革兰阳性细菌及某些革兰阴性细菌均有较强的抑制作用,还有抗病毒和消除内毒素的作用。止血实验证明,大黄能降低血管通透性,使血小板聚集性明显增高,并有升高血小板数目、缩短凝血时间的效果,它可提高机体免疫功能,促进网状内皮系统的吞噬能力。此外,尚有活血通经、解痉、镇痛、抗炎、降血脂、抗肿瘤等作用。

(2)谈经验

孟学曰:大黄苦寒,长于通下,善去陈垢而安五脏,调中化食,荡涤陈腐,为推陈致新之要药。治胃肠燥结,大便秘结,痞满燥坚,大便难下,亦可消痈散肿,退疸除黄,治热痢脓血,癥瘕结聚,瘀血停滞,痰涎壅盛等症。大黄因通下而为补,中老年凡形丰体胖,肠肥脑满,痰毒内生,胃肠燥结者,经常适量服用大黄,可达到强身健体,抗衰延年之目的。

大黄苦寒降泄,善能泻下,荡涤胃肠积滞,配合木香、芍药、当归、黄芩、黄连、槟榔等,治下痢赤白、里急后重;配合厚朴、枳实、芒硝、甘草等,治热结便秘、高热不退,甚则神昏谵语;配合附子、干姜等,治脾阳不足,冷结便结便秘;配合火麻仁、枳实、厚朴、杏仁、芍药等,治肠胃燥热,脾津不足,大便秘结。

大黄苦寒,泻火止血,配合黄芩、黄连等,治血热妄行之吐血、衄血、咯血及目赤肿痛,咽喉、牙龈肿痛;配合金银花、连翘、蒲公英、黄芩、紫花地丁等,治热毒痈肿,疔疮疖毒;配合牡丹皮、桃仁、冬瓜仁等,治肠痈。

大黄能下瘀血,血闭寒热,破癥瘕积聚,配合当归、川芎、桃仁、䗪虫等,治产后瘀血腹痛,恶露不尽;配合桃仁、红花、穿山甲等,治跌打损伤,瘀血肿痛。

大黄泻热通便,退疸除黄,配合茵陈、栀子、黄柏、秦艽等,治湿热黄疸,尿黄便秘,配合芒硝、黄芩、木香、枳壳等,治胆石症。

二、芒 硝

【成分】 芒硝主要成分为硫酸钠,此外,常夹含食盐、硫酸钙、硫酸镁等。芒硝在大气中容易失去水分,故表面呈白粉状,此种风化的芒硝,其硫酸钠含量可超过44.1%。

【性味归经】 辛、咸、苦,大寒,无毒。归胃、大肠、三焦经。

【功效】 泻下,软坚,清热,止痛。

【用法用量】 口服:汤剂,10~15g;或入丸散。外用:研细点眼,或水化涂洗。

【使用注意】 脾胃虚寒,孕妇及哺乳期妇女忌用或慎用。

1. 单味药治难症

(1)治疗大骨节病

药物:芒硝适量。

用法:取上药,装入胶囊,每粒含生药1g,每次2~4粒,每天2次,1个月为1个疗程,少数服用者有轻度腹泻症状,减量会消失。

临床应用:解毒软坚,清热止痛。用于治疗大骨节病有一定疗效。

(2)治疗大便秘结

药物:芒硝100g。

用法:先取食醋适量,加热煮沸后入上药调匀,此为1次量,敷于神阙穴(肚脐眼),外用白塑料薄膜一层覆盖即可。

临床应用:润燥软坚,泻热通便,用于治疗大便秘结,见大便秘结5天以上,下腹部硬满疼痛拒按等症者有令人满意的疗效。

(3)治疗老年人小便不通

药物:芒硝50g。

用法:取上药,加100g大蒜,同捣为泥。外敷气海、关元穴,并以热水袋热敷小腹0.5~1个小时。

临床应用:清热泻火,通利小便。用于治疗老年人小便不通有一定疗效。

(4)治疗深部脓肿

药物:芒硝50g。

用法:取上药,加大蒜瓣100~150g,捣烂如泥。病灶表面涂凡士林,并在凡士林上覆盖纱布一层,然后把芒硝大蒜泥涂于纱布上,再用纱布覆盖,胶带固定,每天1次。小儿每次保留20~30分钟,成人每次可保留1~2小时。孕妇并腹壁或阑尾周围脓肿时一般不用本法治疗。

临床应用:清热泻火,解毒消肿。用于治疗深部脓肿和局部炎症肿块有明显疗效。

(5)治疗骨伤瘀肿疼痛

药物:芒硝1000~3000g。

用法:取上药,捣碎。用双层纱布将芒硝平铺于纱布层中,厚度1cm,四周缝合,然后敷于皮肤上,用绷带固定,敷后芒硝易吸收水分并吸热溶化,患者自觉局部有清凉感或虫爬感。8~12小时换药1次,以防芒硝时间过长变硬磨损刺激皮肤。

临床应用:软坚散瘀,水肿止痛。用于治疗骨伤瘀肿疼痛,对因安装心脏起搏器所致的局部瘀块肿胀疼痛亦有显著疗效。

(6)治疗急慢性湿疹、疥疮及皮肤瘙痒

药物:芒硝适量。

用法:取上药,用开水适量溶化,待温度降至20~30℃时,用消毒纱布湿敷患处,每天2~3次。

临床应用:清热泻火,解毒止痒。用于治疗急慢性湿疹、疥疮、皮肤瘙痒等症有一定疗效。

(7)治疗鸡眼

药物:芒硝适量。

用法:先将脚或手放入温水中浸泡15~20分钟,洗净后用小刀把鸡眼的角化部分刮净(以不出血为度)。取上药少许,放碗内加少量凉水,使其成结晶状,备用。用时剪一块1.5cm见方的胶布,中间剪与鸡眼大小相同的孔贴在鸡眼处,将鸡眼暴露在胶布孔内,再将结晶芒硝放在鸡眼上,外用2cm见方的胶带固定,每天或隔天换药1次,直到鸡眼消失。

临床应用:清热软坚,腐蚀鸡眼。用于治疗鸡眼有较好的疗效。

(8)治疗急性结膜炎

药物:朴硝(如无朴硝可用芒硝或玄明粉代替)20g。

用法:取上药,放入已消毒的瓷碗内,加200ml热开水沏开,待凉后用消毒棉棒蘸药液洗患眼,每天3次,冲洗后休息半小时。

临床应用:清热解毒,泻火明目,用于治疗急性结膜炎有显著疗效。

(9)治疗小儿食积

药物:芒硝30~60g。

用法:取上药,用布包好,外敷腹部,冬天可先加温再敷腹部。

临床应用:泻下软坚,清热消积。用于治疗小儿食积效果良好。

(10)治疗角膜翳(云翳)

药物:玄明粉50g。

用法:取上药,加入食用白醋500ml,瓦罐闷浸搅拌,文火熬干,乳钵研末后过200目筛,装瓶密封备用。用时,撒少许于结膜囊下,每天2~3次,20天为1个疗程。

临床应用:清热泻火,明目退翳。用于治疗角膜翳(角膜溃疡,俗称"翳子")有显著疗效。

(11)治疗静脉炎

药物:芒硝适量。

用法:取上药,用量根据面积大小,以能敷满患处,厚度约0.25cm为宜,用凉水搅拌均匀敷于患处,外用白布包裹,药干燥时可掸些凉水,务必经常保持湿润,每天换药1次。

临床应用:清热软坚,泻火解毒。用于治疗静脉炎之红肿痛有较好的疗效。

(12)治疗风火牙痛

药物:芒硝(玄明粉也可)30g。

用法:取上药,置瓶中备用。用时取适量芒硝置于牙痛处,上下牙轻度咬合,用口涎含化后将药液吞服,连续使用如前法。

临床应用:清热泻火,解毒止痛。用于治疗风火牙痛、胃火牙痛有令人满意的疗效。

(13)治疗脚癣

药物:芒硝30~50g。

用法:取上药,溶解在1000ml沸水中,置于盆内,待水温适度时,将患脚浸泡于溶液中,至水冷后取出晾干,若脚趾破溃有分泌物者,再撒一点滑石粉于患处,一般用药1~2次即可见效。

临床应用:清热泻火,解毒杀菌。用于治疗脚癣效果良好。

(14)退奶回乳

药物:芒硝200~300g。

用法:取上药,平均分成2份,用双层纱

布包裹后,分置于双侧乳房上,用胸带固定,经24小时(天热12小时)后取下。如1次未见效,可继续敷1～2次。

临床应用:软坚散结,退奶回乳。用于治疗产妇奶水过多或用于欲断奶者。

(15)治疗强中症

药物:芒硝(玄明粉亦可)10g。

用法:取上药,每晚睡前外敷两手心,以纱布包扎,连用1周。

临床应用:清热泻下,凉血软坚。用于治疗阴茎无故坚硬勃起,久久不痿(称为强中症)者有显著疗效。

(16)治疗中毒性肠麻痹

药物:芒硝100～200g。

用法:取上药,装袋外敷下腹部,上置热水袋,热敷0.5～1小时,至腹胀消退,可配合其他综合治疗。

临床应用:清热散结,泻下软坚。用于治疗小儿中毒性肠麻痹有一定疗效。

(17)治疗漆性皮炎(漆疮)

药物:芒硝30～100g。

用法:取上药,用量根据患面而定,以开水适量冲搅溶化,用毛巾浸湿熏洗患处,每天3～4次,第1次药液可留下加温再用。最多连用3天,患部皮肤可完全恢复正常。

临床应用:清热解毒,收敛消肿。用于治疗漆性皮炎(漆疮)有较好的疗效。

(18)治疗前庭大腺炎

药物:芒硝(玄明粉也可)60g。

用法:取上药,加入冰片3g,装入消毒之药袋内,以卫生带固定,昼夜使用,若被污染则更换之,经期停用,10天为1个疗程。

临床应用:清热泻火,解毒消炎。用于治疗前庭大腺炎效果良好。

(19)用于引产

药物:芒硝200g。

用法:取上药,用单层纱布袋装好,外敷于患者脐部,并以绷带固定,24小时后取下,一般23小时发生宫缩,平均产程13小时,不

全流产率4.5%。

临床应用:清热软坚,泻下引产。用于引产,与利凡诺膜腔内注射引产术比较,芒硝引产有一定优势。

(20)治疗急性乳腺炎

药物:芒硝50g。

用法:取上药,平铺于两层纱原则上的夹层中(中心处稍厚),将四周缝合后覆盖患处,绷带固定,每天敷药2次,乳腺已化脓者无效。

临床应用:清热泻火,软坚散结。用于治疗急性乳腺炎初起者有显著疗效。

(21)治疗甲状腺囊肿

药物:芒硝(玄明粉也可)适量。

用法:取上药,装入纱布袋中,喷湿,覆盖患处,胶带固定,每天1次,7天为1个疗程。

临床应用:清热泻火,软坚散结。用于治疗甲状腺囊肿有一定疗效。

(22)治疗各种头痛

药物:20%的芒硝溶液。

用法:取上药,滴鼻腔内2～3滴,左侧头痛滴右鼻,右侧头痛滴左鼻,每日数次。

临床应用:清热泻火,解毒止痛。用于治疗各种头痛,均有良效。

2. 配成方治大病

(1)治疗肠梗阻

方名:芒硝通下汤。

药物:芒硝(或玄明粉,分次冲服)20g,枳实10g,厚朴5～10g,生大黄(后下)12g,延胡索、槟榔各10g。

用法:清水煎2次,混合后分2次服,每日1剂。

临床应用:清热泻下,软坚止痛。用于治疗蛔虫团或粪块所致的肠梗阻均有良效。

(2)治疗胆石症

方名:芒硝胆石散。

药物:芒硝180g,明矾30g。

用法:取上药,共研为极细末,装入瓶内备用。用时口服,每次1～3g,每天2～3次,

3 个月为 1 个疗程,服药期中如有恶心反应者,可每次加入鸡内金粉 1～2g,混合服用。

临床应用:清热泻下,软坚散结。用于治疗胆石症有一定疗效。

(3)治疗泌尿系结石

方名:芒硝肾石汤。

药物:芒硝 130g,海金沙 100g,琥珀 40g,硼砂 30g。

用法:取上药,共研为极细末,装入有色瓶内密封备用。用时,每次服药末 5g,每天早、中、晚各 1 次,1 个月为 1 个疗程,如未排出者,可用下 1 个疗程,并适当运动。

临床应用:泻下软坚,清热排石。用于治疗泌尿系结石有显著疗效。

(4)治疗早期肝硬化腹水

方名:芒硝肝腹水汤。

药物:芒硝 30g,生牛肉(瘦肉,不要白的部分)150g。

用法:取上药,文火炖至肉烂,饮汤食肉(不加任何调料),腹水消退则停服本方,继以益气健脾,滋肾养肝,温补脾肾,活血化瘀等法治之。

临床应用:清热通下,软坚利水。用于治疗肝硬化腹水有较好的疗效。

(5)治疗倒经

方名:芒硝倒经煎。

药物:芒硝、生甘草各 40～90g。

用法:用文火煎 60～90 分钟,顿服。

临床应用:清热泻下,软坚调经。用于治疗倒经(月经不按规律且有鼻出血)有一定疗效。

(6)治疗睾丸炎

方名:芒硝睾丸散。

药物:芒硝 60g,青黛 30g,面粉 10g。

用法:混合研末,调冷开水,敷患处。

临床应用:清热解毒,抗菌消炎。用于治疗睾丸炎之红肿热痛有较好疗效。

(7)治疗角膜翳

方名:芒硝云翳散。

药物:玄明粉 50g,白蜡 500g。

用法:取上药,制成散剂,撒少许于结膜囊下,每日 2～3 次,20 天为 1 个疗程。

临床应用:清热泻火,解毒消炎。用于治疗角膜翳(角膜溃疡)有明显疗效。

(8)治疗一般外科感染

方名:芒硝消肿散。

药物:芒硝 50g,冰片 5g。

用法:取上药,研末贴敷患处。

临床应用:清热泻火,解毒消肿。用于治疗外科红肿热痛未化脓者有一定疗效。

(9)治疗阴茎水肿

方名:芒硝热敷液。

药物:芒硝 50g,明矾 5g。

用法:取上药,开水溶化浸湿热敷患处。

临床应用:清热泻火,抗炎消肿。用于治疗阴茎水肿有显著疗效。

(10)治疗痔疮

方名:芒硝痔疮液。

药物:芒硝 150g,明矾 15g。

用法:取上药,置面盆内,用开水冲化后,坐面盆上热熏肛门,待水温降,洗涤患处,再坐浸药液中,直至水凉止,每日 2～3 次。

临床应用:清热泻火,解毒止痛。用于治疗内外痔疮均有良好效果。

(11)治疗流行性腮腺炎

方名:芒硝腮腺炎糊。

药物:芒硝 50g,蚯蚓粪 30g。

用法:取上药,共研为细末,以淘米水调和后备用。用时,将药涂搽患处,每天 7～8 次。

临床应用:清热泻火,解毒消肿。用于治疗流行性腮腺炎,轻者 2 天,重者 4 天可愈。

(12)治疗冻疮

方名:芒硝冻疮散。

药物:芒硝、黄柏各适量。

用法:共研极细末,用冰水调敷患处。

临床应用:清热泻火,解毒止痛。用于治疗冻疮未溃或已溃均有较好的疗效。

(13)治疗慢性肾功能衰竭

方名:芒硝灌肠液。

药物:芒硝 50g,葡萄糖粉 20g。

用法:取上药,加开水 100ml 保留灌肠。

临床应用:清热泻火,解毒通下。用于肾功能衰竭的辅助治疗。

3. 知药理、谈经验

(1)知药理

芒硝具有泻下、抗炎、利尿及组织脱水的作用,并对阑尾及脾脏的网状内皮系统有明显的刺激作用,使其增生并增强其吞噬能力。少量多次口服还有一定的利胆作用。

(2)谈经验

孟学曰:芒硝咸、苦,寒,长于泻热、润燥、软坚。主大小便难,尿涩便秘。治实热积滞,大小便燥结、咽痛、目赤、口疮、痈疮肿痛。

芒硝泻热通便,润燥软坚,配合大黄、枳实、厚朴、甘草等,治胃肠实热积滞,大便燥结,甚则谵语发狂。

芒硝苦寒降泄,清热消肿,配合硼砂、冰片、朱砂研末外用,治咽喉肿痛,口舌生疮;配合大黄、大蒜研末调敷,治肠痈初起。

芒硝单味外用,兑入沸水中,热敷患处,治急性乳腺炎及各种痈肿疖疮未化脓者。

芒硝冲野菊花叶治疖疮及阑尾炎初起者。

三、番泻叶

【成分】　狭叶番泻叶含番泻苷,荚除含番泻苷 A、番泻苷 B 以外,还有大黄酸和大黄酚的葡萄糖苷,并有芦荟大黄素或大黄素葡萄糖苷。

尖叶番泻叶和豆荚分别含蒽类成分 0.85%～2.86%和 2.34%～3.16%,可从中分出大黄酸、芦荟大黄素、少量大黄酚及番泻苷 A、番泻苷 B、番泻苷 C 等,这些蒽类成分都成糖苷存在。

【性味归经】　甘、苦,寒。归大肠经。

【功效】　泻下导滞,通便利水。

【用法用量】　口服:煎汤(宜后下),5～10g;研末,1～3g;温开水泡服,1.5～3g。

【使用注意】　妇女哺乳期、月经期及孕妇忌用。剂量过大有恶心、呕吐、腹痛等不良反应。本品有使身体下部充血的作用,故有痔疮者不宜服用。

1. 单味药治难症

(1)治疗老年性便秘

药物:番泻叶 3g。

用法:取上药,用沸水 250ml 冲泡当茶饮用,留渣。如 6 小时后未解大便者,再次用沸水 150ml 冲饮,24 小时仍未解大便者,可再用 1 剂。

临床应用:清热泻下,导滞通便。用于治疗老年性便秘,其他便秘亦有良效。

(2)治疗上消化道出血

药物:番泻叶适量。

用法:取上药,打为细粉,装入胶囊,每粒含生药 0.5g。每次 2 粒,每天 3 次,用温开水送服。待大便隐血试验转阴后再服 1 天停药,然后服中药汤剂调理。

临床应用:泻下导滞,清热止血。用于治疗上消化道出血如十二指肠溃疡及胃溃疡出血均有良好效果,脑血栓形成或脑溢血合并上消化道出血也可使用。但对肝硬化食管静脉曲张所致的出血则应禁用。

(3)治疗急性胰腺炎

药物:番泻叶 10～15g。

用法:取上药,用白开水 200ml 冲服,每天 2～3 次。病重者,除口服外,宜再以上药保留灌肠,每天 1～2 次。

临床应用:通腑泄热,消炎止痛。用于治疗急性胰腺炎患者,具有不用胃肠减压,作用快,使用方便等优点。

(4)治疗慢性肾功能衰竭

药物:番泻叶 5～10g。

用法:取上药,加沸水 100～150ml,浸泡 2 小时,过滤,分上、下午口服。同时给予患者静滴氨基酸并注意抗感染,纠正酸碱电解质平衡失调。

临床应用:清热泻下,通便利水。用于治疗慢性肾功能衰竭有一定疗效。

(5)治疗泌尿系结石

药物:番泻叶 30g,小儿酌减。

用法:取上药,用沸水 500ml 浸泡,分 3～5 次服,每日 1 剂。若泻下头晕者,可加服十全大补丸。

临床应用:泻下导滞,利水排石。用于治疗泌尿系结石有一定疗效。

(6)治疗流行性出血热

药物:番泻叶 30～60g。

用法:取上药,清水煎至 200～300ml,代茶饮,1 日饮完,连服 3～5 天,服药后以排出稀便为度。

临床应用:通便解毒,泄热凉血。用于治疗流行性出血热之发热、低血压休克者有一定疗效。

(7)治疗细菌性痢疾

药物:番泻叶 9～15g(儿童酌减)。

用法:取上药,加清水 200～300ml,用文火煮沸(煮沸时间宜短,久煮失效)或用开水浸泡,每日 2 次,一般服 1～3 剂即可治愈。

临床应用:清热泻下,导滞止痢。用于治疗细菌性痢疾,见腹痛腹泻,脓血黏稠,里急后重等症者有一定疗效。

(8)治疗产褥期便秘

药物:番泻叶 8g。

用法:取上药,浸泡在 150ml 开水中 3～5 分钟后饮用,叶渣不服。便秘时间过久,隔 10 分钟后将叶渣同样泡饮 1 次即效。

临床应用:清热泻火,通下导滞。用于治疗产褥期便秘有令人满意的疗效。

(9)用于回乳

药物:番泻叶 4g。

用法:取上药,加开水 200～300ml,浸泡 10 分钟,分 2～3 次口服,每日 1 剂。

临床应用:通便利水,回乳断奶。用于奶水过多或欲断奶者有较好的效果。

(10)治疗伤后肠功能紊乱症

药物:番泻叶适量。

用法:取上药,轻症用 3～6g,重症用 20～30g。开水浸泡 15 分钟,当茶饮用。症状明显改善或消失时停药。

临床应用:清热泻火,通便导滞。用于治疗伤后肠功能紊乱者有显著疗效。

2. 配成方治大病

(1)治疗胃弱消化不良

方名:番泻叶健胃饮。

药物:番泻叶、黄连各 3g,生大黄、丁香各 2g,陈皮 5g。

用法:取上药,用白开水温浸 2 小时,去渣滤过,每日 3 次分服。

临床应用:清热导滞,健胃通便。用于治疗胃弱消化不良,见脘腹痞满,不思饮食,大便秘结等症者有较好的疗效。

(2)治疗粘连性肠梗阻

方名:番泻叶肠梗阻汤。

药物:番泻叶、辽细辛、延胡索、莪术、木香、香附各 10g,枳实 15g,甘草 3g。

用法:清水煎 2 次,混合后分 3 次服,每日 1 次。

另外:还可用番泻叶 20g,煎取药液,与液状石蜡混合灌肠。

临床应用:清热泻下,理气导滞。用于治疗粘连性肠梗阻和其他肠梗阻均有良效。

(3)治疗子宫复旧不全、恶露过多

方名:番泻叶缩宫煎。

药物:番泻叶(后下)5g,泽兰 15g,益母草 20g,甘草 3g。

用法:清水煎 2 次,混合后分 2 次服,每日 1 剂。

临床应用:清热泻下,导滞缩宫。用于治疗产后子宫复旧不全,见下腹阵痛,恶露过多不尽,大便秘结,食纳不佳等症者有一定疗效。

(4)治疗腹水肿胀

方名:番泻叶腹水汤。

药物:番泻叶(后下)10g,牵牛子、大腹皮、车前子、商陆各 20g。

用法:清水煎 2 次,混合后分 3 次服,每日 1 剂,应低盐或忌盐。

临床应用:泻下导滞,通便利水,用于治疗腹水肿胀,见脘腹肿胀、四肢瘦削、食欲不佳、二便不利等症者有一定疗效。

3. 知药理、谈经验

(1)知药理

番泻叶泻下止血,对多种细菌有抑制作用,还具有肌肉松弛和解痉作用。

(2)谈经验

孟学曰:番泻叶甘、苦,寒,长于泻下行水消胀。少用为苦味健胃药,能促进消化,服用适量能起缓下作用,剂量稍大则大泻。治热结便秘,腹水肿胀之症。

番泻叶泻下导滞,清导实热,可单用,亦可配合枳实、厚朴等治热结便秘,腹满胀痛;本品亦适用于习惯性便秘或老年人便秘,小剂量单用泡服,以缓泻通便为宜。

番泻叶泻下行水消胀,配合牵牛子、大腹皮等,治腹水肿胀,二便不利;配合陈皮、丁香等,可用于消化不良、脘闷腹胀。

四、芦　荟

【成分】 库拉索芦荟中的主要成分为羟基蒽醌衍生物,新鲜叶的汁液中含芦荟大黄素苷、对香豆酸、α-葡萄糖、戊醛糖、蛋白质及草酸钙结晶。好望角芦荟叶的新鲜汁液含芦荟大黄素苷及其异构体异芦荟大黄素苷,还含有芦荟树脂 A,还含好望角芦荟亭、异芦荟树脂 A 等。

【性味归经】 苦寒、甘淡、无毒。归肝、心、脾三经。

【功效】 清热解毒,通便杀虫、清肝泻火。

【用法用量】 口服:入丸、散,1~4g,外

用:研末调敷。

【使用注意】 脾胃虚弱,食少便溏及孕妇忌用。

1. 单味药治难症

(1)治疗习惯性便秘、热结便秘

药物:芦荟(干品)6g。

用法:取上药,研为细末,分装在 6 粒胶囊中。成人每次用温开水冲服 2~3 粒,小儿每次 1 粒,均为每天 2 次。如无胶囊,亦可用白糖温开水吞服,用量同前。

临床应用:清热泻火,解毒通便。用于治疗习惯性便秘和热结便秘有较好的疗效。

(2)治疗百日咳

药物:鲜芦荟叶适量。

用法:取上药,按小儿年龄大小选择芦荟叶的长短,2-3 岁小儿选长 18~21cm 的 1 张,短小的可用 2 张,不满周岁的小儿酌减。加冰糖或白糖煎煮,去渣取汁。饮汁,不拘时,每天 1 剂,连服 4~5 天即可见效,若稍多服亦无不良反应。

临床应用:清肺泻火,解毒止咳。用于治疗百日咳,见阵发性、痉挛性咳嗽,咳完时有鸡鸣回声等症者有良效。

(3)治疗慢性肝炎肝功能异常

药物:芦荟(干品)适量。

用法:取上药,研为细末,装入胶囊,每粒0.25g,每次 4 粒,每天 2 次,如药后腹泻,减服为 1 次,并配合辨证用药。一般服 10g 左右即可。

临床应用:清热解毒,泻火护肝。用于治疗慢性肝炎转氨酶升高效果显著。

(4)治疗外伤或小动脉血管破裂出血

药物:芦荟(干品)适量。

用法:取上药,研为极细末,一般出血量多较急者,用消毒棉或油纱布蘸本品粉末填堵或压迫出血处;局部出血量少而缓者,用本品药粉 5~10g 撒敷出血处;鼻衄间断出血量少者,将药粉 3~6g,加温开水 10~20ml,搅拌,除去不溶物,用塑料滴瓶滴鼻 1~2 滴,每

日 3～5 次。

临床应用:清热泻火,凉血止血。用于治疗鼻衄、拔牙、外伤、口角溃疡、肛裂、痔疮、直肠小溃疡等出血均有显著疗效。

(5)治疗青年痤疮

药物:鲜芦荟叶适量。

用法:取上药,洗净榨取汁,加入普通膏剂化妆品中(浓度为 5%～7%)。使用时按一般化妆品用法涂搽,但用量宜稍多。轻者每天 1 次,中度者每天早、晚各 1 次,重度者每天早、中、晚各 1 次。

临床应用:泻火解毒,清热美容。用于治疗青年痤疮(青春痘)有一定疗效。

(6)治疗鸡眼

药物:鲜芦荟叶适量。

用法:取上药,置于鲜童便或自己的尿中,浸 1～2 小时,取出清水漂洗干净后备用。首次贴药前将患部用温水浸洗,使皮肤软化,再用刀刮去角质皮层,然后将芦荟切去表皮,贴患处,用胶带固定,每晚睡前换药 1 次。此法治疗,轻者连续用药 3～4 次,重者连续用药 6～7 次即可痊愈。

临床应用:清热泻火,腐蚀赘疣。用于治疗手足鸡眼均有较好的疗效。

2. 配成方治大病

(1)治疗癫痫病

方名:芦荟癫痫丸。

药物:芦荟(干品)30g,生半夏(切碎,生姜汁拌炒)60g,白术 50g,生甘草 15g。

用法:取上药,共研为细末,制成水丸,每次 5～8g,小儿酌减,生姜汤送下,每日 3 次,1 个月为 1 个疗程。

临床应用:清肝泻火,祛痰开窍。用于治疗癫痫,见突然扑倒、四肢抽搐、口吐白沫、面色发青等症者有一定疗效。

(2)治疗小儿脾疳(虫症)

方名:芦荟脾疳散。

药物:芦荟(干品)、使君子(去壳)各适量等分。

用法:取上药,研为细末,每次 2～4g,米汤调服,每日 1 次。

临床应用:清肝泻火,通便杀虫。用于治疗小儿脾疳之身体羸瘦、消化不良有良效。

(3)治疗青光眼

方名:芦荟青光眼丸。

药物:芦荟(干品)60g,丁香 50g,黑丑牛 50g,铁磁石(煅)100g。

用法:取上药,研为细末,混合均匀,装入胶囊,每粒 0.5g,每次 4～6 粒,饭后 1 小时服,每天早、晚各 1 次。

临床应用:清肝泻火,解毒明目。用于治疗青光眼,见眼压增高、头目胀痛如劈、视力昏蒙、眼珠胀痛如脱等症者有一定疗效。

(4)治疗小儿急惊风

方名:芦荟惊风丸。

药物:芦荟(干品)50g,胆南星 40g,天竺黄 30g,雄黄 15g,甘草 10g。

用法:取上药,研为细末,制成小水丸备用。用时用灯心草煎汤化服 2g,作为急救用,病情缓解后,继续治疗原发病。

临床应用:清肝泻火,解毒涤痰。用于治疗急惊风(一般因感染性疾病引发大脑抑制性保护症状),有急救的作用。

(5)治疗臌胀病

方名:芦荟膨胀丸。

药物:干芦荟叶 20g,蟾酥 10g(酒一盏,浸一日,蒸化如膏),生半夏 60g,巴豆霜 1g。

用法:取上药,后两药研为细末,与前药混合,制为小丸,每次 1～2g,淡姜汤早、晚吞下,忌盐、糖百日。体虚者慎服。

临床应用:清肝泻火,通便消胀。用于治疗臌胀病,见腹部胀大,腹皮青筋显露,四肢不肿或微肿等症者有一定疗效。

(6)治疗痔瘘胀痛、血水淋漓

方名:芦荟止痛酒。

药物:鲜芦荟、白酒、冰片各适量。

用法:取上药,用鲜芦荟、白酒磨化,和少许冰片,调搽患处,每日 2～3 次,可配合内服药。

临床应用:清热泻火,解毒止痛。用于治疗痔漏胀痛、血水淋漓而经久不愈者,内外结合治疗有显著的疗效。

3. 知药理、谈经验

(1)知药理

芦荟具有泻下作用,其作用部位主要在大肠。能抑制肿瘤生长,延长患肿瘤动物生存期。可增强机体免疫功能,促进创口再生愈合,还有抑菌、抗炎、护肝、镇静等作用。

(2)谈经验

孟学曰:芦荟苦寒,有泻下作用,能凉肝明目,消疳积,清热杀虫,治热结便秘,肝经实火,惊痫抽搐,小儿疳积等。

芦荟泻下通便,清肝火,除烦热,配合朱砂等治热结便秘,心肝火旺,烦躁失眠;清肝泻火,除烦定惊,配合龙胆草、栀子、青黛等,治肝经火盛,便秘溲赤,头晕头痛,烦躁易怒,惊风癫痫。

芦荟消疳杀虫,配合使君子、槟榔、白术、建曲、山楂、茯苓等,治小儿疳疾。

芦荟引药入肝,清泄肝热,配合龙胆草、柴胡、黄芩、茵陈、栀子、郁金等,治急慢性肝炎肝功能长期不正常者有较好的疗效。

五、甘　遂

【成分】　本品含三萜成分(大戟醇)、棕榈酸、草酸、鞣质、树脂、葡萄糖、蔗糖、淀粉等,尚有报道,其有效成分包括不溶于水的黄色树脂状物质。

【性味归经】　苦、寒,有毒。归肺、肾、大肠经。

【功效】　泻水逐饮,消肿散结。

【用法用量】　本品有效成分不溶于水,故宜入丸散,每次 0.5～1g,醋制可减低毒性,生甘遂只供外用。

【使用注意】　孕妇忌服;气虚、阴伤、脾胃衰弱者禁服;反甘草。

1. 单味药治难症

(1)治疗胸腔积液

药物:生甘遂适量。

用法:取上药,研为细末,每次 1.5～2g,每日 1～2 次,温开水冲服(用散,不能入煎),连续服用 7～20 天。

临床应用:逐饮消肿,泻水散结。用于治疗各种原因引起的胸腔积液有明显疗效。

(2)治疗肠梗阻

药物:甘遂适量。

用法:取上药,研为细粉,吞服,每次 2g,每 3～4 小时 1 次,可同时配合纠正水电解质紊乱,抗菌消炎,解痉止痛的药物治疗。

临床应用:泻下通便,通腑散结。用于治疗麻痹性肠梗阻、机械性肠梗阻、蛔虫性肠梗阻、粘连性肠梗阻等,均有令人满意的疗效。

(3)治疗慢性淋巴结炎

药物:生甘遂50g。

用法:取上药,研为细末。再取鸡蛋20枚,煮熟去壳,用竹筷子将鸡蛋戳洞穿透,然后将甘遂末与鸡蛋放入水中同煮15分钟。弃去药汤、药渣,每次进食鸡蛋 1 个,每天 2 次。

临床应用:泻水逐饮,消肿散结。用于治疗慢性淋巴结炎有一定疗效。

(4)治疗小便不通

药物:生甘遂适量。

用法:取上药,研为细末,装入胶囊,每粒0.5g,每次 1～3 粒,口服,使大便泻下 2～3 次,至大便增多转干为度。

临床应用:泻水逐饮,通利小便。用于治疗出血热、急性肾炎等肾性功能衰竭,均能安全度过少尿期。

(5)治疗产后尿潴留

药物:生甘遂10g。

用法:取上药,研为细末,用开塞露40ml、面粉适量,再用温开水调成糊状,外敷于脐部,用橡皮膏固定,同时给予开塞露40ml,以常规肛门插入,保留5～10分钟。

临床应用:泻水逐饮,通利小便。用于治疗产后小便不通有一定疗效。

2. 配成方治大病

(1)治疗结核性渗出性胸膜炎

方名:甘遂胸水方。

药物:甘遂、大戟、芫花(均醋制)各等分。

用法:取上药,研为细末,装入胶囊,每粒0.5g,每次4粒,2天1次,用大枣10枚(有表证者,加荆芥、金银花各12g,气虚加黄芪、党参各20g,阴虚加麦冬、沙参各12g,阳虚加干姜10g)煎汤送服,根据腹泻程度增减药量,并酌情静脉补液。

临床应用:泻下逐水,消水散结,用于结核性渗出性胸膜炎有一定疗效。

(2)治疗小儿百日咳

方名:甘遂百日咳散。

药物:甘遂(醋制)、巴戟各4g,面粉20g。

用法:研末,每次0.5～2g,每日3次。

临床应用:泻下逐饮,敛肺止咳。用于治疗小儿百日咳有明显疗效。

(3)治疗类风湿关节炎

方名:甘遂类风湿散。

药物:醋制甘遂2g(研末,清晨空腹用米汤送服)。另:制川乌、制草乌、麻黄各10g,独活、秦艽、汉防己各15g,伸筋草、乌梢蛇各20g,黄芪、白芍各30g,鸡血藤25g,大枣5枚,甘草3g,并随证加减。

用法:清水煎2次,混合后分3次服,每日1剂,1～3个月为1个疗程。

临床应用:祛风除湿,宣痹消肿。用于治疗类风湿关节炎之关节肿胀疼痛效果良好。

(4)治疗肝硬化腹水

方名:甘遂腹水汤。

药物:醋制甘遂、砂仁、木香、佛手各10g,薏苡仁30g,茯苓、扁豆、焦山楂、车前子、鸡内金、白术各20g,泽泻15g。

用法:清水煎2次,混合后分3次服,每日1剂,10天为1个疗程。

临床应用:泻水逐饮,健脾利水。用于治疗肝硬化腹水效果显著,水消后宜益气健脾。

(5)治疗癫狂症

方名:甘遂癫狂丸。

药物:醋制甘遂10g,辰砂、代赭石各12g,连血猪心1个。

用法:取前3味药,研为细末,剖开猪心取3管血,将药末和猪心血拌匀,纳入猪心内,用线缝好,外用牛皮纸湿裹,慢火煨熟,以勿焦为度,然后将药取出与朱砂(适量)和匀分做8丸,每天清晨空腹服1丸。

临床应用:泻水逐饮,涤痰安神。用于治疗癫狂症有一定疗效。

(6)治疗急腹症

方名:甘遂泻下汤。

药物:生甘遂粉1g,生大黄粉0.6g,芒硝0.3g。

用法:取上药(为1次量),用20ml沸水冲化,待温口服或自胃管注入,2小时后再用1次,以后4～6小时1次(只限4次)。

临床应用:泻水逐饮,通下散结。用于治疗急性腹膜炎及肠梗阻有较好的疗效。

(7)治疗小儿睾丸鞘膜积液

方名:甘遂水疝汤。

药物:醋制甘遂、枳壳、赤芍、昆布各10g,甘草5g。

用法:清水煎2次,混合后分2次服,每日1剂,一般2剂后肿胀开始缩小,1周左右积液可完全吸收。

临床应用:泻水逐饮,消肿散结。用于治疗小儿睾丸鞘膜积液,见小儿睾丸肿大发亮(俗称水疝)、不红不痒等症者有显著疗效。

(8)治疗小儿支气管肺炎

方名:甘遂肺炎散。

药物:甘遂、大戟、芫花各等量。

用法:取上药,用粮食醋煮沸后晾干,研成细粉,根据年龄及身体状态服用,每次0.5～2g,每日服1次,用大枣10枚煎汤约50ml搅匀冲服。可配合一般对症处理及支持疗法。

临床应用:泻水逐饮,消炎止咳。用于治疗小儿支气管肺炎,见发热畏寒、咳嗽气促等症者有一定疗效。

(9)治疗精神分裂症

方名:甘遂涤痰丸。

药物:醋制甘遂、茯苓、石菖蒲各40g,陈皮、黑白丑、胆南星、山药、法半夏、铁磁石各30g,木香、大黄、干姜各20g。

用法:取上药,制成小水丸,每次服3～5丸,每日3次,从小剂量开始,逐渐递增,连服1～3周。

临床应用:泻水逐饮,涤痰安神。用于治疗精神分裂症,见性格改变,反应迟钝,说话前言不搭后语,甚至骂人等症者疗效明显。

(10)治疗晚期食管癌

方名:甘遂食管癌散。

药物:醋制甘遂、甘草各适量。

用法:取甘遂适量,用面粉包裹,放火上烤黄为度,去面粉取甘遂在铁药钵中捣烂为粉,另捣甘草为粉。用时,取甘遂粉0.3g,甘草粉0.15g混合,用温开水冲服,每日3次。

临床应用:泻水逐饮,消肿散结。用于食管癌晚期治疗有一定疗效。

3. 知药理、谈经验

(1)知药理

甘遂有明显的泻下功效,以生甘遂作用较强,但毒性也大。具有抗生育作用,能终止妊娠,能抑制机体免疫功能。此外,尚有镇痛、抗白血病作用。

(2)谈经验

孟学曰:甘遂苦、寒,善于行水。治疝瘕腹满,面目浮肿,癫痫发狂,痈肿疮毒等症。

甘遂苦寒,善行经隧之水湿,泻水逐饮力峻,能使体内潴留之水饮从二便排出,配合牵牛子、黑大豆等,治水湿胀满、臌胀、胸胁停饮;配合芫花、大黄、木香、槟榔等,治湿热蕴结,腹大坚满,烦热口苦,二便秘结;配合大黄、芒硝等,治热邪搏结于胸腹,从心下至少腹坚满而痛者;配合大黄、阿胶等,治产后水与血结于血室,小便难而渴者;配合朱砂研末吞服,治癫痫发狂。

现代用甘遂配方,治重型肠梗阻、肝硬化腹水、血吸虫性腹水均有较好效果。

六、京 大 戟

【成分】　大戟根含三萜成分、生物碱、大戟色素体A、大戟色素B、大戟色素C等,新鲜叶含维生素C。

【性味归经】　苦、辛,寒,有毒。归肺、肾、大肠经。

【功效】　泻水逐饮,消肿散结。

【用法用量】　口服:煎汤,1.5～3g;或入丸、散。外用:生用,适量煎水熏洗。内服醋制用,以减低毒性。

【使用注意】　体质虚弱者及孕妇忌用;反甘草。

1. 单味药治难症

(1)治疗急、慢性肾炎水肿

药物:大戟根适量。

用法:取上药,洗净,刮去粗皮后切片,每500g以食盐10g加水适量拌匀,待水吸入后晒干或烘干呈淡黄色,研成细末,装胶囊。每次口服0.45～0.6g,空腹用温开水送下,隔日1次,连服6～9次为1个疗程。

临床应用:泻下通利,逐水消肿。用于治疗急慢性肾炎水肿,有显著的消肿作用,一般经治5～7天后水肿可完全消失。孕妇、心力衰竭、食管静脉曲张及体弱者禁用。

(2)治疗躁狂型精神分裂症

药物:新鲜红大戟全草500g。

用法:取上药,洗净后铁锅煎煮,取汁300ml,顿服。出现呕吐下利后,狂热衰减不显著者,次日继续用上药250g煎服。狂热得挫后,用糜粥调养。

临床应用:逐饮消痰,镇静安神。用于治疗躁狂型精神分裂症有较好的疗效。

(3)治疗晚期血吸虫病腹水其他肝硬化

腹水

药物:大戟鲜根适量。

用法:取上药,洗净晒干磨粉,用小火焙成咖啡色,装入胶囊,成人每次 0.6～0.9g,隔天或隔 2 天 1 次,7～8 次后停药 1 周,之后视病情再服。若腹水已退,可选用人参养营丸等调理,饮食忌盐。

临床应用:泻水逐饮,消肿散结。用于治疗体质较实者腹水有一定疗效。

(4)治疗毒蛇咬伤

药物:新鲜红大戟带根全草适量。

用法:先将毒蛇咬伤部位用力挤出含毒血水,然后取上药,洗净,捣成糊状,直接将药敷在伤口处,纱布包扎。再取洗净的大戟 20g,煎汤服下,每天 2 次,令患者吐泻。

临床应用:泻下解毒,消肿止痛。用于治疗毒蛇咬伤,用药 2～3 天后,毒可消除,使伤者脱离危险。

(5)治疗淋巴结核

药物:大戟 80g。

用法:取上药,与鸡蛋 7 个共放砂锅内,水煮 3 小时后将蛋取出。每天早晨去壳食鸡蛋 1 个,7 天为 1 个疗程。

临床应用:泻水逐饮,消肿散结。用于治疗淋巴结核有较好的疗效。

(6)治疗急性扁桃体炎

药物:大戟 1～3g。

用法:取上药,水煎含服,一般用药 2～3 次即可治愈。

临床应用:消肿散结,抗菌消炎。用于治疗急性扁桃体炎有良效。

(7)治疗牙齿摇痛

药物:大戟适量。

用法:取上药,咬于牙齿痛处,流涎时吐出清口水,每日数次,至痛止为止。

临床应用:泻水逐饮,消肿止痛。用于治疗牙齿摇动疼痛、风火牙痛、龋齿疼痛等均有较好的疗效。

2. 配成方治大病

(1)治疗结核性胸膜炎

方名:大戟胸水散。

药物:大戟、芫花、甘遂(均醋制)各等分,大枣 15 枚。

用法:取前 3 味药,研细末待用。大枣煎汤 300ml 备用。于晨起空腹先服枣汤 150ml,5 分钟后用剩余枣汤送服 4g 药末。药后有恶心、腹痛,待泻下后 5～7 小时可缓解消失,孕妇及肾功能不全者忌服,体虚者慎用。

临床应用:泻下逐水,消炎止痛。用于治疗结核性胸膜炎及其他胸膜炎均有良效。

(2)治疗腹水胀满、二便不通。

方名:大戟通利饮。

药物:醋制大戟 3g,牵牛子 8g,广木香 10g。

用法:清水煎 2 次,混合后分 2 次服,每日 1 剂。

临床应用:泻下利水,通利二便。用于治疗腹水胀满、二便不通有一定疗效。

(3)治疗百日咳

方名:大戟百日咳丸。

药物:大戟、芫花、甘遂(均醋制)各等分。

用法:取上药,研为细末,炼蜜为丸如绿豆大。1 岁以下,每次 0.5 粒;1－2 岁,每次 1 粒;3－4 岁,每次 2 粒;5－6 岁,每次 3 粒;均每日早晨服 1 次;7－8 岁,每次 4 粒;9－10 岁,每次 6 粒;均早晚各 1 次,5 天为 1 个疗程。

临床应用:泻下逐饮,通利止咳。用于治疗百日咳有一定疗效。

(4)治疗急性乳腺炎、骨质增生

方名:大戟黑膏药。

药物:大戟、芫花、甘遂、甘草、海藻各 30g,黄丹(后加入香油中)250g。

用法:取上药,浸入香油 500ml 内,5～7 天后用文火煎熬,去药渣后,将黄丹加入药油中熬成膏,摊于牛皮纸上贴患处。

临床应用:泻下逐饮,消肿止痛。用于治疗急性乳腺炎及骨质增生有明显的疗效。

3. 知药理、谈经验

(1)知药理

京大戟的泻下作用和毒性均强于红大戟,红大戟对金黄色葡萄球菌、铜绿假单胞菌、痢疾杆菌、肺炎双球菌及溶血性链球菌等有更强的抑制作用。

(2)谈经验

孟学曰:京大戟苦、辛、寒,善逐诸有余之水。治水肿臌胀,二便秘结,痰饮积聚,痈肿疮毒,瘰疬痰核等症。

京大戟苦寒下泄、通利二便,配合大戟、芫花、甘遂等,治水肿臌胀,二便不利,正气未衰者;泻水逐饮,配合甘遂、白芥子等,治湿痰水饮停滞胸膈而致胁肋隐痛、痰唾黏稠者;京大戟苦寒,能消肿散结,内服外用均可,但以外用为主,配合山慈姑、雄黄等,治热毒壅滞之痈肿疮毒及痰水凝结之瘰疬痰核等。

七、芫花

【成分】 芫花含芫花素、羟基芫花素、芹菜素、木犀草素等黄酮类及谷甾醇,另含苯甲酸及刺激性油状物。另外,从本植物花的乙醇提取物中,能得到抗生育有效成分——芫花酯甲、芫花酯乙、芫花酯丙等瑞香烷型二萜原甲酸内酯,其中以芫花酯甲含量最高。芫花中尚存在香豆素、脂酸及其糖苷及脂肪油等。

【性味归经】 辛、苦,温,有毒。归肺、肾、大肠经。

【功效】 泻水逐饮,祛痰止咳,杀虫疗癣。

【用法用量】 煎服,1.5～3g,入散剂服,每次0.6g。外用适量,研末调涂。口服多醋制用,以减低毒性。

【使用注意】 体质虚弱及孕妇忌用;反甘草。

1. 单味药治难症

(1)治疗传染性肝炎

药物:芫花水浸膏片(每片含干浸膏0.35g),芫花脱脂浸膏片(含量同前)。

用法:芫花水浸膏片,成人每次5片,每天3次;芫花脱脂浸膏片,成人每次2片,每天3次。任选一种。

临床应用:泻水逐饮,解毒护肝。用于治疗传染性肝炎,有降低转氨酶的作用,可同时配合其他药物治疗。

(2)治疗精神病

药物:黄芫花花蕾及叶适量。

用法:取上药,晒干研粉,过筛备用。用时,成人每天2～4g,连服3～7天即可见效,如不见效,休息几天再服1个疗程。也可用黄芫花粉4～10g,饭前顿服。凡发热体弱、消化道疾病者及孕妇均忌服。

临床应用:泻水逐饮,祛痰安神。用于治疗精神分裂症、神经官能症、癫痫等,对体质较实者治疗效果更令人满意。

(3)治疗慢性支气管炎

药物:醋制芫花适量。

用法:第1个疗程(10天)服醋制芫花粉;第2、3个疗程服芫花胶囊或水泛丸,每日0.5～1g,分2～3次,饭后服,10天为1个疗程,疗程间隔3～5日,共服3个疗程,已达近期控制者减为每日0.5g维持。

临床应用:泻下逐水,祛痰止咳。用于治疗慢性支气管炎咳嗽、气促、痰多等症者有一定疗效。

(4)治疗急性乳腺炎

药物:鲜芫花根适量。

用法:取上药,洗净,刮去外皮,剔去中心木质部,剩下第2层皮切碎捣烂,搓成小团塞于鼻孔内,左侧感染塞右鼻,右侧塞左,两侧乳腺炎者两鼻均塞,约20分钟即有热辣感,过5分钟取出。也可制成100%浸液,用药棉花蘸药塞鼻,方法同前,再外用芒硝100g热敷患处。

临床应用:泻下逐水,抗菌消炎。用于治疗急性乳腺炎有较好的疗效。

(5)治疗鼻炎

药物:芫花根 30g。

用法:取上药,加入 75% 乙醇 100ml,浸泡 2 周,过滤备用。用时以黄豆大小干棉球浸吸芫花酊 2～3 滴,外面用消毒棉花包裹,塞在下鼻甲与鼻中隔之间,副鼻窦炎可以塞在中鼻道。每天 1 次,每次 1～2 小时,5 次为 1 个疗程。

临床应用:泻水逐饮,解毒消炎。用于治疗过敏性鼻炎,副鼻窦炎,均有一定的疗效。

(6)用于引产

药物:鲜芫花根 9～10cm。

用法:取上药,刮去粗皮,用清水洗净,尾部扎 1 根线,高压消毒。然后将外阴及宫颈口常规消毒,将消毒好的芫花根皮 1 支插宫颈口内,将线留在外阴部,一般在 12 小时后取出,留在宫腔内不得超过 24 小时。一般在 1～5 天排出胎儿,适用于 3～6 个月宫内妊娠引产。

临床应用:泻水逐饮,堕胎引产。用于宫内妊娠引产,基本可获得成功。

(7)治疗风湿性关节炎

药物:芫花根适量。

用法:取上药,洗净,浸泡在 75% 酒精(白酒亦可)中,1 周后,用药棉蘸酒涂搽患处,每天早晚各 1 次,10 天为 1 个疗程,隔 3～5 天后再行第 2 个疗程。

临床应用:泻水逐饮,祛湿止痛。用于治疗风湿性关节炎疗效良好。

(8)治疗牙痛

药物:芫花根适量。

用法:取上药,用开水浸泡 3～5 天,用时,将棉球蘸药液放患牙上 3～5 分钟。

临床应用:泻水解毒,消肿止痛。用于治疗牙病引起的牙痛有明显的疗效。

(9)治疗神经性皮炎

药物:芫花根皮适量。

用法:取上药,晒干研细末,用醋或酒调敷患处。

临床应用:泻水解毒,杀虫疗癣。用于治疗神经性皮炎有明显的疗效。

2. 配成方治大病

(1)治疗悬饮。

方名:芫花悬饮散。

药物:芫花、甘遂、大戟(均醋制)各 3g(1 日量)。

用法:取上药,研为细末。取党参 30g,大枣 20g,煎汤冲服上药,每日 2 次,早晚空腹服。再用葶苈子 10g,大枣 15g,水煎服,前 4 天每日 2 剂,后改为每日 1 剂。

临床应用:泻水逐饮,祛痰止痛。用于治疗悬饮(渗出性胸膜炎)有一定疗效。

(2)治疗妇人腹部癥块疼痛

方名:芫花化癥丸。

药物:芫花(醋制)60g,当归、枳壳、延胡索各 50g,桂心 40g。

用法:取上药,制成水丸,每次 3～5g,每日 3 次。

临床应用:泻水逐饮,化癥止痛。用于治疗妇人腹部癥块疼痛,见小腹包块,按之滚动,阵发性疼痛,大便不爽等症者有明显疗效。

(3)治疗恶性肿瘤

方名:芫花肿瘤丸。

药物:芫花、甘遂、大戟(均醋制)、甘草各等分。

用法:取上药,制成水丸,每次 5～8g,每日早晚各 1 次,12 天为 1 个疗程,每疗程间停药 2 天,2 个疗程为 1 个治程,治程后停药 4 天,再进行下一个疗程。

临床应用:泻水逐饮,祛痰散结。用于治疗各种恶性肿瘤有一定疗效。

(4)治疗淋巴结核

方名:芫花瘰疬饮。

药物:醋炒芫花 3g,白头翁 7g。

用法:取上药,清水煎 2 次,每次沸后煎

15 分钟,混合后分 2 次服,早晚各 1 次,20 剂为 1 个疗程,根据病情可连服 2～3 个疗程,孕妇忌用,儿童用量酌减。

临床应用:泻水解毒,祛痰散结。用于治疗早期淋巴结核(中医称为"瘰疬")效果显著。

(5)治疗颜面神经麻痹

方名:芫花牵正敷脐散。

药物:醋制芫花 50g,胆南星 10g,雄黄 5g,生马钱子 2g,白胡椒 1g。

用法:取上药,共烘干研细末,分为 3 次用醋调湿,敷在肚脐上,外盖塑料膜,再用胶带固定,每日换 1 次。

临床应用:泻水祛痰,通络牵正,用于治疗颜面神经麻痹(面瘫),见口眼㖞斜、口角流涎、吞咽困难等症者有一定疗效。

(6)治疗斑秃

方名:芫花斑秃酒。

药物:芫花(生)、红花、生川乌、生草乌各 5g,川花椒 3g。

用法:取上药,浸泡于 75% 酒精(白酒亦可)中,1 周后备用。用时,取棉签蘸药液涂擦患处,搽至头皮发热,发红为度。每日 1 次,30 日为 1 个疗程。

临床应用:泻水解毒,祛风生发。用于治疗斑秃(俗称鬼剃头)效果良好。

(7)治疗冻疮

方名:芫花冻疮酒。

药物:生芫花 10g,红花 5g。

用法:取上药,浸入 75% 酒精 150ml 中,1～2 周后,过滤涂搽患处,每日数次。

临床应用:泻水消肿,祛瘀散结。用于治疗冻疮未溃者有显著疗效。

(8)治疗痛证

方名:芫花敷脐散。

药物:醋制芫花 50g,胆南星 10g,明雄黄、白胡椒各 5g。

用法:取上药,研细末敷脐,胶带固定。

临床应用:泻水逐饮,祛痰止痛。用于治疗各种疼痛均有一定疗效。

(9)治疗蛊胀

方名:芫花蛊胀丸。

药物:醋制芫花、枳壳各等分。

用法:制为水丸,每次 5g,每日 3 次。

临床应用:泻水逐饮,杀虫消蛊。用于治疗虫积蛊胀有一定疗效。

3. 知药理、谈经验

(1)知药理

芫花具有明显的泄泻作用,利尿、祛痰、镇咳作用,有抑菌作用,有明显的镇静及抗惊厥作用,有镇痛作用,有抗白血病作用,能兴奋子宫平滑肌,有堕胎作用。

(2)谈经验

孟学曰:芫花苦温,善峻下逐水,泻胸肺之痰饮。主咳逆上气,喉鸣痰喘,咽肿短气。治痰饮水肿、水气喘急、浮肿、咳逆咽肿、疝瘕痈毒等。

芫花泻下逐水,配合甘遂、大戟、大枣、牵牛子等,治水肿、臌胀、二便不利;配合茯苓、陈皮、法半夏、胆南星等,治精神分裂痰迷心窍型;配合大枣煎服,治咳喘痰多。

芫花消胸中痰水,使水气随从二便排泄,配合大戟、甘遂、葶苈子、甘草等,治胸胁停饮所致的喘咳、胸胁引痛、心下痞硬。

芫花杀虫疗癣止痒,配合雄黄,研末调猪脂,治头疮、白秃、顽癣等症。

八、牵牛子

【成分】 牵牛子含牵牛子苷、牵牛子酸甲及没食子酸。牵牛子苷为混合物,是由羟基脂肪酸的各种有机酸酯的糖苷经皂化所得的牵牛子酸,是至少含有 4 种化合物,其中有 2 种已被提纯,经酸水解可得牵牛子酸乙、葡萄糖及鼠李糖。另含生物碱麦角醇、裸麦角碱、喷尼棒麦角碱、异喷尼棒麦角碱和野麦碱等。

【性味归经】 苦,寒,有毒。归肺、肾、大肠经。

【功效】 泻水平喘,去积杀虫。

【用法用量】 煎服,3~9g,入丸散服,每次1.5~3g,本品炒用药性减缓。

【使用注意】 孕妇及脾胃气虚者忌服;不宜与巴豆同用。

1. 单味药治难症

(1)治疗腹水

药物:黑白丑(黑白牵牛子)各30g。

用法:取上药,炒至能咬碎为度,研为细末。另取黄豆适量,加水煎至水开时加入黑白丑末,搅拌均匀,熬至黄豆烂熟时,取出1的剂量。每剂1次服或早晚分服,连服4~5天为1个疗程,必要时停药5~7天再服第2个疗程,忌生冷、油腻、盐及荤腥。

临床应用:泻下逐水,去积消胀。用于治疗各种腹水,如肝硬化腹水等有明显疗效。

(2)治疗急性腰扭伤

药物:生牵牛子、炒牵牛子各5g。

用法:取上药,兑在一起粉碎,分为两份,晚上睡前及早饭前温开水各冲服1份。偶有腹泻,不需处理,药停即止。

临床应用:泻水消肿,活血止痛。用于治疗急性腰扭伤有令人满意的疗效。

(3)治疗蛲虫病

药物:牵牛子10g(儿童减半量)。

用法:取上药,研为细末,加入面粉100g,烙成薄饼,空腹1次吃完,半个月重复治疗1次。

临床应用:泻下逐水,去积杀虫。用于治疗蛲虫病,症见肛门瘙痒者有一定疗效。

(4)治疗脚气胫肿

药物:牵牛子适量。

用法:取上药,研为细末,炼蜜制为丸,如黄豆大,每次吞服5~8丸,每日3次,饭后服。

临床应用:泻水逐饮,利湿消肿。用于治疗水湿脚气,引起足胫水肿捏之没指者有较好的疗效。

(5)治疗小儿夜啼不安

药物:牵牛子7粒。

用法:取上药,捣碎,用温水调成糊状,临睡前敷于肚脐上,覆盖塑料薄膜,外用绷带固定。

临床应用:泻下逐水,定惊安神。用于治疗小儿白天正常,夜啼不安等有满意疗效。

2. 配成方治大病

(1)治疗肝硬化腹水

方名:丑牛肝腹水方。

药物:牵牛子25g,枳实10g,延胡索12g,大黄(后下)15g。

用法:清水煎2次,混合后分3次服,每日1剂。

临床应用:泻下逐水,利湿消胀。用于治疗肝硬化腹水效果良好,一般用3~4剂后,腹水可显著消退,接着健脾益气。

(2)治疗便秘

方名:牵牛子通便丸。

药物:牵牛子30g,皂角子25g,柏子仁20g,桃仁15g。

用法:取上药,共研为细末,炼蜜为丸,每丸重3g,每次1~3丸,便通止服。

另:二丑40g,大黄、玄明粉各20g,栓剂基质110g,混合制成栓剂,塞入肛门内。

临床应用:泻下逐水,去积通便。用于治疗肠燥便秘有一定疗效。

(3)治疗癌性腹水

方名:丑牛消水液。

药物:牵牛子、桃仁、红花各50g,黄芪、莪术各40g,薏苡仁30g,证属热者,加黄芩、汉防己各40g;证属寒者,加桂枝、猪苓各40g。

用法:取上药,水煎浓缩呈稀粥状约150ml左右,将药液涂于肋弓下缘至脐2寸之间,上盖纱布,2日更换1次,一般敷3~5次。

临床应用:泻下逐水,活血利尿。用于治疗各种癌性腹水有一定疗效。

(4)治疗尿潴留

方名:丑牛利尿饮。

药物:生二丑(微杵)30g,滑石15g。

用法:先将滑石在药锅内煮3～5沸,然后倒入放生二丑的碗内,慢慢饮汁,一般25～40分钟,患者即能畅通排尿。如不应,可再服1剂。

临床应用:泻下逐水,通利小便。用于治疗尿潴留有较好的疗效。

(5)治疗癫痫(一方)

方名:丑牛癫痫丸。

药物:牵牛子、石菖蒲各250g,枯矾120g,生龙骨、地龙各100g。

用法:取上药,研为细末,装空心胶囊,每次服3g,每日3次,温开水吞服,10天为1个疗程,一般用药0.5～1年。

临床应用:泻下利水,祛痰安神。用于治疗癫痫之大发作、小发作、局限性发作、精神运动性发作,均有令人满意的疗效。

(6)治疗癫痫(二方)

方名:丑牛癫痫散。

药物:黑牵牛子、槟榔、皂角各30g,酒制大黄25g,胆南星120g。

用法:取上药,共为细末,用白砂糖调拌而成癫痫散。间歇期每日晨起空腹调服1次,成人每次6g,小儿减半;发作时入麝香少许,用姜汤送下,用量同前,疗程1个月以上。

临床应用:泻下逐水,涤痰安神。用于治疗癫痫的各种发作均有明显疗效。

(7)治疗中风闭证

方名:丑牛卒中汤。

药物:牵牛子、小茴香各5g,牛膝、当归、川芎各15g,大黄、血竭、制没药各10g,麝香(冲服)0.1g,冰片(冲服)3g。

用法:取上药,清水煎2次,混合分3次服,每日1剂。

临床应用:泻下逐水,开窍醒神。用于治疗中风闭证,包括脑血栓形成、脑出血、蛛网膜下腔出血等有闭证症状者均有良效。

(8)治疗小儿咳喘

方名:丑牛小儿咳喘汤。

药物:二丑各5g,槟榔10g,紫苏子10g,明矾3g。

用法:前4味药煎汁约100ml,明矾装胶囊(不能吞服者,酌情减量冲服),分3次兑明矾服,每日1剂,喘平咳止则停药。

临床应用:泻水逐饮,降气平喘。用于治疗小儿咳喘,见咳嗽喘促、喉中痰鸣如水鸡声、面色青紫等症者有一定疗效。

(9)治疗小儿肺炎

方名:丑牛小儿肺炎糊。

药物:二丑、槟榔、大黄各等分。

用法:取上药,共研细末,用生蜂蜜调成糊状,口服。2—6个月,每次0.6～1g;6个月—1岁,每次1～1.5g;1—3岁,每次1.5～2g;3—6岁,每次2～2.5g;每日3次,5天为1个疗程。

临床应用:泻水逐饮,消炎止咳。用于治疗小儿肺炎、肺部啰音者有显著疗效。

(10)治疗痰饮肿满

方名:丑牛痰饮散。

药物:黑牵牛子100g,小茴香(炒)30g,广木香20g。

用法:取上药,共研为细末,每次5～8g,用生姜自然汁调服,可加少许白砂糖调味,用温开水送下,每日3次。

临床应用:泻水逐饮,消肿祛痰。用于治疗痰饮致周身肿胀(肺心病之心衰)、咳嗽、喘促、面色青紫、大小便秘结等症者有良效。

3.知药理、谈经验

(1)知药理

牵牛子具有强烈的泻下作用,能刺激肠道增进蠕动导致泻下,有利尿效果,对子宫有兴奋作用,对蛔虫和绦虫有杀灭作用。

(2)谈经验

孟学曰:牵牛子苦寒,长于泻湿热,通利水道,亦通大便。主泻下逐水,逐痰消饮,去积杀虫。治水肿、臌胀、痰饮喘咳,实热积滞,大便秘结,虫积腹痛等症。

牵牛子通利二便,泻下逐水,配合甘遂、大戟、大枣、芫花治水肿臌胀,二便不利;逐痰消饮,泻肺止咳,配合杏仁、陈皮、小茴香、葶苈子等,治肺气壅滞,痰饮喘咳,面目浮肿。

牵牛子泻下、通便、去积,配合桃仁、木香、槟榔、枳实等,治实热积滞,大便不通。

牵牛子去积杀虫,配合槟榔、使君子、川楝皮等,治一切虫积腹痛。

九、商　陆

【成分】　商陆和垂序商陆根均有商陆皂苷元 A、商陆皂苷甲、商陆皂苷乙、商陆皂苷丙、商陆皂苷和加果酸,商陆根中除上述化学成分外,还可分得商陆酸、商陆皂苷元 C、商陆皂苷丁、商陆皂苷己和商陆皂苷辛及商陆多糖。有报道从垂序商陆分得了商陆毒素,将商陆毒素水解后得葡萄糖、木糖和商陆皂苷元,还分得 γ-氨基丁酸、硝酸钾,以及微量元素锰。

【性味归经】　苦、寒;有毒。归肺、肾、大肠经。

【功效】　泻下利水,消肿散结,止血镇痛。

【用法用量】　口服:煎汤,5～10g;或入散剂。外用:适量捣敷。

【使用注意】　脾虚水肿及孕妇忌服。

1. 单味药治难症

(1)治疗慢性气管炎

药物:鲜商陆根1250g。

用法:取上药,洗净切片,加清水文火煎2个小时,去渣,加蜂蜜500g,熬成膏,每次20g,温开水冲服,每日3次。

也可将上药放入蒸笼内蒸1个小时,晒干或烘干后研为细末,炼蜜为丸,每丸重10g,每次1丸,每日3次,均为10天1个疗程。

临床应用:清热消炎,解毒止咳。用于治

疗慢性气管炎之咳嗽、气促有令人满意的疗效。

(2)治疗血小板减少性紫癜

药物:商陆(干燥根)适量。

用法:取上药,切成薄片,加清水煎30分钟,浓缩成100%的煎剂。首次服30ml,以后每天3次,每次10ml。成人以商陆干品12～24g为1天量,小儿以6～9g为1天量,且久煎3～4小时以减低毒性。

临床应用:清热解毒,凉血止血。用于治疗血小板减少性紫癜、过敏性紫癜、鼻出血、齿龈出血、咯血等症,均有显著疗效。

(3)治疗慢性肾炎水肿及肝硬化腹水

药物:商陆根(白花商陆、干品、赤色商陆根不可服)10g,活鲤鱼1条(500g左右)。

用法:先将鲤鱼剖腹,除去内脏后洗净,留鱼鳞,然后将商陆根填入鱼腹中,放锅内煎煮至黄色浓汁为度,不加油和佐料。采用低盐饮食或每天用酱油10ml。第1次只取浓汁,小孩每次200ml,成人400ml。第2次再加清水煎煮,吃鱼喝汤。

临床应用:通便泻水,利尿消肿。用于治疗慢性肾炎水肿及肝硬化腹水,无不良反应,有明显疗效,偶见轻度泄泻,不必停药。

(4)治疗精神分裂症

药物:鲜商陆根适量。

用法:取上药,洗净切碎,用清洁纱布包裹,拧出其汁(不要加水),空腹服用其汁10～40ml,1周后服第2次,一般6～7次为1个疗程。

临床应用:泻下逐水,醒脑安神。用于治疗精神分裂症有一定疗效。

(5)治疗急慢性肝炎转氨酶升高

药物:白花商陆根(干品)适量。

用法:取上药,每天30g,清水煎2次,混合后分3次服,每日1剂。

临床应用:利尿抑毒,解毒降酶。用于治疗急慢性肝炎转氨酶升高有明显疗效。

(6)治疗银屑病

药物:鲜商陆根适量。

用法:取上药,置于高压锅中蒸 2 小时后烤干,研细粉,压成片备用。用时,成人每天 9g,分 3 次服,儿童酌减。

临床应用:清热解毒,祛湿止痒。用于治疗银屑病疗效良好,对有妊娠及溃疡病、活动性肺结核、感染性疾病的患者应慎用。

(7)治疗乳腺增生

药物:商陆根(干品)适量。

用法:取上药,研为细末,制成片剂,每片含生药 0.5g。开始每次 6 片,每天 3 次,如无不良反应,可逐渐增加剂量至每次 20 片即不再增加,剂量可根据病人对药物的耐受情况而定,一般剂量越大,疗效越好。

临床应用:清热解毒,祛痰散结。用于治疗乳腺增生相当有效。

(8)治疗白带病

药物:商陆 60g(鲜 120g)。

用法:取上药,文火炖烂田鸡或猪肉,放盐少许,弃渣分 2~3 次喝汤吃肉。

临床应用:清热解毒,利湿消炎。用于治疗宫颈糜烂、白带、功能性子宫出血均有较好的疗效。

(9)治疗淋巴结核

药物:商陆(干品)适量。

用法:取上药,用 30g,清水煎 2 次,混合后加适量红糖,分 3 次口服,每日 1 剂。并用鲜商陆捣烂贴敷患处。

临床应用:清热解毒,消肿散结。用于治疗淋巴结核有一定疗效。

2. 配成方治大病

(1)治疗水肿

方名:商陆逐水汤。

药物:商陆、泽泻各 150g,杜仲 15g。

用法:取上药,制成合剂,每次 10~20ml,每日 3 次。

临床应用:泻下逐水,利尿消肿。用于治疗急慢性肾炎、肝腹水、心衰水肿均有良效。

(2)治疗产后小腹痛

方名:商陆镇痛散。

药物:商陆、当归、蒲黄、延胡索各等分。

用法:共研细末,每次 5g,每日 3 次。

临床应用:抗菌消炎,止血镇痛。用于治疗产后腹痛有较好的疗效。

(3)治疗慢性气管炎

方名:商陆止咳饮。

药物:商陆、桑白皮、桔梗各 20g。

用法:清水煎 2 次,混合后分 3 次服。

临床应用:清热解毒,宣肺止咳。用于治疗慢性气管炎之咳嗽、气促有一定疗效。

(4)治疗肾结石

方名:商陆排石汤。

药物:商陆、海浮石各 10g,海金沙、黄芩、琥珀粉各 20g,石见穿 15g,鸡内金、金钱草各 50g。

用法:清水煎 2 次,混合后分 3 次服,每日 1 剂,15 剂为 1 个疗程,多饮水,每天做两次跳跃运动,以利结石排出。

临床应用:通便利水,泻下排石。用于治疗肾结石之腰痛、尿频有明显的疗效。

(5)治疗肝硬化腹水

方名:商陆肝腹水敷脐散。

药物:商陆(干品)500g,生姜适量。

用法:取商陆研细末备用。用时,取商陆粉 2~4g,生姜适量捣烂,混合均匀再捣烂,可适当加少许冷开水做成药饼,敷于脐部,覆盖塑料薄膜,再用胶带固定,24 小时换药 1 次,7 天为 1 个疗程,并配合内服药治疗。

临床应用:通便利水,泻下消肿。用于治疗肝硬化腹水效果明显。

3. 知药理、谈经验

(1)知药理

商陆利尿、祛痰、镇咳、平喘,有抗菌和诱生免疫干扰素的作用,可催吐、致泻和驱绦虫,还有杀精虫的作用。

(2)谈经验

孟学曰:商陆苦寒,其性下行、利尿逐水,兼有清热降气作用,得小便利而肿消,治各种重症水肿(肾炎水肿、心脏性水肿)、臌胀、疮痛肿毒等症。

商陆通利二便而排水湿,有较好的泻下利水的作用,配合茯苓皮、槟榔、泽泻、白术、陈皮等,治水肿臌胀、大便秘结;单用煮粥食,或与鲤鱼、赤小豆煨食,治各种水肿,小便不利;鲜商陆捣烂,入麝香少许,贴于脐上,能利水消肿,可以作为治各种水肿的辅助治疗。

商陆消肿散结,清热解毒,用鲜品外敷患处,治痈肿疮毒之症。

十、巴豆

【成分】 巴豆含有机酸及甘油酯,含生物碱、植物蛋白、β-谷甾醇、氨基酸及酶等。种子含巴豆油,油中的泻下成分巴豆树脂含量为 2%～3%,系巴豆醇与甲酸、丁酸及巴豆酸所形成的酯。此外,还含有蛋白质约18%,其中有一种毒性球蛋白,称巴豆毒素。

【性味归经】 辛、热,有大毒。归胃、大肠、肺经。

【功效】 峻下冷积,逐水退肿,祛痰利咽,蚀腐。

【用法用量】 口服:入丸,散 0.1～0.3g,制成巴豆霜用以减低毒性。外用:用绵裹塞入鼻,捣膏涂或以绢包搽患处。

【使用注意】 无寒实积滞禁用;孕妇及体弱者忌用。

1. 单味药治难症

(1)治疗肠梗阻

药物:巴豆适量。

用法:取上药,去壳留仁,用草纸包好,以铁锤打碎,去净油质后,用龙眼肉或荔枝肉包吞,根据患者的体质和年龄大小,每次用0.5～1g(只用1次)。

临床应用:泻下逐饮,通腑去闭。用于治疗肠梗阻,一般在服药后2～3小时即可解水样便数次,梗阻随即解除。

(2)治疗粘连性肠梗阻

药物:巴豆皮(果仁外皮)0.5g。

用法:取上药,与烟叶适量制成卷烟2支。成人每天吸烟2～4支,一般50分钟左右即可排气或排便,腹胀缓解,若未见效,1小时后再吸1支。

临床应用:通腑去胀,泻下通肠。用于治疗粘连性肠梗阻有一定疗效。

(3)治疗胆绞痛、胆道蛔虫症

药物:巴豆仁适量。

用法:取上药,切碎,装胶囊内,每次100mg,小儿酌减,每4～5小时用药1次,至畅泻为度,每24小时不超过400mg。

临床应用:泻下逐水,驱虫利胆。用于治疗胆绞痛、胆道蛔虫疗效令人满意。

(4)治疗急性水肿型胰腺炎

药物:巴豆仁(榨去油)适量。

用法:取上药,研碎,用龙眼肉包裹吞服,每次 100～150mg,全天不超过 400～500mg,获效停服,避免久服。

临床应用:泻下逐水,通腑消炎。用于治疗急性水肿型胰腺炎有较好疗效。

(5)治疗骨髓炎、骨结核、多发性脓肿

药物:巴豆仁60g。

用法:取上药,用猪脚1对(小儿及体弱者减半),共放入容器内加清水炖至猪脚熟烂,去巴豆仁和骨,不加盐,每天分2次空腹服,如未愈,每隔1周再服1次,可连服20剂。

临床应用:解毒退肿,消炎止痛。用于治疗骨髓炎、骨结核、多发性脓肿效果良好。

(6)治疗乳腺增生症

药物:巴豆仁120g。

用法:取上药,放入已溶化黄蜡120g的锅内炸成深黄色,滤出黄蜡液弃之(有毒),在竹筛上散开巴豆仁,待其上黄蜡凝后收起备用。用时,每次5粒,每天3次,温开水送服(必须囫囵吞下),1个月为1个疗程,停药10天后,再服第2个疗程,以愈为度。

临床应用:逐水消肿,软坚散结。用于治

疗乳腺增生症有明显的疗效。

（7）治疗结核病

药物：巴豆仁适量。

用法：取上药，去壳去皮，保留整仁不碎。将黄蜡（蜂蜡）加热化开，放入巴豆仁炸片刻，取出滤干冷却，使黄蜡将巴豆全部均匀包住，无缺损即可。每天早饭前吞服 7 粒，病情严重者，可早晚各吞服 7 粒。

临床应用：逐水祛痰，杀虫抗痨。用于治疗肺结核、肠结核、腰椎、髋关节结核、淋巴结核均有显著疗效。

（8）治疗慢性鼻窦炎

药物：巴豆仁 100g。

用法：取上药，用黄蜡 180g，先把黄蜡加热溶化，再放入巴豆仁文火煮 15 分钟左右，将巴豆捞出晾干，以巴豆不崩不裂，有薄薄一层黄蜡为宜，每粒巴豆为 1 丸，成人初始每次 5 粒（需囫囵吞下），以后可逐渐增加到 20 粒，每天 3 次，小儿和老人酌减，21 天为 1 个疗程。

临床应用：逐水退肿，消炎通窍。用于治疗慢性鼻窦炎有较好的疗效。

（9）治疗支气管哮喘及哮喘性支气管炎

药物：巴豆仁适量。

用法：取上药，去油，用鲜姜汁调成糊状，做枣核大栓剂，中间留一小孔，外裹一层薄药棉。用时，根据病情轻重，塞入一侧或双侧后鼻腔内，每天 1 次，每次置放 1～2 小时，7 次为 1 个疗程。

临床应用：泻下逐水，消痰平喘。用于治疗寒性哮喘疗效较好。

（10）治疗面神经麻痹

药物：巴豆 4～8 粒。

用法：取上药，去壳取仁，投入 50 度白酒 250ml 中煮沸后，将白酒盛于小口瓶内。乘热将健侧劳宫穴（握拳时中指尖与掌心接触处）放在瓶口上熏，约 20 分钟，每天 1 次，10 次为 1 个疗程。

临床应用：泻下逐水，祛痰通络。用于治疗面神经麻痹（面瘫）有一定疗效。

（11）治疗风湿性关节炎

药物：巴豆适量。

用法：将 30ml 白酒置粗糙土碗中，选择 1～2 粒大而饱满的巴豆，去壳留仁，手捏巴豆在酒中研磨直至完全熔化。擦药时，夏日令患者坐在骄阳下，秋冬坐卧火炉旁，使药液微温，再在患处反复搓擦，以皮肤感觉微热为宜。药后半小时，擦药处出现红色丘疹或水疱，并感瘙痒、疼痛，可用生姜擦拭以缓解痒痛。

临床应用：泻水祛痰，温经通痹。用于治疗风湿性关节炎、肌肉风湿等均有良效。

（12）治疗急性蜂窝织炎

药物：巴豆适量。

用法：取上药，去壳，放清水中浸泡 3～4 天，捞出后与熬稠的糯米酱混拌，置强光下暴晒，经 4～5 小时，巴豆皮即自裂。去皮取仁 100g，加入淀粉 100g 均匀搅拌，研磨至呈乳白色细腻松适的粉末即可，装瓶密贮备用。用时，取粉末直接撒于溃疡面（一薄层），如溃疡较深者，也可将此药粉撒于湿纱布条上，再纳入溃疡深部。隔天或每天换药 1 次，一般用药 2 次后，脓腐脱尽，此时可用生肌散善其后。

临床应用：解毒排脓，消炎止痛。用于治疗急性蜂窝织炎有令人满意的疗效。

（13）治疗头皮黄癣

药物：巴豆 1 枚。

用法：取上药，去壳留仁。将菜油适量倒入粗糙土碗内，用手紧捏巴豆在碗底碾磨，磨尽备用。用时，剃去头发，然后用棉签蘸上药液涂抹患处，最后用油纸覆盖并固定，7 天后揭去油纸，待痂壳自行脱落。涂药 3 天内局部可有轻度肿痛，数天后可自行消失。注意：本品不宜重复使用及涂抹太多。

临床应用：逐水祛痰，解毒疗癣。用于治疗头皮黄癣有一定疗效。

（14）治疗疥疮

药物:巴豆仁 30g。

用法:取上药,研极细末,装入瓶内与香油 5ml 充分拌匀后,加入酸醋 10ml 进一步搅拌成糊状,盖上密封备用。使用时,取药 2~3g 放置于双手掌心内,用鼻子深吸药气 3 次,随后将药液涂于双侧膝部,并以手掌揉擦至双膝皮肤潮红、发热。每晚临睡前用药 1 次,5~7 次为 1 个疗程,若合并皮肤化脓性感染者,可用蒲公英、紫花地丁、苦参、金银花、野菊花各 20g,水煎外洗。

临床应用:逐水解毒,杀虫止痒。用于治疗疥疮有明显疗效。

(15)治疗神经性皮炎

药物:巴豆适量。

用法:将食醋适量倒入粗糙的大碗内,取上药,去壳留仁磨浆,以稠为度。患处先用 100% 食盐水或冷开水清洗,擦干,用棉签蘸药浆涂擦,每周 1 次。

临床应用:祛湿解毒,杀虫止痒。用于治疗神经性皮炎有显著疗效。

(16)治疗小儿鹅口疮

药物:巴豆仁 1g。

用法:取上药,与西瓜子仁 0.5g 共研碎出油,加少许香油调匀,揉成团状,敷印堂穴,15 秒后取下,每天敷 1 次,连用 2 次。第 3 天鹅口疮即可消退,重者可再 1 次,20 秒。

临床应用:解毒利湿,消炎敛疮。用于治鹅口疮有一定疗效。

(17)治疗耳朵暴聋

药物:巴豆仁 1 粒。

用法:取上药,用黄蜡熔化包裹,针刺令通透,塞耳中。

临床应用:祛痰利湿,逐水开窍。用于治疗中耳暴聋效果良好。

2. 配成方治大病

(1)治疗腹内癥积包块

方名:巴豆消癥丸。

药物:巴豆仁 50g,蛤壳粉 100g。

用法:取巴豆仁(用炒纸压去油)与蛤壳粉共研为细末,装胶囊,每粒 0.5g,每次 1~2 粒,只服 1 次,必腹泻,腹泻止后,根据情况再服第 2 次。

临床应用:峻下冷积,逐水消胀。用于治疗腹内癥积包块,不思饮食,大便不爽等症有显著疗效。

(2)治疗癥积久不消

方名:巴豆癥积丸。

药物:巴豆仁(去尽油)35g,硫黄、炮附子、炮姜、木香、丁香、肉豆蔻、槟榔、硼砂、干漆各 15g。

用法:取上药,共研为细末,装胶囊,每粒 0.5g,每次 2~4 粒,每日 1~2 次。

临床应用:攻下寒积,温中消癥。用于治疗癥积病久不消,萎黄羸瘦、纳差等有良效。

(3)治疗食积厌食

方名:巴豆食积丸。

药物:巴豆仁(去尽油)20g,莪术、木香、建曲、麦芽、炮姜各 15g。

用法:取上药,共研为细末,炼蜜为丸,如黄豆大小,每次 3~5 丸,姜汤送服,每日 1~2 次,腹泻下止后服。

临床应用:峻下利水,消食化积。用于治疗食积厌食,见腹部饱胀,宿食不化,嗳气吞酸,大便秘结等症者有明显的疗效。

(4)治疗妇人疝瘕

方名:巴豆妇人疝瘕丸。

药物:巴豆仁(去皮,醋煮)15g,五灵脂、桃仁各 25g,硼砂、酒制大黄各 20g,木香、香附各 10g。

用法:取上药,研为细末,炼蜜为丸,如黄豆大小,每次 3~5 丸,每日 1~2 次,泻下重者停服。

临床应用:峻下利水,活血止痛。用于治疗妇人疝瘕疼痛有一定疗效。

(5)治疗周围性面瘫

方名:巴豆牵正糊。

药物:巴豆仁(去皮)、斑蝥(去翅、去足)各 3 个,鲜生姜(去皮)拇指大 1 个。

用法:取上药,共捣成糊状,调和均匀,涂在伤湿止痛膏或麝香虎骨膏上,外敷患侧牵正穴 3～5 小时,可配用犀羚解毒片,每天 6 片,分 3 次口服。

临床应用:逐水祛痰,解毒牵正。用于治疗面瘫(面神经炎)有显著疗效。

(6)治疗胆石症

方名:巴豆排胆石汤。

药物:巴豆仁(去尽油)1g,蛤壳粉 10g。另用:柴胡、白芍、黄芩各 15g,茵陈 20g,制大黄、法半夏、生姜、大枣各 10g。

用法:巴豆仁与蛤壳粉共研细为末,每次服 1g,每天只服 1 次。中药液冲服。另方以清水煎 2 次,分 2 次服,其中 1 次冲服药粉,每日 1 剂,泻重者止服。

临床应用:泻下逐水,清热排石。用于治疗胆结石、胆绞痛有一定的疗效。

3. 知药理、谈经验

(1)知药理

巴豆能刺激肠黏膜增加分泌,促进肠蠕动,导致剧烈腹泻,消除胀气。有催吐和一定的抗菌作用。能刺激细胞增殖,对实验性癌瘤有明显的抑制效果。但也有研究发现本品有微弱的致肿瘤活性,且能促进某些化学致癌剂的致癌作用。

(2)谈经验

孟学曰:巴豆辛热,为推荡脏腑、开通闭塞之药,善泻寒积,逐痰癖,为峻泻猛剂。有斩关夺门之功,推陈致新之用,能吐能下,能行能止。治留饮痰癖,死血败脓,休息结痢,寒痰哮喘,以及一切生冷、鱼、面、油腻、水果、积聚、虫积、臌胀、寒疝、死胎、痞结、癥瘕诸症。

巴豆峻下寒积,荡涤胃肠沉寒痼冷,宿食积滞,配合大黄、干姜等,治寒滞食积,阻结肠道,大便不通,心腹冷痛,痛如锥刺,起病急骤等症。

巴豆开通闭塞,利水谷道,峻下逐水,配合苍术、陈皮、干漆等,治肝硬化腹水臌胀、二便不通;近代用巴豆霜配合绛矾、神曲等,治晚期血吸虫病腹水。

巴豆除泻下作用外,还有消除腹中癥结积块的作用,配合黄连、厚朴、吴茱萸、泽泻、白术、枳实、茵陈、三棱、莪术、穿山甲、鳖甲等,治早期肝硬化肝脾肿大;巴豆祛痰利咽以利呼吸,配合贝母、桔梗等,治痰涎壅塞,胸膈窒闷,肢冷汗出;配合胆南星等,治痰壅咽喉,气逆喘促。

巴豆有劫痰利咽喉作用,可用于治疗痰涎壅塞气道,呼吸困难,甚则窒息欲死者;可单用巴豆,去皮,线穿纳入喉中,牵出即苏;可用巴豆霜吹入喉部,引起呕吐,排出痰涎,使梗阻症状得以缓解。

巴豆祛痰、消积,配合南星、朱砂、六神曲,治小儿痰壅、乳食停积,甚则惊痫。

巴豆有蚀腐肉、疗疮毒作用,配合乳香、没药、木鳖子、蓖麻子,敷患处促进破溃排脓。

第四章

祛风湿药

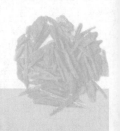

第一节　祛风除湿散寒药

一、独活

【成分】　独活含香豆素成分,含独活内酯、当归素、佛手柑内酯、欧芹酚甲醚、伞形花内酯、东莨菪素、当归酸、巴豆酸、葡萄糖和少量挥发油等。

软毛独活根含白芷素、虎耳草素、佛手柑内酯、花椒毒素、牛防风素等多种呋喃香豆精类。

【性味归经】　辛、苦、温。归肾、膀胱经。

【功效】　祛风除湿,通痹止痛。

【用法用量】　水煎服,3～10g,可入丸、散剂,根据需要定量,外用适量。

【使用注意】　独活性较温,盛夏时要慎用。

1. 单味药治难症

(1)治疗慢性气管炎

药物:独活10g。

用法:取上药,与红糖15g混合,加清水煎煮至100ml,分3～4次服,每日1剂,1周为1个疗程。

临床应用:祛风散寒,止咳平喘。用于治疗慢性气管炎效果显著。

(2)治疗内耳眩晕(梅尼埃病)

药物:独活30g。

用法:取上药,与鸡蛋6个,加清水适量共煮至沸,然后敲打鸡蛋令壳破碎,使药汁渗入,再煮20分钟即可,仅吃蛋,每次2个,每天1次。

临床应用:祛风散寒,除湿止眩。用于治疗内耳眩晕反复发作,见头晕眼花,不能站立,恶心呕吐,耳鸣心悸等症者效果良好。

(3)治疗眼睛下垂

药物:独活12g。

用法:取上药,清水煎2次,混合后分3次服,每日1剂,10天为1个疗程。

临床应用:祛风除湿,升举通痹。用于治疗眼睛下垂,大便下血,痛不可忍等症有一定疗效。

(4)治疗膝关节痛

药物:独活15g。

用法:取上药,用酒煮,每天1杯。

临床应用:祛风除湿,通痹止痛。用于治疗膝关节风湿性疼痛有显著疗效。

(5)治疗白癜风

药物:独活适量。

用法:取上药,用酒制成酊剂涂擦患处。

临床应用:祛风除湿,通络止白。用于治疗白癜风有一定疗效。

(6)治疗银屑病

药物:独活15g。

用法:取上药,清水煎2次,混合后分3次服,每日1剂。并配合长波紫外线照射。

临床应用:祛风除湿,解毒止痒。用于治疗银屑病有一定疗效。

2. 配成方治大病

(1)治疗类风湿关节炎

方名:独活类风关方。

药物:独活、青风藤、鹿角霜各15g,熟地黄30g,防风、乌梢蛇、三七、辽细辛、当归、羌活、赤芍各10g,炙甘草5g。

用法:清水煎2次,混合后分3次服,每日1剂。15天为1个疗程。

临床应用:祛风除湿,通痹止痛。用于治疗类风湿关节炎有较好的疗效。

(2)治疗腰肌劳损

方名:独活腰肌劳损汤。

药物:独活、杜仲各30g,茯苓、牛膝、桑寄生各20g,川芎、白芍各10g,当归、秦艽各15g。

用法:清水煎2次,混合后分3次服,每日1剂,可随证加减。

临床应用:祛风除湿,活血通痹,用于治疗腰肌劳损,见腰痛不能转侧俯仰,气候变化则腰痛加剧等症者有显著疗效。

(3)治疗重症肌无力

方名:独活升举肌力方。

药物:独活、黄芪各20g,杜仲、茯苓、桑寄生、秦艽、防风、人参、川芎各10g,肉桂、辽细辛各6g,生姜3片,大枣5枚。

用法:清水煎2次,混合后分3次服,每日1剂。同时,以独活50g,鸡矢藤、樟木叶、常春藤、桂枝各20g煎水趁热外洗患肢。

临床应用:祛风除湿,升举肌力。用于治疗重症肌无力有较好的疗效。

(4)治疗肥大性腰椎炎

方名:独活腰椎炎方。

药物:独活、川续断、制川乌、制草乌、熟地黄各15g,桑寄生、丹参、黄芪各30g,牛膝、地龙、乌药、土鳖虫、细辛、甘草各10g。

用法:清水煎2次,混合后分3次服,每日1剂,药渣用纱布包好,乘热敷于腰部。

临床应用:祛风除湿,通痹止痛。用于治疗肥大性腰椎炎,见腰痛难忍,转侧运动受限,行动困难等症者有令人满意的疗效。

(5)治疗急性感染性多发性神经根炎

方名:独活健步汤。

药物:独活、怀牛膝、白芍、鹿角片各10g,桑寄生、杜仲、鸡血藤、龟甲各15g,枸杞子12g,大枣6枚。

用法:清水煎2次,混合后分3次服,每日1剂。

临床应用:祛风除湿,活血治痿。用于治疗急性感染性多发性神经根炎,见下肢痿软无力、步履艰难等症者有一定疗效。

(6)治疗瘀血头痛

方名:独活瘀血头痛方。

药物:独活、柴胡、生地黄各15g,当归、桃仁、红花、防风、川芎各10g,赤芍、白芷各20g,甘草3g。

用法:清水煎2次,混合后分3次服,每日1剂。

临床应用:祛风活络、化瘀止痛。用于治疗瘀血头痛,见头痛有定处,痛如锥刺,舌色青紫等症者有明显的疗效。

(7)治疗寒湿腰痛

方名:独活腰痛煎。

药物:独活20g,苍术、杜仲各15g,防风、川芎、辽细辛、续断、干姜各10g,薏苡仁30g,甘草3g。

用法:清水煎2次,混合后分3次服,每日1剂。

临床应用:祛风除湿,壮腰止痛。用于治疗寒湿腰痛,症见腰痛缠绵,经久不愈,遇寒则甚,得热稍缓,气候变化加重等有良效。

(8)治疗鹤膝风

方名:独活鹤膝风方。

药物:独活、黄芪、白术各20g,附子、石楠藤、川牛膝、桑寄生各15g,当归、桂枝各10g,甘草5g。

用法:清水煎2次,混合后分3次服,每

日1剂。

临床应用:祛风除湿,通痹止痛。用于治疗鹤膝风,见膝关节肿大如鹤膝,关节疼痛有冷感,行动困难等症者有一定疗效。

3. 知药理、谈经验

(1)知药理

独活具有明显的镇痛作用,能使炎症减轻,肿胀消退迅速,能抑制血小板聚集而抗血栓。此外,还有降压、抗心律失常、镇静、解痉、抑菌等作用。

(2)谈经验

孟学曰:独活辛、苦、温,长于祛风胜湿。主风湿骨痛,风寒挟湿,治风火牙痛,皮肤风湿瘙痒等症,多用于风寒湿痹在下半身痛者。

独活祛风湿、止痹痛,配合当归、白术、黄芪、细辛、桂枝、牛膝等,治关节肌肉疼痛酸楚,腰背手足疼痛;配合补肝肾、强筋骨之杜仲、桑寄生、牛膝、骨碎补、熟地黄等,治痹久正虚,腰膝酸软,关节屈伸不利。

独活祛风利湿,发散外邪,配合羌活、蔓荆子、葛根、白芷等,治感冒风寒挟湿所致的头痛如裹,昏沉胀重;配合石膏、升麻、黄连、白芷等,治风火牙痛;配合黄芩、当归、赤芍、防风、蝉蜕,治皮肤瘙痒。

二、威 灵 仙

【成分】 威灵仙的根含白头翁素、白头翁内酯、甾醇、糖类、皂苷、内酯、酚类、氨基酸。叶含内酯、酚类、三萜、氨基酸、有机酸等。

【性味归经】 辛、咸,温;有小毒。归膀胱经。

【功效】 祛风除湿,通络止痛。

【用法用量】 口服:煎汤,5～12g,浸酒或入丸散。治骨鲠可用至30g。外用,捣敷。

【使用注意】 本品作用较强烈,气虚血弱者慎用,孕妇忌用。

1. 单味药治难症

(1)治疗急性黄疸性肝炎

药物:威灵仙根适量。

用法:取上药。烘干,研成细粉。每次10g,与鸡蛋1个搅匀,用菜油或麻油煎后服用,每天3次,连服3天,可同时配合其他药物治疗。治程中忌食牛肉、猪肉及酸辣。

临床应用:消炎利胆,除湿退黄。用于治疗急性黄疸性肝炎有令人满意的疗效。

(2)治疗胃脘痛

药物:威灵仙30g。

用法:取上药,水煎,去渣取汁,加生鸡蛋(去壳搅匀)2个,红糖适量,共煮成鸡蛋汤。温服,成人一般服1剂,约半小时即可见效,胃痛止后勿再服。

临床应用:祛风除湿,散寒止痛。用于治疗胃脘疼痛有一定的疗效。

(3)治疗呃逆

药物:威灵仙30g。

用法:取上药,加蜂蜜30ml水煎口服,如胃酸过少者加食醋少许。

临床应用:祛风除湿,降逆止呃。用于治疗呃逆(俗称"欠狗")有显著疗效。

(4)治疗胆结石

药物:威灵仙60g。

用法:取上药,清水煎2次,混合后分2次服,每天1剂。

临床应用:祛风通络,利胆排石。用于治疗＜15mm,特别是泥沙样胆结石有明显的疗效。

(5)治疗关节炎

药物:威灵仙500g。

用法:取上药,切碎,加入白酒1500ml,放入锅内隔水炖半小时后取出,过滤后备用。用时,每次10～20ml,每天3～4次。

临床应用:祛风除湿,通络止痛。用于治疗风湿性关节炎有较好的疗效。

(6)治疗丝虫病

药物:鲜威灵仙根500g。

用法:取上药,加清水煎煮半小时后取汁,再加红糖 500g,白酒 60ml,煎熬片刻。总药量在 5 天内服完,每天 2 次,小儿用量酌减。

临床应用:祛风利湿,杀虫消肿。用于治疗丝虫病之下肢象皮肿有明显的疗效。

(7)治疗银屑病(牛皮癣)

药物:威灵仙 90g。

用法:取上药,清水煎 2 次,混合后早晚各服 1 次。疗程不限,以鳞屑脱尽为止。

临床应用:祛风除湿,止痒疗癣。用于治疗银屑病有一定疗效。

(8)治疗流行性腮腺炎

药物:威灵仙 15g。

用法:取上药,加米醋 90～150ml,煎沸后倒出一半,待冷却后涂患处。另一半再加水 250ml,煮沸后分 2 次内服。

临床应用:祛风除湿,解毒消肿。用于治疗流行性腮腺炎,一般用药 1～2 次即可痊愈。有并发症者,加用抗感染药物治疗。

(9)治疗咽喉及食管骨鲠

药物:威灵仙 30g。

用法:取上药,加水 2 碗煎成 1 碗。于 30 分钟内慢慢咽完,每天 1～2 剂。骨梗于食管合并感染者,需酌情补液和加用抗生素。

临床应用:祛风消炎,祛除骨鲠。用于治疗咽喉及食管诸骨鲠(鱼骨、鸡骨、鸭骨、鹅骨、猪骨)均有显著疗效。

(10)治疗急性扁桃体炎

药物:鲜威灵仙全草或单用茎叶 60g,或干品 30g。

用法:取上药,清水煎。代茶饮服,每天 1 剂。

临床应用:祛风除湿,解毒消肿。用于治疗急性扁桃体炎有一定疗效。

(11)治疗小儿龟头炎

药物:威灵仙 15g。

用法:取上药,煎水待冷蘸汁洗患处。

临床应用:祛风除湿,消炎止痛。用于治疗小儿龟头炎或包皮水肿等有明显疗效。

(12)治疗足跟骨刺

药物:威灵仙适量。

用法:取上药,捣碎研末,备用。每次取 5～10g,用陈醋调成膏状,将患足在热水中浸泡 5～10 分钟,擦干后将药膏敷于足跟,用布绷带包扎,晚休息时可将患足放在热水袋上热敷,每 2 天换药 1 次,局部破溃者不可使用。

临床应用:祛风除湿,消肿止痛。用于治疗跟骨骨刺引起的足跟痛有较好的疗效。

(13)治疗急性乳腺炎

药物:威灵仙适量。

用法:取上药,研为细末,以米醋拌成糊状,30 分钟后贴敷患乳,随干随换。

临床应用:祛风除湿,解毒消痈。用于治疗急性乳腺炎有一定疗效。

(14)治疗小儿尿频

药物:威灵仙 30～60g。

用法:取上药,加清水 500～1000ml,煎熬浓缩至 250～500ml。外用熏洗前阴,药温要适度,每次熏洗半小时左右,每天 2～3 次,每次需将药液加温后方可应用。

临床应用:祛风利湿,温肾化气,用于治疗小儿尿频有显著疗效。

(15)治疗小儿鞘膜积液

药物:威灵仙 15～25g。

用法:取上药,加清水 1000ml,用文火将水煎去大半,倒出药汁。待药液降温至 37℃左右,泡洗患处,每天 2～4 次,每剂药可连用 2 天。

临床应用:祛风除湿,通络止痛。用于治疗小儿鞘膜积液疗效令人满意。

(16)治疗淋病尿道狭窄

药物:威灵仙 20～30g。

用法:取上药,清水煎 2 次,混合后分 3 次服,空腹服用,每日 1 剂。一般 7 天可愈,最长者,可服 25 天左右。

临床应用:祛风除湿,利尿通淋。用于治

疗淋病尿道狭窄,见尿频、尿急、尿痛、甚或血尿等症者有较好的疗效。

2. 配成方治大病

(1)治疗类风湿关节炎

方名:威灵仙类风关丸。

药物:威灵仙、青风藤、千年健各100g,辽细辛、血竭各50g,甘草15g。

用法:取上药,研为细末,炼蜜为丸,每丸重20g,每次1丸,每日2次,温开水送服。

临床应用:祛风除湿,通痹止痛。用于治疗类风湿关节炎有一定疗效。

(2)治疗肩周炎、颈椎病

方名:威灵仙肩周炎汤。

药物:威灵仙18g,丹参、桂枝各15g,姜黄、红花各12g,蜈蚣4条。寒重者加麻黄、制川乌各12g,游走性疼痛者加乌梢蛇、防风各15g。

用法:清水煎2次,混合后分3次服,每日1剂,7天为1个疗程。

临床应用:祛风除湿,通络止痛。用于治疗肩周炎、颈椎病均有令人满意的疗效。

(3)治疗骨质增生

方名:威灵仙骨增汤。

药物:威灵仙30g,苦参、炮穿山甲、香附、透骨草各10g。

用法:清水煎2次,混合后分2次服,每日1剂。药渣加水1500ml,煎至800ml,用作局部熏洗浸泡。10天为1个疗程,疗程间隔5天。

临床应用:祛风除湿,通络止痛。用于治疗各部位骨质增生均有较好的疗效。

(4)治疗高血压、中风偏瘫

方名:威灵仙偏瘫方。

药物:威灵仙30g,葛根、桑枝、天麻各20g,钩藤、牛膝各15g,野菊花、川芎各10g,可随症加减,并配合针灸等方法。

用法:清水煎2次,混合后分3次服,每日1剂。

临床应用:祛风除湿,舒筋活络。用于治

疗高血压、中风偏瘫,见头目眩晕,肢体偏瘫、行动困难、言语障碍等症者有一定疗效。

(5)治疗前列腺增生

方名:威灵仙通淋汤。

药物:威灵仙、茯苓、小茴香、栀子各30g,地肤子20g,白茅根、金银花各50g。

用法:清水煎2次,混合后分3次服,每日1剂,7天为1个疗程,药渣重煎后坐浴,每日晚上用药。

临床应用:祛风利湿,消炎通淋。用于治疗前列腺增生,见尿频、尿急、尿不尽等症者有一定疗效。

(6)治疗急性扁桃体炎

方名:威灵仙喉痛煎。

药物:威灵仙50g,大青叶40g,蒲公英、败酱草各30g,甘草5g。

用法:清水煎2次,混合后分3次服,每日1剂。用1/3的药汁,冷却后在口腔内含漱,缓缓咽下。

临床应用:祛风利湿,清热解毒。用于治疗急性扁桃体炎,见恶寒发热,头身疼痛,咽喉肿痛,饮食难下等症者有显著疗效。

(7)治疗食管癌

方名:威灵仙抗食管癌1方。

药物:威灵仙、半枝莲、白花蛇舌草各50g,水蛭(烘干,研为细末,冲中药汁兑服)15g。

用法:清水煎2次,混合后分3次服,每日1剂,30天为1个疗程。

临床应用:祛风利湿,解毒抗癌。用于治疗食管癌,见饮食难下,有阻塞感,或食入即吐,呕吐泡沫痰涎等症者有显著疗效。

(8)治疗食管癌

方名:威灵仙抗食管癌2方。

药物:威灵仙60g,板蓝根、猫眼草各30g,人工牛黄6g,硇砂3g,制南星10g。

用法:取上药,共研为极细末,每次服1.5g,每日4次,用姜开水吞服。

临床应用:祛风利湿,化痰抗癌。用于治疗食管癌,见食入即吐,呕吐痰涎,饮食不下,胸膈痞闷等症者有较好疗效。

3. 知药理、谈经验

（1）知药理

威灵仙可促进胆汁分泌而呈现利胆作用。对金黄色葡萄球菌、志贺痢疾杆菌和霉菌都有较强的抑菌效果，还有显著的抗利尿及镇痛作用。

（2）谈经验

孟学曰：威灵仙辛、咸，温，其性善走，无处不到，宣通五脏十二经络，兼能除痰消积。治全身骨关节疼痛，屈伸不利，可去腹内冷滞、心腹痰水、久积癥瘕、疢癖、气块等。

威灵仙辛散温通，利湿通经，配合羌活、独活、桂枝、秦艽、牛膝等，治风湿痹痛，肢体麻木，筋脉拘挛，关节屈伸不利；配合川乌、五灵脂、乌药、川芎、当归等，治跌打损伤、头痛、牙痛、胃脘痛。

威灵仙祛风除湿止痒，配合连翘、紫草、白鲜皮、防风等，治白癜风、疥疮顽癣；味咸软坚，用醋煎治骨梗食管，用水煎治胆及泌尿系结石，可单用也可配方。

三、川　乌

【成分】　本品含有 6 种生物碱，分别为次乌头碱、乌头碱、新乌头碱、川乌碱甲、川乌碱乙和塔拉胺，此外还含有非生物碱成分。

【性味归经】　辛、苦，热，有大毒。归心、肝、肾、脾经。

【功效】　祛风胜湿，温经止痛。

【用法用量】　口服：入煎剂 3～9g，应先煎 30～60 分钟，或入散剂，丸剂；酒剂用量酌减。外用：适量研极细末后调敷。

【使用注意】　川乌毒性较强，宜严格掌握剂量，口服必须要用生姜炮制；阴虚阳盛、热证疼痛禁用；孕妇忌服。

1. 单味药治难症

（1）治疗跟骨骨刺

药物：生川乌 30g。

用法：取上药，研为极细末，用白酒适量调成糊状。用时，临睡前用温水洗净脚，将药糊平摊于足跟疼痛处，外以塑料布覆盖，包扎。每次敷药 24 小时，痛止即停，不可久用。

临床应用：祛风胜湿，温经止痛。用于治疗跟骨骨刺引起的疼痛，有较好的疗效。

（2）治疗寒疝腹中痛

药物：制川乌 10g。

用法：清水煎 1 小时，调蜂蜜服 1 次。

临床应用：祛风除湿，温寒止痛。用于治疗寒疝腹中痛，手足逆冷等疾病有一定疗效。

（3）治疗癌症

药物：乌头注射液（0.8mg/2ml）。

用法：肌内注射，每日 1～2 支，80 天为 1 个疗程，休息 15～30 天后，继续给药。

临床应用：祛风胜湿，解毒抗癌。用于治疗胃癌、肝癌、骨癌、肺癌等均有良效。

（4）治疗龋齿疼痛

药物：生川乌 10g。

用法：取上药，切成薄片，浸泡在 500ml 低度酒中，密封，10 天后即可应用，用时，将棉球浸药酒稍湿就行，放入龋齿洞中，嘱患者咬牙，1～3 分钟后疼痛即止，令患者将棉球、唾液吐出，勿咽下。此时出现口舌麻木为正常现象。

临床应用：祛风除湿，温经止痛。用于治疗龋齿疼痛有明显的疗效。

（5）治疗疥疮

药物：生川乌、生草乌各 35g。

用法：取上药，加清水 500ml，煎煮半小时，待凉后洗患处，每日 1 剂，早、晚各洗 1 次，连洗 4 天为 1 个疗程，第 5 天洗澡后，换衣服、枕巾，如未愈可继续外洗下个疗程，一般 2 个疗程可基本治愈，家中如有多个患者要同时治疗。

临床应用：祛风胜湿，杀虫止痒。用于治疗疥疮有较好的疗效。

2. 配成方治大病

（1）治疗椎管狭窄症

方名：川乌骨痛液。

药物:制川乌、桃仁各 15g,制草乌、土鳖虫、麻黄、甘草各 10g,黄芪 25g,续断、狗脊各 20g,蜈蚣 2 条。

用法:先将川、草乌加清水煎 30 分钟,再入其他药物煎 40 分钟,煎 2 次,取药液 300ml,分 2 次服,每日 1 剂,1 个月为 1 个疗程。

临床应用:祛风胜湿,散寒止痛。用于治疗颈、腰椎椎管狭窄所致的腰、下肢疼痛有良效。

(2)治疗风寒湿痹

方名:川乌风湿汤。

药物:制川乌、五灵脂、黄柏各 15g,薏苡仁 30g,苍术 20g,生姜、大枣各 10g,甘草 3g。

用法:清水煎 2 次,混合后分 3 次服,每日 1 剂。

临床应用:祛风胜湿,温经止痛。用于治疗风寒湿痹、关节肌肉疼痛有显著疗效。

(3)治疗坐骨神经痛

方名:川乌肢痛方。

药物:制川乌 30g(先煎 2 小时),黄芪 20g,白芍 15g,桂枝、当归、川芎、川牛膝、炙甘草各 10g,麻黄、红花各 6g,蜈蚣 2 条。

用法:清水煎 2 次,混合后分 3 次服,每日 1 剂。

临床应用:祛风除湿,通络止痛。用于治疗坐骨神经痛有较好的疗效。

(4)治疗大骨节病

方名:川乌大骨节病酒。

药物:制川乌、制草乌各 15g,当归、金银花、乌梅、川牛膝各 15g,木瓜 25g。

用法:加清水 500ml,文火煎 15～20 分钟,候凉再加 60°白酒 500ml,装罐封口,浸 5～7 天,纱布过滤,装瓶备用,每次 5～10ml,每日 2 次(不饮酒者可制蜜丸服 5g)。

临床应用:祛风胜湿,温经止痛。用于治疗大骨节病有显著疗效。

(5)治疗风湿性、类风湿关节炎

方名:川乌贴敷饼。

药物:生川乌、生草乌各 80g,麻黄、干姜各 60g,细辛、肉桂各 40g,羌活、白芷各 70g。

用法:取上药,共研为细末,加 60°白酒适量调湿,置于锅内炒热,做成药饼,趁热敷于患处,绷带固定,至局部或全身发热或微汗出为度,每日 1～2 次,每次 2～4 个小时。

临床应用:祛风胜湿,温经止痛,用于外治风湿性、类风湿关节炎有一定疗效。

(6)治疗软组织损伤

方名:川乌米醋糊。

药物:生川乌、生草乌各 20g,丁香、肉桂各 10g,樟脑 40g。

用法:取上药,共研为细末,用米醋调成糊状,敷于压痛最明显处,再盖一层纱布,用胶带固定,每日 1 次。

临床应用:祛风散寒,温经通络。用于治疗软组织损伤有令人满意的疗效。

(7)治疗三叉神经痛

方名:川乌神经止痛酒。

药物:生川乌、生草乌各 15g,川胡椒、生麻黄、生半夏、生天南星各 20g,片姜黄 30g,荜茇 10g。

用法:取上药,浸泡在 60°白酒中,7 天后即可使用。用时,用棉签蘸药酒涂擦患处,每日数次。

临床应用:祛风散寒,通络止痛。用于治疗三叉神经及其他神经痛均有显著疗效。

(8)治疗冻疮

方名:川乌冻疮液。

药物:生川乌、生草乌、桂枝各 50g,辽细辛、大枣各 20g,芒硝 40g,樟脑 15g,红辣椒(朝天椒)10g。

用法:取上药,共研为细末,浸泡在 60% 酒精 1000ml 中,密封 7 天备用。用时,用棉签蘸药涂擦患处,每日早、晚各 1 次。

临床应用:祛风胜湿,温经活络。用于治疗冻疮有令人满意的疗效。

3. 知药理、谈经验

(1)知药理

川乌具有镇痛、局部麻醉的作用。乌头

碱能刺激局部皮肤、黏膜的感觉神经末梢,先兴奋产生瘙痒与灼热感,继而丧失知觉。

(2)谈经验

孟学曰:川乌辛、苦,热,有大毒。性热燥烈。长于散寒止痛,逐风寒湿邪。治关节疼痛,屈伸不利,手足麻木,筋脉挛痛,头风疼痛,偏头痛,胸阳不振,胸痹心痛,寒疝、牙痛等症。

川乌祛风散寒利湿,止关节疼痛,配合麻黄、桂枝、白芍、黄芪、当归等,治风寒湿关节疼痛,屈伸不利;祛风胜湿,活血通络,配合草乌、地龙、天南星、乳香、没药、当归、川芎等,治中风手足不仁,肢体筋脉挛痛;祛风散寒止痛,配合干姜、附子、蜀椒等,治心痛彻背,背痛彻心;配合细辛、川芎、白芷、天南星,治头痛、偏头痛。

四、草 乌

【成分】 乌头各部分含生物碱,其中主要为乌头碱。乌头碱水解后,生成乌头原碱、醋酸及苯甲酸。叶中还含肌醇及鞣质。

【性味归经】 辛、苦,热;有大毒。归心、肝、肾、脾经。

【功效】 祛风胜湿,散寒止痛。

【用法用量】 内服:用制草乌入煎剂1.5~6g;入丸散、酒剂中,用量酌减。外用:生草乌研末调敷或醋酒磨涂。内服必须炮制。

【使用注意】 同川乌、附子。川乌、草乌使用时宜从小剂量开始,效果不显著时,再逐渐加大剂量。注意! 中病即止。

有文献介绍,乌头治疗痹痛等顽症,用至呈现"瞑眩"反应时(即轻度中毒反应出现)效果显著,但此应用宜慎。

草乌功用与川乌相似,但毒性更强。两者合用,煎服,每天不得超过10g,丸散剂每天不得超过1.5g。

1. 单味药治难症

(1)治疗淋巴结炎、淋巴结核

药物:生草乌头1个。

用法:取上药,用白酒适量磨汁,外搽局部,每日1~2次。

临床应用:祛风胜湿,消肿止痛。用于治疗淋巴结炎、淋巴结核有一定疗效。

(2)治疗肿毒痈疽疔疮

药物:生草乌头适量。

用法:研为细末,水调,涂敷患处。

临床应用:祛风胜湿,解毒消肿。用于治疗痈疽疔疮有一定疗效。

(3)治疗耳鸣

药物:生草乌60g。

用法:取上药,用75%酒精200ml,浸泡1周即可使用,每日滴1~2次,每次滴2~3滴,10次为1个疗程,可用1~3个疗程,必要时可配合内服药治疗。

临床应用:祛风胜湿,开窍通闭。用于治疗各种原因之耳鸣均有较好疗效。

2. 配成方治大病

(1)治疗偏正头痛

方名:草乌头痛丸。

药物:制草乌、川芎各50g,苍术60g,白芷40g。

用法:取上药,研为细末,制成小丸子,每次2~3g,每日3次,姜汤送服,痛止停服。

临床应用:祛风胜湿,散寒止痛。用于治疗偏正头痛,症见或左或右跳痛,甚则波及巅顶,痛有定处,遇寒则甚等,疗效显著。

(2)治疗脾胃虚弱及久积冷气

方名:草乌温脾丸。

药物:制草乌、陈皮各50g,苍术100g,厚朴、广藿香各30g,甘草20g。

用法:取上药,共研为细末,制成小水丸,每次3~5g,温开水送服,每日3次。

临床应用:祛风胜湿,和胃健脾,用于治疗脾胃虚弱及久积冷气,见食欲减退,肚腹冷痛不适等症者有一定疗效。

（3）治疗跌打损伤、扭挫伤

方名：草乌跌打损伤酒。

药物：生草乌、生川乌、五加皮、木瓜、牛膝各50g，三七、三棱、当归尾各70g，红花、闹羊花各20g，樟脑120g。

用法：取上药，浸于70％酒精5000ml中备用。用时，将药液涂搽患处，每日2～3次，或用棉花浸湿贴敷患处。

临床应用：祛风胜湿，活血止痛。用于治疗跌打损伤、扭挫伤、软组织伤均有良效。

（4）治疗足跟痛

方名：草乌足跟散。

药物：生草乌、威灵仙各10g，川芎15g。

用法：取上药，研为极细末，装入同足跟大小的布袋内，药袋厚0.3～0.5cm，将其垫在患足鞋跟部，其上洒以少量75％酒精，保持湿润为度，5～7天换药1次。

临床应用：祛风利湿，温寒止痛。用于治疗骨刺引起的足跟痛有显著疗效。

（5）治疗癌症疼痛

方名：草乌癌症止痛贴。

药物：生草乌、生半夏、生天南星、蟾酥、辽细辛各等分。

用法：取上药，研为细末，每次用2.5g撒布于癌痛部位，外用阿魏消痞膏或其他膏药敷贴，隔日1次，7次为1个疗程，此药只能缓解癌症疼痛。

临床应用：祛风胜湿，温寒止痛。用于治疗癌症疼痛有明显疗效。

（6）用于表皮麻醉

方名：草乌麻醉液。

药物：生草乌、生天南星、生半夏、辽细辛各10g，蟾酥、花椒各5g。

用法：取上药，共研为细末，浸于70％酒精100ml内，2天后可使用，用时加适量樟脑及薄荷脑，可作为表皮麻醉药做表皮缝合、划脓包等应用。

临床应用：祛风胜湿，温经止痛。用于表皮手术做表面麻醉用。

（7）治疗面神经麻痹

方名：草乌面瘫糊。

药物：生草乌（酒炒）50g，生川乌（醋炒）、首乌各30g。

用法：取上药，共研为细末，加白酒150ml，粮食醋150ml，制成糊剂，外贴敷患侧面部，向左歪贴右，向右歪贴左。每日1换，至痊愈为止。

临床应用：祛风胜湿，散寒牵正。用于治疗面神经麻痹（面瘫）疗效尚佳。

（8）治疗痈肿疮毒

方名：草乌拔毒散。

药物：生草乌、生川乌、浙贝母、天花粉、生天南星、黄连、大黄、栀子各等分。

用法：取上药，共研为细末，与鲜芙蓉叶捣烂，再加粮食醋混合成膏，贴敷在痈疮患处，未溃红肿者敷满，将要溃者中央留头出毒，干者用醋润之，每日1换。

临床应用：祛风解毒，清热消肿。用于治疗痈肿疮毒有一定疗效。

3. 知药理、谈经验

（1）知药理

草乌，参见"川乌"。

（2）谈经验

孟学曰：草乌辛、苦，热，与川乌相似，长于祛风寒湿痹痛，治跌打损伤疼痛。治风寒湿痹，关节肌肉疼痛，四肢麻木不仁，筋脉拘挛疼痛。

制草乌祛风散寒利湿，配合制川乌、细辛、麻黄、秦艽、威灵仙、桂枝、白芍等，治风寒湿痹，周身关节肌肉疼痛，手足麻木；配合黄芪、赤芍、桃仁、红花、制川乌、三七、桂枝、水蛭等，治中风后偏瘫麻木，半身不遂，手足拘挛疼痛。

生草乌多用于外敷方及膏药中，如配合生天南星、干姜、赤芍、肉桂等，调敷，治风寒湿痹痛；生二乌配合羌活、独活、细辛、当归、麻黄等，熬制膏药，治各种风湿疼痛，跌打损伤疼痛；生草乌研末水调成糊状，治肿毒痈疽,未溃令内消,已溃令速愈。

五、雷公藤

【成分】　雷公藤含雷公藤定碱、雷公藤精碱、雷公藤春碱、雷公藤增碱等生物碱,以及雷公藤甲素、雷公藤乙素、雷公藤酮、吸山海棠素、卫茅醇等成分。

【性味归经】　苦、辛,寒,有大毒。归肝、脾经,并可通行十二经。

【功效】　祛风除湿,消肿止痛。

【用法用量】　口服:煎剂,带皮全根每日10～12g,去根皮仅留木质部分的根15～25g,分2～3次口服,泡酒饮服应注意勿超量。外用:适量,配成酊剂或软膏用。

【使用注意】　以下的患者忌用雷公藤:心、肝、肾有器质性损害、功能异常;有胃肠疾病者;有严重心律紊乱者;严重贫血者;孕妇哺乳期妇女;身体虚弱者。本品忌与其他细胞毒药物、免疫抑制药联合应用。

1. 单味药治难症

(1)治疗类风湿关节炎

药物:带皮雷公藤根 2/3,去皮雷公藤根 1/3。

用法:取上药,一同加入 50 度左右的白酒中,浸泡 15 天,制成 15% 的雷公藤酊(如雷公藤 15g,加酒 100ml),每次 10～15ml,每天 3 次,饭后口服。

如不能饮酒者,每天用去皮雷公藤根生药 20g,水煎 2 小时后取汁,分 3 次饭后服。一般连服 3～5 个月,待病情控制后,可减量维持。小剂量时间越长,疗效越理想,复发概率越小。

临床应用:祛风胜湿,通痹止痛。用于治疗类风湿关节炎效果显著。

(2)治疗强直性脊椎炎

药物:粉背雷公藤茎枝干品 25～45g。

用法:取上药,以文火煎 3～4 小时,取汁200ml。早晚饭后服用,7～10 天为 1 个疗程,疗程间隔 1～2 天,一般用药 3～5 个疗程,在症状控制,血沉降至正常后,改为隔天或 3 天服药 1 次,连续 6 个月,以巩固疗效。用药期间可加服胃舒平及复合维生素,以消除或减轻药物对胃肠道的刺激。原来用激素者,用本药后激素用量可递减直至停服。

临床应用:祛风胜湿,除痹止痛。用于治疗强直性脊柱炎有较好的疗效。

(3)治疗银屑病性关节炎

药物:雷公藤片(每片含生药 1.8g)适量。

用法:取上药,每天 6～9 片,分 3 次饭后服,1 个月为 1 个疗程。

临床应用:祛风胜湿,通利关节。用于治疗银屑病关节炎有一定疗效。

(4)治疗银屑病

药物:雷公藤干根 20～30g,最大剂量不超过 45g。

用法:清水煎 2 次,分 2 次服,每日 1 剂。

临床应用:祛风胜湿,解毒疗癣。用于治疗银屑病(牛皮癣)效果良好。

(5)治疗盘状红斑狼疮

药物:雷公藤适量,或雷公藤片适量。

用法:取雷公藤制成糖浆剂(每毫升含生药 1g),每次 10～20ml,每日 3 次;或雷公藤片,每次 3～5 片,每日 3 次(每日总量相当于生药 30～60g),口服。

临床应用:祛风胜湿,解毒消炎,用于治疗盘状红斑狼疮疗效良好。

(6)治疗播散性神经性皮炎

药物:雷公藤根 25g。

用法:取上药,清水煎 2 次,每次煎 30 分钟以上,混合后分 2 次服,每天 1 剂,7 天为 1 个疗程。

临床应用:祛风除湿,解毒止痒。用于治疗播散性神经性皮炎有一定疗效。

(7)治疗夏季皮炎

药物:雷公藤干根(去皮)25g。

用法:取上药,清水煎 2 次,每次 1 小时以上,混合后分 2 次服,每天 1 剂。

临床应用:祛风胜湿,解毒止痒。用于治疗夏季皮炎有显著疗效。

(8)治疗玫瑰糠疹

药物:雷公藤适量。

用法:取上药,制成糖浆(1ml 含生药 1g),每次 10～20ml,每天 3 次,2 周为 1 个疗程。

临床应用:祛风除湿,解毒止痒。用于治疗玫瑰糠疹之皮肤瘙痒有显著疗效。

(9)治疗白塞综合征

药物:雷公藤 10～15g。

用法:取上药,加清水 400ml,文火煎 2 小时,浓缩至 50ml,重复煎 1 次,将两次药液混合得 100ml,此为 1 天量,分 3 次口服,3 个月为 1 个疗程。

临床应用:祛风胜湿,解毒敛疮。用于治疗白塞综合征(反复发作的口腔溃疡、眼部病变、生殖器溃疡)有一定疗效。

(10)治疗子宫内膜异位症

药物:雷公藤 150g。

用法:取上药,加清水 1000ml,文火煎 2 个小时,去渣浓缩成 500ml,置冰箱(4℃)中备用。7 天内服完,每次 25ml(相当于生药 7.5g),每天 2 次,饭后服,经期停服。从每天 15g 起,经 6 个月经周期后逐渐减量至 5g。

临床应用:祛风活血,通络止痛。用于治疗子宫内膜异位有一定疗效。

(11)治疗重型支气管哮喘

药物:雷公藤多苷片。

用法:取上药,每次 20mg,每天 3 次,以后依据病情增减剂量,每天最大剂量不超过 100mg,待病情稳定后逐渐减量或减少服药次数至停药,疗程最短 5 天,最长 35 天。

临床应用:祛风胜湿,抗炎平喘。用于治疗支气管哮喘有较好的疗效。

(12)治疗皮肤血管炎

药物:雷公藤适量。

用法:取上药,制成糖浆剂(1ml 含生药 1g),成人每次服 10ml,每天 3 次,儿童酌减。

临床应用:祛风胜湿,解毒消炎。用于治疗皮肤血管炎有较好的疗效。

(13)治疗肺结核及其他慢性肺部疾病

药物:雷公藤 30g。

用法:取上药,加清水 1000ml,以文火煎熬,待煎至约 500ml,开始每天服 3 次,每次 15～20ml,1 周为 1 个疗程。以后视病情与患者体质情况,剂量可略有增减,但每次给药量不宜超过 25ml,如服药 7～10 天后无明显不良反应,尚可延长服药时间,但服药时间过长的,应短时间停药,一般服用 20～30 天后停药 5～7 天。治疗中按规定剂量服药,基本上无不良反应。

临床应用:祛风除湿,止咳祛痰,用于治疗肺结核及其他慢性肺部疾病,服药后咳嗽吐痰、发热、哮喘等症状都会有不同程度减轻。

(14)治疗麻风反应

药物:雷公藤适量。

用法:取上药,去除内外 2 层皮,将木质部切片晒干,每次 12g,加清水 2500ml,文火煎(不加盖)3～4 小时,得药液 250ml,早晚分服,3～4 天为 1 个疗程。

临床应用:祛风除湿,抗菌解毒。用于治疗麻风反应,均可在服药 2～3 剂后控制症状。

(15)治疗过敏性紫癜

药物:雷公藤 15～20g。

用法:取上药,用清水煎 2 次,混合后分 2 次服,每日 1 剂。

临床应用:祛风利湿,解毒止痒。用于治疗过敏性紫癜有令人满意的疗效。

(16)治疗肾炎、肾病综合征

药物:雷公藤 15～20g。

用法:取上药,清水煎 2 次,混合后饭顿服,每日 1 剂,用药时间短者 1 个月,长者 9 个月。

临床应用:祛风除湿,解毒利水。用于治

疗肾炎、肾病综合征均有一定疗效。

(17)治疗蛋白尿

药物:雷公藤多苷片。

用法:取上药,每次 20mg,每天 3 次。原服用激素者逐渐减量或减至维持量,停用其他药物。

临床应用:祛风除湿,解毒利水。用于治疗蛋白尿有显著疗效。

(18)治疗甲亢突眼

药物:雷公藤多苷片。

用法:取上药,每天 15～60mg,分 3 次服,2～12 个月为 1 个疗程。

临床应用:祛风除湿,明目克突。用于治疗甲亢突眼有显著疗效。

(19)治疗各种神经痛

药物:雷公藤干根 500g。

用法:水煎后,药液中加白酒 1L,每次 5～10ml,每天服 3～4 次。

临床应用:治疗各种神经痛疗效令人满意。

(20)治疗手足湿疹

药物:雷公藤根外皮 200g。

用法:水煎后浸泡手足 15～30 分钟。

临床应用:祛风除湿,解毒止痒。用于治疗手足湿疹之瘙痒流黄水有较好的疗效。

2. 配成方治大病

(1)治疗强直性脊柱炎

方名:雷公藤腰痹片。

药物:雷公藤 72%,山药 8%,茯苓 8%,黄柏 7%,苍术 5%。

用法:取上药,制成片剂,每片含生药 0.25g,每次 4 片,每天 3 次,饭后服,1 个月为 1 个疗程。

临床应用:祛风除湿,通经止痛。用于治疗强直性脊柱炎有一定疗效。

(2)治疗风湿顽痹

方名:雷公藤顽痹丸。

药物:雷公藤、独活、秦艽、威灵仙、防风、苍术、黄柏各 40g,黄芪、党参、薏苡仁各

100g,辽细辛、当归、川芎各 30g。

用法:取上药,制成小水丸,每次 5～8 次,每天 3 次,饭后服。

临床应用:祛风除湿,通痹止痛。用于治疗风湿顽痹,见风湿性关节红肿疼痛,行动困难,屈伸不利等症者有令人满意的疗效。

3. 知药理、谈经验

(1)知药理

雷公藤对机体非特异性免疫有双向调节能力,对细胞免疫和体液免疫有抑制效果。抗肿瘤、抗炎,对肾炎有预防和保护作用。此外,还具有杀虫、抗病原微生物、抗生育、轻度降温等作用。

(2)谈经验

孟学曰:雷公藤苦、辛,寒,清热力强,消肿止痛功效显著;治疗顽痹有独特疗效,近代多用于治类风湿关节炎、强直性脊柱炎、系统性红斑狼疮、肾病综合征、银屑病、皮肌炎等。

雷公藤清热胜湿,消肿止痛,配合独活、秦艽、防风、威灵仙、黄柏等,治关节红肿热痛,肿胀难消,关节变形,功能受限;后恢复期配入黄芪、党参、枸杞、当归、鸡血藤等,以补气养血,扶正驱邪。

雷公藤祛风解毒,苦燥利湿,配合荆芥、防风、白蒺藜、地肤子、蝉蜕等,治皮炎、皮疹、皮肤变粗变厚等症。

六、白　花　蛇

【成分】　白花蛇主要含蛋白质、脂肪、皂甙等;毒液中尚含胆碱酯酶、蛋白酶、ATP 酶、5-核苷酸酶、磷酸二酯酶、磷脂酶 A 及透明质酸酶等酶,但与毒性没有联系。

【性味归经】　甘、咸,温;有毒。归肝、脾经。

【功效】　祛风湿,通经络,定惊搐。

【用法用量】　口服:煎汤,3～10g;研粉吞服,每次 1～1.5g;泡酒饮服、熬膏或入

丸散。

【使用注意】 阴虚内热者忌服。

1. 单味药治难症

(1)治疗原发性肝癌

药物:白花蛇 400～1200g。

用法:取上药,先将掌面大纱布塞进蛇的咽喉部,然后杀死此蛇,生吞蛇胆,再将蛇肉用适量大蒜炒后煮熟,分 1～3 次服,在 1 天内服完。同时,取出蛇口腔内纱布晾干存放,再把蛇头、皮、尾、内脏等一起烘干,连同含毒汁的纱布分 4 等份,每隔 1 天水煎服 1 份。1周或 2 周服 1 条蛇,可同时配合中药辨证施治。

临床应用:祛风解毒,通经止痛。用于治疗原发性肝癌有一定疗效。

(2)治疗体癣

药物:白花蛇 120g。

用法:取上药,焙干研为细末,加入白酒1000ml,蜜 120ml,混合浸泡 15 天,用时,每次 15ml,每日 3 次,10 天为 1 个疗程。

临床应用:祛风解毒,疗癣止痒。用于治疗体癣有较好的疗效。

2. 配成方治大病

(1)治疗中风

方名:白花蛇中风煎。

药物:白花蛇 1 条,蜈蚣 1 条,全蝎 10g。

用法:取上药,共研细末,清水煎 2 次,混合后分 3 次服,每天 1 剂。并配合静脉滴注维脑路通 400mg,每天 1 次。

临床应用:祛风利湿,通经活络。用于治疗卒中后遗症疗效良好。

(2)治疗类风湿关节炎

方名:白花蛇类风关散。

药物:白花蛇、地龙各 150g,地鳖虫、炙蜈蚣、炙僵蚕各 30g,炮穿山甲 20g,蛞蝓、全蝎各 30g。

用法:取上药,共研细末,分装 40 包,每天早晚各服 1 包,可吞服,最好用水煎服,疼痛缓解有效者,可继续服用以巩固疗效。

临床应用:祛风除湿,通利关节。治疗类风湿关节炎有一定疗效。

(3)治疗痛风性关节炎

方名:白花蛇痛风饮。

药物:白花蛇、黄柏各 10g,川木瓜、白芍、怀牛膝各 15g,秦艽、苍术各 12g,薏苡仁、桑枝各 30g,桂枝 8g,甘草 6g。

用法:清水煎 2 次,混合后分 3 次服,每天 1 剂,配合药渣煎汤熏洗,15 剂为 1 个疗程。

临床应用:祛风除湿,通络止痛。用于治疗痛风性关节炎,见关节红肿热痛,步履艰难或上肢关节不能屈伸等症者有较好的疗效。

(4)治疗坐骨神经痛

方名:白花蛇镇痛散。

药物:白花蛇、全蝎、蜈蚣各 15g,辽细辛5g,独活 10g。

用法:取上药,共研为细末,分成 8 包,第1 天上、下午各服 1 次,每次 1 包,以后每日上午 1 次,每次 1 包,7 天为 1 个疗程。

临床应用:祛风除湿,通经止痛。用于治疗坐骨神经痛,见臀部及大腿后侧向小腿放射性疼痛,重者行动困难等症者有较好的疗效。

(5)治疗癫痫

方名:白花蛇定痫汤。

药物:白花蛇 1 条。全蝎、桑寄生、香附、石菖蒲、郁金、僵蚕、防风各 10g,钩藤 15g,白芍 12g。可随症加减。

用法:清水煎 2 次,混合后分 3 次服,每日 1 剂,15 天为 1 个疗程。

临床应用:祛风除湿,定惊止痫。用于治疗癫痫,无论新久,大发作、小发作、发作期、静止期均可服用,坚持服定有疗效。

(6)治疗慢性骨髓炎

方名:白花蛇骨髓炎丸。

药物:白花蛇(去头尾)100g,穿山甲15g,全蝎20g,蜈蚣10g,斑蝥(去翅)5g,糯米50g。

用法:取上药,共研为细末,充分拌匀装胶囊,每粒 0.25g,每次 4 粒,每天只服 1 次,睡前吞服。

临床应用:祛风除湿,通经解毒。用于治疗慢性骨髓炎(巴骨流痰)效果良好。

(7)治疗荨麻疹

方名:白花蛇消风汤。

药物:白花蛇、荆芥、薄荷、蝉蜕、苦参、地肤子、白蒺藜各 10g,当归、防风、威灵仙各 12g,制何首乌 20g,甘草 5g,可随证加减。

用法:清水煎 2 次,混合后分 3 次服,每日 1 剂。

临床应用:祛风利湿,解毒止痒。用于治疗荨麻疹有显著疗效。

(8)治疗顽癣病

方名:白花蛇顽癣丸。

药物:白花蛇 75g,蜈蚣 30 条,羚羊角、全蝎各 30g,明雄黄、苦参各 150g,冰片 15g。

用法:取上药,共研为极细末,装胶囊,每粒 0.4g,每次 2 粒,每天 2 次。30 天为 1 个疗程,疗程间隔 10～20 天。孕妇忌服。

临床应用:祛风除湿,解毒疗癣。用于治疗各种顽癣有明显的疗效。

(9)治疗脑风头痛

方名:白花蛇头痛丸。

药物:白花蛇(酒浸、炙、去皮)100g,地骨皮 50g,天南星(浆水煮软、切、焙)50g,荆芥穗 100g,石膏(研、飞过)100g。

用法:取上药,共研为细末,制成小水丸,每次 5～8g,每天 3 次。

临床应用:祛风除湿,通络止痛。用于治疗脑风头痛及偏头痛,痛见时作时止。

(10)治疗癌症

方名:白花蛇抗癌丸。

药物:白花蛇 3 条,海龙 1 条,水蛭、虻虫、黄连、制乳香、制没药各 6g,全蝎、蜂房、黄柏各 10g,牡丹皮、龙胆草各 15g。

用法:取上药,共研为末,用金银花煎水为丸,雄黄为衣,每天 6～9g,分 2～3 次吞服。

临床应用:祛风除湿,解毒抗癌。用于治疗宫颈癌、宫体癌有一定疗效。

3. 知药理、谈经验

(1)知药理

白花蛇镇静、镇痛,有促凝作用,能防止血栓形成及溶栓。

(2)谈经验

孟学曰:白花蛇甘、咸,温,通治诸风,内通脏腑,外达肌表,为祛风通络之要药。治风寒湿,关节疼痛,麻木不仁;用于中风偏瘫,筋脉拘急疼痛,口面㖞斜,肢体痿软无力,遍身瘙痒疥癫、白癜风、癣疮等证。

白花蛇祛风利湿,活血通络,配合羌活、独活、防风、天麻、桂枝、白芍等,治风寒湿痹,筋骨疼痛;配合黄芪、天麻、桂枝、赤芍、当归、川芎等,治中风偏瘫,口眼㖞斜,言语不利,肢软不用。

白花蛇祛内外风,定惊止痉,配合乌梢蛇、蜈蚣、全蝎、僵蚕、蝉蜕等,治痉挛抽搐,惊厥瘛疭;搜风解毒,配合天麻、荆芥、防风、蝉蜕、苦参、地肤子等,治皮肤痒疹恶疮等。

七、乌 梢 蛇

【成分】　乌梢蛇中主要含果糖 1,6-二磷酸酯酶、蛇肌醛缩酶、骨胶原、蛋白质、脂肪等。

【性味归经】　甘、平。归肝经,无毒。

【功效】　祛风通络,定惊止痉。

【用法用量】　口服:5～12g,煎汤;酒浸或焙干研末为丸、散。外用:烧灰调敷,由于无毒,乌梢蛇肉可以食用。

【使用注意】　血虚生风者忌用。

1. 单味药治难症

(1)治疗骨关节结核

药物:干燥乌梢蛇(去头和去皮)。

用法:取上药研成细粉,每次 3g,每天 3 次,黄酒送服,5 周为 1 个疗程。

痛甚者,加煅龙骨粉;窦道久不敛口者,乌梢蛇加煅龙骨粉、鹿角霜粉,用量比例为10:2:1。

临床应用:祛风通络,生肌敛疮,用于治疗骨关节结核有较好的疗效。

(2)治疗荨麻疹

药物:乌梢蛇(干品)1000g。

用法:取上药,研为细末,装胶囊,每粒0.3g,每次5粒,每天3次,15天为1个疗程。

临床应用:祛风除湿,解毒止痒。用于治疗荨麻疹有明显疗效,对其他如过敏性皮肤病、慢性湿疹、皮炎、顽固性疥癣等症亦有一定疗效。

2. 配成方治大病

(1)治疗癫痫

方名:乌蛇定痫丸。

药物:乌梢蛇500g,壁虎、陈胆南星各100g,广地龙120g。

用法:取上药,共研为细末,制成小水丸,每次8~12g,每天3次,儿童酌减,也可服散剂,剂量同上,1个月为1个疗程。

临床应用:祛风通络,止痉定痫。用于治疗癫痫有较好的疗效。

(2)治疗湿疹

方名:乌蛇湿疹汤。

药物:乌梢蛇(干品)20~50g,苦参30g。

用法:取上药,清水煎2次,混合后分2次服,儿童酌减,每日1剂。病情严重者,可增用1剂药,水煎熏洗患处。

临床应用:祛风除湿,解毒止痒。用于治疗湿疹之皮肤瘙痒流黄水等症有显著疗效。

(3)治疗银屑病

方名:乌蛇银屑丸。

药物:乌梢蛇150g,白花蛇、白鲜皮各100g,人工牛黄30g,秦艽、土茯苓各60g,山慈菇、白扁豆、蚕沙、阿胶各50g,地肤子20g。

加减:血热血燥明显者,加丹参、生地黄、鸡血藤;湿热偏重者,加威灵仙、苍术;血瘀明显者,加穿山甲、乌梅。

用法:取上药,制为小水丸,每次8~10g,每天3次。

临床应用:祛风除湿,清热解毒。用于治疗银屑病有令人满意的疗效。

(4)治疗骨质增生

方名:乌梢蛇骨增丸。

药物:乌梢蛇150g,当归、防风、透骨草各50g,威灵仙100g,地鳖虫、乳香、没药各60g。

用法:取上药,制为小水丸,每次10~12g,每天3次,1剂药为1个疗程。

临床应用:祛风除湿,通络止痛。用于治疗骨质增生有一定疗效。

(5)治疗荨麻疹

方名:乌蛇止痒汤。

药物:乌梢蛇、柴胡、黄芩、徐长卿、荆芥、防风、生甘草各10g,蝉蜕12g,当归15g,白芷、黄连各6g,甘草3g。

用法:清水煎2次,混合后分3次服,每日1剂。

临床应用:祛风除湿,解毒止痒。用于治疗荨麻疹,见皮肤起风疹块,瘙痒难忍,起爪痕等症者有显著疗效。

(6)治疗痛风

方名:乌蛇痛风搽剂。

药物:乌梢蛇100g,生川乌、生草乌、高良姜各30g,生马钱子、赤芍、姜黄各20g,雪上一枝蒿、肉桂、丁香、吴茱萸、荜茇、冰片各10g。

用法:取上药,浸入酒精中1周后,外搽痛处至有热感为度,每日2~3次。

临床应用:祛风除湿,通络止痛。用于治疗痛风之红肿热痛有一定疗效。

3. 知药理、谈经验

(1)知药理

乌梢蛇能明显抑制琼脂关节炎肿胀和二甲苯的致炎作用。

(2)谈经验

孟学曰:乌梢蛇甘、平,主祛风湿,通经络,定惊抽,止痉搐。治风湿顽痹,肌肤不仁,用于关节结核、风疹疥癣、麻风、破伤风、小儿麻痹症等。

乌梢蛇搜风邪、通经络、配合天南星、全蝎、白附子、羌活、麻黄、桂枝、防风等,治风湿顽痹,麻木拘挛等证;配合白花蛇、蜈蚣、蝉蜕等,治破伤风颈项紧硬,身体强直。

乌梢蛇祛风燥湿,杀虫止痒,配合荷叶、枳壳等,治干湿皮癣,瘙痒难忍;祛风杀虫,利湿解毒,配合防风、细辛、白花蛇、天麻、独活、肉桂、枳壳、苦参等,治麻风病;祛风行滞,配合熟地黄、天麻、白蒺藜、牛膝等,治紫白癜风。

八、木 瓜

【成分】 木瓜主要含酸类化合物,如苹果酸、酒石酸、柠檬酸、抗坏血酸、反丁烯二酸、苹果酸钾盐及齐墩果酸、黄酮和鞣质等。

【性味归经】 酸、温。归肝、脾经,无毒。

【功效】 平肝舒筋,和胃化湿。

【用法用量】 口服:5～10g,煎汤或入丸、散剂。外用:煎水熏洗。

【使用注意】 本品酸敛收湿,内有郁热、小便短赤者忌用;不可多食,损齿及骨;下部腰膝无力。由于精血虚,真阴不足者不宜用,伤食脾胃未虚,积滞多者,不宜使用;忌铅、铁。

1. 单味药治难症

(1)治疗荨麻疹

药物:木瓜25g。

用法:取上药,清水煎2次,混合后分2次服,每日1剂。

临床应用:和胃化湿,祛毒止痒。用于治疗荨麻疹之皮肤瘙痒有一定疗效。

(2)治疗病毒性肝炎

药物:木瓜适量。

用法:取上药,每天用30g,清水煎2次,混合后分3次服,15天为1个疗程。

临床应用:平肝解毒,和胃化湿。用于治疗病毒性肝炎疗效尚佳。

(3)治疗细菌性痢疾

药物:木瓜适量。

用法:取上药,制成片剂,每片0.25g(相当于生药1.13g),每次口服5片,每天3次,5～7天为1个疗程。

临床应用:和胃化湿,舒肝止痢。用于治疗细菌性痢疾有令人满意的疗效。

(4)治疗小儿尿频尿急

药物:生木瓜(大者)1枚。

用法:取上药,切片,每次用10g,加清水煎2次,分早晚2次服,每天1剂。

临床应用:和胃化湿,酸敛缩尿。用于治疗小儿尿频尿急有较好的疗效。

(5)治疗疟疾

药物:鲜木瓜叶适量。

用法:取上药,用50～100g,清水煎2次,混合后分2次服,每日1剂。

临床应用:平肝除疟,和胃化湿。由于木瓜叶中含高剂量的"氯喹",氯喹能够预防和治疗疟疾,所以对疟疾有很好的疗效。

(6)治疗脚气(足癣)感染

药物:木瓜100g。

用法:取上药,加清水1000ml,煎去大半,待药降至37℃时泡洗患处,每天洗2～3次,每剂药可连续用2天。

临床应用:疏化湿热,酸收敛疮。用于治疗脚气感染有显著疗效。

2. 配成方治大病

(1)治疗腰腿痛

方名:木瓜腰腿痛丸。

药物:木瓜150g,杜仲、续断、牛膝各100g,巴戟天、桂心、小茴香各50g,广木香30g,甘草15g。

用法:取上药,制成小水丸,每次服6～10g,每天3次。

临床应用:舒筋通络,和胃化湿,用于治疗慢性腰腿痛有较好的疗效。

(2)治疗脚气(维生素B_1缺乏症)冲心

方名:木瓜脚气冲心方。

药物:木瓜、茯苓、白术、米糠各20g,人参、陈皮、大枣、紫苏叶、桂心各10g,甘草5g。

用法:清水煎 2 次,混合后分 3 次服,每日 1 剂。

临床应用:益气舒筋,和胃化湿,用于治疗脚气(维生素 B_1 缺乏,致心功能受损)冲心有一定疗效。

(3)治疗赤白痢

方名:木瓜止痢散。

药物:木瓜、车前子各 100g,罂粟壳 50g。

用法:取上药,共研为细末,每次 6～8g,用米汤送服,每天 3 次,此药只能短期服,不能久用。

临床应用:和胃化湿,收敛止痢。用于治疗赤白痢日久,病情多次反复经久不愈者,疗效良好。

(4)治疗肠粘连

方名:木瓜肠粘连方。

药物:木瓜、牛膝各 50g。

用法:取上药,浸泡于 500ml 白酒中,7 天后便可饮用,每晚睡前饮用 1 次,剂量以患者的酒量而定,以能耐受为度,如酒量大者,可将上药及白酒加 1～3 倍量。

临床应用:舒筋通络,和胃化湿。用于治疗肠粘连,因炎症及手术后所引起者,均有显著的疗效。

(5)治疗流行腮腺炎

方名:木瓜消炎止痛膏。

药物:木瓜、蒲公英、虎枝各 60g,生大黄 150g,乳香、没药、地鳖虫、五灵脂、蒲黄各 30g。

用法:取上药,共研为极细末,以凡士林或蜂蜜适量调匀成糊状,外敷患处,每天换药 1 次,连用 3 天为 1 个疗程。病情严重者,可配合输液及口服药治疗,此止痛膏也可用于其他痈疽疔疮未溃脓者。

临床应用:消肿止痛,活血化瘀。用于治疗流行性腮腺炎和其他红肿热痛未溃炎症感染者,均有令人满意的疗效。

(6)治疗顽癣

方名:木瓜治癣酊。

药物:木瓜 100g,丁香 50g。

用法:取上药,浸入 75％乙醇 250ml 中,1 周后涂搽患处,每天 2～3 次。

临床应用:祛毒化湿,温肤止痒,用于治疗顽癣有一定的疗效。

3. 知药理、谈经验

(1)知药理

木瓜具有保肝和抑菌作用,对多种类型的痢疾杆菌、大肠埃希菌、金黄色葡萄球菌、溶血性链球菌等均有抑制效果。此外,能缓和胃肠平滑肌和骨骼肉痉挛,还有抗炎消肿及抗肿瘤的作用。

(2)谈经验

孟学曰:木瓜酸温,长于祛湿舒筋,主利湿理脾,舒筋活络。治风湿痹痛,筋脉拘挛,吐泻转筋,脚气,痢疾和水肿等症。

木瓜除湿止痛,舒筋活络,配合吴茱萸、紫苏叶、槟榔等,治寒湿脚气,筋肿足痛;配合黄柏、薏苡仁、牛膝等,治湿热脚气,红肿足痛。

木瓜化湿醒脾,缓急和中,配合薏苡仁、黄连、吴茱萸、藿香、佩兰、滑石等,治吐泻转筋。

木瓜平肝和胃,消积健脾,配合乌梅、石斛、山楂、麦芽、谷芽等,治食积胃津不足等。

第二节　祛风除湿清热药

一、秦　艽

【成分】　秦艽含生物碱秦艽碱甲(即龙胆碱)、秦艽碱乙(即龙胆次碱)及秦艽碱丙,此外,还含龙胆苦苷、糖及挥发油。

【性味归经】　苦、辛,平,无毒。归肝、胃、胆经。

【功效】　祛风湿,舒经络,清湿热,退黄疸,止痛痹,退虚热。

【用法用量】　口服:煎汤,5～12g;浸酒或入丸、散,外用:研末撒。

【使用注意】　久痛虚羸,溲多,脾虚便溏者忌服。

1.单味药治难症

(1)治疗流行性脑脊髓膜炎

药物:秦艽适量。

用法:取上药,制成注射液,1ml 约含生药 0.625g,每次 2～5ml,每天 4～6 次,肌内注射。一般 3～7 天为 1 个疗程。

临床应用:祛风利湿,清热解毒。用于治疗流行性脑脊髓膜炎有显著的疗效,基本上无后遗症发生。

(2)治疗全身发黄

药物:秦艽 30g。

用法:取上药,清水煎,分 2 次服。

临床应用:清热利湿,退疸除黄。用于治疗全身发黄因湿热所致者有明显的疗效。

(3)治疗小便艰难

药物:秦艽 35g。

用法:取上药,清水煎 2 次,分 2 次服,每天 1 剂。

临床应用:清热利湿,利尿通淋。用于治疗小便艰难滞涩因湿热而致者有较好的疗效。

2.配成方治大病

(1)治疗肩周炎

方名:秦艽肩凝汤。

药物:秦艽、天麻各 20g,羌活、桑枝各 15g,当归、川芎、桂枝、红花、姜黄、生姜各 10g,甘草 5g。

用法:清水煎 2 次,混合后分 3 次服,每日 1 剂。

临床应用:祛风除湿,舒经活络。用于治疗肩周炎有较好的疗效。

(2)治疗风湿痹痛

方名:秦艽风湿丸。

药物:秦艽、赤芍、杜仲各 80g,羌活、独活、防风、当归、续断、络石藤、千年健、川牛膝、桑寄生各 50g,辽细辛 40g,甘草 20g。

用法:取上药,制成小水丸,每次 8～10g,每天 3 次。

临床应用:祛风除湿,通痹活络。用于治疗各类风湿痹痛均有一定疗效。

(3)治疗急性黄疸型肝炎

方名:秦艽退黄汤。

药物:秦艽、龙胆草、威灵仙、茵陈、金钱草各 20g,柴胡、赤芍、黄柏、栀子、白鲜皮各 15g,甘草 5g。

用法:清水煎 2 次,混合后分 3 次服,每日 1 剂。

临床应用:清热解毒,利湿退黄。用于治疗急性黄疸型肝炎,见全身巩膜黄染,尿色深黄,口干口苦,饮食减退等症者疗效令人满意。

(4)治疗腰腿痛

方名:秦艽腰痛丸。

药物:秦艽、独活、防风、三七、附片、续断、补骨脂、菟丝子、丹参各 50g,杜仲、白芍、熟地黄、薏苡仁、茯苓各 80g,肉桂 20g,甘草 15g。

用法:取上药,制成小水丸,每次 8～10g,每天 3 次。

临床应用:祛风除湿,活血通痹。用于治疗慢性腰腿痛属寒湿肾虚者有较好的疗效。

(5)治疗面神经炎

方名:秦艽牵正汤。

药物:秦艽、葛根、白芍各 20g,白芷、防风、禹白附子各 15g,僵蚕、全蝎各 10g,蜈蚣 3 条,甘草 3g。

用法:清水煎 2 次,混合后分 3 次服,每日 1 剂。

临床应用:祛风利湿,通络牵正。用于治疗面神经炎,见口眼㖞斜,语言不利,口角流涎等症者有一定疗效。

(6)治疗手足心热,骨蒸潮热

方名:秦艽退虚热汤。

药物:秦艽、地骨皮、牡丹皮、青蒿、炒鳖

甲各 20g,柴胡、银柴胡、知母、生地黄各 15g,当归 15g,甘草 5g。

用法:清水煎 2 次,混合后分 3 次服,每日 1 剂。

临床应用:祛风利湿,凉血退热。用于治疗手足心热,骨蒸潮热,见口舌干燥,夜热早凉,夜寐不安等症者疗效显著。

3. 知药理、谈经验

(1)知药理

秦艽抗炎、解热、镇痛、镇静,有抗过敏、降压、抗菌作用。能升高血糖,还有收缩平滑肌的作用。

(2)谈经验

孟学曰:秦艽辛、苦,平,长于疗风湿,退五种黄疸,下水,利小便。治寒热邪气,风寒湿痹,肢节痛,筋脉拘挛,中风不遂,湿热黄疸,骨蒸潮热,痔漏有脓血等症。

秦艽祛风除湿,通络止痛。配合羌活、独活、桂枝、附子、防风等,治骨节烦疼,手足不遂;配合当归、熟地黄、川芎、白芍、防风等,治中风偏瘫,口眼㖞斜,言语不利。

秦艽清热除蒸,配合青蒿、鳖甲、知母、牡丹皮、地骨皮、银柴胡、胡黄连等,治虚劳潮热、咳嗽、盗汗不止。

秦艽入阳明及肝经,能清肝胆湿热而退黄,配合茵陈、栀子、黄柏、威灵仙、金钱草等,治顽固性湿热黄疸。

二、防 己

【成分】 粉防己根含生物碱约 1.2%,其中包括汉防己碱(又称汉防己甲素)、防己醇灵碱(亦称防己乙素)、轮环藤酚碱等,还含有黄酮苷,酚类、有机酸、挥发油等。

【性味归经】 苦,寒。归膀胱、肺经,小毒。

【功效】 祛风止痛,利水水肿。

【用法用量】 口服:煎汤,5～10g。或入丸、散。

【使用注意】 本品因苦寒之性较强,易伤正气,胃弱阴虚及内无湿邪者慎用。

1. 单味药治难症

(1)治疗关节炎或类风湿关节炎

药物:木防己适量。

用法:取上药,与 60 度白酒以 1:10 比例混合浸泡 60 天,制成木防己酒。每次口服 10～20ml,每天 2～3 次,10 天为 1 个疗程,一般用 2～3 个疗程。

临床应用:祛风除湿,通痹止痛。用于治疗普通关节炎或类风湿关节炎均有较好的疗效。

(2)治疗肺痿喘嗽

药物:汉防己适量。

用法:取上药,制为细末,每次 6g,每天 3 次。

临床应用:祛风除湿,止喘宁嗽。用于治疗肺痿喘嗽疗效良好。

(3)治疗腹水臌胀。

药物:汉防己 40g。

用法:取上药,加生姜 20g,清水煎 2 次,混合后分 2 次服,忌盐,每天 1 剂。

临床应用:祛风除湿,利水消肿。用于治疗腹水臌胀有一定疗效。

2. 配成方治大病

(1)治疗风湿热

方名:防己风湿热方。

药物:防己、薏苡仁、滑石各 30g,赤小豆、连翘、蚕沙各 20g,杏仁、苍术、黄柏各 15g,川牛膝 10g,甘草 5g。

用法:清水煎 2 次,混合后分 3 次服,每日 1 剂。

临床应用:祛风通络,清化湿热。用于治疗风湿热,症见关节固定疼痛,红肿发热,可降低心脏受损害。

(2)治疗关节腔积液

方名:防己消关节积液方。

药物:防己、薏苡仁、茯苓皮、赤小豆各 20g,猪苓、泽泻、白术各 15g,麻黄、桂枝、杏仁各 10g,制马钱子 5g,甘草 3g。

用法:清水煎 2 次,混合后分 3 次服,每日 1 剂,关节液消失后,选用地黄丸类巩固。

临床应用:祛风除湿,利水消肿。用于治疗关节腔各种原因的积液,均有明显的疗效。

(3)治疗皮肤水肿

方名:防己皮肤水肿汤。

药物:防己、白术、猪苓、泽泻、桂枝各 60g,茯苓、黄芪各 200g,甘草 20g。

用法:取上药,制成粗末,每天用 100g 装入棉纱布袋中,水煎 2 次,混合后分 3 次服,7 天为 1 个疗程。

临床应用:祛风除湿,利水消肿,用于治疗皮肤水肿,症见水气在皮肤中,按之凹陷不起,小便短少色白等,令人有满意的疗效。

(4)治疗慢性肾炎

方名:防己慢肾汤。

药物:防己、薏苡仁、茯苓、白术各 20g,黄芪 60g,滑石、白茅根各 30g,厚朴、泽泻、杏仁、桔梗、法半夏、通草各 10g。

用法:清水煎 2 次,混合后分 3 次服,每日 1 剂,忌盐,15 天为 1 个疗程,可随证加减。

临床应用:补脾益肺,宣畅气机,渗利湿热,用于治疗慢性肾炎,症见面部浮肿,蛋白尿经久不消退者有一定疗效。

(5)治疗泌尿系结石

方名:防己排石汤。

药物:防己、茯苓、茯苓皮、车前子(布包)、车前草、萹蓄、半枝莲、马齿苋、牛膝各 20g,白术、金钱草、海金沙、鸡内金、石韦各 30g,黄芪 50g,炮穿山甲(研末冲服)15g。

用法:清水煎 2 次,混合后分 3 次服,每日 1 剂,15 天为 1 个疗程,可随证加减。

临床应用:清热益气,利水排石。用于治疗泌尿系结石有较好的疗效。

(6)治疗肺动脉高压

方名:防己平喘汤。

药物:汉防己、川椒目、制大黄、熟附片各

6~12g,葶苈子 15~30g。

用法:清水煎 2 次,混合后分 3 次服,每日 1 剂,15 天为 1 个疗程,可随证加减。

临床应用:利水消肿,泻肺平喘。用于治疗肺气肿致肺动脉高压,见全身水肿、咳喘气促,小便短少等症有一定疗效。

(7)治疗膀胱水蓄胀满、几成水肿

方名:防己利水汤。

药物:汉防己 20g,车前子、韭菜子、泽泻各 30g。

用法:清水煎,分 3 次服,每天 1 剂。

临床应用:祛风除湿,利水消肿。用于治疗膀胱水蓄胀满,小便短少等症疗效良好。

(8)治疗脚气肿痛(维生素 B_1 缺乏症)

方名:防己止痛煎。

药物:汉防己、木瓜、牛膝各 30g,桂枝、枳壳、千年健各 15g。

用法:清水煎 2 次,分 3 次服,每天 1 剂。

临床应用:祛风除湿,消肿止痛。用于治疗因脚气所致的关节肿胀疼痛有一定疗效。

(9)治疗肺痿咯血多痰

方名:防己泻肺散。

药物:汉防己、葶苈子各等分。

用法:取上药,研细末,每次 6g,每日 3 次。

临床应用:泻肺止血,祛痰镇咳。用于治疗肺痿咯血多痰有显著疗效。

3. 知药理、谈经验

(1)知药理

防己具有扩张冠状动脉、抗心肌缺血、抗心律失常、降血压、抑制血小板聚集、抗癌、抗矽肺、抗过敏、平喘、松弛肌肉、镇痛、消炎抑菌、利尿解毒等作用。

(2)谈经验

孟学曰:防己苦寒,长于除湿利水,祛风,利大小便,泻下焦血分湿热,乃祛风除湿,疗水肿之要药。治风湿痹痛,水肿,小便不利,湿脚气,腿脚肿重之证。

防己祛风除湿通络,配合薏苡仁、蚕沙、

滑石、连翘、半夏等,治关节肿痛,活动不利;配合乌头、桂心、白术等,治寒湿关节疼痛;清湿热,利小便,通经脉,消水肿,配合黄芪、茯苓、白术、桂枝等,治有汗恶风之水肿;配合椒目、葶苈子、大黄等,治水肿腹满伴喘咳;利湿止痛,配合吴茱萸、槟榔、木瓜、桂枝、牛膝、枳壳等,治湿脚气,腿脚肿重。

三、豨莶草

【成分】 本品含豨莶苷及其苷元——豨莶精醇等五种双萜类化合物,亦含生物碱。

【性味归经】 辛、苦,寒。归肝、脾、肾经,有小毒。

【功效】 祛风止痛,清热解毒,安神降压。

【用法用量】 口服:煎汤,10～15g(大剂30～60g);捣汁或入丸、散,外用:捣敷、研末撒或煎水熏洗。

【使用注意】 阴血不足者忌服。

1. 单味药治难症

(1)治疗脑血管意外后遗症

药物:豨莶草500g。

用法:取上药,以蜜、米酒或陈醋各30g,层层喷洒,蒸透晒干。如法9次,再粉碎,研为细末。用蜜600g熬至滴水成珠。和入药末,制丸如梧桐子大。每天20g,早晚分2次服,以米汤或稀饭送下。

临床应用:祛风除湿,舒筋活络。用于治疗卒中后遗症,见血压不稳,半身不遂,口眼歪斜等症者有令人满意的疗效。

(2)治疗风寒腹泻

药物:豨莶草(干品)适量。

用法:取上药,研为细末,或制成小水丸,每次8～12g,每天3次。

临床应用:祛风解毒,清热止泻。用于治疗因风寒致腹泻有较好的疗效。

(3)治疗反胃吐食

药物:豨莶草(干品)适量。

用法:取上药,焙炒,研为细末,加蜜做成如梧子大丸子,每次6～10g,热汤送下,每天服3次。

临床应用:祛风除湿,和胃降逆。用于治疗反胃吐食有显著疗效。

(4)治疗疟疾

药物:干豨莶草30～45g。

用法:取上药,清水煎2次,混合后分2次服,每天1剂,连服2～3天,小儿酌减。

临床应用:祛风除湿,解毒治疟。用于治疗疟疾有一定疗效。

(5)治疗鼻出血

药物:鲜豨莶草20～60g(干品10～30g,以新鲜之品为佳)。

用法:取上药,洗净切细,清水煎服,可加少量白砂糖调味,每天服3～4次,连服2～4天。

临床应用:祛风解毒,清热止血。用于治疗鼻出血有较好的疗效。

(6)治疗夜盲症

药物:干豨莶草适量。

用法:取上药,研为细末,装瓶备用。每次取药粉3g,蒸猪肝(或鸡肝)15g,熟后加少量酱油调味,每天服1次,15天为1个疗程。

临床应用:祛风解毒,清热明目,用于治疗夜盲症(维生素A缺乏)有令人满意的疗效。

(7)治疗乳腺炎

药物:鲜豨莶草120g(干品60g)。

用法:取上药,水煎去渣,放入鸡蛋2只煮熟,饮汤食蛋。

临床应用:祛风清热,解毒消痈。用于治疗乳腺炎未溃者有一定疗效。

(8)治疗面神经瘫痪

药物:豨莶草(生用或酒蒸后用)适量。

用法:取上药,用50g,清水煎2次,混合后分2次服,每日1剂,连用10天。

临床应用:祛风除湿,通络牵正。用于治疗面神经瘫痪,见口眼歪斜,面无表情,口角流涎,言语謇涩等症者有一定的疗效。

2. 配成方治大病

(1)治疗颈、腰椎骨质增生

方名:豨莶草颈腰痛丸。

药物:干豨莶草100g,熟地黄、枸杞子、葛根、赤芍各80g,桂枝、杜仲、威灵仙、续断、狗脊、骨碎补、透骨草、千年健、川牛膝、桑寄生、鸡血藤各50g。

用法:取上药,制成小水丸,每次10~12g,每天3次,1个月为1个疗程。

临床应用:祛风利湿,通络止痛,用于治疗颈、腰椎骨质增生疗效良好。

(2)治疗腰椎间盘突出

方名:豨莶草腰痛汤。

药物:干豨莶草、黄芪各30g,丹参20g,杜仲、枸杞子、狗脊、地龙各15g,全蝎、辽细辛、麻黄、川牛膝、桑寄生各10g。

用法:清水煎2次,混合后分3次服,每日1剂。

临床应用:祛风益气,通络止痛。用于治疗腰椎间盘突出之腰腿疼痛有显著疗效。

(3)治疗风湿、类风湿关节炎

方名:豨莶草风湿汤。

药物:干豨莶草、薏苡仁、苍术各20g,羌活、独活、防风、麻黄、杏仁、黄柏各10g,甘草5g。

用法:清水煎2次,混合后分3次服,每日1剂。

临床应用:祛风除湿,通络止痛。用于治疗风湿性、类风湿关节炎,症见关节红肿疼痛、屈伸不利,周身不适者有显著疗效。

(4)治疗卒中后遗症

方名:豨莶草偏瘫丸。

药物:豨莶草、黄芪各150g,枸杞子、天麻、赤芍各100g,秦艽80g,当归、蕲蛇、桃仁、红花、羌活、独活、防风各50g,人参120g,川芎30g。

用法:取上药,制成小水丸,每次10~12g,每天3次,1个月为1个疗程。

临床应用:祛风益气,化瘀通络。用于治疗中风偏瘫,症见手足不遂、筋骨挛强者有良效。

(5)治疗急性黄疸型肝炎

方名:豨莶草退黄汤。

药物:干豨莶草、金钱草、夏枯草、茵陈各20g,栀子、黄柏、秦艽、威灵仙、龙胆草各15g,甘草5g。

用法:清水煎2次,混合后分3次服,每日1剂。

临床应用:清热利湿,解毒退黄。用于治疗急性黄疸型肝炎,见面目周身黄染,小便深黄、食欲不佳,四肢困乏等症者有较好的疗效。

(6)治疗痈疽肿毒

方名:豨莶草败毒汤。

药物:干豨莶草、金银花、连翘各20g,蒲公英、败酱草各30g,栀子、黄芩、野菊花各15g,甘草5g。

用法:清水煎2次,混合后分3次服,每日1剂。

临床应用:清热解毒,消痈散肿。用于治疗痈疽肿毒,如疔疮、疖疮等各种脓肿、皮肤化脓性疾病有一定的疗效。

3. 知药理、谈经验

(1)知药理

豨莶草具有一定的抗炎、降血压作用,能抑制血栓的形成,有抗菌、抗病毒、抗疟原虫等效果,还有抗早孕的作用。

(2)谈经验

孟学曰:豨莶草辛、苦,寒,长于祛风除湿,主风湿疼痛,关节不利,退疸除黄。治四肢麻痹,骨间疼痛,腰膝无力,中风半身不遂,湿热黄疸等。

豨莶草祛筋骨间风湿,配合川乌、羌活、独活、黄芪、当归、威灵仙等,治中风口眼㖞斜,手足不遂,腰腿无力;配合臭梧桐等,治风寒湿骨痛;清热解毒、除湿消疹,配合白蒺藜、地肤子、白鲜皮、苍耳子、海桐皮等,治皮肤风疹,湿疹作痒,疮痈肿毒;配合川乌、防风、白芍、土茯苓等,治疬风、肌肤溃腐、眉脱、脚弱者;泄热除湿,配合茵陈、栀子、车前子、地耳草、虎杖等,治湿热黄疸;代茶饮治高血压病。

第三节　祛风湿强筋骨药

一、五 加 皮

【成分】　刺五加的根皮含挥发油(为4-甲基水杨醛等)、鞣质、棕榈酸、亚麻酸及维生素 A、B$_1$ 等。

刺五加的根含多种糖苷,其中有胡萝卜甾醇、7-羟基-6,8-二甲氧基香豆精、α-葡萄糖苷、丁香树脂酚葡萄糖苷、丁香苷等。

【性味归经】　辛、苦,温,归肝、肾经。

【功效】　祛风湿,补肝肾,强筋骨。

【用法用量】　口服:煎汤,10～15g,或浸酒,或入丸散。外用:适量,煎水熏洗或为末敷。

【使用注意】　阴虚火旺者慎服。

1. 单味药治难症

(1)治疗一切风湿痿痹

药物:五加皮适量。

用法:取上药,洗刮去骨,煎汁和曲米酿成酒饮之;或切碎装罐酒浸1周后,成为五加皮酒,每次饮10～20ml,每天2次。

临床应用:祛风除湿,强筋健骨。用于治疗风湿性关节炎的麻木疼痛等症有较好疗效。

(2)治疗男子阳痿

药物:五加皮适量。

用法:取上药,研为细末,装胶囊,每粒重0.25g,每次4～6粒,每天3次。

临床应用:滋补肝肾,补中益精。用于治疗男子阳痿,阴囊湿,小便余沥等有良效。

(3)治疗中风后骨节挛急

药物:五加皮30g。

用法:清水煎2次,混合后分3次服,每日1剂。

临床应用:祛风除湿,缓急强筋。用于治疗中风后手足阵发性痉挛有一定疗效。

2. 配成方治大病

(1)治疗风湿骨痛

方名:五加皮风湿骨痛丸。

药物:五加皮150g,生地黄、赤芍、薏苡仁、秦艽、威灵仙各80g,羌活、独活、当归、防风、辽细辛、苍术、黄柏、川芎、千年健各50g。

用法:取上药,制成小水丸,每次10～12g,每天3次,30天为1个疗程。

临床应用:祛风除湿,强筋健骨。用于治疗风湿骨痛有一定疗效。

(2)治疗腰腿痛

方名:五加皮酒。

药物:五加皮200g,杜仲、牛膝、木瓜各100g,高粱白酒2000ml。

用法:取前4味药,浸入高粱白酒中,7天后可服用。每次20～50ml,酒量大者可多服,每天晚上服1次。

临床应用:祛风利湿,舒筋通络。用于治疗各种风湿性、神经性腰腿痛效果明显。

(3)治疗肥大性腰椎炎

方名:五加皮腰痛酒。

药物:五加皮150g,杜仲、当归、续断、熟地黄、千年健、补骨脂、威灵仙各50g,肉桂、乌药各15g,高粱白酒2500ml。

用法:取前10味药,浸泡于高粱白酒中,7天后可饮用,每次20～30ml,每天2～3次,1个月为1个疗程,嫌味不好者,可适量加点冰糖。

临床应用:祛风除湿,通经活络。用于治疗肥大性腰椎炎有显著疗效。

(4)治疗腰椎管狭窄症

方名:五加皮腰痛汤。

药物:五加皮 30g,独活、防风、川芎、秦艽、威灵仙、赤芍、牛膝、桑寄生各 10g。

用法:清水煎 2 次,混合后分 3 次服,每日 1 剂。

临床应用:祛风利湿,舒筋活血。用于治疗腰椎管狭窄,见腰腿疼痛、间歇性跛行、行动迟缓等症者有一定疗效。

(5)治疗小儿行迟

方名:五加皮健步散。

药物:刺五加皮、川牛膝(酒浸 2 日,阴干)、木瓜(干品)各等分。

用法:取上药,焙干,共研为细末,每次 5g,加适量白砂糖和米汤调服,每天 2～3 次。

临床应用:祛风除湿,强筋健骨。用于治疗小儿四五岁还不能行走或行走步子不稳,有显著疗效。

(6)治疗鹤膝风

方名:五加皮鹤膝风煎。

药物:刺五加皮 30g,当归 20g,牛膝、木瓜各 15g。

用法:取前 4 味药,先用白酒煎 10 分钟后(勿煎干),再加清水 1500ml,煎后得汁 500ml,分 3 次口服,每日 1 剂,15 天为 1 个疗程。

临床应用:祛风除湿,滋肾补肝。用于治疗鹤膝风有一定疗效。

(7)治疗虚劳不足

方名:五加皮虚劳丸。

药物:刺五加皮 200g,赤芍 150g,当归、牛膝、牡丹皮、地骨皮各 100g。

用法:取上药,制成小水丸,每次服 6～8g,每天 3 次,30 天为 1 个疗程。

临床应用:滋肾补肝,清热凉血。用于治疗虚劳不足,见形容憔悴,肢节困倦,喘满虚烦,呼吸气短,发热多汗,口干舌燥,不思饮食等症者有一定疗效。

(8)治疗中风后手足拘挛

方名:五加皮浸泡液。

药物:五加皮、伸筋草、木瓜、松节各 50g,红花 20g。

用法:取上药,清水煎 1 次后,得药液 1000ml,保持温度在 30～40℃,浸泡手或足 15～20 分钟,每日 3 次。手足皆拘挛者,先泡手后泡足,在浸泡时手足自行伸屈,加强活动。

临床应用:祛风除湿,舒筋活络。用于治疗中风后手足拘挛有较好的疗效。

3. 知药理、谈经验

(1)知药理

五加皮抗炎、镇痛、解热,有降低血压、降血低糖等作用,有增强机体抵抗力作用。

(2)谈经验

孟学曰:五加皮辛、苦,温,主祛风湿、壮筋骨、消水肿。治风寒湿痹、腰膝疼痛、筋骨拘挛、脚气肿痛、筋骨痿软、水肿、小便不利、妇人经血闭阻等症。

五加皮散风祛寒,强筋壮骨,配合木瓜、松节、当归、杜仲、续断等,治风湿痹痛,筋脉拘挛,屈伸不利;配合紫苏叶、吴茱萸、槟榔、生姜等,治脚气肿痛;配合杜仲、石斛、丹参、附子、牛膝、桂心等,治腰痛如折;五加皮利水消肿,配合茯苓皮、大腹皮、生姜皮、地骨皮等,治水肿,小便不利;强筋健骨,配合当归、赤芍、牡丹皮、熟地黄、川芎等,治妇人经血闭阻,气精亏伤等。

二、桑寄生

【成分】　桑寄生带叶茎枝含槲皮素及蒿蓄苷及 d-儿茶素等。槲寄生茎、叶含齐墩果酸、β-香树脂醇、内消旋肌醇、黄酮类化合物,尚分离出蛇麻脂醇、β-谷甾醇及 β-黄酮苷(苷元为 4′,5-二羟基-3′,7-二甲氧基黄酮,糖为一分子葡萄糖及一分子戊糖)。

【性味归经】　苦、甘,平,归肝、肾经。

【功效】　祛风湿,补肝肾、强筋骨,安胎元。

【用法用量】　口服:煎汤 10～15g;入散

剂、浸酒或捣汁服。

【使用注意】 阴虚津枯者慎服。

1. 单味药治难症

（1）治疗高血压

药物：桑寄生 50g。

用法：取上药，清水煎 1 小时，分 2 次服，每日 1 剂，30 天为 1 个疗程。

临床应用：祛风除湿，平肝降压。用于治疗高血压有明显疗效。

（2）治疗冠心病心绞痛

药物：桑寄生 60g。

用法：取上药，清水煎 2 次，混合后分 2 次服，每日 1 剂。

临床应用：祛风除湿，通络止痛。用于治疗冠心病心绞痛有一定疗效。

（3）治疗久病后腰膝沉重少力

药物：桑寄生适量。

用法：取上药，研为细末，每次 5～8g，温开水送服，每天 3 次。

临床应用：滋补肝肾，强筋健骨，用于治疗久病后或失血后见周身疲乏、腰膝沉重少力等症者有较好的疗效。

2. 配成方治大病

（1）治疗周身疼痛

方名：桑寄生止痛汤。

药物：桑寄生、杜仲、生地黄各 20g，秦艽、威灵仙、白芍各 15g，羌活、独活、防风、辽细辛、当归、川牛膝各 10g，甘草 5g。

用法：清水煎 2 次，混合后分 3 次服，每日 1 剂。

临床应用：祛风除湿，强筋止痛。用于治疗因卧冷湿地或当风所致的周身疼痛、腰背不舒、肾气虚弱，疗效良好。

（2）治疗膝关节增生性关节炎

方名：桑寄生补肾祛寒方。

药物：桑寄生、狗脊、穿山龙、党参、车前子各 20g，白术、补骨脂、熟附片、川牛膝各 15g，甘草 10g。

用法：清水煎 2 次，混合后分 3 次服，每日 1 剂。

临床应用：祛风除湿，滋肾补肝。用于治疗膝关节增生性关节炎有较好的疗效。

（3）治疗痢疾脓血体虚

方名：桑寄生滋肾补肝散。

药物：桑寄生、党参各 50g，川芎、白术、白芍、防风、大枣各 30g，炙甘草 15g。

用法：取上药，研为细末，每次 5～8g，米汤吞服，每天 3 次。

临床应用：滋肾补肝，缓急止痢。用于治疗痢疾脓血，身体虚弱，无寒热等有良效。

（4）治疗腰痛

方名：桑寄生腰痛煎。

药物：桑寄生 30g，续断 20g。

用法：清水煎 1 小时，分 2 次服，每日 1 剂。

临床应用：滋肾补肝，强筋健骨。用于治疗腰肌劳损及软组织损伤之腰痛，疗效良好。

（5）治疗妊娠胎气不安

方名：桑寄生安胎饮。

药物：桑寄生、艾叶、阿胶各 20g。

用法：清水煎 1 次，分 2 次服，每日 1 剂。

临床应用：滋肾补肝，养血安胎。用于治疗妊娠胎气不安，腹痛出血有一定疗效。

3. 知药理、谈经验

（1）知药理

桑寄生具有降血压、镇静、扩张血管、利尿的作用，能抑菌和抗病毒。

（2）谈经验

孟学曰：桑寄生苦、甘，平，长于补肝肾，强筋骨，除风湿，通经络。主腰膝酸痛，风湿痹症，治筋骨痿弱、偏枯、脚气、风寒湿痹、四肢麻木、胎动不安、女子崩中、内伤不足、产后余疾、乳汁不下等症。

桑寄生补肝肾、强筋骨，配合独活、杜仲、牛膝、桂心、秦艽、细辛等，治痹症日久，伤及肝肾，腰膝酸痛无力；配合杜仲、续断、狗脊、当归、鹿茸等，治肾气虚弱，腰背痛。桑寄生养肝补肾，安胎止血，配合当归、阿胶、续断、菟丝子、人参、白术等,治肝肾亏虚,胎动不安;益气健脾,调气利水,配合桑白皮、紫苏梗、大腹皮、木香、白术等,治妊娠水肿。

桑寄生单用捣粗散,水煎服,治产后乳汁不下。

第五章

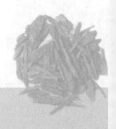

芳香化湿药

一、苍术

【成分】 南苍术根茎含挥发油 5％～9％，油主要成分为苍术醇、茅术醇、β-桉叶醇等。

北苍术根茎含挥发油 1.5％，其主要成分为苍术醇、苍术酮、茅术醇及桉叶醇等。

东苍术根茎含挥发油 1.5％，其主要成分为苍术醇、茅术醇、β-桉叶醇、苍术呋喃烃、苍术酮。

【性味归经】 辛、苦，温，归脾、胃经。

【功效】 燥湿健脾，祛风除湿。

【用法用量】 口服：煎汤，10～15g；亦可熬膏或入丸、散剂。

【使用注意】 血虚气弱、津亏液耗、表虚自汗、阴虚内热、口干唇燥、吐血衄血、便秘干结等症均忌服。

1. 单味药治难症

(1)治疗胃下垂

药物：茅苍术 20g。

用法：取上药，泡茶饮服，每天 1 剂。

临床应用：芳香醒脾，升清除湿。用于治疗胃下垂，属于湿阻中焦，见食后腹胀加剧，平卧减轻，恶心、嗳气、胃痛，体形瘦长，伴有眩晕、乏力、心悸等症者有较好疗效，不过时间要长，一般 3 个月为 1 个疗程。

(2)治疗夜盲症

药物：苍术 20g。

用法：取上药，清水煎取汁，每天上午顿服，一般连用 5～7 天即可生效。

临床应用：健脾燥湿，祛风明目。用于治疗夜盲症(维生素 A 缺乏)有令人满意疗效。

(3)治疗结膜干燥症

药物：苍术适量。

用法：取上药，研为细末，每次 3g，米汤送下，每天 3 次，一般用药 1 周左右即可痊愈。

临床应用：燥湿健脾，养肝明目。用于治疗各种原因所致的结膜干燥症均有显著疗效。

(4)治疗耳鸣

药物：苍术适量。

用法：取上药 30g，清水煎服，每天 1 剂。另取苍术削成圆锥形，中刺数小孔，塞进外耳道，然后将艾炷放在苍术上点燃，每次 5～7 壮，每天或隔天 1 次，10 次为 1 个疗程，孕妇忌用。

临床应用：芳香开窍，益气聪耳。用于治疗耳鸣有一定疗效。

(5)治疗慢性丹毒

药物：苍术 1000g。

用法：取上药，加水煎煮 2 次，合并滤液，浓缩成稠膏，另加蜂蜜 250g 调匀，合并滤液，浓缩成稠膏，每次 1 匙，每天 2 次，开水冲服。

临床应用：健脾祛风，除湿消肿。用于丹毒急性发作红肿消退后，可服此膏 2～3 个月，一般服药后可以少发或不发，但必须忌辛辣、腥味发物。

（6）治疗湿气身痛

药物：苍术30g。

用法：取上药，用米泔水浸洗切碎，清水煎2次，混合后分2次服，每日1剂。

临床应用：健脾燥湿，祛风止痛。用于治疗久处湿地湿邪侵入经络致身疼痛有良效。

（7）治疗窦性心动过速

药物：苍术适量。

用法：取上药，制成注射液，每支2ml（含生药1g），每次肌内注射1～2支，每天1次。一般用药3～5天即可生效。

临床应用：燥湿健脾，祛风调频。用于治疗窦性心动过速有一定疗效。

（8）治疗烧烫伤

药物：苍术适量。

用法：取上药，研成细末，与白芝麻油调成稀糊状，用洁净鸡毛将药糊薄薄地涂在烧烫伤部位，每天1～2次，直至愈合为止。

临床应用：祛风除湿，消炎止痛。用于治疗烧烫伤效果良好。

2. 配成方治大病

（1）治疗细菌性痢疾

方名：苍术止痢汤。

药物：苍术、白芍各20g，黄连、黄芩、广藿香各15g，制大黄10g，肉桂、甘草5g。

用法：清水煎2次，混合后分3次服，每日1剂。

临床应用：燥湿健脾，清热止痢。用于治疗细菌性痢疾，症见腹痛腹泻，里急后重，胸闷不舒，或便脓血者，有较好的疗效。

（2）治疗脾胃不和、不思饮食

方名：苍术健脾汤。

药物：苍术、广藿香、建曲各20g，厚朴、山楂各15g，陈皮、砂仁、莪术、广木香各10g，甘草3g。

用法：清水煎2次，混合后分3次服，每日1剂。

临床应用：健脾和胃，理气消食。用于治疗脾胃不和、不思饮食疗效良好。

（3）治疗乙型脑炎

方名：苍术乙脑方。

药物：苍术、连翘、大青叶各20g，石膏100～200g，知母、黄芩、黄连、玄参、牡丹皮各15g，甘草5g。

用法：清水煎2次，混合后分3～5次服，或不拘时多服，并配合抗感染、镇静、降低颅内压等西药治疗措施，每日1～2剂。

临床应用：祛风除湿，清热解毒。用于治疗乙型脑炎（属暑温范畴）高热期有明显的降体温作用。

（4）治疗支扩或慢支炎痰多

方名：苍术祛痰汤。

药物：苍术、白及、沙苑子各20g，陈皮15g。

用法：清水煎2次，混合后分3次服，每日1剂。

临床应用：燥湿健脾，止咳祛痰。用于治疗支气管扩张及慢性支气管炎痰多，见清晨起床后、咳嗽、痰多、气促等症者疗效良好。

（5）治疗痛风性关节炎

方名：苍术痛风煎。

药物：苍术、薏苡仁、黄柏、车前子、车前草、连翘各20g，川牛膝15g，独活、羌活各10g，甘草5g。

用法：清水煎2次，混合后分3次服，每日1剂。

临床应用：祛风除湿，消肿止痛。用于治疗痛风性关节炎，见关节红肿热痛，活动受限等症者有较好的疗效。

（6）治疗臁疮

方名：苍术臁疮饮。

药物：苍术、黄柏、金银花、黄芪各30g，牡丹皮、连翘、地龙、川牛膝、败酱草各20g，当归10g。

用法：清水煎2次，分成2份，1份分3次内服；另1份趁热熏洗热敷患处，每天1剂。

临床应用：祛风除湿，消肿敛疮。用于治

疗臁疮久不收口者有一定疗效。

（7）治疗寻常性鱼鳞病

方名：苍术鱼鳞病膏。

药物：苍术（米泔汁浸1夜后蒸1个小时）、鸡血藤各1000g，当归（切薄片）、薏苡仁（打碎）各600g。

用法：取上药，加清水7.5L浸渍1昼夜，煮沸，文火煎2个小时，过滤取液，再加清水5L，煮沸1个小时过滤，合并滤液，置锅中加热收膏至5000ml，再加入蜂蜜500g，尼泊金1.5g，搅匀煮沸15分钟，冷后分装。每天40ml，分2次口服，10岁以下减半，外用甘草油涂敷皮损处。

临床应用：祛风除湿，活血敛疮。用于治疗鱼鳞病有一定疗效。

（8）治疗风湿热痹（类风湿、痛风）

方名：苍术热痹散。

药物：苍术、黄柏、牛膝各等分。

用法：共研为末，每次3～10g，每日3次。

临床应用：祛风除湿，消肿止痛。用于治疗风湿热痹致关节红肿热痛者有较好疗效。

（9）治疗慢性瘙痒性皮肤病

方名：苍术止痒丸。

药物：苍术、黄芪、制首乌、牡丹皮、当归、生地黄、羌活各50g，桃仁、制草乌、川芎、蝉蜕、荆芥、防风各30g，甘草15g。

用法：取上药，共研为细末，炼蜜为丸，每丸重10g，每次1丸，每天3次。

临床应用：祛风除湿，益气活血。用于治疗慢性皮肤病，包括慢性荨麻疹、慢性湿疹、皮肤瘙痒症等均有较好的疗效。

（10）治疗儿童骨盆倾斜症

方名：苍术健骨汤。

药物：苍术、川牛膝各15g，鸡血藤、牡丹皮各12g，地龙、僵蚕、赤芍各10g，当归、甘草各5g，可随证加减。

用法：清水煎2次，混合后分3次服，每日1剂。

临床应用：祛风除湿，活血健骨。用于治疗儿童骨盆倾斜，见骨盆发育不对称，大小不匀称，肌肉发育差等症者有一定疗效。

（11）治疗下肢深静脉炎

方名：苍术血脉汤。

药物：苍术30g，桂枝、川牛膝各10g，黄柏、知母、玄参、连翘各15g，甘草5g，并随证加减，同时用苦参、黄柏、红花、败酱草各30g，川椒10g，水煎熏洗患肢，每天1次。

用法：取前8味药，清水煎2次，混合后分3次服，每天1剂。

临床应用：祛风除湿，消肿止痛。用于治疗下肢深静脉炎有较好的疗效。

（12）治疗细菌性痢疾

方名：苍术止痢散。

药物：苍术100g，黄芩、黄连、葛根各60g，羌活30g，制大黄、制草乌各25g，甘草15g。

用法：取上药，研为细末，每次3～5g，米汤送服，每天3次。

临床应用：清热泻火，燥湿止痢。用于治疗细菌性痢疾有显著疗效。

（13）治疗风湿性结节红斑

方名：苍术化斑汤。

药物：苍术30g，薏苡仁、茯苓、木瓜、牛膝、牡丹皮各20g，黄柏15g，羌活10g，甘草5g。

用法：清水煎2分，混合后分3次服，每天1剂。

临床应用：祛风除湿，清热化斑。用于治疗风湿性结节性红斑，见关节疼痛，伴皮肤结节红斑，瘙痒疼痛等症者有显著疗效。

（14）治疗胃及十二指肠溃疡

方名：苍术胃溃疡汤。

药物：苍术20g，柴胡、枳实、赤芍各15g，陈皮、法半夏、炒黄连各10g，制大黄、炒吴茱萸、甘草各5g。

用法：清水煎2次，混合后分3次饭前温服，每天1剂，15天为1个疗程。

临床应用:疏肝和胃,燥湿健脾。用于治疗胃及十二指肠溃疡,见上腹部周期性节律性疼痛、恶心吐酸水等症者疗效良好。

(15)治疗慢性腹泻

方名:苍术止泻汤。

药物:苍术 30g,黄芪、党参、茯苓、熟附片各 20g,肉豆蔻、广木香、荜茇、大枣各 10g,甘草 5g,可随证加减。

用法:清水煎 2 次,混合后分 3 次服,每天 1 剂。

临床应用:益气健脾,燥湿温阳。用于治疗慢性腹泻,症见大便次数增多,腹痛便溏,畏寒肢冷,小便清长等证有显著疗效。

(16)治疗原发性高脂血症

方名:苍术降脂汤。

药物:苍术、白术、制首乌、泽泻、黄芪各 15g,枸杞子、决明子、荷叶、制大黄、陈皮各 10g,便溏者去制大黄。

用法:清水煎 2 次,混合后分 2 次服,每天 1 剂,15 天为 1 个疗程。

临床应用:祛风利水,燥湿降脂。用于治疗原发性高脂血症,见形体较胖,食欲旺盛,面色油垢,眩晕,胸闷等症者有一定疗效。

(17)治疗婴幼儿腹泻

方名:苍术腹泻贴。

药物:苍术、吴茱萸、川椒、公丁香、小茴香、五倍子、高良姜、荜茇、厚朴各 5g,肉桂 3g。

用法:取上药,共研为细末,每次用 2～3g,加食醋(<6 个月的患儿用生理盐水)调匀,置于 4cm×4cm 的麝香追风膏上,贴脐上,每天 1 次,并酌情补液。

临床应用:燥湿健脾,温中散寒。用于治疗婴幼儿腹泻有一定疗效。

(18)治疗顽固性外阴湿疹

方名:苍术熏洗方。

药物:苍术、白花蛇舌草、土茯苓各 30g,艾叶、薄荷(均后下)各 20g。

用法:取上药,加清水 1500ml,文火煎煮 20 分钟后滤其煎液,乘温坐浴,并熏洗外阴 10～15 分钟,每晚 1 次,15 次为 1 个疗程。

临床应用:祛风燥湿,清热解毒。用于治疗顽固性外阴湿疹有较好的疗效。

3. 知药理、谈经验

(1)知药理

苍术具有抗溃疡作用,并可抑制胃酸分泌,调节胃肠运动,能抗突变活性,抑制食管癌细胞生长,对抗肝细胞损害。用苍术等烟熏,对结核杆菌、金黄色葡萄球菌等有显著的杀灭作用。此外,尚能增加钠、钾的排泄,有一定镇静效果。

(2)谈经验

孟学曰:苍术辛、苦、温,专入脾胃。长于燥湿健脾,宣化痰饮,散风寒,祛湿邪。主风寒湿痹,头身疼痛,皮肤水肿,山岚瘴气。治湿困脾阳,倦怠嗜卧,肢体酸软,头眩身痛,胸膈满闷,舌苔厚腻,水肿胀满,冷痢冷泄、肠风、寒湿诸疮,青盲雀目,内外翳障等症。

苍术燥湿健脾,理气和中,配合厚朴、陈皮、茯苓、白术、泽泻、藿香等,治中焦湿滞,脾失健运,脘腹胀满,大便溏薄;配合黄芪、升麻、人参、泽泻、白术、黄柏、五味子等,治感受暑湿,脾湿不化,损伤元气;配合香附、栀子、建曲、川芎等,治胸膈痞闷,呕吐吞酸,脘腹胀痛;配合知母、石膏、粳米、甘草等,治湿温症,头身疼痛,身热汗出;兼有虚寒者,酌情配伍附子、干姜等。

苍术祛风散寒,燥湿通痹,配合川芎、白芷、羌活、细辛、防风、厚朴、半夏等,治恶寒发热,头身疼痛,舌苔厚腻;配合独活、秦艽、防风、牛膝、细辛、茯苓等,治风寒湿痹,肢体疼痛,步履艰难。

苍术化湿力强,祛痰通经,配合大茴香、川楝子、制川乌、补骨脂、龙骨等,治元阳气衰,脾精不禁,漏浊淋漓,腰痛力疲;配合香附、枳壳、半夏、天南星、茯苓等,治形体肥胖,痰多力乏,月经量少,经闭不孕;配合白术、白芍、车前子、人参、柴胡、芡实等,治肝郁脾虚,湿浊下注,白带量多。

苍术祛风利湿、止痛、明目,配合草乌、人参、巴戟天、茯苓等,治一时心痛,时发时止,一日数发,昼夜不安;配合猪肝、石决明等治青盲、雀目之证。

二、厚　朴

【成分】　厚朴的化学成分中含有木脂素、去甲木脂素、双木脂素、单萜木脂素等。其中木脂素中的主要成分为厚朴酚、四氢厚朴酚、异厚朴酚、和厚朴酚及丁香脂素与厚朴醛;去甲木脂素中主要分离出厚朴三醇和厚朴醛;单萜木脂素中已分离出辣薄荷厚朴酚及龙脑基厚朴酚。厚朴挥发油是厚朴的主要化学成分之一,约为1%,其中以桉醇为主,尚含有桉叶醇、烯类、酯类、烷类和其他醇类。厚朴中的生物碱主要为木兰箭毒碱,芥子醛等其他成分也能从厚朴中得到分离。

【性味归经】　苦、辛,温。归脾、胃、肺、大肠经,无毒。

【功效】　行气,燥湿,消积,平喘。

【用法用量】　煎服,3～10g,也可入丸、散剂。

【使用注意】　本品行气之力较强,应用不当易耗元气,有破气之说,故凡虚胀者用量不宜过大;对于孕妇亦当慎用。

1. 单味药治难症

(1)治疗细菌性痢疾

药物:厚朴适量。

用法:取上药,研为细末,每次服3～5g,每天2～3次。

临床应用:行气消积,燥湿止痢。用于治疗细菌性痢疾,见腹痛腹泻,里急后重,下痢赤白脓血,伴有发热等症者有较好的疗效。

(2)治疗阿米巴痢疾

药物:厚朴120g。

用法:取上药,加清水煎煮2次,合并滤液,浓煎至400ml,备用。每次20ml(相当于生药6g),每天2～3次。

临床应用:行气止痛,燥湿止痢。用于治疗阿米巴痢疾(休息痢)、急性肠炎等均有显著疗效。

(3)治疗气胀、饮食不下

药物:厚朴适量。

用法:取上药,用生姜汁炒焦,研为细末,每次3～5g,米汤调服,每天3次。

临床应用:行气消胀,燥湿健脾。用于治疗胃肠胀气,不思饮食等症有明显的疗效。

(4)治疗妇女月水不通

药物:厚朴15g(炙,切碎)。

用法:取上药,清水煎2次,混合后分2次服,饭前服,每日1剂,3～5剂为1个疗程。

临床应用:燥湿消积,行气通经。用于治疗妇人月水不通,不过3～4剂便可见效。

(5)治疗痰壅呕逆、心胸满闷

药物:厚朴30g。

用法:取上药,生姜汁炙黄为细末,每次3～5g,米汤调服,每天2～3次。

临床应用:燥湿祛痰,行气降逆。用于治疗痰壅呕逆、心胸满闷有较好的疗效。

(6)治疗气逆咳喘

药物:厚朴30g。

用法:清水煎,分2次服,每天1剂。

临床应用:燥湿祛痰,降气平喘。用于治疗痰多壅肺、肺气上逆之咳喘有一定疗效。

2. 配成方治大病

(1)治疗胃溃疡、慢性胃炎

方名:厚朴行气散寒汤。

药物:厚朴、苍术、枳实各15g,柴胡、陈皮、法半夏、赤芍、高良姜、香附各10g,吴茱萸、黄连、炙甘草各5g。

用法:清水煎2次,混合后分3次服,每天1剂,15天为1个疗程。

临床应用:燥湿消积,行气散寒。用于治疗胃溃疡、慢性胃炎,见上腹部疼痛、嗳气、腹胀、反酸、流涎、恶心等症者有较好的疗效。

(2)治疗腹痛胀满

方名:厚朴消积止痛汤。

药物:厚朴、枳实、苍术各 20g,莱菔子 15g,陈皮、肉桂、大枣、干姜、制大黄各 10g,甘草 3g。

用法:清水煎 2 次,混合后分 3 次服,每日 1 剂。

临床应用:燥湿健脾,消积止痛。用于治疗中下腹疼痛胀满(非急腹症)疗效较好。

(3)治疗胃下垂

方名:厚朴举胃汤。

药物:厚朴、苍术、白术、茯苓各 20g,枳实、人参、陈皮、法半夏、槟榔、砂仁、干姜、炒麦芽各 10g,黄连、炙甘草各 5g。

用法:清水煎 2 次,混合后分 3 次服,每天 1 剂,15 天为 1 个疗程。

临床应用:燥湿健脾,益气举胃。用于治疗胃下垂,见腹胀、嗳气、恶心、乏力、心悸、直立性低血压,甚至昏厥等症者疗效良好。

(4)治疗慢性便秘

方名:厚朴通便汤。

药物:厚朴、枳实、白芍、火麻仁、柏子仁各 20g,当归、大黄、紫菀、陈皮各 10g,甘草 3g。

用法:清水煎 2 次,混合后分 3 次服,每日 1 剂,便通后停服,不通再服。也可用 3～5 倍量,制成小水丸,每次服 5～8g。

临床应用:行气消积,润下通便。用于治疗慢性便秘及习惯性便秘均有较好的疗效。

(5)治疗更年期,老年期精神抑郁症

方名:厚朴涤痰安神汤。

药物:厚朴、茯苓各 20g,陈皮、桔梗、法半夏、浙贝母、木蝴蝶、香附、石菖蒲、合欢花各 10g,紫苏叶 15g,甘草 3g。

用法:清水煎 2 次,混合后分 3 次服,每日 1 剂。

临床应用:燥湿行气,涤痰安神。用于治疗更年期、老年期精神抑郁症,见情绪低落,思维迟钝,言语动作减少等症者有较好的

疗效。

(6)治疗腹痛泄泻

方名:厚朴痛泻方。

药物:厚朴、白术、熟附片各 20g,广木香、黄连、干姜、陈皮、人参、法半夏各 10g,甘草 3g。

用法:清水煎 2 次,混合后分 3 次服,每日 1 剂。

临床应用:燥湿健脾,温中止泻。用于治疗腹痛泄泻,症见痛泻日久,四肢乏力,属脾胃虚寒,虚实夹杂者有一定的疗效。

(7)治疗肝硬化腹水

方名:厚朴肝腹水 1 方。

药物:黄芪、党参各 30g,白术、茯苓、熟附片、白芍各 20g,车前子、泽泻、厚朴各 15g,干姜 10g。

用法:清水煎 2 次,混合后分 3 次服,每日 1 剂。

临床应用:健脾益肾,温阳利水。用于治疗肝硬化腹水属脾肾阳虚,症见腹大胀满,乏力纳差,肢冷畏寒者有显著疗效。

(8)治疗肝硬化腹水

方名:厚朴肝腹水 2 方。

药物:厚朴、苍术、白术、茯苓、车前子各 20g,柴胡、白芍、商陆各 15g,当归、郁金、枳壳、香附各 10g。

用法:清水煎 2 次,混合后分 3 次服,每日 1 剂。腹水消退后宜健脾益气。

临床应用:燥湿健脾,理气利水。用于治疗肝硬化腹水属气滞水聚之证,症见腹大如鼓,腹胀难忍,饮食不下,肢软乏力者有良效。

(9)治疗支气管哮喘

方名:厚朴平喘汤。

药物:厚朴 20g,茯苓、桑白皮各 15g,麻黄(冲绒)、桂心、黄芩、杏仁、陈皮、法半夏、紫苏子、生姜各 10g,甘草 3g。

用法:清水煎 2 次,混合后分 3 次服,每日 1 剂,忌生冷腥味。

临床应用:燥湿祛痰,降气平喘。用于治

疗支气管哮喘,见咳嗽气喘,喉间有水鸣声,触寒即发等症者有明显的疗效。

(10)治疗上呼吸道感染

方名:厚朴行气平喘汤。

药物:厚朴、柴胡、黄芩、大腹皮、紫苏梗、白芍、鱼腥草各15g,陈皮、法半夏、防风、射干、桔梗各10g,甘草3g。

用法:清水煎2次,混合后分3次服,每日1剂。

临床应用:解表祛痰,行气平喘。用于治疗上呼吸道感染,见头痛恶寒,咳嗽气喘,痰多不爽等症者有一定疗效。

3. 知药理、谈经验

(1)知药理

厚朴具有明显而又持久的中枢性肌肉松弛功能,抗溃疡,对应激性胃溃疡及应激性胃出血有明显的预防作用,并对药物诱发的痉挛有强烈的抑制作用。对革兰阳性菌、耐酸性菌、类酵母菌和丝状真菌有显著的抗菌活性,此外,尚有抗病毒性肝炎、镇静、降血压、抗肿瘤、抗血小板聚集等作用。

(2)谈经验

孟学曰:厚朴苦、辛,温,长于运中焦之气而疏利气机,为行气除胀之要药。主行气消痞,通积导滞,坚厚肠胃,泌别清浊,燥湿痰,降肺气,消痰涎,平喘咳。治气机不舒,脘腹胀满,呕恶食少,嗳腐吞酸,霍乱吐泻,痰多壅肺,胸闷咳喘等症。

厚朴疏利中焦之气机,行气消胀,配合白术、枳壳、人参、生姜、半夏、甘草等,治气滞不舒,饮食不下,中脘痞满;配合半夏、紫苏叶、茯苓、生姜、大枣等,治痰气郁结,梅核梗喉,呕恶气逆。

厚朴温燥中焦湿浊,运行脾胃气滞,配合苍术、陈皮、草豆蔻、干姜等,治湿阻中焦致脘腹痞满,胀痛不舒,呕恶食少,舌苔垢浊而腻;配合大黄、枳实、藿香、半夏、茯苓等,治支饮而致胸膈满闷。

厚朴行气消痞,通积导滞,配合山楂、麦芽、建曲、藿香、莪术、砂仁等,治食积不化,内停脘腹,痞满不舒;配合大黄、枳实、芒硝等,治脘腹胀痛,大便不通。

厚朴能坚厚肠胃,泌别清浊,配合黄连、茯苓、半夏、石菖蒲、山栀子、芦根等,治湿热内蕴,升降失常,泄泻吐利;配合白术、木瓜、木香、草果仁、大腹皮、附子等,治阴水而发肿胀。

厚朴能燥湿痰、降肺气,消痰涎而平喘咳,配合紫苏子、肉桂、当归、陈皮、前胡、生姜、大枣等,治痰涎壅肺,上盛下虚;配合乌梅、半夏、青皮、良姜、草果等,治胃寒气滞,痰聚胸中,烦满欲呕。

三、藿 香

【成分】 广藿香的主要化学成分为挥发油和黄酮类化合物。挥发油约占1.5%,主要成分为广藿香酮和广藿香醇,其他成分有苯甲醛、丁香油酚、桂皮醛等,另有多种倍半萜类化合物。黄酮类化合物中主要为芹黄素、鼠李黄素、商陆黄素等。

藿香的主要化学成分也为挥发油和黄酮类化合物,挥发油约占0.28%,主要成分为甲基胡椒酚,占80%以上。

【性味归经】 辛,微温。归脾、胃、肺经。

【功效】 化浊利湿,解暑止呕。

【用法用量】 内服:5～10g,水煎;也可入丸、散剂。另有水煎含漱或烧存性研末调敷的用法。鲜品用量加倍。

【使用注意】 胃弱欲呕及胃热作呕,中焦之火盛极,阳明胃家邪实作呕作胀者均应禁用;阴虚内热,虚火上炎,舌绛光滑者不宜应用;另外,《本草逢原》谓其茎能耗气,用时也宜慎之。

1. 单味药治难症

(1)治疗病毒性传染性结膜炎

药物:山藿香15～30g。

用法:取上药,清水煎2次,早晚分2次

服,每天 1 剂。如炎症较重,可加白茅根 30g,与上药同煎服。

临床应用:化浊利湿,解毒明目。用于治疗病毒性传染性结膜炎有较好的疗效。

(2)治疗口臭

药物:藿香叶适量。

用法:取上药,开水冲泡,代茶饮用。

临床应用:化浊利湿,香口去臭。治疗胃热浊气口臭有显著疗效。

(3)治疗鼻窦炎

药物:藿香叶 500g。

用法:取上药,研成细末,另用鲜猪胆汁 150g 加蜂蜜适量合煎,煎后混合药末,制成绿豆大小丸剂,每次 10g,每日 3 次,配合滴鼻药应用。

临床应用:清热化浊,疏通鼻窦。用于治疗鼻窦炎、鼻息肉、上颌窦囊肿均有良效。

2. 配成方治大病

(1)治疗暑湿感冒

方名:藿香暑湿感冒汤。

药物:广藿香、佩兰、青蒿、滑石各 20g,金银花、连翘、苍术、黄芩各 15g,薏苡仁 30g,紫苏叶 10g,白通草 5g。

用法:清水煎 2 次,混合后分 3 次服,每日 1 剂。

临床应用:化浊利湿,祛暑解毒。用于治疗夏月暑湿感冒,以及湿温症初起者均有较好的疗效。

(2)治疗胎气不安

方名:藿香安胎饮。

药物:广藿香叶 30g,白术、大腹皮、茯苓、紫苏叶各 20g,砂仁 10g,甘草 3g。

用法:清水煎 2 次,混合后分 3 次服,每日 1 剂。

临床应用:化浊利湿,和胃安胎。用于治疗妊娠胎气不安,见心悸怔忡,恶心呕吐,饮食减少等症者有一定疗效。

(3)治疗口腔溃疡

方名:藿香口疮煎。

药物:广藿香 30g,生石膏 50g,栀子、牡丹皮、苦参各 20g,防风、黄连、蒲黄(包煎)各 10g,甘草 3g。

用法:清水煎 2 次,混合后分 3 次服,每日 1 剂。

临床应用:化浊利湿,解毒敛疮。用于治疗口腔溃疡,见口腔黏膜溃烂,牙龈红肿热痛,口角流涎等症有显著疗效。

(4)治疗婴幼儿腹泻

方名:藿香小儿止泻饮。

药物:广藿香、紫苏叶各 5g,车前子、苍术、厚朴、葛根各 6g,砂仁、陈皮各 4g,茯苓、滑石各 10g,甘草 2g。

用法:清水煎 2 次,混合后分 2～4 次服,每日 1 剂。

临床应用:化浊利湿,安胃醒脾。用于治疗婴幼儿腹泻,见腹泻清水不止,频频呕吐,不思奶食,入水即吐等症者有较好疗效。

(5)治疗脾胃气滞

方名:藿香化气散。

药物:广藿香 50g,苍术、建曲、砂仁、莪术各 60g,广木香、香附各 40g,沉香 30g。

用法:取上药,研为细末,每次 3～5g,温开水或米汤送服,每日 3 次,也可制成小水丸,每次服 5～8g,每日 3 次。

临床应用:化浊利湿,理气和胃。用于治疗脾胃气滞,见脘腹饱胀,胸闷不舒,嗳气吐酸,不思饮食等症者有令人满意的疗效。

(6)治疗癣病

方名:藿香祛癣净。

药物:广藿香、大黄、黄精、皂矾各等分。

用法:取上药,研为细末,用粮食醋适量浸泡 1 周后去渣,将患部放入药液中浸泡,每次 30 分钟,每日 1 次,10 次为 1 个疗程。

临床应用:化浊利湿,解毒祛癣。用于治疗手癣、足癣有一定疗效。

3. 知药理、谈经验

(1)知药理

藿香对多种致病细菌、真菌、钩端螺旋

体、病毒等有抑制作用。能促进胃液分泌,增强消化力,对胃肠有解痉、防腐功能。另外,尚有收敛止泻,扩张微血管及略有发汗作用。

(2)谈经验

孟学曰:藿香辛、微温,长于快气和中,开胃止呕,去恶气,进饮食。主解表散邪,利湿除风,清热止渴,醒脾快胃,振动清阳。治湿阻中焦,霍乱吐泻,痢疾、疟疾、疮疥等症。

藿香散表寒,调中焦、化湿浊,配合白芷、紫苏、苍术、厚朴、半夏等,治外感风寒湿邪,头痛脘痞,恶寒发热;配合苍术、厚朴、佩兰、半夏、青蒿等,治湿浊困脾,中焦不和,脘腹胀满;清热利湿,解表和中,配合栀子、石膏、防风、黄连等,治脾胃伏火,口疮口臭;配合黄芩、滑石、茵陈、连翘、石菖蒲、薄荷等,治湿热并重,身热困倦等。

四、佩 兰

【成分】 佩兰全草含挥发油0.5%～2%,油中含对聚伞花素、乙酸橙花醇酯、5-甲基麝香草醚。叶中含香豆精、麝香草氢醌等,其他尚有多种三萜类化合物,如蒲公英甾醇、豆甾醇、棕榈酸、延胡索酸等。佩兰的地上与根部均含有宁德洛非碱,根部还含有仰卧天芥菜碱。

【性味归经】 辛、平,归脾、胃、肺经。

【功效】 芳香化湿,醒脾解暑。

【用法用量】 煎服,5～10g,鲜品加倍。

【使用注意】 本品辛散力强,有伤阴耗气之弊,故阴虚、气虚者禁用。《得配本草》谓:"胃气虚者禁用。"

1. 单味药治难病

(1)治疗神经性头痛

药物:鲜佩兰500g。

用法:取上药,洗净切碎,放入蒸馏瓶中,加水约2000ml,加热,收集蒸气,制成药露1000ml,备用。每天120ml,分2次隔水温热服,小儿酌减。

临床应用:清化湿浊,祛痰止痛。用于治疗属痰浊上扰型神经性头痛,见头痛如炸,头重如裹,舌苔白腻等症者有较好的疗效。

(2)治疗百日咳

药物:佩兰适量。

用法:根据患儿年龄大小取上药,1-3岁用30g,3-5岁用45g,5岁以上酌增,清水煎2次,混合后分3次服,每日1剂。

临床应用:清化湿浊,祛痰止咳。用于治疗小儿百日咳有确切的疗效。

(3)治疗脾瘅

药物:佩兰30～50g。

用法:取上药,清水煎2次,混合后分3次服,每日1剂。

临床应用:芳香化湿,醒脾调中。用于治疗湿阻中焦,见身热不扬,脘腹痞满,呕恶涎沫,口中甜腻,大便溏泄等症者有良效。

(4)治疗消渴

药物:佩兰40～60g。

用法:取上药,清水煎2次,混合后分3次服,每日1剂。

临床应用:和中化湿,生津止渴。用于治疗因湿浊中阻之消渴症有较好的疗效。

(5)治疗产后血虚气弱

药物:佩兰50g。

用法:取上药,清水煎,每日服2次。

临床应用:调气生血,增强体质。用于治疗产后气血俱伤,元气受损,正气不足之症。

(6)治疗毒蛇咬伤

药物:鲜佩兰叶适量。

用法:取上药,捣敷于吸出蛇毒的患处。

临床应用:解毒消肿,化浊利湿。用于治疗毒蛇咬伤有一定疗效。

2. 配成方治大病

(1)治疗暑湿感冒

方名:佩兰暑湿感冒方。

药物:佩兰30g,广藿香、苍术、青蒿、滑石各20g,黄芩15g,法半夏、厚朴、陈皮各10g,白通草5g。

用法:清水煎 2 次,混合后分 3 次服,每日 1 剂。

临床应用:解暑醒脾,芳香化湿。用于治疗暑湿感冒,见发热恶寒,头痛困重,胸闷脘痞,呕恶食少等症者有显著的疗效。

(2)治疗暑湿腹泻

方名:佩兰醒脾汤。

药物:佩兰 30g,广藿香、白术、茯苓、扁豆、薏苡仁、滑石各 20g,砂仁、陈皮、法半夏、紫苏叶各 10g。

用法:清水煎 2 次,混合后分 3 次服,每日 1 剂。

临床应用:解暑和中,安胃醒脾。用于治疗暑温挟湿,伤及脾胃而致腹泻有显著疗效。

(3)治疗暑月痢疾

方名:佩兰化浊止痢汤。

药物:佩兰 30g,广藿香、葛根、苍术各 20g,黄芩、黄柏各 15g,黄连、法半夏、厚朴、陈皮各 10g。

用法:清水煎 2 次,混合后分 3 次服,每日 1 剂。

临床应用:芳香解暑,化浊止痢。用于治疗暑月痢疾,见寒热头痛,周身酸楚,腹痛泻利,舌苔浊腻,甚则下脓血等症者有良效。

(4)治疗暑月湿浊之气

方名:佩兰祛湿化浊饮。

药物:佩兰 30g,藿香叶、茯苓皮、荷叶、滑石各 20g,陈皮、厚朴、法半夏、竹叶、大腹皮各 10g。

用法:清水煎 2 次,混合后分 3 次服,每日 1 剂。

临床应用:淡渗利湿,芳香化浊,用于治疗夏月因感霉湿秽浊之气,见头重如裹,四肢软弱乏力,脘腹痞闷,舌苔浊垢等症者有良效。

3. 知药理、谈经验

(1)知药理

佩兰祛痰抗病毒,有一定抗癌抗肿瘤作用。

(2)谈经验

孟学曰:佩兰辛平,长于芳香化湿,醒脾调中,发汗解暑,为治渴良药。主利水消痰,化浊辟秽,解郁散结,疏利气机等。

佩兰芳香化湿,醒脾调中,配合藿香、厚朴、苍术、半夏、白豆蔻等,治湿阻中焦,身热不扬,脘腹痞满,泛吐厚浊涎沫,口中甜腻,不渴或渴不欲饮,大便溏薄,小便混浊,舌苔浊腻;配合黄芩、滑石、薏苡仁、半夏、白豆蔻、通草等,治湿热内蕴于脾,午后身热,汗出不解,身体困倦。

佩兰发散化湿,发汗解暑,配合藿香、陈皮、半夏、大腹皮、鲜荷叶等,治夏月受暑湿,发热恶寒,头痛无汗,肢体酸重疼痛,胸闷脘痞;配合大青叶、冬桑叶、鲜竹叶、鲜芦根、薄荷等,治夏受湿热,头重如裹。

五、砂　仁

【成分】　缩砂种子含挥发油 1.7%～3%,主要成分为 d-樟脑、d-龙脑、乙酸龙脑酯、芳樟醇、橙花叔醇等。

阳春砂叶的挥发油与种子的挥发油相似,含龙脑、乙酸龙脑酯、樟脑、柠檬烯等成分,还有皂苷 0.05%。

绿壳砂种子含挥发油 1.7%～3%,海南砂挥发油含量极低。其他成分与阳春砂相似,此外,还有多种常量矿物元素及微量元素。

【性味归经】　辛,温,归脾、胃、肾经。无毒。

【功效】　化湿开胃,温脾止泻,理气安胎。

【用法用量】　口服:煎汤(不宜久煎)5～10g(宜后下),或入丸、散。

【使用注意】　阴虚有热者忌用。

1. 单味药治难症

(1)治疗饮食积滞

药物:砂仁 10g。

用法:取上药,炒后,研为细末,装入布袋,浸酒中 10 分钟,取出清水煎 2 次,分 2 次服。

临床应用:消食和中,下气止痛。用于治疗饮食积滞,脘腹疼痛有显著疗效。

(2)治疗呃逆

药物:砂仁适量。

用法:取上药适量,细嚼,唾液咽下,每天 3 次。

临床应用:化湿行气,温中止呃。用于治疗呃逆(俗称打呃)有一定疗效。

(3)治疗骨鲠

药物:砂仁 15g。

用法:取上药,清水煎 2 次,混合后分次频饮,慢慢咽下。

临床应用:化湿理气,温中下积。用于治疗骨鲠在喉有明显疗效。

(4)治疗乳腺炎

药物:砂仁 10～20g。

用法:取上药,研成细末,密贮瓶中备用。用时取糯米饭少许和砂仁末拌匀,搓成索条状如花生米大小,外裹以消毒纱布塞鼻对侧,或可左右交替,每 12 小时换一次,直到炎症消失。

临床应用:化湿温脾,理气消炎。用于治疗乳腺炎疗效良好。

(5)治疗一切食毒

药物:砂仁 15g。

用法:取上药,研末,清水煎服。

临床应用:化湿解毒,理气和胃。用于治疗一切食物中毒之呕吐、腹痛有确切疗效。

(6)治疗胎动不安

药物:砂仁适量。

用法:取上药,研为细末,每次 3～5g,生姜汤送服。

临床应用:化湿温脾,理气安胎。用于治疗妊娠胃虚气逆,呕吐不食有较好的疗效。

(7)治疗小儿脱肛

药物:砂仁(去壳)30g。

用法:取上药,研成细末。用时,取猪肾 1 片剖开,将 3g 药末放入其中,用棉线捆住,以淘米泔水煮熟服之。一般连用 3～5 次即愈。每天 1 次。

临床应用:化湿开胃,温脾止脱。用于治疗小儿脱肛、滑泄有较好的疗效。

(8)治疗遍身肿满、阴亦肿者

药物:砂仁适量。

用法:取上药,用土狗 1 个,焙干,与砂仁一起研成细末,和老酒一次服下。

临床应用:理气化湿,温脾消肿。用于治疗遍身肿满,阴亦肿者有确切疗效。

(9)治疗痰气膈胀

药物:砂仁适量。

用法:取上药,捣碎,以萝卜汁浸透,焙干为细末,每次 3～5g,饭后服。

临床应用:化湿开胃,理气健脾。用于治疗痰气膈胀,胸腹不舒有一定疗效。

2. 配成方治大病

(1)治疗脾胃虚弱

方名:砂仁健脾散。

药物:砂仁 80g,人参、白术、茯苓各 100g,山药、芡实、莲米各 60g,莪术 50g,大枣 30g,陈皮 40g,甘草 15g。

用法:取上药,研成细末,每次 5～8g,米汤或温开水送服,每天 3 次。

临床应用:化湿开胃,益气健脾,用于治疗脾胃虚弱,见食欲不振,或脾虚作泻,周身软弱无力等症者有显著疗效。

(2)治疗虚寒下痢不止。

方名:砂仁寒痢饮。

药物:砂仁、炮附子、干姜各 15g,党参、白术各 20g,厚朴、陈皮各 10g,甘草 5g。

用法:清水煎 2 次,混合后分 3 次服,每日 1 剂。

临床应用:化湿健脾,温胃散寒。用于治疗虚寒下痢,滑泄不止有显著疗效。

(3)治疗胃脘痛

方名:砂仁胃痛饮。

药物:砂仁、丹参、百合各 15g,檀香、延胡索、高良姜、香附、乌药、佛手各 10g,甘草 5g。

用法:清水煎 2 次,混合后分 3 次服,每天 1 剂。

临床应用:化湿开胃,温中散寒,用于治疗胃脘痛,见呕吐清水,得热则舒,饮食减退等症者有一定疗效。

(4)治疗妊娠恶阻

方名:砂仁安胎饮。

药物:砂仁、陈皮、黄连、生姜各 10g,党参 20g,茯苓、白术、紫苏梗、大腹皮各 15g,甘草 3g。

用法:清水煎 2 次,混合后分 3 次服,每日 1 剂。

临床应用:益气健脾,和胃安胎。用于治疗妊娠恶阻,见恶心呕吐,胸闷不舒,不思饮食,倦怠乏力等症者有确切疗效。

(5)治疗小儿厌食

方名:砂仁健脾膏。

药物:砂仁、莲米、扁豆、芡实、山药各 50g,人参 100g,白术、茯苓、煅牡蛎、鸡内金各 80g,莪术、大枣各 30g,甘草 15g。

用法:取上药,清水煎 3 次,然后将煎汁混合浓缩成一半量,再加入适量白砂糖,煎至滴水成珠,起锅装钵备用。用时,舀一汤匙兑开水冲服,每天 3 次,饭后服。

临床应用:益气健脾,化湿开胃。用于治疗小儿厌食,见身体羸瘦,不思饮食,大便溏薄,活动减少等症者有显著疗效。

(6)治疗宿食腹痛

方名:砂仁消食散。

药物:砂仁 50g,广藿香、香附、建曲、莪术、乌药、木香各 30g,沉香 20g。

用法:取上药,研成细末,每次 3~6g,每天 3 次。

临床应用:理气和胃,健脾消食,用于治疗宿食膈食、腹胀腹痛有较好的疗效。

3. 知药理、谈经验

(1)知药理

砂仁具有促进胃液分泌,增进胃肠运动,排出消化道积气的作用。还具有抗溃疡、抑制血小板聚集及镇痛的功效。

(2)谈经验

孟学曰:砂仁辛温,长于化湿行气,醒脾调胃,快气调中等,主脾胃气滞,湿阻中焦,温中健脾,和中安胎,下气归原等作用。治寒湿气滞,脾胃不和,脘腹胀痛,虚寒吐泻,腹痛冷痢,妊娠恶阻,肾气内动,虚火上炎等。

砂仁醒脾和胃,行气消积,配合人参、白术、茯苓、薏苡仁、扁豆等,治四肢无力,饮食不化,胸脘痞满;配合苍术、厚朴、陈皮、木香、枳实等,治脾胃不和,脘腹胀痛;温中健脾,和胃调中,配合白术、干姜、厚朴、附子、党参等,治脾胃虚寒,大便清稀,腹痛肠鸣;行气和中,安护胎气,配合人参、白术、茯苓、紫苏叶、陈皮、杜仲等,治妊娠恶阻,胎气不安。

六、白豆蔻

【成分】 白豆蔻果实含挥发油,包括 d-龙脑、d-樟脑、葎草烯及其环氧化物、1,8-桉叶素、石竹烯、月桂烯、桃金娘醛、葛缕酮、松油烯、香桧烯等,现已分离出 50 余种不同组分。

【性味归经】 辛,温。归肺、脾、胃经。

【功效】 化湿行气,温中止呕。

【用法用量】 煎汤:3~6g,入汤剂宜后下,宜入丸、散剂。

【使用注意】 阴虚血燥,肺胃火盛,未见寒湿者忌服。

本品使用时,当与砂仁区别。白豆蔻花及白豆蔻壳的功效与白豆蔻相同,而药力微薄,常用于宽膈快气之品。

1. 单味药治难症

(1)治疗胃寒呕吐,胃脘痛

药物:白豆蔻 10g。

用法:取上药,研成细末,每次服 3～5g,温酒送服。

临床应用:化湿行气,温中止呕。用于治疗胃寒呕吐,胃脘疼痛,得温则缓者,有显著疗效。

(2)治疗胸腹胀满、气短

药物:白豆蔻(去皮)30g。

用法:取上药,研为细末,每次 2～4g,木瓜生姜汤调服,每天 3 次。

临床应用:行气化湿,温中消胀。用于治疗胸腹胀满、气短等症有较好的疗效。

(3)治疗赤眼暴发,白睛红者

药物:白豆蔻适量。

用法:取上药,研为细末,每次 3～5g,夏枯草煎汤送下,每天 3 次。

临床应用:化湿行气,温暖脾胃。用于治疗湿浊阻脾,症见赤眼暴发、白睛红者有良效。

2. 配成方治大病

(1)治疗暑月湿热中阻证

方名:白豆蔻湿热中阻方。

药物:白豆蔻、厚朴、法半夏各 10g,薏苡仁 30g,广藿香、佩兰、青蒿、滑石、苍术各 20g,通草 5g。

用法:清水煎 2 次,混合后分 3 次服,每日 1 剂。

临床应用:清热利湿,化浊理气,用于治疗暑月湿热中阻,见头身疼痛,肢软乏力,胸闷不饥,午后身热,舌苔浊腻等症者有良效。

(2)治疗妊娠呕吐

方名:白豆蔻安胎煎。

药物:白豆蔻、砂仁、生姜各 10g,竹茹、紫苏叶、大枣各 15g,党参 20g,炙甘草 5g。

用法:清水煎 2 次,混合后分 3 次服,每日 1 剂。

临床应用:顺气和中,益气安胎。用于治疗妊娠呕吐、胎气不安疗效良好。

(3)治疗虚寒痢疾

方名:白豆蔻寒痢方。

药物:白豆蔻、陈皮各 100g,枳壳 80g,诃子(煨)60g,当归 50g,肉桂 30g。

用法:取上药,研为细末,装瓶备用。用时,取出 50g,配大枣 5 枚,生姜 5 片,清水煎 2 次,混合后分 3 次服,此为 1 日量。

临床应用:化湿行气,温中止痢。用于治疗虚寒痢疾,见腹痛下痢清谷,畏寒肢冷,食纳不佳等症者疗效良好。

(4)治疗慢性萎缩性胃炎

方名:白豆蔻萎胃汤。

药物:白豆蔻、薏苡仁、滑石各 20g,茯苓 15g,厚朴、法半夏、广藿香、佩兰各 10g,黄连、竹叶各 6g。

用法:清水煎 2 次,混合后分 3 次服,每日 1 剂。

临床应用:化湿行气,温中止痛。用于治疗慢性萎缩性胃炎,见胃脘腹痛不适,恶心欲呕,口干口苦,舌苔厚腻等症者有较好疗效。

(5)治疗气膈脾胃、全不进食

方名:白豆蔻健胃丸。

药物:白豆蔻、砂仁、广藿香、建曲、莪术各 50g,广木香、佛手各 30g,公丁香 15g。

用法:取上药,制成小水丸,每次 8～10g,饭后服,每天 3 次。

临床应用:化湿行气,温中健胃,用于治疗气膈脾胃,全不进食,见脘腹痞满,不饥不食,四肢乏力,精神萎靡等症者有较好的疗效。

(6)治疗呕吐哕、呃逆

方名:白豆蔻降逆汤。

药物:白豆蔻、砂仁各 15g,茯苓 20g,陈皮、法半夏、广藿香、柿蒂、生姜各 10g,丁香、甘草各 5g,大枣 3 枚。

用法:清水煎 2 次,混合后分 3 次服,每日 1 剂。

临床应用:顺气化湿,温中降逆。用于治疗呕吐哕、呃逆,见恶心呕吐,或打干哕,或呃等症者有一定疗效。

3. 知药理、谈经验

（1）知药理

白豆蔻能促进胃液分泌，兴奋肠管蠕动，驱除肠内积气，并能止呕。

（2）谈经验

孟学曰：白豆蔻辛温，长于芳香行气，温燥化湿，主宣散肺中滞气，温行胃中寒气，燥化脾经湿气，治脾胃寒湿，濡泻无度，腹痛食少，湿热困脾，胸满胁痛，呕吐反胃等症。

白豆蔻行气化湿，温胃散寒，配合人参、厚朴、干姜、白术、诃子等，治脾胃虚寒，腹痛泄泻，脘闷胸痞；配合苍术、厚朴、黄芩、黄连、半夏等，治湿热困脾，反胃吐痰，胸满胁痛。

白豆蔻温中化湿，和畅中焦，配合藿香、茯苓、杏仁、薏苡仁、滑石等，治湿温症初起，头痛恶寒，午后身热，胸闷不饥；配合黄芩、滑石、茵陈等，治湿温症发热身痛，汗出复热之证；白豆蔻温胃散寒，配合木香、丁香、砂仁、白术、香附等，治胃寒腹痛。

七、草豆蔻

【成分】 草豆蔻的种子含挥发油1%，据报道种子尚含山姜素，为7-羟基-5-甲基双氢黄酮、豆蔻素、芳樟醇、橙花叔醇、桂皮酸甲酯、小豆蔻明、樟脑、龙脑、γ-绿叶烯等。此外还含有多种微量元素。

【性味归经】 辛，温，无毒，归脾、胃经。

【功效】 燥湿行气，温中止呕。

【用法用量】 内服，5～10g，水煎或入于丸、散剂。

【使用注意】 本品与白豆蔻功效基本一致，临床上在白豆蔻短缺时，可以其代之。但行气作用次于白豆蔻而温燥之性略强，故草豆蔻主治脾胃寒湿气滞，白豆蔻主治脾肺气滞，寒湿中阻。

本品温燥易伤津耗液，故阴虚血少，津液不足及未见寒湿者忌用。

1. 单味药治难症

（1）治疗寒湿腹痛

药物：草豆蔻20g。

用法：取上药，加生姜5片，清水煎2次，混合后分2次服。

临床应用：燥湿行气，温中止痛。用于治疗寒湿腹痛，脘腹胀满等症疗效良好。

（2）治疗泄泻呕吐

药物：草豆蔻15g。

用法：取上药，加鲜紫苏叶适量，清水煎2次，分2次温服。

临床应用：温中散寒，燥湿醒脾。用于治疗中寒气滞之泄泻呕吐有一定疗效。

（3）治疗脾虚湿盛白带量多

药物：草豆蔻20g。

用法：取上药，加鲜春芽树皮适量，清水煎2次，混合后分2次温服，每日1剂。

临床应用：补中健脾，化湿止带。用于治疗妇人白带量多清稀，质黏无臭，纳谷少香，四肢困倦，舌淡苔白腻等症有令人满意的疗效。

2. 配成方治大病

（1）治疗胃炎、胃痛

方名：草豆蔻胃痛煎。

药物：草豆蔻、陈皮、佛手各10g，白术、茯苓、白芍、白芷、建曲各15g，黄芪20g，蒲公英30g，甘草3g。

用法：清水煎2次，混合后分3次服，每日1剂。

临床应用：燥湿行气，温中止痛。用于治疗胃炎、胃痛，见脘腹疼痛，食欲减退，肢软乏力等症者有一定疗效。

（2）治疗脾胃虚弱，食少乏力

方名：草豆蔻补脾方。

药物：草豆蔻、人参、广木香、大枣、生姜、当归各10g，黄芪、白术各20g，柴胡、白芍、枳壳各15g，炙甘草5g。

用法：清水煎2次，混合后分3次服，每日1剂。

临床应用：益气补脾，燥湿行气，用于治疗脾胃虚弱，饮食无味，肢软乏力有良效。

(3)治疗慢性肾炎

方名：草豆蔻肾病方。

药物：草豆蔻、泽泻各 15g，熟附片、白术、茯苓、车前子、大腹皮、狗脊各 20g，黄芪 30g，蝉蜕、厚朴、肉桂各 10g。

用法：清水煎 2 次，混合后分 3 次服，每日 1 剂。

临床应用：燥湿健脾，温阳利水。用于治疗脾肾阳虚型肾炎，症见面浮肢肿，小便色白，畏寒肢冷，食欲不振，长期蛋白尿等症者有较好的疗效。

(4)治疗泄泻下利不止

方名：草豆蔻止泻汤。

药物：草豆蔻、炮姜各 15g，白术、赤石脂、党参各 20g，当归 10g，甘草 5g，粳米 30g。

用法：清水煎 2 次，混合后分 3 次服，每日 1 剂。

临床应用：燥湿健脾，温中止利。用于治疗泄泻下利不止，食纳不佳等症有良效。

(5)治疗剥脱性唇炎

方名：草豆蔻唇茧方。

药物：草豆蔻、苍术、黄柏、天花粉各 15g，白术、茯苓、山药、芡实、扁豆各 20g，甘草 3g。

用法：清水煎 2 次，混合后分 3 次服，每日 1 剂，10 天为 1 个疗程。

临床应用：燥湿健脾，清热消茧。用于治疗剥脱性唇炎，见嘴唇起皮脱壳，唇茧脱后，唇色淡红，有时有出血点等症者有良效。

(6)治疗妇女湿浊白带

方名：草豆蔻止带汤。

药物：草豆蔻、柴胡、黄柏各 15g，苍术、芡实、白果仁、车前子各 20g，陈皮、荆芥各 10g，甘草 3g。

用法：清水煎 2 次，混合后分 3 次服，每日 1 剂。

临床应用：燥湿健脾，温中止带。用于治疗妇女湿浊白带，见白带黏稠，有腥臭味，腰酸乏力等症者有较好的疗效。

3. 知药理、谈经验

(1)知药理

草豆蔻对肠管有兴奋作用，剂量增大时，则呈抑制性，对金黄色葡萄球菌，痢疾杆菌及大肠埃希菌等有抑菌作用。

(2)谈经验

孟学曰：草豆蔻辛温，长于燥湿化浊，散寒行气等。主燥湿祛痰，行气健脾，温胃散寒，开郁破气等。治胃脘疼痛，痞满吐酸，痰饮积聚，脘闷少食，舌苔垢腻，恶阻带下等症。

草豆蔻温中理气，燥湿除满，配合厚朴、陈皮、茯苓、木香、干姜等，治脾胃寒湿，脘腹胀满，时作疼痛；配合苍术、厚朴、陈皮、桂心等，治脾失健运，胃有振水音，呕吐痰涎；温中散寒，燥湿醒脾，配合白术、枳壳、高良姜、诃子、人参等，治胃中冷凉，食少纳差，泄泻稀水；配合厚朴、陈皮、木香、干姜、茯苓等，治胃脘冷痛，大便溏薄；配合青蒿、厚朴、知母、苍术、藿香等，治感瘴岚邪气，寒热往来，苔厚腻，瘴疟。

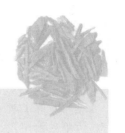

第六章

利水渗湿药

第一节 利水消肿药

一、茯苓

【成分】 茯苓菌核主要含β-茯苓聚糖，占干重约93%，此外还有乙酰茯苓酸、茯苓酸、麦角固醇、胆碱、组氨酸及钾盐等。

【性味归经】 甘、淡，平，归心、肺、脾、肾经，无毒。

【功效】 利水渗湿，健脾补中，宁心安神。

【用法用量】 口服：煎汤，10～15g；或入丸、散，宁心安神用朱砂拌。

【使用注意】 气虚下陷、虚寒、滑精者慎用，服药期间忌米醋。

1. 单味药治难症

(1)治疗水肿

药物：茯苓适量。

用法：取上药，制成含量为30%的饼干，每次服8片（每片含生药3.5g），儿童减半，每天3次，1周为1个疗程。如制饼干有困难，则可采用研粉煮粥法，每次30g，每天3次。

临床应用：利水渗湿，健脾补中。用于治疗各类水肿均有显著疗效，而且不良反应也比较小。

(2)治疗精神分裂症

药物：茯苓60g。

用法：取上药，清水煎2次，混合后分3次服，每日1剂，连续服用1～3个月。

临床应用：利水渗湿，养心安神，用于治疗精神分裂症有一定疗效。

(3)治疗妊娠水肿

药物：茯苓60g。

用法：先取红鲤鱼1条（约250g），洗净去鳞，除鳃和内脏，加入上药及清水1000ml，用文火炖至500ml。分2次温服，每天1剂，连续服用20天为1个疗程。

临床应用：利水渗湿，健脾消肿。用于治疗妊娠水肿有令人满意的疗效。

(4)治疗脱发、斑秃

药物：茯苓500g。

用法：取上药，烘干，研为细末，备用，每次6g，每天2次，温开水送服；或于睡前服10g，同时外用酊剂（补骨脂25g，旱莲草25g，用200ml 75%酒精浸泡1周后即可），每天数次涂患处。

临床应用：利水渗湿，健脾生发。用于治疗脂溢性脱发及斑秃均有显著的疗效。

(5)治疗婴幼儿秋季腹泻

药物：茯苓适量。

用法：取上药，研为细粉，炒后放瓷瓶内备用。1岁以内，每次1g，每天3次口服。

临床应用：利水渗湿，健脾止泻。用于治疗婴幼儿秋季腹泻有较好的疗效。

(6)治疗肿瘤

药物:茯苓或羧甲基茯苓多糖,根据需要用药。

用法:取上药,根据不同类型的恶性肿瘤,可单独使用,也可配合化、放疗及手术治疗用药。

临床应用:健脾补中,增强体质。用于治疗肿瘤,能提高机体的细胞免疫功能,增强食欲,改善症状。

(7)治疗痰饮眩晕

药物:茯苓100g。

用法:取上药,研为粗末,清水煎1小时,分2次温服。

临床应用:利水渗湿,祛痰止眩。用于治疗痰饮眩晕有一定疗效。

(8)治疗小便白浊

药物:茯苓100g。

用法:研细末,每次10g,米汤调服,每日3次。

临床应用:利水渗湿,健脾止浊。用于治疗小便白浊有较好疗效。

2. 配成方治大病

(1)治疗皮水、四肢水肿

方名:茯苓消肿汤。

药物:茯苓、白术各20g,黄芪30g,泽泻、防己各15g,桂枝10g,甘草3g。

用法:清水煎2次,混合后分3次服,每日1剂。

临床应用:利水渗湿,健脾消肿。用于治疗皮水、四肢水肿,见水气在皮肤中,面虚浮皖白,食纳不佳,小便短少等症者有良效。

(2)治疗胃脘振水音响及消渴

方名:茯苓消水汤。

药物:茯苓、白术各20g,猪苓、泽泻、车前子各15g,桂枝10g,沉香(研末兑服)5g,甘草3g。

用法:清水煎2次,混合后分3次服,每日1剂。

临床应用:利水渗湿,化气行水。用于治

疗饮水多,或水入即吐,小便不利,水积胃中,有振水音响者有确切疗效。

(3)治疗心慌心跳

方名:茯苓宁心饮。

药物:茯苓、麦冬各20g,酸枣仁、白术、柏子仁、夜交藤各15g,远志、北五味子各5g,炙甘草3g,人参10g。

用法:清水煎2次,混合后分3次服,每日1剂。

临床应用:健脾补中,宁心安神。用于治疗心慌心跳,对因心源性或神经性引起的心悸怔忡有一定疗效。

(4)治疗急性肾炎

方名:茯苓急肾方。

药物:茯苓、白术各20g,猪苓、泽泻各15g,桂枝、蝉蜕各10g,益母草、白茅根各18g。

用法:清水煎2次,混合后分3次服,每日1剂,应忌盐。

临床应用:利水渗湿,解表消肿。用于治疗急性肾炎,见水肿从头面眼睑开始,然后遍及全身,饮食减少,尿短色黄等症者有良效。

(5)治疗产后尿潴留

方名:茯苓通尿饮。

药物:茯苓、白术各20g,猪苓、泽泻各15g,桂枝、桔梗各10g,黄芪30g,甘草3g。

用法:清水煎2次,混合后分3次服,每日1剂,尿通止后服。

临床应用:利水渗湿,启关通尿。用于治疗产后尿潴留,症见小便不通,腹胀难忍,或导尿后仍不通者有确切的疗效。

(6)治疗妊娠恶阻

方名:茯苓安胎饮。

药物:茯苓、党参各20g,白术、紫苏叶各15g,桂枝、陈皮、生姜、大枣、砂仁各10g,甘草3g。

用法:清水煎2次,混合后分3次服,每日1剂。

临床应用:利水渗湿,益气安胎。用于治

疗妊娠恶阻,见心中烦闷,头晕目眩,恶心呕吐,吐闷颠倒,四肢无力等症者有较好的疗效。

(7)治疗痰饮眩晕

方名:茯苓止眩汤。

药物:茯苓、白术各20g,天麻15g,胆南星、桂枝、法半夏、陈皮、防风、生姜各10g,甘草3g。

用法:清水煎2次,混合后分3次服,每日1剂。

临床应用:利水渗湿,涤痰止眩。用于治疗痰饮眩晕,见头目眩转,呕吐涎沫,胸膈满闷等症者有显著疗效。

(8)治疗脂溢性脱发、斑秃、白发

方名:茯苓生发丸。

药物:茯苓500g,白术、泽泻、天麻各200g,防风、侧柏叶各150g,猪苓、桂枝各100g。

用法:取上药,制成小水丸,每次10～12g,每天3次。

临床应用:利水渗湿,祛脂生发。用于治疗油性头发,对出现脱发、斑秃、过早白发等症者有较好的疗效。

3. 知药理、谈经验

(1)知药理

茯苓利尿效果显著,能促进尿中钾、钠、氯等电解质排出。有明显促进细胞免疫与体液免疫的作用,对溃疡有抑制作用,并能降低胃液分泌及游离酸含量。此外,尚有镇静、降血糖、抑菌、保护肝脏、抗肿瘤等作用。

(2)谈经验

孟学曰:茯苓甘、淡,平,长于治各种类型水肿,为利水消肿之要药。本品补而不峻,利而不猛。为历代医家及养生家、文人墨客赞美之佳品。久服安魂养神,不饥延年。主利水除湿,祛痰逐饮,宁心安神,健脾止泻。治水肿胀满,小便不利,痰饮眩晕,脾虚泄泻,心悸怔忡,失眠健忘,带下淋浊等症。

茯苓补脾消肿,淡渗利湿,配合白术、猪苓、泽泻、桂枝、薏苡仁等,治膀胱气化失司之小便不利,水肿胀满;配合白术、附子、白芍、生姜等,治肾阳虚衰,寒水内停,水肿胀满;配合白术、猪苓、附子、大腹皮、干姜等,治脾肾虚寒,水湿内停,腹胀身肿,小便不利;配合黄芪、防己、桂枝、白术、甘草等,治阳虚气化不行,四肢皮肤肿盛;配合阿胶、猪苓、茯苓、泽泻、滑石等,治阴虚小便不利,周身水肿。

茯苓健脾利湿,祛痰逐水,配合桂枝、白术、泽泻、甘草等,治胸胁胀满,目眩心悸;配合半夏、陈皮、生姜等,治眩晕呕吐;健脾补中,利水止泻,配合人参、白术、山药、白扁豆、薏苡仁等,治脾胃虚弱,便溏、泄泻。

茯苓健脾益气,宁心安神,配合人参、酸枣仁、柏子仁、远志、当归、白术等,治心血不足,心悸怔忡,健忘失眠;配合白术、半夏、陈皮、石菖蒲、沉香等,治痰饮蓄于心胃,怔忡不已;配合人参、白术、茯神木、远志、龙齿、石菖蒲等,治心肾不交,惊悸失眠。

茯苓能止带,利水通淋,配合知母、黄柏、车前子、泽泻等,治湿热带下,小便白浊。

二、猪 苓

【成分】 猪苓菌核含麦角甾醇、α-羟基－廿四碳酸、生物素、水溶性多聚糖化合物猪苓聚糖Ⅰ和粗蛋白等。

【性味归经】 甘、淡,平,归肾、膀胱经。

【功效】 利水渗湿,利窍行水。

【用法用量】 内服:煎汤,6～15g,或入丸、散。

【使用注意】 无水湿者忌服。此药行水之功多,久服必损正气,昏人目,有肾病者不宜久服;猪苓淡渗,大燥亡津液,无湿证者勿服。

1. 单味药治难症

(1)治疗妊娠水肿

药物:猪苓适量。

用法:取上药,研为细末,每次用5～8g,

温开水调服,每日 2～3 次。

临床应用:利水渗湿,行水消肿。用于治疗妊娠从脚至腹,通身肿满,小便不利等证有显著疗效。

(2)治疗妊娠子淋

药物:猪苓适量。

用法:取上药,研为细末,每次 6g,温开水调服,每日 3 次。

临床应用:利水渗湿,行水治淋。用于治疗妊娠出现尿频、尿急、尿痛等症有较好疗效。

2. 配成方治大病

(1)治疗湿热黄疸

方名:猪苓退黄汤。

药物:猪苓、秦艽、威灵仙、泽泻各 15g,茯苓、白术各 20g,茵陈蒿、金钱草各 30g。

用法:清水煎 2 次,混合后分 3 次服,每日 1 剂。

临床应用:利水渗湿,利胆退黄。用于治疗湿热黄疸,症见面目周身黄染,小便深黄,湿重于热者有较好的疗效。

(2)治疗渴欲饮水,小便不利

方名:猪苓利水汤。

药物:猪苓、泽泻各 15g,白术、茯苓、阿胶(烊化兑服)各 20g,滑石 30g,天花粉 10g,甘草 3g。

用法:清水煎 2 次,混合后分 3 次服,每日 1 剂。

临床应用:淡渗利湿,利尿止渴。用于治疗发热、渴欲饮水、小便不利等症有良效。

(3)治疗梦遗

方名:猪苓梦遗方。

药物:猪苓、泽泻各 15g,白术、茯苓、夜交藤各 20g,法半夏、知母、黄柏各 10g。

用法:清水煎 2 次,混合后分 3 次服,每日 1 剂。

临床应用:利水渗湿,安梦止遗。用于治疗湿热梦遗,见有梦而遗,时有白浊,肢软乏力,胸闷不舒,舌苔厚腻等症者有较好的

疗效。

(4)治疗呕吐不止

方名:猪苓止吐方。

药物:猪苓、泽泻、法半夏各 15g,白术、茯苓各 20g,陈皮、桂枝、生姜、大枣各 10g,甘草 3g。

用法:清水煎 2 次,混合分 3 次服,每日 1 剂。

临床应用:利水渗湿,降逆止吐。用于治疗频频呕吐不止,口中烦渴,水入即吐之水逆症有一定疗效。

(5)治疗水湿泄泻

方名:猪苓止泻方。

药物:猪苓、泽泻、黄柏、肉豆蔻(煨)各 15g,白术、茯苓各 20g,桂枝、干姜各 10g。

用法:清水煎 2 次,混合后分 3 次服,每日 1 剂。

临床应用:利水渗湿,化气行水。用于治疗水湿泄泻,见泄泻无度,纯利清水,四肢乏力,食纳不佳等症者有显著疗效。

(6)治疗湿浊带下

方名:猪苓止带汤。

药物:猪苓、苍术、山药、车前子、白果仁、芡实各 15g,陈皮、黄柏、荆芥各 10g,甘草 3g。

用法:清水煎 2 次,混合后分 3 次服,每日 1 剂。

临床应用:利水渗湿,除湿止带。用于治疗湿浊带下,见白带量多,有臭味,腰酸背胀等症者有显著疗效。

3. 知药理、谈经验

(1)知药理

猪苓具有利尿、抗肿瘤作用,是一种非特异性免疫刺激剂。

(2)谈经验

孟学曰:猪苓甘、淡、平,长于利窍行水,为除湿利水要药,主利水渗湿,脾虚湿盛,肠胃寒湿,治通身肿满,小便不利,湿热淋浊,湿毒带下,妊娠子淋。久服损肾,昏人目。

猪苓利水除湿,温阳化气,配合茯苓、白术、泽泻、桂枝等,治膀胱气化不行,水入即吐之蓄水证;配合白术、泽泻、茯苓等,治脾虚水肿,湿盛泄泻;配合滑石、阿胶、茯苓、泽泻等,治水热互结,阴伤小便不利;配合黄柏、肉豆蔻等治肠胃寒湿,濡泻无度。

猪苓利尿除湿,清热通淋,配合生地黄、滑石、瞿麦、萹蓄、黄柏等,治热淋;配合苍术、黄柏、山药、芡实等,治湿热带下。

猪苓渗湿利水,退疸除黄,配合茵陈、秦艽、白术、茯苓、桂枝等,治湿热黄疸。

三、薏苡仁

【成分】 薏苡种仁含蛋白质 16.2%,脂肪 4.65%,碳水化合物 79.17%,少量维生素 B_1,种子含氨基酸(亮氨酸、赖氨酸、精氨酸、酪氨酸等)、薏苡素、薏苡脂、三萜化合物等。

【性味归经】 甘、淡,凉,无毒,归脾、胃、肺经。

【功效】 健脾渗湿,除痹止泻,清热排脓。

【用法用量】 口服:煎汤或煮食 9～30g;或入丸、散剂。健脾止泻宜炒用,清利湿热宜生用。

【使用注意】 津液不足者慎用,孕妇慎服。

1. 单味药治难症

(1)治疗扁平疣、传染性软疣

药物:生薏苡仁 500g。

用法:取上药,研为细末,加入白砂糖 500 克拌和,备用。每次 15～20g,开水冲服,每天服 2～3 次。20 天为 1 个疗程。

临床应用:清热渗湿,解毒消疣。用于治疗扁平疣、传染性软疣有显著的疗效。

(2)治疗坐骨结节滑囊炎

药物:生薏苡仁 60g。

用法:取上药,加水 300ml,煎至 200ml,分 2 次口服,每天 1 剂。

临床应用:渗湿除痹,消炎止痛。用于治疗坐骨结节滑囊炎有较好的疗效。

(3)治疗尿路结石

药物:生薏苡仁 30g。

用法:取上药,研为细末,加少许白砂糖拌匀,每天服 2 次,大量饮水配以跳跃运动。

临床应用:渗湿利水,清热排石,用于治疗尿路结石有一定疗效。

(4)治疗荨麻疹

药物:薏苡仁 30g。

用法:取上药,与蜜枣 30g,加白酒适量清水煎 1 个小时,分 2 次服,每日 1 剂。

临床应用:清热解毒,祛湿止痒。用于治疗荨麻疹有较好的疗效。

(5)治疗婴幼儿睾丸鞘膜积液

药物:薏苡仁 30～45g。

用法:取上药,加清水浓煎,滤取药液,加白糖适量。分 3～5 次服,隔日 1 剂。

临床应用:健脾利湿,利水消肿,用于治疗婴幼儿睾丸鞘膜积液有确切的疗效。

(6)治疗各种癌症

药物:薏苡仁,根据需要用药。

用法:取上药,制成糖浆(每 100ml 内含药量相当于生药 50g),口服,每次 20～40ml,每日 3 次,儿童酌减。

临床应用:清热解毒,健脾抗癌。用于治疗肺癌、肠癌、胃癌、宫颈癌、绒毛膜上皮癌等,配合其他疗法有一定疗效。

(7)治疗肺痈咳唾咯血

药物:薏苡仁 100g。

用法:取上药,清水煎 1 小时,分 2～3 次服,每日 1 剂。

临床应用:健脾利湿,清热止血。用于治疗肺痈(肺脓疡)或者肺痿,见咳吐腥臭脓痰或者咯血等症者有较好的疗效。

(8)治疗风湿痹痛

药物:薏苡仁 50g。

用法:取上药,研为粗末,同粳米 50g 煮稀粥,顿服,每日 1 剂。

临床应用:健脾利湿,除痹止痛。用于治疗风湿痹痛经久不愈者有显著疗效。

(9)治疗尖锐湿疣

药物:薏苡仁50g。

用法:取上药,研为粗末,同糯米50g煮稀粥,每日1剂,也可制成片剂,每片0.3g,每次5片,每日3次,连服8周。

临床应用:清热解毒,健脾利湿。用于治疗尖锐湿疣有显著疗效。

2. 配成方治大病

(1)治疗腰腿痛

方名:薏苡仁腰腿痛方。

药物:薏苡仁45~90g,独活、地龙、当归、防风、辽细辛、千年健各10g,桑寄生、川牛膝、威灵仙、伸筋草各15g,甘草5g。

用法:清水煎2次,混合后分3次服,每日1剂。

临床应用:祛风利湿,通痹止痛。用于治疗腰腿痛有较好的疗效。

(2)治疗坐骨神经痛

方名:薏苡仁坐骨神经痛方。

药物:薏苡仁90g,赤芍40g,党参30g,当归、秦艽各20g,鸡血藤15g,川牛膝、制川乌、制草乌、海风藤各10g,炙甘草5g。

用法:清水煎,第1天煎1次,分3次服,第2天煎2次,混合后3次服,每剂药服2天。

临床应用:祛风除湿,健脾通痹。用于治疗坐骨神经痛有显著疗效。

(3)治疗消化道息肉

方名:薏苡仁胃肠息肉汤。

药物:生薏苡、猫人参(沙梨藤根)各120g,炙黄芪、石见穿各60g,猫爪草(小毛茛根)30g,柴胡、炙甘草各20g,守宫(壁虎,米炒,去米研末,兑服或冲服)3条。

用法:清水煎,第1天煎1次,分3次服,第2天煎2次,混合后,分3次服;第3天,煎3次服3次;10剂为1个疗程。

临床应用:健脾利湿,解毒散结。用于治疗消化道息肉有一定疗效。

(4)治疗胆囊息肉

方名:薏苡仁胆囊息肉汤。

药物:生薏苡仁120g,丹参、炙鳖甲各20g,柴胡、川楝子各15g,青皮、陈皮、延胡索、广木香、炙甘草、黄连、郁金、枳实各10g。

用法:清水煎服,每日1剂,30天为1个疗程。

临床应用:疏肝利胆,清热散结。用于治疗胆囊息肉有较好的疗效。

(5)治疗慢性非特异结肠炎

方名:薏苡仁结肠炎散。

药物:土炒薏苡仁200g,大黄、芡实、沙炒鸡内金、蜜麸炒枳壳50g,清炒木香20g,血竭、三七、地榆炭各适量。

用法:取上药,研为极细末,密封备用。用时,每天40g,分3次温开水调糊服。20天为1个疗程,疗程间隔7天。

临床应用:健脾渗湿,清热止泻。用于治疗慢性非特异性结肠炎有显著疗效。

(6)治疗下肢丹毒

方名:薏苡仁丹毒汤。

药物:生薏苡仁、忍冬藤各30g,金银花、黄柏、栀子、大黄、牡丹皮、茯苓、泽泻、萆薢、车前子各10g,生地黄、川牛膝、虎杖各12g。

用法:水煎服,每天1剂,1周1个疗程。

临床应用:清热解毒,健脾渗湿。用于治疗下肢丹毒有较好的疗效。

(7)治疗慢性萎缩性胃炎

方名:薏苡仁萎胃汤。

药物:薏苡仁30g,黄芪20g,广藿香、当归、丹参、木香、砂仁、莪术、佛手、黄连、法半夏、瓜蒌子各10g,建曲、蒲公英、白芍、白芷各20g。

用法:清水煎,第1天煎1次,分3次服,第2天煎2次,混合后分3次服,好转后改为丸剂,每次5~10g,每日3次,3个月为1个疗程。

临床应用:渗湿和胃,益气健脾。用于治

疗慢性萎缩性胃炎之湿阻中焦者有显著疗效。

(8)治疗鞘膜积液

方名:薏苡仁水疝方。

药物:薏苡仁、萹蓄各30g,茯苓、白术各20g,猪苓、泽泻、桂枝各10g,甘草3g。

用法:清水煎2次,混合后分3次服,每日1剂。

临床应用:健脾渗湿,化气行水。用于治疗鞘膜积液有令人满意的疗效。

(9)治疗老年前列腺增生

方名:薏苡仁癃闭丸。

药物:薏苡仁150g,黄芪200g,滑石100g,石韦、瞿麦、赤芍各80g,冬葵子、当归、王不留行、泽泻、琥珀各50g,沉香、炮穿山甲各30g,甘草15g。

用法:取上药,制为小水丸,每次8~10g,每日3次,1个月为1个疗程。

临床应用:健脾利湿,利尿通淋。用于治疗老年前列腺增生,见尿急、排尿无力、困难、细涩、分叉、余沥不尽等症者疗效较好。

(10)治疗急性阑尾炎

方名:薏苡仁肠痈汤。

药物:薏苡仁50g,牡丹皮、蒲公英、败酱草、芒硝(冲服)、大黄各20g,瓜蒌子、桃仁各15g,甘草3g。

用法:清水煎2次,混合后分3次服,每日1剂。

临床应用:清热渗湿,解毒散痈。用于治疗急性阑尾炎未溃脓者有一定疗效。

3. 知药理、谈经验

(1)知药理

薏苡仁具有抗炎和增强机体免疫功能及抗菌作用。薏苡仁全草(鲜品)榨汁或根部(干品)煎剂或薏苡仁乙醇提取物也是一种有效抗菌剂。还有镇痛、退热、抗癌和轻度降血糖作用。

(2)谈经验

孟学曰:薏苡仁甘、淡、凉,长于利水渗湿,健脾补中,去风湿痹等。主筋脉拘挛,干湿脚气,补肺清热,利水消肿等。治风湿痹痛,水肿脚气,小便不利等症。

薏苡仁清热利湿,利水消肿,配合茯苓、泽泻、白术、猪苓等,治水肿胀满,小便不利;配合防己、木瓜、苍术、赤小豆、冬瓜皮等,治脚气浮肿;配合郁李仁汁煮粥服食,治水肿喘急。

薏苡仁渗湿益脾,补益脾土,微寒而不伤胃,补脾而不滋腻,配合党参、白术、茯苓、山药、莲米等,治脾虚湿盛,食少泄泻之证;配合蚕沙、木瓜、黄连等,治湿热内蕴,吐泻转筋之证。

薏苡仁渗湿除痹,通利关节,缓和拘挛,配合独活、苍术、防风、麻黄、桂枝、川乌等,治湿滞经络的风湿痹痛,筋脉挛急;配合竹叶、滑石、通草、茯苓、连翘等,治湿郁经脉,身热身痛,汗多自利;配合防己、晚蚕沙、赤小豆、滑石、栀子、半夏等,治风热湿痹;配合苍术、黄柏、牛膝等,治风热湿痹,热重于湿者;配合麻黄、杏仁、甘草等,治风湿一身尽疼,发热日晡剧者;配合杏仁、白蔻仁、滑石、通草、半夏、厚朴等,治湿温初起或暑湿邪在气分,头痛身重,肢体酸楚;本品与粳米煮粥服食,治风湿日久,筋脉拘挛。

薏苡仁上清肺金之热,下利肠胃之湿,配合苇茎、冬瓜仁、桃仁等,治肺痈,咳吐脓痰之证;配合附子、败酱草等,治肠痈脓已成或溃;配合赤小豆、甘草等治胃痈初起,中脘隐痛微肿,寒热如疟,身皮甲错。

四、泽 泻

【成分】 本品含三萜类化合物,如泽泻醇A、泽泻醇B及泽泻醇A、B、C的醋酸酯。其茎和叶中亦含泽泻醇A、B及其醋酸酯。此外,泽泻块茎中尚含有挥发油、生物碱、胆碱、卵磷脂、甲硫氨酸、甲酰四氢叶酸、维生素B_{12}、生物素和豆甾醇等。

【性味归经】 甘、淡,寒,归肾、膀胱经。

【功效】 利水渗湿,清热泻火。

【用法用量】 水煎服,6～12g。

【使用注意】 肾虚滑精者忌服。

1. 单味药治难症

（1）治疗遗精

药物:泽泻 20g。

用法:取上药,清水煎 1 小时,每天早晚各服 1 次。

临床应用:清热利湿,益肾止遗。用于治疗相火妄动之遗精疗效良好。

（2）治疗强中症(阴茎坚挺不倒)

药物:泽泻 15g。

用法:取上药,煎汤代茶饮。不拘时服,每天 1 剂。

临床应用:清热利湿,泻泄相火。用于治疗强中症,见阴茎坚挺不倒,胀痛难眠,心烦口渴,舌红苔薄黄,脉弦数等症者有良效。

（3）治疗高脂血症

药物:泽泻 30g。

用法:取上药,清水煎 2 次,混合后分 3 次服,每日 1 剂,1 个月为 1 个疗程。

临床应用:利水渗湿,清热泻火。用于治疗高脂血症有明显的疗效。

2. 配成方治大病

（1）治疗梅尼埃病

方名:泽泻止眩汤。

药物:泽泻 50g,白术、茯苓、丹参各 20g,天麻、法半夏、葛根各 15g,仙鹤草 30g,陈皮、生姜各 10g。

用法:清水煎 2 次,混合后分 3 次服,每日 1 剂。

临床应用:利水渗湿,祛痰止眩。用于治疗梅尼埃病,见突然发病,周围景物眩转,伴恶心呕吐等症者有较好的疗效。

（2）治疗高脂血症

方名:泽泻降脂汤。

药物:泽泻 20g,茵陈、丹参、制首乌、山楂、大腹皮各 15g,海藻、泽兰、三七、川芎

各 10g。

用法:清水煎 2 次,混合分 3 次服,每日 1 剂,1 个月为 1 个疗程。

临床应用:利水渗湿,祛瘀降脂。用于治疗高脂血症有较好的疗效。

（3）治疗肾性水肿

方名:泽泻肾病水肿方。

药物:泽泻、商陆、牛膝各 25g,杜仲、黄芪各 50g,白术、茯苓、车前子、当归、牵牛子各 20g。

用法:清水煎 2 次,混合后分 3 次服,每日 1 剂,忌盐,15 天为 1 个疗程。

临床应用:利水渗湿,益气消肿。用于治疗肾性水肿,见面色㿠白,全身水肿,血压增高,蛋白尿等症者有较好的疗效。

（4）治疗高血压病

方名:泽泻降压汤。

药物:泽泻 50～100g,益母草、车前子、夏枯草、草决明、钩藤、牡丹皮各 20g,杭菊花 10g。

用法:清水煎 2 次,混合后分 3 次服,每日 1 剂。

临床应用:利水渗湿,清肝降压。用于治疗高血压病,见头晕目眩、耳鸣、失眠、健忘、心悸、烦躁、手足发麻等症者有显著疗效。

（5）治疗糖尿病

方名:泽泻降糖散。

药物:泽泻 100g,西洋参 150g,天花粉、黄连、葛根、知母、山药各 50g。

用法:取上药,共研为细末,每次 3～5g,每天 3 次,温开水送服。

临床应用:清热泻火,利水止渴。用于治疗糖尿病疗效良好。

（6）治疗妊娠水肿

方名:泽泻消肿汤。

药物:泽泻、茯苓、桑白皮、槟榔、白术各 20g,生姜 10g。

用法:清水煎服,每日 1 剂。

临床应用:利水渗湿,妊娠水肿有良效。

（7）治疗湿热黄疸

方名:泽泻祛黄汤。

药物:泽泻、茵陈、秦艽各 30g。

用法:清水煎服,每日 1 剂。

临床应用:清热渗湿,利胆退黄。用于治疗湿热黄疸症见面目周身黄染者疗效良好。

3. 知药理、谈经验

（1）谈药理

泽泻具有显著的利尿作用,能降血脂、抗脂肪肝及保肝,并有轻度降血压、降血糖、抗菌、抗炎作用。

（2）谈经验

孟学曰:泽泻甘、淡、寒,长于利水消肿,泄肾及膀胱之热。主风寒湿痹,渗湿祛痰,治水肿胀满,湿盛泄泻,痰饮眩晕等症。

泽泻利水渗湿,除胀消肿,配合茯苓、猪苓、白术、桂枝等,治水湿停蓄,小便不利;配合桑白皮、槟榔、赤茯苓等,治妊娠遍身浮肿,气喘息促,大便难,小便涩。

泽泻渗利水湿,祛痰逐饮,配合白术等,治心下支饮,心目眩晕;配合苍术、厚朴、陈皮、车前子等,治伤湿夹食滞,腹胀泄泻。

泽泻清利膀胱湿热,配合车前子、木通、知母、黄柏、滑石等,治下焦湿热,淋沥涩痛;配合熟地黄、牡丹皮、山药、茯苓、山茱萸等,治肾阴不足,相火偏亢,腰酸耳鸣。

五、泽　漆

【成分】　本品含槲皮素-5,3-二 D-半乳糖苷、泽漆皂苷、三萜、丁酸、泽漆醇、B-二氧岩藻甾醇、葡萄糖、果糖、麦芽糖等,乳汁含间羟苯基甘氨酸,3,5-二羟基苯甲酸,干乳汁含橡胶烃（聚萜烯）、树脂、水溶性物。种子含水分、脂肪油、蛋白质、纤维、糖及糖苷。脂肪油是干性油,有峻泻作用。

【性味归经】　辛、苦,凉;有毒。归大肠、小肠、肺经。

【功效】　利水消肿,化痰散结,杀虫解毒。

【用法用量】　口服:水煎 3～10g,熬膏或入丸、散,外用:适量,水煎外洗,熬膏外涂或研末调敷。

【使用注意】　孕妇及气血虚者忌用。小豆为之使,恶薯蓣。

1. 单味药治难症

（1）治疗流行性腮腺炎

药物:泽漆 30g（干品 15g）。

用法:取上药,加清水 300ml,浓煎至150ml,每次 50ml,每日 3 次,以愈为度,高热者配合一般对症处理,作为预防药可连服 3 天。

临床应用:清热消肿,解毒散结。用于治疗流行性腮腺炎有确切的疗效。

（2）治疗细菌性痢疾

药物:泽漆 1000g（干品 500g）。

用法:取上药,洗净切碎,清水煎煮 2 次,过滤,浓缩至 1000ml,加适量防腐剂备用。用时,成人每次 5ml,每天服 3 次,儿童酌减。

临床应用:清热燥湿,解毒止痢。用于治疗细菌性痢疾有较好的疗效。

（3）治疗老年慢性气管炎

药物:泽漆适量。

用法:取上药,制成片剂,每片重 0.5g（含生药 0.25g）,每次 6 片,每天 3 次,20 天为 1 个疗程,疗程之间停药 7～10 天。

临床应用:解毒利湿,化痰散结。用于治疗老年慢性气管炎有显著疗效。

（4）治疗无黄疸型传染性肝炎

药物:泽漆适量。

用法:取上药,制成片剂,每片含药量0.2g,每次 6～8 片,每天 3 次,25 天为 1 个疗程。

临床应用:利水解毒,消肿散结。用于治疗无黄疸型传染性肝炎有一定疗效。

（5）治疗乳糜尿

药物:泽漆 30g。

用法:取上药,清水煎 30 分钟,分 3 次服,每天 1 剂,或研为细末,水泛为丸,每次 4g,每天 3 次。

临床应用:清热解毒,消炎利尿。用于治疗乳糜尿有较好的疗效。

(6)治疗银屑病

药物:泽漆适量。

用法:取上药,制成片剂,每片含生药 0.2g,每次 6~8 片,每天 3 次,1 个月为 1 个疗程。

临床应用:利水解毒,清热散结。用于治疗银屑病有显著疗效。

(7)治疗结核性瘘管及结核性溃疡

药物:鲜泽漆适量。

用法:取上药,洗净,切成小段,清水煎 3 次,过滤,再以文火浓缩成棕黑色流浸膏备用。用时,用蒸馏水稀释,用纱布浸湿塞入瘘管或贴敷溃疡面,每日 1 次。

临床应用:清热消炎,化腐生肌,用于治疗结核性瘘管及结核性溃疡效果良好。

(8)治疗食管癌

药物:20% 泽漆中性皂苷注射液,每支 2ml。

用法:取上药,每天 1 次,每次 2ml,肌内注射,15 天为 1 个疗程。

临床应用:清热解毒,化痰散结。用于治疗食管癌有一定疗效。

2. 配成方治大病

(1)治疗肺结核

方名:泽漆抗肺结核汤。

药物:鲜泽漆 50g,百合、煅牡蛎各 30g,生地黄、熟地黄、玄参各 15g,川贝母、白芍、麦冬、当归各 10g,桔梗、甘草各 5g。

用法:清水煎 2 次,混合后分 3 次服,每日 1 剂,1 个月为 1 个疗程。

临床应用:清热解毒,消炎散结。用于治疗肺结核有显著疗效。

(2)治疗急性肾炎

方名:泽漆急性肾炎方。

药物:泽漆、泽泻各 30g,法半夏、紫菀、

白前各 10g,黄芩、茯苓、白术各 15g,桂枝、甘草各 6g,生姜 5 片。

用法:清水煎 2 次,混合后分 3 次服,每日 1 剂,2 周为 1 个疗程。

临床应用:清热解毒,利水消肿。用于治疗急性肾炎之水肿疗效良好。

(3)治疗咳嗽喘急、面目浮肿

方名:泽泻泻肺消肿方。

药物:泽漆 30g,茯苓、大腹皮、桑白皮各 20g,紫苏子、葶苈子各 15g,法半夏、陈皮、大枣各 10g,甘草 3g。

用法:清水煎 2 次,混合后分 3 次服,每日 1 剂。

临床应用:泻肺平喘,利水消肿。用于治疗咳嗽喘急,面目浮肿之症,对这种实际上是肺心病的症状此方治疗有一定疗效。

(4)治疗乳糜尿

方名:泽漆乳糜尿方。

药物:泽漆、赤芍各 25g,仙鹤草、生地黄炭、侧柏叶各 20g,茜草 15g,川芎、红花各 10g。

用法:清水煎 2 次,混合后分 3 次服,每日 1 剂。

临床应用:清热解毒,利尿止血。用于治疗乳糜尿,症见乳糜尿时间较久并伴有血尿者,有显著疗效。

3. 知药理、谈经验

(1)知药理

泽漆茎叶煎剂有降温作用,能抑制结核杆菌生长,根制剂有扩张血管作用。

(2)谈经验

孟学曰:泽漆辛、苦、凉,利水退肿之力较强,单用有效,主皮肤热,大腹水气,四肢面目浮肿等。治水肿胀满,周身浮肿,肺热咳嗽,痰饮喘咳,瘰疬癣疮等症。

泽漆利水消肿,用本品熬膏,温酒送服,治水气肿满之症;用本品与鲤鱼、赤小豆同煮汤,再加生姜、茯苓、人参、甘草等煎汁内服,服后使小便利,大便稀溏,而水肿消散。

泽漆化痰止咳平喘,配合鱼腥草、矮地茶、黄芩等,治肺热咳嗽,痰饮喘咳;配合半夏、紫菀、桂枝、人参、白前、黄芩等,治咳逆上气见脉沉者。

泽漆清热解毒,化痰散结,配合浙贝母、夏枯草、玄参、牡蛎、半夏等,治瘰疬;单味研末,油调搽之、治癣疮。

第二节　利尿通淋药

一、车前子

【成分】　车前种子含多量黏液、琥珀酸、腺嘌呤和胆碱等,所含油脂的脂肪酸有棕榈酸、硬脂酸、花生酸、油酸、亚油酸和亚麻酸等,黏液中含酸性黏多糖车前聚糖。

【性味归经】　甘,寒,无毒。归肝、肾、小肠经。

【功效】　清热利尿,渗湿通淋,清肝明目,清肺化痰。

【用法用量】　口服:煎汤,5～10g;或入丸、散。外用:煎水洗,或研末撒敷。

【使用注意】　凡内伤劳倦、阳气下陷、肾虚精滑及内无湿热者慎服。

1. 单味药治难症

(1)治疗急慢性胃炎、胃溃疡

药物:车前子适量。

用法:取上药,炒后研末,备用。每次4～5g,每天3次,饭前服。服药期间忌食辛辣等刺激性食物。

临床应用:清热消炎,渗湿健脾。用于治疗急慢性胃炎和胃溃疡有令人满意的疗效。

(2)治疗血尿

药物:车前子15～25g。

用法:取上药,水煎取汁。加红糖适量代茶饮,每天1剂,连服20剂为1个疗程,正常后可再服20剂,以资巩固。

临床应用:清热利尿,凉血止血。血尿经中西药物治疗无效者,应用本方治疗可有确切的疗效。

(3)治疗高血压病

药物:车前子10g(经1个月疗效不显著者加至20g)。

用法:取上药,清水煎2次,代茶饮,不拘时服。

临床应用:清热利尿,平肝降压。用于治疗高血压病有显著疗效。

(4)治疗胎位不正

药物:车前子10g。

用法:取上药,烘干研末,温开水送服。1周后复查,如未成功,隔1周再服1次,最多服3次,如无效即为失败。

临床应用:健脾渗湿,矫正胎位。用于治疗胎位不正,有效率可达90%。

(5)治疗百日咳

药物:车前子30g。

用法:取上药,浓煎取汁,加蜂蜜30ml,和匀。每天分3～4次口服。

临床应用:清肺化痰,健脾止咳。用于治疗百日咳有显著的疗效。

(6)治疗小儿单纯消化不良

药物:车前子适量。

用法:取上药,炒焦研极细末。4—12个月小儿,每次0.5g;1—2岁小儿,每次1g;均每天3～4次。

临床应用:健脾助运,渗湿止泻。用于治疗小儿单纯性消化不良有较好的疗效。

(7)治疗小儿腹泻

药物:车前子30g。

用法:取上药,纱布包,加水煎至100ml左右,加适量白砂糖,分次饮服,此为1天剂量。

临床应用:健脾利尿,清热止泻。用于治

疗小儿腹泻有显著疗效。

（8）治疗充血性青光眼

药物：车前子60g。

用法：取上药，清水煎，分2次服，每日1剂。

临床应用：清热利尿，清肝明目。用于治疗急性充血性青光眼有明显的疗效。

（9）治疗妇人阴痒痛

药物：车前子100g。

用法：取上药，清水煎，过滤，洗患处。

临床应用：清热渗湿，解毒止痒。用于治疗妇人外阴痒痛有较好的疗效。

2. 配成方治大病

（1）治疗泌尿道感染

方名：车前子热淋汤。

药物：车前子、车前草、滑石、生地黄各20g，石韦、知母、黄柏、冬葵子、栀子、王不留行各15g，甘草5g。

用法：清水煎2次，混合后分3次服，每日1剂。

临床应用：清热利尿，渗湿通淋。用于治疗泌尿道感染，如急慢性肾炎水肿、肾盂肾炎、肾结石等疾病均有一定疗效。

（2）治疗小便不通

方名：车前子通尿饮。

药物：车前子、赤茯苓、滑石、白芍各20g，黄芩、灯心草、荆芥穗各15g，木通、琥珀（冲服）各10g，甘草3g。

用法：清水煎2次，混合后分3次服，每日1剂。

临床应用：清热渗湿，利尿通淋。用于治疗膀胱炎、尿道炎之小便不通疼痛有良效。

（3）治疗青光眼

方名：车前子青光眼丸。

药物：车前子、柴胡各200g，龙胆草、赤芍各150g，夏枯草、葛根各180g，杭菊花、钩藤各100g，甘草30g。

用法：取上药，制成小水丸，每次8～12g，每日3次。也可粉碎为粗末，每日用

120g，清水煎2次，混合后分3次服。

临床应用：清热渗湿，清肝明目。用于治疗青光眼效果明显。

（4）治疗翼状胬肉

方名：车前子胬肉攀睛方。

药物：车前子20g，柴胡、龙胆草、白蒺藜、栀子、黄芩、草决明、生地黄各15g，当归、泽泻、木贼草各10g，甘草3g。

用法：清水煎2次，混合后分3次服，每日1剂，患处用可的松眼药水，10天为1个疗程。

临床应用：利水渗湿，清肝明目。用于治疗翼状胬肉，见白睛表层日见变厚，呈三角形肉状胬起，横贯白睛，攀侵黑睛等症者有良效。

（5）治疗高尿酸血症

方名：车前子降尿酸方。

药物：车前子30g，土茯苓、滑石、薏苡仁各50g。

用法：清水煎2次，混合后分3次服，每日1剂，20天为1个疗程。也可用5倍量，制成小水丸，每次8～10g，每日服3次。

临床应用：清热利尿，渗湿通痹。用于高尿酸血症，见血尿酸高，痛风性关节炎经常复发，并伴有痛风结石等症者有显著疗效。

（6）治疗咳嗽

方名：车前子镇咳煎。

药物：车前子、茯苓、桑白皮各20g，陈皮、京半夏、杏仁、桔梗、紫菀、款冬花、前胡、生姜各10g，甘草3g。

用法：清水煎2次，混合后分3次服，每日1剂。

临床应用：清热渗湿，祛痰镇咳。用于治疗湿痰咳嗽，见咳嗽频作，痰多清稀，胸闷不舒，或伴有喘息及反复发作等症者疗效较好。

3. 知药理、谈经验

（1）知药理

车前子祛痰镇咳，有抗菌、抗炎、利尿作用，能抑制结石形成，有一定的降眼压作用。

（2）谈经验

孟学曰：车前子甘、微寒，长于清热利湿，为治淋要药。主小便不通，导小肠中热。治热淋涩痛，暑湿泄泻，肝火上炎，目赤肿痛，痰热咳嗽等症。

车前子清利湿热，利水通淋，配合滑石、山栀子、瞿麦、萹蓄、木通等，治热结膀胱、小便淋漓涩痛；配合生地黄、木通、石韦、冬葵子、土不留行等，治小便淋涩，茎中痛。

车前子清暑祛湿，利尿止泻，配合香薷、猪苓、白术、茯苓等，治暑湿泄泻。

车前子清泄肝火，祛风明目，配合菊花、决明子、蝉蜕、石决明等，治目赤肿痛。

车前子清肺化痰，配合杏仁、桑白皮、桔梗、前胡、玄参等，治肺热咳嗽。

二、瞿 麦

【成分】 瞿麦含生物碱、磷酸、维生素 A 类物质等。石竹花含丁香油酚、苯乙醇、水杨酸甲酯等。全草含皂苷、维生素等。

【性味归经】 苦，寒。归心、小肠经，无毒。

【功效】 清热利水，破血通经。

【用法用量】 水煎服，10～15g。

【使用注意】 脾气虚弱及孕妇慎用。

本品有瞿麦和石竹瞿麦两种，均用全草，以无杂草、无根须及花未开放者为佳。

1. 单味药治难症

（1）治疗膀胱炎、尿道炎

药物：瞿麦 100g（干品 50g）。

用法：取上药，清水煎 2 次，混合后分 3 次服，每日 1 剂。

临床应用：清热渗湿，利水通尿。用于治疗膀胱炎，尿道炎之尿急尿痛有明显疗效。

（2）治疗血尿

药物：瞿麦 60g。

用法：取上药，清水煎 1 个小时，分 3 次服，每日 1 剂。

临床应用：清热利湿，凉血止血。用于治疗血尿，见尿频、尿痛、尿中带血或全血有血块等症者有一定疗效。

（3）治疗目赤肿痛

药物：瞿麦 50g。

用法：取上药，清水煎 40 分钟，分 2 次服，每日 1 剂。

临床应用：清热除湿，消肿明目。用于治疗急慢性眼结膜炎疗效明显。

2. 配成方治大病

（1）治疗内耳眩晕症

方名：瞿麦眩晕汤。

药物：瞿麦 50g，地龙、葛根各 20g，石菖蒲 15g，升麻、菊花各 10g，蜈蚣 2 条，甘草 3g。

用法：清水煎 2 次，混合后分 3 次服，每日 1 剂。

临床应用：清热利水，通经止眩。用于治疗内耳眩晕有明显的疗效。

（2）治疗急性肾炎

方名：瞿麦肾炎汤。

药物：瞿麦、萹蓄、白茅根各 30g，车前子、桑白皮、益母草、赤小豆各 15g，麻黄（冲绒）、杏仁各 10g，甘草 3g。

用法：清水煎 2 次，混合后分 3 次服，每日 1 剂，忌盐。

临床应用：清热利水，通经消肿。用于治疗急性肾炎，见头面水肿，然后漫及全身，血尿或尿呈浑浊咖啡色等症者有较好的疗效。

（3）治疗膀胱炎

方名：瞿麦通淋汤。

药物：瞿麦、萹蓄各 30g，滑石 20g，蒲公英 50g，知母、黄柏、车前草各 15g，小茴香 10g，甘草 3g。

用法：清水煎 2 次，混合后分 3 次服，每日 1 剂。

临床应用：清热利尿，活血通淋，用于治疗膀胱炎，见小腹疼痛，伴尿频、尿急、尿痛或有血尿血块等症者有较好的疗效。

(4)治疗产后小便疼痛

方名:瞿麦尿痛汤。

药物:瞿麦 50g,滑石、草薢、益母草各 20g,白术、石韦各 15g,当归、冬葵子、王不留行各 10g,甘草 3g。

用法:清水煎 2 次,混合后分 3 次服,每日 1 剂。

临床应用:清热疏肝,解郁通淋。用于治疗产后小便疼痛,症见小便涩滞疼痛或癃闭不通或尿短点滴者有明显疗效。

(5)治疗血瘀经闭

方名:瞿麦通经汤。

药物:瞿麦 30g,赤芍、丹参各 20g,桃仁 15g,当归、川芎、红花、延胡索、香附各 10g,甘草 3g。

用法:清水煎 2 次,混合后分 3 次服,每日 1 剂,15 剂为 1 个疗程,行经后止服。

临床应用:清热利水,破血通经。用于治疗妇女经闭不行,见小腹疼痛不适,月经闭止,胸闷不舒等症者有令人满意的疗效。

(6)治疗食管癌、直肠癌

方名:瞿麦抗癌汤。

药物:瞿麦 50g,白术、茯苓各 20g,半枝莲、白花蛇舌草各 30g,人参、法半夏、胆南星、陈皮各 10g,甘草 3g。

用法:清水煎 2 次,混合后分 3 次服,病轻者可 1 剂服 2 天,1 个月为 1 个疗程。

临床应用:清热通经,活血抗癌。用于治疗食管癌、直肠癌有一定疗效,也可用于其他恶性肿瘤。

3. 知药理、谈经验

(1)知药理

瞿麦具有利尿、降血压作用,对金黄色葡萄球菌、大肠埃希菌、伤寒杆菌、福氏痢疾杆菌、铜绿假单胞菌等均有抑制效果。

(2)谈经验

孟学曰:瞿麦苦寒,长于降心火,利小肠,逐膀胱邪热,能入血分,为治淋之要药。治湿热黄疸,血瘀经闭,月经不调等症。

瞿麦清膀胱湿热,利尿通淋,配合萹蓄、车前子、木通、滑石、山栀等,治热淋,小便淋漓涩痛;配合滑石、石韦、冬葵子、车前草、金钱草等,治砂石淋;配合萹蓄、山栀子、大小蓟、白茅根、藕节等,治血淋、小便涩痛;配合蒲黄等,治产后淋症;配合瓜蒌、茯苓、附子等,治下寒上燥,小便不利。

瞿麦清热祛瘀,活血通经,配合当归、生地黄、赤芍、桃仁、大黄等,治血瘀经闭、月经不调之证。

三、萹 蓄

【成分】 全草含萹蓄苷、槲皮苷、d-儿茶精、没食子酸、咖啡酸、草酸、硅酸、绿原酸、β-香豆酸、黏质、葡萄糖、果糖及蔗糖。

【性味归经】 苦,微寒,归膀胱经,无毒。

【功效】 利尿通淋,杀虫止痒。

【用法用量】 水煎服,10～15g。外用适量,煎洗患处。

【使用注意】 无湿热或脾虚者慎用。

1. 单味药治难症

(1)治疗细菌性痢疾

药物:萹蓄 50g(或鲜品 250g)。

用法:取上药,加清水煎汁,分 3 次服,每日 1 剂,4～7 天为 1 个疗程,临床症状消失后继续治疗 4 天,17 岁以下者用量根据年龄酌减。

临床应用:清热渗湿,杀菌止痢。用于治疗细菌性痢疾有令人满意的疗效。

(2)治疗单纯性胆道蛔虫症

药物:萹蓄(干品)50g。

用法:取上药,加清水煎至 100ml,顿服,小儿酌减。

临床应用:清利湿热,利胆驱蛔。用于治疗胆道蛔虫,见右上腹阵发性绞痛,恶心呕吐,面色苍黄等症者效果良好。

(3)治疗蛲虫病

药物:萹蓄 100g。

用法:取上药,清水煎 2 次,混合后分 2 次服,每天 1 剂。

临床应用:清热利湿,杀虫止痒。用于治疗蛲虫病,见夜间肛门瘙痒等症者有一定疗效。

(4)治疗热淋、淋浊

药物:萹蓄 50g。

用法:取上药,清水煎 1 个小时,分 2 次服,每天 1 剂。

临床应用:清热渗湿,利尿通淋。用于治疗热淋、淋浊等症有明显疗效。

(5)治疗牙痛

药物:萹蓄 50～100g(鲜品不拘多少)。

用法:取上药,清水煎 2 次,混合后分 2 次服,每天 1 剂。

临床应用:清热利湿,消肿止痛。用于治疗牙痛有较好的疗效。

(6)治疗流行性腮腺炎

药物:鲜萹蓄 30g。

用法:取上药,洗净后切细捣烂,加入适量生石灰水,再调入鸡蛋清 1 个涂敷患处。

临床应用:清热渗湿,解毒消肿。用于治疗流行性腮腺炎有确切的疗效。

(7)治疗脱肛、肛头虫痒

药物:萹蓄 100g(鲜品),30g(干品)。

用法:取上药,清水煎 2 次,混合后分 2 次服,同时用同样剂量煎水熏洗患处。

临床应用:清热渗湿,杀虫止痒。用于治疗脱肛、肛头虫痒疗效良好。

(8)治疗痔疮初起

药物:萹蓄 100～150g。

用法:取上药,清水煎 2 次,第 1 次分 2 次口服,第 2 次趁热熏洗患处。

临床应用:清热渗湿,解毒消肿。用于治疗痔疮初起有一定疗效。

(9)治疗乳糜尿

药物:萹蓄 50g。

用法:取上药,加生姜 15g,鸡蛋 2～3只,清水煎 1 小时,服汤食蛋,每天 1 剂,10

天为 1 个疗程。

临床应用:清热利尿,解毒通淋。用于治疗乳糜尿有较好的疗效。

2. 配成方治大病

(1)治疗尿路感染

方名:萹蓄通淋汤。

药物:萹蓄、瞿麦、生地黄、滑石各 20g,知母、黄柏、栀子、车前子各 15g,灯心草 10g,甘草 3g。

用法:清水煎 2 次,混合后分 3 次服,每日 1 剂。

临床应用:清热渗湿,利尿通淋。用于治疗尿路感染,见小便频数、尿急、尿痛等症者有显著疗效。

(2)治疗急性前列腺炎

方名:萹蓄急性前列腺炎方。

药物:萹蓄、瞿麦、茯苓、滑石各 20g,车前草、败酱草、金钱草、石韦各 15g,酒制大黄 10g,甘草 3g。

用法:清水煎 2 次,混合后分 3 次服,每日 1 剂。

临床应用:清热利湿,利尿通淋。用于治疗急性前列腺炎疗效良好。

(3)治疗慢性前列腺炎

方名:萹蓄慢性前列腺炎方。

药物:萹蓄、瞿麦、黄芪、太子参、滑石各 20g,生地黄、赤小豆、草薢各 15g,当归 10g,甘草 5g。

用法:清水煎 2 次,混合后分 3 次服,每日 1 剂,30 天为 1 个疗程。

临床应用:清利湿热,益气通淋。用于治疗慢性前列腺炎,见尿频、尿急、尿痛等症经久不愈或反复发作者有一定疗效。

(4)治疗血尿。

方名:萹蓄血尿汤。

药物:萹蓄 30g,白茅根 20g,生地黄、石韦、车前子、滑石、黄芩、赤芍、牡丹皮各 15g,水牛角 50g。

用法:清水煎 2 次,混合后分 3 次服,每

日1剂。

临床应用:清热利湿,凉血止血。用于治疗各种原因的血尿,见尿频、尿急、尿痛、尿血或夹有血块等症者有较好的疗效。

3. 知药理、谈经验

(1)知药理

萹蓄具有显著的利尿效果,能增加钾、钠的排出,还有驱蛔虫、蛲虫及缓下作用。萹蓄能止血,可加速血液凝固,使子宫张力增高,同时可作为流产及分娩后子宫出血的止血剂。此外,尚有抗菌、利胆、降血压作用。

(2)谈经验

孟学曰:萹蓄苦、微寒,长于清下焦湿热,利水通淋。主利小便,女子阴蚀,浸淫疥瘙,疽痔,杀三虫。治五淋白浊,热淋,瘀精涩闭关窍,并治妇人气郁,胃中湿热或白带之症。

萹蓄清下焦湿热,利尿通淋,配合瞿麦、车前子、滑石、石韦、大黄等,治湿热下注,小便短赤涩痛;配合茵陈、栀子、黄柏、黄芩、秦艽等,治湿热黄疸;配合白鲜皮、苍术、黄柏、苦参等,治皮肤痛痒湿疹。

萹蓄善杀三虫,配合榧子、槟榔、使君子、乌梅等,治蛔虫、钩虫、蛲虫;单用本品煎洗,治皮肤湿疹,滴虫阴痒等。

四、地肤子

【成分】 地肤子含三萜皂苷、脂肪及生物碱、维生素A类物质。

【性味归经】 辛、苦,寒。无毒,归肾、膀胱经。

【功效】 清热利湿,祛风止痒。

【用法用量】 口服:煎汤9～15g;或入丸、散。外用:适量,煎汤熏洗。

【使用注意】 无湿热及脾虚者慎用,恶螵蛸。

1. 单味药治难症

(1)治疗荨麻疹

药物:地肤子50～100g。

用法:取上药,清水煎2次,混合后分2次服,同时用药渣趁热涂擦局部,3天为1个疗程。

临床应用:清热利湿,祛风止痒。用于治疗荨麻疹有令人满意的疗效。

(2)治疗急性乳腺炎

药物:地肤子50g。

用法:取上药,清水煎后加红糖适量,趁热服下,取微汗,每天1剂。

临床应用:清热利湿,消痈止痛。用于治疗急性乳腺炎有较好的疗效。

(3)治疗扁平疣

药物:地肤子150g。

用法:取上药,加清水1000ml,煎至300ml,加入白矾50g备用。用时,用棉球蘸药水涂擦患处,每天3～6次,每剂用15天。

临床应用:清热利湿,解毒消疣。用于治疗扁平疣有确切的疗效。

(4)治疗妊娠小便频数

药物:地肤子50g。

用法:取上药,清水煎2次,混合后分3次服,每日1剂。

临床应用:清热渗湿,利尿通淋。用于治疗妊娠小便频数或尿短少,有明显的疗效。

(5)治疗胁痛

药物:地肤子适量。

用法:取上药,研为极细末,每次3～5g,每日3次,重者可服5～6次,1周为1个疗程。

临床应用:清热利湿,祛风止痛。用于治疗胁痛经久不愈或反复发作者有良效。

(6)治疗痔疮

药物:地肤子适量。

用法:取上药,瓦上焙干,研为细末,每次5～10g,用陈粟米饮调服,每日3次,10天为1个疗程。

临床应用:清热利湿,消肿止痛。用于治疗痔疮红肿疼痛有一定疗效。

2. 配成方治大病

(1)治疗荨麻疹

方名:地肤子止痒汤。

药物:地肤子 30g,苦参、土茯苓各 20g,石膏 40g,白蒺藜、知母、白鲜皮各 15g,防风、蝉蜕各 10g,甘草 3g。

用法:清水煎 2 次,混合后分 3 次服,每日 1 剂。

临床应用:清热渗湿,祛风止痒。用于治疗荨麻疹有显著的疗效。

(2)治疗诸淋

方名:地肤子通淋汤。

药物:地肤子 30g,瞿麦、萹蓄、滑石各 20g,知母、黄柏、冬葵、茯苓各 15g,栀子 10g,白通草 5g。

用法:清水煎 2 次,混合后分 3 次服,每日 1 剂。

临床应用:清热祛湿,利尿通淋。用于治疗五种淋症(膏、气、血、劳、石)均有一定疗效。

(3)治疗青光眼

方名:地肤子青光眼方。

药物:地肤子、决明子、龙胆草各 120g,柴胡、白蒺藜、车前子、菟丝子各 100g,蝉蜕、野菊花各 80g,芜蔚子、黄连各 60g,白豆蔻、木贼草各 40g,辽细辛、酒制大黄各 30g,桂心 20g。

用法:取上药,制为小水丸,每次 6～10g,每日 3 次,30 天为 1 个疗程。

临床应用:清热利湿,祛风明目。用于治疗青光眼之视物模糊、头痛眼胀有一定疗效。

(4)治疗近视眼

方名:地肤子近视眼方。

药物:地肤子、决明子、白蒺藜、熟地黄各 150g,菟丝子、车前子、枸杞子、覆盆子各 100g,芜蔚子、青葙子、杭菊花、黄芩、五味子各 80g,辽细辛、甘草各 20g。

用法:制为水丸,每次 6～8g,每日 3 次。

临床应用:清热利湿,补肝益肾。用于治疗近视眼早期疗效良好。

(5)治疗末梢神经炎

方名:地肤子浸泡方。

药物:地肤子、蛇床子、黄柏各 15g,苦参、没药各 10g。

用法:取上药,加清水 2500～3000ml,煎沸 5～10 分钟,等煎液温热适中,浸泡洗患部 10～15 分钟,每日 1 剂,可重复温热应用,7 日为 1 个疗程,每疗程间歇 5～7 天。一般 2～3 疗程治愈。

临床应用:清热利湿,祛风通络,用于治疗末梢神经炎,见手指或足趾末端麻木胀痛不适等症者有一定的疗效。

(6)治疗脓疱疮

方名:地肤子脓疱疮方。

药物:地肤子、黄柏各 30g,芒硝 50g。

用法:取上药,共研细末,过筛,装瓶备用。先用地肤子 20g,煎水洗净患处,然后撒上药粉,每日 2 次,5 日左右可结痂痊愈。

临床应用:清热利湿,解毒消炎。用于治疗脓疱疮有显著疗效。

3. 知药理、谈经验

(1)知药理

地肤子对许兰黄癣菌、奥杜盎小芽孢癣菌等皮肤真菌有抑制作用。

(2)谈经验

孟学曰:地肤子辛、苦,寒,长于利水治淋,泻膀胱湿热,祛皮肤之风。主膀胱湿热,清利小便。治淋利水,清小便积热,功效类似黄柏而力稍逊,疗妇人诸经客热,清利胎热,湿热带下等症。

地肤子通行小便,清下焦膀胱湿热,配合知母、黄芩、瞿麦、萹蓄、通草等,治膀胱湿热,小便淋漓涩痛之证。

地肤子祛除皮肤中湿热,祛风止痒,配合白鲜皮、蝉蜕、苦参、荆芥、防风等,治湿疹毒疮,风疹瘙痒;配合野台参、威灵仙、麦冬等,治阳虚气弱,小便不利;配合熟地黄、生龟甲、白芍等,治阴虚血亏,小便不利;配合地榆、黄芩等,治血痢日夜不止。

五、海 金 沙

【成分】 海金沙含脂肪油,并含一种水溶性成分海金沙素。

【性味归经】 甘、咸,寒。无毒。归膀胱、小肠经。

【功效】 清利湿热,通淋止痛。

【用法用量】 口服:水煎服,6～15g,布包入煎。外用:适量,捣敷。

【使用注意】 肾阴虚者慎用。

1. 单味药治难症

(1)治疗小便出血

药物:海金沙适量。

用法:取上药,用 15g,研为极细末,加少量白砂糖,用温开水调服,每日 3 次。

临床应用:清利湿热,通淋止血。用于治疗膀胱炎、肾盂肾炎、尿结石等疾病的尿血症状有良效。

(2)治疗急性乳腺炎

药物:鲜海金沙全草 250g。

用法:取上药,加黄酒 250ml,再加清水以浸过药面为度,武火急煎 15 分钟,待药汁微温,顿服。

临床应用:清利湿热,消肿止痛。用于治疗急性乳腺炎有较好的疗效。

(3)治疗带状疱疹

药物:鲜海金沙茎叶 30～60g。

用法:取上药,用凉开水洗净后捣烂,加适量白酒,调敷患处,用布带包好,每天 1 次。

临床应用:清热解毒,消肿止痛。用于治疗带状疱疹有一定疗效。

2. 配成方治大病

(1)治疗周身水肿、腹胀如鼓

方名:海金沙消肿散。

药物:海金沙 50g,牵牛子(半生,半炒)、白术各 100g,甘遂(醋制)、鸡内金各 40g,砂

仁 30g。

用法:取上药,研为细末,每次 6～8g,饭前温开水调服,每日 3 次,待宣利,止后服。

临床应用:清热祛湿,利尿消肿。用于治疗周身水肿,腹胀如鼓,喘不得卧有良效。

(2)治疗小便癃闭不通

方名:海金沙通淋汤。

药物:海金沙 30g,滑石、瞿麦穗、赤茯苓、白术各 20g,石韦、泽泻各 15g,肉桂、通草各 5g,猪苓 10g。

用法:清水煎 2 次,混合后分 3 次服,每日 1 剂。

临床应用:清利湿热,利尿通淋。用于治疗小便癃闭不通或尿急尿痛有确切的疗效。

(3)治疗膏淋

方名:海金沙膏淋方。

药物:海金沙、滑石各 30g,萆薢 20g,麦冬、乌药各 15g,石菖蒲、益智仁、灯心草各 10g,甘草 5g。

用法:清水煎 2 次,混合后分 3 次服,每日 1 剂。

临床应用:清热祛湿,利尿分清。用于治疗膏淋,见小便白浊,频数无度,溺白如油,脂腻如膏等症者有较好的疗效。

(4)治疗尿酸结石症

方名:海金沙尿酸结石煎。

药物:海金沙、车前子、薏苡仁、威灵仙、土茯苓各 30g,滑石 20g。

用法:清水煎 2 次,混合后分 3 次服,每日 1 剂,30 天为 1 个疗程。由于痛风会损肾,也可制成小水丸,每次 10～12g,每日 3 次。

临床应用:清热利湿,消结止痛。用于治疗痛风结石,症见关节周围及耳壳有痛风结石(痰核),破溃后排出白色尿酸结石者有良效。

(5)治疗胆结石

方名:海金沙胆石汤。

药物:海金沙、金钱草各 30g,鸡内金、栽

术各 20g,柴胡、枳实、法半夏、威灵仙、陈皮各 15g,郁金、姜黄各 10g,甘草 3g。

用法:清水煎服,第 1 天煎 1 次,分 3 次服;第 2 天煎 2 次,混合后分 3 次服。

临床应用:清利湿热,利胆祛石。用于治疗胆结石,见右上腹阵发性绞痛及消化不良等症者有一定疗效。

(6)治疗肝炎

方名:海金沙清肝汤。

药物:海金沙、茵陈各 50g,车前子、金钱草各 30g,黄柏 20g,栀子 15g,郁金 10g,甘草 3g。

用法:清水煎 2 次,混合后分 3 次服,每日 1 剂。

临床应用:清热利湿,疏肝祛黄。用于治疗肝炎,症见全身及巩膜黄染者有明显疗效。

3. 知药理、谈经验

(1)知药理

海金沙对金黄色葡萄球菌、铜绿假单胞菌、福氏痢疾杆菌、伤寒杆菌等均有抑制效果。还具有利胆作用,能利尿排石,可引起输尿管蠕动频率增加以及输尿管上段腔内压力增高,从而有利于输尿管结石的下移。

(2)谈经验

孟学曰:海金沙甘、咸、寒,长于清利湿热,利尿排石,为治石淋之要药。主通利小肠,小便不通,脐下满闷等。治湿热肿满,小便热淋、膏淋、血淋、石淋、茎中痛等症。

海金沙清利小肠与膀胱湿热,利尿排石,配合金钱草、石韦、滑石、瞿麦、萹蓄等,治五淋涩痛,小便不利;配合黄柏炭、栀子、泽泻、白茅根、瞿麦等,治血淋、尿痛;配合冬葵子、金钱草、牛膝、泽泻、泽兰、王不留行、赤芍、沉香等,治泌尿系结石;配合柴胡、枳实、法半夏、鸡内金、郁金、莪术、姜黄等,治胆囊结石。

六、石 韦

【成分】 石韦、有柄石韦、庐山石韦,全草均含黄酮类。石韦全草尚含皂苷、蒽醌类、鞣质、禾烯-b、β-谷甾醇;有柄石韦全草尚含酚性物质、树脂、皂苷;庐山石韦全草尚含果糖、葡萄糖、蔗糖、有机酸及酚性化合物。此外,还分离出结晶成分延胡索酸、咖啡酸和异芒果苷等。

【性味归经】 苦、微寒。归肺、膀胱经。

【功效】 利尿通淋,凉血止血,清肺止咳。

【用法用量】 水煎服 6～15g;大剂量 30～60g;或入丸、散剂。

【使用注意】 阴虚及无湿热者忌服。

1. 单味药治难症

(1)治疗支气管哮喘

药物:石韦全草适量。

用法:根据年龄大小取上药,4－9 岁用 15g,10－15 岁用 30g,16 岁以上用 45g,每 30g 加水 1000ml,煎至 300ml,加冰糖 30g,分 3 次服,每天 1 剂。

临床应用:清肺止咳,祛痰平喘。用于治疗支气管哮喘有令人满意的疗效。

(2)治疗白细胞减少症

药物:石韦 30g。

用法:取上药,用清水与大枣 10g 同煎 2 次,混合后分 2 次服,每天 1 剂,必要时可根据辨证酌加其他中药。

临床应用:清肺补血,止血升白。用于治疗白细胞减少症有一定疗效。

(3)治疗急、慢性肾炎

药物:有柄石韦叶 20 片左右(相当于 20～30g)。

用法:取上药,清水煎 2 次,混合后分 2 次服,每天 1 剂,也可用开水浸泡当茶饮用。

临床应用:利水通淋,渗湿消肿。用于治疗急、慢性肾炎水肿效果良好。

(4)治疗痢疾

药物:石韦全草 50g。

用法:取上药,清水煎 2 次,混合后分 3 次服,每日 1 剂,重者每日 2 剂。

临床应用:清热利尿,凉血止痢。用于治疗痢疾有较好的疗效。

(5)治疗尿血

药物:石韦60g。

用法:取上药,清水煎3次服,每日1剂。

临床应用:清热利尿,凉血止血。用于治疗各种原因所致的血尿均有明显的疗效。

(6)治疗妇女崩中漏下

药物:石韦适量。

用法:取上药,研为细末,每次6～10g,温酒送服。

临床应用:清热凉血,利尿止血。用于治疗妇女崩中漏下疗效较好。

2. 配成方治大病

(1)治疗五淋

方名:石韦五淋散。

药物:石韦、车前子、瞿麦、黄芩、滑石各50g,白芍80g,蒲黄、冬葵子各40g,当归30g,甘草15g。

用法:取上药,研为细末,每次6～10g,每天3次。

临床应用:清热利尿,凉血通淋。用于治疗五淋(气淋、血淋、劳淋、石淋、膏淋)均有一定的疗效。

(2)治疗小便不通,小腹膨胀

方名:石韦通尿饮。

药物:石韦、车前子各60g,赤茯苓、瞿麦、萹蓄、滑石各20g,灯心草10g,甘草5g。

用法:清水煎2次,混合后分3次服,每日1剂。

临床应用:清热消炎,渗湿通尿。用于治疗小便不通、小腹膨胀等症有较好的疗效。

(3)治疗尿路结石

方名:石韦尿石汤。

药物:石韦、金钱草、车前草各30g,海金沙、鸡内金、威灵仙各15g,玄明粉(冲服)、栀子各15g,甘草5g。

用法:清水煎3次,混合后分5次服,每日1剂,并多活动,有体力者可以跳跃运动。

临床应用:清热利尿,通淋排石。用于治疗尿结石,症见结石移动时,先有疼痛或有尿频、尿急、尿闭等症者有较好的疗效。

(4)治疗慢性气管炎

方名:石韦镇咳方。

药物:石韦30g,蒲公英、佛耳草、桑白皮、枇杷叶各20g,一枝黄花、杏仁、桔梗各10g,甘草5g。

用法:清水煎2次,混合后分3次服,每日1剂。

临床应用:清热解毒,宣肺镇咳。用于治疗慢性气管炎,见发热畏寒,咳嗽喘息,咳痰不爽,经常反复发作等症者有一定疗效。

3. 知药理、谈经验

(1)知药理

石韦具有镇咳、祛痰、利尿作用,还有抗菌、抗病毒作用。能治疗慢性气管炎,抑制痢疾杆菌、伤寒杆菌、金黄色葡萄球菌、变形杆菌、大肠埃希菌等。

(2)谈经验

孟学曰:石韦苦、微寒,善于上清肺热,下达膀胱而利尿通淋。主劳热邪气,五淋癃闭不通,利小便水道、止崩漏、清肺气。治膀胱热结,小便淋漓涩痛、崩漏、肺热咳喘等症。

石韦清热通淋,配合瞿麦、萹蓄、滑石、车前子、冬葵子等,治小便短赤、淋漓涩痛;配合通草、王不留行、当归、赤芍、瞿麦等,治石淋、热淋。

石韦清热、凉血止血,配合牡丹皮、白芍、生地黄、蒲黄等,治血热妄行,崩漏吐衄之证。

石韦清肺热,止咳平喘,配合麻黄、石膏、杏仁、黄芩等,治肺热咳喘之证;配合白及、地榆、侧柏叶、桑白皮等,治咳嗽咯血证。

七、灯心草

【成分】 灯心草茎髓含纤维、脂肪油、蛋白质等。茎含多糖类成分。

【性味归经】 甘、淡,微寒。无毒。归

心、肺、小肠经。

【功效】 清心降火,利尿通淋。

【用法用量】 内服:煎汤 3～5g(鲜草单用 20～50g);或入丸、散。外用:煅存性研末撒或吹喉。

【使用注意】 虚寒者慎服,中寒小便不禁者忌服。

1. 单味药治难症

(1)治疗失眠

药物:灯心草 20g(鲜草 50g)。

用法:取上药,煎汤代茶常服。

临床应用:清心降火,利尿安神。用于治疗心火亢盛之失眠有一定疗效。

(2)治疗急慢性肾炎

药物:鲜灯心全草 60g。

用法:取上药,与豆腐 300g 一起,水煎。连汤带豆腐同服,不用配料,每天 1 剂,连服 30 剂为 1 个疗程,重症者可于第 1 个疗程结束后间隔 1 周再进行第 2 个疗程。

临床应用:清热降火,利水消肿。用于治疗急慢性肾炎之水肿有显著疗效。

(3)治疗小儿夜啼

药物:灯心草适量(鲜品加倍)。

用法:取上药,用 5～10g,清水煎 1 次,加少许白砂糖,分 3 次服,每日 1 剂。

临床应用:利尿降火,清心安神。用于治疗小儿夜啼有较好的疗效。

(4)治疗水肿

药物:灯心草(干品)120g。

用法:取上药,清水煎 1 小时,分 3 次服,每日 1 剂。

临床应用:清心降火,利尿消肿。用于治疗各种水肿均有一定疗效。

(5)治疗乳痈乳吹

药物:鲜灯心草 50g。

用法:取上药,清水加白酒各一半,煎 1 小时,分 2 次服,每日 1 剂。外用芒硝热敷。

临床应用:清热降火,消肿止痛。用于治疗乳痈乳吹,症见乳房红肿热痛,畏寒发热等

症者有较好的疗效。

(6)治疗口疮

药物:灯心草干品适量。

用法:取上药,放入生铁小平锅内,放在火上烧,直至锅内药物黄焦或黑末燃着为止,取出研末。用时,将药末涂抹于患处即可。

临床应用:清心泻火,利水渗湿。用于治疗口疮有满意的疗效。

2. 配成方治大病

(1)治疗五淋癃闭

方名:灯心草五淋汤。

药物:灯心草 30g,生地黄、麦冬、石韦、赤茯苓、瞿麦、萹蓄各 20g,甘草 5g。

用法:清水煎 2 次,混合后分 3 次服,每日 1 剂。

临床应用:清心降火,利尿通淋。用于治疗五淋(气、血、劳、石、膏),见小便短涩疼痛或癃闭不通等症者有较好的疗效。

(2)治疗膀胱炎、尿道炎

方名:灯心草通尿饮。

药物:灯心草 50g,车前草、凤尾草、薏苡仁各 30g,海金沙 20g,甘草 5g。

用法:用淘米水煎 2 次,混合后分 3 次服,每日 1 剂。

临床应用:清热泻火,利尿通淋。用于治疗膀胱炎、尿道炎,见小便短赤、尿频、尿急、尿痛等症者有一定疗效。

(3)治疗肾炎水肿

方名:灯心草肾炎水肿方。

药物:鲜灯心草、鲜车前草各 50g,龙胆草、泽泻、石韦各 20g,赤茯苓 15g,蝉蜕 10g,甘草 5g。

用法:清水煎 2 次,混合后分 3 次服,每日 1 剂,忌盐。

临床应用:清热泻火,利尿消肿。用于治疗肾炎水肿,见水肿从眼睑开始,然后颜面水肿,甚则波及全身,尿短色赤等证有明显的疗效。

(4)治疗湿热黄疸

方名:灯心草退黄汤。

药物:灯心草、蒲公英、金钱草各 30g,天胡荽、白英、地骨皮、阴行草各 20g,甘草 10g。

用法:清水煎 2 次,混合后分 3 次服,每日 1 剂,15 天为 1 个疗程。

临床应用:清热泻火,渗湿退黄。用于治疗湿热黄疸之头目全身黄染有显著的疗效。

(5)治疗咽炎、舌炎、口疮

方名:灯心草口疮方。

药物:灯心草 50g,玄参 30g,生地黄、麦冬各 20g,知母 15g,桔梗、淡竹叶各 10g,甘草 3g。

用法:清水煎 2 次,混合后分 3 次服,每日 1 剂。

临床应用:清热泻火,渗湿敛疮。用于治疗咽炎、舌炎、口疮等证均有一定疗效。

(6)治疗水道不通

方名:灯心草通利水道汤。

药物:灯心草 30g,白茯苓、赤茯苓、白术各 20g,车前子、泽泻各 15g,人参 6g,甘草 3g,猪苓 10g。

用法:清水煎 2 次,混合后分 3 次服,每日 1 剂。若属慢性水肿病者,可将上药加 5 倍量,制成小水丸,每次 8～12g,每日 3 次。

临床应用:清热降火,通利水道。用于治疗水道不通,见小便不通,小腹胀满或周身水肿,小便短涩等症者有显著疗效。

3. 知药理、谈经验

(1)知药理

灯心草具有利尿、止血、抗氧化及抗微生物等作用。

(2)谈经验

孟学曰:灯心草甘、淡,微寒,气味俱轻,轻者上浮,专入心肺;性味俱淡,淡能利窍,使上部郁结下行,导心肺之热,自上顺下,从小便而出。主五淋,通调水道,下输膀胱,其力独胜。治咳嗽咽痛,眼赤目昏,淋闭水肿,小便不利,暑热尿浊,小儿夜啼之症。

灯心草清热利尿,配合竹叶、栀子、滑石、瞿麦、萹蓄、车前草等,治小便淋涩不利;配合栀子、滑石、麦冬、甘草等,治五淋癃闭。

灯心草导心火从小便而出,配合淡竹叶、生地黄、麦冬、木通等,治心火扰神所致的心烦失眠,小便短赤;清热利咽,导心肺之热下行,配合生地黄、玄参、麦冬等,治口舌生疮之证。

八、萆薢

【成分】 萆薢分粉萆薢与绵萆薢,两者都含有薯蓣皂苷等多种甾体皂苷,水解后生成薯蓣皂苷元等。薯蓣皂苷元可作为合成皮质酮的原料。

【性味归经】 苦、甘,平。无毒。归肝、肾、胃经。

【功效】 利湿去浊,祛风除痹。

【用法用量】 内服:煎汤 10～15g;或入丸、散剂。

【使用注意】 肾虚阴亏者慎用;下部无湿,阴虚火炽,以致溺有余沥,茎中痛,以及肾虚腰痛者,均不宜服。

1. 单味药治难症

(1)治疗高脂血症

药物:萆薢适量。

用法:取上药,研为细末备用。用时,每次 5～8g,每天 3 次,温开水送服,30 天为 1 个疗程,连服 3 个疗程。

临床应用:利水渗湿,去浊降脂。用于治疗高脂血症有显著疗效。

(2)治疗小便频数

药物:川萆薢适量。

用法:取上药 30g,清水煎 2 次,混合后分 2 次服,每日 1 剂。

临床应用:利水渗湿,通利小便。用于治疗小便频数,短涩尿赤等症有一定疗效。

(3)治疗小便浑浊

药物:鲜萆薢根头 60g。

用法:取上药,刮去皮须,切碎,清水煎 2

次,混合后分 3 次服,每日 1 剂。

临床应用:利水渗湿,通尿去浊。用于治疗小便浑浊有显著疗效。

(4)治疗风寒湿痹、腰骨强痛

药物:干萆薢根 50g。

用法:取上药,用猪脊骨 300g,混合炖 2 小时,不放调料,吃肉喝汤,每天 1 剂,直至治愈为止。

临床应用:利湿去浊;祛风除痹。用于治疗风寒湿痹,腰骨强痛有较好的疗效。

(5)治疗痔漏

药物:鲜萆薢根 60g。

用法:取上药,用猪瘦肉 250g,文火炖 2 小时,不加调料,吃肉喝汤,每日 1 剂,1 周为 1 个疗程。

临床应用:利水渗湿,祛毒敛疮。用于治疗痔疮、漏症有一定疗效。

(6)预防麻疹

药物:鲜萆薢适量。

用法:取上药,每次 30g,清水煎服,连服 2～3 天,隔 2 天后,再煎服 2 天。

临床应用:利湿祛风,清利解毒。用于预防麻疹有一定作用。

2. 配成方治大病

(1)治疗乳糜尿

方名:萆薢分清汤。

药物:萆薢、怀山药各 20g,熟地黄、苦参、石韦、煅龙骨、煅牡蛎各 15g,益智仁、乌药、石菖蒲各 10g,甘草 5g。

用法:清水煎 2 次,混合后分 3 次服,每日 1 剂。

临床应用:利水渗湿,分清去浊。用于治疗乳糜尿,见尿浑如膏或如泔水,溺时涩痛或淋涩不畅等症者有较好的疗效。

(2)治疗小便频数

方名:萆薢通尿丸。

药物:萆薢、牛膝、续断各 50g,知母、黄柏、瞿麦、石韦、海金沙、萹蓄、滑石各 40g,川芎 30g,甘草 20g。

用法:取上药,制成小水丸,每次 6～10g,每天 3 次,10 天为 1 个疗程。

临床应用:利水渗湿,通尿治淋。用于治疗小便频数,尿短赤色等症状有较好的疗效。

(3)治疗腰痛

方名:萆薢腰痛丸。

药物:萆薢、杜仲各 60g,续断、木瓜、牛膝、补骨脂、小茴香、胡桃仁各 50g,胡芦巴、独活、秦艽、威灵仙各 40g。

用法:取上药,制成小水丸,每次 8～10g,每天 3 次。

临床应用:利水渗湿,除痹止痛。用于治疗腰痛,见腰痛缠绵,不能转侧,气候变化加剧等症者有一定疗效。

(4)治疗脚气肿痛、不能步履

方名:萆薢脚气丸。

药物:萆薢、薏苡仁各 60g,苍术、黄柏、木瓜、牛膝、杜仲各 50g,猪苓、桑寄生、泽泻、槟榔、车前子各 40g。

用法:取上药,制成小水丸、每次 8～10g,每天 3 次。

临床应用:利湿消肿,祛风除痹。用于治疗脚气(维生素 B_1 缺乏症)之足胫肿痛,不能步履等症有显著疗效。

(5)治疗历节风、四肢疼痛

方名:萆薢风湿散。

药物:萆薢 60g,赤芍、当归、牛膝各 50g,汉防己、桂心、防风、五加皮、羌活、独活、熟附片各 40g,辽细辛 30g,甘草 15g。

用法:取上药,研为细末,每次 6～8g,姜开水送服,每天 3 次。

临床应用:利湿祛风,除痹止痛。用于治疗历节风、四肢疼痛,关节红肿,筋脉拘急,不任行立等症状有较好的疗效。

(6)治疗痈疽疮疡

方名:萆薢解毒汤。

药物:萆薢 20g,金银花、连翘、蒲公英、败酱草、生地黄各 15g,牡丹皮、黄芩、当归、防风、黄柏、栀子各 10g,甘草 5g。

用法:清水煎 2 次,混合后分 3 次服,每日 1 剂。

临床应用:利湿消肿,祛风解毒。用于治疗痈疽疮疡,见患处红肿热痛,触之焮热,未溃或已溃等症者均有一定疗效。

3. 知药理、谈经验

(1)知药理

萆薢具有杀菌、镇静、利尿及消除尿痛的作用。能抑制胆固醇从小肠吸收而具有降低血脂作用。

(2)谈经验

孟学曰:萆薢苦、平,长于清热利湿,分清泌浊,为治小便混浊之要药。主腰背痛,强骨节,风寒湿周痹,白浊、带下、恶疮等。治男子白浊,茎中痛,妇人白带,痔漏坏疮等症。

萆薢利湿,分清泌浊,配合益智仁、乌药、石菖蒲、甘草等,治寒湿,小便浑浊,白如泔浆或如脂膏;配合黄柏、茯苓、白术、车前子、莲子心等,治湿热小便浑浊。

萆薢祛风湿痹痛,舒筋通络,配合附子、狗脊、白术、秦艽、薏苡仁等,治腰膝疼痛,关节不利;配合苍术、黄柏、桑枝、牛膝、防风等,治湿热风湿,关节红肿热痛。

萆薢清热解毒,消痈散肿,配合当归、牡丹皮、黄柏、牛膝、连翘等,治湿热疮疡。

第三节　利湿退黄药

一、茵陈蒿

【成分】　茵陈蒿含具有利胆作用的蒿属香豆精。全草含挥发油 0.23% 左右,油中主要成分为 β-蒎烯茵陈二炔酮、茵陈二烯酮、茵陈烯炔、茵陈炔内酯等,还含有绿原酸、咖啡酸、茵陈色原酮、甲基茵陈色原酮等。

【性味归经】　苦、辛,微寒。无毒。归脾、胃、肝、胆经。

【功效】　清热利湿,利胆退黄。

【用法用量】　口服:煎服 10～30g。外用:适量,煎水洗。

【使用注意】　非因湿热引起的发黄忌服;蓄血发黄及血虚萎黄者慎用。

1. 单味药治难症

(1)治疗急性黄疸性肝炎

药物:茵陈蒿 50g。

用法:取上药,清水煎 2 次,混合后分 3 次服,每天 1 剂。

临床应用:清热利湿,利胆退黄。用于治疗急性黄疸性肝炎有令人满意的疗效。

(2)治疗高脂血症

药物:茵陈蒿 20g。

用法:取上药,开水冲泡,代茶饮用,1 个月为 1 个疗程。

临床应用:清热利尿,渗湿降脂。用于治疗高脂血症有明显的疗效。

(3)治疗口腔炎、口腔溃疡

药物:茵陈蒿 30g。

用法:取上药,加清水 200ml,用文火煮沸 20 分钟,过滤取药液,代茶饮,3 天为 1 个疗程。并忌食辛辣。

临床应用:清热消炎,利湿敛疮,用于治疗口腔炎、口腔溃疡效果良好。

(4)治疗胆道蛔虫症

药物:茵陈蒿 30～60g。

用法:取上药,加清水用文火煎至 200ml,1 次顿服。小儿视年龄大小、体质强弱,可分次服用或酌情减少用量,每天 1 剂。

临床应用:清热渗湿,利胆驱蛔。用于治疗胆道蛔虫之右上腹疼痛有一定疗效。

(5)治疗皮肤瘙痒红肿

药物:茵陈蒿 50g。

用法:取上药,加荷叶 1 张,用清水煎 30 分钟,分 2 次温服,每天 1 剂。

临床应用:清热利湿,祛风止痒。用于治疗皮肤瘙痒红肿等有较好的疗效。

(6)治疗遍身风痒生疥疮

药物:茵陈蒿100g。

用法:取上药,加清水煎煮1个小时,先用皂荚煎水清洗第1次,后用茵陈蒿药液浸洗第2次,隔日1剂。

临床应用:清利湿热,祛风杀虫。用于治疗遍身风痒生疥疮有一定疗效。

2. 配成方治大病

(1)治疗传染性单核细胞增多症

方名:茵陈蒿解毒汤。

药物:茵陈蒿20g,金银花、连翘、板蓝根、柴胡、土茯苓、蒲公英、赤芍各15g,栀子、黄芩、黄连、郁金各10g,甘草5g。

用法:清水煎2次,混合后分3次服,每日1剂。

临床应用:清热解毒,利胆退黄。用于治疗传染性单核细胞增多症,见发热、淋巴结肿大、咽峡炎、肝脾肿大、皮疹、周围神经炎等症者有显著疗效。

(2)治疗高脂血症

方名:茵陈蒿降血脂方。

药物:茵陈蒿30g,泽泻、制何首乌、草决明、山楂、薏苡仁、车前子各20g。

用法:清水煎2次,混合后分3次服,每日1剂,也可用5倍量,制成水丸,每次8g,每日3次。

临床应用:清热利尿,渗湿降脂。用于治疗高脂血症有令人满意的疗效。

(3)治疗肝病阳黄症

方名:茵陈蒿阳黄汤。

药物:茵陈蒿30g,龙胆草、柴胡、赤芍、黄柏各15g,枳壳、秦艽、威灵仙、酒制大黄、白鲜皮、栀子各10g,甘草5g。

用法:清水煎2次,混合后分3次服,每日1剂。

临床应用:清热利湿,解毒退黄。用于治疗肝病属阳黄症,见面目周身黄染,颜色鲜明

如橘子色,口渴口苦、尿短黄等症者有良效。

(4)治疗肝病阴黄症

方名:茵陈蒿阴黄汤。

药物:茵陈蒿30g,白术、熟附片各20g,柴胡、赤芍、茯苓各15g,猪苓、泽泻、秦艽、威灵仙、干姜各10g,甘草5g。

用法:清水煎2次,混合后分3次服,每日1剂。

临床应用:清利湿热,温中退黄。用于治疗肝病属阴黄症,见面目周身黄染,颜色晦暗如烟熏色,口淡不渴,尿淡黄等症者疗效显著。

(5)治疗慢性肝炎

方名:茵陈蒿疏肝解毒汤。

药物:茵陈蒿20g,白芍、白术、茯苓、垂盆草、鸡骨草、地耳草、金钱草、蒲公英各15g,柴胡、当归各10g,甘草5g。

用法:清水煎2次,混合后分3次服,每日1剂,30天为1个疗程。

临床应用:清热利湿,解毒疏肝。用于治疗慢性肝炎,见面色淡黄,胁肋胀痛,胸闷不舒,四肢乏力,食欲不佳等症者有较好的疗效。

(6)治疗复发性口腔溃疡

方名:茵陈蒿口疮煎。

药物:茵陈蒿20g,玄参、连翘、紫草、土茯苓、生地黄、牡丹皮、麦冬各15g,桔梗、牛膝各10g,大黄3g,甘草5g。

用法:清水煎2次,混合后分3次服,每日1剂。

临床应用:清热利湿,解毒敛疮。用于治疗复发性口疮溃疡,见反复发作口腔黏膜溃疡,灼热疼痛,进食困难等症者有显著疗效。

3. 知药理、谈经验

(1)知药理

茵陈蒿具有显著的利胆作用,能促进胆汁分泌和排泄。能抗菌、抗病毒,对病原性霉菌、流感病毒、肝炎病毒等均有不同程度的抑制作用。还具有保肝、降血脂、扩张冠状动

脉、降血压、利尿、解热镇痛和抗肿瘤作用。

（2）谈经验

孟学曰：茵陈蒿苦、辛，微寒，长于清湿热，利黄疸，清肝胆之热，消周身之黄，主风湿寒热邪气，热结黄疸，通身发黄，小便不利。治湿热黄疸、阳黄、阴黄、湿疮痒疹等症。

茵陈蒿善渗泄而利小便，可去湿热，利黄疸，为治黄疸之要药，配合石膏、栀子、黄柏、大黄等，治身黄色鲜明如橘子色，属阳黄之证；配合白术、茯苓、附子、干姜、猪苓等，治身黄色晦、黯如烟熏色，属阴黄之证。

茵陈蒿入肝经血分，有解毒疗疮之效，配合黄柏、土茯苓、苦参、地肤子、蝉蜕等，治湿热内蕴，所致之风瘙瘾疹，湿疹疥疮。

二、金钱草

【成分】　金钱草有芳香型和非芳香型两类。芳香型含多种单萜酮，其主要成分是 ι-蒎莰酮、ι-薄荷酮和 ι-胡薄荷酮；以及 α-蒎烯、β 蒎烯、柠檬烯、对-聚伞花素、异薄荷酮、异蒎莰酮、芳樟醇、薄荷醇、松油醇。除上述挥发成分外，尚含熊果酸、β 谷甾醇、棕榈酸、琥珀酸、多种氨基酸、鞣质、苦味质、胆碱、硝酸钾等。地下部分含水苏糖。

【性味归经】　甘、咸，微寒。归肝、胆、肾、膀胱经。本品毒性很低。

【功效】　清利湿热，排石退黄，消肿解毒。

【用法用量】　煎服或捣汁服，15～60g，鲜用加倍。外用：不拘量捣汁敷或涂抹。

【使用注意】　脾虚泄泻者慎用；凡阴疽诸毒忌捣汁生服。

1. 单味药治难症

（1）治疗泌尿系结石

药物：金钱草300g。

用法：取上药，清水煎。口服，每天1剂。除11：30－13：00不服外，其余时间均可服用，每天所服药液不少于1500ml。服药期间

可做跳跃运动，以利结石排出。

临床应用：清利湿热，通淋排石。用于治疗泌尿系结石有显著疗效。

（2）治疗肝胆结石

药物：金钱草250g。

用法：取上药，清水煎2次，混合后分早晚各服1次，每天1剂，连服2～3个月。

临床应用：清热渗湿，利胆排石。用于治疗肝胆结石有显著疗效。

（3）治疗非细菌性胆道感染

药物：金钱草适量。

用法：根据病情取上药，如有低热并伴明显症状者用30g，如无低热但有明显症状者用20g，无低热且症状较轻者用10g。开水浸泡后晨起顿服，或随意饮服。30天为1个疗程，一般服药2～3个疗程。

临床应用：清热利湿，消炎利胆。用于治疗非细菌性胆道感染有较好的疗效。

（4）治疗痔疮

药物：鲜金钱草100g（干品减半）。

用法：取上药，清水煎2次，混合后分2次服，每天1剂。

临床应用：清热解毒，消肿止痛。用于治疗内、外痔疮均有较好的疗效。

（5）治疗伤风咳嗽

药物：鲜金钱草100g。

用法：清水煎1个小时，分2次服，每日1剂。

临床应用：清热解毒，祛风止咳。用于治疗伤风咳嗽有一定疗效。

（6）治疗流行性腮腺炎

药物：鲜金钱草适量。

用法：取上药，加食盐少许捣烂敷患处。

临床应用：清热解毒，消肿止痛。用于治疗流行性腮腺炎有确切的疗效。

2. 配成方治大病

（1）治疗输尿管结石

方名：金钱草输尿管排石汤。

药物：金钱草、海金沙、石韦、冬葵子、滑

石各 30g,赤茯苓、鸡内金、瞿麦、牛膝、车前子各 15g,三棱、莪术各 10g。

用法:清水煎 2 次,混合后分 3 次服,每日 1 剂。

临床应用:清利湿热,解毒排石。用于治疗输尿管结石,症见小腹单侧疼痛,伴尿频、尿急、尿痛,小便短赤者有显著的疗效。

(2)治疗肾结石

方名:金钱草肾结石排石汤。

药物:金钱草、车前草、滑石、益母草各 30g,海金沙、赤芍、石韦、威灵仙各 15g,鸡内金、王不留行、三棱、莪术各 10g。

用法:清水煎 2 次,混合后分 3 次服,每日 1 剂。并同时早晚做跳跃运动。

临床应用:清利湿热,活血排石。用于治疗肾结石,症见腰痛、小便频数者疗效良好。

(3)治疗胆结石

方名:金钱草胆结石汤。

药物:金钱草 30g,柴胡、枳实、赤芍、莪术、鸡内金、黄芩各 15g,延胡索、郁金、木香、栀子、酒制大黄各 10g。

用法:清水煎 2 次,混合后分 3 次服,每日 1 剂。

临床应用:清热渗湿,利胆排石。用于治疗胆结石,见右上腹胀闷不适,消化不良,或有时发作胆绞痛,体形肥胖等症者疗效较好。

(4)治疗急性胆囊炎

方名:金钱草利胆汤。

药物:金钱草、茵陈蒿各 30g,龙胆草、柴胡各 20g,枳实、赤芍、郁金、虎杖各 15g,木香、香附、大黄各 10g,甘草 5g。

用法:清水煎 2 次,混合后分 3 次服,每日 1 剂。

临床应用:清热解毒,利湿退黄。用于治疗急性胆囊炎,症见右上腹疼痛,常于饱餐或高脂饮食后突然发作且呈持续性者有良效。

(5)治疗肾炎水肿

方名:金钱草消肿方。

药物:金钱草 50g,萹蓄 30g,茯苓、白术各 20g,泽泻、商陆、车前子、益母草各 15g,猪苓 10g,白通草 5g。

用法:清水煎 2 次,混合后分 3 次服,每日 1 剂,忌盐。

临床应用:清热渗湿,利水消肿。用于治疗急慢性肾炎水肿,见颜面全身水肿,蛋白尿,尿色浑浊呈咖啡色等症者有一定疗效。

(6)治疗痛风性关节炎

方名:金钱草痛风方。

药物:金钱草 30g,赤芍、苍术、车前子、土茯苓、薏苡仁、生地黄各 15g,当归、红花、制川乌、制草乌、黄柏各 10g。

用法:清水煎 2 次,混合后分 3 次服,每日 1 剂。

临床应用:清热渗湿,祛风止痛。用于治疗痛风性关节炎,症见关节红肿热痛,活动受限,行走困难等症者有显著疗效。

3. 知药理、谈经验

(1)知药理

金钱草利胆排石,对金黄色葡萄球菌、伤寒杆菌、痢疾杆菌、铜绿假单胞菌等有抑制作用,还有显著的抗炎、利尿等作用。

(2)谈经验

孟学曰:金钱草甘、咸、微寒,长于化石,善清利肝胆与膀胱湿热,为利湿排石之常用药,主五淋,胆肾结石,湿热黄疸,解毒消肿,疮疖疗毒等。治胆、肾、膀胱结石,黄疸,水肿臌胀,跌打损伤及疟疾等症。

金钱草清热散结,利湿排石,配合石韦、海金沙、车前草、威灵仙、滑石等,治肾结石、膀胱结石;配合柴胡、赤芍、茵陈蒿、大黄、郁金、延胡索等,治胆结石。

金钱草利湿退黄,配合茵陈蒿、郁金、栀子、黄柏、大黄、秦艽等,治湿遏热伏,肝失疏泄,胆汁溢于肌肤而发黄者。

金钱草清热解毒消肿,配合金银花、连翘、半枝莲、重楼等,治恶疮肿毒及蛇咬伤。

三、虎 杖

【成分】 根和根茎含游离蒽醌及蒽醌苷，主要为大黄素、大黄素甲醚和大黄酚，以及蒽苷A、蒽苷B。根中还含3,4′,5-三羟基芪-3-β-D-葡萄糖苷，另含鞣质和几种多糖。茎含鞣质3.3%、异槲皮苷、大黄素等。细枝含鞣质13.4%。

【性味归经】 微苦，微寒。归肝、胆、肺经。无毒。

【功效】 利湿退黄，清热解毒，散瘀定痛，化痰止咳。

【用法用量】 口服，煎汤，10～30g；浸酒或入丸、散。外用：适量，研末、烧灰撒敷、膏涂或煎水浸洗。

【使用注意】 孕妇忌服。

1. 单味药治难症

(1)治疗急性黄疸型传染性肝炎

药物：虎杖30g(鲜品加倍，儿童酌减)。

用法：取上药，清水煎2次，混合后分3次服，每天1剂，30天为1个疗程。

临床应用：清热解毒，利湿退黄。用于治疗急性黄疸型传染性肝炎有显著疗效。

(2)治疗新生儿黄疸

药物：虎杖适量。

用法：取上药，制成50%糖浆，每次5～10ml，每日3次。

临床应用：清热解毒，利胆退黄。用于治疗新生儿黄疸有较好的疗效。

(3)治疗大叶性肺炎

药物：虎杖500g。

用法：取上药，加水5000ml，煎至1000ml，每次服50～100ml，每日2～3次。

临床应用：清热解毒，消炎止咳。用于治疗大叶性肺炎有一定的疗效。

(4)治疗关节炎

药物：虎杖250g。

用法：取上药，加入白酒750ml内浸泡

15天备用。用时，每次饮1小杯(约15ml)每天2次，妇女行经期停服。

临床应用：清热渗湿，祛风止痛。用于治疗关节炎之关节疼痛效果良好。

(5)治疗颗粒性白细胞减少症

药物：虎杖30g。

用法：取上药，加水煎1小时，分2次服，每天1剂。

临床应用：清热解毒，散瘀升白。用于治疗颗粒性白细胞减少症有一定疗效。

(6)治疗胆囊结石

药物：虎杖50g。

用法：取上药，用清水煎2次，混合后分3次服，每日1剂。如合并有黄疸者，加金钱草、茵陈蒿各30g。

临床应用：清热解毒，散瘀定痛。用于治疗胆囊结石有较好的疗效。

(7)治疗创伤

药物：虎杖1000g。

用法：取上药，加水2000ml，文火煎至1000ml，过滤备用。用时，取药液湿敷创伤，每天1～2次，一般5～7天可治愈。

临床应用：清热解毒，消肿止痛。用于治疗创伤有显著疗效。

(8)治疗烧伤

药物：虎杖适量。

用法：取上药，研为极细粉，用药末40g，浓茶水300～400ml，调匀，灭菌备用。用时，用毛笔或棉签蘸药糊涂于创面，每天数次。

临床应用：清热解毒，消炎敛伤。用于治疗烧伤有显著疗效。

(9)治疗真菌性阴道炎

药物：虎杖100g。

用法：取上药，加水1500ml，煎取1000ml，乘温坐浴10～15分钟，每天1次，7天为1个疗程。

临床应用：清热解毒，消炎灭菌。用于治疗真菌性阴道炎有一定疗效。

2. 配成方治大病

（1）治疗急性病毒性肝炎

方名：虎杖清肝利胆汤。

药物：虎杖、茵陈蒿各 30g，垂盆草、鸡骨草、苦味叶下珠、地耳草、金钱草、夏枯草各 20g，秦艽 10g，甘草 5g。

用法：清水煎 2 次，混合后分 3 次服，每天 1 剂。

临床应用：清热解毒，利湿退黄。用于治疗急性病毒性肝炎，见面目全身黄染，四肢乏力，食纳不佳，小便色黄等症者有显著疗效。

（2）治疗慢性气管炎

方名：虎杖祛痰止咳汤。

药物：虎杖 30g，百部、桑白皮、枇杷叶各 20g，杏仁、桔梗、紫菀、前胡、款冬花各 10g，甘草 5g。

用法：清水煎 2 次，混合后分 3 次服，每日 1 剂。

临床应用：清热解毒，祛痰止咳。用于治疗慢性气管炎有一定疗效。

（3）治疗急性梗阻性化脓性胆管炎

方名：虎杖消炎利胆汤。

药物：虎杖、红藤各 30g，柴胡、连翘、龙胆草各 20g，枳壳、赤芍、黄芩、郁金各 15g，大黄 10g，甘草 5g。

用法：清水煎 2 次，混合后分 3 次服，每日 1 剂。

临床应用：清热解毒，消炎利胆。用于治疗急性梗阻性化脓性胆管炎，见右上腹剧痛，发热恶寒，口苦口干等症者有较好的疗效。

（4）治疗胆石症

方名：虎杖胆石汤。

药物：虎枝、金钱草各 30g，柴胡、枳实各 20g，威灵仙、鸡内金、莪术各 15g，延胡索、广木香、大黄各 10g，甘草 3g。

用法：清水煎 2 次，混合后分 3 次服，每天 1 剂。

临床应用：清热解毒，化瘀排石。用于治疗胆石症，见右上腹发作性绞痛，消化不良，

体形明显肥胖等症者有一定疗效。

（5）治疗腰椎间盘突出

方名：虎杖腰痛煎。

药物：虎杖 30g，生地黄、白芍各 20g，杜仲、鹿衔草、徐长卿各 15g，地龙、续断、延胡索各 10g，甘草 5g。

用法：清水煎 2 次，混合后分 3 次服，每天 1 剂。

临床应用：清热渗湿，散瘀定痛。用于治疗腰痛，见腰间疼痛，甚则活动障碍，麻木胀痛，向下肢放射等症者有一定疗效。

（6）治疗高脂血症

方名：虎杖降血脂方。

药物：虎杖 50g，茯苓、白术、泽泻、山楂、草决明各 20g。

用法：清水煎 2 次，混合后分 3 次服，每天 1 剂，也可用 5 倍量，制成小水丸，每次 8～10g，每日 3 次。

临床应用：清热解毒，利湿降脂。用于治疗高脂血症，见甘油三酯、总胆固醇、高密度脂蛋白升高伴头目眩晕等症者有较好的疗效。

（7）治疗带状疱疹

方名：虎杖疱疹酊。

药物：虎杖 100g，贯众、板蓝根、紫草、藤黄、枯矾各 50g，白芷 60g。

用法：取上药，加入 75% 乙醇 3000ml 中浸泡 10 天后，过滤取液，加 2% 冰片，摇匀，用消毒纱布或棉签蘸药液涂于患处，2 小时涂 1 次，2 天为 1 个疗程。

临床应用：清热消炎，解毒止痛。用于治疗带状疱疹有令人满意的疗效。

（8）治疗痛风

方名：虎杖痛风膏。

药物：虎杖 100g。

用法：取上药，研为细末，加入樟脑 20g，凡士林 300g；樟脑用 50% 乙醇溶解后倒入虎杖粉中，凡士林溶化后倒入，搅拌均匀，将药膏涂于敷料上，2～3mm 厚，敷贴患处，隔天

1次。

临床应用:清利湿热,散瘀定痛。用于治疗痛风有较好的疗效。

3. 知药理、谈经验

(1)知药理

虎杖具有降血压、降血脂、抑制血小板聚集、镇咳平喘、抑菌抗病毒、升高白细胞等作用。此外,虎杖煎剂镇痛抗炎,有抗癌作用,外用对外伤出血有明显止血作用。

(2)谈经验

孟学曰:虎杖微苦、微寒,善祛风利湿,破瘀通经。主风在骨节间及血瘀,通利月水,癥瘕积聚等。治风湿筋骨疼痛,湿热黄疸,淋浊带下,胆肾结石,跌打损伤,恶疮癣疾等。

虎杖清热利湿,利尿排石,配合茵陈蒿、栀子、黄柏、郁金、柴胡等,治湿热黄疸或胆结石;配合金钱草、石韦、海金沙、鸡内金、滑石等,治尿路结石;配合黄芩、杏仁、枇杷叶、知母、桔梗等,治急、慢性支气管炎和大叶性肺炎;活血行瘀,配合茜草、马鞭草、当归、益母草,治闭经、痛经。

虎杖祛风湿,通经络,配合防风、防己、羌活、川乌、秦艽等,治风湿骨痛红肿。

四、地耳草

【成分】 地耳草含黄酮类、香豆精、鞣质、蒽醌、氨基酸、酚类等多种成分。

【性味归经】 苦、甘,凉。无毒。归肝、胆经。

【功效】 利湿退黄,清热解毒,活血消肿。

【用法用量】 口服:煎汤,15~30g,鲜品加倍,大剂量可用100~150g。外用:捣敷或煎水洗。

【使用注意】 无湿热者忌用;妊娠早期者慎用。

1. 单味药治难症

(1)治疗传染性肝炎

药物:地耳草30~50g。

用法:取上药,清水煎2次,混合后分3次服,每天1剂。

临床应用:清热解毒,利湿退黄。用于治疗传染性肝炎,有黄疸型和无黄疸型均可使用。

(2)治疗痢疾

药物:地耳草50g。

用法:取上药,清水煎1小时,红痢加白糖、白痢加红糖适量,调匀分2次服。

临床应用:清热解毒,祛湿止痢。用于治疗痢疾有较好的疗效。

(3)治疗喉蛾(扁桃体炎)

药物:鲜地耳草50~100g。

用法:取上药,捣烂,同凉开水搅出汁,分2次服。或干品30g,水煎后分2次服。

临床应用:清热解毒,活血消肿,用于治疗喉蛾有一定疗效。

(4)治疗痧症吐泻

药物:地耳草30g。

用法:取上药,清水煎1小时,分2次温服。

临床应用:清热止吐,解毒止泻。用于治疗痧症(急性胃肠炎),见急性腹痛,频频呕吐,腹泻清水等症者有较好的疗效。

(5)治疗跌打损伤

药物:地耳草50g。

用法:取上药,用黄酒或酒水各半,炖1个小时,分2次温服,每天1剂。

临床应用:清热消炎,活血止痛。用于治疗跌打损伤、软组织伤等损伤均有较好的疗效。

(6)治疗伤寒及副伤寒

药物:地耳草30~150g。

用法:取上药,切碎,清水煎2次,混合后分3次服,10天为1个疗程。

临床应用:清热利湿,解毒消炎。用于治疗伤寒及副伤寒,见高热持续不退,食欲不振,舌苔厚腻,脾肿大等症者有一定疗效。

（7）治疗小儿惊风、疳积泻

药物：地耳草30g。

用法：取上药，清水煎2次，加少许白砂糖，分2次温服。如为疳积泻，加鸡肝适量煎服。

临床应用：利湿解毒，清热祛风。用于治疗小儿惊风、疳积泻有一定疗效。

（8）治疗疹后牙疳

药物：鲜地耳草适量。

用法：取上药，洗净切碎，铁砂钵中捣汁，过滤后和人乳混匀涂擦患处。并配合内用药。

临床应用：清热解毒，利湿敛疮。用于治疗疹后患走马牙疳，见牙龈红肿溃烂，甚则牙齿脱落，口臭难闻等症者，作为辅助治疗有一定效果。

（9）治疗湿疹肿毒

药物：地耳草适量。

用法：取上药，清水煎30分钟，趁热熏洗患处，每天1次。

临床应用：清热解毒，利湿消肿。用于治疗湿疹肿毒有显著疗效。

2. 配成方治大病

（1）治疗急、慢性传染性肝炎

方名：地耳草清肝利胆汤。

药物：地耳草30g，垂盆草、鸡骨草、茵陈蒿各20g，柴胡、赤芍、龙胆草各15g，栀子、黄柏、枳壳各10g，甘草5g。

用法：清水煎2次，混合后分3次服，每天1剂。

临床应用：清热解毒，利湿退黄。用于治疗急、慢性传染性肝炎，见四肢乏力，食纳不佳，周身发黄或不发黄等症者有显著疗效。

（2）治疗毒蛇咬伤

方名：地耳草蛇伤煎。

药物：地耳草50g，天胡荽30g，青木香（蛇参根）20g，党参15g，白花蛇舌草25g，甘草5g。

用法：清水煎2次，混合后分3次服，每日1剂。

临床应用：清热解毒，消炎止痛。用于治疗毒蛇咬伤有一定疗效。

3. 知药理、谈经验

（1）知药理

地耳草对金黄色葡萄球菌、肺炎球菌、牛型结核杆菌、猪霍乱杆菌和痢疾杆菌有不同程度的抑菌和杀菌作用。

（2）谈经验

孟学曰：地耳草苦、甘，凉，长于解毒消肿，利胆退黄。主清热解毒，渗湿利水，消肿止痛等。治急慢性肝炎、早期肝硬化、阑尾炎、疔肿痈疽、毒蛇咬伤、跌打扭伤等症。

地耳草清利湿热，利胆退黄，配合栀子、黄柏、茵陈蒿、金钱草、虎杖等，治湿热黄疸，对急性黄疸型肝炎和慢性肝炎疗效较好。

地耳草清热解毒，散痈消肿，配合桔梗、鱼腥草、薏苡仁、甘草等，治肺痈咳吐脓痰；配合败酱草、红藤、冬瓜仁、苇茎、穿山甲、蒲公英等，治肠痈、乳痈。

地耳草活血消肿，散瘀通经，配合乳香、没药、骨碎补、三七、桃仁、当归等，治跌打损伤、瘀肿疼痛。

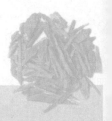

第七章

温里药

一、附子

【成分】 附子化学成分主要为剧毒的二萜双酯类生物碱,如次乌头碱、乌头碱、新乌头碱、塔拉第胺,川乌碱甲和川乌碱乙(卡米查林)。还有毒性较弱的阿替新、氨基酚及去甲基乌药碱。

【性味归经】 辛、甘、热;有毒。归心、肾、脾经。

【功效】 回阳救逆,助阳补火,散寒止痛。

【用法用量】 煎服,3～15g,宜先煎0.5～1个小时,至口尝无麻辣感为度。

【使用注意】 本品辛热燥烈,凡阴虚阳亢者及孕妇均忌用。反半夏、瓜蒌、贝母、白蔹、白及。因有毒,内服须经炮制,若内服过量,或炮制煎煮方法不当,可能引起中毒。

1. 单味药治难症

(1)治疗病态窦房结综合征

药物:附子注射液(每支2ml,含生药4g)。

用法:取上药,每日取8～12g,加5%葡萄糖500ml,静滴,2周为1个疗程。

临床应用:回阳救逆,散寒复脉。用于治疗病态窦房结综合征,见胸闷、胸痛、心悸、心急、头晕、晕厥等症者,症状会有明显的改善。

(2)治疗心力衰竭

药物:熟附片(不含乌头碱),制成浓度为1ml含生药2g的"附子注射液",每支2ml。

用法:取上药,每日3～4支,肌内注射。

临床应用:回阳救逆,助阳强心。用于治疗冠心病、肺心病、风心病、肾炎、心源性休克等疾病伴有心力衰竭的病人,均有不同程度的疗效。

(3)治疗心律失常

药物:附子注射液(每支2ml含生药4g)。

用法:取上药,每日用2～3支,加5%葡萄糖500ml,静滴,每日1次,至病情稳定为止。

临床应用:温阳复脉,改善心律。用于治疗因冠心病、心肌炎后遗症等引起的缓慢型心律失常有较好的疗效。

(4)治疗伤寒(外感病)阴盛格阳

药物:大附子1枚。

用法:取上药,烧为灰,存性,研为细末,蜜水调服。

临床应用:回阳救逆,助阳补火。用于治疗阴盛于内,格阳于外,症见燥热而不欲饮水者(真寒假热)有显著疗效。

(5)治疗阴毒伤寒

药物:大附子3枚。

用法:取上药,炮裂,去皮脐,研为细末,每次5～8g,每日3次。

临床应用:回阳救逆,温阳止痛。用于治疗阴毒伤寒,见面青,四肢厥逆,腹痛身冷,一身冷气等症者有较好的疗效。

(6)治疗呕逆反胃

药物:附子 20g。

用法:取上药,加生姜 15g,清水煎 2 小时,分 2 次温服,每天 1 剂。

临床应用:温阳散寒,温中止呕。用于治疗脾阳不振之呕逆反胃有较好的疗效。

(7)治疗慢性咽炎

药物:附子 20g。

用法:取上药,清水煎 2 个小时,分 3 次缓慢咽下,每天 1 剂,可配伍养阴药同煎。

临床应用:温阳利咽,助火散寒。用于治疗慢性咽炎,见口中淡味,不干渴,肢冷畏寒,小便清长,脉沉迟等症者有一定疗效。

(8)治疗半身不遂

药物:附子(生)30g。

用法:取上药,浸入 500ml 白酒中,1 周后开始服,每次 10～30ml,每天 1～2 次。

临床应用:温阳散寒,助阳通经。用于治疗半身不遂属阳气衰弱者有较好的疗效。

2. 配成方治大病

(1)抢救休克

方名:附子救逆注射液。

药物:附子、人参各适量。

用法:取上药,制成 30％附子救逆注射液备用,每支 10～20ml。用时,取 1～2 支加于 5％～10％葡萄糖注射液或生理盐水或林格液 20ml 中,静注。或用本品 50～100ml,加至 250～500ml 上述液体中静滴。

临床应用:回阳救逆,温阳强心。用于抢救心源性休克者有令人满意的疗效。

(2)治疗慢性支气管炎

方名:附子三生注射液。

药物:生附子、生川乌、生天南星,根据需要定剂量。

用法:取上药,制成注射液,每支 10ml,每次取 1 支加 50％葡萄糖 40ml 静脉注射,每日 2 次,30 天为 1 个疗程,并配合其他药物应用。

临床应用:温阳助火,散寒止咳。用于治疗慢性支气管炎有一定疗效。

(3)治疗支气管哮喘

方名:附子哮喘温阳汤。

药物:附片、熟地各 20g,山药、补骨脂、仙灵脾、茯苓各 15g,陈皮、京半夏、葶苈子、紫苏子、生姜、大枣各 10g。

用法:清水煎 2 次,混合后分 3 次服,每天 1 剂。

临床应用:温阳助火,治哮平喘。用于治疗支气管哮喘,见畏寒肢冷,面色晦滞,哮喘有声,口吐痰涎等症者有显著疗效。

(4)治疗病态窦房结综合征

方名:附子温补心阳汤。

药物:附片、黄芪各 20g,白术、茯苓、麦冬各 15g,桂枝、辽细辛、酸枣仁、木香、砂仁、人参各 10g,炙甘草 8g。

用法:清水煎 2 次,混合后分 3 次服,每日 1 剂,病情稳定后,用 5 倍量,制成小水丸,每次 5～10g,每日 3 次。

临床应用:温补心阳,补益心气。用于治疗病态窦房结综合征有令人满意的疗效。

(5)治疗肾病综合征

方名:附子温肾利水汤。

药物:附片、黄芪各 30g,白术、茯苓、车前子、防己、水蛭各 15g,泽泻、肉桂、蝉蜕、干姜、牛膝、山茱萸各 10g。

用法:清水煎 2 次,混合后分 3 次服,每日 1 剂,低盐饮食。病情稳定后,用 5 倍量,制成小水丸,每次 5～10g,每日 3 次。

临床应用:温阳利水,益气健脾。用于治疗肾病综合征,见面色青灰,精神不振,面浮身肿,食欲不佳,长期蛋白尿等症者有良效。

(6)治疗心力衰竭水肿

方名:附子温心利水汤。

药物:附片 20g,茯苓皮、泽泻、白芍、车前子、葶苈子各 15g,白术 20g,桂枝、干姜、大枣、猪苓各 10g,甘草 3g。

用法:清水煎 2 次,混合后分 3 次服,每日 1 剂。

临床应用:温心利水,化气强心。用于治

疗心力衰竭水肿属于心肾阳虚者有较好的疗效。

(7)治疗肺源性心脏病水肿

方名:附子温肺利水汤。

药物:附片 20g,白术、茯苓、知母、葶苈子各 15g,辽细辛、猪苓、泽泻、桂枝、大枣、麻黄各 10g,生姜 3 片。

用法:清水煎 2 次,混合后分 3 次服,每日 1 剂。应低盐饮食。

临床应用:温肺利水,调转阴阳。用于治疗肺心病水肿,症见咳嗽哮喘,呼吸困难,发绀明显,精神萎靡,下肢水肿等症者有良效。

(8)治疗肝硬化腹水

方名:附子温肝利水汤。

药物:附片 20g,黄芪、党参各 30g,白术、苍术、茯苓、车前子各 15g,桂枝、木香、猪苓、泽泻、干姜各 10g。

用法:清水煎 2 次,混合后分 3 次服,每日 1 剂。

临床应用:温肝利水,益气健脾。用于治疗肝硬化腹水,见腹大胀满,神疲畏寒,下肢水肿,尿少便溏,食纳不佳等症者疗效较好。

(9)治疗慢性腹泻

方名:附子温脾益气汤。

药物:附片 20g,党参 30g,白术、茯苓、山药、莲米、芡实、扁豆各 15g,补骨脂、砂仁、干姜、陈皮各 10g,甘草 3g。

用法:清水煎 2 次,混合后分 3 次服,每日 1 剂。

临床应用:温脾益气,补火生土。用于治疗慢性腹泻,见面色㿠白,肢软乏力,食欲减退,畏寒肢冷,大便溏薄等症者有较好的疗效。

(10)治疗阳痿早泄

方名:附子温肾补阳汤。

药物:附片 20g,熟地黄、白术、茯苓、枸杞子、山药、淫羊藿各 15g,柏子仁、山茱萸、桂心各 10g。

用法:清水煎 2 次,混合后分 3 次服,每

日 1 剂,10 剂为 1 个疗程。

临床应用:温肾补阳,兴阳助火。用于治疗阳痿早泄,见腰膝酸软,性欲淡漠,勃而不坚,偶尔能勃,触之即泄等症者有一定疗效。

(11)治疗肾气虚衰、绝阳

方名:附子兴阴起阳丸。

药物:附片、肉苁蓉各 100g,枸杞子、人参、熟地黄各 150g,补骨脂、菟丝子各 60g,梅花鹿茸片(2 杠)50g。

用法:取上药,研为细末,炼蜜为丸,每丸重 15g,每次 1 丸,每天早晚各服 1 次,服药期间忌食白萝卜。

临床应用:补肾填精,兴阴起阳。用于治疗肾气虚衰的绝阳之症,症见腰酸膝软,阴茎完全不能勃起,无法性交者有确切的疗效。

(12)治疗风湿骨痛

方名:附子风湿骨痛汤。

药物:附片 20g,白芍、苍术、黄柏各 15g,羌活、独活、防风、制川乌、川牛膝、桑寄生、桂枝各 10g,薏苡仁 30g,甘草 5g。

用法:清水煎 2 次,混合后分 3 次服,每日 1 剂。

临床应用:祛风利湿,散寒止痛。用于治疗风湿骨痛有一定疗效。

(13)治疗寒湿头痛

方名:附子头风痛散。

药物:附片、葛根各 50g,天麻、黄芪、党参各 60g,当归、川芎、白芷、辽细辛、全蝎各 30g。

用法:取上药,研为细末,每次 5~8g,姜开水送服,每日 2~3 次。

临床应用:温阳除湿,散寒止痛。用于治疗寒湿头痛,见头部有冰冷感,恶风欲呕,头痛较重,体倦少气等症者有较好的疗效。

(14)治疗寒湿腰脊疼痛

方名:附子腰痛丸。

药物:炮附子、独活各 50g,黄芪、葛根各 80g,白术、茯苓、杜仲、白芍各 60g,桂枝、川芎、辽细辛、防风、秦艽、川牛膝、当归、天麻、

续断、干姜各 40g,甘草 20g。

用法:取上药,制成小水丸,每次 5～8g,每日 3 次。

临床应用:温阳利湿,散寒止痛,用于治疗寒湿腰脊疼痛有显著疗效。

(15)治疗中风气厥、昏不知人

方名:附子回阳救逆汤。

药物:生附子、生天南星、生木香各 15g,人参、法半夏、生姜各 10g。

用法:取生附子先煎 1～1.5 个小时,再加入后 5 味药共同煎 1 个小时,煎 2 次,混合后分 2 次温服,可用鼻饲管灌服。

临床应用:回阳救逆,温阳补火。用于治疗中风气厥、昏不知人,痰涎壅盛,六脉沉伏等症,有一定疗效。

(16)治疗中风后半身不遂

方名:附子偏瘫丸。

药物:附片、人参各 80g,葛根 100g,当归、羌活、独活、防风、全蝎、川芎、赤芍各 50g,肉桂、甘草各 15g。

用法:取上药,研为细末,制成小水丸,每次 5～8g,每日 3 次。

临床应用:温阳散寒,益气通络。用于治疗中风后半身不遂,见体虚气弱,左瘫右痪,口眼㖞斜,经脉挛缩等症者有较好的疗效。

(17)治疗下利清谷、手足厥冷

方名:附子温中回阳汤。

药物:附片、白术各 20g,人参、干姜、陈皮、厚朴、大枣各 10g,官桂、吴茱萸、炙甘草各 5g。

用法:清水煎 2 次,混合后分 3 次服,每日 1 剂。

临床应用:回阳救逆,温中散寒。用于治疗下利清谷,手足厥冷,见下利清谷、面青腹痛,手足厥冷,脉微欲绝等症者有显著疗效。

(18)治疗月经不调

方名:附子温阳调经汤。

药物:附片、熟地黄、赤芍、益母草各 20g,当归、泽兰各 15g,川芎、延胡索、香附子

各 10g,甘草 3g,生姜 3 片。

用法:清水煎 2 次,混合后分 3 次服,每日 1 剂。

临床应用:温肾助阳,活血调经。用于治疗月经不调,见月经错乱、经量少、色紫暗、畏寒肢冷、小腹隐痛等症者有一定疗效。

(19)治疗新生儿硬肿症

方名:附子温阳活血软化膏。

药物:附子、干姜各 20g,肉桂 10g,乌药 15g,丹参、川芎、桃仁、红花、当归、乳香、没药、三棱各 12g。

用法:取上药,炮制后,共研为极细末,加入凡士林适量,调匀备用。用时,涂在纱布上略加温敷患处,每天 1 次。

临床应用:温阳助火,活血软化。用于治疗新生儿硬肿症有较好的疗效。

(20)治疗外踝炎

方名:附子散寒止痛散。

药物:附子 50g,桂枝、肉桂各 30g,艾叶 20g,细辛 15g,当归、乳香、没药各 10g,冰片、大黄各 5g。

用法:取上药,共研为极细末备用。用时,取适量药末炒烫,加白酒,老生姜冲调成糊状,热敷患处,每天 1 次,5 天为 1 个疗程。

临床应用:温阳助火,散寒止痛。用于治疗外踝炎及其他骨筋疼痛均有较好的疗效。

3. 知药理、谈经验

(1)知药理

附子具有强心作用,能加强心肌收缩力,使心跳频率加快,产生对抗缓慢型心律失常的功效,有升高血压作用。此外,还有抗炎、镇痛、抗寒冷、局麻等作用。

(2)谈经验

孟学曰:附子辛、甘、热,为温阳燥烈之品,乃阴证要药。长于回阳救逆,走而不守,得干姜止而不行,为通行十二经纯阳之要药。主上助心阳以通脉,中温脾阳而散寒,下补肾阳以益火,能复散失之元阳,能回阳于顷刻之间。治亡阳证,症见阳虚阳痿,宫冷不孕不

育,阳虚久泻久痢,阳虚水肿;阴黄证,症见阳虚外感风寒;寒痹证,虚寒头痛;胸痹证,虚寒腹痛,虚寒腹痛便秘,虚寒痛经。

附子补元阳,益火消阴,配合熟地黄、山茱萸、枸杞子、肉桂、干姜等,治阳虚阳痿,宫冷不孕不育;配合人参、白术、茯苓、干姜、甘草等,治久泻久痢,上热下寒。

附子温脾肾之阳,助气化而行水湿,配合白术、茯苓、干姜、白芍等,治脾肾阳虚,阴寒内盛,水气不化之水肿;温脾散寒,健脾化湿,配合茵陈蒿、白术、茯苓、泽泻、干姜等,治寒湿之阴黄证。

附子温经散寒,补火助阳,配合麻黄、细辛等,治阳虚外感风寒;配合桂枝、白芍、白术、生姜、甘草等,治风寒湿痹,周身骨节疼痛;配合生姜、高良姜等,治偏正头痛经久不愈;配合全蝎、钟乳石、煅石膏等,治气虚头痛、寒证头痛。

附子温阳化气,助心行血,配合瓜蒌壳、薏苡仁、檀香、丹参等,治冠心病心绞痛。

附子补火温肾,温运脾阳,配合党参、白术、干姜、甘草等,治脾肾阳虚,少腹冷痛,大便溏泄;配合半夏、甘草、大枣、粳米等,治腹痛雷鸣,胸胁逆满,恶心呕吐。

附子温散寒邪,配合大黄、细辛等,治腹痛便秘,胁下偏痛;配合当归、川芎、赤芍、生地黄、延胡索等,治月经不调之痛经。

二、肉 桂

【成分】 肉桂中含挥发油(桂皮油)1%～2%,主要成分为桂皮醛,占全油的75%～90%,其他尚含有肉桂醇、肉桂醇醋酸酯、肉桂酸、醋酸苯内酯和香豆素等。本品不含丁香油酚,尚含黏液、鞣质等。

【性味归经】 辛、甘,热,有小毒。有归脾、肾、心、肝经。

【功效】 补火助阳,散寒止痛,温经通脉。

【用法用量】 口服:煎汤,2～5g,宜后下,或入丸、散,还可以研末冲服。外用:调末调敷或浸酒涂搽。

【使用注意】 阴虚火旺,里有实热,血热妄行出血及孕妇忌用。畏赤石脂。

1. 单味药治难症

(1)治疗老年性慢性支气管炎

药物:肉桂适量。

用法:取上药,研为细末,装入瓶内密封备用。用时,每次3g,用开水冲服,每天3次。症状减轻后改为每次2g,每天3次,连服3周为1个疗程。如同时配合肾气丸内服,则效果更佳。

临床应用:温肾纳气,止咳化痰。用于治疗老年性慢性支气管炎,见咳嗽痰多、色白、气急作喘、畏寒肢冷、腰膝冷痛等症者有显著疗效。

(2)治疗腰痛

药物:肉桂250g。

用法:取上药,研为细末,装入瓶内密封备用。用时,每次5g,每天2次,口服,连服3周为1个疗程。

临床应用:温肾壮阳,散寒止痛。用于治疗腰痛,包括风湿性脊柱炎、类风湿脊柱炎、腰椎间盘突出、腰肌劳损等症有令人满意的疗效。

(3)治疗产后腹中瘕痛

药物:肉桂适量。

用法:取上药,研为细末,每次1～3g,温开水送服,每日3次。

临床应用:散寒止痛,温经通脉。用于治疗产后腹中瘕痛有一定疗效。

(4)治疗小儿睡中遗尿

药物:官桂适量。

用法:取上药,研为细末,用雄鸡肝1具,各等分,共同捣烂,制成小丸,如绿豆大小,每次5g,温汤送下,每日3次。

临床应用:温补肾气,助火止遗。用于治疗小儿睡中遗尿效果良好。

（5）治疗支气管哮喘

药物：肉桂粉 1g。

用法：取上药，加无水酒精 10ml，静置 10 小时，取上清液 0.15～0.3ml，加 2% 的普鲁卡因至 2ml，注入两侧肺俞穴各 1ml。

临床应用：温阳助火，散寒平喘。用于治疗支气管哮喘有确切的疗效。

（6）治疗附子中毒

药物：肉桂 5～10g。

用法：取上药，开水冲泡，服后 5～15 分钟即可吐出毒物，随后逐渐缓解，效差重复 1 次。

临床应用：温胃散寒，解附子毒。用于急性附子中毒的急救治疗。

（7）治疗小儿流涎

药物：肉桂 100g。

用法：取上药，研为细末，装入瓶内密封备用。用时，每次取药末 10g，醋调至糊饼状，每晚临睡前敷于双侧涌泉穴固定，次晨取下。

临床应用：温肾暖脾，摄津止涎。用于治疗小儿流涎属脾阳虚者有显著疗效。

（8）治疗神经性皮炎

药物：肉桂 200g。

用法：取上药，研为细末，装入瓶内密封备用。用时，取药末适量，用好米醋调成糊状，涂敷患处，2 小时后去除，不愈重敷 1 次。

临床应用：温经散寒，抗炎止痒。用于治疗神经性皮炎之起屑瘙痒有较好的疗效。

2. 配成方治大病

（1）治疗强直性脊柱炎

方名：肉桂脊柱炎方。

药物：肉桂 12g，葛根 20g，独活 15g，雷公藤、鹿角胶、淫羊藿、杜仲、巴戟天、狗脊、制川乌、制草乌、川牛膝各 10g。

用法：清水煎 2 次，混合后分 3 次服，每日 1 剂，1 个月为 1 个疗程。

临床应用：温经通络，散寒止痛。用于治疗强直性脊柱炎，见头颈部强直，背部高耸，

脊背向后凸出，腰背不能后伸等症者有良效。

（2）治疗腹痛

方名：肉桂腹痛散。

药物：肉桂 15g，高良姜、荜茇、木香、白豆蔻各 10g，丁香、吴茱萸、甘草各 5g。

用法：取上药，共研为细末，每次 1～3g，温开水送服，痛时服。

临床应用：温中补阳，散寒止痛。用于治疗腹痛，属脾胃虚寒者，包括慢性胃炎、肠痉挛、慢性结肠炎、肠麻痹等症均有一定疗效。

（3）治疗虚火喉炎

方名：肉桂喉炎煎。

药物：肉桂、甘草各 5g，北沙参、玄参、麦冬、石斛、生地黄各 15g，桔梗、蝉蜕、射干各 10g。

用法：清水煎 2 次，混合后分 3 次服，每日 1 剂。

临床应用：温中补阳，引火归元。用于治疗虚火喉炎，经多次应用苦寒泻火、养阴生津之品疗效不佳者，加用肉桂可引火归元。

（4）治疗水泻不止

方名：肉桂水泻汤。

药物：肉桂、干姜、大枣 10g，附子 15g，白术、茯苓各 20g，赤石脂（布包）30g，甘草 5g。

用法：清水煎 2 次，混合后分 3 次服，每日 1 剂。

临床应用：温中补阳，助火生土。用于治疗水泻不止，见下利清谷，泄泻不止。畏寒肢冷，小便色白，不思饮食等症者有较好的疗效。

（5）治疗寒疝腹痛

方名：肉桂寒疝饮。

药物：肉桂、干姜、广木香、小茴香、槟榔各 10g，橘核、荔枝核、牡丹皮各 15g，吴茱萸、甘草各 5g。

用法：清水煎 2 次，混合后分 3 次服，每日 1 剂。

临床应用：温中补阳，散寒止痛。用于治

疗寒疝腹痛,见畏寒肢冷,少腹或左或右冷痛,恶心欲呕,不思饮食等症者有较好的疗效。

(6)治疗真寒腰痛

方名:肉桂暖腰煎。

药物:肉桂、干姜各10g,白术、茯苓、杜仲各20g,附片、补骨脂、菟丝子、续断各15g,甘草5g。

用法:清水煎2次,混合后分3次服,每日1剂。

临床应用:补火助阳,散寒通络。用于治疗真寒腰痛,症见腰部寒冷疼痛,转侧受限,阴雨天或气候寒冷加重者有一定疗效。

(7)治疗下痢赤白

方名:肉桂下痢汤。

药物:肉桂、木香、黄连各10g,白芍20g,黄芩、黄柏各15g,当归8g,甘草5g。

用法:清水煎2次,混合后分3次服,每日1剂。

临床应用:温中补阳,泻火止痢。用于治疗下痢赤白,见小腹疼痛,下痢或红或白,里急后重,大便不爽等症者有较好的疗效。

(8)治疗产后诸疾

方名:肉桂产后腹痛煎。

药物:肉桂、当归、炮姜、蒲黄、桃仁、五灵脂各10g,生地黄、益母草各20g,赤芍15g,甘草5g。

用法:清水煎2次,混合后分3次服,每日1剂。

临床应用:温中补阳,活血化瘀。用于治疗产后腹痛,见小腹包块,阵发性疼痛,恶露少,畏寒肢冷等症者有一定疗效。

(9)治疗长期服皮质激素引起的失眠症

方名:肉桂安神煎。

药物:肉桂、柏子仁、远志、石菖蒲各10g,黄芩、酸枣仁、炙龟甲、生龙骨各15g,夜交藤20g,甘草3g。

用法:清水煎2次,混合后分3次服,每日1剂。

临床应用:温中补阳,养血安神。用于治疗因长期服用皮质激素引起的失眠症,见头晕目眩,心悸怔忡,失眠多梦等症者有较好的疗效。

(10)治疗阳痿

方名:肉桂强阳饮。

药物:肉桂、白术、当归、韭菜子、附子各10g,熟地黄20g,枸杞子、杜仲、仙茅、巴戟天、山茱萸各15g,淫羊藿、肉苁蓉各12g,蛇床子18g。

用法:清水煎2次,混合后分3次服,每日1剂。

临床应用:温中补阳,补肾强精。用于治疗阳痿之阴茎不起,起而不坚有较好的疗效。

(11)治疗冻疮

方名:肉桂冻疮酊。

药物:肉桂60g,红花、花椒、干姜各30g,樟脑、辽细辛各15g。

用法:取上药,加入95%乙醇1000ml,浸泡1周即成。用时,取药酊用棉球涂擦患处,按揉5分钟,每天2次,6天为1个疗程,用药1~3个疗程即可痊愈。

临床应用:温阳助火,散寒消肿。用于治疗冻疮有显著疗效。

(12)治疗牛皮癣

方名:肉桂牛皮癣酊。

药物:官桂、高良姜、辽细辛各15g,斑蝥(研碎)10个。

用法:取上药,加入白酒150ml中,浸泡7天,每天震摇1次,浸出有效成分,滤取清汁。为缓和白酒的局部刺激,再加入甘油30ml。将患处用开水洗软,再涂擦药汁,每日1次。

临床应用:温阳助火,散寒止痒。用于治疗牛皮癣有较好的疗效。

3. 知药理、谈经验

(1)知药理

肉桂健胃,其中的桂皮油对胃肠有缓和的刺激作用,可促进唾液及胃液分泌,增强消化功能,并能解除胃肠平滑肌痉挛,缓解胃肠痉挛性疼痛。它能抗血小板聚集,抑制血栓的形成,还能改善心脏血液供应,保护心肌。此外,还有抗溃疡、抗炎、抗肿瘤、抑菌、镇静、抗惊厥、镇痛、解热、升高白细胞和抗辐射等作用。

(2)谈经验

孟学曰:肉桂辛、甘、热,长于补下焦不足,壮命门之阳,益火消阴等。主温补肝肾,补火助阳,益阳消阴,引火归元,为治命门火衰之要药。治沉寒痼冷,亡阳证,阳痿宫冷,泻痢日久,小儿遗尿,心腹冷痛,寒湿腰痛,胸痹,阴疽,流注,闭经,痛经,产后瘀血腹痛,癥瘕积聚,久病体虚,奔豚气等。

肉桂补火助阳,外散寒邪,内温阳气,配合人参、附子、干姜等,治寒邪直中三阴,四肢厥冷,吐泻腹痛,指甲口唇青紫;配合人参、山茱萸、五味子、牡蛎等,治虚阳上浮的面赤、虚喘、汗出、心悸、失眠;配合熟地黄、山茱萸、山药、茯苓、泽泻等,治阳痿宫冷,腰膝冷痛,夜尿频多。

肉桂助阳补火,温中散寒,配合人参、白术、茯苓、诃子、肉豆蔻等,治泻痢日久,滑脱不禁;配合附子、干姜、赤石脂等,治泻水利久不止;配合干姜、高良姜、荜茇等,治腹痛呕吐,四肢厥冷,大便溏泄;配合独活、细辛、白芍、防风、秦艽等,治寒湿腰痛;配合附子、干姜、川椒等,治胸闷痛。

肉桂助阳补虚,散寒通脉,配合麻黄、炮姜、鹿角胶、熟地黄等,治阳虚寒凝,血滞瘀阻之阴疽症;配合当归、川芎、赤芍、小茴香等,治闭经、痛经;配合当归、川芎、桃仁、炮姜等,治产后瘀阻腹痛;配合当归、莪术、土鳖虫等,治癥瘕积聚。

肉桂温运阳气,鼓舞气血生长,配合人参、白术、当归、川芎等,治久病体虚。

三、干　姜

【成分】　干姜含挥发油约2%,主要成分是姜烯、水芹烯、莰烯、姜烯酮、姜辣素、姜酮、龙脑、姜醇、柠檬醛等。尚含树脂、淀粉,以及多种氨基酸。

【性味归经】　辛,大热。无毒。归脾、胃、心、肺经。

【功效】　温中散寒,回阳通脉,温肺化饮。

【用法用量】　口服:煎汤,3～10g,或入丸、散。外用:研末调敷。

【使用注意】　本品辛热燥烈,阴虚内热,血热妄行者忌用,孕妇慎服。恶黄连、黄芩、天鼠矢。杀半夏、莨菪毒。久服损阴伤目。阴虚内热,阴虚咳嗽吐血,表虚有热汗出,自汗、盗汗,脏毒下血,因热呕恶,火热腹痛,均忌之。

1. 单味药治难症

(1)治疗中寒水泻

药物:干姜适量。

用法:取上药,清水煎1个小时,分2次服。或炮焦研细末,每次3～5g,温开水送服,每日2～3次。

临床应用:温中散寒,助热止泻。用于治疗中寒水泻有较好的疗效。

(2)治疗卒心痛

药物:干姜适量。

用法:取上药,焙干,研为细末,每次2～3g,温酒送服每日2～3次。

临床应用:温中散寒,回阳通脉。用于治疗卒心痛(突然胸口疼痛)有一定疗效。

(3)治疗寒痢青色

药物:干姜适量。

用法:取上药,切如黄豆大小,每次3～5粒,米汤送服,每日4次,白天3次,夜间1次。

临床应用:温中回阳,散寒止痛。用于治疗虚寒痢疾,色青腹痛有显著疗效。

(4)治疗吐血不止

药物:干姜适量。

用法:取上药,焙焦,研为细末,每次2～

3g,童子小便调服,每日 2～3 次。

临床应用:温中回阳,散寒止血。用于治疗脾肺虚寒致吐血不止者疗效良好。

(5)治疗褥疮

药物:干姜粉(高压灭菌)10g,生姜汁(高压灭菌)40ml。

用法:取上药,用新鲜蛋清 60ml,生理盐水 40ml,搅匀。置纱布敷料浸泡,取出敷于疮面,每隔 2～4 小时换药 1 次。

临床应用:温阳散寒,敛疮生肌。用于治疗褥疮收效良好。

(6)治疗痈疽初起

药物:干姜 50g。

用法:取上药,炒为紫色,研为细末,用食醋调敷周围,留疮头,包扎,换日 1 换。

临床应用:温阳散寒,消肿止痛。用于治疗痈疽初起有一定疗效。

2. 配成方治大病

(1)治疗吐、下血

方名:干姜止血饮。

药物:干姜、当归、川芎、蒲黄(布包)各 10g,侧柏叶、阿胶(烊化冲服)、白芍、生地黄、仙鹤草各 15g,甘草 5g。

用法:清水煎 2 次,混合后分 3 次服,每日 1 剂。

临床应用:温阳守中,散寒止血。用于治疗吐、下血有一定疗效。

(2)治疗急性胃肠炎

方名:干姜胃肠散。

药物:干姜、黄芩、黄连各 20g,白术、茯苓、葛根、党参各 30g,甘草 10g。

用法:取上药,共研为细末,每次 6～10g,温开水送服,每日 3 次。也可制为小水丸,每次 5～10g,每日 3 次。

临床应用:温中散寒,苦辛通降。用于治疗急性胃肠炎,见恶心呕吐,腹痛泄泻,饮食减退,时有发热等症者有较好的疗效。

(3)治疗急性肠梗阻

方名:干姜通腑汤。

药物:干姜 20g,乌梅、大黄各 30g,蜂蜜 100g。

用法:先将干姜、乌梅用清水 300ml 煎煮 10 分钟左右,再将大黄、蜂蜜入煎 2～3 分钟即可。将药汁少量频频服下,呕吐剧烈者,可经胃管灌入,每次 50ml 左右,每隔 2 小时 1 次,如 6 小时后未见好转,可由肛门灌肠。

临床应用:温中散寒,通腑泻下。用于治疗急性肠梗阻有一定疗效。

(4)治疗喉中痰饮、咳嗽气喘

方名:干姜化痰饮。

药物:干姜 15g,桂心、炮附子、陈皮、款冬花、辽细辛、五味子、法半夏各 10g,茯苓 20g,甘草 5g。

用法:清水煎 2 次,混合后分 3 次服,每日 1 剂。

临床应用:祛痰平喘,温肺化饮。用于治疗喉间痰饮,咳嗽气喘有较好的疗效。

3. 知药理、谈经验

(1)知药理

干姜具有明显的镇痛抗炎作用,对应激性溃疡有抑制效果,能抑制胃液酸度和胃液分泌,有抗动脉硬化、强心等作用。

(2)谈经验

孟学曰:干姜辛热,长于温中散寒,健运脾阳,回阳通脉,守而不走,为温暖中焦之要药。主引附子入肾而祛寒回阳,能温助心之阳气。治腹痛腹泻,亡阳虚脱,寒痰咳喘等。

干姜温中健脾,配合党参、白术、甘草等,治脾胃虚寒,脘腹冷痛;配合黄连、半夏、党参等,治胸中有热,胃中有寒,烦闷腹痛;配合黄芩、黄连、人参等,治上热下寒,寒热格拒,食入即吐。

干姜回阳通脉,配合附子、人参、甘草等,治阴寒内盛之亡阳厥逆证;配合麻黄、细辛、五味子、桂枝、白芍等,治寒饮咳喘。

干姜温运脾阳,配合白术、附子、茯苓、桂枝、防己等,治脾肾阳虚,水湿停滞。

四、吴茱萸

【成分】　吴茱萸果实含挥发油,油中主要为吴茱萸烯、α-罗勒烯、顺式-β-罗勒烯、反式-β-罗勒烯、月桂烯、吴茱萸内酯、吴茱萸内脂醇等,以及吴茱萸酸和生物碱,如吴茱萸碱、吴茱萸次碱、吴茱萸因碱、羟基吴茱萸碱、吴茱萸卡品碱。还含有酮类如吴茱萸啶酮和吴茱萸精,以及吴茱萸苦素等。

【性味归经】　辛、苦,热;有小毒。归肝、脾、胃、肾经。

【功效】　散寒止痛,温中止呕,助阳止泻。

【用法用量】　口服:煎汤,1.5～6g;或入丸、散。外用:研末调敷或煎水洗。

【使用注意】　本品辛热燥烈,易耗气动火,故不宜多用、久用。阴虚有热者忌用。

1. 单味药治难症

（1）治疗脘腹痞满（脾胃虚寒）

药物:吴茱萸10g。

用法:取上药,研为细末,分2次用温开水送服,每天1剂,3天为1个疗程。

临床应用:温胃散寒,下气消痞。用于治疗脘腹痞满,食欲不振,体瘦乏力,四肢不温、舌淡脉弱等症有令人满意的疗效。

（2）治疗虚寒多唾

药物:吴茱萸100g。

用法:取上药,研为细末,备用。每次1.5g,装胶囊吞服,生姜汤送下,每天3次。

临床应用:温胃散寒,摄津下气。用于治疗虚寒多唾,症见自觉口中唾液较多,频频不自主吐出唾沫,颜面欠华,舌淡而嫩,苔少或白润,脉沉缓或细者,有确切的疗效。

（3）治疗虚寒性胃痛

药物:吴茱萸适量。

用法:取上药,研为细末,加食醋、凡士林少许,调成软膏。敷于神阙、中脘穴,隔天换药1次,10天为1个疗程。

临床应用:温中助阳,散寒止痛。用于治疗虚寒性胃痛有显著疗效。

（4）治疗高血压病

药物:吴茱萸15～30g。

用法:取上药,研为细末,加适量食醋或生理盐水调成糊状。将两脚洗净后擦干,把药糊敷盖于涌泉穴,纱布包扎,最好在纱布内衬一层油纸,以免纱布吸收水分,保持药糊湿润,24小时后取下,敷药10次为1个疗程。

临床应用:引火下行,潜阳降压。用于治疗高血压病,近期疗效较好,远期疗效尚待进一步观察。

（5）治疗原发性癫痫

药物:吴茱萸适量。

用法:取上药,研为细粉,备用。取吴茱萸粉置于脐中,以填平脐眼为限,外以麝香止痛膏固定,对胶带过敏者,用塑料薄膜敷脐上,外以纱布敷料固定,每7天换药1次,同时,可配用其他抗癫痫药。

临床应用:温中祛痰,暖肝息风。用于治疗原发性癫痫有一定疗效。

（6）治疗肠粘连

药物:吴茱萸60～90g。

用法:取上药,入锅炒烫,取生姜30g捣烂取汁,涂患者腹部,用纱布包裹炒热的吴茱萸,从右下腹至上腹,再至左上腹,反复热敷,每次约30分钟,每天2～3次。

临床应用:温中散寒,行气止痛。用于治疗各种原因引起的肠粘连有较好的疗效。

（7）治疗手术后并发麻痹性肠梗阻

药物:吴茱萸10g。

用法:取上药,研为细末,用淡盐水调成糊状,将药摊于2层纱布上,将四边折起,长宽各约5cm,敷于脐部,胶带固定,12小时换药1次。

临床应用:散寒止痛,降逆止呕。用于治疗手术后并发麻痹性肠梗阻,症见腹部胀痛,不排便,无矢气,呕吐,不能进食者,2小时内即可见效。

(8)治疗婴幼儿腹泻

药物:吴茱萸 20g。

用法:取上药,研为细末,加米醋适量调成糊状,敷在脐周,覆盖部位以神阙穴为中心,包括下脘、天枢(双)、气海穴,24 小时后取下。

临床应用:温中散寒,助阳止泻。用于治疗婴幼儿腹泻,特别是秋季腹泻,有令人满意的疗效。

(9)治疗新生儿先天性喉喘鸣

药物:吴茱萸适量。

用法:取上药,研为细末,备用。每次取 1~2g,用凉开水调成稠糊状,敷于双侧涌泉穴,每晚 1 次,次日清晨取下,6 次为 1 个疗程。

临床应用:温中散寒,理气降逆。用于治疗新生儿期喘鸣,表现为吸气性喘鸣(如鸡鸣声),睡眠时减轻,哺乳及哭闹时加重。多数患儿全身情况尚好,无声哑,仅少数有明显吸气困难,甚至影响进食。

(10)治疗复发性口腔溃疡

药物:吴茱萸 15~30g。

用法:取上药,研为细末,加适量食醋或生理盐水调成糊状。将两脚洗净后擦干,把药糊敷盖于涌泉穴,用纱布包好,最好在纱布内衬一层油纸,以免纱布吸收水分,保持药糊湿润,24 小时后取下。

临床应用:引火下行,消炎敛疮。用于治疗复发性口腔溃疡有较好的疗效。

(11)治疗疥疮

药物:吴茱萸适量。

用法:取上药,研末调凡士林擦患处。

临床应用:温中散寒,杀虫止痒。用于治疗疥疮有显著疗效。

(12)治疗绝经前后诸症

药物:吴茱萸适量。

用法:取上药,研为细末,填于神阙穴,月经后 3~5 天用药,每 3 天换药 1 次。

临床应用:温中散寒,调和气血。用于治

疗绝经前后气血失调有一定疗效。

2. 配成方治大病

(1)治疗慢性胃炎

方名:吴茱萸胃痛饮。

药物:吴茱萸、广木香、陈皮、生姜、大枣各 10g,党参 20g。

用法:清水煎 2 次,混合后分 3 次温服,每天 1 剂。

临床应用:温中助阳,散寒止痛。用于治疗慢性胃炎,症见胃脘作痛,食谷欲呕,吞酸嘈杂,畏寒肢冷;或头痛呕吐涎沫,烦躁气短,属脾胃虚寒证者有显著疗效。

(2)治疗脘腹痞满、不思饮食

方名:吴茱萸消痞散。

药物:吴茱萸、桂心、炮姜各 10g,法半夏、人参、大枣各 15g,枳实、厚朴、白术、茯苓、附片各 20g,甘草 5g。

用法:取上药,研为细末,每次 5~8g,每天 3 次。

临床应用:温胃散寒,助阳健脾。用于治疗脘腹痞满,不思饮食等症有较好的疗效。

(3)治疗肠鸣腹痛、食不消化

方名:吴茱萸腹痛散。

药物:吴茱萸、陈皮、高良姜、干姜、黄芩、黄连、人参、砂仁、厚朴各 10g,白术 15g,炙甘草 5g。

用法:清水煎 2 次,混合后分 3 次服,每日 1 剂。

临床应用:温中散寒,助阳止痛。用于治疗肠鸣腹痛,食不消化,或腹中雷鸣下利,不欲饮食等症有较好的疗效。

(4)治疗偏头痛

方名:吴茱萸偏头痛方。

药物:吴茱萸、川芎、姜半夏、大枣、陈皮、生姜、人参各 10g,茯苓、白芷各 15g,炙甘草 5g。

用法:清水煎 2 次,混合后分 3 次服,每日 1 剂。

临床应用:温中助阳,散寒止痛。用于治

疗偏头痛,见一侧头痛,手中厥冷,呕吐涎沫等症者有确切的疗效。

(5)治疗高血压病

方名:吴茱萸降压散。

药物:吴茱萸、川芎各半。

用法:取上药,共研为细末,外敷神阙穴,用麝香止痛膏固定,每3日一换,30天为1个疗程。

临床应用:温中散寒,理气降压。用于治疗高血压有显著疗效。

(6)治疗蛲虫病

方名:吴茱萸驱蛲虫煎。

药物:吴茱萸10g,大黄3g。

用法:清水煎1次,分3次服,每日1剂,连服7天。

临床应用:散寒止痒,助阳驱虫。用于治疗蛲虫病效果良好。

(7)治疗呃逆

方名:吴茱萸降呃逆方。

药物:吴茱萸、苍耳子各20g,肉桂5g。

用法:共研细末,调食醋敷双涌泉穴。

临床应用:温中散寒,降逆止呃。用于治疗呃逆上气,连声不断疗效显著。

(8)治疗腮腺炎

方名:吴茱萸醋调糊。

药物:吴茱萸15g,浙贝母、大黄各10g,胆南星5g。

用法:取上药,共研细末,用食醋调为糊状,外敷足心,患左敷右,患右敷左,双侧患病,左右均敷,每天换药1次。病情重者可配合口服药治疗。

临床应用:温化湿痰,解毒消炎。用于治疗腮腺炎疗效良好。

(9)治疗湿疹

方名:吴茱萸外用散。

药物:吴茱萸30g,乌贼骨20g,硫黄10g,冰片2g。

用法:取上药,共研细末,装瓶备用。湿疹渗出液多者,可撒干粉,每日1~2次,让其

自动结痂,无渗出液者,用蓖麻油或猪板油化开调抹,隔日1次,用纱布包扎。

临床应用:温化湿痰,解毒敛疮。用于治疗湿疹疗效令人满意。

3. 知药理、谈经验

(1)知药理

吴茱萸具有止吐、降血压、抗胃溃疡、保肝利胆和明显的镇痛作用。能抑制胃痉挛性收缩,减少药物引起的刺激性腹泻次数,对小肠活动有双向调节作用,能兴奋子宫平滑肌。吴茱萸煎剂还有抑菌、杀虫以及利尿作用。

(2)谈经验

孟学曰:吴茱萸辛、苦、热,长于温经散寒,燥湿止痛。主温肝暖脾而下逆气,开厥阴气郁,止寒呕等。治胃痛吐酸,脾肾虚泄,厥阴头痛,疝痛,痛经,口疮口疳,咽喉作痛等症。

吴茱萸温暖脾胃,温经散寒,配合人参、生姜、大枣等,治厥阴头痛,干呕吐涎沫;配合桂心、小茴香、木香、川楝子等,治寒疝腹冷痛;配合当归、桂枝、白芍、川芎等,治冲任虚寒,瘀血阻滞;配合木瓜、槟榔、紫苏叶等,治寒湿脚气肿痛;配合黄连、人参、半夏、生姜等,治胃寒呕吐、呃逆;配合补骨脂、肉豆蔻、五味子等,治五更泄泻。

五、丁　香

【成分】　花蕾含挥发油即丁香油16%~19%,油中主要成分是丁香酚,还有丁香烯、乙酰丁香酚,其他微量成分为庚酮、水杨酸甲酯、α-丁香烯、胡椒酚、苯甲醇、苯甲醛等。花中还含有番樱桃素、番樱桃素亭、齐墩果酸、鼠李素、山柰酚等。

【性味归经】　辛,温。无毒。归脾、胃、肾经。

【功效】　温中降逆,散寒止痛,温肾助阳。

【用法用量】　内服:煎汤,1.5~6g;或入丸、散。外用:研末调敷。

【使用注意】 热证及阴虚内热者忌用。畏郁金。

花蕾为公,为雄;称公丁香、雄丁香。果实为母,为雌;称母丁香、雌丁香。以公丁香个大粗壮、鲜紫棕色、香气浓郁、富有油性者为佳。母丁香药性较弱。

1. 单味药治难症

(1)治疗呃逆

药物:公丁香1g(10～15粒)。

用法:取上药,细嚼,嚼时有大量唾液分泌,切勿将其吐出,要徐徐咽下,待药味尽,将口内剩余药渣吞下,30分钟如不止,可连用3次。

临床应用:温中散寒,降逆止呃。用于治疗呃逆连声不止有令人满意的疗效。

(2)治疗朝食暮吐

药物:公丁香15个。

用法:取上药,研为细末,用甘蔗汁和姜汁调和为丸,如莲子大,慢慢噙咽。

临床应用:温中散寒,和胃降逆。用于治疗胃气不和,朝食暮吐之症有一定疗效。

(3)治疗呕吐不止

药物:公丁香14枚。

用法:取上药,清水100ml,煎成50ml,顿服。

临床应用:温中散寒,和胃止吐。用于治疗胃气上逆,呕吐不止之症疗效较好。

(4)治疗疟疾

药物:丁香适量。

用法:取上药,研为细末,备用。每次取1.2～1.5g,放入患者肚脐窝内,用胶带盖贴,时间3～5天。注意用药时先将脐窝污垢擦洗干净,胶带不宜太小,贴时必须用手轻轻按摩数分钟,用药必须在未发作前4～6小时。

临床应用:温中散寒,和解截疟。用于治疗疟疾疗效良好。

(5)治疗麻痹性肠梗阻

药物:丁香30～60g。

用法:取上药,研成细末,加75%酒精调和(对酒精过敏者,可用开水调和),敷于脐及脐周,直径6～8cm,上用纱布,塑料薄膜覆盖,再以胶带固定(对胶带过敏者,改用绷带固定)。

临床应用:温中散寒,行气消胀。用于治疗各种原因引起的麻痹性肠梗阻,用药后很快便可听到肠鸣音,并且排气、排便症状缓解。

(6)治疗小儿睾丸鞘膜积液

药物:母丁香40g。

用法:取上药,研为细末,装瓶备用。

用时,取药适量填满脐窝(高于皮肤0.2cm),敷料覆盖,外加胶带十字固定,每天换药1次,20天为1个疗程,间隔5～10天行第2个疗程。如因用药引起脐周湿疹,停药后即可消失。

临床应用:温经通络,消肿止痛。用于治疗小儿睾丸鞘膜积液有一定疗效。

(7)治疗小儿疝气疼痛

药物:母丁香适量。

用法:取上药,研为极细末,装瓶密封备用。用时,取药末适量,填满脐窝,用敷料覆盖,外加胶带固定,2天换药1次,一般4～6次即可见效,注意卧床休息。

临床应用:温经通络,行气止痛。用于治疗小儿疝气疼痛疗效良好。

(8)治疗口腔溃疡

药物:丁香9～15g。

用法:取上药,打碎,放入杯或小瓶中,用冷开水浸过药面,约经4小时后,便成棕色药液,用此药液涂于口腔溃疡表面,每日6～8次,一般多个如绿豆至花生样大小的溃疡,治疗2～3日则愈。

临床应用:温胃散寒,解毒敛疮。用于治疗口腔溃疡有较好疗效。

(9)治疗牙痛

药物:公丁香适量。

用法:取上药,研为细末,装瓶备用。牙

痛时将丁香粉纳入龋洞中或牙隙处。

临床应用:温通经络,麻醉止痛。用于治疗牙齿龋洞疼痛有快速止痛的作用。

(10)治疗乳头皲裂

药物:公丁香5g。

用法:取上药,研为细末,与红糖5g一起置于铁勺内,加白酒1小杯,置火上炒至干枯,研细,用菜油麻油调敷患处。

临床应用:温中散寒,止痛生肌。用于治疗乳头皲裂有显著疗效。

2. 配成方治大病

(1)治疗呃逆不止

方名:丁香止呃饮。

药物:公丁香5g,郁金、柿蒂、旋覆花(包煎)、大枣、生姜各10g,代赭石(包煎)15g,党参20g,甘草3g。

用法:清水煎2次,混合后分3次服,每日1剂。

临床应用:温中散寒,降逆止呃。用于治疗呃逆不止证属脾胃虚寒者有较好的疗效。

(2)治疗泄泻

方名:丁香止泻散。

药物:丁香、吴茱萸、炙甘草各5g,厚朴、陈皮、人参、炮姜、广木香、大枣各10g,苍术、茯苓、白芍各15g。

用法:取上药,研为细末,每次5～8g,每天3次。

临床应用:温胃散寒,健脾止泻。用于治疗急、慢性腹泻,症见脘腹胀满、脐腹疼痛,饮食减少,泄泻,完谷不化等症者疗效良好。

(3)治疗乙型肝炎

方名:丁香乙肝饮。

药物:丁香、炙甘草各5g,郁金、栀子各10g,板蓝根30g,当归20g,垂盆草、苦味叶下珠、鸡骨草、蒲公英各15g。

用法:清水煎2次,混合后分3次服,每天1剂,30天为1个疗程。

临床应用:温中散寒,解毒护肝。用于治疗慢性乙型肝炎,见胁肋胀满、食欲不振,尿色淡黄,病毒复制,肝功能异常等症者有良效。

(4)治疗胃痛

方名:丁香胃痛散。

药物:公丁香、肉桂、高良姜、白豆蔻、香附、广木香各10g,党参20g,吴茱萸、荜茇、炙甘草各5g。

用法:取上药,共研为细末,每次3～5g,每日3次。

临床应用:温胃散寒,理气和胃。用于治疗胃痛,包括各种慢性胃炎证属脾胃虚寒者有较好的疗效。

(5)治疗脾气虚弱、饮食不消

方名:丁香健脾散。

药物:公丁香、广木香、佛手各10g,黄芪、蒲公英、建曲各20g,广藿香、白术、茯苓、砂仁、莪术、白芍、陈皮、白芷各15g,炙甘草5g。

用法:取上药,共研为细末,每次5～8g,每日3次。

临床应用:温中散寒,益气健脾。用于治疗脾气虚弱,饮食不消,见肢软乏力,脘腹不舒,食欲不振等症者有较好的疗效。

(6)治疗久痢赤白

方名:丁香痢疾饮。

药物:丁香、炙甘草各5g,广木香、黄柏、黄连、干姜、当归、诃子(煨)各10g,白芍15g,甘草5g,赤石脂(包煎)20g。

用法:清水煎2次,混合后分3次服,每日1剂。

临床应用:温中散寒,通降止痢。用于治疗久痢赤白有显著疗效。

(7)治疗急性胃肠炎

方名:丁香敷脐胃肠散。

药物:母丁香、白豆蔻各10g,肉桂、荜茇各5g,吴茱萸30g,胡椒30粒。

用法:取上药,共研为细末,每次用1.5g,调适量凡士林敷脐部,每天换药1次,一般外敷1～2次可获痊愈。

临床应用:温中散寒,调整胃肠。用于治

疗急性胃肠炎,见脘腹疼痛,恶心呕吐,下利清谷,不思饮食等症者有良好的疗效。

(8)治疗头痛

方名:丁香搐鼻头痛散。

药物:公丁香3粒,辽细辛1g,瓜蒂7个,赤小豆7粒,冰片0.2g,麝香0.1g(人工麝香可用0.3g)。

用法:取上药,共研为细末,取黄豆大药末放入患侧鼻腔,每天1～2次,痛止停用,再痛再用。

临床应用:温中开窍,散寒止痛。用于治疗头痛,特别是偏头痛有较好的疗效。

(9)治疗痹证

方名:丁香风湿饼。

药物:公丁香、肉桂、汉防己各等分,生姜汁适量,食醋、面粉各等分。

用法:取上药,前3味药研为细末,与后3味混合制为药饼如1元硬币大小,湿敷于疼痛部位或阿是穴,在药饼上拔火罐(火罐必须大于药饼),每次10～15分钟,隔日1次,如在伏天则连做4次。

临床应用:温阳散寒,除湿止痛。用于治疗风寒湿痹证有显著疗效。

(10)治疗足癣

方名:丁香足癣煎。

药物:丁香15g,大黄、明矾、地肤子各30g,苦参40g,黄柏、地榆各20g。

用法:取上药,清水煎2次,每剂可洗5～6次,每次洗15分钟,每2日1剂。若伴见湿热症状者,配服龙胆泻肝丸治疗。

临床应用:温中散寒,祛湿止痒。用于治疗足癣有一定疗效。

(11)治疗婴幼儿腹泻

方名:丁香敷脐止泻散。

药物:公丁香30g,荜茇10g,胡椒、肉桂、吴茱萸各5g,车前子20g。

用法:取上药,共研为细末,装瓶备用。用时,取适量药末,置入脐窝内,脐突者以食指轻按使之陷下后再放药,并以胶带固定,

1～2天换药1次,患脐炎或皮肤过敏者忌用。

临床应用:温中散寒,助阳止泻。用于治疗婴幼儿腹泻疗效良好。

(12)治疗妊娠剧吐

方名:丁香妊娠止吐散。

药物:公丁香15g,法半夏20g,生姜、紫苏叶各30g。

用法:取前2味药,共研为细末,后2味药煎浓汁与前药粉调为糊状,取适量药糊涂敷脐部并用脐带固定,1～2天换药1次,1日后呕吐渐止,再敷3日,纳食如常。

临床应用:温中散寒,和胃止吐。用于治疗妊娠剧烈呕吐,饮食难进者有较好的疗效。

3. 知药理、谈经验

(1)知药理

丁香具有抗胃溃疡、保护胃黏膜的作用,还有止泻、利胆、镇痛、抗缺氧、抗凝血、抗突变、抑菌杀虫等作用。

(2)谈经验

孟学曰:丁香辛、温,长于温中散寒,降逆止呃止呕,为治胃寒呃逆之要药。主温暖脾胃,温中快气,温肾助阳起痿。治胃寒呕吐,脘腹冷痛,阳痿宫冷等症。

丁香辛温芳香,暖胃降逆,配合柿蒂、党参、生姜等,治虚寒呃逆;配合人参、藿香、白术、砂仁、紫苏叶等,治妊娠恶阻;散寒止痛,配合延胡索、五灵脂、橘红等,治胃寒脘腹冷痛;温肾助阳起痿,配合附子、肉桂、淫羊藿、熟地黄、山茱萸等,治肾虚阳痿及妇人宫冷不孕。

丁香制油,治风湿痛、牙痛、口臭、胃痛等。

六、小 茴 香

【成分】 小茴香含挥发油3%～6%,主要成分为反式茴香脑、柠檬烯、茴酮、爱草脑、γ-松油烯、α-蒎烯、月桂烯等,还含有少量的

香桧烯、茴香脑、茴香醛等。小茴香含脂肪18％,其脂肪酸组成中主要为岩芹酸,还有油酸、亚油酸、棕榈酸、花生酸、山萮酸等,并含豆甾醇、7-羟基香豆精、6,7-二羟基香豆素、胆甾醇等。

【性味归经】 辛,温。无毒。归肝、肾、脾、胃经。

【功效】 散寒止痛,理气和中。

【用法用量】 内服:煎汤,3～6g;或入丸、散。外用:研末调敷或炒热温熨。

【使用注意】 阴虚火旺者慎服。肺、胃有热及热毒盛者禁用。

1. 单味药治难症

(1)治疗嵌闭性小肠疝

药物:小茴香 9～15g(小儿酌减)。

用法:取上药,用开水冲汤,趁热顿服,如15～30分钟尚未见效,同量再服 1 次,服后仰卧 40 分钟,下肢并拢,膝关节半屈曲。一般 30 分钟左右可见嵌顿内容物自行复位,疼痛消失。若 1 小时左右仍不见嵌顿缓解,须立即考虑手术治疗。

临床应用:散寒止痛,理气和中。用于治疗嵌闭性小肠疝有较好的疗效。

(2)治疗产后缺乳

药物:小茴香 30g。

用法:取上药,加清水煎 30 分钟,分 3 次服,每天 1 剂,连服 7 天。

临床应用:散寒理气。和中下乳。用于治疗产后缺乳有令人满意的疗效。

(3)治疗鞘膜积液和阴囊象皮肿

药物:小茴香 15g。

用法:取上药,用食盐 4.5g,同炒焦,研为细末,打入青壳鸭蛋 1～2 只同煎饼,临睡前用温米酒送服。连服 4 天为 1 个疗程,间隔 2～5 天,再服第 2 个疗程,如有必要可续服数个疗程。

临床应用:散寒和中,理气消肿。用于治疗鞘膜积液和阴囊象皮肿,除对坚硬如石者无效外,一般疗效较佳,且无不良反应。

(4)治疗肾虚腰痛

药物:小茴香(炒)适量。

用法:取上药,研为细末,破开 1 只猪肾,制薄片,不令断,层层掺药末,以水纸包裹,煨熟,细嚼,酒咽。每天 1 次。

临床应用:补肾和中,散寒止痛。用于治疗肾虚腰痛疗效显著。

(5)治疗夜尿多,引饮不止。

药物:小茴香适量。

用法:取上药,加少许食盐,炒焦,研为细末,每次 1～5g,温酒送服,每日 3 次。

临床应用:温肾和中,散寒缩尿。用于治疗夜尿多,引饮不止效果良好。

(6)治疗疝气疼痛

药物:小茴香适量。

用法:取上药,炒热,分为 2 包,轮换热熨患处,每天 2～3 次。

临床应用:调气和中,散寒止痛,用于治疗疝气疼痛有较好的疗效。

(7)治疗小便不通

药物:小茴香适量。

用法:取上药,研为细末,用生姜自然汁调和药末,敷脐窝上,每天 2～3 次。另用小茴香末调六一散(滑石、甘草)内服,每天 3 次。

临床应用:调气和中,通调水道。用于治疗小便不通效果显著。

(8)治疗蛇咬久溃

药物:小茴香适量。

用法:取上药,焙焦,研为细末,用凉开水调敷患处,每天 1～2 次。

临床应用:理气和中,消炎止痛。用于治疗蛇咬久溃不愈者有一定疗效。

2. 配成方治大病

(1)治疗疝气

方名:茴香疝气煎。

药物:小茴香 6g,橘核、荔枝核、川楝子、茯苓各 15g,柴胡、广木香、法半夏、陈皮、佛手、旋覆花各 10g,甘草 3g。

用法:清水煎 2 次,混合后分 3 次服,每日 1 剂。

临床应用:疏肝化气,和中散寒。用于治疗疝气疼痛疗效良好。

(2)治疗前列腺炎

方名:茴香前列腺饮。

药物:小茴香 6g,瞿麦、萹蓄、川楝子、龙胆草、白花蛇舌草各 15g,王不留行、枳实、车前子、丹参各 10g,大黄、甘草各 5g。

用法:清水煎 2 次,混合后分 3 次服,每日 1 剂。

临床应用:理气和中,利湿通淋。用于治疗前列腺炎有一定的疗效。

(3)治疗十二指肠溃疡

方名:茴香猪肚汤。

药物:小茴香(炒)30g,制何首乌 60g,猪肚 1 个。

用法:先将猪肚洗净,再将小茴香、何首乌用纱布装好扎口,加水适量,三物同煮,以猪肚烂为度。然后取出纱布药袋,将猪肚连汤分成 9 份,每日 3 次,每次 1 份,3 天服完,12 个猪肚为 1 个疗程,不加任何调料。

临床应用:理气和中,温胃散寒。用于治疗十二指肠溃疡效果良好。

(4)治疗小儿脐周腹痛

方名:小儿茴香腹痛煎。

药物:小茴香、木香、砂仁、台乌药、党参各 4～6g,丹参、白芍各 6～12g,陈皮 5g,甘草 2g。

用法:清水煎 2 次,混合后分 3 次服,每日 1 剂。3 剂为 1 个疗程。

临床应用:理气和中,散寒止痛。用于治疗小儿脐周腹痛疗效较佳。

3. 知药理、谈经验

(1)知药理

小茴香具有调节胃肠功能的作用,有抗胃及十二指肠溃疡作用,有利胆作用,对气管平滑肌有松弛作用,有己烯雌酚样作用,有镇痛作用,有抗菌、抗癌作用。

(2)谈经验

孟学曰:小茴香辛、温,长于温中快气,入肾经补火助阳以温肾,入肝经散寒理气以止痛。主一切诸气,乃小腹疝气疼痛之要品,治寒疝腹痛,睾丸偏坠胀痛,少腹冷痛,痛经、虚寒气滞,脘腹胀痛,肾虚腰痛等症。

小茴香散寒止痛,理气和中,配合乌药、青皮、高良姜、橘核、荔枝核等,治寒疝腹痛,睾丸偏坠胀痛;配合当归、川芎、肉桂等,治冲任虚寒之痛经。

小茴香善理脾胃之气而开胃止呕,配合白术、陈皮、党参、干姜等,治胃痛食少。

小茴香温肾暖腰膝,配合杜仲、补骨脂、胡芦巴等,治肾虚腰痛。

七、胡 椒

【成分】 胡椒果实含挥发油,黑胡椒含 1.2%～2.6%,白胡椒约含 0.8%,油中主要成分为胡椒醛、二氢香芹醇、氧化石竹烯、隐品酮,顺对蓋烯醇、顺对-蓋二烯醇及反-松香芹醇,尚含胡椒碱、胡椒林碱、胡椒油碱(A、B、C)、胡椒新碱。

【性味归经】 辛,热,无毒。归胃、大肠经。

【功效】 温中止痛,下气消痰,和胃解毒。

【用法用量】 口服:煎汤,2～4g;或入丸、散。外用:研末调敷或置膏药内贴之。

【使用注意】 阴虚有火者忌服。不宜多服,损肺,多食发痔疮,脏毒,齿痛目昏。

1. 单味药治难症

(1)治疗胃痛、吐清水

药物:白胡椒 15g。

用法:取上药,浸泡于 35 度白酒 250ml 中备用。1 周后可用。用时取 5～15ml 1 次服,痛止停服。

临床应用:温中散寒,和胃止痛。用于治疗胃痛、吐清水疗效较好。

(2)治疗肾炎

药物:白胡椒7粒,鸡蛋1个。

用法:先将鸡蛋钻一小孔,然后把白胡椒装入鸡蛋内,用面粉封孔,外以湿纸包裹,放入蒸笼内蒸熟。服时剥去蛋壳,将鸡蛋、胡椒一起吃下。成人每日2个,小儿每日1个,10天为1个疗程,休息3天后再服第2个疗程,一般用3个疗程。

临床应用:温中下气,消痰解毒。用于治疗肾炎有一定疗效。

(3)治疗小儿消化不良性腹泻

药物:白胡椒1g,葡萄糖9g。

用法:取上药,共研为末,1岁以下,每次0.3～0.5g;1岁以上,每次0.5～1.5g,一般不超过2g。每天3次,连服1～3天为1个疗程。如有脱水,可适当补液。

临床应用:温中散寒,调整肠胃。用于治疗小儿消化不良性腹泻疗效较佳。

(4)治疗百日咳

药物:白胡椒100粒。

用法:取上药,嵌入白萝卜中,风干后,每次用1个白萝卜切片煎汤代茶频饮,每天3～6次,口服。

临床应用:下气消痰,和胃止咳。用于治疗百日咳疗效良好。

(5)治疗支气管哮喘

药物:白胡椒7粒。

用法:取上药,填入青蛙1只(不分雌雄)口内,以针线缝之,置于有盖口杯内,加水1羹匙,隔水炖之。水开后连炖12小时,趁热内服,服胡椒、汤及部分肉,不食肠肚。隔3～5天服1次,5次为1个疗程。需服第2个疗程者,要间隔10天。

临床应用:温中散寒,消痰平喘。用于治疗支气管哮喘有令人满意的疗效。

(6)治疗缺钙抽搐

药物:白胡椒20粒。

用法:取上药,与鸡蛋壳(焙焦)共研为细末,分为15包,每日1包,开水冲服。

临床应用:温中消痰,息风止痉。用于治疗缺钙抽搐有一定疗效。

(7)治疗坐骨神经痛

药物:胡椒根60～90g。

用法:取上药,放瓦罐内加清水煲鸡肉适量,可加盐调味,吃肉喝汤,每隔2～3天1次,连服5～7次见效。

临床应用:温中散寒,祛湿止痛。用于治疗坐骨神经痛效果良好。

(8)治疗疟疾

药物:圆粒胡椒10～15粒。

用法:取上药,研为极细末,置胶布(约8cm×8cm)中央,贴正在大椎穴上,7天为1个疗程,若胶带密封者,可连续7天,如胶带脱离时应立即更换。

临床应用:和解少阳,消痰截疟。用于治疗疟疾有显著疗效。

(9)治疗急性附睾炎

药物:白胡椒7～10粒。

用法:取上药,研为细末,用面粉适量调成糊状,平摊于纱布或软纸上,敷于患侧阴囊,每天或隔天外敷1次,5次为1个疗程。

临床应用:温中散寒,下气消炎。用于治疗急性附睾炎效果良好。疗效差者可加服清热利湿药,如龙胆泻肝汤等。

(10)治疗神经衰弱

药物:白胡椒1粒。

用法:取上药,剪成两半,置于耳穴部位,胶带固定,而后用拇指捏压敷药部位至有发热感,每天4～6次。捏压时不宜搓捻以免移位。如移位破碎需更换,一般宜持续2周。

临床应用:温中散寒,镇静安眠。用于治疗神经衰弱有一定疗效。

2. 配成方治大病

(1)治疗胃痛

方名:胡椒胃痛散。

药物:白胡椒、白豆蔻、荜茇各10g,高良姜、香附、大枣、甜杏仁各15g,公丁香、肉桂各5g,炙甘草3g。

用法:取上药,共研为细末,每次3～5g,痛时服,痛止停服。

临床应用:温胃散寒,下气止痛。用于治疗胃痛属脾胃虚寒者,疗效卓著。

(2)治疗咳逆喘息、胸满呕沫

方名:胡椒喘息散。

药物:白胡椒、荜茇、辽细辛、桂心、炙甘草各10g,人参、干姜、白术、款冬花、紫菀各15g。

用法:取上药,共研为细末,装瓶备用。用时,每次3～5g,温开水送服,每日3次。

临床应用:温肺散寒,止咳平喘。用于治疗咳逆喘息,胸满呕沫有较好的疗效。

(3)治疗寻常疣、扁平疣

方名:胡椒治疣膏。

药物:白胡椒30g,五倍子20g,狼毒10g,藤黄、薄荷脑各5g。

用法:取上药,研为极细末,装瓶备用。用药时,最好先搓热患部,然后用食醋或维生素B_6霜调匀,涂于患处,也可用药粉干搽于患处,每天1～3次,治疗中停用他药。

临床应用:温中化痰,解毒消疣。用于治疗寻常疣、扁平疣有显著疗效。

(4)治疗冻疮

方名:胡椒冻疮酊。

药物:胡椒15g,七星辣椒(朝天椒)20g,冰片、肉桂各5g。

用法:取上药,浸泡白酒(50度以上)250ml中,1周后可以使用。用时,用棉签蘸药酒涂搽患处,每天1～3次,已溃或将溃者不能使用。

临床应用:温肤散寒,活血消肿。用于治疗冻疮(未溃者)疗效卓著。

3. 知药理、谈经验

(1)知药理

胡椒对中枢神经系统有抑制作用,并能升血压、杀虫、解热和抗炎等。

(2)谈经验

孟学曰:胡椒辛、热,乃阳中之阳药,长于暖肠胃而散风冷,降痰气,使脏腑调和。主下气、温中、祛痰,开豁胸中寒痰冷气。治胃寒脘腹冷痛,呕吐泄泻,蒙蔽清窍之癫痫痰证,风虫牙痛,蜈蚣咬伤等。

胡椒温中散寒止痛,配合高良姜、荜茇等,治胃寒脘腹冷痛,呕吐、泄泻;配合半夏、生姜汁等,治反胃,不欲饮食;配合人参、白术、茯苓、陈皮等,治脾胃虚寒,腹痛泄泻。

胡椒下气行滞,消痰宽胸,配合荜茇等,治痰气郁滞,蒙蔽清窍,痰多癫痫之证。

胡椒散寒止痛,配合荜茇等研末塞牙洞中,治风虫牙痛之证。单味胡椒研末,用冷开水调敷患处,可治蜈蚣咬伤。

八、高 良 姜

【成分】 高良姜根茎含挥发油0.5%～1.5%,油中主要成分为1,8-桉叶素、桂皮酸甲酯、丁香油酚、蒎烯、荜澄茄烯及辛辣成分高良姜酚等。尚含黄酮类高良姜素、山奈素、山奈酚、槲皮素、异鼠李素、高良姜素-3-甲醚、槲皮素-3-甲醚等。

【性味归经】 辛,热,归脾、胃经。

【功效】 散寒止痛,温中止呕。

【用法用量】 内服:煎汤,3～10g,或入丸、散。

【使用注意】 阴虚有热者忌服;胃火作呕,伤暑霍乱,火热注泻,心虚作痛,均忌之。

1. 单味药治难症

(1)治疗胃痛

药物:高良姜15g。

用法:取上药,清水煎1次,混合后分2次服,痛止停服。

临床应用:温中散寒,和胃止痛。用于治疗胃痛属脾胃虚寒者疗效较佳。

(2)治疗霍乱吐利腹痛

药物:高良姜15g。

用法:取上药,火炙,令其焦香,用白酒煎,煮取3～4沸,顿服。

临床应用:温中止呕,散寒止利。用于治疗霍乱吐利或天行时疾吐利腹痛均有一定疗效。

(3)治疗暴赤眼痛

药物:高良姜适量。

用法:取上药,焙焦,研为极细末,备用。用时,以管吹高良姜末入鼻取嚏,即散。

临床应用:祛风散寒,温鼻取嚏。用于治疗暴赤眼痛有一定疗效。

2. 配成方治大病

(1)治疗胃痛

方名:高良姜胃痛散。

药物:高良姜、香附各20g,白豆蔻15g,公丁香、肉桂各10g,吴茱萸、炙甘草各5g。

用法:取上药,制为细末,每次3～5g,痛时服,痛止停服。

临床应用:温中散寒,理气止痛。用于治疗胃痛,见胃脘疼痛,得暖则舒,畏寒肢冷,口淡不渴,舌苔淡白等症者疗效显著。

(2)治疗疟疾

方名:高良姜疟疾饮。

药物:高良姜、广藿香、柴胡、银柴胡、黄芩各15g,胡黄连10g,青蒿20g,甘草5g。

用法:清水煎2次,混合后分3次服,每日1剂。

临床应用:温中散寒,和解治疟。用于治疗疟疾有一定疗效。

(3)治疗胃热疼痛

方名:高良姜通降饮。

药物:高良姜、黄连、法半夏、佛手、香附各10g,栀子、白芍、瓜蒌仁各15g,蒲公英20g,甘草5g。

用法:清水煎2次,混合后分3次服,每日1剂。

临床应用:温中兼清,苦辛通降。用于治疗胃热疼痛,见胃脘痞满,按之疼痛,口苦口干,恶心呕吐,大便干结等症者疗效较好。

(4)治疗心绞痛

方名:高良姜心痛散。

药物:高良姜、厚朴、全瓜蒌、薤白、丹参各20g,香附15g,桂枝、法半夏、延胡索各10g,檀香5g。

用法:取上药,研为细末备用,用时,每次3～5g,温开水送下,每日2～3次。

临床应用:温中散寒,通络止痛。用于治疗心绞痛,症见胸骨后疼痛,心悸气短,胸闷不舒,心律失常等症者有较好的疗效。

(5)治疗风寒湿痹疼痛

方名:高良姜大蒜泥。

药物:高良姜、防己各适量。

用法:取上药,研为细末,加入大蒜适量捣烂如泥,贴敷痛处,用绷带包扎。

临床应用:祛风散寒,利湿止痛。用于治疗风寒湿痹之腰脚关节疼痛有显著疗效。

(6)治疗风火牙肿痛

方名:高良姜牙痛散。

药物:高良姜10g,全蝎2枚。

用法:取上药,焙焦,研为细末,用少许掺之痛处。吐涎,以盐汤漱口。

临床应用:祛风解毒,泻火止痛。用于治疗风火牙肿痛有一定疗效。

(7)治疗跌打损伤

方名:高良姜外伤酊。

药物:高良姜、生二乌、红花各15g。

用法:取上药,用白酒500ml浸泡外搽。

临床应用:祛风散寒,活血止痛。用于治疗跌打损伤、软组织伤疗效较佳。

3. 知药理、谈经验

(1)知药理

高良姜具有促进胃液分泌作用,能调节肠管运动,对抗药物引起的泻下效果,有抗缺氧、抗血栓、抗凝血、抗血小板聚集、抗菌作用。

(2)谈经验

孟学曰:高良姜辛、热,长于温脾胃,祛寒湿。主散寒温中止痛,辛热纯阳,除一切沉寒痼冷。治胃寒冷痛,胃寒呕吐,泄泻自利,诸寒疟疾,牙痛、腮颊肿痛等症。

高良姜辛散温通,散寒止痛,配合香附、炮姜等,治胃寒肝郁,脘腹冷痛;配合厚朴、当归、桂心等,治心腹绞痛,两胁支满。

高良姜温散寒邪,和胃止呕,配合党参、白术、茯苓、半夏、生姜等,治虚寒腹痛,恶心欲呕;配合全蝎等,研末涂擦患处,治牙痛、腮颊肿痛。

高良姜辛散温通,温散寒邪,配合干姜、猪胆汁等,治诸寒疟疾。

九、花　椒

【成分】　花椒果实含挥发油 0.7%(贵州产)、2%～4%(甘肃产)、4%～9%(广东产)。挥发油中含牻牛儿醇、柠檬烯、枯醇等,果实尚含甾醇、不饱和有机酸等。

香椒子(东北产)的果实含爱草脑、佛手柑内酯;果实挥发油中主要成分为爱草脑,约占 90%,尚含佛手柑内酯及苯甲酸等。

【性味归经】　辛,热。有小毒。归脾、胃、肾经。

【功效】　温中散寒,除湿、止痛,杀虫、止痒。

【用法用量】　内服:煎汤,3～10g;或入丸、散。外用:研末调敷或煎水浸洗。

【使用注意】　阴虚火旺者忌服;孕妇慎用。久服令人乏力失明。畏附子、防风、款冬花、雌黄。

1. 单味药治难症

(1)治疗胆道蛔虫病

药物:花椒 20 粒。

用法:取上药,与 100ml 食醋相合,加水 50ml,蔗糖少许,煎沸,滤去花椒。待温后 1 次口服,呕吐者可少量多次短时间内服完。小儿酌情减量。服药后症状未完全消失者,4 小时后再服 1 剂。感染较重或呕吐不能进食者,应配合抗生素、输液支持疗法。

临床应用:温中散寒,驱蛔止痛。用于治疗胆道蛔虫病,见右上腹剧痛,或伴呕吐等症

者有较好的疗效。

(2)治疗儿童蛔虫性肠梗阻

药物:花椒 10g。

用法:先取香油 30g 放锅内熬热,再投入花椒,炸至变黑,出味后即去花椒。待油温后一次服下。

临床应用:温中止痛,驱蛔通下。用于治疗儿童蛔虫性肠梗阻服药 15～30 分钟,绞痛停止、继而大便通下,缓解后,仍需另予驱蛔。

(3)治疗血吸虫病

药物:花椒适量。

用法:取上药,焙焦,研为细末,装入胶囊,成人每天 5g,分 3 次服,20～25 天为 1 个疗程。

临床应用:散寒除湿,温中杀虫。用于治疗血吸虫病的早、中期,对改善症状有一定作用,服药后食欲增加,肝脾有不同程度的缩小。

(4)治疗蛲虫病

药物:花椒 50g。

用法:取上药,加清水 1000ml,煮沸 40～50 分钟,过滤,取微温滤液 25～30ml 行保留灌肠,每天 1 次,连续 3～4 次。

临床应用:温中散寒,杀虫止痒。用于治疗蛲虫病之肛门瘙痒有显著疗效。

(5)治疗产后乳汁不通

药物:川椒 50g。

用法:取上药,研为细末,与白酒 250ml 同装入酒壶内。文火煮沸后,将酒壶嘴对准患部乳头和周围肿块部位,以壶中热气熏蒸。

临床应用:温中散寒,通络下乳。用于治疗产后乳汁不通有令人满意的疗效。

(6)回乳

药物:花椒 5～15g。

用法:取上药,加清水 500ml,煎成 250ml,兑红糖顿服,1～3 次可回乳。

临床应用:温中散寒,除湿散结。用于治疗断奶后乳房胀痛有较好的疗效。

(7)治疗顽癣

药物:花椒(去子)25g。

用法:取上药,与紫皮大蒜共捣如泥,敷贴于患处,每天1～2次,10天为1个疗程。

临床应用:散寒除湿,杀虫止痒。用于治疗顽癣有显著疗效。

(8)治疗鸡眼

药物:花椒3～5粒。

用法:取上药,与大蒜、葱白捣烂外敷。

临床应用:温中散寒,软坚散结。用于治疗鸡眼,每次24小时,2次即会自动脱落。

2. 配成方治大病

(1)治疗胃肠疼痛

方名:花椒腹痛方。

药物:花椒、桂枝、人参、香附、高良姜各10g,白芍15g,公丁香、吴茱萸、荜茇各5g,炙甘草3g,大枣3枚。

用法:清水煎2次,混合后分3次服,每日1剂。

临床应用:降逆止痛,温中补虚。用于治疗胃肠疼痛,症见上腹部或中、下腹部疼挛性疼痛,证属脾胃虚寒者,有较好的疗效。

(2)治疗蛔虫腹痛

方名:花椒驱蛔汤。

药物:花椒、雷丸、黄连、贯众、乌梅、槟榔、鹤虱各10g,苦楝皮15g。

用法:清水煎2次,混合后分3次服,每日1剂,此药宜文火久煎以减轻毒性。

临床应用:散寒止痛,温中驱蛔。用于治疗蛔虫腹痛,见绕脐周疼痛,有团状或长条状包块,面色苍黄,食纳不佳等症者有良效。

(3)治疗蛲虫病

方名:花椒驱蛲虫方。

药物:花椒60g,百部150g,苦参200g,明矾10g。

用法:取上药,加清水500ml,煮沸20～30分钟,过滤去渣。成人每次用40ml,小儿酌减,睡前保留灌肠,每日1次。

临床应用:散寒驱虫,温中止痒。用于治疗蛲虫病,见肛门经常瘙痒,以夜尤甚,伴小

腹隐痛,食欲不振等症者有一定疗效。

(4)治疗绦虫病

方名:花椒驱绦虫方。

药物:鲜花椒50g,硫酸镁50g(如无,可用玄明粉50g)。

用法:鲜花椒空腹服下,饮清水1杯,1小时后服硫酸镁,温开水1次调服,次日下午腹内绦虫即可驱下。

临床应用:散寒驱虫,温中止痛。用于治疗绦虫病,一般症状比较轻微,但严重者可并发"囊虫病",往往通过粪检可以查到。

(5)治疗妇人阴痒不可忍

方名:花椒止痒煎。

药物:花椒30g,蛇床子、苦参各40g,吴茱萸20g,藜芦15g,食盐10g。

用法:取上药,清水煎,乘温熏洗患处,每剂药用2天。

临床应用:散寒除湿,杀虫止痒。用于治疗妇人外阴瘙痒不可忍者有令人满意的疗效。

(6)治疗牙痛

方名:花椒牙痛散。

药物:花椒、荜茇、冰片各5g。

用法:取上药,研为细末,涂擦痛处。

临床应用:温中散寒,杀菌止痛。用于牙痛的止痛。

(7)治疗头上白秃

方名:花椒白秃膏。

药物:花椒、猪脂各等分。

用法:取上药,共捣如泥,调敷患处。

临床应用:温中散寒,除湿治秃。用于治疗头上白秃有较好的疗效。

3. 知药理、谈经验

(1)知药理

花椒具有抗胃溃疡、抗腹泻及保肝的功能,对肠道平滑肌的运动有双向调节作用。还有镇痛抗炎、局部麻醉、抑菌杀疥螨等多种效应,并有抗凝及预防血栓形成的作用。

(2)谈经验

孟学曰:花椒辛、热,纯阳之物。长于温中燥湿,散寒止痛,止呕止泻。主入肺散寒,治咳嗽;入脾除湿,治风寒湿痹,水肿泻痢;入右肾补火,治阳痿溲数,足弱,久痢诸症。

花椒辛散温燥,配合生姜、白豆蔻等,治胃寒腹痛、呕吐;配合人参、干姜、饴糖等,治脾胃虚寒,脘腹冷痛;配合苍术、砂仁、草豆蔻等,治寒湿困中,腹痛吐泻。

花椒驱蛔杀虫,燥湿止痒,配合乌梅、干姜、黄柏、细辛等,治虫积腹痛;配合苦参、地肤子、黄柏等,治湿疹、妇人阴痒。

花椒散寒止嗽,纳气平喘,配合人参、茯苓、蛤蚧、白术等,治阳虚喘咳,腰痛足冷。

十、荜茇

【成分】 荜茇果实中含胡椒碱、棕榈酸、四氢胡椒酸、N-异丁基癸二烯(反2,反4)酰胺、哌啶、荜茇酰胺、荜茇宁酰胺及芝麻素。另外还含有挥发油及脂肪油。

【性味归经】 辛,热。无毒。归胃、大肠经。

【功效】 温中散寒,下气止痛。

【用法用量】 内服:煎汤,3～6g;或入丸、散。外用:研末搐鼻或纳蛀牙孔中。

【使用注意】 实热郁火。阴虚火旺者均应忌服。多服令人目昏,走泄真气,肠虚下重。

1. 单味药治难症

(1)治疗痢疾

药物:荜茇10g。

用法:取上药,用牛乳250ml同煎至半,空腹顿服。

临床应用:温中散寒,下气止痢。用于治疗痢疾之腹痛下利疗效良好。

(2)治疗痰饮恶心

药物:荜茇适量。

用法:取上药,研为细末装瓶备用。用时,取1～3g,用米汤调匀顿服。每天2～3次。

临床应用:温中散寒,和胃止哕。用于治疗痰饮恶心,哕气欲吐有一定疗效。

(3)治疗偏头痛

药物:荜茇适量。

用法:取上药,研为极细末装瓶备用,用时,患者口中含温水,用药吹鼻,左右交替。

临床应用:温中散寒,下气止痛。左痛吹右,右痛吹左,有近期疗效。

2. 配成方治大病

(1)治疗慢性胃炎(冷气疼痛)

方名:荜茇胃痛丸。

药物:荜茇、人参、广木香、高良姜、建曲、砂仁、香附、莪术各20g,白术、茯苓、广藿香各30g,当归15g。

用法:取上药,制成小水丸,每次5～8g,每日3次。

临床应用:温胃散寒,下气止痛。用于治疗慢性胃炎,证属冷气疼痛,脾胃虚寒者有较好的疗效。

(2)治疗慢性胃炎(腹中雷鸣)

方名:荜茇温胃丸。

药物:荜茇、厚朴、高良姜、人参、槟榔各20g,白术、茯苓各30g,沉香、桂心、胡椒各15g,干姜10g,炙甘草5g。

用法:取上药,制成小水丸,每次5～8g,每日3次。

临床应用:温中散寒,调和胃肠。用于治疗慢性胃炎见腹中雷鸣、疼痛者有良效。

(3)治疗脾虚作泻

方名:荜茇止泻煎。

药物:荜茇、吴茱萸各6g,胡椒5g,补骨脂、干姜、人参、肉豆蔻、诃子(煨)、炮附子、大枣各10g,白术、茯苓各15g。

用法:清水煎2次,混合后分3次服,每日1剂。

临床应用:温中散寒,健脾止泻。用于治疗脾虚作泻,见下利清谷,手足厥冷,鼻息气微,脉微欲绝等症者有较好的疗效。

(4)治疗下元虚惫,脾肾不足

方名:荜茇脾肾丸。

药物:荜茇、炮附子、补骨脂、巴戟天、山茱萸、石斛各 20g,肉豆蔻、广木香、炮姜、沉香、大枣各 15g,炙甘草 10g。

用法:取上药,制为小水丸,每次 5～8g,每日 3 次。

临床应用:温补脾肾,益火生土。用于治疗下元虚惫,脾肾不足,见脾胃冷感,不思饮食,腹痛缠绵,大便稀溏等症者疗效良好。

(5)治疗牙痛

方名:荜茇牙痛酊。

药物:荜茇 5g,高良姜 3g,川椒 25g,生川、草乌各 0.5g,洋金花 0.2g。

用法:取上药置瓶中,加入 75% 酒精 100ml,浸泡 1 周后加入樟脑 2g,密封备用。用时,可将干棉球蘸取药液适量,抹齿周围,并咬住棉球,吐出口中唾液。

临床应用:温中下气,散寒止痛。用于治疗各种牙痛均有一定的疗效。

(6)治疗跌打损伤

方名:荜茇跌打酒。

药物:荜茇、当归、辽细辛、制乳香、制没药、红花、桂枝、白芷各 15g,高良姜、三七、生地黄、赤芍、土鳖虫各 20g,川芎、骨碎补各 10g。

用法:取上药,浸泡在白酒 1500ml 中,1 周后可使用。可外搽,内服每次不超过 25g。

临床应用:温中散寒,活血化瘀。用于治疗跌打损伤、软组织伤、骨折均有较好的疗效。

3. 知药理、谈经验

(1)知药理

荜茇具有抗溃疡、抗心律失常、抗心肌缺血、抗缺氧的作用,能增加心肌营养性血流量,能降血脂、降血压,还有抗菌、抗病毒作用。

(2)谈经验

孟学曰:荜茇辛、热,长于温中散寒,降胃气,止呕呃等。主散寒止痛,破滞气,开郁结,下气除痰。治胃寒脘腹冷痛,呕吐、泄泻、呃逆、风虫牙痛,痛经,月经不调等症。

荜茇温中散寒,止痛,降胃气,止呃逆,配合干姜、厚朴、附子等,治胃寒脘腹冷痛,呕吐、泄泻、呃逆;配合干姜、白术、肉豆蔻等,治脾胃虚寒之腹痛冷泻。

荜茇辛散温通,配合当归、川芎、蒲黄、生地黄、白芍等,治妇人血气不和,疼痛不止,以及下血无时,月水不调。

荜茇散寒止痛,研末为丸,如麻子大,填塞于痛处,治风虫牙痛。

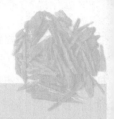

第八章

理气药

一、陈皮

【成分】 陈皮中含有川陈皮素、橙皮苷、新陈皮苷、橙皮素、二氢川陈皮素、对羟福林、黄酮化合物等。陈皮挥发油含量为 1.5%～2.0%，广陈皮挥发油含量为 1.2%～3.2%，其成分包括 α-侧柏烯，柠檬烯等。各种陈皮均含挥发油，且多含黄酮苷（如橙皮苷）等成分。

【性味归经】 苦、辛，温。无毒。归脾、肺经。

【功效】 理气健脾、燥湿化痰。

【用法用量】 内服：煎汤，3～10g；或入丸、散。

【使用注意】 阴虚燥咳及久嗽气虚者不宜服。

1. 单味药治难症

(1)治疗慢性气管炎

药物：橘皮(鲜)1～2个。

用法：取上药，放入带盖杯中，倒入开水，待 5～10 分钟后即可饮用。橘皮每天换 1 次。如有发热咳脓痰者，可配合使用抗生素。

临床应用：理气和胃，燥湿化痰。用于治疗慢性气管炎属湿痰蕴肺型有显著疗效。

(2)治疗酒食伤胃

药物：陈皮 70g。

用法：取上药，加水 600ml，煮取 200ml，去渣，顿服，每天 1 剂。

临床应用：理气和胃，健脾燥湿。用于治疗酒食伤胃，见胃脘痞塞胀闷，呕吐吞酸，或突然失声，声嘶不出等症者疗效较好。

(3)治疗急性乳腺炎

药物：陈皮 70g。

用法：取上药，清水煎 2 次，混合后早晚分服，每天 1 剂，15 天为 1 个疗程。

临床应用：理气燥湿，消肿散结。用于治疗急性乳腺炎有一定疗效。

(4)治疗大便秘结

药物：陈皮(不去白，酒浸)适量。

用法：取上药，清水煮至软，焙干为末，每次 3～5g，每天 3 次。

临床应用：理气和胃，润肠通便。用于治疗大便秘结疗效良好。

(5)治疗反胃吐食

药物：陈皮适量。

用法：取上药，用壁土炒香，研为细末，每次 3～6g。

临床应用：健脾燥湿，和胃止吐。用于治疗反胃吐食有较好的疗效。

(6)治疗食管炎

药物：陈皮(汤浸去瓤)50g。

用法：取上药，清水煎 2 次，混合后分 3 次温服，每日 1 剂，10 剂为 1 个疗程。

临床应用：理气和胃，健脾消食。用于治疗食管炎，见吞咽食物不顺畅，有阻塞感，胸骨后闷胀，痰涎多等症者有一定的疗效。

2. 配成方治大病

(1)治疗风寒感冒、咳嗽痰多

方名:陈皮祛寒燥湿汤。

药物:陈皮、苍术、茯苓各 15g,杏仁、桔梗、京半夏、生姜、厚朴各 10g,麻黄、炙甘草各 5g。

用法:清水煎 2 次,混合后分 3 次服,每日 1 剂。

临床应用:理气祛寒,燥湿化痰。用于治疗风寒感冒、咳嗽痰多有显著疗效。

(2)治疗慢性支气管炎

方名:陈皮慢支方。

药物:陈皮、茯苓、熟地黄、桑白皮各 15g,紫菀、款冬花、干姜、辽细辛、当归、杏仁、法半夏各 10g,五味子 6g,甘草 3g。

用法:清水煎 2 次,混合后分 3 次服,每日 1 剂。可加冰糖适量混合煎服。

临床应用:理气和胃,燥湿化痰。用于治疗慢性支气管炎,见咳嗽气促,胸闷痰多,自觉痰阻喉间,呼吸不利等症者有显著疗效。

(3)治疗小儿喘息性支气管炎

方名:陈皮理气平喘煎。

药物:陈皮 15g,制禹白附、胆南星、姜半夏、地龙、白僵蚕、紫苏子、桑白皮各 10g,炙甘草 3g,生姜 2 片。

用法:清水煎 2 次,混合后分 3 次服,每日 1 剂。可加冰糖适量混合煎服。

临床应用:燥湿化痰,理气平喘。用于治疗小儿喘息性支气管炎,见面色苍白,口唇青紫,咳嗽气促,呼吸不利等症者疗效较好。

(4)治疗头痛

方名:陈皮头痛煎。

药物:陈皮、法半夏、茯苓各 20g,竹茹 30g,川芎、枳实、黄芪、白芷各 15g,生姜 10g,炙甘草 3g。

用法:清水煎 2 次,混合后分 3 次服,每日 1 剂。

临床应用:理气和胃,祛风止痛。用于治疗头痛眩晕,恶心呕吐,不能活动转侧,证属痰浊中阻者有较好的疗效。

(5)治疗肾病综合征

方名:陈皮肾病综合征方。

药物:陈皮、太子参、茯苓、白术各 20g,黄芪、水蛭各 15g,泽泻、蝉蜕、猪苓、鸡内金各 10g。

用法:清水煎 2 次,混合后分 3 次服,每日 1 剂。

临床应用:理气和胃,健脾利湿。用于治疗肾病综合征,见水肿、低蛋白血症、高脂血症、大量蛋白尿等症者有较好的疗效。

(6)治疗尿潴留

方名:陈皮通尿饮。

药物:陈皮 20g,紫苏叶、枳壳、白术、茯苓各 15g,猪苓、泽泻、桂枝各 10g,白通草 5g,甘草 3g。

用法:清水煎 2 次,混合后分 3 次服,每日 1 剂,尿通后止服。一般一剂见效。

临床应用:理气和胃,利湿通尿。用于治疗一般尿潴留及产后尿潴留,症见小便癃闭,点滴全无者有令人满意的疗效。

(7)治疗脑囊虫病

方名:陈皮脑囊虫病方。

药物:陈皮、茯苓、法半夏各 20g,槟榔、雷丸、鹤草芽、生姜、南瓜子各 15g,胆南星、芜荑各 10g。

用法:清水煎 2 次,混合后分 3 次服,每日 1 剂。10 剂为 1 个疗程。

临床应用:利湿祛痰,通下驱虫,用于治疗脑囊虫病,症见全身长满肉疙瘩形同猪乳,阵发性癫痫,镜检可见绦虫者,有较佳疗效。

(8)治疗急性乳腺炎

方名:陈皮乳痈汤。

药物:陈皮、白芷、连翘、蒲公英、败酱草、皂角刺各 20g,金银花 30g,瓜蒌壳 25g,赤芍 15g,青皮 10g,甘草 5g。

用法:清水煎 2 次,混合后分 3 次服,每日 1 剂。另外,用鲜野菊花叶 150g,芒硝 50g,共捣烂如泥,外敷在患处,每日 1 次。

临床应用:理气和胃,解毒消痈。用于治疗急性乳腺炎(乳痈)有确切的疗效。

(9)治疗窦性心律失常

方名:陈皮调频汤。

药物:陈皮 20g,茯苓、赤芍、酸枣仁、全瓜蒌、丹参各 15g,法半夏、当归、柏子仁、远志、山楂各 10g,炙甘草 5g。

用法:清水煎 2 次,混合后分 3 次服,每日 1 剂。10 剂为 1 个疗程。

临床应用:理气燥湿,养心安神。用于治疗窦性心律失常,见心悸不宁,胸闷不畅,心烦意乱,疲乏气短等症者有显著疗效。

(10)治疗顽固性呃逆

方名:陈皮降逆汤。

药物:陈皮 20g,生龙骨、生牡蛎、铁磁石、代赭石各 30g,旋覆花、木香、人参、生姜、大枣各 10g,沉香 5g,炙甘草 3g。

用法:清水煎 2 次,混合后分 3 次服,每日 1 剂。病止药停。

临床应用:理气和胃,下气降逆。用于治疗顽固性呃逆,见呃逆连声,呃声洪亮,远近皆闻,呈阵发性,缠绵不愈等症者有良效。

(11)治疗肠道易激综合征

方名:陈皮理气健脾汤。

药物:陈皮、党参、广藿香、建曲各 20g,白术、茯苓各 15g,广木香、砂仁、防风、法半夏、莪术各 10g,炙甘草 5g。

用法:清水煎 2 次,混合后分 3 次服,每日 1 剂。5 剂为 1 个疗程。

临床应用:理气和胃,益气健脾。用于治疗肠道易激综合征,见下腹部疼痛,进食后出现排便异常,腹泻、粪量少等症者有良效。

(12)治疗原发性脾曲综合征

方名:陈皮理气止痛汤。

药物:陈皮、延胡索、枳壳各 15g,乌药、广木香、香附、砂仁、郁金、厚朴各 10g,炙甘草 3g。

用法:清水煎 2 次,混合后分 3 次服,每日 1 剂。

临床应用:燥湿健脾,理气止痛。用于治疗原发性脾曲综合征,见左上腹疼痛,压痛明显,食欲不振,大便不爽等症者疗效较好。

(13)治疗妊娠呕吐

方名:陈皮恶阻汤。

药物:陈皮、白术、茯苓、广藿香、紫苏叶、大腹皮各 15g,砂仁、大枣、竹茹各 10g,党参、灶心土(伏龙肝)各 20g,炙甘草 5g,生姜 3 片。

用法:取灶心土,清水煎 1 小时,将煎液与上药共同煎煮 2 次,混合后分 3 次服,每日 1 剂。

临床应用:理气和胃,健脾止吐。用于治疗妊娠呕吐(恶阻),见妊娠早期,身倦乏力,食纳不佳,恶心呕吐等症者有较佳疗效。

(14)治疗断奶回乳

方名:陈皮回乳饮。

药物:陈皮 30g,炒麦芽 50g,炙甘草 5g。

用法:取上药,清水煎 2 次,混合后分 3 次服,乳回止后服。

临床应用:理气和胃,燥湿回乳,用于断奶回乳有令人满意的疗效。

(15)治疗胃下垂

方名:陈皮举胃煎。

药物:陈皮 20g,柴胡、苍术、白芍、枳壳各 15g,厚朴、法半夏、黄芩各 10g,制大黄、炙甘草各 5g。

用法:清水煎 2 次,混合后分 3 次服,每日 1 剂,10 剂为 1 个疗程。

临床应用:理气健脾,燥湿举胃。用于治疗胃下垂,见体形瘦长,上腹饱胀,食纳不佳,大便秘结等症者有较好的疗效。

(16)治疗口疮

方名:陈皮口疮饮。

药物:陈皮、滑石各 20g,广藿香梗、茯苓皮、生地黄各 15g,猪苓、厚朴、白豆蔻、淡竹叶、知母各 10g,白通草、甘草各 5g。

用法:清水煎 2 次,混合后分 3 次服,每日 1 剂。

临床应用:理气和胃,燥湿敛疮。用于治疗口疮,见口唇鲜赤,口颊两侧多个溃疡面,口渴口干,小便色赤等症者有一定的疗效。

3. 知药理、谈经验

(1)知药理

陈皮祛痰平喘、抗炎、抗过敏、抗菌、抗病毒。具有抑制肠管平滑肌作用,有抗胃溃疡作用,还有降低血压,减慢心律作用。

(2)谈经验

孟学曰:陈皮苦辛温,长于理气燥湿,为治痰理咳之要药。主脾不能消谷,气冲胸中,泄痢吐逆等。治脾胃气滞、胸痹、痰湿、寒痰咳嗽、乳痈初起。

陈皮健脾和中,行气止痛,配合党参、白术、茯苓、高良姜、木香等,治脘腹痛,食欲不振;配合竹茹、生姜、半夏、大枣等,治呕吐、呃逆。配合枳实、瓜蒌子、薤白、桂枝、檀香等,治胸痹,胸中气塞、短气。

陈皮燥湿祛痰,配合茯苓、半夏、干姜、辽细辛、五味子等,治寒痰咳喘。

陈皮散结消痈,配合蒲公英、金银花、连翘、栀子、皂角刺等,治乳痈初起。

二、青　皮

【成分】　青皮含挥发油等,成分与陈皮相似(参见陈皮),但所含成分的量不同,如对羟福林的含量比陈皮高。另外,用氨基酸自动分析仪测出青皮注射中含有天冬氨酸、谷氨酸、脯氨酸等13种氨基酸。

【性味归经】　苦、辛,温。无毒。归肝、胆、胃经。

【功效】　疏肝理气,消积化滞,散结消痰。

【用法用量】　内服:煎汤,3～10g;或入丸、散。醋灸疏肝止痛力增强。

【使用注意】　气虚者慎服。

1. 单味药治难症

(1)治疗呃逆

药物:青皮适量。

用法:取上药,焙焦,研为细末,每次5～

8g,每日3次。

临床应用:疏肝消积,理气降逆。用于治疗肝气犯胃,胃气上逆之呃逆有显著疗效。

(2)治疗疟疾寒热

药物:青皮50g。

用法:取上药,炒焦,研为细末,每次5～8g,发作前温酒服下,临时再服。

临床应用:疏肝理气,和解止疟。用于治疗疟疾之寒热往来有一定疗效。

(3)治疗乳房肿块

药物:青皮50g。

用法:取上药,清水煎2次,混合后分3次服,每天1剂,10天为1个疗程。

临床应用:疏肝理气,消痰散结。用于治疗乳房肿块,症见乳房内肿块或大或小,经久不散,多因忧郁久积而起者有较好的疗效。

2. 配成方治大病

(1)治疗胁肋刺痛

方名:青皮疏肝散。

药物:青皮、陈皮、当归、川芎、钩藤、延胡索、白芥子、紫苏子各30g,白芍40g,龙胆草50g。

用法:取上药,共研细为末,装瓶备用。用时,每次3～8g,姜开水送服,每日3次。

临床应用:疏肝理气,活血止痛。用于治疗胁肋刺痛有确切的疗效。

(2)治疗胃痛

方名:青皮胃痛散。

药物:青皮50g,柴胡、白芍、白术、茯苓、佛手、高良姜、香附、延胡索各30g,当归20g。

用法:取上药,共研为细末备用。用时,每次3～8g,每日3次。

临床应用:疏肝理气,活血止痛。用于治疗胃痛有一定疗效。

(3)治疗急性乳腺炎

方名:青皮乳痈汤。

药物:青皮、全瓜蒌、牛蒡子、蒲公英各20g,白芷15g,制乳香、制没药、栀子各10g,甘草5g,当归15g。

用法:清水煎 2 次,混合后分 3 次服,每日 1 剂。另外,用芒硝 100g,兑开水每次 500ml 热敷患处,分成 2 次,每日 1 剂。

临床应用:疏肝理气,消痈散结。用于治疗急性乳腺炎之红肿热痛有较好的疗效。

(4)治疗肝胆结石

方名:青皮胆石汤。

药物:青皮、茵陈、郁金、威灵仙、金钱草、鸡内金各 20g,大黄、王不留行各 10g,香附 15g,甘草 3g。

用法:清水煎 2 次,混合分 3 次服,每日 1 剂。

临床应用:疏肝理气,利胆排石。用于治疗胆结石、肝内胆管结石属于泥砂型或结石较小者有一定疗效。

(5)治疗食滞饱胀

方名:青皮消胀汤。

药物:青皮、建曲、广藿香各 20g,麦芽、山楂、莪术各 15g,广木香、砂仁、草果(去壳)各 10g,甘草 3g。

用法:清水煎 2 次,混合后分 3 次服,每日 1 剂。

临床应用:疏肝理气,消积化滞。用于治疗食滞饱胀,见因饮食所伤,上腹饱胀,不饥不食,胸闷不舒,大便不调等症者有良效。

(6)治疗疝气疼痛

方名:青皮治疝饮。

药物:青皮、橘核、荔枝核各 20g,川楝子、胡芦巴各 15g,广木香、小茴香、当归、川芎各 10g,甘草 3g。

用法:清水煎 2 次,混合后分 3 次服,每日 1 剂。

临床应用:疏肝理气,散结止痛。用于治疗疝气疼痛,症见腹股沟直疝或斜疝有包块,胀满疼痛较轻者,有一定疗效。

3. 知药理、谈经验

(1)知药理

青皮祛痰、平喘、利胆、升压,有显著的解痉作用,有抑制平滑肌收缩作用。

(2)谈经验

孟学曰:青皮苦辛温,长于理气滞,破积结,为削坚积之药。主入肝经,苦泄下行,辛散温通,能疏肝理气,散结止痛等。治胸胁胀痛,乳房肿痛,气滞脘腹疼痛,疝气疼痛,食积腹痛,癥瘕积聚,久疟痞块等症。

青皮疏肝理气,散结止痛,配合当归、龙胆草、柴胡、枳壳等,治胸胁胀痛;配合乌药、小茴香、当归、川芎等,治疝气疼痛;配合金银花、蒲公英、瓜蒌皮、白芷等,治乳痈肿痛;配合木香、枳实、延胡索、桂枝、陈皮等,治气滞脘腹疼痛;配合山楂、神曲、木香、枳实、槟榔等,治食积腹痛。

青皮辛散温通,破气散结,配合丹参、当归、三棱、莪术、川芎等,治癥瘕积聚。

三、枳 实

【成分】 枳实含橙皮苷、新橙皮苷、柚皮苷、忍冬苷、野漆树苷、N-甲基酪胺、川陈皮素、蜜柑黄酮、辛弗林、去甲肾上腺素、色胺诺林、色胺、酪胺等。另外,还含脂肪、蛋白质、碳水化合物、胡萝卜素、核黄素、钙、磷、铁等多种物质。

【性味归经】 苦、辛,微寒。无毒。归脾、胃,大肠经。

【功效】 破气消积,化痰除痞,消食宽肠。

【用法用量】 内服:煎汤,3～10g,大量可用至 30g。或入丸、散。炒用性较平和。外用:研末调涂,煎水外洗热熏或炒热熨。

【使用注意】 脾胃虚弱及孕妇慎服。

1. 单味药治难症

(1)治疗胃下垂

药物:川枳实适量。

用法:取上药,洗净,加 2 倍量的清水,浸泡 24 小时,待发胀变软取出,剪为细块,再放原液中煮沸 1.5 小时,过滤,滤渣加水再煎,共煎 3 次,最后将滤渣挤压弃去;合并 3 次滤液,微火浓缩,每次口服 20～30ml,每日 3 次,饭前半小时服。30 天为 1 个疗程。

临床应用:消痰除痞,宽肠举胃。用于治疗胃下垂有较好的疗效。

(2)治疗冠心病

药物:枳实适量。

用法:取上药,用麦麸焙炒,研为细末,每次 5～8g,米汤送服,生姜汤也可,每日 2～3 次。

临床应用:破气消积,化痰止痛。用于治冠心病之心绞痛有一定疗效。

(3)治疗大便不通

药物:枳实 30g。

用法:取上药,清水煎 1 小时,顿服。不通再煎再服。

临床应用:破气消积,宽肠通便。用于治疗大便不通有显著疗效。

(4)治疗子宫脱垂

药物:枳实(枳壳也可)200g。

用法:取上药,清水煎 1 小时,乘温热熏洗患处后,躺床上休息 1 小时,连用 5 天。

临床应用:化痰除痞,宽肠升宫。用于治子宫脱垂疗效较佳。

(5)治疗脱肛

药物:枳实(取大者)1 枚。

用法:取上药,用蜂蜜磨汁涂擦患处。

临床应用:化痰消积,宽肠升举。用于治疗脱肛有一定疗效。

(6)治疗小儿头疮

药物:枳实适量。

用法:取上药,烧灰调猪脂涂擦患处。

临床应用:化痰除湿,解毒敛疮。用于治疗小儿头疮疗效较好。

2. 配成方治大病

(1)治疗慢性胃炎

方名:枳实胃痛散。

药物:枳实、延胡索、白芍、建曲各 30g,蒲公英、黄芪各 50g,佛手、陈皮、白芷各 20g,甘草 10g。

用法:取上药,共研为细末,装瓶备用,用时,每次 5～8g,每日 3 次。

临床应用:理气消积,化痰除痞。用于治疗慢性胃炎,见上腹部疼痛不适,消化不良,恶心腹胀及嗳气等症者有较好的疗效。

(2)治疗胃及十二指肠溃疡

方名:枳实胃溃疡汤。

药物:枳实、白芍各 15g,黄芪 20g,延胡索、桂枝、三七、佛手、乌贼骨、浙贝母、白及各 10g,炙甘草 5g。

用法:清水煎 2 次,混合后分 3 次服,每日 1 剂。

临床应用:理气消积,健脾和胃。用于治疗胃及十二指肠溃疡有显著疗效。

(3)治疗反流性食管炎

方名:枳实降气汤。

药物:枳实、白芍、白术、茯苓各 15g,代赭石、党参各 20g,陈皮、法半夏、大枣、旋覆花、生姜各 10g,炙甘草 3g。

用法:清水煎 2 次,混合后分 3 次服,每日 1 剂。

临床应用:理气和胃,化痰降气。用于治疗反流性食管炎,见胸骨后不适,反酸、胃胀、恶心多涎,食欲不佳等症者疗效较好。

(4)治疗胃下垂

方名:枳实举胃汤。

药物:枳实、白术、茯苓、当归、升麻各 15g,黄芪 20g,陈皮、大枣、生姜各 10g,炙甘草 5g。

用法:清水煎 2 次,混合后分 3 次服,每日 1 剂。10 剂为 1 个疗程。

临床应用:理气消积,宽肠举胃。用于治疗胃下垂,见上腹饱胀,恶心嗳气,乏力纳差,心悸气短等症者有较好的疗效。

(5)治疗食滞肠胃

方名:枳实化滞汤。

药物:枳实、建曲、广藿香各 20g,麦芽、山楂、莱菔子各 15g,厚朴、陈皮、砂仁、广木香、莪术各 10g,甘草 3g。

用法:清水煎 2 次,混合后分 3 次服,每日 1 剂。

临床应用:破气消积,化痰消食。用于治疗食滞肠胃,见胸腹胀满,嗳腐吞酸,不饥不食,矢气连连等症者有较好的疗效。

(6)治疗口疮便秘

方名:枳实通下方。

药物:枳实 20g,芒硝(冲服)、生地黄、麦冬、玄参各 15g,大黄、桔梗、陈皮、厚朴各 10g,甘草 3g。

用法:清水煎 2 次,混合后分 3 次服,每日 1 剂,便通后停服。

临床应用:破气消积,引火下行。用于治疗口疮便秘,见湿热滞肠胃,大便秘结,口舌生疮,牙龈肿痛,小便短赤等症者有良效。

(7)治疗痢疾

方名:枳实痢疾方。

药物:枳实、葛根各 20g,黄柏、地榆、白芍、黄芩各 15g,黄连、陈皮、广木香各 10g,甘草 5g。

用法:清水煎 2 次,混合后分 3 次服,每日 1 剂。

临床应用:理气燥湿,解毒止痢。用于治疗痢疾,见痢疾或赤或白,腹痛腹泻,里急后重,食纳不佳等症者有较好的疗效。

(8)治疗冠心病

方名:枳实胸痹方。

药物:枳实 20g,全瓜蒌、薤白、丹参各 15g,法半夏、厚朴、红花、桂枝、檀香、砂仁、香附各 10g。

用法:清水煎 2 次,混合后分 3 次服,每日 1 剂。

临床应用:理气化瘀,活血止痛。用于治疗冠心病,症见胸骨后疼痛,多为短暂针刺样疼痛伴心烦心悸等症者有一定疗效。

(9)治疗子宫脱垂

方名:枳实升宫丸。

药物:枳实、乌梅、升麻、大枣、陈皮、白术各 100g,黄芪、党参各 150g,柴胡、当归各

50g,炙甘草 15g。

用法:取上药,炼蜜为丸,每丸重 20g,每次 1 丸,每日 3 次,1 个月为 1 个疗程。

临床应用:理气和胃,益气升宫。用于治疗子宫脱垂有一定疗效。如疗效差者,可每天用枳壳 150g,益母草 100g 煎水熏洗患处。

(10)治疗腹部手术后腹胀

方名:枳实排气汤。

药物:枳实、建曲、广藿香各 20g,苍术 15g,厚朴、陈皮、砂仁、莪术、广木香各 10g,甘草 3g。

用法:清水煎 2 次,混合后分 3 次服,每日 1 剂。

临床应用:破气消积,化痰排气。用于治疗腹部手术后出现腹胀不适或伤口有粘连等情况,有显著疗效。

(11)治疗心源性水肿

方名:枳实消水汤。

药物:枳实 30g,白术、茯苓各 20g,商陆、车前子各 15g,猪苓、桂枝、泽泻各 10g。

用法:清水煎 2 次,混合后分 3 次服,每日 1 剂。应低盐。

临床应用:理气消积,化气行水。用于治疗心源性水肿,见双下肢水肿,按之凹陷不起,食纳不佳,心悸怔忡等症者疗效较好。

(12)治疗肝脾肿大

方名:枳实化癥汤。

药物:枳实 30g,白术 20g,生地黄、赤芍、莪术各 15g,三棱、三七、当归、川芎各 10g,甘草 3g。

用法:清水煎 2 次,混合后分 3 次服,每日 1 剂。

临床应用:破气消积,化痰除癥。用于治疗肝脾肿大,见面色憔悴,腹部或左或右或两侧有包块,食欲不振等症者有一定疗效。

3. 知药理、谈经验

(1)知药理

枳实镇静镇痛,具有抗胃溃疡、抗过敏、升血压、利尿、抗变态反应作用。

（2）谈经验

孟学曰：枳实苦辛微寒，为血中之气药，长于破气除痞，消积导滞而治胃肠积滞诸证。主入脾胃大肠经，除胸肋痰癖，破结实、消胀满、安胃气、止泄泻、明目。治脘腹胀满疼痛，胃肠饮食积滞，胸痹结胸，产后腹痛，子宫脱垂、脱肛等症。

枳实消积导滞，配合大黄、芒硝、厚朴等，治实热积滞，脘腹胀满疼痛；配合大黄、黄芩、黄连、黄柏、木香等，治湿热泻痢，里急后重；配合白术、半夏、干姜、木香等，治脾胃寒湿，脘腹冷痛；配合麦芽、山楂、神曲、白术、木香等，治饮食积滞，胸脘闷满腹痛；配合黄芪、党参、柴胡、升麻、白术等，治胃下垂、脱肛、子宫脱垂。

四、木 香

【成分】 云木香根中含挥发油 0.3%～3%，成分有单紫杉烯、α-紫罗兰酮、β-芹子烯、木香酸、木香醇、α-木香烃、β-木香烃、木香内酯、莰烯、水芹烯、脱氢木香内酯。内脂类成分有 12-甲氧基二氢去氢木香内酯，异去氢木香内酯等；有机酸成分有棕榈酸、天台乌药酸；其他还有甘氨酸、瓜氨酸等 20 种氨基酸及胆胺等成分。

【性味归经】 辛、苦、温。无毒。归脾、胃、大肠、胆、三焦经。

【功效】 行气止痛，健脾消食，温中和胃。

【用法用量】 内服：煎汤，3～10g；磨汁或入丸、散。外用：研末调敷或磨汁涂。生用行气力强，煨用行气力缓而多用于止泻。

【使用注意】 阴虚津液不足者慎服；诸病有热，脏腑燥热，胃气虚弱者禁用；量小为妥，不可多用久用。

1. 单味药治难症

（1）治疗一切气痛

药物：云木香适量（广木香也可）。

用法：取上药，用温开水磨浓汁，入热酒调服。

临床应用：温中和胃，行气止痛。用于治疗一切气痛有较好的疗效。

（2）治疗食积不化

药物：云木香 20g。

用法：取上药，清水煎 1 小时，分 2 次温服。

临床应用：温中和胃，健脾消食。用于治疗因脾胃虚弱，寒凝气滞，致食积不化等症者有显著疗效。

（3）治疗虫蛇咬伤

药物：云木香 30g。

用法：取上药，清水煎 1 次，分 2 次服，煎第 2 次乘温熏洗患处，每天 1 剂。

临床应用：抗菌消炎，行气止痛。用于治疗虫蛇咬伤有一定疗效。

2. 配成方治大病

（1）治疗慢性浅表性胃炎

方名：木香和胃汤。

药物：云木香、法半夏、陈皮、香附、黄连各 10g，柴胡、枳壳、白芍、瓜蒌仁各 15g，甘草 3g。

用法：清水煎 2 次，混合后分 3 次服，每日 1 剂。

临床应用：行气和胃，健脾止痛。用于慢性浅表性胃炎，见上腹部疼痛不适，消化不良，恶心腹胀，嗳气纳差等症者有显著疗效。

（2）治疗慢性萎缩性胃炎

方名：木香健脾汤。

药物：木香、陈皮、佛手、白芷各 10g，黄芪、太子参、蒲公英各 20g，白芍、建曲、山药、白术各 15g，炙甘草 5g。

用法：清水煎 2 次，混合后分 3 次服，每日 1 剂，15 剂为 1 个疗程。

临床应用：行气止痛，和胃健脾。用于治疗慢性萎缩性胃炎有一定疗效。

（3）治疗肠道易激综合征

方名：木香调和汤。

药物:广木香、砂仁、延胡索、防风各10g,党参20g,柴胡、枳壳、白芍、白术、茯苓各15g,干姜8g,炙甘草5g。

用法:清水煎2次,混合后分3次服,每日1剂,10剂为1个疗程。

临床应用:健脾温中,行气止痛。用于治疗肠道易激综合征,见下腹部疼痛,进食后出现排便异常、腹泻、粪量少等症者有良效。

(4)治疗细菌性痢疾

方名:木香痢疾煎。

药物:广木香、黄连、当归各10g,葛根20g,白芍、黄芩、黄柏、苦参、槟榔各15g,甘草5g。

用法:清水煎2次,混合后分3次服,每日1剂。

临床应用:行气止痛,燥湿止痢。用于治疗细菌性痢疾,见下腹疼痛,腹泻便脓血或黏冻便,里急后重等症者有较好的疗效。

(5)治疗急性腹泻

方名:木香止泻饮。

药物:云木香、厚朴、陈皮、泽泻、猪苓各10g,苦参20g,苍术、白术、茯苓、广藿香各15g,白通草5g。

用法:清水煎2次,混合后分3次服,每日1剂。

临床应用:行气止痛,燥湿止泻。用于治疗急性腹泻,见腹痛腹泻,恶心呕吐,不思饮食,口渴引饮等症者有显著疗效。

(6)治疗消化性溃疡

方名:木香胃溃疡汤。

药物:广木香、砂仁、乌药、乌贼骨、浙贝母、佛手、大枣各10g,黄芪20g,丹参、白芍、百合各15g,炙甘草5g。

用法:清水煎2次,混合后分3次服,每日1剂,15剂为1个疗程。

临床应用:温中和胃,健脾止痛。用于治疗消化性溃疡,症见有节律性、周期性的慢性上腹部疼痛,多在进食后发生者疗效较好。

(7)治疗口腔溃疡

方名:木香口疮方。

药物:广木香、陈皮、砂仁各10g,党参20g,白术、茯苓、玄参、麦冬、生地黄各15g,甘草5g。

用法:清水煎2次,混合后分3次服,每日1剂。

临床应用:益气和胃,收敛口疮。用于治疗口疮,见口腔溃烂,口淡多涎,周身乏力,食纳不佳等症者有较好的疗效。

(8)治疗胆石症

方名:木香胆石汤。

药物:木香、大黄各10g,茵陈、金钱草各20g,枳实、郁金、威灵仙、赤芍、柴胡各15g,甘草3g。

用法:清水煎2次,混合后分3次服,每日1剂。

临床应用:行气止痛,温中化石。用于治疗胆石症,症见发作性胆绞痛,消化不良,有时并发黄疸或感染者有显著疗效。

(9)治疗神经官能症

方名:木香调气煎。

药物:木香、川芎、郁金、香附、当归各10g,柴胡、白芍、白术、茯苓、合欢皮、夜交藤各15g,炙甘草3g。

用法:清水煎2次,混合后分3次服,每日1剂,10剂为1个疗程。

临床应用:理气健脾,和胃解郁。用于治疗神经官能症,见精神疲乏,头昏头胀,容易烦恼和易激惹等症者有显著疗效。

(10)治疗甲状腺炎

方名:木香消瘿汤。

药物:广木香、香附、川芎各10g,柴胡、枳实、赤芍、黄药子、牡丹皮、栀子、郁金各15g,蒲公英、夏枯草各20g,昆布25g。

用法:清水煎2次,混合后分3次服,每日1剂。

临床应用:调和肝脾,行气消瘿。用于治疗甲状腺炎,见甲状腺肿大,常与精神改变有关,胁痛腹胀,胸闷纳呆等症者疗效卓著。

（11）治疗疝气

方名：木香疝气饮。

药物：广木香、青皮、马蔺花、香附各10g，橘核、川楝子、荔枝核、小茴香各15g，吴茱萸5g，甘草3g。

用法：清水煎2次，混合后分3次服，每日1剂。

临床应用：温中散寒，行气止痛。用于治疗疝气，见腹股沟或左或右包块肿胀疼痛，仰卧消失，经常反复发作等症者有一定疗效。

（12）治疗跌打损伤

方名：木香跌打散。

药物：广木香30g，降香、沉香、当归、三七、白芷、土鳖虫、赤芍、红花、延胡索、川芎、生地黄各20g，甘草10g。

用法：取上药，共研为细末装瓶备用。用时，每次5～8g，每日3次，能饮酒者可用热酒送服。

临床应用：行气健脾，活血止痛。用于治疗跌打损伤，软组织伤，骨折等症有良效。

3. 知药理、谈经验

（1）知药理

木香能使肠平滑肌兴奋，肠蠕动和肠肌张力明显增强，有升高血压作用，有抗菌作用等。

（2）谈经验

孟学曰：木香辛苦温，长于行中焦脾胃及下焦大肠之气滞，为行气止痛，治疗脾胃和大肠气滞之要药。主下气宽中，疏理肝胆，宣通三焦气滞等。治脾胃大肠气滞，气滞血瘀之胸痹等症。

木香通行三焦气分，善行脾胃气滞，治脘腹胀痛实证，配合干姜、枳实、白术、青皮等，治寒凝气滞，脘腹胀痛；配合山楂、神曲、三棱、莪术等，治食积不化，脘腹胀满刺痛；配合砂仁、党参、白术、陈皮等，治脾胃气虚气滞，纳食不佳；配合黄芩、黄连、大黄、当归、白芍等，治冷热不和，下痢赤白。

木香行气健脾，疏理肝胆，配合大黄、茵陈、郁金、柴胡等，治黄疸胁痛；配合赤芍、姜黄、桂心、丁香等，治气滞血瘀之胸痹。

五、香 附

【成分】 本品含挥发油，油中含香附烯、β-芹子烯、α-香附酮、β-香附酮、广藿香酮、香附醇酮、香附奥酮、香附醇、异香附醇、柠檬烯、樟烯等，根茎中还含有生物碱、强心苷、树脂、葡萄糖、果糖、淀粉等。

【性味归经】 辛，微苦、微甘，平。无毒。归肝、脾、三焦经。

【功效】 理气解郁，止痛调经，宽中消肿。

【用法用量】 内服：煎汤，6～12g；或入丸、散。外用：研末撒，调敷或饼热熨。醋炙止痛力增强。

【使用注意】 凡气虚无滞，阴虚血热者忌服；独用、多用、久用耗气损血。

1. 单味药治难症

（1）治疗尿路结石

药物：生香附（鲜品）80～100g（干品酌减）。

用法：取上药，清水煎至适量，每天不拘时口服，30天为1个疗程。

临床应用：理气宽中，解郁化石。用于治疗尿路结石有一定疗效。

（2）治疗腰痛（肾结石、肌大性腰椎炎所致）

药物：生香附适量。

用法：取上药，焙焦，研为细末，装瓶备用。用时，每次4g，每日3次。不宜水煎，以免影响疗效。

临床应用：调气解郁，止痛化石。用于治疗肾结石、肥大性腰椎炎所致的腰痛属于实证、寒证者有显著疗效。

（3）治疗急性膀胱炎

药物：香附30g。

用法：取上药，加水300ml，煎至200ml，每剂煎 2 次,将两次煎汁兑匀,顿服,每天再如上法煎服 2 剂。服药期间要多饮水,以保证白天每 2～3 小时排尿 1 次。使用本方一般不超过 3 天,服药 3 天效果不佳则应改换他法。有效病例停药 2 周后,应做尿液细菌培养以了解有无复发。复发者重复使用本方仍有效。

临床应用:理气解郁,行气通淋。用于治疗急性膀胱炎疗效令人满意。

(4)治疗丹毒

药物:香附 30g。

用法:取上药,焙焦,研为细末,装瓶备用,用时,每次 10～15g,黄酒送服,不饮酒者以温开水送服。每天 1 次,服后盖上被子取微汗效果更好,轻者 1 剂即愈。

临床应用:理气消散,抗菌解毒。用于治疗丹毒有一定疗效。

(5)治疗丝虫病

药物:鲜香附 30～60g。

用法:取上药,清水煎 2 次,混合后早晚空腹分服。

临床应用:行气活血,宽中杀虫。用于治疗丝虫病疗效良好。对发热、急性淋巴腺炎和淋巴管炎有控制作用。

(6)治疗月经不调

药物:香附 500g。

用法:取上药,分作 4 份。1 份用盐水浸 7 天,1 份用米醋浸 7 天,1 份用小便浸 7 天,1 份用酒浸 7 天。各焙干,共研为细末,醋糊为丸,装瓶备用,用时,每次 5～8g,饭前用温酒送服,每天 2～3 次。

临床应用:疏肝解郁,理气调经。用于治疗妇女肝郁气滞、情志抑郁、胸闷不舒,月经不调等症有较好的疗效。

(7)治疗先兆流产

药物:香附适量。

用法:取上药,研为细末,备用。每次 9g,每天 2～3 次,用温开水送服。

临床应用:疏肝解郁,行气安胎。用于治疗先兆流产症见胎漏腹痛者有较好的疗效。

(8)治疗网状淋巴管炎

药物:香附 30g。

用法:取上药,焙焦,研为细末,贮瓶备用。用时,每次 6g,用温黄酒送服,以微醉为度。不善饮酒者,用温开水送服亦可。每天 1 次,饭前饭后服均可,服后盖被取汗更佳。一般轻者 1 次即愈,重者 1～3 次而愈。若愈后隔天复发,仍照上法治疗。反复治疗数次后可不复发。

临床应用:理气消散,解毒消炎。用于治疗网状淋巴管炎有令人满意的疗效。

(9)治疗下血不止或成五色崩漏

药物:香附适量。

用法:取上药,略炒,研为细末,贮瓶备用。用时,每次 5～8g,清米饮调服,每天 3 次。

临床应用:疏肝理气,解郁止血。用于治疗下血不止或成五色崩漏者疗效良好。

(10)治疗耳朵暴卒聋闭

药物:香附适量。

用法:取上药,瓦上焙炒,研为细末,每次 5～8g,萝卜子煎汤送服,早晚各服 1 次。

临床应用:疏肝解郁,理气通窍。用于治疗耳朵暴卒聋闭有令人满意的疗效。

(11)治疗扁平疣

药物:鲜香附 20 粒。

用法:取上药,洗净、砸碎、焙干,研为细末,加入鸡蛋或鸭蛋 1 个,混搅均匀,再加少许油盐煎炒服之,一般隔天或 2～4 天服 1 次,5～8 次为 1 个疗程,儿童用量酌减,孕妇忌服。

临床应用:理气解郁,解毒祛疣。用于治疗扁平疣有较佳的疗效。

(12)治疗吐血

药物:香附适量。

用法:取上药,研为细末,每次用 5～8g 调童尿适量服,血止停服。

临床应用:疏肝解郁,理气止血。治疗吐

血有一定疗效。

2. 配成方治大病

(1)治疗慢性胃炎

方名:香附健脾养胃汤。

药物:香附、枳壳、建曲各 15g,黄芪、蒲公英、白芍各 15g,陈皮、白芷、生姜、佛手、大枣各 10g,炙甘草 5g。

用法:清水煎 2 次,混合后分 3 次服,每日 1 剂,10 剂为 1 个疗程。

临床应用:理气解郁,健脾养胃。用于治疗慢性胃炎,见上腹部疼痛不适,消化不良、恶心腹胀,消瘦,体倦乏力等症者有良效。

(2)治疗胃及十二指肠溃疡

方名:香附理气养胃汤。

药物:香附、白芍、丹参、瓜蒌仁各 15g,煅牡蛎 20g,柴胡、五灵脂、紫苏梗、法半夏、黄连、佛手各 10g,甘草 3g。

用法:清水煎 2 次,混合后分 3 次服,每日 1 剂。

临床应用:疏肝解郁,理气养胃,用于治疗胃及十二指肠溃疡有较好的疗效。

(3)治疗胆囊炎

方名:香附利胆汤。

药物:香附、赤芍、枳实、茵陈各 15g,金钱草 20g,柴胡、郁金、延胡索、大黄、青皮各 10g,甘草 3g。

用法:清水煎 2 次,混合后分 3 次服,每日 1 剂。10 剂为 1 个疗程。

临床应用:疏肝解郁,理气利胆。用于治疗胆囊炎,见反复发作的右上腹疼痛、腹胀、嗳气、食欲不振等症者有较好的疗效。

(4)治疗痛经

方名:香附痛经汤。

药物:香附、生地黄、益母草、赤芍各 15g,当归、川芎、延胡索、木香、五灵脂、蒲黄、乌药、泽兰 10g。

用法:清水煎 2 次,混合后分 3 次服,每日 1 剂。

临床应用:理气解郁,调经止痛。用于治疗痛经,见下腹部阵发性绞痛,有时放射至阴道、肛门,伴畏寒、尿频等症者有显著疗效。

(5)治疗不孕

方名:香附理气助孕汤。

药物:香附、白芍、白术、茯苓、路路通、益母草各 15g,柴胡、当归、延胡索、王不留行、川芎各 10g,甘草 3g。

用法:清水煎 2 次,混合后分 3 次服,每日 1 剂。

临床应用:疏肝解郁,顺气助孕。用于治疗气郁不孕,见月经不调,胸胁胀满,小腹胀痛,嗳气、恶心,食纳不佳等症者有良效。

(6)治疗妊娠呕吐

方名:香附安胎饮。

药物:香附、紫苏叶、白术、茯苓、竹茹各 15g,黄芩、黄连、陈皮、大腹皮、大枣、生姜各 10g,炙甘草 3g。

用法:清水煎 2 次,混合后分 3 次服,每日 1 剂。

临床应用:理气解郁,和胃安胎。用于治疗妊娠呕吐,见妊娠早期胸闷不舒,恶心呕吐,食纳不佳,精神不振等症者有较好的疗效。

(7)治疗乳腺增生

方名:香附乳癖汤。

药物:香附、柴胡、赤芍、橘核、玄参、瓜蒌壳、夏枯草各 15g,生牡蛎 20g,枳壳、浙贝母、郁金、甘草各 3g。

用法:清水煎 2 次,混合后分 3 次服,每日 1 剂。10 剂为 1 个疗程。

临床应用:疏肝解郁,理气消癖。用于治疗乳腺增生,症见两侧乳房有大小不等的结节或肿块,质软或韧实、无粘连者有良效。

(8)治疗男性乳房发育

方名:香附散结汤。

药物:香附、橘核各 20g,白芍、茯苓、川贝母、柴胡、郁金各 15g,陈皮、法半夏、胆南星各 10g,炒麦芽 30g,甘草 5g。

用法:清水煎 2 次,混合后分 3 次服,每

日1剂。

临床应用:理气解郁,祛痰散结。用于治疗男性乳房发育,症见双侧或一侧乳房硬结肿块,有胀痛感,压之更痛者有较好疗效。

(9)治疗血管性头痛

方名:香附头痛煎。

药物:香附、柴胡、葛根各20g,川芎、白芷各15g,当归、菊花、僵蚕、蔓荆子、藁本、防风各10g,甘草3g。

用法:清水煎2次,混合后分3次服,每日1剂。

临床应用:疏肝解郁,理气止痛。用于治疗血管性头痛,见头痛眼花,两侧跳痛,波及巅顶,痛有定处等症者有一定疗效。

(10)治疗外伤性气胸

方名:香附气胸饮。

药物:香附20g,紫苏子、旋覆花各15g,杏仁、桔梗、法半夏、当归、桃仁、红花、陈皮、前胡各10g,甘草3g。

用法:清水煎2次,混合后分3次服,每日1剂。

临床应用:理气解郁,活血消胀。用于治疗外伤性气胸,见胸痛、呼吸困难、干咳、发绀、不能平卧等症者有一定疗效。

(11)治疗眼目胀痛

方名:香附清肝明目饮。

药物:香附、龙胆草、柴胡、决明子、白蒺藜各15g,夏枯草20g,蝉蜕、木贼草、黄芩、防风、杭菊花各10g,甘草3g。

用法:清水煎2次,混合后分3次服,每日1剂。

临床应用:理气解郁,清肝明目。用于治疗眼目胀痛,见因各种眼疾引起两目胀痛、红肿、流热泪、畏光等症者有显著疗效。

(12)治疗药物中毒性之眩晕耳鸣

方名:香附开窍饮。

药物:香附30g,川芎、柴胡、石菖蒲、茯苓各20g,法半夏、胆南星、陈皮、蝉蜕、生姜各10g,甘草3g。

用法:清水煎2次,混合后分3次服,每日1剂。

临床应用:疏肝理气,祛痰开窍。用于治疗药物中毒性眩晕耳鸣,症见头目眩晕、耳鸣,甚则耳聋者有一定疗效。

3. 知药理、谈经验

(1)知药理

香附可使子宫平滑肌松弛,收缩力减弱,肌张力降低。有解热镇痛、安定催眠、麻醉及抑制肠道和气管平滑肌运动的效果。有抗炎、抗病原微生物、利胆等作用。

(2)谈经验

孟学曰:香附辛微苦微甘,长于散肝气之郁结,能通行十二经,为疏肝解郁,行气止痛之要药。主一切气证,解六郁(气、血、食、痰、火、湿)。治肝气郁结之胁痛、腹痛、月经不调、痛经、胎动不安、跌打肿痛等症。

香附疏肝解郁,行气止痛,配合柴胡、枳实、白芍、川芎等,治胸胁胀痛;配合小茴香、乌药、吴茱萸、高良姜等,治寒疝腹痛;配合川芎、苍术、栀子、神曲等,治六郁所致胸膈痞满,脘腹胀痛。

香附疏肝理气,调经止痛,配合柴胡、当归、川芎、青皮等,治肝郁月经不调,痛经;配合当归、莪术等,治癥瘕积聚。

六、川楝子

【成分】 本品含川楝素、麦克辛、苦楝子萜酮、苦楝子内酯、苦楝子萜醇、印苦楝子素等。

【性味归经】 苦,寒。有小毒。归肝、胃、小肠、膀胱经。

【功效】 行气止痛,杀虫疗癣,清肝治疝。

【用法用量】 内服:煎汤,3~10g;或入丸、散。外用:研末调敷。炒用:寒性减小。

【使用注意】 本品有毒,不宜过量或持续服用,以免中毒,又因性寒,脾胃虚寒者慎用。同科属不同种植物苦楝的果实,性状、成分及药效与本品略有不同,苦楝子较川楝子毒性为大,应分别入药,不能混淆。"茴香为之使"。

1. 单味药治难症

(1)治疗急性乳腺炎

药物:川楝子适量。

用法:取上药,捣碎晒干,炒微黄,研为细末。每次 9g,加红糖 60g,用黄酒或开水100～200ml 冲服,每天 1～2 次,可连服 2～6 天。

临床应用:疏肝理气,清热止痛。用于治疗急性乳腺炎,症见乳房红肿疼痛者有令人满意的疗效。

(2)治疗泌尿系感染

药物:川楝子 30g。

用法:取上药,砸碎,清水煎 2 次,混合后分早晚服,每天 1 剂。

临床应用:疏肝清热,行气通淋。用于治疗泌尿系感染,见小便灼热刺痛,尿频尿急,小腹拘急坠胀,舌红、苔黄腻,脉滑数等症者有显著疗效。

(3)治疗痢疾

药物:苦楝子 150g。

用法:取上药,以米拌炒成炭,研为细末,每日 3 次,每次 2g,温开水送服。

临床应用:疏肝清热,燥湿止痢。用于治疗痢疾有一定疗效。

(4)治疗头癣、秃疮

药物:川楝子适量。

用法:取上药,去核取肉,烤黄,研成细末,用熟猪油或凡士林调成 50% 油膏。患处先用 5% 明矾水将疮痂洗净,涂上油膏,用力揉擦使药力透入,每天 1 次。

临床应用:清热燥湿,杀虫疗癣,用于治疗头癣、秃疮,一般用药 7 次可愈,继续用药10 余次便不再复发。

(5)治疗甲癣

药物:川楝子 10 枚。

用法:取上药,去皮及核,用水浸泡至软,用手捏成浆糊状,浸泡局部 1 小时以上,每天1 次。

临床应用:清肝燥湿,杀虫疗癣。用于治疗甲癣疗效良好。

2. 配成方治大病

(1)治疗急性胆囊炎

方名:川楝急胆汤。

药物:川楝子、茵陈、龙胆草、金钱草各20g,柴胡、青皮、山楂各 15g,延胡索、郁金、大黄、木香各 10g,甘草 5g。

用法:清水煎 2 次,混合后分 3 次服,每日 1 剂。

临床应用:疏肝利胆,理气止痛。用于治疗急性胆囊炎,见右上腹持续性疼痛向右肩胛区放射,伴口苦、发热等症者有较好的疗效。

(2)治疗胆系感染

方名:川楝清胆汤。

药物:川楝子、龙胆草、广藿香各 20g,延胡索、郁金、大黄、制乳香、制没药、三棱、莪术各 10g,建曲 15g,甘草 3g。

用法:清水煎 2 次,混合后分 3 次服,每日 1 剂。

临床应用:清热利胆,行气止痛。用于治疗胆系感染有显著疗效。

(3)治疗胆道蛔虫

方名:川楝胆蛔汤。

药物:川楝子、乌梅、茵陈各 20g,木香、干姜、川椒、大黄、黄连、乌药、槟榔各 10g。

用法:清水煎 2 次,混合后分 3 次服,每日 1 剂。

临床应用:行气止痛,杀虫利胆。用于治疗胆道蛔虫,症见右上腹阵发性剧烈疼痛,恶心呕吐,有时吐出蛔虫者有显著疗效。

(4)治疗阑尾炎

方名:川楝阑尾炎汤。

药物:川楝子、红藤、败酱草、金银花、连翘、牡丹皮各 20g,大黄 15g,紫花地丁、芒硝

(冲服)各 30g,甘草 5g。

用法:清水煎 2 次,混合后分 3 次服,每日 1 剂。

临床应用:清热理气,消痈止痛。用于治疗阑尾炎初起,脓未形成者,采用保守治疗有一定疗效。

(5)治疗睾丸鞘膜积液

方名:川楝水疝汤。

药物:川楝子、橘核、荔枝核、黄芪各20g,小茴香、车前子各 15g,猪苓、陈皮、干姜各 10g,甘草 3g。

用法:清水煎 2 次,混合后分 3 次服,每日 1 剂。

临床应用:行气止痛,清肝治疝。用于治疗睾丸鞘膜积液,见阴囊水肿,稍有压痛,有下坠感,单侧或双侧积液等症者有较好的疗效。

(6)治疗隐睾症

方名:川楝隐睾汤。

药物:川楝子、橘核、荔枝核各 25g,小茴香 15g,青皮、大枣、生姜各 10g,肉桂 5g,公丁香、吴茱萸、炙甘草各 3g。

用法:清水煎 2 次,混合后分 3 次服,每日 1 剂。

临床应用:行气下降,睾复原位。用于治疗隐睾症,症见单侧或双侧睾丸在腹股沟内,有时有抽痛感者,有一定的复位效果。

(7)治疗胃痛

方名:川楝胃痛煎。

药物:川楝子 20g,延胡索、枳壳、白芍、柴胡各 15g,木香、香附、高良姜、佛手各 10g,甘草 3g。

用法:清水煎 2 次,混合后分 3 次服,每日 1 剂。

临床应用:疏肝和胃,行气止痛。用于治疗胃痛,见上腹部疼痛,嗳气吞酸,得热则舒,食欲不振等症者有一定疗效。

(8)治疗乳腺增生

方名:川楝乳癖汤。

药物:川楝子 30g,瓜蒌壳、淫羊藿、橘核各 20g,柴胡、青皮、天冬、昆布、海藻、艾叶各 15g。

用法:清水煎 2 次,混合后分 3 次服,每日 1 剂。

临床应用:疏肝理气,软坚消癖。用于治疗乳腺增生,症见两侧乳房有大小不等的结节或肿块,质软或韧实,无粘连者有良效。

3. 知药理、谈经验

(1)知药理

川楝子对白色念珠菌、新生隐球菌有较强的抑制效果,对抑制金黄色葡萄球菌、铁锈色小芽孢癣菌也有效。能兴奋肠管平滑肌,并有利胆作用,能松弛奥狄括约肌、收缩胆囊、促进胆汁排泄。此外,还能阻断神经肌肉接头间的传递,有驱蛔虫作用等。

(2)谈经验

孟学曰:川楝子苦寒,善引心包相火下行,为治心腹痛及疝气之要药。主入肝经以清肝火,泄郁热而奏清肝行气之效。治胸胁痛、疝气痛、肝胃气痛、虫积腹痛、脏毒下血等症。

川楝子治肝郁化火诸痛证,配合柴胡、白芍、郁金、延胡索等,治胸胁疼痛;配合橘核、延胡索、小茴香、木香等,治疝气疼痛;配合柴胡、枳实、白芍等,治肝胃气痛。

川楝子驱杀肠道寄生虫,配合使君子、槟榔、雷丸、榧子等,治虫积腹痛;清热燥湿,焙黄研末治头癣、秃疮。

七、荔 枝 核

【成分】 本品含挥发油,油中成分主要是 3-羟基丁酮等。还有 α-亚甲环丙基甘氨酸。又含皂苷 1.12%,鞣质 3.43%。

【性味归经】 辛,微苦,温。无毒。归肝、胃经。

【功效】 行气散结,散寒止痛,温中化瘀。

【用法用量】 内服:煎汤,5～10g;或入丸、散剂。

【使用注意】 无寒湿滞气者勿服。

1. 单味药治难症

(1)治疗胃痛、小腹痛

药物:荔枝核适量。

用法:取上药,每次用1枚,慢火烧存性,研为细末,用酒调服,每天2次。

临床应用:行气散滞,温中止痛。用于治疗胃痛、小腹痛有较好的疗效。

(2)治疗2型糖尿病

药物:荔枝核适量。

用法:取上药,烘干,研为细末,每次10g,每天3次,饭前30分钟用温开水送服。

临床应用:行气化滞,散寒降糖。用于治疗2型糖尿病疗效良好。

(3)治疗狐臭

药物:荔枝核适量。

用法:取上药,微火焙焦,研为极细末,腋窝湿润者,用药粉干涂,每日2次;腋窝干者,用白酒适量调匀,涂搽,每日2次。

临床应用:温中化滞,行气除臭。用于治疗腋窝狐臭有一定的疗效。

2. 配成方治大病

(1)治疗胃脘疼痛

方名:荔枝核胃痛散。

药物:荔枝核、香附各50g,高良姜、小茴香各30g,公丁香、肉桂、荜茇、甘草各10g。

用法:取上药,共研为细末,贮瓶备用。用时,每次5～8g,温开水送服,每天2～3次,痛止停服。

临床应用:行气散滞,温中止痛。用于治疗胃脘疼痛有较好的疗效。

(2)治疗小腹疼痛

方名:荔枝核小腹气痛散。

药物:荔枝核、小茴香各30g,桂枝、香附、广木香、乌药各20g,吴茱萸、沉香各10g。

用法:取上药,共研为细末,每次5～8g,每天3次。

临床应用:行气温中,散寒止痛。用于治疗小腹疼痛疗效良好。

(3)治疗睾丸鞘膜积液

方名:荔枝核水疝汤。

药物:荔枝核30g,茯苓、白术各20g,小茴香、橘核、川楝子、车前子各15g,泽泻、桂枝、猪苓、木香各10g,甘草3g。

用法:清水煎2次,混合后分3次服,每日1剂。

临床应用:行气散结,温中化滞。用于治疗睾丸鞘膜积液,症见阴囊水肿,牵引及下坠感,单侧或双侧积液者有显著疗效。

(4)治疗直疝、斜疝疼痛

方名:荔枝核疝气汤。

药物:荔枝核、橘核、川楝子、黄芪、党参各20g,白术15g,升麻、木香、陈皮、当归、柴胡各10g,甘草3g。

用法:清水煎2次,混合后分3次服,每日1剂,10剂为1个疗程。

临床应用:行气化滞,温中止痛。用于治疗直疝、斜疝疼痛,症见阴囊或腹股沟单侧有包块,疼痛不适,上推可复原位者有良效。

3. 知药理、谈经验

(1)知药理

荔枝核具有降血糖与降肝糖原的作用。还有对抗鼠伤寒沙门菌的诱变作用。

(2)谈经验

孟学曰:荔枝核辛微苦,长于行散滞气,用于各种气痛。主入肝肾,行气散结,辟寒邪、散寒止痛等。治胃脘痛,奔豚气,妇人血气痛、癫疝气痛,睾丸坠胀疼痛等症。

荔枝核疏肝理气,行气散结,配合木香、小茴香、青皮、肉桂等,治寒凝气滞之疝气痛;配合小茴香、吴茱萸、橘核、川楝子、乌药等,治寒疝疼痛;配合龙胆草、川楝子、木香、大黄等,治睾丸肿痛属下焦湿热者。

荔枝核疏肝和胃,理气止痛,配合木香、良姜、香附、苍术、厚朴等,治胃脘疼痛;配合当归、川芎、赤芍、泽兰、益母草等,治产后小腹疼痛;配合木香、小茴香、肉桂、附子、吴茱萸、橘核等,治奔豚气,症见患者自觉有气发于小腹,向上攻冲,冲至上腹疼痛者。

八、薤 白

【成分】 本品含大蒜氨酸、甲基大蒜氨酸、大蒜糖。醇提取物含有前列腺素 A_1 和 B_1 等。

【性味归经】 辛、苦,温。无毒。归肺、胃、大肠经。

【功效】 通阳散结,行气导滞,理气宽胸。

【用法用量】 口服:煎汤,5~10g;或入丸、散剂。外用:捣敷或捣汁涂。

【使用注意】 气虚者慎服;阴虚发热病不宜食,发热病人不宜多食,无滞不用。

1. 单味药治难症

(1)治疗腹部气痛

药物:鲜薤白适量。

用法:取上药,捣汁,兑温酒顿服。不饮酒者,兑温开水顿服。痛止停服。

临床应用:行气导滞,理气止痛。用于治疗腹部气痛有一定疗效。

(2)治疗赤白痢疾

药物:鲜薤白适量。

用法:取上药,洗净切碎,用大米 50g 煮稀粥,起锅前 5 分钟放入薤白,混合煮熟,不加调料,顿服,每天吃两剂。

临床应用:通阳导滞,理气止痢。用于治疗赤白痢疾疗效良好。

(3)治疗疖疮

药物:鲜薤白 1 把。

用法:取上药,加食醋共捣烂如泥,贴敷患处,每天 1 剂。

临床应用:通阳散结,行气消肿。用于治疗疖疮红肿热痛有较好的疗效。

2. 配成方治大病

(1)治疗冠心病、心绞痛

方名:薤白心痛煎。

药物:薤白、瓜蒌子、赤芍各 20g,丹参 15g,川芎、桂枝、红花、三棱、降香、延胡索、急性子各 10g,甘草 3g。

用法:清水煎 2 次,混合后分 3 次服,每日 1 剂。

临床应用:通阳散结,宽胸导滞。用于治疗冠心病、心绞痛,见胸骨后疼痛,心悸气短,呈阵发性发作等症者有较好的疗效。

(2)治疗室性期前收缩

方名:薤白早搏汤。

药物:薤白、丹参、苦参、麦冬各 20g,生地黄、酸枣仁各 15g,桂枝、人参、炙甘草各 10g,北五味子 5g。

用法:清水煎 2 次,混合后分 3 次服,每日 1 剂,5 剂为 1 个疗程。

临床应用:通阳导滞,宽胸调频。用于治疗室性期前收缩疗效良好。

(3)治疗胃及十二指肠溃疡

方名:薤白胃溃疡煎。

药物:薤白、瓜蒌子、煅瓦楞子、白芍各 20g,柴胡、枳实、蒲公英各 15g,法半夏、当归、陈皮、砂仁各 10g,甘草 3g。

用法:清水煎 2 次,混合后分 3 次服,每日 1 剂,10 剂为 1 个疗程。

临床应用:疏肝和胃,制酸止痛。用于治疗胃及十二指肠溃疡,见嗳气反酸,腹胀流涎,恶心呕吐等症者有显著疗效。

(4)治疗脘腹胀满

方名:薤白消胀汤。

药物:薤白、瓜蒌子、广藿香各 20g,厚朴、建曲各 15g,桂枝、陈皮、广木香、砂仁、莪术各 10g。

用法:清水煎 2 次,混合后分 3 次服,每日 1 剂。

临床应用:通阳散结,行气导滞。用于治疗脘腹胀满,食欲不振,呃逆嗳气,大便不调等症有令人满意的疗效。

(5)治疗痢疾

方名:薤白痢疾汤。

药物:薤白、苦参、白芍各 20g,山楂、黄柏各 15g,当归、木香、黄连、枳壳各 10g,甘草 5g。

用法:清水煎 2 次,混合后分 3 次服,每日 1 剂。

临床应用:行气导滞,燥湿止痢。用于治疗痢疾,见发热恶寒,小腹阵痛,下痢脓血,里急后重,肛门灼热等症者疗效良好。

(6)治疗肋软骨炎

方名:薤白肋痛汤。

药物:薤白、全瓜蒌各 30g,延胡索、郁金、赤芍各 15g,当归、红花、桂枝、青皮、制乳香、制没药各 10g,甘草 3g。

用法:清水煎 2 次,混合后分 3 次服,每日 1 剂。

临床应用:通阳行气,宽胸止痛。用于治疗肋软骨炎,见患处酸痛、胀痛,深呼吸运动及活动患侧手臂时疼痛加剧等症者有良效。

(7)治疗慢性支气管炎

方名:薤白止咳汤。

药物:薤白、全瓜蒌、桑白皮各 20g,射干 15g,杏仁、桔梗、紫菀、款冬花、京半夏、前胡、川贝母各 10g,甘草 3g。

用法:清水煎 2 次,混合后分 3 次服,每日 1 剂。

临床应用:通阳散结,理肺止咳。用于治疗慢性支气管炎,见反复发作的咳嗽气促,伴发热、恶寒、身痛等症者有较好的疗效。

(8)治疗胆道蛔虫

方名:薤白胆蛔汤。

药物:薤白 30g,瓜蒌子 20g,乌梅、川楝子各 15g,法半夏、桂枝、干姜、黄柏各 10g,川椒、辽细辛各 5g。

用法:清水煎 2 次,混合后分 3 次服,每日 1 剂。用食醋 1 杯冲服。

临床应用:行气散结,杀虫导滞。用于治疗胆道蛔虫,症见右上腹阵发性剧烈疼痛,恶心呕吐,有时吐出蛔虫者有较好的疗效。

3. 知药理、谈经验

(1)知药理

薤白具有抑制血小板聚集,防止血栓性血管疾病的功效,有降血压、利尿和抗癌作用。能增加冠状动脉血流量和预防动脉粥样硬化,对痢疾杆菌、金黄色葡萄球菌、肺炎球菌等有抑制作用。

(2)谈经验

孟学曰:薤白辛苦温,长于散阴寒之凝滞,行胸阳之壅结,为治胸痹之要药。主助心阳、开心窍、散胸中与大肠气滞,并能活血等。治胸痹证,脘腹痞满胀痛,泻痢里急后重等。

薤白辛散苦泄,温通滑利,配合瓜蒌皮、桂枝、半夏、枳实、川芎等,治心痛血滞、胸痹刺痛;配合檀香、丹参、砂仁、川芎、瓜蒌皮等,治血瘀气滞,胸痹心痛。

薤白能通大肠之气滞,治腹胀痞满,配合白芍、木香、黄连、枳壳等,治泻痢下重。

薤白散血活瘀而生新,配合桂枝、红花、羌活、姜黄、松节等,治久病肢体疼痛。

九、佛 手

【成分】 佛手果皮外部含挥发油,内部含香豆精类化合物,主要成分有佛手内酯、柠檬内酯、橙皮苷、布枯叶苷(地奥明)等。

【性味归经】 辛、苦,温。无毒。归肝、脾、胃、肺经。

【功效】 疏肝解郁,理气和中,燥湿化痰。

【用法用量】 口服:煎汤,3～10g;或泡茶。

【使用注意】 阴虚有火,无气滞症状者慎服。痢久气虚,非其所宜。

1. 单味药治难症

(1)治疗胃痛

药物:佛手适量。

用法:取上药,放新瓦上焙至黄色,研为细末,每次 5～8g,以温酒送服,每日 2～

3 次。

临床应用:理气和中,燥湿止痛。用于治疗胃气痛有较好的疗效。

(2)治疗梅核气

药物:佛手 150g。

用法:取上药,加水 600ml,煎至 300ml,每次 20ml,每天 4 次,呷服。

临床应用:舒肝理气,化痰散结。用于治疗梅核气(咽之不下、吐之不出)有良效。

(3)治疗胆绞痛

药物:佛手 200g。

用法:取上药,浸泡在白酒 1000ml 中,1 周后开始饮用,每次 20ml,每天 3 次。

临床应用:疏肝理气,利胆止痛。用于治疗胆绞痛,可起到长期缓解的作用。

2. 配成方治大病

(1)治疗传染性肝炎

方名:佛手清肝饮。

药物:佛手、茵陈各 20g,柴胡、败酱草、蒲公英、金钱草、夏枯草、垂盆草、鸡骨草、田基黄各 15g,郁金 10g,甘草 5g。

用法:清水煎 2 次,混合后分 3 次服,每日 1 剂。

临床应用:理气解郁,清肝利胆。用于治疗传染性肝炎,见周身巩膜黄染,食欲减退,四肢乏力,转氨酶升高等症者有显著疗效。

(2)治疗消化不良

方名:佛手健脾和胃汤。

药物:佛手、广藿香各 20g,炒麦芽、山楂、建曲各 15g,木香、砂仁、莪术、山药各 10g,炙甘草 3g。

用法:清水煎 2 次,混合后分 3 次服,每日 1 剂。

临床应用:疏肝解郁,健脾和胃。用于治疗消化不良有较好的疗效。

(3)治疗早期肝硬化

方名:佛手鼓胀丸。

药物:佛手、鳖甲、龙胆草各 100g,枳实、赤芍、茵陈、白术、茯苓、垂盆草、鸡骨草、田基

黄、建曲、柴胡各 80g,莪术 60g,砂仁 50g,甘草 20g。

用法:取上药,制成小水丸,每次 10～12g,每天 3 次,1 个月为 1 个疗程。

临床应用:疏肝理气,健脾燥湿。用于治疗早期肝硬化属肝胆湿热型有令人满意的疗效。

(4)治疗慢性支气管炎

方名:佛手止咳煎。

药物:佛手 20g,瓜蒌壳、枇杷叶各 15g,杏仁、桔梗、紫菀、款冬花、白前、川贝母、京半夏、郁金各 10g,甘草 3g。

用法:清水煎 2 次,混合后分 3 次服,每日 1 剂。

临床应用:理气和中,燥湿止咳。用于治疗慢性支气管炎,见反复发作的咳嗽、喘息、痰多等症者有一定疗效。

(5)治疗心绞痛

方名:佛手心痛煎。

药物:佛手 20g,丹参、葛根、瓜蒌子各 15g,檀香、川芎、砂仁、山楂、三七、香附各 10g。

用法:清水煎 2 次,混合后分 3 次服,每日 1 剂。

临床应用:理气解郁,化瘀止痛。用于治疗心绞痛,见胸骨后疼痛,心悸气短,呈阵发性发作,历时长短不一等症者有显著疗效。

(6)治疗妇女白带

方名:佛手白带饮。

药物:佛手 20g,柴胡、苍术、白果仁、车前草各 15g,陈皮、芡实、山药、荆芥各 10g,甘草 5g。

用法:清水煎 2 次,混合后分 3 次服,每日 1 剂,5 剂为 1 个疗程。

临床应用:疏肝理气,燥湿止带。用于治疗妇女白带,症见月经不调,白带增多,腰膝酸软,食纳不佳等症者有一定疗效。

3. 知药理、谈经验

(1)知药理

佛手能增加冠脉流量,对心肌缺血有保护作用,对心律失常有预防作用,能平喘、抗炎,此外还有降血压、镇静、镇痛、解痉的作用。

(2)谈经验

孟学曰:佛手辛、苦,温,长于理气和中,舒肝解郁,和胃化痰。主肝胃不和,胸闷胁胀,食欲不振,呕吐等,治胸胁胀痛,脾胃气滞,肝胃气痛,久咳痰多等症。

佛手疏肝解郁,行气止痛,配合柴胡、香附、川芎、枳壳、郁金等,治胸胁胀痛,肝胃气痛;配合香橼、香附、厚朴、半夏、陈皮、紫苏梗等,治肝胃不和,食欲不振。

佛手理气和中,配合青皮、川楝子等,治肝气郁结而致的胃脘痛;配合竹茹、黄芩等,治妊娠呕吐;配合降香、沉香、神曲等,治呃逆呕吐;配合瓜蒌皮、丝瓜络、陈皮、郁金、茯苓、半夏等,治久咳痰多,胸闷胁痛。

第九章

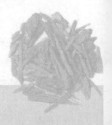

消食药

一、山楂

【成分】 山楂主要含山楂酸、绿原酸、熊果酸、齐墩果酸、苹果酸等有机酸，黄酮类化合物有槲皮素、牡荆素、金丝桃苷、表儿茶精等，此外，尚含有豆甾醇、香草醛、胡萝卜素、维生素、苷类、糖类、脂肪、烟酸、鞣质及钙、磷、铁等。果肉和果核中的脂肪酸均以亚油酸含量为最高，其余包括亚麻油酸、油酸、硬脂酸、棕榈酸等。

【性味归经】 酸、甘，微温。无毒。归脾、胃、肝经。

【功效】 消食化积，行气散瘀，驱杀绦虫。

【用法用量】 内服：煎汤，10～15g；大剂量30g。或入丸、散剂。外用：煎水洗或捣敷。生山楂、炒山楂多用于消食散瘀，焦山楂、山楂炭多用于止泻止痢。

【使用注意】 脾胃虚弱者慎服；服人参者忌之；气虚便溏、脾虚不食者禁用。

1. 单味药治难症

(1)治疗肉积消化不良

药物：生山楂30g。

用法：取上药，清水煎1小时，分2次服完，每日1剂。

临床应用：行气消食，消化肉积。用于治疗肉积消化不良，可促进脂肪分解，促使肉食消化。

(2)治疗急性细菌性痢疾、肠炎

药物：焦山楂120g。

用法：取上药，清水浸泡20分钟，加热煎煮30分钟，取汁温服，分2次服，每天1剂。

临床应用：抗菌消炎，涩肠止泻。用于治疗急性细菌性痢疾、肠炎有较好的疗效。

(3)治疗顽固性呃逆(膈肌痉挛)

药物：生山楂(鲜品)适量。

用法：取上药，捣烂挤汁，成人每次服15ml，每天3次，每日1剂。

临床应用：行气解郁，降逆止呃。用于治疗顽固性呃逆有一定疗效。

(4)治疗病毒性肝炎

药物：山楂适量。

用法：取上药，研为细末，每次服30g，温开水送服，每天3次，10天为1个疗程。

临床应用：行气解毒，降酶开胃。用于治疗急性肝炎，慢性、迁延性肝炎均有显著疗效。

(5)治疗高血压病

药物：山楂适量。

用法：取上药，研为细末，每次服10g，每天3次，1个月为1个疗程。

临床应用：行气散瘀，降脂降压。用于治疗高血压病有较好的疗效。

(6)治疗冠心病、心绞痛

药物：山楂适量。

用法：取上药，研为细末，制成小水丸，每次服5～8g，每天3次，1个月为1个疗程。

临床应用：行气散瘀，化滞止痛。用于治

疗冠心病、心绞痛疗效良好。

(7)治疗肾盂肾炎

药物:山楂90g。

用法:取上药(儿童30～45g),清水煎2次,混合后分3次服,每天1剂,15天为1个疗程。

临床应用:行气散滞,抗菌消炎。用于治疗急性或慢性肾盂肾炎均有一定疗效。

(8)治疗乳糜尿

药物:北山楂1000g。

用法:取上药,研为细末,每次25g,清水煮成膏状,加入生蜂蜜25g,搅匀。饭后半小时顿服,每天2次,20天为1个疗程,可连服2个疗程。

临床应用:化积散瘀,收涩敛精。用于治疗乳糜尿疗效良好。

(9)治疗声带息肉、声音嘶哑

药物:焦山楂30g。

用法:取上药,清水煎2次,得汁1500ml。凉后慢慢服完。服药期间勿大声喊唱,以使声带充分休息。

临床应用:活血化瘀,消除息肉。用于治疗声带息肉和声音嘶哑有较好的疗效。

(10)治疗闭经、月经逾期不至

药物:山楂肉45g。

用法:取上药,煎取浓汁,加红糖30g,略沸溶化,分早晚空腹饮服。连服2剂。如月经来后,可在经后1～2天再服2剂。

临床应用:行气散瘀,活血通经。用于治疗闭经、月经逾期不至效果良好。

(11)治疗痛经

药物:山楂肉50g。

用法:取上药,研为细末,加红糖或白糖少许。分2次温开水送服,每天1剂,于经前1天开始服,连服2剂为1个疗程。

临床应用:行气散瘀,活血止痛。用于治疗痛经有一定疗效。

(12)治疗产后瘀滞腹痛

药物:焦山楂30～50g。

用法:取上药,清水煎后加红糖适量,在盖碗中浸泡片刻。分早晚2次口服。

临床应用:行气散瘀,活血止痛。用于治疗产后瘀滞腹痛有较好的疗效。

(13)治疗绦虫病

药物:鲜山楂1000g(干品250g)。

用法:取上药(儿童减半),洗净去核,于下午3时开始当水果吃,晚10时吃完。次日晨起用槟榔50g煎汤至1小茶杯,顿服。

临床应用:行气消积,驱除绦虫。用于治疗绦虫病有令人满意疗效。

(14)治疗毛囊炎

药物:山楂片60g。

用法:取上药,清水煎后烫洗患处。

临床应用:行气散瘀,解毒消炎。用于治疗毛囊炎效果良好。

(15)治疗冻伤

药物:鲜山楂。

用法:取上药,洗净捣烂如泥,敷患处,无菌纱布包扎3天,溃疡者忌敷。

临床应用:行气散瘀,防治冻疮。用于治疗冻伤有较好的疗效。

2. 配成方治大病

(1)治疗高脂血症

方名:山楂降血脂汤。

药物:山楂20g,丹参、茵陈、赤芍、茯苓、炒决明子各15g,补骨脂、菟丝子、法半夏、陈皮各10g。

用法:清水煎2次,混合后分3次服,每日1剂。15剂为1个疗程。

临床应用:化积导滞,行气散瘀。用于治疗高脂血症,见头目眩晕,心悸胸闷,肢麻、健忘,常伴有肥胖或糖尿病等病症者疗效良好。

(2)治疗消化不良症

方名:山楂消食汤。

药物:山楂30g,炒麦芽、炒谷芽、广藿香各20g,苍术、莱菔子各15g,厚朴、陈皮各10g。

用法:清水煎2次,混合后分3次服,每

日1剂。

临床应用:消食化积,行气导滞。用于治疗消化不良症有确切的疗效。

(3)治疗痢疾

方名:山楂止痢汤。

药物:山楂30g,槟榔、白芍各20g,枳壳、黄芩各15g,广木香、当归、黄连各10g。

用法:清水煎2次,混合后分3次服,每日1剂。

临床应用:消积导滞,活血止痢。用于治疗痢疾,见发热、畏寒、腹痛、腹泻、脓便、里急后重、周身乏力、食纳不佳等症者有一定疗效。

(4)治疗骨鲠

方名:山楂骨鲠煎。

药物:生山楂、威灵仙根各50g,乌梅30g。

用法:取上药,清水食醋各一半,煎至500ml,冷却备用。用时,含药汁适量缓慢咽下,每日数次。

临床应用:消滞化积,行气散瘀。用于治疗鱼骨、鸡骨、鸭骨、猪骨等鲠于喉者均有良效。

(5)治疗痛经

方名:山楂痛经煎。

药物:山楂、赤芍、益母草各20g,泽兰15g,当归、川芎、桃仁、红花、延胡索各10g,甘草5g。

用法:清水煎2次,混合后分3次服,每日1剂。

临床应用:行气散瘀,活血止痛。用于治疗痛经,症见月经前下腹部阵发性绞痛,有时放射至阴道、肛门者有显著疗效。

(6)治疗疝气痛

方名:山楂疝气汤。

药物:山楂30g,橘核、川楝子、荔枝核各20g,小茴香15g,广木香、青皮各10g,吴茱萸、沉香各5g,甘草3g。

用法:清水煎2次,混合后分3次服,每

日1剂,3剂为1个疗程。

临床应用:行气导滞,化积止痛。用于治疗疝气疼痛,症见疝块反复疝出,伴有胀痛感,不能全部回纳者有一定疗效。

3.知药理、谈经验

(1)知药理

山楂能促进脂肪分解,并能增加胃消化酶的分泌,促进消化,对胃肠平滑肌有一定调节功能。有较为明显的中枢降血压作用,能强心、抗心肌缺血和降血脂作用。此外,还有抗氧化、抗菌、利尿、防癌、增强免疫的作用。

(2)谈经验

孟学曰:山楂酸甘微温,长于健脾开胃,促进消化,尤为消化油腻肉食积滞之要药。主化食积,行结气,健胃宽膈,消癥瘕、血痞块等。治肉食积滞,泻痢腹痛,疝气痛,瘀阻胸腹痛,痛经等症。

山楂健脾开胃,化食消积,配合青皮、枳实、白术、莪术、木香等,治食积气滞,腹胀满痛;配合木香、黄连、槟榔、枳壳等,治泻痢腹痛;配合橘核、荔枝核、小茴香等,治寒滞肝脉,疝气作痛;配合当归、川芎、桃仁、红花、延胡索等,治胸腹瘀滞,胁肋胀痛;配合当归、益母草等,治产后腹痛。

二、莱菔子

【成分】 莱菔子含少量挥发油及45%的脂肪油,挥发油包括甲硫醇等成分,脂肪油中含多量芥酸、亚油酸、亚麻酸及芥子酸甘油酯等。此外尚含有抗菌物质称莱菔素,还含有辛烯醛、邻苯二甲酸丁二酯、芥子碱硫酸氢酸,以及氨基酸、蛋白质、糖、多糖、酚类、黄酮、植物甾醇、维生素及辅酶Q、生物碱等。

【性味归经】 辛、苦,平。无毒。归脾、胃、肺经。

【功效】 消食除胀,降气化痰,下气定喘。

【用法用量】 内服:煎汤,6～10g;或入丸、散剂。生用吐风痰,炒用消食下气化痰。外用:研末调敷。

【使用注意】 本品辛散耗气,故气虚及无积食、痰滞者慎用;不宜与人参同用。

1. 单味药治难症

(1)治疗老年性便秘

药物:莱菔子30~40g。

用法:取上药,微火炒黄,研为细末,分2~3次用温开水送服,每天1剂。

临床应用:消食除胀,下气通便。用于治疗老年便秘有较好的疗效。

(2)治疗高血压病

药物:莱菔子6000g。

用法:取上药,研为粗末,用pH为4的盐酸溶液浸泡过夜,加水煎煮3次,第1、2次各煎2个小时,第3次煎1个小时,将3次滤液浓缩成糖浆状,加酒精搅拌,使酒精含量达70%,静置,过滤,回收酒精,再干燥粉碎,制粒,压成1000片,外包糖衣,即成莱菔子浸膏片(每片含生药6g),密封,干燥处保存。用时口服,每次2片,每天2次,严重者每天3次,1个月为1个疗程。

临床应用:降气清热,化痰降压。用于治疗高血压病有显著疗效。

(3)治疗功能失调性子宫出血(崩漏)

药物:莱菔子120~150g。

用法:取上药,清水煎2次,混合后分3次服,每天1剂,连服1~2剂。

临床应用:降气化痰,固崩止血。用于治疗功能失调性子宫出血(崩漏)有一定疗效。

(4)治疗咳嗽痰多、气胀喘促

药物:莱菔子100g。

用法:取药上,炒黄,研粗末,清水煎30分钟,分2次服,早晚各1次,每日1剂。5剂为1个疗程。

临床应用:化痰止咳,下气定喘。用于治疗咳嗽痰多、气胀喘促疗效卓著。

(5)治疗百日咳

药物:莱菔子适量。

用法:取上药,焙炒,研为细末,每次用3~5g,加入白砂糖适量冲服,每日3次。

临床应用:下气消胀,化痰止咳。用于治疗百日咳有一定疗效。

(6)用于回乳

药物:莱菔子50g。

用法:取上药,研为粗末,清水煎30分钟,分2次温服,每日1剂。一般服2~3剂即可见效。

临床应用:消气除胀,化痰回乳。用于回乳有显著效果。

(7)治疗跌打损伤、瘀血胀痛

药物:莱菔子50~100g。

用法:取上药,研为细末,用温酒调敷患处,每天换1次。

临床应用:消气除胀,化瘀止痛。用于治疗跌打损伤、瘀血胀痛疗效良好。

(8)治疗湿疹

药物:莱菔子适量。

用法:取上药,炒10分钟,研为极细末装瓶备用。用时,以药粉撒于患处,待干燥后,改用麻油调药粉涂搽患处,每天多次。

临床应用:下气利水,祛湿疗疹。用于治疗湿疹疗效良好。

2. 配成方治大病

(1)治疗高脂血症

方名:莱菔子降血脂丸。

药物:莱菔子、白术、茯苓、车前子各120g,白芥子、决明子、泽泻各80g,猪苓50g。

用法:取上药,制成小水丸,每次6~8g,每天3次,1个月为1个疗程。

临床应用:降气化痰,利湿祛脂,用于治疗高脂血症,症见眩晕、心悸、胸闷、健忘、肢麻常伴有脂肪肝、肥胖或糖尿病者有良效。

(2)治疗粘连性肠梗阻

方名:莱菔子通下汤。

药物:莱菔子30g,枳实、芒硝(冲服)各15g,木香、厚朴、大黄、槟榔各10g,甘草5g。

用法:清水煎2次,混合后分3次服,每

日 1 剂。便通止后服。

临床应用:降气消胀,松解梗阻。用于治疗粘连性肠梗阻有较好的疗效。

(3)治疗精神分裂症

方名:莱菔子癫狂饮。

药物:莱菔子、生大黄各 30g,芒硝(冲服)25g,白芥子、胆南星、陈皮、法半夏各 10g,茯苓 20g,生姜 3 片。

用法:清水煎 1 小时,分 2 次温服。服药后一般发生吐泻,均为痰浊之物,吐后不再服药,宜休息静养。

临床应用:降气消胀,荡涤痰浊。用于治疗精神分裂症,见思维障碍,胡言乱语,答非所问,或幻觉妄想等症者有确切的疗效。

(4)治疗一切食积

方名:莱菔子消食汤。

药物:莱菔子 30g,山楂、麦芽、谷芽、建曲、茯苓各 15g,陈皮、法半夏、槟榔各 10g,甘草 3g。

用法:清水煎 2 次,混合后分 3 次服,每日 1 剂。

临床应用:降气化痰,消食除胀。用于治疗一切食积均有较好的疗效。

(5)治疗食伤痢疾

方名:莱菔子止痢汤。

药物:莱菔子 30g,白芍、山楂各 20g,黄芩 15g,黄连、广木香、生大黄各 10g,甘草 3g。

用法:清水煎 2 次,混合后分 3 次服,每日 1 剂。

临床应用:消食除胀,燥湿止痢。用于治疗食伤痢疾,见因食不洁净饮食导致腹痛、腹泻、便脓血或黏冻、里急后重等症者有良效。

(6)治疗咳喘痰多

方名:莱菔子降气化痰汤。

药物:莱菔子 30g,葶苈子、紫苏子、白芥子、白芍各 15g,桂枝、厚朴、陈皮、大枣各 10g,甘草 3g,生姜 3 片。

用法:清水煎 2 次,混合后分 3 次服,每日 1 剂。3 剂为 1 个疗程。

临床应用:下气平喘,祛风化痰。用于治疗咳喘痰多,见表邪未解,微恶风寒,汗出咳嗽,气喘痰多等症者有显著疗效。

(7)治疗人参中毒综合征

方名:莱菔子解人参中毒汤。

药物:莱菔子 30g,天冬、麦冬、钩藤各 15g,柴胡、远志、五味子、香附、大枣各 10g,炙甘草 3g。

用法:清水煎 2 次,混合后分 3 次服,每日 1 剂,10 剂为 1 个疗程。

临床应用:降气除胀,解毒安定。用于治疗人参中毒综合征,见精神高度兴奋,失眠不安定,易激动,皮疹等症者有较好的疗效。

(8)治疗剖腹术后症

方名:莱菔子灌肠液。

药物:莱菔子 30g,枳实、桃仁、黄芩、黄柏各 15g,连翘、败酱草各 20g,生大黄、厚朴、广木香各 10g。

用法:取上药,清水煎 2 次,混合备用,用时,于术后 6 小时开始,将药液滴入肠内,一般连用 3 天。

临床应用:降气除胀,行气通下。用于治疗剖腹术后症有一定疗效。

3. 知药理、谈经验

(1)知药理

莱菔子对葡萄球菌和大肠埃希菌有显著的抑制功能,对同心性毛癣菌等 6 种皮肤真菌也有不同的抑制效果,还有较明显的降血压、解毒、抑制炎性增生作用。此外,尚有镇咳、祛痰、防止冠状动脉硬化作用。

(2)谈经验

孟学曰:莱菔子辛甘平,长于行气消积,下气定喘,消食化痰,利大小便。主顺气开郁,消胀除满,化痰止咳,降气平喘等。治食积气滞,咳喘痰多,胸闷食少,气胀气臌,下痢后重等症。

莱菔子消食化积,行气消胀,配合山楂、神曲、白术、陈皮等,治食积气滞,脘腹胀满配合木香、枳实、大黄、黄连等,治食积泻痢,里急后重。

莱菔子化痰止咳,降气平喘,配合白芥子、紫苏子等,治痰涎壅盛,咳嗽气喘。

莱菔子行气除胀,配合砂仁、木香、佛手等,治气胀气臌。

三、麦　芽

【成分】　麦芽主要含淀粉酶(有 α 与 β 两种)、转化糖酶,其次为麦芽糖,含量45%~55%,又含有糊精、蛋白质、脂肪油、B族维生素,此外还含微量大麦芽碱。麦芽须根中有微量麦芽毒素;麦粒含淀粉75%左右,蛋白质8%~9%,脂肪油2%,以及B族维生素与无机盐等。

【性味归经】　甘,平,微温,无毒。归脾、胃、肝经。

【功效】　消食健胃,和中下气,回乳消胀。

【用法用量】　口服:煎汤,10~15g,大剂量30~120g,或入丸、散剂。生麦芽功偏消食健胃,炒用多用于回乳消胀。

【使用注意】　久食消肾,不可多食;无积滞、脾胃虚弱者及有妊娠者切不可用;授乳期妇女不宜使用;痰火哮喘也不能用。

1. 单味药治难症

(1)治疗消化不良

药物:麦芽50g。

用法:取上药,粉碎过筛即得。每次0.5~1g,温开水送服,每天2~3次。

临床应用:和中下气,消食化积。用于治疗因淀粉酶缺乏引起的消化不良有较好的疗效。

(2)治疗病毒性肝炎

药物:麦芽幼根(长约0.5cm)3000g。

用法:取低温发芽的大麦幼根入药,干燥后磨粉,制成糖浆。每次10ml(内含麦芽粉15g),每天3次,饭后服。另适当加服酵母片或复合维生素B片。30天为1个疗程,连服至痊愈后再巩固1个疗程。

临床应用:和中下气,健脾护肝。用于治疗病毒性肝炎,见肝区疼痛,厌食,疲倦乏力,谷氨酸氨基转移酶升高,肝脏肿大等症者有显著疗效。

(3)治疗乳溢症

药物:生麦芽100~200g。

用法:取上药,清水煎2次,混合后分3~4次服,每天1剂。

临床应用:和中下气,回乳消胀。用于治疗单纯乳溢和闭经乳溢症均有较好的疗效。

(4)用于哺乳期妇女欲断奶

药物:生麦芽125g。

用法:取上药,微火炒黄,置锅内,加水800ml,过滤取汁,再加水600ml,煎至400ml。将两次药液混合为1天量,分3次温服。

临床应用:和中消胀,退奶回乳。用于哺乳期妇女断奶有令人满意的疗效。

(5)治疗皮肤真菌感染

药物:生麦芽40g。

用法:将上药加入75%的酒精100ml中,在温室中浸泡1周,或密封于70~80℃温水中,浸泡3~4天,取上清液滤过即制成麦芽酊。用时用消毒药棉涂搽患处,每天2次。

临床应用:解毒消炎,杀菌疗效。用于治疗皮肤真菌感染,一般4周即可痊愈。

2. 配成方治大病

(1)治疗泻痢腹痛

方名:麦芽寒痢汤。

药物:麦芽30g,附子、白术、茯苓各20g,乌梅15g,干姜、肉桂、陈皮、人参各10g,炙甘草5g。

用法:清水煎2次,混合后分3次服,每日1剂。

临床应用:温运脾阳,和中止痢。用于治疗泻痢腹痛属脾肾阳虚,症见畏寒肢冷,腹泻便秘交替,稀黏液便,经久不愈者有良效。

(2)治疗糖尿病

方名:麦芽降糖饮。

药物:麦芽 30g,太子参、麦冬、生地黄、葛根各 20g,枸杞、山药各 15g,天花粉 10g,五味子 5g。

用法:清水煎 2 次,混合后分 3 次服,每日 1 剂。10 剂为 1 个疗程。可多用几个疗程。

临床应用:健脾和中,养阴降糖。用于治疗糖尿病,见口渴多饮,小便增多,食欲亢进,身体消瘦等症者有一定疗效。

(3)治疗消化不良

方名:麦芽消食汤。

药物:麦芽 50g,建曲、生山楂各 20g。苍术、广藿香各 15g,厚朴、陈皮、莪术各 10g。

用法:清水煎 2 次,混合后分 3 次服,每日 1 剂。

临床应用:健脾和胃,消食导滞。用于治疗消化不良,见上腹饱胀,饮食减少,呃逆嗳气,大便不调等症者有较好的疗效。

(4)治疗脂肪肝

方名:麦芽消脂饮。

药物:麦芽 30g,制首乌 20g,茯苓、牡丹皮、白术、赤芍、生山楂各 15g,柴胡、黄芩、陈皮、当归各 10g。

用法:清水煎 2 次,混合后分 3 次服,每日 1 剂。10 剂为 1 个疗程。

临床应用:疏肝理气,健脾消脂。用于治疗脂肪肝有一定疗效。

(5)治疗乳腺增生病

方名:麦芽乳癖汤。

药物:炒麦芽 50g,橘核、生山楂、川楝子各 20g,玄参、生牡蛎各 15g,浙贝母、青皮各 10g。

用法:清水煎 2 次,混合后分 3 次服,每日 1 剂,15 剂为 1 个疗程。

临床应用:理气消胀,祛痰消癖。用于治疗乳腺增生病,症见乳房单侧或双侧月经前或经期中疼痛,伴有包块肿胀者,疗效良好。

(6)治疗前列腺增生

方名:麦芽通淋汤。

药物:麦芽 100g,土茯苓 20g,知母、黄柏、牛膝、桃仁、王不留行各 15g,三棱、莪术各 10g,甘草 3g。

用法:清水煎 2 次,混合后分 3 次服,每日 1 剂。10 剂为 1 个疗程。

临床应用:疏肝和胃,清热通淋。用于治疗前列腺增生,见尿频、尿急、尿变细、尿分叉等症者有显著疗效。

3. 知药理、谈经验

(1)知药理

麦芽有助消化、降血糖、降血脂及护肝作用。小剂量有催乳作用,大剂量(30g 以上)有回乳作用。

(2)谈经验

孟学曰:麦芽甘平,长于促进淀粉性食物的消化,并能助胃气上升,行阳道而资健运。主开胃补脾,消化水谷及消一切结积胀满。治米面薯芋积滞不化所致的胁痛、脘腹痛、泻痢腹痛,断乳、乳房胀痛等症。

麦芽健脾开胃,行气消食,配合山楂、神曲、鸡内金等,治米面薯芋等食物积滞不化;配合白术、陈皮、神曲、人参等,治脾虚食少,食后饱胀;疏肝解郁,配合柴胡、枳壳、白芍、川楝子等,治肝郁气滞或肝胃不和之胁痛,脘腹痛;消食化积,配合茯苓、陈皮、乌梅、人参、附子、肉桂等,治脾胃虚寒,积滞泻痢;疏肝回乳,故可用于妇女断乳或乳汁郁积所致的乳房腹痛等。

四、鸡 内 金

【成分】 鸡内金含胃激素、角蛋白,并含有 17 种氨基酸、微量的胃蛋白酶和淀粉酶,此外,尚含有氯化铵等。出生 4～8 星期的小鸡砂囊内膜含蓝绿色素和黄色素,分别为胆汁三烯和胆绿素的黄色衍生物,砂囊尚含维生素。

【性味归经】 甘,平。无毒。归脾、胃、小肠、膀胱经。

【功效】 消食健胃,涩精止遗,通淋化石。

【用法用量】 内服:煎汤,3～10g;研末服,每次1.5～3g,或入丸、散剂。研末服用效果比煎剂好。外用:焙干研末调敷或生贴。

【使用注意】 脾虚无积滞者慎用。

1. 单味药治难症

(1)治疗胃石症

药物:鸡内金适量。

用法:取上药,焙干,研成细末,备用。用时,每次10g,饭前1小时用温开水送服,每天3次。

临床应用:消食健胃,化石消积。用于治疗因食黑枣或柿子所致的胃石症,疗效显著。

(2)治疗多发性肾结石

药物:鸡内金适量。

用法:取上药,焙干,研为细末,用玻璃瓶装好备用。使用时,将鸡内金粉15g倒入杯中,冲300ml开水,15分钟后即可饮用。早晨空腹顿服,然后慢步跑,以助结石排出。

临床应用:消食健胃,通淋化石。用于治疗多发性肾结石有较好的疗效。

(3)治疗斑秃(鬼剃头)

药物:鸡内金100g。

用法:取上药,炒至焦黄,研为细末,装瓶备用。用时,每次1.5g,每天3次,饭前用温开水送服。1个月为1个疗程。

临床应用:宽中健脾,生长头发。用于治疗斑秃、脱发疗效显著。

(4)治疗夜梦遗精

药物:公鸡内金7个。

用法:取上药,焙干,研为细末,备用。用时,每次3g,每天2次,空腹用酒送服。

临床应用:固精缩泉,涩精止遗。用于治疗夜梦遗精有一定疗效。

(5)治疗结核病

药物:鸡内金适量。

用法:取上药,炒焦,研为细末,装瓷瓶备用。用时,每次10g,空腹用温黄酒送服,每天3次。

临床应用:宽中健脾,杀菌散结。用于治疗骨结核、肠结核等患者有令人满意的疗效。

(6)治疗食积腹胀

药物:鸡内金适量。

用法:取上药,焙焦,研为细末,装瓷瓶备用。用时,每次10g,每天3次。温开水送服。

临床应用:消食健胃,健脾化积。用于治疗食积腹胀有显著疗效。

(7)治疗反胃、食入即吐

药物:鸡内金适量。

用法:取上药,烧灰,每次1g,酒送服。

临床应用:消食化滞,和胃止吐。用于治疗反胃、食入即吐有一定疗效。

(8)治疗噤口痢疾

药物:鸡内金适量。

用法:取上药,研细末,每次10g,每天3次。

临床应用:消食健胃,化滞止痢。

(9)治疗小便淋漓,痛不可忍

药物:鸡内金适量。

用法:焙焦研细,每次10g,每日3次。

临床应用:健脾消胀,和胃止淋。用于治疗小便淋漓痛不可忍,有较好的疗效。

2. 配成方治大病

(1)治疗胆石症

方名:鸡内金胆石汤。

药物:鸡内金20g(研末兑中药服),柴胡、枳实、郁金、广木香、大黄各10g,赤芍、山楂、威灵仙、金钱草各10g。

用法:清水煎2次,混合后分3次服,每日1剂。

临床应用:清热利胆,疏肝排石。用于治疗肝内胆管结石及胆石症,症见体形肥胖,发作性胆绞痛,消化不良者,均有较好的疗效。

（2）治疗胆、肾、尿道结石

方名：鸡内金排石汤。

药物：鸡内金 50g，玉米须 50g，威灵仙、金钱草各 30g，芒硝 20g（用中药兑服），大黄 10g。

用法：清水煎 2 次，混合后分 3 次服，每日 1 剂。

临床应用：清热利湿，行气排石。用于治疗胆、肾、尿道结石有一定疗效。

（3）治疗功能性消化不良

方名：鸡内金开胃健脾汤。

药物：鸡内金 20g，北沙参、生地黄各 15g，枸杞子、麦冬、八月札、当归、半枝莲、蒲公英、丹参各 10g，川楝子、佛手各 6g。

用法：清水煎 2 次，混合后分 3 次服，每天 1 剂。15 天为 1 个疗程。

临床应用：消食开胃，养阴健脾。用于治疗功能性消化不良，见胃阴不足，口干舌燥，胸胀腹满，食欲不振等症者有显著疗效。

（4）治疗胃溃疡

方名：鸡内金宁胃散。

药物：鸡内金 50g，鸡蛋壳（焙黄）30g，乌贼骨 25g，荔枝核、高良姜各 15g，白及、佛手各 10g，甘草 6g。

用法：取上药，研为细末，每次 3～5g，温开水送服，1 个月为 1 个疗程。

临床应用：消食和胃，制酸健脾。用于治疗胃溃疡之胃酸过多，胃脘胀痛等症有良效。

（5）治疗无阻力性尿失禁

方名：鸡内金固脬散。

药物：鸡内金 50g，人参、黄芪各 30g，补骨脂、菟丝子、沙苑子各 25g，桑螵蛸 20g，大枣 15g。

用法：取上药，共研为细末，每次 3～5g，每天 3 次，15 天为 1 个疗程。

临床应用：益气健脾，固肾缩尿。用于治疗无阻力性尿失禁，小儿遗尿及成人小便频数，夜尿多等症有明显的疗效。

（6）治疗小儿尿频

方名：鸡内金小儿尿频汤。

药物：鸡内金 15g，茯神、陈皮各 10g，青皮、远志、广木香、益智仁、桑螵蛸、补骨脂各 5g，甘草 2g。

用法：清水煎 2 次，混合后分 3 次服，每日 1 剂。10 剂为 1 个疗程。

临床应用：和胃安神，固肾止频。用于治疗小儿尿频，见身体瘦弱，夜寐不安，夜间遗尿，白天尿多量少，食欲不佳等症者有良效。

3. 知药理、谈经验

（1）知药理

鸡内金能使健康人胃液的分泌量和消化力增多增高，使胃排空速率加快，鸡内金煎剂对加速排出放射性锶也有一定作用。

（2）谈经验

孟学曰：鸡内金甘平，长于消石化积，为消化瘀积之要药。主消食开胃，食积不化，通淋化石，小儿遗尿等，治饮食积滞，小儿疳积，肾虚遗精遗尿，砂石淋证等。

鸡内金有较强的消食化积作用，配合山楂、麦芽、神曲、青皮等，治米面、薯芋、肉食等各种食滞；配合白术、干姜、大枣等，治完谷不化之腹泻；配合白术、山药、使君子等，治小儿脾虚疳积。

鸡内金固精缩泉止遗，配合芡实、菟丝子、莲米、金樱子等，治遗精早泄；配合桑螵蛸、菟丝子、鹿茸、益智仁等，治遗尿。

鸡内金通淋化石，配合金钱草、海金沙、牛膝、冬葵子、石韦等，治尿结石、胆结石。

五、鸡 矢 藤

【成分】　鸡矢藤茎和叶含鸡矢藤苷、鸡矢藤次苷、鸡矢藤苷酸、车叶草苷，此外，还含有生物碱如 γ-谷甾醇、熊果苷、齐墩果酸及挥发油。果实中可分离出酸性三萜、甲基乌斯烷、甲基齐墩果酸、3-表-甲基齐墩果烷、3-表-甲基乌斯烷等。

【性味归经】　甘、苦，微寒。归脾、胃、

肝、肺经。

【功效】 消食健胃,化痰止咳。祛风活血,解毒止痛。

【用法用量】 内服:煎汤,15～60g,或浸酒,外用:捣敷或煎水洗。

【使用注意】 体虚无积滞者慎用。

1. 单味药治难症

(1)治疗胃痛

药物:鸡矢藤根80g。

用法:取上药,清水煎2次,混合后分3次服,每日1剂。

临床运用:消食健胃,理气止痛。用于治疗胃痛,见气郁胸闷,食欲不振,嗳气腹胀等症者有一定疗效。

(2)治疗食积腹泻

药物:鸡矢藤50g。

用法:取上药,清水煎2次,混合后分3次服,每日1剂。

临床应用:消食和胃,健脾止泻。用于治疗食积腹泻有较好的疗效。

(3)治疗关节风湿痛

药物:鸡矢藤根或藤80g。

用法:取上药,以酒水各半煎煮2次,混合后分3次服,每日1剂。

临床应用:祛风活血,除湿止痛。用于治疗关节风湿痛疗效颇佳。

(4)治疗阑尾炎

药物:鲜鸡矢藤根或茎叶80g。

用法:取上药,清水煎2次,混合后分3次服,每日1剂。重者2剂。

临床应用:祛风活血,解毒止痛。用于治疗阑尾炎初期未成脓者有一定疗效。

(5)治疗背疽(蜂窝织炎)

药物:鲜鸡矢藤100g。

用法:取上药,以酒水各半煎2次,混合后分2次服,每天1剂。渣另用鲜叶捣烂外敷。

临床应用:祛风清热,解毒消肿。用于治疗背疽(俗称背瘩)有较好的疗效。

(6)治疗跌打损伤

药物:鸡矢藤根、藤各50g。

用法:取上药,以酒水各半煎2次,混合后分3次服,每天1剂。

临床应用:祛风活血,消肿止痛。用于治疗跌打损伤、软组织伤等疗效良好。

外用:鸡矢藤和根共100g,用白酒捣烂外敷患处,每日1换。

2. 配成方治大病

(1)治疗各种疼痛

方名:鸡矢藤注射液。

药物:鲜鸡矢藤适量。

用法:取上药,制成注射液,1ml相当于生药5g,肌内注射,每次2～5ml,4小时后可重复用药或连续用药。

临床应用:祛风活血,解毒止痛。用于治疗胃肠疼痛,胆肾绞痛,各种外伤、骨折、手术后疼痛,神经痛等疼痛,可有较好的疗效。将注射液加入10%葡萄糖液行痛点或穴位注射,可以治疗腰腿痛。

(2)治疗急性支气管炎

方名:鸡矢藤注射液。

药物:鲜鸡矢藤适量。

用法:取上药,制成注射液,1ml相当于生药2g,肌内注射,每次2～4ml,早晚各1次。

临床应用:祛风清热,解毒消炎。用于治疗急性支气管炎有较好的疗效。

(3)治疗瘤型麻风反应

方名:鸡矢藤静脉注射液。

药物:鸡矢藤叶茎1000g。

用法:取上药,加水过药面蒸馏,得蒸馏液1000ml,按制剂规程,制成静脉注射液,每天静脉注射1次,每次30～50ml,2～5天为1个疗程。发高热时可用60ml,加10%葡萄糖液200ml静脉滴注。

临床应用:祛风活血,解毒消肿。用于治疗瘤型麻风反应有一定的疗效。

(4)治疗慢性骨髓炎

方名:鸡枣汤。

药物:鸡矢藤 50g,大枣 30g。

用法:取上药,清水煎 2 次,混合后分 3 次服,每日 1 剂,连服 1~2 个月。

外用:脓多时用麻莽粉(鸡矢藤、苎麻兜、水莽根),研末,加食盐少许敷患处;脓少时用鸡矢藤、水莽根、冰片研末外敷伤口。

临床应用:祛风解毒,活血消肿。用于治疗慢性骨髓炎有显著疗效。

3. 知药理、谈经验

(1)知药理

鸡矢藤具有镇痛、抗惊厥、镇静功能,能抑制平滑肌运动,还有抗菌、降血压、局部麻醉等作用。

(2)谈经验

孟学曰:鸡矢藤甘苦微寒,长于消食化积,健运脾胃,镇痛镇静,清热化痰等。主祛风、活血、止痛、消肿。治饮食积滞,小儿疳积,热毒泻痢,咽喉肿痛,胃肠疼痛,胆绞痛,痛经、分娩疼痛,风湿痛,跌打损伤,热痰咳嗽等症。

鸡矢藤消食化积,配合麦芽、神曲、山楂等,治食积腹痛腹泻;配合党参、白术、麦芽、陈皮等,治脾虚食少,消化不良。

鸡矢藤甘寒解毒,苦寒泻火,配合黄芩、金银花、黄柏、黄连等,治热毒泻痢,咽喉肿痛,痈疮疔肿,烫烧伤等。

鸡矢藤清热化痰止咳,配合瓜蒌皮、胆南星、枇杷叶、桔梗等,治热痰咳嗽。

第十章

驱虫药

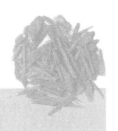

一、使君子

【成分】 种仁含使君子氨酸约0.5%，以钾盐形式存在，即使君子酸钾，含脂肪油20%～27%、油中含油酸48.2%、棕榈酸29.2%、硬脂酸9.1%、肉豆蔻酸4.5%及花生酸、甾醇；种子尚含蔗糖、葡萄糖、果糖、戊聚糖、苹果糖、柠檬酸、琥珀酸、生物碱如胡芦巴碱、吡啶、脯氨酸、天冬氨酸等。果壳亦含使君子酸钾；叶含使君子酸钾、D甘露醇。

【性味归经】 甘、温。有小毒。归脾、胃、大肠经。

【功效】 杀虫消积，健脾消疳。

【用法用量】 内服：煎汤，10～20g。使君子仁6～9g，炒香嚼服，小儿每岁1～1.5粒，每日总量不超过20粒，空腹连服2～3天；或入丸、散。

【使用注意】 大量服用能引起呃逆、眩晕、呕吐等反应；与热茶同服能引起呃逆、腹泻，故服后应忌饮茶水。

1. 单味药治难症

(1)治疗蛔虫病

药物：使君子仁适量(干燥)。

用法：取上药，炒香。早饭1～2小时后1次嚼服。12岁(含)以下儿童服10g，13岁以上儿童服20g。

临床应用：驱蛔杀虫，健脾消疳。用于治疗蛔虫有显著疗效。

(2)治疗蛲虫病

药物：使君子仁适量。

用法：取上药，炒香。嚼食，小儿每天3～15粒，成人15～30粒，分3次服，连服15天为1个疗程。服完1个疗程后间隔1个月，再继续服第2个疗程。服时须将使君子仁咬碎吞服。用药中可能有轻度恶心、头晕、偶有呃逆，无需处理，可自行消失。

临床应用：驱除蛲虫，健脾消食。用于治疗蛲虫病有一定疗效。

(3)治疗肠道滴虫病

药物：使君子仁适量。

用法：取上药，炒黄。成人嚼服，儿童研末服。1岁以内每天3g，1～3岁每天5g，可分次服；成人每天15g，顿服。连服3～5天为1个疗程，必要时隔3～5天再服1～2个疗程。

临床应用：清除滴虫，健脾消食。用于治疗肠道滴虫病有一定疗效。

(4)治疗小儿肛管直肠脱垂

药物：使君子仁适量。

用法：取上药10g，捣烂后加入适量饴糖制成丸药，每丸重3g，每次1丸；同时用上药5g加猪瘦肉150g炖服，每3天1次，3次为1个疗程。

临床应用：健脾消积，理肠固脱，用于治疗小儿肛管直肠脱垂有较好的疗效。

(5)治疗虫牙疼痛

药物：使君子仁50g。

用法：取上药，清水煎1小时，取药汁冷

却后,频频漱口,每天漱口数次。

临床应用:健脾消食,杀虫止痛。用于治疗龋齿疼痛有一定疗效。

2. 配成方治大病

(1)治疗小儿疳蛔

方名:使君子驱蛔汤。

药物:使君子(瓦上炒,为末)10个,甘草(胆汁浸1夕)3g,白芜荑5g,苦楝子(炮,去核)5个。

用法:取上药,共研为细末,每次用5g,以清水煎汁服,每天1剂,5剂为1个疗程。

临床应用:驱除蛔虫,健脾消积。用于治疗小儿疳蛔有较好的疗效。

(2)治疗小儿五疳

方名:使君子驱蛔丸。

药物:使君子仁25g,人参、白术各20g,雷丸、芜荑、建曲、鸡内金各10g,陈皮5g。

用法:取上药,炼蜜为丸,每丸重10g,3岁以下每次半丸,3岁以上每次1丸,每天1次,5天为1个疗程。

临床应用:驱除蛔虫,健脾消积。用于治疗小儿五疳有显著疗效。

(3)治疗痞块腹大

方名:使君子痞块丸。

药物:使君子仁20g,苍术、建曲各15g,厚朴、陈皮、广藿香、广木香、莪术、砂仁各10g。

用法:取上药,炼蜜为丸,每丸重10g,3岁以下每次半丸,3—10岁每次1丸,每天服2次。

临床应用:杀虫消积,健脾消胀。用于治疗因虫积而引起的痞块腹胀,有一定疗效。

(4)治疗成人蛔虫病

方名:使君子下蛔虫汤。

药物:使君子、槟榔各20g,苦楝皮、芜荑、枳壳各15g,陈皮、广木香、生大黄各10g。

用法:清水煎2次,混合后分3次服,每天1剂。

临床应用:驱下蛔虫,健脾消积。用于治疗成人蛔虫病,见阵发性隐隐腹痛,食欲不佳,粪镜检发现蛔虫卵等症者有良效。

(5)治疗胆道蛔虫病

方名:使君子胆蛔汤。

药物:使君子20g,乌梅、槟榔、黄芩各15g,广木香、干姜各10g,桂枝6g,辽细辛、川椒各5g。

用法:清水煎2次,混合后分3次服,每天1剂。

临床应用:理气利胆,逐下蛔虫。用于治疗胆道蛔虫,症见剑突下偏右阵发性绞痛,伴恶心呕吐,有时吐出蛔虫等证有显著疗效。

(6)治疗黄病异食症

方名:使君子异食丸。

药物:使君子仁(切碎,微炒)60g,槟榔50g,天南星80g(俱用姜汁拌炒),建曲50g,乌梅40g,花椒10g。

用法:取上药,制为小水丸,每次服8~10g,每日3次。

临床应用:杀虫消积,纠正异食。用于治疗黄病(面色萎黄)及异食症,见爱吃生米、茶叶、桴炭、泥土、瓦屑之类异物者有显著疗效。

3. 知药理、谈经验

(1)知药理

使君子有明显的驱蛔效果,其提取物对细粒棘球绦虫原头蚴有杀灭功能,使君子粉有一定的驱蛲虫作用。使君子水浸剂对堇色毛癣菌、同心性毛癣菌等多种皮肤真菌有不同程度抑制作用。

(2)谈经验

孟学曰:使君子甘温,长于驱杀蛔虫,为驱蛔要药。主小儿五疳、小便白浊,疗泻痢,有良好的驱蛔作用,并能驱杀蛲虫,有抑制真菌的作用。治蛔虫证、蛲虫证,小儿疳积等。

使君子甘而杀虫,配合槟榔、苦楝皮、鹤虱、雷丸、芜荑等,治蛔虫腹痛,面色萎黄;配合鸡内金、神曲、人参、白术等,治小儿疳积;配合人参、白术、茯苓、夜明砂、芜荑等,治小儿虫疳,面黄体弱;配合槟榔、胡黄连、肉豆蔻、木香、麦芽、神曲等,治虫积腹痛,疳积消瘦;配合苍术、厚朴、陈皮、川芎等,治小儿五疳,肚腹膨胀,纳差。

二、苦楝皮

【成分】 苦楝树含有多种苦味的三萜类成分,在根皮、干皮中主含苦楝素,即川楝素,以及其他苦味成分,如苦内酯、苦洛内酯、苦林酮、苦内酸甲酯、印楝波灵 A、印楝波灵 B、栎皮酮、葛杜宁及苦楝子三醇等。在干皮中还有正三十烷、异川楝素、β 谷甾醇、糖类及多种微量元素。

川楝树皮含川楝素、异川楝素、楝树碱、山奈酚、树脂、鞣质、香豆素的衍生物。根皮中川楝素的含量较树皮中的略高。

【性味归经】 苦,寒;有毒。归肝、脾、胃经。

【功效】 清热燥湿,杀虫疗癣。

【用法用量】 内服:煎汤,6～10g,鲜品用15～30g,或入丸、散。外用:煎水洗或研末调敷。

【使用注意】 本品有毒,在体内有一定蓄积性,不宜过量及久服,用时需文火久煎;体虚及脾胃虚寒者慎用;肝肾功能不全者忌用。

1. 单味药治难症

(1)治疗蛔虫病

药物:苦楝皮(鲜品)30g。

用法:取上药,清水煎 1 小时,顿服,每日 1 剂。

临床应用:清热燥湿,驱除蛔虫。用于治疗蛔虫病有较好的疗效。

(2)治疗胆道蛔虫病

药物:苦楝皮(鲜品)60g。

用法:取上药,清水煎 1 小时,加葱白 10根(捣烂),食醋 60ml,混合顿服。

临床应用:清热利胆,驱下蛔虫。用于治疗胆道蛔虫病有一定疗效。

(3)治疗顽固性湿癣

药物:苦楝根皮适量。

用法:取上药,洗净、晒干、烧灰。调茶油涂抹患处,隔日洗去再涂,如此反复 3～4 次即可,也可用于治秃疮及诸恶疮。

临床应用:清热燥湿,杀虫治癣。用于治疗顽固性湿癣有较好的疗效。

(4)治疗滴虫性阴道炎

药物:苦楝皮适量。

用法:取上药,清水煎煮,待冷备用,用时,以 5ml 注入阴道,再放入浸有该药液的纱布球,次日取出。5～10 次为 1 个疗程。

临床应用:清热燥湿,消炎杀菌。用于治疗滴虫性阴道炎有显著的疗效。

(5)治疗瘾疹

药物:苦楝皮 300g。

用法:取上药,清水煎煮,稍冷后,熏洗全身,每天 1 次。

临床应用:清热燥湿,解毒祛疹。用于治疗瘾疹有显著疗效。

(6)治疗疥疮

药物:苦楝皮 100g。

用法:取上药,浸入白酒 500ml 中,加适量冰片。1 周后,用棉球蘸药液涂擦患处,每天 2～3 次。

临床应用:清热燥湿,解毒杀虫。用于治疗疥疮有一定疗效。

2. 配成方治大病

(1)治疗蛔虫病

方名:苦楝皮驱蛔汤。

药物:苦楝皮 30g,苦楝子、广木香、陈皮、枳壳各 10g,建曲 20g,槟榔 15g,花椒 5g。

用法:清水煎 2 次,混合后分 3 次服,每日 1 剂。

临床应用:清热燥湿,驱除蛔虫。用于治疗蛔虫病,症见身体羸瘦,食欲不振,粪检有蛔虫卵者有令人满意的疗效。

(2)治疗胆道蛔虫

方名:苦楝皮胆蛔汤。

药物:苦楝皮 20g,使君子仁、槟榔、枳壳各 15g,乌梅、广木香、生大黄各 10g,川椒 5g。

用法:清水煎 2 次,混合后分 3 次服,每日 1 剂。

临床应用:清热通下,利胆驱虫。用于治疗胆道蛔虫有一定疗效。

(3)治疗钩虫病

方名:苦楝皮驱钩虫汤。

药物:苦楝皮 30g,槟榔、使君子仁各 15g,陈皮 10g。

用法:清水煎 2 次,混合后分 2 次服,每日 1 剂,1 周为 1 个疗程。

临床应用:清热燥湿,驱除钩虫。用于治疗钩虫病,症见初期患者食欲亢进,但劳动力反而减退,后期常伴贫血,有些人出现异食癖,如喜食生米、泥土、瓦片等异物,疗效尚佳。

(4)治疗绦虫病

方名:苦楝皮驱绦虫汤。

药物:苦楝皮 60g(鲜品 120g),槟榔 180g。

用法:水煎 1 小时,早上空腹顿服,其味苦可加适量白砂糖冲服,每天 1 剂。10 剂为 1 个疗程。绦虫进入脑部成脑囊虫病,周身起肉疙瘩者,30 天为 1 个疗程。

临床应用:清热通下,驱除绦虫。用于治疗绦虫病有一定疗效。

(5)治疗滴虫性肠炎

方名:苦楝皮驱肠滴虫汤。

药物:苦楝皮 20g,苦参、石榴皮、乌梅各 15g,生百部、陈皮、白术各 10g,川椒 5g。

用法:清水煎 2 次,混合后分 3 次服,每日 1 剂,5 剂为 1 个疗程。

临床应用:清热燥湿,驱下滴虫。用于治疗滴虫性肠炎,见小腹隐痛,长期腹泻,粪检滴虫阳性等症者有显著疗效。

(6)治疗蛲虫病

方名:苦楝皮驱蛲虫灌肠方。

药物:苦楝皮 150g,生百部 100g,槟榔 50g,乌梅 20g,川椒 5g。

用法:取上药,清水煎至 500ml,睡前 1 小时,用 30～50ml,保留灌肠,下半夜可再保留灌肠 1 次,3 天为 1 个疗程,一般可用 2～3 个疗程。

临床应用:清热燥湿,驱除蛲虫。用于治疗蛲虫病之肛门瘙痒、食欲缺乏等症有良效。

(7)治疗蛇咬伤

方名:苦楝皮蛇咬伤药。

药物:鲜苦楝皮 150g,鲜韭菜 120g,米酒 250ml,粮食醋 200ml。

用法:先将鲜苦楝皮、鲜韭菜清水煎至 500ml,再将米酒及粮食醋与药汁共同煎煮,待凉后备用。用时,伤口先行扩创,越早越好,用药液自上而下外擦,药渣外敷,可内服少许药液。

临床应用:清热燥湿,解毒杀菌。用于治疗蛇咬伤有一定疗效。

(8)治疗体癣

方名:苦楝皮体癣膏。

药物:苦楝皮 50g,蛇床子、苦参各 30g,雄黄、皂角各 20g,川椒、冰片各 5g,凡士林或猪油适量。

用法:取前 7 味药,研为极细末,与凡士林或猪油拌匀,涂擦患处,每天 2～3 次。

临床应用:清热燥湿,解毒治癣,用于治疗体癣有较好的疗效。

3. 知药理、谈经验

(1)知药理

苦楝皮对蛔虫、蛲虫有抑制麻痹作用,对绦虫原头蚴有一定杀灭效果,对曼氏血吸虫病也有一定疗效。能抑制多种致病性真菌,所含川楝素有抑制呼吸中枢和抗肉毒中毒作用,并能阻断神经肌肉传递。

(2)谈经验

孟学曰:苦楝皮苦寒,长于治多种肠道寄生虫,有可靠的杀虫作用,为广谱驱虫中药。主杀虫解毒,游风热毒,风疹恶疮,疥癣等,治诸虫腹痛,呕吐清水,或吐蛔虫,疗疥疮、头癣、湿疹瘙痒等症。

苦楝皮疗蛔虫、利大肠,配合使君子、鹤虱、槟榔、雷丸、玄明粉、大黄等,治蛔虫腹痛、口吐清水;燥湿杀虫,配合苦参、蛇床子、百部、鹤虱、槟榔等,治蛲虫肛门痛痒;苦寒燥湿,配合槟榔、石榴皮等,治钩虫病面黄纳差;清热燥湿、止痒,外用配合轻粉、冰片、麻油等,治疥癣瘙痒。

三、槟　榔

【成分】 槟榔含生物碱、缩合鞣质、脂肪及槟榔红色素。生物碱主要成分为槟榔碱、其余还有槟榔次碱、去甲基槟榔碱、槟榔副碱和高槟榔碱等。槟榔成熟后非蛋白氮含量减少。槟榔内胚乳含儿茶精、花白素及其聚合物,另含多种微量元素等。

【性味归经】 苦、辛,温,无毒。归脾、胃、大肠经。

【功效】 驱虫消积,行气利水,健脾调中。

【用法用量】 内服:煎汤,6～15g;单用驱杀绦虫、姜片虫时,可用至 60～120g;或入丸、散。外用:煎水洗,或研末调敷。生用力佳,炒用力缓;新鲜者优于陈久者。

【使用注意】 脾虚便溏者,气虚下陷者忌用;孕妇慎用。槟榔只能短期使用,剂量不能超过 120g。

1. 单味药治难症

(1)治疗蛔虫病

药物:槟榔适量。

用法:取上药,切片,14 岁以上,每次 60～90g,10－13 岁每次 50g,7－9 岁每次 40g。清水煎 1 小时,可 1 次服完,亦可分 3 次于半小时内服完。同时服用泻药,如玄明粉等。

临床应用:驱除蛔虫,健脾调中。用于治疗蛔虫病有一定疗效。

(2)治疗绦虫病

药物:槟榔 60～120g。

用法:取上药,切碎,先用热水 300～500ml 浸泡数小时,然后小火煎至 200ml。于清晨空腹顿服,服药前 1 天晚上禁食或进少量流食,服药后可视具体情况,在 0.5～2 小时,服泻药硫酸镁 20～30g,也可在服药前 0.5～2 小时先服南瓜子粉 80～125g。

临床应用:行气利水,驱杀绦虫。用于治疗绦虫病,症见腹痛腹泻,食欲亢进,恶心,体重减轻,粪便镜检有绦虫卵者有良效。

(3)治疗蛲虫病

药物:槟榔适量。

用法:取上药,切碎,成人用 150～200g,5～7 岁儿童用 25～30g,清水煎 1 小时,清晨空腹顿服,3 天后再服 1 次。

临床应用:健脾调中,驱杀蛲虫。用于治疗蛲虫病有较好的疗效。

(4)治疗钩虫病

药物:槟榔子 100g。

用法:取上药,打碎,清水煎 1 小时。空腹顿服,1 小时后将药渣再煎 1 次,顿服。2 小时后再服白色合剂 30ml(含硫酸镁 15g,碳酸镁 0.6g),并多饮温水。

用槟榔子有效,槟榔片则无效。加糖服可防恶心呕吐。药后腹泻次数越多疗效越好,配合泻药可提高疗效。

临床应用:行气利水,驱杀钩虫。用于治疗钩虫病(粪毒起病)有一定疗效。

(5)治疗肠道鞭毛虫病

药物:槟榔 50g。

用法:取上药,打碎,清水煎 2 次,得药液 300ml,加入蔗糖 20g,分 2 次在早、晚饭前各服 150ml,儿童酌减,每天 1 剂,5 剂为 1 个疗程,可连服 2 个疗程。

临床应用:健脾调中,杀鞭毛虫。用于治疗肠道鞭毛虫病,见下腹阵痛,慢性腹泻,大便隐血,贫血,营养不良等症者疗效良好。

(6)治疗幽门螺杆菌感染

药物:新鲜干槟榔果 10g。

用法:取上药,清水煎 1 个小时,得药汁

50～70ml,上午空腹顿服,每天1剂,2周为1个疗程。

临床应用:健脾调中,消炎杀菌。用于治疗幽门螺杆菌感染有显著疗效。

(7)治疗姜片虫病

药物:花槟榔40～60g。

用法:取上药,清水煎1小时(打碎),清晨空腹顿服,每天1剂,5剂为1个疗程。

临床应用:行气消积,驱姜片虫。用于治疗姜片虫病有一定疗效。

(8)治疗头疮

药物:槟榔适量。

用法:取上药,研为极细末,以凡士林或猪油膏调匀,涂擦患处,每天1～2次。

临床应用:清热利湿,杀虫解毒。用于治疗头上生疮积年不愈者,有显著疗效。

(9)治疗青光眼

药物:槟榔200g。

用法:取上药,制成100ml眼药水,每天滴眼3～5次,每次2～3滴。

又可用槟榔碱制成眼用药膜,将其置于眼结膜囊内之穹隆处。10分钟即开始瞳孔缩小,15分钟后眼压逐渐下降。

临床应用:行气利水,下降眼压。用于治疗青光眼有一定疗效。

(10)治疗阴毛生虱

药物:槟榔100g。

用法:取上药,打碎,煎水外洗。

临床应用:行气利水,驱杀阴虱。用于外熏洗治疗阴毛生虱有确切的疗效。

2. 配成方治大病

(1)治疗蛔虫病

方名:槟榔驱蛔虫汤。

药物:槟榔50g,使君子仁30g,苦楝皮30g。

用法:清水煎2次,混合后分2次服,每日1剂。

临床应用:健脾调中,驱除蛔虫。用于治疗蛔虫病,症见脐周腹痛反复发作,磨牙,瘙

痒,营养不良,大便镜检有蛔虫卵者有良效。

(2)治疗绦虫病

方名:槟榔驱绦虫方。

药物:槟榔100g,生大黄、南瓜子各20g,芒硝(冲服)25g,乌梅、石榴皮各15g,川椒、甘草各5g。

用法:清水煎2次,混合后分3次服,每日1剂。5剂为1个疗程。

临床应用:行气利水,驱除绦虫。用于治疗绦虫病,症见隐性腹痛,食欲亢进,恶心,乏力,头晕,便秘,大便中有虫体节片者有良效。

(3)治疗姜片虫病

方名:槟榔驱姜片虫方。

药物:槟榔100g,乌梅、牵牛子各15g,甘草5g。

用法:取上药,清水煎1个小时,清晨空腹顿服。

临床应用:行气利水,驱除姜片虫。用于治疗姜片虫,症见轻度贫血,上腹部隐痛,善饥,恶心,呕吐,间歇性腹泻,粪便量多且稀薄而奇臭,粪镜检有姜片虫卵者,疗效良好。

(4)治疗钩虫病

方名:槟榔驱钩虫丸。

药物:槟榔100g,雷丸50g,鹤虱、芜荑、苦楝皮、莱菔子各15g,榧子、雄黄各10g。

用法:取上药,共研为细末,制成小水丸,每次8～10g,每天3次,1周为1个疗程。

临床应用:健脾调中,驱除钩虫。用于治疗钩虫病有一定疗效。

(5)治疗血吸虫病

方名:槟榔驱血吸虫丸。

药物:槟榔、榧子、南瓜子仁各120g,茜草、红藤各100g,枳壳50g,广木香30g,雄黄20g。

用法:取上药,共研为细末,制成小水丸,每次8～10g,每天3次,20天为1个疗程。

临床应用:行气利水,驱除血吸虫。用于治疗血吸虫病,见发热、荨麻疹、腹痛腹泻、肝脾肿大、蛋白尿等症者有较好的疗效。

（6）治疗华支睾吸虫病

方名：槟榔驱华支睾吸虫方。

药物：槟榔 50g，板蓝根 30g，川芎 10g，鳖甲、白术、茯苓、党参各 20g。

用法：清水煎 2 次，混合后分 3 次服，每日 1 剂。1 个月为 1 个疗程。

临床应用：健脾利水，驱除华支睾吸虫。用于治疗华支睾吸虫，症见贫血消瘦，消化不良，肝脏肿大，轻度黄疸等症者有一定疗效。

（7）治疗滴虫性肠炎

方名：槟榔驱肠滴虫方。

药物：槟榔 50g，苦楝皮 20g，苦参、石榴皮各 15g，乌梅、生百部各 10g。

用法：清水煎 2 次，混合后分 3 次服，每日 1 剂。5 剂为 1 个疗程。

临床应用：健脾调中，驱除肠滴虫，用于治疗滴虫性肠炎，症见腹痛腹泻，每日数次，大便呈水状或糊状，粪镜检阳性者有良效。

（8）治疗麻痹性肠梗阻

方名：槟榔通肠丸。

药物：槟榔 50g，广藿香、白芷各 30g，广木香、香附、莪术、砂仁、建曲、牵牛子、生大黄各 20g，猪牙皂 10g，甘草 5g。

用法：取上药，共研为细末，制成小水丸，每次 8～10g，每天 3 次，也可用药末以清水煎 120g，煎 2 次，混合后分 3 次服，每天 1 剂。

临床应用：行气利水，通肠下积。用于治疗麻痹性肠梗阻，见腹胀难忍，饮食不进，大便不通，不矢气等症者有较好的疗效。

（9）治疗痢疾

方名：槟榔痢疾汤。

药物：槟榔 30g，白芍 20g，黄芩 15g，当归、黄连、广木香、生大黄各 10g，甘草 5g。

用法：清水煎 2 次，混合后分 3 次服，每日 1 剂。

临床应用：清热燥湿，解毒止痢。用于治疗痢疾，见下痢脓血或黏冻，里急后重，日夜无度，食欲不佳等症者有显著疗效。

（10）治疗疟疾

方名：槟榔截疟丸。

药物：槟榔、青蒿各 100g，炙龟甲、黄芩各 50g，常山、草果各 30g，青皮 20g，甘草 10g。

用法：取上药，共研为细末，制成小水丸，每次 8～10g，每日 3 次，10 天为 1 个疗程。

临床应用：清热利湿，驱虫抗疟。用于治疗间日疟、三日疟有显著疗效。

（11）治疗胃癌

方名：槟榔抗胃癌散。

药物：槟榔、木香、三棱、青皮、当归、前胡、大黄、桂心各 30g，炙鳖甲、法半夏各 45g。

用法：取上药，共研为极细末，每次 8～10g，用姜开水送服，每日 3 次，1 个月为 1 个疗程。

临床应用：健脾调中，行气散结。用于治疗胃癌，见上腹隐痛，食后上腹饱胀不适，食欲减退，消瘦乏力，呃逆等症者有较好的疗效。

（12）治疗体癣

方名：槟榔体癣酊。

药物：槟榔、土槿皮各 130g，花椒、蝉蜕、全蝎、木通各 60g，生百部 65g，芒硝 20g，樟脑 10g。

用法：取上药，共浸入白酒中泡 2 个月。用时，每 100ml 加水杨酸 2g，苯甲酸 4g，每天涂擦患处 2～3 次。

临床应用：利水燥湿，杀虫治癣。

3．知药理、谈经验

（1）知药理

槟榔对蛔虫、蛲虫、绦虫有麻痹和杀灭作用。适当嚼食槟榔可增加食欲，它还对皮肤真菌、流感病毒等有一定程度的抑制作用，并有抗高血压和抗癌的功效。

（2）谈经验

孟学曰：槟榔苦辛温，长于逐浊，为常用驱虫药，且行气消滞，利水湿之功较强。主消谷逐水，除痰癖，杀三虫，疗寸白等。治泻痢后重,心腹诸痛,痰气喘急,疗诸疟,御瘴疠。

槟榔驱虫谱广,配合苦楝皮、鹤虱等,治诸肠虫;配合使君子、苦楝皮等,治蛔虫、蛲虫;配合乌梅、牵牛子等,治姜片虫。

槟榔行胃肠之气,消积导滞,配合木香、青皮、陈皮、香附、大黄等,治食积气滞,腹胀便秘;配合木香、黄连、白芍等,治湿热泻痢;配合白芍、茯苓、猪苓、泽泻、商陆等,治水肿、脚气肿痛。

四、雷 丸

【成分】 主要成分为一种蛋白水解酶,称雷丸素,含量约 3%。此酶为一条多肽链的糖蛋白,含较多的酸性氨基酸,碱性氨基酸含量较低,其中蛋氨酸含量高达 31.5%。此酶在 pH 8 溶液中作用最强,酸性溶液中无效。其对酪蛋白、酯有水解作用,尚有凝乳、溶菌作用。此外,尚含雷丸多糖 S-4002、钙、铝、镁等。

【性味归经】 苦,寒;有小毒。归胃、大肠经。

【功效】 消积杀虫,清热解毒。

【用法用量】 内服:煎汤,6～15g,宜入丸、散剂。用以驱杀绦虫,每次服粉剂 12～18g,每日 3 次,用冷开水调,连服 3 天。亦可将雷丸细粉装入肠溶胶囊内,空腹时用温开水或其配伍药物的煎液送服。外用:捣敷。

【使用注意】 有虫积脾胃虚寒者慎服;本品有效成分为蛋白酶,受热易破坏失效,在碱性溶液中使用作用最强,故不宜入煎剂。

1. 单味药治难症

(1)治疗绦虫病

药物:雷丸 500g。

用法:取上药,研为细末,装瓷瓶备用。用时,成人每次 30g,极量为 50g,可根据体质强弱,病程长短,年龄大小酌情增减。空腹时用凉开水调匀顿服,不要直接吞服粉剂。隔数天再服 1 次,连续间隔服 3 次。

临床应用:清热解毒,消积杀虫。用于治疗绦虫病有令人满意的疗效。

(2)治疗钩虫病

药物:雷丸 60g。

用法:取上药,研为细末,加适量乳糖或葡萄糖粉,温开水调服(温度要低),每天 1 剂。

临床应用:消积杀虫,清热疏肝。用于治疗钩虫病疗效良好。

(3)治疗滴虫病

药物:雷丸适量。

用法:取上药,与碳酸氢钠适量制成粉剂,每次 8～10g,冷开水调服,每天 2 次,5 天为 1 个疗程。

临床应用:清热解毒,消积杀虫。用于治疗阴道滴虫病、滴虫性肠炎均有较好的疗效。

(4)治疗丝虫病

药物:雷丸适量。

用法:取上药,切成片,每次 30g,煎 1 个小时,顿服,每天 1 剂。7 天为 1 个疗程,隔数天可进行下个疗程。

临床应用:清热疏肝,消积杀虫。用于治疗丝虫病,见精索炎、附睾炎、睾丸炎、乳糜尿、下肢象皮肿等症者有显著疗效。

(5)治疗小儿顽固性食积腹痛

药物:雷丸适量。

用法:取上药,研为细末。早晨空腹及午饭、晚饭后 2 个小时,用温水冲服,每次每千克体重 0.4g,次日晨起空腹服用槟雷煎剂(槟榔 80g,雷丸粉 20g,清水煎得药汁150ml)。

临床应用:清热解毒,消积杀虫。用于治疗小儿顽固性食积腹痛有一定疗效。

2. 配成方治大病

(1)治疗绦虫病

方名:雷丸绦虫病方。

药物:雷丸 40g(研为细粉,用温药汁冲服),南瓜子 150g,槟榔 100g,乌梅 15g,芒硝(冲服)10g,川椒 5g。

用法:清水煎 2 次,混合后分 3 次服,每

日1剂。3剂为1个疗程,一般用1~6个疗程。

临床应用:清热解毒,消积杀虫。用于治疗绦虫病,包括脑囊虫、皮下囊虫均有令人满意的疗效。

(2)治疗钩虫病

方名:雷丸驱钩虫汤。

药物:雷丸30g(研为细粉,用温药汁冲服),使君子仁、槟榔各20g,大黄10g。

用法:清水煎2次,混合后分2次服,每天1剂,5天为1个疗程。

临床应用:清热解毒,驱除钩虫。用于治疗钩虫病有一定疗效。

(3)治疗蛲虫病

方名:雷丸驱蛲虫方。

药物:雷丸10g,生大黄8g,牵牛子12g。

用法:取上药,共研为细末,装瓶备用,用时,每次8~10g,每天1次,早晨空腹以冷开水吞服,3天为1个疗程。

临床应用:清热解毒,驱除蛲虫。用于治疗蛲虫病,见肛门周围瘙痒,影响夜间睡眠,精神不振,消瘦、食欲欠佳等症者有良效。

(4)治疗疳积

方名:雷丸疳积散。

药物:雷丸15g,使君子仁、榧子肉、鹤虱、槟榔、芜荑各10g,鸡内金20g,砂仁12g。

用法:取上药,共研为细末,装瓶备用。用时,每次服8~10g,每天1次,1周为1个疗程。

临床应用:清热解毒,消疳杀虫。用于治疗因虫积致身体消瘦,食欲不振等疗效较好。

(5)治疗诸虫心痛不可忍

方名:雷丸驱虫散。

药物:雷丸、贯众、槟榔、芜荑、榧子肉各20g,当归、陈皮、桂心各10g,广木香、白豆蔻各5g。

用法:取上药,共研为细末,装瓶备用。用时,每次5~8g,温开水送服,每天1次,5天为1个疗程。

临床应用:清热解毒,驱虫止痛。用于治疗诸虫心痛,症见各种虫积,引起中上腹部疼痛,剧痛不可忍者,有一定疗效。

(6)治疗皮肤瘾疹

方名:雷丸瘾疹散。

药物:雷丸、苦参、牛膝各20g,人参、防风、丹参各10g,白附子、白花蛇各15g,甘草5g。

用法:取上药,共研为细末,每次5~8g,温开水送服,每天2次。

临床应用:清热解毒,祛风止痒。用于治疗皮肤瘾疹,疼痛瘙痒等症,有一定疗效。

3. 知药理、谈经验

(1)知药理

雷丸能破坏绦虫头节,对猪肉绦虫、牛肉绦虫、犬绦虫等均有作用,对肠道滴虫、猪蛔虫、钩虫等也有抑制作用。还有增强免疫功能和抗肿瘤的功能。

(2)谈经验

孟学曰:雷丸苦寒,长于驱除绦虫及脑囊虫病,并驱杀肠道多种寄生虫等。主杀三虫,逐蛊毒,降胃中实热、痰火,止癫狂,除百邪恶气、血积气聚等。治绦虫病、脑囊虫病、钩虫病、蛔虫病、蛲虫病、小儿疳积、小儿惊啼、风痫、风疹、瘾疹、痔疮、瘿瘤等症。

雷丸常用于绦虫、囊虫病。因为吃了未煮熟的带有虫卵的猪、牛肉,或饮食不洁所感染。临床症状可有下利、腹痛腹胀、食欲不振、恶心呕吐,粪便中排出虫体节片,皮肤中有黄豆大小之结节,脑囊虫有癫痫样发作,配合干姜、雄黄、炙穿山甲等,治脑囊虫病有较好的疗效。本品对丝虫也有效。

五、贯 众

【成分】 本品根茎含多种间苯三酚衍生物,其中有绵马酸类,包括绵马酸BBB、绵马酸PBB、绵马酸PBP等;黄绵马酸类,包括黄绵马酸BB、黄绵马酸PB、黄绵马酸AB,以及微量白绵马素,东北贯众素(新绵马素、粗蕨素)、绵马素、绵马酚等;此外,尚含有羊齿三萜,双盖蕨烯、鞣质、挥发油、树脂等。

紫萁含甾体化合物松甾酮A、蜕皮酮、蜕皮甾酮及β-谷甾醇、棕榈酸甲酯、棕榈酸乙酯、亚麻仁油酸、亚油烯酸、紫萁苷等。

【性味归经】 苦,微寒;有小毒。归肝、脾、胃经。

【功效】 清热解毒,杀虫止血。

【用法用量】 内服:煎汤,10～15g;或入丸、散。杀虫及清热解毒宜生用,止血宜炒炭用。外用:研末调涂。

【使用注意】 本品有小毒,用量不宜过大;脾胃虚寒者及孕妇慎用;忌与油类泻药配伍,以防中毒。

1. 单味药治难症

(1)治疗肠蠕虫病

药物:紫萁贯众适量。

用法:取上药,经浓缩压片(每片0.5g)。成人口服剂量为4.5～9g(相当于生药50g),每日1次,连服2天。

临床应用:清热解毒,驱除蠕虫。用于治疗钩虫病、蛔虫病、鞭虫病等均有一定疗效。

(2)预防感冒

药物:贯众适量。

用法:取上药,每天用10g,切碎,清水煎1个小时,分2次服。连用2天。

临床应用:清热解毒,预防感冒。用于治疗感冒有显著疗效。

(3)治疗流行性脑脊髓膜炎

药物:贯众适量。

用法:取上药,研为细末,成人每次2g,10岁以下每次1g,1岁以下每次0.5g,每周服药1次,连服2周。以后每月按上法再服药2周。

临床应用:清热解毒,预防流脑。用于治疗流行性脑脊髓膜炎有一定疗效。

(4)治疗急性睾丸炎

药物:贯众60g。

用法:取上药,去毛,洗净,加水约700ml,煎至500ml。每天早晚各服250ml。

临床应用:清热解毒,消肿止痛。用于治疗急性睾丸炎有较好的疗效。

(5)治疗乳糜尿

药物:贯众适量。

用法:取上药,以醋拌烧成炭,每次2g,每日3次,白糖水冲服。

临床应用:清热解毒,分清泌浊。用于治疗乳糜尿有一定疗效。

(6)治疗妇科出血

药物:贯众。

用法:取上药,制成每2ml相当于生药5g的注射液,每次2～4ml,肌内注射。

临床应用:清热解毒,凉血止血。用于治疗产后出血、人工流产术后出血等有良效。

2. 配成方治大病

(1)治疗和预防流行性感冒

方名:贯众防治感冒汤。

药物:贯众、桑叶、连翘各15g,金银花藤20g,野菊花、苍术、荆芥各10g,甘草3g。

用法:清水煎2次,混合后分2次服,每天1剂。连服2天。

临床应用:清热解毒,防治感冒。用于治疗和预防流行性感冒有较好的疗效。

(2)治疗胆道蛔虫病

方名:贯众驱胆蛔汤。

药物:贯众、芜荑、槟榔、苦楝皮各15g,雷丸(焙焦,研末冲中药服)20g,黄连、黄柏、乌梅各10g,川椒3g。

用法:清水煎2次,混合后分3次服,每天1剂。连服2天。

临床应用:清热解毒,驱胆蛔虫。用于治疗胆道蛔虫,见剑突下偏右阵发性绞痛,伴恶心呕吐,有时吐出蛔虫等症者有较好的疗效。

(3)治疗钩虫病

方名:贯众驱钩虫方。

药物:贯众、苦楝皮、使君子仁、鹤虱各

15g,槟榔、雷丸(焙焦,研末冲中药服)各20g,广木香、大黄各10g。

用法:清水煎2次,混合后分2次服,每日1剂。1周为1个疗程。

临床应用:清热解毒,驱除钩虫。用于治疗钩虫病,症见食欲亢进,劳动力反而减退、贫血、异食癖,如喜食生米、泥土等,有良效。

(4)治疗高热症

方名:贯众退热汤。

药物:贯众、连翘、知母、牡丹皮各15g,石膏50g,金银花、蒲公英、败酱草各20g,黄芩10g,甘草3g。

用法:清水煎2次,混合后分3次服,每日1剂。

临床应用:清热解毒,辛凉退热。用于治疗高热症,症见各种原因的高热,如重感冒、上呼吸道感染、败血症等,均有显著疗效。

(5)治疗乙型肝炎

方名:贯众抗乙肝注射液。

药物:贯众、土茯苓、野菊花、牡丹皮、茵陈、板蓝根各适量。

用法:取上药,制成复方贯众注射液(静脉用药),成人每天250ml,直接静脉滴注,1—5岁每天100ml,6—12岁每天150ml,15天为1个疗程,疗效不好者,重复2~3个疗程。

临床应用:清热解毒,疏肝利胆。用于治疗乙型肝炎的急性发作有显著疗效。

(6)治疗乳糜尿

方名:贯众乳糜尿方。

药物:贯众、白茅根、旱莲草、玉米须各20g,槐花、莲须、土茯苓各15g,石菖蒲、乌药各10g,甘草3g。

用法:清水煎2次,混合后分3次服,每日1剂。5剂为1个疗程。

临床应用:清热解毒,分清泌浊。用于治疗乳糜尿有一定疗效。

(7)治疗荨麻疹

方名:贯众荨麻疹汤。

药物:贯众、板蓝根、紫草各15g,茵陈、紫花地丁各20g,黄芩、重楼、牡丹皮各10g,甘草5g。

用法:清水煎2次,混合后分3次服,每日1剂。3剂为1个疗程。

临床应用:清热解毒,祛风消疹。用于治疗荨麻疹,见全身皮肤瘙痒,呈大小不等的斑疹块,界限分明,颜色红赤等症者有良效。

(8)治疗角膜炎

方名:贯众角膜炎方。

药物:贯众、紫草、女贞子各15g,金银花、连翘各20g,桔梗、车前子、菊花、薄荷各10g,甘草3g。

用法:清水煎2次,混合后分3次服,每日1剂。5剂为1个疗程。

临床应用:清肝泻火,解毒消炎。用于治疗角膜炎,见怕光、流泪、眼部充血,有异物感、红肿热痛等症者有一定疗效。

3. 知药理、谈经验

(1)知药理

贯众对各型流感病毒和痢疾杆菌、伤寒杆菌、金黄色葡萄球菌有不同程度的抑制作用。此外,还能兴奋子宫平滑肌、抗早孕、堕胎、抗血凝及具有雌激样作用。

(2)谈经验

孟学曰:贯众苦微寒,长于杀三虫,去寸白,驱虫作用较广。主邪热而能止血,解诸毒,杀三虫,破癥瘕、除头风、止金疮。治绦虫、钩虫、蛔虫、蛲虫病,风热感冒,湿热病发斑,痄腮,血热吐血、衄血、便血、崩漏等症。

贯众有杀虫之功,配合槟榔、雷丸等,驱杀绦虫;配合鹤虱、芜荑、狼牙、龙胆草等,治蛔虫虫积腹痛;配合胡粉、芜荑、干漆、吴茱萸、槐白皮等,治蛲虫。

贯众清气分血分之热毒,配合赤芍、升麻、枳壳、竹叶等,治斑疹透发不畅;配合紫草、大青叶、板蓝根等,治流感、乙脑、腮腺炎等。

六、鹤 虱

【成分】 鹤虱为天名精干燥果实,其中含缬草酸、正己酸、油酸、右旋亚麻酸、三十一烷、豆甾醇及天名精倍半萜内酯化合物;从其挥发油中已分离得到天名精内酯、天名精酮、天名精素、格瑞尼林、埃瓦林、埃瓦内酯、一去氢埃瓦内酯11(13)。

野胡萝卜(南鹤虱)果实挥发油中含细辛醚、β没药烯、巴豆酸、细辛醛、牻牛儿醇等。

【性味归经】 苦、辛、平;有小毒。归脾、胃经。

【功效】 杀虫消积,解毒止痢。

【用法用量】 内服:煎汤,5～15g;或入丸、散。外用适量。

【使用注意】 本品有小毒,服后可有头晕、恶心、耳鸣、腹痛等反应,故孕妇、腹泻者忌用;南鹤虱有抗生育作用,孕妇忌用。

1. 单味药治难症

(1)治疗蛔虫病

药物:鹤虱适量。

用法:取上药,洗净,水煎2次,药液混合浓缩至1ml含生药1.5g,加少量白糖调味。成人每晚睡前服30ml,连服2晚,小儿及年老体弱者酌减。

临床应用:杀虫消积,调和脾胃。用于治疗蛔虫腹痛,消化不良等症有显著疗效。

(2)治疗钩虫病

药物:鹤虱适量。

用法:取上药,鲜品150g,干品80g,此为成人1天量,5-10岁用成人量的1/3,10-15岁用成人量的2/3。将鹤虱放入锅内,加水2倍,煎3～4个小时,去渣过滤;再将药液文火浓缩,待凉使用。早晨空腹服1～2次,隔5天服1次,连服3次为1个疗程。

临床应用:解毒和胃,驱除钩虫。用于治疗钩虫病有一定疗效。

(3)治疗绦虫病

药物:鹤虱适量。

用法:取上药,研为细末,每次8～10g,加白糖少许调味,顿服,每日1次,5次为1个疗程。

临床应用:驱除绦虫,调理脾胃。用于治疗绦虫病有较好的疗效。

(4)治疗细菌性痢疾

药物:东北鹤虱适量。

用法:取上药,干品用15g,鲜品用30g,清水煎30分钟,分2次温服,每日1剂,连服2剂,如不愈可隔天再服。小儿酌减。可加白糖适量调味。

临床应用:理脾消积,解毒止痢。用于治疗细菌性痢疾疗效良好。

(5)治疗牙痛

药物:鹤虱10g。

用法:取上药,米醋煎,凉后漱口。

临床应用:杀虫消炎,解毒止痛。用于治疗牙痛有一定疗效。

2. 配成方治大病

(1)治疗蛔虫病

方名:鹤虱驱蛔虫汤。

药物:鹤虱、苦楝根皮、使君子仁、雷丸(焙焦,研末,用中药冲服)各15g,槟榔20g,芜荑10g。

用法:清水煎2次,混合后分2次服,每日1剂。3剂为1个疗程。

临床应用:调理脾胃,驱除蛔虫。用于治疗蛔虫病有显著疗效。

(2)治疗脑囊虫病

方名:鹤虱脑囊虫丸。

药物:鹤虱、芜荑、榧子、使君子仁各40g,黄芪、槟榔各50g,雷丸、泽泻各30g,法半夏、陈皮各20g。

用法:取上药,共研为细末,制成小水丸,每次服8～10g,每日2次,15天1个疗程。

临床应用:解毒和胃,驱除囊虫。用于治疗脑囊虫病,症见绦虫病致皮下囊虫合并脑囊虫病,出现消化不良,癫痫性发作者有良效。

（3）治疗肠道滴虫病

方名：鹤虱滴虫丸。

药物：鹤虱、槟榔、贯众、雷丸各30g，乌梅、广木香各20g，黄连50g，槟榔15g，甘草10g。

用法：取上药，共研为细末，制成小水丸，每次服8～10g，每日2次，15天为1个疗程。

临床应用：调理脾胃，驱除滴虫。用于治疗肠道滴虫病，见小腹疼痛，痛后腹泻，消化不良，粪镜检有滴虫等症者有较好的疗效。

（4）治疗妇女阴痒

方名：鹤虱止痒汤。

药物：鹤虱、苦参、蛇床子各15g，百部、野菊花、地肤子、苦楝皮、黄柏各10g，雄黄5g。

用法：取上药，清水煎1个小时，趁热熏洗外阴部，每天晚上用1次。第2晚上，药渣重煎1小时，趁热熏洗外阴部。

临床应用：解毒消炎，杀虫止痒。用于治疗妇女阴痒有令人满意的疗效。

3. 知药理、谈经验

（1）知药理

鹤虱对绦虫、蛲虫和钩虫有很强的杀灭作用，对多种革兰阴性菌如大肠埃希菌、葡萄球菌、变形杆菌等也有杀灭效果。此外，鹤虱内酯有抑制中枢、抗惊厥、解热、降血压的作用。

（2）谈经验

孟学曰：鹤虱苦辛平，长于杀虫消积，用于多种肠道寄生虫病。主蛔虫、蛲虫，并能解毒止痒等。治一身痰凝气滞，杀五脏虫，凡蛔虫、蛲虫致腹痛、面白唇红，时发时止虫痛，女阴瘙痒等证。

鹤虱杀虫消积，能除逆气，配合苦楝皮、槟榔、白矾、雷丸、木香等，治虫痛发作有时，口吐清水等症；配合使君子、芜荑、槟榔、苦楝根皮等，治蛲虫病等。

鹤虱苦辛杀虫，解毒止痒，配合蛇床子、苦参、百部等，煎水外洗，治女阴瘙痒之证。

鹤虱驱虫功效确实，但毒性大，宜慎用。

第十一章

止 血 药

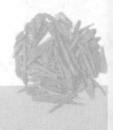

第一节　凉血止血药

一、大　蓟

【成分】　大蓟主要含挥发油、三萜、甾体、黄酮及多糖。挥发油成分为单紫杉烯、三氢、四氢、六氢单紫杉烯，十五烯，香附子烯，石竹烯，罗汉柏烯，α-雪松烯，三十二烷等；三萜包括α-香树脂，β-香树脂，β乙酰香树脂醇，φ-乙酰蒲公英甾醇；其他尚含有β-谷甾醇，豆甾醇，5,7-二羟基-6,4′-二甲氧基黄酮和多聚果糖—菊糖等。

【性味归经】　苦、甘，凉。无毒。归心、肝、脾经。

【功效】　凉血止血，解毒消痈，祛瘀生肌。

【用法用量】　内服：煎汤，10～15g；大剂量可用至30g。外用：适量，捣敷患处。

【使用注意】　历代大多以根入药，但亦有明言用叶茎者。

1. 单味药治难症

（1）治疗肺结核

药物：大蓟根（干品）100g。

用法：取上药，清水煎2次，混合后分2次服，每日1剂。每剂加猪瘦肉30～60g或猪肺30g同煎更好，连服3个月为1个疗程。有效而未愈者，可连续服第2个疗程，2个疗程未愈者停服。

临床应用：凉血止血，解毒抗菌。用于治疗肺结核有一定疗效。

（2）治疗高血压病和各种出血症

药物：大蓟根（干品）。

用法：取上药，加水浸泡约半小时，煎煮3次，每次煮沸半小时，滤液合并浓缩成每100ml相当于生药15g的煎剂。每天早晚各服1次，每次100ml。或用大蓟干燥根1000g，按常法煎煮3次，得煎煮液浓缩至浸膏状，加入20%～30%干淀粉，干燥后，磨粉过100目筛，制颗粒压片，每片重0.65g，口服，每天3次，每次4片。

临床应用：凉血降压，清热止血。用于治疗高血压和各种出血症有较好的疗效。

（3）治疗乳糜尿

药物：大蓟根30g。

用法：取上药，清水煎2次，混合后分2次服，每天1剂。

临床应用：利湿化浊，解毒消炎。用于治疗乳糜尿有一定疗效。

（4）治疗肺热咳血

药物：大蓟鲜根50g。

用法：取上药，清水煎2次，酌加冰糖，混合后分2次服，每日1剂。

临床应用：解毒消炎，清热止血。用于治疗肺热咳血疗效令人满意。

（5）治疗肺脓疡

药物:鲜大蓟根 150g。

用法:取上药,清水煎 2 次,混合后分早晚服,每日 1 剂。

临床应用:清热凉血,解毒消痈。用于治疗肺脓疡(中医称肺痈)疗效较好。

(6)治疗尿血

药物:大蓟鲜根 120g。

用法:取上药,清水煎 2 次,混合后分 3 次服,每日 1 剂。

临床应用:解毒消炎,凉血止血。用于治疗尿血(中医称为血淋)效果良好。

(7)治疗荨麻疹

药物:鲜大蓟根适量。

用法:取上药,刮去表皮并抽心,留中间层为药用,每次 100g,水煎服,小儿酌减。服药期间忌食腥臭及刺激性食物。

临床应用:凉血疏风,解毒止痒。用于治疗荨麻疹有一定疗效。

(8)治疗急性乳腺炎

药物:鲜大蓟根。

用法:取上药,洗净,阴干,捣烂,榨取其液汁,加入 20% 凡士林搅拌,静置其自然成膏。用时,取药膏敷贴于患部,半天 1 换。

临床应用:解毒消炎,消肿止痛。用于治疗急性乳腺炎及其热痛肿块均有较好的疗效。

(9)治疗副鼻窦炎

药物:鲜大蓟根 120g。

用法:取上药,放入鸡蛋 2~3 个,2 味同煮 1 个小时,吃蛋喝汤,忌食辛辣等刺激性食物。1 周为 1 个疗程。

临床应用:清热解毒,凉血消炎。用于治疗副鼻窦炎之头痛额胀有一定疗效。

(10)治疗跌打损伤

药物:鲜大蓟根适量。

用法:取上药,洗净,捣汁,用 20ml 和热酒适量服下。

临床应用:凉血解毒,祛瘀消肿。用于治疗跌打损伤有较好的疗效。

(11)治疗疔疖疮疡、烧烫伤

药物:鲜大蓟根适量。

用法:取上药,洗净,捣烂,和蜂蜜适量搅匀,涂敷患处。用上药和冷开水捣烂取汁,过滤,涂抹患处,每天 2~3 次。

临床应用:清热解毒,凉血消炎。用于治疗疔疖疮疡、烧烫伤等有显著疗效。

2. 配成方治大病

(1)治疗咳血、吐血

方名:大蓟咳血方。

药物:大蓟根、水牛角各 30g,生地黄、白芍各 20g,黄芩、牡丹皮、茜草、仙鹤草各 15g。

用法:清水煎 2 次,混合后分 3 次服,每日 1 剂。

临床应用:清热消炎,凉血止血。用于治疗咳血、吐血,见肺热咳嗽,痰中带血丝或大口吐血等症者有显著疗效。

(2)治疗上消化道出血

方名:大蓟止血宁膏。

药物:大蓟根、小蓟根、侧柏叶、仙鹤草各 100g,白及粉、三七粉各 30g。

用法:先将前 4 味,清水煎 2 次后,将 2 次药汁再浓缩至 500ml,加入后 2 味搅拌成膏备用。用时,每次 20ml 冲服,每天 3 次。

临床应用:清热解毒,凉血止血,用于治疗上消化道出血有一定疗效。

(3)治疗肠痈(阑尾炎)

方名:大蓟肠痈汤。

药物:大蓟根 30g,地榆、牛膝、蒲公英、败酱草、金银花各 20g,牡丹皮 15g,大黄 10g,甘草 5g。

用法:清水煎 2 次,混合后分 3 次服,每日 1 剂。

临床应用:清热解毒,消痈止痛。用于肠痈(阑尾炎)早期,症见右下腹疼痛,反压痛明显但未成脓者,治疗后效果明显。

(4)治疗妇人红崩白带

方名:大蓟止血止带汤。

药物:大蓟根 30g,炒黄柏、黑木耳各

20g,苍术、白果仁、山药、芡实、青葙子各15g,艾叶10g,甘草3g。

用法:清水煎2次,混合后分3次服,每日1剂。3剂为1个疗程。

临床应用:凉血止血,清热止带。用于治疗红崩白带,见阴道断续出血或白带较多,有臭味等症者有较好的疗效。

3. 知药理、谈经验

(1)知药理

大蓟能使凝血时间明显缩短而具有止血效果,此外,还有降压、抗菌、抗病毒等作用。

(2)谈经验

孟学曰:大蓟苦甘凉,大蓟根长于凉血,血热解,则出血自止矣。主女子赤白带,红崩下血,安胎、止吐血、鼻衄、尿血等。治血热妄行,咯血吐衄,崩中下血,热结血淋,热毒痈肿,水火烫伤,湿热黄疸等症。

大蓟凉血止血,配合小蓟、侧柏叶、茜草根、生地黄、茅根等,治吐血、呕血;配合炒黄柏、土艾叶、木耳、青葙子等,治妇人红崩下血、白带不止。

大蓟凉血解毒,散瘀消肿,配合地榆、牛膝、金银花等,治肠痈及内疽诸症;清利肝胆湿热,配合茵陈、虎杖、板蓝根、秦艽等,治湿热黄疸。

大蓟性寒降压,配合夏枯草、稀莶草、黄芩等,治肝热之高血压病。

二、小 蓟

【成分】 小蓟中含有少量生物碱,但主要为黄酮苷,如芦丁、刺槐素-7-鼠李葡萄糖苷;三萜类化合物,如蒲公英甾醇、ψ-乙酰蒲公英甾醇;此外尚含简单酚酸、咖啡酸、绿原酸、原儿茶醛,以及其他类型的化合物,如β-谷甾醇、豆甾醇、三十烷醇等。

【性味归经】 苦,甘,凉。无毒。归心、肝、脾经。

【功效】 凉血止血,解毒消痈,散瘀消肿。

【用法用量】 内服:煎汤,10～30g,鲜品30～60g,鲜品可捣汁服用。外用:适量,研末撒或调敷。亦可用鲜品捣敷或煎汤外洗。凉血解毒、凉血止血、降血压宜生用或用鲜品,炒炭只用于止血。

【使用注意】 脾胃虚寒而无瘀滞者忌服。

1. 单味药治难症

(1)治疗产后子宫收缩不全引起的出血

药物:小蓟适量。

用法:取小蓟浸膏(1:10),每次1～3ml,每日服3次。一般在服药后2～3天子宫可收缩2～5cm。如大出血时,可每次服4～8ml,每天3～4次,血止后改用一般剂量。或以鲜小蓟60g清水煎2次,混合后分2次服。

临床应用:收缩子宫,制止出血。用于治疗产后子宫收缩不全引起的出血有一定疗效。

(2)治疗高血压病

药物:小蓟500g。

用法:取上药,另取红皮花生仁500g,白酒250ml,米醋1000ml。将小蓟洗净切碎,加清水至2000ml,煎至1000ml,去渣浓缩至500ml,成"小蓟煎剂"。将花生仁、白酒、米醋共装瓷坛内密封浸泡7天,成"酒醋花生仁"和"花生酒"。每天早晨吃酒醋花生仁10粒,晚上取小蓟煎剂10ml,花生酒10ml,加开水100ml兑服,30天为1个疗程。

临床应用:凉血解毒、清热降压;用于治疗高血压病疗效良好。

(3)治疗病毒性肝炎

药物:小蓟干根30g(或鲜根60g)。

用法:取上药,水煎0.5～1小时,过滤,加糖。睡前顿服。小儿1～3岁、4～6岁及7～12岁分别服成人的1/4、1/3及1/2量,乳儿不用。20～30天为1个疗程,部分病程较短的病例以7～10天为1个疗程。

临床应用:瘀血疏肝、清热解毒。用于治疗病毒肝炎无严重肝功能不良及恶性肝炎之征象,症见头晕、倦怠、失眠、肝区疼痛、肝脏肿大、肝功能异常者。

(4)防治细菌性痢疾

药物:小蓟全草适量。

用法:取上药,洗净晒干,每次用50g,加清水煎煮2次,合并药液,浓缩至100ml。成人每次50ml,小儿酌减,隔天1剂,共服3剂。

临床应用:清热解毒,防治痢疾。用于防治细菌性痢疾,疗效优于痢特灵。

(5)治疗顽固性失眠

药物:小蓟花(干品)10g,鲜品15g。

用法:取上药,用开水50~100ml浸泡约100分钟。睡前饮其水,每天1剂。

临床应用:凉血散瘀,清热安神。用于治疗顽固性失眠有较好的疗效。

(6)治疗哮喘病

药物:鲜小蓟120g。

用法:取上药,与精猪瘦肉120g共煮,待肉烂,去渣。吃肉喝汤,3~5天吃1次,连用3~5次。

临床应用:凉血解毒,清热平喘。用于治疗哮喘病有一定疗效。

(7)治疗舌上出血、鼻出血

药物:鲜小蓟适量。

用法:取上药,洗净,切碎,绞取汁,以酒半盏调服。无鲜品时可用干品研末,用3~5g,调冷开水服,每日3次。

临床应用:清热解毒,凉血止血。用于治疗舌上出血、鼻出血等症有显著疗效。

(8)治疗寻常疣

药物:新鲜小蓟茎叶适量。

用法:取上药,洗净,捣烂绞汁,装瓶备用。用时,蘸药汁涂搽疣体,每天5~10次。

临床应用:凉血散瘀,解毒消疣。用于治疗寻常疣有一定疗效。

(9)治疗皮肤浅表化脓性疾病

药物:鲜小蓟叶适量。

用法:取上药,压榨取汁,静置1个小时,去上清液,取沉淀液体兑白凡士林,外敷患处。

临床应用:清热解毒,散瘀消肿。用于治疗皮肤浅表化脓性疾病疗效卓著。

(10)治疗妇人阴痒

药物:鲜小蓟茎叶150g或干品50g。

用法:取上药,清水煎1小时,乘热熏洗患部,每天晚上1次,3次为1个疗程。

临床应用:清热解毒,散瘀消肿。用于治疗妇人阴痒有显著疗效。

2. 配成方治大病

(1)治疗呕血、咯血

方名:小蓟止血宁汤。

药物:小蓟根、大蓟根、白茅根各20g,侧柏叶、茜草、山栀仁、牡丹皮、棕榈皮各15g,大黄10g,甘草5g。

用法:清水煎2次,混合后分3次服,每日1剂。

临床应用:清热凉血,解毒止血。用于治疗呕血、咯血等症有较好的疗效。

(2)治疗妇女月经过多

方名:小蓟功血汤。

药物:鲜小蓟根汁、生地黄汁各30g,白术、水牛角、白芍、藕节各20g,牡丹皮、茜草各15g。

用法:清水煎2次,混合后分3次服,每日1剂。

临床应用:解毒祛瘀,凉血止血。用于治疗妇女月经过多,症见更年期或青春期经血过多不止,证属血热崩漏者,有较好的疗效。

(3)治疗蛋白尿

方名:小蓟消蛋白尿方。

药物:小蓟根、藕节、生地黄、荷蒂各20g,牡丹皮、石韦各15g,淡竹叶、蝉蜕各10g。

用法:清水煎2次,混合后分3次服,每日1剂。10剂为1个疗程。

临床应用:清热凉血,消蛋白尿。用于治疗蛋白尿,症见慢性肾病综合征,大量蛋白尿长期不消失,伴有低蛋白血症者,疗效良好。

(4)治疗尿血

方名:小蓟尿血汤。

药物:小蓟根、滑石各 30g,水牛角 20g,栀子、牡丹皮、藕节各 15g,炒蒲黄、当归各 10g,通草、甘草各 5g。

用法:清水煎 2 次,混合后分 3 次服,每日 1 剂。

临床应用:清热凉血,祛瘀止血。用于治疗尿血,见血尿不痛或尿频、尿急、尿痛等症者有一定疗效。

3. 知药理、谈经验

(1)知药理

小蓟对溶血性链球菌、肺炎球菌、白喉杆菌及人型结核菌有一定抑制功能,此外,其煎剂对肠平滑肌有抑制作用,对中毒性肝炎有预防及治疗作用。

(2)谈经验

孟学曰:小蓟苦甘凉,善入血分,长于泄热凉血以止血,善滋阴养血,并治肺结核。主凉血止血,活血解毒,血虚发热等。治血热妄行,吐衄咯血,血淋涩痛,崩中下血,热毒疮痈,外伤出血,湿热黄疸等症。

小蓟凉血泄热以止血,配合大蓟、侧柏叶、茜草根、茅根等,治吐血、呕血;配合生牛蒡汁、生藕汁、生地黄汁等,治心火亢盛之口干、吐血;利尿通淋,配合生地黄、滑石、山栀子、淡竹叶等,治下焦结热所致之尿涩刺痛,血淋尿血及痔血、便血、崩中下血;滋阴养血,配合白及、百合、百部、知母等,治肺结核咳痰、咳血。

三、地 榆

【成分】 地榆根含鞣质约 17%、三萜皂苷 2.5%～4.0%,分离出的皂苷包括地榆糖苷Ⅰ,水解后产生坡模醇酸、阿拉伯糖和葡萄糖;地榆糖苷Ⅱ,水解后产生坡模醇酸和阿拉伯糖;地榆皂苷 B,初步鉴定是葡萄糖醛酸的三萜皂苷。茎、叶中含槲皮素、山奈酚的苷和熊果酸等三萜类物质,叶还含维生素 C。花含矢车菊苷、矢车菊双苷。

【性味归经】 苦、酸、涩,微寒。无毒。归肝、大肠经。

【功效】 凉血止血,解毒敛疮。

【用法用量】 内服:煎汤,10～15g,大剂量可用至 30g;亦入丸、散;研末吞服,每次 1.5～3g,每日 1～3 次;鲜品可捣汁饮。外用:适量,可煎水洗及湿敷,捣汁外敷。

【使用注意】 凡虚寒性便血、下痢、崩漏及出血有瘀者,慎用,对大面积烧伤病,亦不宜使用地榆制剂外涂,以防发生中毒性肝炎。

1. 单味药治难症

(1)治疗胃、十二指肠溃疡出血

药物:地榆 75g。

用法:取上药,清水煎煮,浓缩至 200ml。每次服 10ml,每天 3 次。

临床应用:清热凉血,止血敛疮。用于治疗胃、十二指肠溃疡出血有显著疗效。

(2)治疗浸润型肺结核、播散型肺结核、空洞型肺结核、其他型肺结核、支气管扩张、肺脓疡所致的咯血

药物:地榆干品 300g。

用法:取上药,加清水煎煮 2 次,过滤,浓缩至 1200ml,加适量防腐剂,装钵备用。用时,成人每次服 30ml(相当于生药 7.5g),每天 4 次,小儿酌减。1 个月为 1 个疗程。同时对原发病灶做相应的治疗。

服药时不能同服牛奶、鸡蛋等蛋白质类饮食,以免影响有效成分的吸收。

临床应用:清热解毒,凉血止血。用于治疗各类肺病咯血有一定疗效。

(3)治疗妇人月经过多

药物:地榆 20～40g。

用法:取上药,入食醋 300～500ml 中浸泡半小时,微火煎 30～60 分钟,过滤,待冷口

服,每次 10～20ml,每天 3～4 次。一般 1～2 天即有止血作用,最长 4 天。

临床应用:清热解毒,凉血止血。用于治疗妇人月经过多,症见周期提前、经期延长、量多色鲜红、伴有手足热、两颧潮红、舌红苔少、脉细数等症者有较好的疗效。

(4)治疗急性菌痢

药物:地榆适量。

用法:取上药,研为细末,每次 5～8g,温开水送服,每日 3 次,儿童酌减。

临床应用:清热解毒,凉血止痢。用于治疗急性菌痢,见腹痛腹泻,赤白脓血,里急后重等症者有一定疗效。

(5)治疗膀胱肿瘤

药物:地榆适量。

用法:取上药,炒成炭至 100g,加食醋 500ml,煎至 300ml,每天 1 剂,分次服完,每次服量不限。经过滤及高压灭菌后,也可作膀胱灌注用,每次 20～30ml,并用斑蝥烧鸡蛋等配合治疗。

临床应用:凉血解毒,抗瘤消肿。用于治疗膀胱肿瘤有一定的疗效。

(6)治疗湿疹

药物:地榆适量。

用法:取上药,焙焦,研为极细末,与凡士林配成 30% 的药膏,外敷患处,每天换 1 次。

临床应用:清热解毒,凉血止痒。用于治疗湿疹、足癣、下肢静脉曲张性湿疹有良效。

(7)治疗烧烫伤

药物:地榆适量。

用法:取上药,炒成炭磨成细粉,用麻油调成 50% 软膏,采取暴露疗法,每日涂敷创面数次,用于Ⅰ、Ⅱ度烧烫伤 5～7 天可愈。

临床应用:清热凉血,解毒敛疮。用于治疗Ⅰ、Ⅱ度烧烫伤有显著疗效。

2. 配成方治大病

(1)治疗上消化道出血

方名:地榆止胃出血汤。

药物:地榆 30g,生地黄 20g,白及、白芍、

仙鹤草、黄芩各 15g,黄连、大黄各 10g。

用法:清水煎 2 次,混合后分 3 次服,每日 1 剂。

临床应用:清热泻火,凉血止血。用于治疗上消化道出血,见呕血、黑粪等症者有一定疗效。

(2)治疗吐血不止

方名:地榆吐血不止方。

药物:地榆、白芍、大蓟根、小蓟根、阿胶各 30g,当归、艾叶各 20g,甘草 10g。

用法:清水煎 2 次,混合后分 3 次服,每日 1 剂。

临床应用:清热解毒,凉血止血。用于治疗吐血不止,见肺伤咳嗽,吐血不止,颜色鲜红,胸胁胀痛等症者有较好的疗效。

(3)治疗便血

方名:地榆便血汤。

药物:地榆 30g,生地黄、赤小豆、黄芪各 20g,槐花、侧柏叶炭、牡丹皮各 15g,当归 10g。

用法:清水煎 2 次,混合后分 3 次服,每日 1 剂。

临床应用:清热益气,凉血止血。用于治疗便血,症见各种原因引起的属湿热熏蒸的便血有较好的疗效。

(4)治疗崩漏

方名:地榆功血散。

药物:地榆炭、乌梅炭各 60g,广三七、侧柏叶炭、仙鹤草、茜草各 30g,生地黄、白芍、水牛角各 50g,牡丹皮 40g。

用法:取上药,共研为细末,每次 8～10g,温开水送服,每日 3 次。

临床应用:清热凉血,祛瘀止血。用于治疗崩漏,指非经期子宫出血,以来势急、出血量多、病情危重为特点,一般 2～3 小时止血。

(5)治疗慢性结肠炎

方名:地榆结肠炎方。

药物:地榆 30g,穿心莲、葛根各 20g,黄芩、黄柏、枳壳各 15g,广木香、黄连各 10g。

用法:清水煎 2 次,混合后分 3 次服,每日 1 剂。

临床应用:清热解毒,燥湿止泻。用于治疗慢性结肠炎,症见小腹疼痛,痛后即便,便后痛止,每日反复发作 4～6 次者有良效。

(6)治疗慢性胃炎

方名:地榆慢胃散。

药物:地榆、白芍、蒲公英各 30g,黄芪 50g,乌贼骨、浙贝母、白芷、佛手、建曲、延胡索各 20g。

用法:取上药,共研为细末,每次 8～10g,温开水送服,每日 3 次,15 天为 1 个疗程。

临床应用:益气健脾,理气和胃。用于治疗慢性胃炎有较好的疗效。

(7)治疗急性菌痢

方名:地榆止痢汤。

药物:地榆 30g,仙鹤草、女贞子、白芍各 20g,黄芩、黄柏各 15g,当归、黄连各 10g。

用法:清水煎 2 次,混合后分 3 次服,每日 1 剂。

临床应用:清热凉血,解毒止痢。用于治疗急性菌痢,症见小腹疼痛,寒战高热,腹泻或便血,里急后重,每日排便次数多者有良效。

(8)治疗肠伤寒

方名:地榆肠伤寒方。

药物:地榆 30g,白花蛇舌草、广藿香、青蒿各 20g,苍术、茯苓、佩兰各 15g,白芷、厚朴、陈皮各 10g。

用法:清水煎 2 次,混合后分 3 次服,每日 1 剂。

临床应用:清热凉血,解毒退热。用于治疗肠伤寒,见高热不退、舌苔厚腻,腹胀、便秘或腹泻,表情淡漠、脾肿大等症者有良效。

3. 知药理、谈经验

(1)知药理

地榆对大肠埃希菌、痢疾杆菌、伤寒杆菌等多种细菌均有抑制效果,并有抗炎和促进伤口早期愈合的作用。此外,地榆还有镇吐、治烧烫伤和抗癌功能。

(2)谈经验

孟学曰:地榆苦酸涩,长于凉血泄热,有收敛止血之功,用于各种出血,尤以治下焦血热出血之诸症。主妇人乳痛、七伤、带下痛,先血后便,止痛,除恶肉,止汗,疗金疮。治便血、痔血、崩漏下血,湿热血痢,疮疡痈肿,烧烫伤、湿疹等症。

地榆凉血止血,配合生地黄、白芍、黄芩、槐花、防风等,治湿热蕴结大肠致痔疮出血;配合艾叶、阿胶、白术、当归等,治崩漏下血;清热燥湿,收敛止血,配合木香、黄连、乌梅、山楂等,治赤白痢疾,血痢不止;泻火解毒敛疮,为治烧烫伤之要药,单用或配成复方均有较好的疗效。

四、侧 柏 叶

【成分】 叶含挥发油 0.6%～1%,其中包括侧柏烯、侧柏酮、小茴香酮、蒎烯、石竹烯等;黄酮类中有香橙素、槲皮素、杨梅树皮素、扁柏双黄酮、穗花杉双黄酮等。新鲜侧柏叶的粗制总黄酮含量为 1.72%,还含鞣质、树脂、维生素等。

【性味归经】 苦、涩,微寒。无毒。归肺、肝、脾经。

【功效】 凉血止血,化痰止咳,祛湿散肿。

【用法用量】 内服:煎汤,10～15g;大剂量可用至 30g;亦入丸、散剂。外用:适量。可煎汤水洗,鲜用捣敷或研末调敷,涂擦。生用长于凉血清热,止血、止咳祛痰力胜,多用于血热妄行及咳喘痰多之症,炭药以止血为主,各种出血证均可选用。

【使用注意】 多食能伤胃。

1. 单味药治难症

(1)治疗胃、十二指肠溃疡出血

药物:侧柏叶适量。

用法:取上药,加清水 1000ml,煎至 500ml,分 3 次服,每日 1 剂。或以侧柏叶焙制研末,每次服 3～5g,每日 3 次。

临床应用:清热凉血,祛湿止血。用于治疗胃、十二指肠溃疡出血,3～5 天可治愈。

(2)治疗急、慢性细菌性痢疾

药物:侧柏叶适量。

用法:取上药,晒干或焙干后研成粗末,置于 18% 的乙醇中(以浸没药粉为度),浸泡 4 昼夜后滤取浸液。每次服 50ml,儿童酌减,每日 3 次,7～10 天为 1 个疗程。

临床应用:清热凉血,杀菌止痢。用于治疗急、慢性细菌性痢疾疗效显著。

(3)治疗百日咳

药物:鲜侧柏叶适量。

用法:按儿童年龄大小每天取上药适量,1 岁以下者每次 20g,1－5 岁每次 30～50g,6－10 岁每次 60～100g,加清水 200～400ml,煎成 90～300ml。每日服 6 次,每次 15～50ml,7 天为 1 个疗程,连服 1～2 个疗程。

临床应用:祛风解毒,化痰止咳。用于治疗小儿百日咳有一定疗效。

(4)治疗高血压病

药物:侧柏叶 30g。

用法:取上药,清水煎代茶饮,每日 1 剂,至血压正常为止。

临床应用:清热凉血,利湿降压。用于治疗高血压病有较好的疗效。

(5)治疗呕血

药物:侧柏叶适量。

用法:取上药,研为细末,每次 5～8g,米汤调服,每日 3 次。

临床应用:清热凉血,祛湿止血。用于治疗呕血,治忧虑思绪,烦满少气,胸中疼痛等症有显著疗效。

(6)治疗大便下血

药物:侧柏叶 50g。

用法:取上药,烧灰调开水服,每日服 2～3 次,至血止为止。

临床应用:清热凉血,收敛止血。用于治疗痔疮、肠风、脏毒,大便下血不止有良效。

(7)治疗小儿泻痢

药物:侧柏叶 15～25g。

用法:取上药,清水煎煮 1 小时,加白砂糖适量,代茶饮,不拘时服,每日 1 剂。

临床应用:清热止泻,祛湿止痢。用于治疗小儿腹泻、痢疾有一定疗效。

(8)治疗脱发

药物:鲜侧柏叶 25～35g(包括青绿色种子)。

用法:取上药,切碎,浸泡于 60%～70% 酒精 100ml 中,7 天后滤取药液,静置,取中、上层深绿色药液备用。用时用棉球蘸药液涂擦毛发脱落部位,每天 3～4 次。用药时宜反复多次涂擦,以使药液渗入毛囊,激发毛发再生。一般用药 2～3 个月可获显著疗效,稍差者还可继续应用。

临床应用:清热凉血,祛风生发。用于治疗脱发及斑秃均有显著的疗效。

(9)治疗烧烫伤

药物:鲜侧柏叶 300～500g。

用法:取上药(烧伤面积大小而定),洗净,放入臼内捣烂如泥,加 75% 酒精少许调成糊状备用。使用前先用生理盐水或 1:1000 新洁尔灭清洗创面,有水疱者用注射器抽取疱内渗出液,如汽油烧伤可用软肥皂清理创面,而后将新鲜侧柏叶膏敷于烧伤部位,外面覆盖无菌纱布,用胶带固定。每天换药 3 次,如无感染不需用其他药物,一般 5 天左右可愈。

临床应用:凉血止血,泻火解毒。用于治疗烧烫伤有显著疗效。

(10)治疗流行性腮腺炎

药物:鲜侧柏叶 200～300g。

用法:取上药,洗净,捣烂(只用绿叶),用鸡蛋清调匀,敷患处,每天换药 5 次。

临床应用:凉血解毒,消肿止痛。用于治

疗流行性腮腺炎有较好的疗效。

2. 配成方治大病

（1）治疗崩漏

方名：侧柏叶功血散。

药物：侧柏叶炭、广三七各30g，地榆炭、乌梅炭各60g。

用法：取上药，共研为细末，每次10～20g，温开水送服，0.5～2小时1次，至止血为止。

临床应用：清热凉血，收敛止血。用于治疗崩漏，症见非经期出血者有显著疗效。

（2）治疗尿血

方名：侧柏叶尿血煎。

药物：侧柏叶炭30g，生地黄、茜草、白茅根各20g，石韦15g，黄连、炒蒲黄各10g，甘草5g。

用法：清水煎2次，混合后分3次服，每日1剂。

临床应用：清热解毒，凉血止血。用于治疗尿血，见血尿或痛或不痛，有小血块，尿频尿急，小腹痛等症者有一定疗效。

（3）治疗便血

方名：侧柏叶便血汤。

药物：侧柏叶30g，黄芩、黄柏、槐花、地榆各15g，黄连、防风各10g，当归、甘草各5g。

用法：清水煎2次，混合后分3次服，每日1剂。

临床应用：清热瘀血，燥湿止血。用于治疗便血，见腹痛、腹泻，先便后血或先血后便，无里急后重，恶心欲吐症的有较好的疗效。

（4）治疗周身关节疼痛

方名：侧柏叶关节疼痛方。

药物：侧柏叶30g，秦艽、威灵仙各15g，当归、红花、独活、羌活、防风各10g，甘草5g。

用法：清水煎2次，混合后分3次服，每日1剂。5剂为1个疗程。

临床应用：清热解毒，祛风利湿。用于治疗周身关节疼痛，见历节风痛，痛如虎咬，走

注周身，不能转动，昼夜不宁等症者有良效。

（5）治疗带状疱疹

方名：侧柏叶疱疹液。

药物：侧柏叶、黄柏、大黄各30g，白芷、雄黄、明矾各20g，黄连、重楼各15g，冰片5g。

用法：取上药，共用清水煎1小时，趁热熏洗患处，每次30分钟，每日2～3次。第2天仍用药渣，煎2个小时，趁热熏洗患处，6天为1个疗程。

临床应用：清热凉血，祛湿解毒。用于治疗带状疱疹及其他部位疱疹均有较好的疗效。

（6）治疗痔疮出血

方名：侧柏叶痔疮灌肠液。

药物：炒侧柏叶30g，大黄炭、地榆炭各20g，黑荆芥、槐花、茜草、牡丹皮、白芍各15g。

用法：取上药，共研为极细末，每次用60g，用200ml温开水搅匀，保留灌肠，每日1次。

临床应用：清热解毒，瘀血止血。用于治疗痔疮出血有令人满意的疗效。

3. 知药理、谈经验

（1）知药理

侧柏叶对金黄色葡萄球菌、卡他球菌、乙型链球菌、痢疾杆菌、伤寒杆菌、白喉杆菌、炭疽杆菌等均有抑制作用，可明显缩短出血及凝血时间，有镇咳、祛痰、平喘功能，还有镇静、降血压和扩张血管的作用。

（2）谈经验

孟学曰：侧柏叶苦涩微寒，专入血分，善清血热，炒后更有收敛止血之功，为治疗各种出血病证之要药。主吐血、衄血、痢血、崩中赤白，轻身益气，令人耐寒暑，去湿痹，生肌等。治吐血、衄血、便血、崩漏、肺热咳嗽、脱发班秃等症。

侧柏叶凉血止血，配合鲜荷叶、鲜生地黄、鲜艾叶、白茅根等，治吐血、衄血；配合党

参、当归、生地黄、仙鹤草等,治崩漏下血,气血两虚;止咳祛痰,配合制半夏、佛耳草等,治肺热咳喘,痰稠难咯;养血生发,配合天麻、制首乌等,治斑秃。

五、白茅根

【成分】 白茅根中含有糖类化合物,如葡萄糖、蔗糖、果糖、木糖、淀粉等,以及简单酸类及其钾盐,如柠檬酸、苹果酸、草酸等。其他尚含有类胡萝卜素类和叶绿素、维生素和单萜双内酯、白头翁素等。

【性味归经】 甘、寒,无毒。归肺、胃、膀胱经。

【功效】 凉血止血,清热利尿。

【用法用量】 内服:煎汤,15～30g。鲜品加倍。以鲜品为佳,可捣汁服,多生用,止血亦可炒炭用。

【使用注意】 脾胃虚寒,溲多不渴者忌服;虚寒性出血非所宜也。

1. 单味药治难症

(1)治疗病毒性肝炎

药物:白茅根(干品)60g。

用法:取上药,清水煎2次,混合后分2次服,每日1剂。15天为1个疗程。

临床应用:清热凉血,利湿退黄。用于治疗病毒性肝炎有较好的疗效。

(2)治疗肾小球肾炎

药物:白茅根(干品)250g。

用法:取上药,用清水500～1000ml,煎至200～400ml,分早晚2次口服。

临床应用:清热凉血,利尿降压。用于治疗急、慢性肾小球肾炎均有令人满意的疗效。用药时间宜长,一般15～30天为宜。

(3)治疗血尿

药物:白茅根(干品)150g。

用法:取上药,清水煎2次,混合后分早晚空腹服用,15天为1个疗程。

临床应用:清热利尿,凉血止血。用于治

疗顽固性血尿(包括肾小球性血尿及非肾小球性血尿)有良好的疗效。

(4)治疗黄疸性肝硬化腹水

药物:白茅根(鲜品)300g。

用法:取上药,清水煎2次,分早晚2次口服,每天1剂。

临床应用:清热凉血,利水消肿。用于治疗黄疸性肝硬化腹水有较好的疗效。

(5)治疗鼻出血

药物:白茅根(鲜品)150g。

用法:取上药,清水煎2次,混合后分2次服。

临床应用:清热解毒,凉血止血。用于治疗鼻出血不止有一定疗效。

(6)治疗乳糜尿

药物:白茅根(鲜品)250g。

用法:取上药,清水煎2次,加白糖适量,代茶饮,每日1剂,15剂为1个疗程。

临床应用:清热凉血,利尿分清。用于治疗乳糜尿有较好的疗效。

2. 配成方治大病

(1)治疗银屑病

方名:白茅根银屑病方。

药物:鲜白茅根120g,赤芍、生地黄各30g,紫草、丹参各20g,黄药子、地龙、槐花各15g,荆芥10g。

用法:清水煎2次,混合后分3次服,每日1剂。1个月为1个疗程。

临床应用:清热解毒,凉血消疹。用于治疗银屑病(牛皮癣)有一定疗效。

(2)治疗毒蛇咬伤

方名:白茅根蛇咬伤煎。

药物:白茅根(干品)、金银花各30g,连翘、半枝莲、生地黄、牡丹皮各15g,蒲公英、败酱草各20g,黄芩、黄连各10g,甘草5g。

用法:清水煎2次,分成3份,其中2份分2次服,另1份趁热熏洗,每天1～2剂。

临床应用:清热解毒,凉血消炎。用于治疗毒蛇咬伤有一定疗效。

（3）治疗紫癜性肾炎

方名：白茅根紫癜肾炎方。

药物：干白茅根60g，小蓟30g，藕节、大青叶、旱莲草、生地黄、山药各15g，牡丹皮、山茱萸各10g，三七（研末冲服）5g。

用法：清水煎2次，混合后分3次服，每日1剂。15天为1个疗程。

临床应用：清热利尿，凉血止血。用于治疗紫癜性肾炎，症见皮肤紫癜，关节肿痛，腹痛便血，镜下血尿、蛋白尿等有较好的疗效。

（4）治疗紫癜性苔藓样皮炎

方名：白茅根皮炎汤。

药物：鲜白茅根100g，生地黄、赤芍各20g，仙鹤草、藕节炭、牡丹皮各15g，白鲜皮、紫草各10g，甘草5g。

用法：清水煎2次，混合后分3次服，每日1剂。20剂为1个疗程。

临床应用：清热解毒，凉血消炎。用于治疗紫癜性苔藓样皮炎，见皮肤紫癜，斑疹呈苔藓样斑块，微热微痛微痒等症者有较好的疗效。

（5）治疗急性肾炎

方名：白茅根急性肾炎方。

药物：鲜白茅根100g，金银花、连翘、桑白皮各20g，大腹皮、小蓟各15g，黄芩、黄柏、蝉蜕各10g，白通草5g。

用法：清水煎2次，混合后分3次服，每日1剂。10剂为1个疗程。

临床应用：清热凉血，解毒利尿。用于治疗急性肾炎，见水肿从眼睑开始，然后漫及全身，血尿、蛋白尿，高血压等症者有良效。

（6）治疗慢性肾炎

方名：白茅根慢性肾炎方。

药物：白茅根（干品）、黄芪各50g，茯苓、白术、益母草各20g，泽兰、山茱萸各15g，当归10g。

用法：清水煎2次，混合后分3次服，每日1剂。15剂为1个疗程。

临床应用：清热凉血，益气利尿。用于治疗慢性肾炎，见蛋白尿、血尿、水肿、高血压迁延不愈伴有肾功能不全等症者有较好的疗效。

（7）治疗乙型肝炎

方名：白茅根乙肝饮。

药物：鲜白茅根50g，黄芪30g，茵陈20g，茯苓、白术各15g，秦艽、威灵仙、郁金各10g。

用法：清水煎2次，混合后分3次服，每日1剂。1个月为1个疗程。

临床应用：益气解毒，凉血退黄。用于治疗乙型肝炎，见乙肝病毒复制，肝功能异常，乏力，纳差，尿黄等症者有令人满意的疗效。

（8）治疗流行性出血热

方名：白茅根出血热方。

药物：鲜白茅根150g，鲜芦根30g，丹参、生地黄、佩兰各20g，枳实、牡丹皮、黄柏各15g，大黄、芒硝（冲服）各10g。

用法：清水煎2次，混合后分3次服，每日1剂。1周为1个疗程。

临床应用：清热解毒，凉血利尿。用于治疗流行性出血热，症见发热、头痛、低血压期、少尿期、多尿期，均有一定疗效。

3. 知药理、谈经验

（1）知药理

白茅根粉能显著缩短血浆复钙时间而具有止血作用。水煎剂有利尿作用，5～10天时最为明显；对福氏、宋内痢疾杆菌有明显抑制效果。此外，白茅根浸液有降低血管通透性的作用。

（2）谈经验

孟学曰：白茅根甘寒，长于凉血止血，为治血热妄行及诸血证之常用药。主入血分，能止诸血，劳伤虚羸，补中益气，除瘀血、血闭，利小便等。治血热妄行，咳血衄血、热淋血淋、小便不利、胃热呕哕、肺热喘咳等证。

白茅根凉血止血，配合大小蓟、鲜藕节等治咳血、吐衄；清热利尿，导热下行，配合生地黄、茯苓、石韦、冬葵子等，治小便结涩不通；

配合茵陈、栀子、秦艽、白鲜皮等,治湿热黄疸。

白茅根清泄肺胃蕴热,配合桑白皮、地骨皮、芦根、黄芩等,治肺热喘咳。

第二节 化瘀止血药

一、三 七

【成分】 三七根含皂苷、五加皂苷 A 和五加皂苷 B,另外还含两种未详的结晶物质。五加皂苷 A 水解得五加皂苷元 A 和葡萄糖,五加皂苷 B 水解得五加皂苷元 B 和葡萄糖。

【性味归经】 甘、微苦,温。无毒。归肝、胃、大肠经。

【功效】 化瘀止血,活血定痛。

【用法用量】 内服,煎汤,3～10g,亦入丸、散;研粉吞服,每次 1～1.5g,失血重症,每次 3～6g,每日 2～3 次吞服。外用:适量,磨汁外涂,也可研末掺撒或调敷。

【使用注意】 孕妇忌服;本品能损新血,无瘀者勿用;血虚吐衄、血热妄行者禁用。

混称为"三七"者,品种繁多,用时应予鉴别。菊叶三七兼能解毒,常用于疮痈肿毒、乳痈等;景天三七能养血安神,可治心悸、失眠、烦躁、精神不安等证。

1. 单味药治难症

(1)治疗上消化道出血

药物:三七适量。

用法:取上药,研为细末。每次 1.5g,用温开水送服,每天 3 次。

也可用参三七注射液 8～12ml(1ml 含生药 0.5g)加入葡萄糖注射液 500ml 中静脉注射,每天 1 次。

临床应用:活血消肿,化瘀止血。用于治疗上消化道出血(包括胃溃疡、十二指肠球部溃疡、慢性胃炎等出血)有显著疗效。

(2)治疗咯血

药物:三七适量。

用法:取上药,研为细粉,每次 1～2g,用温开水送服,每天 2～3 次。

临床应用:化瘀止血,镇咳祛痰。用于治疗支气管扩张及肺结核、肺脓肿合并咯血均有较好的疗效,只是时间较长,最低 5 天止血,最长 30 天左右。必要时,可结合用三七注射液静脉滴注或其他口服药同时治疗。

(3)治疗尿血

药物:三七适量。

用法:取上药,研为细末,每次服 1～1.5g,每天 3 次。一般 3 天左右基本停止血尿。

临床应用:活血消肿,化瘀止血。用于治疗尿血有显著疗效。

(4)治疗急性坏死性节段性小肠炎

药物:三七适量。

用法:取上药,研为细末,每次 3g,温开水送服,每天 3 次,10 天为 1 个疗程,可配合其他药物治疗,疗效更佳。

临床应用:活血消肿,化瘀止血。用于治疗急性坏死性节段性小肠炎有一定疗效。

(5)治疗冠心病心绞痛

药物:三七适量。

用法:取上药,研为细粉,每次 6g,每天 2 次,用温开水冲服。

临床应用:活血通脉,散瘀止痛。用于治疗冠心病心绞痛有满意的疗效。

(6)治疗高脂蛋白血症

药物:生三七适量。

用法:取上药,研为细末。每次 0.6～1g,每天 3 次,饭前服用,连服 1～2 个月。

临床应用:活血通脉,化瘀降脂。用于治疗冠状动脉粥样硬化性心脏病、高血压病、脑动脉硬化伴高脂血症等,有明显的降脂效果。

(7)治疗脑血管病

药物:血栓通注射液(三七经提取精制而成,每 2ml 含量为 70mg)。

用法:取上药,每次用 10～12ml,加入 0.9％生理盐水 250ml 静脉滴注,每分钟 40～90 滴,每天 1 次,20 天为 1 个疗程。

临床应用:化瘀止血,活血通脉。用于治疗脑血管病如脑梗死、脑溢血、腔隙性脑梗死等引起的偏瘫、失语等症有显著疗效。

(8)治疗颅脑外伤

药物:生三七适量。

用法:取上药,研为细末。每次服 3g(昏迷者鼻饲),每日 2～3 次,15 天为 1 个疗程。重者配合脱水、利尿药,或加用抗生素、镇静药等。

临床应用:散瘀止血,活血通脉。用于治疗颅脑外伤、颅内出血、蛛网膜下腔出血等,均有较好的疗效。

(9)治疗脑震荡后遗症

药物:生三七适量。

用法:取上药,研为细末。每次 3g,早晚各 1 次,冲服。7 天为 1 个疗程。

临床应用:化瘀止血,活血止痛。用于治疗脑震荡后遗症有一定疗效。

(10)治疗慢性迁延性肝炎

药物:生三七适量。

用法:取上药,研为细末。每次 1.5～2g,空腹温开水送服,每天 3 次,1 个月为 1 个疗程。忌食辛辣香燥及过于油腻的食物。

临床应用:活血化瘀,降酶保肝。用于治疗慢性迁延性肝炎、慢性乙型肝炎表面抗原阳性者,均有显著疗效。

(11)治疗丙氨酸氨基转移酶(谷丙转氨酶)升高

药物:生三七适量。

用法:取上药,研为细粉。每次 1g,每天 3 次,空腹口服,1 个月为 1 个疗程。

临床应用:活血化瘀,护肝降酶。用于治疗原因不明或因肝胆疾病致谷丙转氨酶升高者均有一定疗效。

(12)治疗浅层静脉炎

药物:生三七适量。

用法:取上药,研为细粉。每次服 2g,每天 2～3 次。15 天为 1 个疗程。

临床应用:活血通脉,化瘀定痛。用于治疗浅层静脉炎有较好的疗效。

(13)治疗老年性失眠

药物:生三七适量。

用法:取上药,研为细粉。每临睡前 15 分钟含服或慢咽 0.2～0.3g,也可用温水送服。

临床应用:活血通络,化瘀安眠。用于治疗老年性失眠有一定疗效。

(14)治疗术后腹痛

药物:三七适量。

用法:取上药,研为细粉,备用。在患者腹部手术后肠功能恢复期出现阵发性腹痛时,每次 1g,每天 3 次,开水冲服,连用 3～5 天。

临床应用:活血通络,经瘀止痛。用于治疗术后腹痛有较好的疗效。

(15)预防术后肠粘连

药物:生三七适量。

用法:取上药,研为细末,装瓶备用。下腹部手术患者在拆线后,每次 1～1.5g,温开水冲服,每天 3 次,连服 1 周。

临床应用:化瘀止血,活血定痛。用于预防下腹部手术后肠粘连的发生有一定作用。

(16)治疗扁平疣

药物:三七适量。

用法:取上药,研为细粉。每次 1.5g,每天 2～3 次,温开水冲服,10 天为 1 个疗程,未愈,可继续下 1 个疗程。

临床应用:活血解毒,散瘀消疣。用于治疗扁平疣疗效良好。

(17)治疗寻常疣

药物:三七适量。

用法:取上药,研为细粉。每次服 0.5～1g,每天 3 次,1 个月为 1 个疗程,未愈,可连续治疗至痊愈为止。

临床应用:活血解毒,散瘀消疣。用于治疗寻常疣有较好的疗效。

(18)治疗小儿急性肾炎

药物:三七甲醇提取物适量。

用法:取上药,用 20mg/2ml 加入 50% 葡萄糖注射液 50ml 中静脉注射,每日 1 次,2～4 周为 1 个疗程,个别病例合用抗生素。

临床应用:活血解毒,散瘀消炎。用于治疗小儿急性肾炎有一定的疗效。

(19)治疗性功能减退

药物:生三七适量。

用法:取上药,研为细粉,每次 3～5g,每天 3 次,温开水送服,1 个月为 1 个疗程。

临床应用:活血通络,化瘀强精。用于治疗性功能减退有显著疗效。

(20)治疗高血压病

药物:三七花冲剂适量。

用法:取上药,每日冲服 1 包(相当于生药 3g),28 天为 1 个疗程。

临床应用:活血通脉,散瘀降压。用于治疗高血压病有一定疗效。

(21)治疗偏头痛

药物:三七叶皂苷适量。

用法:取上药,每次用 50～200mg,每日 3 次,8 周为 1 个疗程。

临床应用:活血通络,化瘀止痛。用于治疗偏头痛有较好的疗效。

(22)治疗瘢痕疙瘩

药物:生三七适量。

用法:取上药,研为细末,用食醋适量调成糊状,外敷患处,每天 1 次,连用 7 天为 1 个疗程,连续用药 3～5 个疗程。

临床应用:活血通络,化瘀消结。用于治疗瘢痕疙瘩有较好的疗效。

(23)治疗手足皲裂症

药物:生三七 100g。

用法:取上药,研为极细末,用麻油调成糊状,外涂患处,每天 2～4 次。

临床应用:活血通络,化瘀消裂。用于治疗手足皲裂有一定疗效。

(24)治疗颞颌关节功能紊乱综合征

药物:生三七 60g。

用法:取上药,研末制成酊剂,贴敷在疼痛部位,每天 1 次,5～7 天为 1 个疗程。

临床应用:活血通络,散瘀止痛。用于治疗颞颌关节功能紊乱综合征疗效良好。

(25)治疗无名痈肿、疼痛不止

药物:生三七适量。

用法:取上药,磨米醋涂擦患处。已破溃者,研干末干涂,每天数次。

临床应用:活血解毒,散瘀止痛。用于治疗无名痈肿疼痛不止有较佳疗效。

(26)治疗眼出血

药物:1% 三七液适量。

用法:取上药,点眼,每天 3～6 次。或先用 0.5% 丁卡因点眼,再加少量 2% 普鲁卡因于 1% 三七液内,一同注入结膜下,每次 0.1～0.3ml,每天 1 次。

治疗外科后或眼内手术后前房出血,多在 5 天左右被吸收,并且未见不良反应。

临床应用:活血消肿,散瘀止血。用于治疗眼前房出血有较好的疗效。

(27)治疗视网膜动静脉阻塞

药物:血栓通(三七提取液)2 支。

用法:全身健康良好,凝血机制正常者,方可使用血栓通治疗。用时,取血栓通 2 支,加 10% 葡萄糖 20ml 或生理盐水 20ml 静脉注射,每天 1 次,10 天为 1 个疗程。一般患者注射 1 周视力开始好转,1～3 个疗程后视力会有不同程度提高。

临床应用:活血通络,散瘀消肿。用于治疗视网膜动静脉阻塞有一定疗效。

2. 配成方治大病

(1)治疗急性心肌梗死

方名:三七心梗方。

药物:人参 10g,麦冬 20g,五味子 10g,生三七 10g。

用法:取前3味药,清水煎1个小时。将生三七研为细末,分3次中药冲服,每日1剂。

临床应用:活血通脉,化瘀定痛。用于治疗急性心肌梗死,症见心肌急性缺血性坏死,突发胸痛憋气,症状严重者有令人满意疗效。

(2)治疗消化性溃疡

方名:三七胃溃疡散。

药物:三七、白芍各60g,黄芪80g,佛手30g,广木香、香附、高良姜各20g,枯矾10g。

用法:取上药,研为细粉,每次2~3g,每天3次,温开水送服。

临床应用:活血通络,散瘀敛疡。用于治疗消化性溃疡有较好的疗效。

(3)治疗前列腺肥大

方名:三七癃闭丸。

药物:三七60g,西洋参、黄芪各100g,鸡内金、滑石各50g,王不留行、莪术各40g,炮穿山甲30g。

用法:取上药,制为小水丸,每次服3~5g,每天3次,15天为1个疗程。

临床应用:活血通脉,散瘀通淋。用于治疗前列腺肥大,见尿频、尿急、尿后余沥不尽、排尿费力、尿流变细等症者有显著疗效。

(4)治疗早期肝硬化

方名:三七软肝散。

药物:三七、鸡内金各120g,炙鳖甲、黄芪各150g,莪术100g,砂仁、建曲各50g,广木香30g。

用法:取上药,研为细末,每次服5~8g,每天3次,30天为1个疗程。

临床应用:活血通络,散瘀软肝。用于治疗早期肝硬化,见上腹饱胀,食纳不佳,周身乏力,大便不调,肝纤维异常等症者有良效。

(5)治疗脑卒中后遗症

方名:三七偏瘫丸。

药物:三七、赤芍、葛根各150g,黄芪300g,水蛭200g,生地黄、桃仁、红花各100g,川芎60g,当归50g。

用法:取上药,制成小水丸,每次服8~10g,每天3次,1个月为1个疗程。

临床应用:活血通络,散瘀治瘫。用于治疗脑卒中后遗症,症见口眼歪斜,语言不利,或半身不遂,意识多清楚者有较好疗效。

(6)治疗胸胁损伤

方名:三七胁痛方。

药物:生三七20g,白芥子、血竭、白芷各15g,当归、红花、制乳香、制没药、川芎、降香各10g。

用法:取上药,研为细末,每次3~5g,每天3次,温开水送服。

临床应用:活血行气,化瘀定痛。用于治疗胸胁损伤,症见胸胁因外来损伤,致胸胁疼痛,转侧不利者有一定疗效。

(7)治疗女子不孕

方名:三七助孕散。

药物:三七100g,熟地黄80g,赤芍60g,全蝎、鹿角胶、菟丝子、当归各50g,川芎30g。

用法:取上药,研为细末,每次服3~5g,每天3次,30天为1个疗程。

临床应用:活血通络,散瘀助孕。用于治疗女子不孕,见月经不调,差前错后,小腹欠温,经久不孕等症者有一定疗效。

(8)治疗下肢溃疡

方名:三七溃疡散。

药物:生三七30g,青黛、枯矾各10g,煅龙骨、珍珠、乳香、没药、血竭、象皮各10g,冰片5g。

用法:取上药,共研为极细末装瓶备用。用时,先将伤面用生理盐水清洗消毒拭干,再将药粉轻撒于伤面上,用凡士林纱布覆盖。

临床应用:活血解毒,散瘀敛疮。用于治疗下肢溃疡有较好的疗效。

3. 知药理、谈经验

(1)知药理

三七有较强的止血作用,能抑制血小板聚集,抑制凝血酶诱导的从纤维蛋白酶致纤维蛋白的转化,并能激活作用于血纤维蛋白原的尿激酶活性。熟三七对失血性贫血有治疗作用,能提高外周血红细胞、白细胞数量。能增加冠脉血流量,提高心肌血氧供应,减慢心率,降低心肌耗氧量,改善心肌微循环,从而对冠心病、心绞痛有明显疗效。此外,三七能扩张血管,降低血压和抗心律失常,增强中枢抑制药的镇静、催眠、安定和抗惊厥效果,还有一定的抗休克,抗肝损伤、抗炎、调节免疫及抗肿瘤作用。

(2)谈经验

孟学曰:三七甘微苦温,长于化瘀血,止血妄行,为化瘀止血,跌打损伤之要药。主止血、散瘀、消肿、定痛等。治吐血、衄血、血痢、下血、妇人血崩、外伤出血、跌打损伤、瘀血肿痛,痈疽疮疡,心胃疼痛等症。

三七止血不留瘀,化瘀生新,对人体内外各种出血,无论有无瘀滞,均可应用,配合党参、山药、生地黄、知母等,治咳血、吐血过多,气不摄血;配合白茅根、大黄、龙骨等,治燥热伤肺,痰稠带血;配合生龙骨、生牡蛎、山茱萸、白茅根等,治咳血、吐血久不愈者。

三七对下部出血有良效,配合当归、川芎、白芍、生地黄等,治大肠下血、妇人血崩、产后血多等症;为金疮要药,配合血竭、乳香、没药、龙骨、降香等,治刀伤,能止血收口;配合乳香、没药、麝香、冰片等,治跌打损伤,筋断骨折,瘀血肿痛等。

三七化瘀止痛之功,不仅对损伤瘀痛有特效,且对胸膜诸痛,亦常配用。现代临床用于治疗冠心病心绞痛,胃脘疼痛,血瘀型慢性肝炎,缺血性脑血管病,脑出血后遗症等,配入复方中,均有良好的效果。但未婚男青年不宜服食三七,对生育系统有一定的影响。

二、茜 草

【成分】 茜草的根含紫茜素、茜素、伪紫茜素、茜草色素等。茜草中尚含 β 谷甾醇、胡萝卜苷及微量元素等。

【性味归经】 苦,寒。无毒。归心、肝经。

【功效】 行血止血,通经活络,止咳祛痰。

【用法用量】 内服:煎汤,10～15g,大剂量可用至 30g;亦可入丸、散。生用本品,既能活血祛瘀,又能止血;炒用则偏于止血。

【使用注意】 凡脾胃虚弱,精虚血少,阴虚火旺者慎用。

1. 单味药治难症

(1)治疗吐血不定

药物:茜草根适量。

用法:取上药,研为细末,每次 5～8g,用温开水食后送服,每天 2～3 次。

临床应用:通经活络,活血止血。用于治疗吐血不定,或多或少者有一定疗效。

(2)治疗妇女经水不通

药物:茜草根 30g。

用法:取上药,用黄酒适量煎煮,分 2 次空腹服。

临床应用:行血活络,化瘀通经。用于治疗妇女经水不通有较好的疗效。

(3)治疗风湿痛、关节炎

药物:鲜茜草根 150g。

用法:取上药,浸泡于白酒 1000ml 中,1周后,取酒炖温,空腹饮,稍醉即睡,覆被取汗。每天 1 次,服药后 7 天才能下水。

临床应用:祛风除湿,活血通络。用于治疗风湿痛、关节炎等疾病有显著疗效。

(4)治疗崩漏

药物:茜草根 90g。

用法:取上药,清水煎 2 次,混合后分 2天 6 次服,服时调入黄酒、红糖各适量。不止者可连续服。

临床应用:通经活络,行血止血。用于治疗月经淋漓不止(崩漏),疗效尚佳。

(5)治疗慢性腹泻

药物:茜草根适量。

用法:取上药,炒炭研细末,加等量红糖,每次 9g,每天 3 次,饭前服,1 周为 1 个疗程。一般经 1~2 个疗程均能治愈。

临床应用:行血通络,收涩止泻。用于治疗慢性腹泻有较好的疗效。

(6)治疗念珠菌病

药物:茜草根 10~20g。

用法:取上药,清水煎 1 小时,分早晚服,每天 1 剂,连服 12~42 天。

临床应用:活血通络,抑菌敛疮。用于治疗因念珠菌致口腔溃疡反复发作有良效。

2. 配成方治大病

(1)治疗下痢脓血

方名:茜草止痢散。

药物:茜草根 50g,白芍 40g,黄芩、黄连、地榆、枳壳、阿胶各 30g,当归 20g,甘草 10g。

用法:取上药,共研为细末,每次 5~8g,温开水送服,每天 3~4 次。

临床应用:活血通络,解毒止痢。用于治疗细菌性痢疾症见下痢脓血者有显著疗效。

(2)治疗鼻出血

方名:茜草鼻衄方。

药物:茜草、艾叶各 30g,生地黄、乌梅、白芍、水牛角、白茅根、侧柏叶各 20g,牡丹皮 15g,甘草 3g。

用法:清水煎 2 次,混合后分 3 次服,每日 1 剂。

临床应用:清热凉血,活血止血。用于治疗鼻衄,症见各种原因导致的鼻出血,时轻时重,经久不止者有一定疗效。

(3)治疗小便出血

方名:茜草尿血汤。

药物:茜草根、白茅根、滑石各 30g,生地黄、牡丹皮、白芍各 20g,黄芩、石韦各 15g,甘草 3g。

用法:清水煎 2 次,混合后分 3 次服,每天 1 剂。5 剂为 1 个疗程。

临床应用:通经活络,凉血止血。用于治疗小便出血,见血尿、尿频、尿急、尿疼痛或不

疼痛,伴腰膝酸软等症者有显著疗效。

(4)治疗吐血不止

方名:茜草吐血方。

药物:茜草根 30g,小蓟根、白芍、生地黄、鸡血藤各 20g,侧柏叶、仙鹤草各 15g,当归、三七(冲服)各 10g,甘草 3g。

用法:清水煎 2 次,混合后分 3 次服,每日 1 剂。

临床应用:通经活络,活血止血。用于治疗吐血不止,见吐出血色或咖啡色(来自上消化道)瘀块,重者呕出症者,疗效良好。

3. 知药理、谈经验

(1)知药理

茜草具有明显促进血液凝固的作用,对血小板聚集也有很强的抑制效果,并有升高白细胞及明显的镇咳祛痰作用。对金黄色葡萄球菌、肺炎双球菌、流感杆菌和部分皮肤真菌有抑制功能。此外,能防止肾和膀胱结石的形成,尤其对碳酸钙结石有抑制效果,还有解痉作用。

(2)谈经验

孟学曰:茜草苦寒,善走血分,为凉血止血之要药。主止鼻洪,带下,产后血晕,乳结,月经不止,肠风痔漏,排脓等。治吐血衄血,崩漏痔血,血瘀经闭,跌打损伤,风湿等症。

茜草清热降泄,凉血止血,配合三七、鸡血藤等,治吐血,衄血;配合黄芪、白术、山茱萸、龙骨等,治崩漏、痢血。

茜草行血消瘀,配合当归、乌贼骨、赤芍、香附等,治血瘀经闭;配合当归、川芎、桃仁、红花等,治跌打损伤,风湿痹痛;配合鸡血藤、海风藤、延胡索等,治风湿骨痛。

三、蒲 黄

【成分】 长苞香蒲的花粉含异鼠李素的苷、廿五烷、挥发油及脂肪油,脂肪油含游离的棕榈酸和硬脂酸约 30%,谷甾醇约 13%,此外尚含棕榈酸、硬脂酸及油酸的甘油酯、

α—香蒲甾醇。

宽叶香蒲花粉中含柚皮素,异鼠李素,槲皮素,异鼠李素-3-0-、-芸香糖苷,异鼠李素-3-0-芸香糖苷,槲皮素-3-0-、-芸香糖苷,山奈酚-3-0-新橙皮糖苷。

东方香蒲花粉的成分大致同宽叶香蒲。

【性味归经】 甘、辛,平。无毒。归肝、脾、心包经。

【功效】 凉血止血,活血消瘀,通经利尿。

【用法用量】 内服:煎汤,3~10g,入汤剂包煎;或入丸散。外用:研末撒或调敷。生用行血祛瘀,利尿,止血;炒用收涩止血。

【使用注意】 孕妇慎服。

1. 单味药治难症

(1)治疗冠状动脉粥样硬化型心脏病

药物:生蒲黄适量。

用法:取上药,每次服 3g,每天 3 次,连服 2 个月。

临床应用:化瘀止血,活血降脂。用于治疗冠状动脉粥样硬化型心脏病,对消除症状、缓解心绞痛、改善心电图、降低血压、降低血清总胆固醇和降低三酰甘油均有良好效果。

(2)治疗产后恶露不绝

药物:生蒲黄 60g。

用法:取上药,先将醋倒入锅内煮沸,再放入蒲黄搅拌成稠糊状,待凉后,团如弹珠大(约重 9g),每次 1 丸,用醋将药丸化开后喝下,早晚各服 1 次。

临床应用:活血通络,化瘀止血。用于治疗产后恶露不绝,伴有小腹坠胀而痛,腰酸肢软等症者有一定的疗效。

(3)治疗特异性溃疡性结肠炎

药物:长苞香蒲适量。

用法:取上药,粉碎为粗粉,以醇提取法制取浸膏,低温放置后分 3 层,浸膏中层即为水溶性部分蒲 B,浓缩至比重为 1:30 即为蒲 B 浸膏。

口服药:取蒲 B 浸膏 250g,蔗糖 600g,尼泊金乙 0.5g,以蒸馏水稀释至 1000ml,煮沸,过滤,每次服 15ml,每天 2 次。

灌肠液:浓度为 25%,温度以 30~37℃为宜,每次 100~150ml,每天保留灌肠 1 次,灌后,嘱病人屈膝左右侧卧 30 分钟。30 天为 1 个疗程。

临床应用:止血消瘀,生肌愈疡。用于治疗特异性溃疡结肠炎疗效良好。

(4)治疗高脂血症

药物:蒲黄总浸膏糖衣片适量。

用法:取上药,每次服用量含生药 10g,每日 3 次,30 天为 1 个疗程。

临床应用:凉血消瘀,活血降脂。用于治疗高脂血症,见体态肥胖、眩晕、心悸、胸闷、健忘、肢端麻木等症者有较好的疗效。

(5)治疗产后恶露不下

药物:生蒲黄 50g。

用法:取上药,清水煎 1 小时(布包煎),分早晚服,每天 1 剂。

临床应用:活血通经,消瘀逐血。用于治疗产后恶露不下,瘀血不行等症疗效良好。

(6)治疗吐血、唾血

药物:炒蒲黄 40g。

用法:取上药,清水煎(用布包煎)2 次,混合后分 2 次服,冷服。也可以捣为散,每次 10g,温酒或冷水调服,血止停服。

临床应用:活血消瘀,凉血止血。用于治疗吐血、唾血均有一定疗效。

(7)治疗跌打损伤

药物:生蒲黄适量。

用法:取上药,每次 10g,空腹温酒送服,不饮酒者,冷开水调服,每天 2~3 次,有损伤肿痛者,可用白酒调敷患处。

临床应用:活血化瘀,凉血消肿。用于治疗跌打损伤之肿胀疼痛有较好疗效。

2. 配成方治大病

(1)治疗月经过多

方名:蒲黄止经血方。

药物:炒蒲黄、煅龙骨、生地黄各20g,牡丹皮、白芍、茜草根各15g,艾叶10g,甘草3g。

用法:清水煎2次,混合分3次服,每天1剂。血止停服。

临床应用:活血消瘀,凉血止血。用于治疗月经过多,经色紫黯者有较好的疗效。

(2)治疗产后瘀血作痛

方名:蒲黄产后血气痛方。

药物:蒲黄、益母草各20g,五灵脂、赤芍、桃仁、泽兰各15g,当归、川芎、炮姜各10g,甘草3g。

用法:清水煎2次,混合后分3次服,每天1剂。

临床应用:活血化瘀,通络止痛。用于治疗产后瘀血作痛,症见小腹包块,恶露较少,子宫复旧不良,阵发性小腹疼痛者有显著疗效。

(3)治疗咳血

方名:蒲黄咳血汤。

药物:炒蒲黄、阿胶(烊化冲服)各30g,生地黄、黄芪各20g,天冬、麦冬各15g,人参、当归、白茅根各10g,甘草5g。

用法:清水煎2次,混合后分3次服,每日1剂。

临床应用:活血散瘀,凉血止血。用于治疗咳血,见咳嗽痰中带血或咳出泡沫鲜红血液,伴气短乏力等症者有较好的疗效。

(4)治疗高脂血症

方名:蒲黄降血脂丸。

药物:生蒲黄、茯苓各100g,灵芝菌、白术、泽泻、生山楂各80g,丹参、桃仁、猪苓各60g,桂枝50g。

用法:取上药,共研为细末,制成小水丸,每次服6～10g,每天3次,1个月为1个疗程。

临床应用:活血消瘀,凉血降脂。用于治疗高脂血症疗效良好。

(5)治疗小便出血

方名:蒲黄尿血汤。

药物:炒蒲黄30g,生地黄、侧柏叶各20g,菟丝子、白芍各15g,当归、天葵子、续断各10g,甘草3g。

用法:清水煎2次,混合后分3次服,每日1剂。

临床应用:活血化瘀,凉血止血。用于治疗小便出血,见尿血或痛或不痛,小腹胀痛,尿频、尿急,尿色红夹有瘀块等症者有良效。

(6)治疗痔疮下血

方名:蒲黄痔出血汤。

药物:炒蒲黄30g,生地黄、仙鹤草各20g,槐花、地榆、白芷各15g,当归、黄连各10g,甘草5g。

用法:清水煎2次,混合后分3次服,每日1剂。

临床应用:活血消瘀,凉血止血。用于治疗痔疮下血,症见大便先便后血或先血后便,肛门肿痛,无里急后重感者疗效良好。

3. 知药理、谈经验

(1)知药理

蒲黄具有促凝血作用,还可使血小板数目增加,凝血酶原时间缩短,能增加冠脉血流量,有抗缺氧、降血脂、抗动脉粥样硬化、抗炎、抗渗出和抑菌作用。能兴奋、收缩子宫,有较强的致流产和致死胎作用。此外,对细胞免疫、体液免疫功能有抑制效果,可引起红细胞和白细胞减少。

(2)谈经验

孟学曰:蒲黄甘平,长于收敛止血,兼有活血行瘀之功,为止血行瘀之要药。主心腹膀胱寒热,利小便、止血、消瘀血。久服轻身益气力。治吐血、衄血、血淋、崩漏、跌打损伤、外伤出血、心腹疼痛、产后瘀痛等症。

蒲黄止血行瘀,配合大小蓟、白茅根、青黛等,治血热妄行、吐血唾血;配合当归、鹿茸等,治肝肾冲任亏损,漏下不止。

蒲黄活血行瘀,配合当归、牡丹皮、生地黄、延胡索等,治心腹疼痛、产后瘀痛。

第三节　收敛止血药

一、白　及

【成分】　新鲜块茎含水分 14.6%，淀粉 30.48%，葡萄糖 1.5%，又含挥发油及黏液质。根含白及甘露聚糖，是由 4 份甘露糖和 1 份葡萄糖组成的葡配甘露聚糖。

【性味归经】　苦、甘、涩，寒。无毒。归肺、胃、肝经。

【功效】　收敛止血。消肿生肌，收敛肺气。

【用法用量】　内服：煎汤，3～10g，大剂量可用至 30g，或入丸、散。外用：适量，研末撒或调涂。

【使用注意】　反乌头。

1. 单味药治难症

(1)治疗肺结核

药物：白及适量。

用法：取上药，研为细粉，每次 5～10g，每天 3 次，最好用米汤调服，1 个月为 1 个疗程，可连续服 1～2 年。

临床应用：补肺止血，收敛肺气。用于治疗各种肺结核，均有令人满意的疗效。

(2)治疗支气管扩张咯血

药物：白及适量。

用法：取上药，研为细粉，成人每次服 2～4g，每天 3 次，3 个月为 1 个疗程。

临床应用：补肺生肌，收敛止血。用于治疗支气管扩张咯血有显著疗效。

(3)治疗上消化道出血

药物：白及适量。

用法：取上药，研成细末，每次 3g，每天 3 次，温开水送服，1 个月为 1 个疗程，一般黑粪消失为 5～8 天。

临床应用：消肿生肌，收敛止血。用于治疗上消化道出血有较好的疗效。

(4)治疗流行性出血热消化道出血

药物：白及适量。

用法：每天取上药 50～100g，加水煎成胶冻状溶液 500～1000ml。频服不拘时或分 3 次服，至大便潜血转阴后停服。

临床应用：清热消肿，收敛止血。用于治疗流行性出血热之消化道出血有一定疗效。

(5)治疗小儿百日咳

药物：白及适量。

用法：取上药，研为细粉，1 岁以内每次 1～2g，1 岁以上每次 2～4g，每天 3 次，加适量白砂糖开水调服，10 天为 1 个疗程。

临床应用：收敛肺气，解痉止咳。用于治疗小儿百日咳，症见阵发性痉挛咳嗽者有较好的疗效。

(6)治疗乳糜尿

药物：白及 30g。

用法：取上药，研为细末，早晚分 2 次冲服。或将白及 30g，早晚分 2 次配糯米煮粥服用，10 天为 1 个疗程。

临床应用：收敛肺气，分清泌浊。用于治疗乳糜尿有显著疗效。

(7)治疗胃、十二指肠溃疡急性穿孔

药物：白及适量。

用法：取上药，研为细粉，装瓶备用。用时，先以胃管抽尽胃内容物，然后拔去胃管，用冷开水快速吞服白及粉 10g，冷开水量以不超过 90ml 为宜。1 小时后再重复以上剂量 1 次。第 2 天开始，白及粉剂量改为 3g，每天 3 次。第 1 天应绝对禁食，第 2 天可少量饮水或给流食；第 3 天开始可恢复半流质饮食。治疗过程中，抗休克、补液、输血及抗生素的使用等与一般常规处理相同，同时必须强调严格观察全身和局部症状的演变。

临床应用:消肿生肌,收敛止血。用于治疗胃、十二指肠溃疡急性穿孔,见呕血不止呈紫瘀血块,下黑色大便等症者有明显疗效。

(8)治疗胃切除术后吻合口出血

药物:白及 30g。

用法:取上药,切碎后加水 300ml,煎至 100ml 时去渣,再浓缩为 15ml,待完全冷却后加入云南白药 1g,调和均匀,经胃管吸净胃内容物后,将上述药液 1 次性注入,6～8 小时后重复 1 次,病情严重者,可 4 小时 1 次。如 3 天不能止血者,改用其他疗法。

临床应用:消炎生肌,收敛止血。用于治疗胃切除术后吻合口出血有一定疗效。

(9)治疗面瘫

药物:生白及 15g。

用法:取上药,清水煎煮,取汁浓缩成浆糊状,再加适量米醋和姜汁,煮沸调匀。用时,将加温的药液涂患侧,每天 3～5 次,每次先以温水擦洗再涂。病程长者同时用白及粉内服,每次 30g,饭后姜汤送服,每天 3 次,5 天为 1 个疗程。一般用药 1～3 个疗程。

临床应用:收敛肺气,祛风牵正。用于治疗面瘫(面神经炎)有令人满意的疗效。

(10)治疗鼻出血

药物:白及适量。

用法:取上药,研为极细末,取适量药末以冷开水调拌(糯米粥汤尤佳),捏成条状。用时,将药条塞进患侧鼻腔(双侧出血者则轮换塞药),保留 2 天左右。

临床应用:消肿生肌,收敛止血。用于治疗鼻出血有较好的疗效。

(11)治疗手足皲裂、乳头皲裂、肛裂

药物:白及适量。

用法:取上药,研为细末,加凡士林调成 30%～50% 软膏涂擦患处,每天 2～3 次。

临床应用:消炎生肌,敛疮生口。用于治疗手足皲裂、乳头皲裂、肛裂均有良好疗效。

(12)治疗刀斧损伤肌肉、出血不止

药物:生白及适量。

用法:取上药,研为极细末,装瓶备用,用时,伤口消毒后,取药末撒于伤口上外包扎。

临床应用:消肿生肌,收敛止血。用于治疗刀斧损伤肌肉、出血不止有令人满意的疗效。

2. 配成方治大病

(1)治疗肺结核

方名:白及肺痨丸。

药物:白及、百部、百合、知母、黄连、胡黄连、黄芩各 100g,壁虎 200g,西洋参、熟地黄各 150g,川贝母、砂仁各 50g。

用法:制成小水丸,每次服 8～10g,每天 3 次,1 个月为 1 个疗程,可连续服用。

临床应用:收敛肺气,杀菌抗痨。用于治疗肺结核,对各型肺结核之咳嗽、气促、消瘦、乏力、纳差等症均有令人满意的疗效。

(2)治疗上消化道出血

方名:白及止胃出血散。

药物:白及、赤石脂、煅花蕊石各 50g,三七、生蒲黄、乌贼骨各 40g,地榆炭 30g,大黄炭 20g,甘草 10g。

用法:取上药,研为细粉,每次服 5～8g,每天 3 次,10 天为 1 个疗程。

临床应用:消肿生肌,收敛止血。用于治疗上消化道出血有令人满意的疗效。

(3)治疗胃、十二指肠溃疡

方名:白及胃溃疡散。

药物:白及、白芍、生牡蛎各 50g,黄芪 80g,蒲公英 100g,建曲 40g,陈皮、佛手、白芷、乌贼骨各 30g,甘草 15g。

用法:取上药,研为细末,每次服 5～8g,每天 3 次,15 天为 1 个疗程。

临床应用:收敛肺气,健脾和胃。用于治疗胃、十二指肠溃疡,症见上腹部有节律性、周期性的慢性疼痛,伴嗳气、反酸者有良效。

(4)治疗食管炎

方名:白及胸痛煎。

药物:白及、威灵仙各 30g,白芍、茯苓各 20g,柴胡 15g,陈皮、法半夏、紫苏梗、郁金各 10g,甘草 3g。

用法:清水煎 2 次,混合后分 3 次服,每日 1 剂,10 剂为 1 个疗程。

临床应用:疏肝和胃,祛痰下气。用于治疗食管炎,见胸骨后或剑突下烧灼感,伴吞咽困难,反酸、胃胀、多涎等症者有较好的疗效。

(5)治疗小儿百日咳

方名:白及顿咳散。

药物:白及 50g,百部、川贝母、紫菀、款冬花各 30g,蜈蚣 10 条,前胡 20g,甘草 10g。

用法:取上药,研为细末,每次 2～5g,蜜水送服,每天 3 次,15 天为 1 个疗程。

临床应用:收敛肺气,解痉止咳。用于治疗小儿百日咳,症见阵发性、痉挛性咳嗽,咳完时有水鸡样回声者有较好的疗效。

(6)治疗过敏性紫癜

方名:白及紫癜汤。

药物:白及、紫草、生地黄各 20g,牡丹皮、赤芍各 15g,青黛(分次冲服)、乳香(制、分次冲服)各 10g,甘草 5g。

用法:清水煎 2 次,混合后分 3 次服,每日 1 剂。

临床应用:消肿生肌,收敛止血。用于治疗过敏性紫癜,症见皮肤瘙痒,出现紫色斑块,反复出现经久不消者有显著疗效。

(7)治疗皮肤癌

方名:白及皮肤癌散。

药物:白及 30g,甘草 20g,白砒 10g,白矾 30g。

用法:取前 2 味药,研为极细末,白砒与白矾同煅研为极细末,全部混合装瓶退火后备用。用时,取药粉少许撒在皮肤癌表面,外用抗生素软膏涂在纱布上再用胶带固定。肿瘤未脱落完者,可继续用药。

临床应用:祛痰散结,消肿生肌。用于治疗皮肤癌有一定疗效。

(8)治疗一切疮疖痈疽

方名:白及敷疮散。

药物:白及 50g,黄柏、五倍子各 40g,大黄 30g。芙蓉花叶或野菊花叶适量。

用法:取前 4 味药,研为细末,装瓶备用。用时,取芙蓉花叶或野菊花叶加入适量药粉共同捣烂,摊在纱布上包在疮肿处。

临床应用:止血消肿,消炎解毒,用于治疗疮疖痈肿之红肿热痛有较好的疗效。

3. 知药理、谈经验

(1)知药理

白及促凝血,能保护胃黏膜,还有抗肿瘤作用,其抗癌的有效成分为块茎中含量较多的黏液质。白及能抑制革兰阳性菌,人型结核杆菌和部分真菌,此外,还有预防腹腔粘连的作用。

(2)谈经验

孟学曰:白及苦甘涩咸,长于补肺止血,为上损善后之药,尤其对肺胃出血有良好的治疗效果。主痈肿、恶疮、败疽、伤阴、死肌、胃中邪气等。治肺胃出血,外伤出血,痈肿疮疡,手足皲裂,水火烫伤等症。

白及收敛止血,治诸内出血证,配合阿胶、藕节、枇杷叶、生地黄等,治肺阴不足,阴虚内热,干咳咯血;配合人参、黄芪、百部、百合等,治肺气不足之吐血;配合百部、百合、款冬花、川贝母等,治空洞性肺结核;消散痈肿,配合金银花、天花粉、贝母、乳香、皂角刺等,治痈肿疮疡。

二、仙 鹤 草

【成分】 全草含仙鹤草素、仙鹤草内酯、鞣质、甾醇、有机酸、酚性成分和皂苷等。根含鞣质。茎、叶还含木犀草素-7-β-葡萄糖苷和芹菜素-7-β-葡萄糖苷。

【性味归经】 苦、涩,平,无毒。归肝、脾、心经。

【功效】 收敛止血,补虚消积,止痢

杀虫。

【用法用量】 内服,煎汤,10～15g,大剂量可用30～60g,入汤剂。外用:适量。捣绒外敷,或研末掺之,或煎汤外洗,鲜品可捣烂外敷,也可熬膏调蜜外用。

【使用注意】 本品最早以根芽入药,名牙子、狼牙草。本品品种较多,通称为"仙鹤草",其功效有何差异,有待进一步研究。

1. 单味药治难症

(1)治疗急、慢性细菌性痢疾

药物:仙鹤草根30～60g。

用法:取上药,清水煎1小时,顿服,每天3剂。

临床应用:抗菌消炎,收敛止痢。用于治疗急、慢性痢疾,见腹痛、下痢黏冻或赤白脓血,可伴有里急后重等症者有较好的疗效。

(2)治疗各种出血病症

药物:仙鹤草茎、叶适量。

用法:取上药,研为细粉,每次5～8g,冷开水调服,不拘时服。

临床应用:补虚调肝,收敛止血。用于治疗外伤出血、内脏手术时出血或渗血(包括颅内手术、胸腹部手术等),均可在2～5分钟止血。

(3)治疗肺结核咯血

药物:鲜仙鹤草100g(干品30g)。

用法:取上药,捣烂,加冷开水1小碗,搅拌,榨取液汁,再加入适量白砂糖,顿服。

临床应用:补虚收摄,收敛止血。用于治疗肺结核咯血有一定疗效。

(4)治疗疟疾(间日疟)

药物:仙鹤草100g。

用法:取上药,焙干,研为细末。每次于发病前2小时用白酒送服10g(不饮酒者用冷开水),隔天1次,连服3次。

临床应用:调和肝脾,杀虫截疟。用于治疗间日疟,见怕冷寒战,发热汗出,间日发作等症者有显著疗效。

(5)治疗糖尿病

药物:仙鹤草30～60g。

用法:取上药,清水煎2次,混合后分2次服,每天1剂。10剂为1个疗程。

临床应用:健脾补肾,降糖止渴。用于治疗2型糖尿病,见多食易饥,多饮多尿、身体消瘦、神疲乏力等症者有较好的疗效。

(6)治疗梅尼埃病(眩晕)

药物:仙鹤草100g。

用法:取上药,清水煎2次,混合后分2次服,每天1剂。连续用1～4天。

临床应用:补虚收敛,祛湿定眩。用于治疗梅尼埃病,症见眩晕反复发作,伴有恶心呕吐者有显著疗效。

(7)治疗绦虫病

药物:仙鹤草芽(根芽)30～60g。

用法:取上药,研为细粉,晨起用温开水送服,每天1剂。

临床应用:补虚消积,杀灭绦虫。用于治疗猪、牛绦虫病均有较好的疗效。

(8)治疗嗜盐菌感染性食物中毒

药物:仙鹤草30g。

用法:取上药,清水煎1小时,顿服。重者配合输液及对症治疗。

临床应用:收敛消积,解毒止泻。用于治疗嗜盐菌感染性食物中毒之腹痛腹泻,在2天内均能治愈。

(9)治疗克山病引起的完全性房室传导阻滞

药物:仙鹤草素注射液5～15mg。

用法:取上药,加入25％～50％葡萄糖20～40ml内行缓慢静脉注射,必要时可每隔3～4小时重复应用。

临床应用:补虚养血,调整心律。用于治疗克山病引起的完全性房室传导阻滞有一定疗效。

(10)治疗口腔炎、口腔溃疡

药品:仙鹤草根(干品)30g。

用法:取上药,清水煎半小时,取汁漱口内服,每天2次,5天为1个疗程。

临床应用:收敛解毒,消炎敛疮。用于治疗口腔炎、口腔溃疡,疗效较佳。

(11)治疗滴虫性阴道炎

药物:仙鹤草 1000g。

用法:取上药,清水煎 1 小时,浓缩至 500ml,用时,先消毒阴道,用带线棉球蘸药水塞入阴道,放置 5 小时后取出,每天 1 次。

临床应用:收敛止血,杀虫止痒。用于治疗滴虫性阴道炎有显著疗效。

(12)治疗贫血衰弱

药物:仙鹤草 50g。

用法:取上药,加入大枣 10 枚,清水煎 1 小时,分数次饮用,每日 1 剂,10 剂为 1 个疗程。

临床应用:补虚消积,收敛生血。用于治疗贫血衰弱,精力委顿等症,疗效良好。

(13)治疗小儿疰夏(小儿夏季热)

药物:仙鹤草 20g。

用法:取上药,加入大枣 7 枚,白砂糖少许,清水煎 1 个小时,分 3 次服。5 剂为 1 个疗程。

临床应用:凉血生血,清暑退热。用于治疗小儿疰夏有较好的疗效。

(14)治疗小儿疳积

药物:鲜仙鹤草(去根及茎上皮)40g。

用法:取上药,用猪肝 100g,加白砂糖少许,煎煮 1 小时,去渣,分 2 次饮汤食肝。

临床应用:消积补虚,养血生血。用于治疗小儿疳积(营养不良)有一定疗效。

2. 配成方治大病

(1)治疗咳血

方名:仙鹤草咳血汤。

药物:仙鹤草 30g,鹿衔草、生地黄、茜草、水牛角各 20g,白芍、牡丹皮各 15g,黄芩 10g,甘草 3g。

用法:清水煎 2 次,混合后分 3 次服,每日 1 剂。

临床应用:清热凉血,收敛止血。用于治疗各种咳血,症见痰中带血,或满口吐血,心

中烦闷,心悸气促等证有较佳的疗效。

(2)治疗大便下血

方名:仙鹤草便血汤。

药物:仙鹤草 30g,炒蒲黄、白茅根、大蓟各 20g,牡丹皮、地榆、槐花、黄芩各 15g,甘草 5g。

用法:清水煎 1 次,混合后分 3 次服,每日 1 剂。3 剂为 1 个疗程。

临床应用:清热凉血,收敛止血。用于治疗大便下血疗效良好。

(3)治疗上消化道出血

方名:仙鹤草胃出血方。

药物:仙鹤草 50g,生地黄 20g,黄芩 15g,乌贼骨、浙贝母、三七(研末冲服)、黄连、大黄各 10g,甘草 5g。

用法:清洗煎 2 次,混合后分 3 次服,每日 1 剂。较重者,应输血治疗。

临床应用:清热泻火,收敛止血。用于治疗上消化道出血,症见胸中烦闷,呕出紫黑色血块或多或少者,对轻症有一定的疗效。

(4)治疗妇女月经错乱

方名:仙鹤草调经汤。

药物:仙鹤草 30g,生地黄 20g,白芍、益母草各 15g,当归、川芎、红花、香附各 10g,甘草 3g。

用法:清水煎 2 次,混合后分 3 次服,每日 1 剂。

临床应用:调肝收敛,养血调经。用于治疗妇女月经错乱,月经或前或后,经量或多或少,经色紫黯等症者有较好疗效。

(5)治疗血小板减少性紫癜

方名:仙鹤草紫癜汤。

药物:仙鹤草 30g,生地黄、水牛角、白芍各 20g,牡丹皮、茜草、大蓟、炙龟甲、地骨皮各 15g,甘草 3g。

用法:清水煎 2 次,混合后分 3 次服,每日 1 剂。10 剂为 1 个疗程。

临床应用:凉血生血,收敛止血。用于治疗血小板减少性紫癜,症见皮肤青色紫

块,不痒不痛,稍微碰皮肤会出现紫块者有良效。

(6)治疗梅尼埃病(内耳眩晕)

方名:仙鹤草眩晕汤。

药物:仙鹤草 30g,天麻、代赭石、白术、车前子、夏枯草各 20g,泽泻 15g,法半夏 10g,甘草 3g。

用法:清水煎 2 次,混合后分 3 次服,每日 1 剂。

临床应用:祛风涤痰,利湿定眩。用于治疗痰浊中阻所致眩晕,症见眩晕、呕吐、天旋地转、不敢睁眼者有显著疗效。

(7)治疗急、慢性痢疾

方名:仙鹤草痢疾方。

药物:仙鹤草 30g,山楂、槟榔各 20g,白芍 15g,当归、陈皮、防风、黄连各 10g,甘草 5g。

用法:清水煎 2 次,混合后分 3 次服,每日 1 剂。

临床应用:清热燥湿,收敛止痢。用于治疗急、慢性痢疾,见腹痛、腹泻,大便里急后重,有黏冻或便脓血等症者有较好的疗效。

(8)治疗慢性支气管炎

方名:仙鹤草止咳饮。

药物:仙鹤草 30g,瓜蒌壳、黄芩、百部各 15g,白前、紫菀、款冬花、杏仁、桔梗、荆芥各 10g。

用法:清水煎 2 次,混合后分 3 次服,每日 1 剂。5 剂为 1 个疗程。

临床应用:清肺祛痰,收敛止咳。用于治疗慢性支气管炎,症见胸闷不舒,咳嗽气促,咳痰不爽,经久不愈者有显著疗效。

(9)治疗先兆流产

方名:仙鹤草安胎饮。

药物:仙鹤草 30g,生地黄、阿胶(烊化冲服)各 20g,白芍、紫苏叶各 15g,当归、艾叶、黄芩各 10g,甘草 3g。

用法:清水煎 2 次,混合后分 3 次服,每日 1 剂。

临床应用:收敛止血,补血安胎。用于治疗先兆流产,见胎气不安,小腹隐痛,阴道出血或多或少,精神疲乏等症者有较好的疗效。

(10)治疗肿瘤

方名:仙鹤草抗癌方。

药物:仙鹤草、蒲公英、败酱草各 30g,半枝莲、白花蛇舌草、龙葵草各 20g,重楼、山慈姑各 10g,甘草 5g。

用法:清水煎 2 次,混合后分 3 次服,每日 1 剂。1 个月为 1 个疗程。

临床应用:清热解毒,散结抗癌。用于治疗恶性肿瘤,如鼻咽癌、胃癌、直肠癌、宫颈癌等均有一定疗效。

3. 知药理、谈经验

(1)知药理

仙鹤草有促进血液凝固、抑制多种致病细菌、抑制宫颈癌的作用。仙鹤草酚对猪肉绦虫和莫氏绦虫均有驱杀功能,对血吸虫也有杀灭作用。此外,仙鹤草素能兴奋骨骼肌,使已疲劳的骨骼肌恢复兴奋。

(2)谈经验

孟学曰:仙鹤草苦涩平,长于收敛止血,兼有止泻止痢之功。主各种出血、补虚、消积、止痢、杀虫等。治咯血、吐衄、便血、崩漏、月经过多,腹泻、痢疾,阴蚀阴痒、赤白带下,脱力劳伤,疮疖痈肿等症。

仙鹤草收敛止血,配合侧柏叶、藕节、白茅根、生地黄等,治咯血、吐血、衄血;配合蒲黄、白茅根、大小蓟等,治大便下血或崩漏;配合党参、黄芪、熟地黄、炮姜等,治崩漏不止;止泻止痢,配合地榆、铁苋菜、白槿花等,治腹泻痢疾。

本品有补虚作用,配合大枣等,治劳力过度所致脱力劳伤。

第四节 温经止血药

艾 叶

【成分】 艾叶含有挥发油,油中主要成分为苦艾素。此外,还含侧柏酮、豆甾醇、β-谷甾醇、α-香树甾醇及其乙酸酯、α-及β-蒎烯、羊齿烯醇和矿物质、脂肪、蛋白质及维生素 A、维生素 B$_1$、维生素 B$_2$、维生素 C 等。

【性味归经】 苦、辛,温。无毒。归肝、脾、肾经。

【功效】 理气和血,散寒调经,止血安胎。生用散寒止痛,主宫寒不孕,经寒不调;炒用温经止血,治崩漏下血,胎动不安等。

【用法用量】 内服:煎汤,3～10g,或入丸、散或捣汁。外用:捣绒作炷或制成艾条熏灸,捣敷,煎水熏洗或炒热温熨。

【使用注意】 阴虚血热者慎用。

1. 单味药治难症

(1)治疗细菌性痢疾

药物:艾叶 500g。

用法:取上药,洗净切碎,放入 4000ml 水中浸泡 4～6 小时,煎煮过滤得 2500ml,加入适量防腐剂,即得 20％艾叶煎剂。每次服 40ml,每天 4 次。

临床应用:理气和血,杀菌止痢。用于治疗细菌性痢疾有显著的疗效。

(2)治疗慢性支气管炎

药物:艾叶 500g(或鲜品 1000g)。

用法:取上药,洗净切碎,放入 4000ml 水中浸泡 4～6 小时,煎煮,过滤得 3000ml,加入适量防腐剂。每次 30～60ml,每天 3 次。可加红糖少许冲服,1 周为 1 个疗程。

临床应用:理气散寒,镇咳祛痰。用于治疗慢性支气管炎有较好的疗效。

(3)治疗荨麻疹

药物:生艾叶 10g。

用法:取上药,加白酒 100ml,共煎至 50ml 左右。顿服,每天 1 次,连服 3 天。

临床应用:温经散寒,祛风除湿。用于治疗荨麻疹,症见皮肤瘙痒,搔之出现红斑隆起,形如豆瓣,堆积成片,忽隐忽现,发无定处,消退后不留痕迹者,疗效显著。

(4)治疗疟疾

药物:艾叶 30g(干品)。

用法:取上药,切碎,用清水煎 2 个小时左右,过滤,加入少许白砂糖,于发作前 2 个小时顿服,连服 2 天,药液须现配现用。

临床应用:理气散寒,和解截疟。用于治疗疟疾有较好的疗效。

(5)治疗习惯性流产、先兆流产

药物:陈艾叶 30g。

用法:取上药,煎汤去渣,再煮 2 个荷包蛋,熟后连汤一次服,每月连服 7 剂。轻者服 2～3 个月,重者 3～5 个月。

临床应用:理气和血,止血安胎。用于治疗习惯性流产、先兆流产有较好疗效。本方在流产后服 15 天,能达到康复再孕之目的。

(6)治疗支气管哮喘

药物:艾叶油适量。

用法:取上药,每次 0.15ml,兑入适量温开水中顿服,每天 3 次。5 天为 1 个疗程。

临床应用:理气和血,散寒平喘。用于治疗支气管哮喘,1～3 天后咳嗽和吐痰量明显减少、哮鸣音消失。

(7)治疗鼻炎

药物:艾叶油丸适量。

用法:取上药,每次服 2 粒,每天 3 次。

临床应用:理气通鼻,散寒消炎。用于治疗鼻炎有一定疗效。

(8)治疗慢性肝炎

药物:艾叶适量。

用法:取上药,制成注射液,1ml 含生药

0.5g,每天肌内注射1次(4ml),1~2个月为1个疗程,同时给予保肝药物。

临床应用:理气和血,疏肝理脾。用于治疗慢性肝炎、迁延性肝炎、肝硬化均有良效。

(9)治疗周围性面瘫

药物:干艾叶适量。

用法:取上药,搓成艾炷,用生姜片(用针穿数个小孔)放在患侧下关穴至颊车穴移动,艾炷放在姜片上点燃,隔姜灸,以能忍受为度,不断移动,向左歪斜灸右,向右歪斜灸左,每天1次,7天为1个疗程。

临床应用:理气和血,散寒通经。用于治疗周围性面瘫(面神经炎)有令人满意疗效。

(10)治疗小儿阴茎肿大

药物:艾叶(干品)10g。

用法:取上药,清水煎煮,冷却外浸洗。

临床应用:理气解郁,和血消肿。用于治疗小儿阴茎肿大有一定疗效。

(11)治疗阴缩症

药物:艾叶(干品)100g。

用法:取上药,研末,酒水各半两炒热外敷会阴穴与耻骨,加针刺三阴交(强刺)。

临床应用:理气和血,散寒通经。用于治疗小儿阴缩症(有时成人也有),半小时可愈。

(12)治疗臁疮

药物:干艾叶适量。

用法:取上药,焙焦研细末,装瓶备用,用时,取药粉撒在疮口上;也可用生茶油调粉外涂,并用纱布遮盖固定,每天1次。

临床应用:调经和血,生肌收口。用于治疗臁疮(老烂脚)有较好的疗效。

(13)治疗扁平疣、寻常疣

药物:鲜艾叶适量。

用法:取上药,在疣表面揉擦至皮肤微热或微红,每天2次,1周疣体可消失或脱落。

临床应用:理气和血,除湿祛疣。用于治疗扁平疣、寻常疣有显著疗效。

(14)治疗儿童脐疝

药物:干艾叶适量。

用法:取上药,揉绒,入食醋浸泡。令患者仰卧硬板上,将脐疝手法复位后,将醋浸艾绒放置脐孔内,上盖硬纸垫固定,20天为1个疗程。

临床应用:理气和血,暖脐除湿。用于治疗儿童脐疝有一定疗效。

2. 配成方治大病

(1)治疗月经失调

方名:艾叶调经汤。

药物:艾叶30g,生地黄、阿胶(烊化兑服)各20g,白芍、牡丹皮、益母草各15g,当归、川芎各10g,甘草3g。

用法:清水煎2次,混合后分3次服,每日1剂。5剂为1个疗程。

临床应用:理气和血,散寒调经。用于治疗月经失调,症见经期或前或后,经量或多或少,经色紫黯者有较好的疗效。

(2)治疗痛经

方名:艾叶痛经汤。

药物:艾叶30g,赤芍、生地黄各20g,当归、川芎、桃仁、红花、延胡索各10g,甘草3g。

用法:清水煎2次,混合后分3次服,每日1剂。于月经1周前服3剂。

临床应用:活血化瘀,温经止痛。用于治疗痛经有显著疗效。

(3)治疗妇女白带淋漓

方名:艾叶白带丸。

药物:艾叶30g,白术、白果仁各20g,苍术、黄柏、车前子各15g,当归、山药、芡实各10g。

用法:清水煎2次,混合后分3次服,每日1剂。5剂为1个疗程。

临床应用:散寒通经,除湿止带。用于治疗妇女白带淋漓,白带量多,腰酸背痛,肢软乏力,食纳不佳等症者有显著疗效。

(4)治疗子宫虚冷、久不怀孕

方名:艾叶暖宫丸。

药物:艾叶、黄芪、人参各100g,白芍、熟地黄、鹿角霜各80g,当归、川芎、续断、香附、补骨脂、菟丝子、熟附片、大枣、杜仲、白术、茯苓各 50g,官桂、吴茱萸各 20g。

用法:取上药,制为小水丸,每次服 8~10g,每日 3 次,1 个月为 1 个疗程。

临床应用:益气生血,散寒调经。用于治疗子宫虚冷、久不怀孕有一定疗效。

(5)治疗产后恶露不绝

方名:艾叶恶露方。

药物:艾叶 30g,熟地黄、白芍各 20g,续断 15g,当归、川芎、牛膝各 10g,败酱草 25g,甘草 3g。

用法:清水煎 2 次,混合后分 3 次服,每日 1 剂。

临床应用:理气和血,散寒止露。用于治疗产后恶露不绝有较好的疗效。

(6)治疗卵巢囊肿

方名:艾叶化癥丸。

药物:艾叶 100g,赤芍、玄参、生牡蛎各 80g,蒲黄、五灵脂、桃仁、红花、炮穿山甲、莪术、川芎、制乳香、制没药、丹参、益母草、浙贝母、三七各 50g,广木香、延胡索、陈皮、苏木、三棱、香附、土鳖虫各 40g。

用法:取上药,制为小水丸,每次服 8~10g,每日 3 次,30 天为 1 个疗程。

临床应用:理气活血,消癥散结。用于治疗卵巢囊肿有确切的疗效。

(7)治疗功能性子宫出血

方名:艾叶功血汤。

药物:艾叶炭、炒蒲黄、生地黄、蒲公英各 20g,白芍、茜草各 15g,当归、川芎各 10g,甘草 3g。

用法:清水煎 2 次,混合后分 3 次服,每日 1 剂。

临床应用:理气和血,散寒止血。用于治疗功能性子宫出血,症见少女青春期及妇女更年期月经过多,经血不止者有一定疗效。

(8)治疗湿疹

方名:艾叶湿疹散。

药物:干艾叶、枯矾、煅龙骨各 30g,黄柏、黄连、白芷、苦参各 20g,藤黄 5g,冰片 3g。

用法:取上药,研为极细末,过筛,用香油调匀,涂擦患处,每日 2~3 次。

临床应用:活血散寒,祛湿敛疮。用于治疗湿疹,症见皮肤起丘疹瘙痒,用手搔痒则溃烂流黄水,久不消炎收口者有较好的疗效。

3. 知药理、谈经验

(1)知药理

艾叶对多种致病菌和真菌都有抑制作用;艾叶油有明显的镇咳、祛痰、平喘功效;艾叶煎剂和艾叶炒炭可缩短凝血时间。此外,艾叶油有抗过敏性休克及利胆作用,艾叶煎剂有兴奋子宫的作用。

(2)谈经验

孟学曰:艾叶苦辛温,长于暖气血而温经脉,乃温经止血之要药。主灸百病,止下痢、吐血、下部疮,妇人漏血,利阴气,生肌肉,辟风寒,使人有子等。治崩漏下血,胎动胎漏,吐衄咯血,月经不调,脘腹冷痛,咳嗽哮喘,湿疹瘙痒等证。

艾叶温经脉,散寒凝,止血崩,配合干姜、阿胶、当归、白芍等,治妇人崩中,连日不止;配合当归、川芎、白芍、香附等,治带下清稀;配合吴茱萸、官桂、黄芪、续断等,治子宫虚冷较甚,不孕不育;配合生地黄、侧柏叶等,治吐血、衄血、咯血。

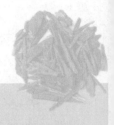

第十二章

活血化瘀药

第一节　活血止痛药

一、川　芎

【成分】　根茎含挥发油、生物碱、酚性成分、内酯类、阿魏酸等。日本川芎含有多种正丁基四氢苯酞，如蛇床内酯等。

【性味归经】　辛，温。无毒。归肝、胆、心包经。

【功效】　活血行气，祛风止痛，燥湿开郁。

【用法用量】　内服：煎汤，3～10g；研末吞服，每次1～1.5g；或入丸、散。外用：研末撒或调敷。

【使用注意】　阴虚火旺、多汗、上盛下虚及月经过多者应慎服，久服则走散真气；有孕者慎用川芎。恶黄芪、山茱萸、狼毒；畏硝石、滑石、黄连。反藜芦。

1. 单味药治难症

(1)治疗偏头痛

药物：川芎15g。

用法：取上药，加清水煎煮取汁，以药汁煎煮鸡蛋2个，吃蛋饮汤，顿服，每天1次，5～7天为1个疗程。

临床应用：活血祛风，行气止痛。用于治疗偏头痛有令人满意的疗效。

(2)治疗功能性子宫出血

药物：川芎适量。

用法：每天取本品25～30g，加白酒30ml，清水250ml，浸泡1小时后，加盖用小火炖煎。分2次服用，不会饮酒者可单加清水炖服。一般2～3天后血即可止。病程较长者，可以血止后减量续服8～12天，以巩固疗效。

临床应用：活血行气，化瘀止血。用于治疗功能性子宫出血有较好的疗效。

(3)治疗眩晕、高血压

药物：川芎10g。

用法：取上药，清水煎1小时，分2次服，每日1剂。

临床应用：活血行气，祛风止眩。用于治疗眩晕、高血压，脑震荡后遗头晕症等证均有一定疗效。

(4)治疗冠心病心绞痛

药物：川芎碱注射液10ml。

用法：取上药，加入5％～10％葡萄糖250ml中静脉滴注，每天1次，10～15天为1个疗程，隔7天后可进行第2个疗程。

临床应用：活血行气，通络止痛。用于治疗冠心病心绞痛有较好的疗效。

(5)治疗急性缺血性脑血管病

药物：川芎嗪注射液240～320mg。

用法：取上药，加入5％葡萄糖盐水500ml中缓慢静滴，每天1次。10天为1个疗程，停药2天，可进行下个疗程。

临床应用:活血化瘀,祛风开塞。用于治疗急性缺血性脑血管病有显著疗效。

(6)治疗颅脑外伤

药物:川芎嗪注射液 40～80mg。

用法:取上药,加入输液中静滴,每天 1次,10 次为 1个疗程,停药 2天,再进行下个疗程。

临床应用:活血行气,祛风止痛。用于治疗颅脑外伤引起的头晕头痛有较好的疗效。

(7)治疗发作期支气管哮喘

药物:川芎嗪注射液 3支(每支含生药50mg)。

用法:取上药,加入 5%葡萄糖 500ml 中静脉滴注,每天 1次,5 天为 1个疗程。

临床应用:活血行气,燥湿平喘。用于治疗发作期支气管哮喘疗效良好。

(8)慢性活动性肝炎

药物:川芎嗪注射液 60～80mg。

用法:取上药,加入输液中静脉滴注,每天 1次,2 个月为 1个疗程,部分肝功能未恢复者延至 3个月,必要时,可加用口服中药治疗。

临床应用:活血行气,燥湿开郁。用于治疗慢性活动性肝炎有一定疗效。

(9)治疗乙型肝炎

药物:川芎嗪注射液 120mg。

用法:取上药,加入 5%葡萄糖注射液500ml 中,静脉滴注,每天 1次,同时配合保肝疗法。

临床应用:活血燥湿,行气开郁。用于治疗乙型肝炎有显著疗效。

(10)治疗糖尿病慢性并发症

药物:川芎嗪注射液 320～400mg。

用法:取上药,加入输液中静脉滴注,每天 1次,2 周为 1个疗程。

临床应用:活血行气,祛风通络。用于治疗糖尿病慢性并发症,如多发性末梢神经病变和视网膜病变均有令人满意的疗效。

(11)治疗小腿结节性疾病

药物:盐酸川芎嗪注射液 120mg。

用法:取上药,加入输液中静脉滴注,每天 1次,15 次为 1个疗程。

临床应用:活血行气,燥湿散结。用于治疗小腿结节性疾病疗效良好。

(12)治疗红皮型银屑病

药物:磷酸川芎嗪注射液 80mg。

用法:取上药,肌内注射,每天 1次,连用2 个月后,皮疹渐吸收,潮红渐消退。

临床应用:祛风燥湿,活血止痒。用于治疗红皮型银屑病疗效良好。

(13)治疗乳腺病

药物:20%川芎注射液。

用法:取上药,取期门、气海、三阴交、肝俞,每穴注入 20%川芎注射液 0.5ml(按先胸腹、后背腰、由上而下取穴),于每次月经周期第 7天、15 天、23 天各注射 1次,9 次为 1个疗程。

临床应用:活血行气,开郁散结。用于治疗乳腺病有一定疗效。

(14)诊断早期妊娠

药物:川芎适量。

用法:取上药,研为细末,每次服 3g。

临床应用:活血理气,开郁起动。用于诊断早期妊娠,服后脐下有波动感者为有孕。

(15)治疗各种痹症

药物:川芎 500g。

用法:取上药,研为细末备用。用时,取少许药粉用温水或醋调成糊状,敷于患处。

临床应用:活血行气,祛风止痛。用于治疗各种痹症,见关节肿痛不适等症者有良效。

(16)治疗骨质增生

药物:川芎适量。

用法:取上药,研为细末备用。用时,取药粉 10g,用陈醋与凡士林调成糊状,敷于患处,上盖塑料纸固定,每 2天换药 1次。

临床应用:祛风活血,通络止痛。用于治疗骨质增生,遇寒冷则痛甚者疗效良好。

(17)治疗跟骨骨刺

药物:川芎 50g。

用法:取上药,研为细末,分装在 3 个小布袋内,每次用 1 袋放在鞋内,直接与痛处接触,每天换药 1 次,换下的药袋晒干后可再用。

临床应用:活血散瘀,祛风止痛。用于治疗跟骨骨刺,20 天后可基本治愈。

2. 配成方治大病

(1)治疗偏头痛

方名:川芎头痛散。

药物:川芎、天麻、白芍各 20g,当归、白芷、羌活、防风、延胡索各 15g,辽细辛、菊花、香附、薄荷各 10g,甘草 5g。

用法:取上药,研为细末,每次 5～8g,白开水送服,每天 3 次。

临床应用:活血行气,化瘀止痛。用于治疗偏头痛,症见头痛或左或右,以及其他性质的前后头痛、巅顶痛均有较好的疗效。

(2)治疗目赤肿痛

方名:川芎目痛煎。

药物:川芎、羌活、防风、荆芥、菊花、蝉蜕各 10g,决明子、白蒺藜、黄芩各 10g,石膏、石决明各 30g,甘草 3g。

用法:清水煎 2 次,混合后分 3 次服,每日 1 剂。

临床应用:清热理气,活血止痛。用于治疗目赤肿痛,羞明流泪等症有显著的疗效。

(3)治疗高血压病

方名:川芎降压丸。

药物:川芎、天麻、钩藤、僵蚕、菊花、黄芩、牛膝、白芷、羌活、防风各 50g,白芍、地龙各 80g,杜仲、石决明、珍珠母、龙胆草、夏枯草各 100g,葛根 150g。

用法:取上药,制为小水丸,每次服 8～10g,每天 3 次。1 个月为 1 个疗程。

临床应用:理气解郁,活血降压。用于治疗高血压病之头痛、眩晕等症有显著疗效。

(4)治疗产后小腹疼痛

方名:川芎缩宫汤。

药物:川芎、当归、炮姜、桃仁、红花、枳壳、乌药各 10g,赤芍、泽兰各 15g,益母草 20g,甘草 3g。

用法:清水煎 2 次,混合后分 3 次服,每日 1 剂。

临床应用:理气活血,化瘀止痛。用于治疗产后小腹疼痛,见小腹包块,阵发性疼痛,子宫收缩不良等症者有一定疗效。

(5)治疗月经不调

方名:川芎调经汤。

药物:川芎、当归、延胡索、香附各 10g,丹参、赤芍各 15g,熟地黄、益母草各 20g,甘草 3g。

用法:清水煎 2 次,混合后分 3 次服,每日 1 剂。

临床应用:活血化瘀,理气调经。用于治疗月经不调,症见月经错乱,或前或后,经量或多或少,经色紫黯者,有较好的疗效。

(6)治疗腰肌劳损、肋间神经痛

方名:川芎腰痛散。

药物:川芎、延胡索、当归、熟地黄、赤芍、杜仲各 30g,广木香、土鳖虫、牛膝、独活、续断各 20g,甘草 10g。

用法:取上药,研为细末,每次 5～8g,白开水送服,每日 3 次。

临床应用:活血行气,化瘀止痛。用于治疗腰肌劳损之腰痛,闪腰岔气、肋间神经痛等症均有一定的疗效。

(7)治疗血管性头痛

方名:川芎头痛饮。

药物:川芎 15g,白芍 20g,当归、白芷、桃仁、红花各 12g,天麻 18g,全蝎 5g,蜈蚣 2 条,僵蚕 10g,甘草 5g。

用法:清水煎 2 次,混合后分 2～3 次服,每日 1 剂。7 天为 1 个疗程,治疗期间停用其他中西药物及物理治疗。

临床应用:活血行气,化瘀止痛。用于治疗血管神经性头痛有令人满意的疗效。

(8)治疗黄褐斑

方名:川芎祛斑汤。

药物:川芎、当归、桃仁、红花各 12g,白芍、生地黄、淫羊藿各 15g,菟丝子 20g,僵蚕 10g,甘草 5g。

用法:清水煎 2 次,混合后分 3 次服,每日 1 剂。

临床应用:活血行气,化瘀祛斑。用于治疗黄褐斑,症见颧部、额部、鼻部出现对称性斑块,不高出皮肤,无鳞屑者有较好的疗效。

3.知药理、谈经验

(1)知药理

川芎具有扩张心脏冠状动脉,增加冠脉血流量、降低心肌耗氧量、抗心肌缺血等功能,能抑制血小板聚集,改善红细胞的变形性、降低全血黏度、抗血栓形成。还可改善脑循环,对脑缺血有保护作用,对中枢神经系统有镇静作用。此外,还有降血压、抗射线损伤和抗维生素 E 不足的作用。

(2)谈经验

孟学曰:川芎辛温,长于通行血脉,行气止痛,为血中气药。主中风入脑,头痛,寒痹,筋挛缓急,金创,妇人血闭无子等。治月经不调,经闭痛经,产后腹痛,胁肋胀痛,胸痹心痛,跌打伤痛,疮疡肿痛,头痛,牙痛,风湿痹痛,目赤肿痛等症。

川芎为妇科活血调经之要药,配合当归、白芍、益母草等,治瘀血阻滞,月经不调;配合桂枝、当归、白芍、吴茱萸、人参等,治冲任虚损,瘀血内阻,经行少腹冷痛。

川芎活血祛瘀,行气止痛,配合当归、桃仁、炮姜等,治产后恶露不行,少腹疼痛;配合当归、牛膝、龟甲等,用于难产。

川芎活血祛瘀以通脉,行气化滞以止痛,配合柴胡、枳壳、赤芍、香附等,治肝气郁结,胸胁刺痛;配合黄芪、当归、赤芍、桃仁、红花、地龙等,治中风偏瘫,肢体麻木;配合丹参、桂枝、三七、檀香等,治心脏瘀阻,冠心病心绞痛。

川芎通达气血,活血定痛,为伤科跌打损伤,外科疮疡痈肿常用之品,常配合三七、乳香、没药等同用;配合黄芪、当归、皂角刺等,治疮疡脓成不溃,正气虚弱,不能托毒外出之症。

川芎上行头目,祛风止痛,为治头痛要药,配合白芷、防风、细辛等,治外感风寒头痛;配合菊花、石膏、僵蚕等,治风热头痛;配合当归、熟地黄、白芍等,治血虚头痛;配合羌活、独活、防风、藁本等,治风湿头痛;配合红花、桃仁、赤芍、麝香等,治血瘀头痛。

二、延 胡 索

【成分】 本品主含生物碱,现已提取出 20 余种,按其结构可分为原小檗碱型生物碱、小檗碱型生物碱、原阿片碱型生物碱和阿朴芬型生物碱 4 类,计有延胡索甲素、乙素、丙素、庚素、辛素、壬素、癸素、子素、丑素、寅素,去氢延胡索甲素、左旋掌叶防己碱等。

延胡索止痛作用以乙素和丑素最强,另含大量淀粉及少量黏液质、树脂、挥发油和中性物质。

【性味归经】 辛、苦,温。无毒。归肝、脾经。

【功效】 活血行气,散瘀止痛。

【用法用量】 内服:煎汤,3～10g;或入丸、散。

【使用注意】 孕妇忌服;经行先期,血热为病,血虚经少,气虚作痛,皆非所宜。

1.单味药治难症

(1)治疗下痢腹痛

药物:延胡索适量。

用法:取上药,研为细末,每次 5～8g,米汤送服,每天 3 次。

临床应用:活血行气,镇痛止痢。用于治疗下痢腹痛有显著疗效。

(2)治疗跌打损伤

药物:延胡索适量。

用法:取上药,研为细末,每次 5～8g,白开水送服,亦可加黄酒适量同服。每天3次。

临床应用:活血通络,化瘀止痛。用于治疗跌打损伤之肿胀疼痛有明显疗效。

(3)治疗产后恶露不尽、小腹疼痛

药物:延胡索适量。

用法:取上药,研为细末,每次3～5g,温酒调服,不饮酒者开水调服,每日3次。

临床应用:活血行气,化瘀止痛。用于治疗产后恶露不尽、小腹疼痛有一定疗效。

(4)治疗心律失常

药物:延胡索适量。

用法:取上药,研为细粉,每次5～10g,白开水冲服,每天3次,房颤患者在复律期间可服用12g,每天3次,疗程4～8周。

临床应用:活血行气,调整心律。用于治疗心律失常,见胸闷不适,心悸心慌,脉律不齐(包括房性早搏、阵发性房颤和阵发性室上性心动过速)等症者有较好的疗效。

(5)治疗早期高血压

药物:延胡索适量。

用法:取上药,研为细末,每次服5～8g,每天3次,1～2个月为1个疗程。

临床应用:活血行气,通络降压。用于治疗早期高血压疗效良好。

(6)治疗失眠

药物:延胡索适量。

用法:取上药,研为细末,于临睡前服10～15g,20～30分钟即可入睡,次日无头昏头痛等不良反应。

临床应用:活血行气,镇静安眠。用于治疗失眠有一定的疗效。

(7)治疗各种疼痛

药物:延胡索乙素注射液适量。

用法:取上药,每次皮下注射60～100mg,痛时注射,痛止停药,无成瘾性。

临床应用:活血行气,化瘀止痛。用于治疗神经痛、月经痛、外伤痛均有较好的疗效。

(8)治疗胃溃疡、慢性胃炎

药物:延胡索制剂适量。

用法:取上药,每日90～120mg(相当于生药5～10g)分2～3次口服。

临床应用:活血行气,和胃止痛。用于治疗胃溃疡、慢性胃炎等有明显的疗效。

(9)治疗心肌梗死

药物:脱氢延胡索片适量。

用法:取上药,每次服5～10mg,温开水送服,每日3次,疗程4～8周。

临床应用:活血散瘀,行气止痛。用于治疗心肌梗死有一定疗效。

2. 配成方治大病

(1)治疗慢性萎缩性胃炎

方名:延胡索萎胃汤。

药物:延胡索、五灵脂、白芍、建曲各15g,黄芪、蒲公英各20g,白芷、佛手、陈皮各10g,甘草5g。

用法:清水煎2次,混合后分3次服,每日1剂。10剂为1个疗程。

临床应用:活血行气,健脾和胃。用于治疗慢性萎缩性胃炎,见胃脘疼痛,乏力纳差,胀满嗳气、呃逆、便溏等症者有较好的疗效。

(2)治疗疝气

方名:延胡索疝气散。

药物:延胡索、橘核、荔枝核、川楝子、枳实、桂心各30g,小茴香、厚朴、广木香、桃仁、昆布、海藻各20g。

用法:取上药,研为细末,每次服5～8g,每日3次,10天为1个疗程。

临床应用:行气止痛,软坚散结。用于治疗疝气有一定疗效。

(3)治疗坐骨神经痛

方名:延胡索筋痛饮。

药物:延胡索、秦艽、赤芍各15g,制没药、当归、川芎、独活、防风、辽细辛、桃仁、红花各10g,甘草5g。

用法:清水煎2次,混合后分3次服,每日1剂。

临床应用:活血化瘀,舒筋止痛。用于治疗坐骨神经痛,症见臀部起放射至大腿后侧沿小腿放射性疼痛,行动受限者有良效。

(4)治疗痛经

方名:延胡索痛经汤。

药物:延胡索、丹参、赤芍各 10g,生地黄 20g,当归、广木香、桃仁、红花、牛膝各 10g,甘草 5g。

用法:清水煎 2 次,混合后分 3 次服,每日 1 剂。于月经前 1 周服 2～3 剂。

临床应用:活血行气,化瘀止痛。用于治疗痛经,症见多发生在经前 1～2 天或行经当天,下腹部阵发性绞痛,放射至阴道、肛门者有良效。

(5)治疗尿血

方名:延胡索尿血饮。

药物:延胡索、炒蒲黄各 30g,朴硝 20g。

用法:清水煎 1 小时,混合后分 2 次服。

临床应用:利尿通淋,化瘀止血。用于治疗尿血有较好的疗效。

(6)治疗急腹痛

方名:延胡索腹痛散。

药物:延胡索 50g,川楝子、高良姜、香附各 30g。

用法:取上药,研末,每次 5g,痛止停服。

临床应用:活血化瘀,行气止痛。用于治疗急腹痛疗效良好。

(7)治疗咳喘

方名:延胡索咳喘散。

药物:延胡索、川贝母、京半夏各 30g。

用法:研细末,每次 5g,每天 3 次。

临床应用:活血祛痰,止咳平喘。用于治疗咳喘有一定疗效。

3. 知药理、谈经验

(1)知药理

延胡索的多种制剂均有明显镇痛作用,尤以醇提浸膏、醋制流浸膏及散剂作用最为明显;还有镇静催眠作用及抗溃疡作用。此外,延胡索可增加心脏冠脉流量,对心肌缺血有一定的保护作用,还有抗心律失常、降血压、降血脂作用。

(2)谈经验

孟学曰:延胡索辛苦温,长于行血中气滞,气中血滞,专治一身上下诸痛,为止痛佳品。主通达气血,活血行气等。治气滞血瘀,诸种痛证。

延胡索辛散温通,畅通止痛,配合川楝子等,治气滞血瘀所致之脘腹疼痛;配合高良姜、炮姜等,治寒凝血滞胃痛;配合柴胡、枳壳、木香等,治气滞胃痛;配合当归、川芎、红花、香附等,治妇女痛经、产后瘀血疼痛;配合桂枝、当归、秦艽等,治风湿痹痛;配合瓜蒌、薤白等,治胸痹心痛。

三、郁　金

【成分】　郁金块根主含挥发油,包括茨烯、樟脑、倍半萜烯,并含姜黄素,脱甲氧基姜黄素,双脱甲氧基姜黄素,姜黄酮和芳香基姜黄酮。另含淀粉、脂肪油、橡胶、黄色染料、葛缕酮及水芹烯,其有效成分为对一甲苯基一甲基羟甲基姜黄素。姜黄块根、广西莪术块根中含挥发油,姜黄块根中尚含姜黄素等。

【性味归经】　辛、苦,寒。无毒。归肝、心、肺、胆经。

【功效】　活血行气。清心解郁,利胆退黄,凉血止血。

【用法用量】　内服:煎汤,5～12g,磨汁,或入丸、散。

【使用注意】　阴虚失血及无气滞血瘀者忌服,孕妇慎服。畏丁香。

1. 单味药治难症

(1)治疗病毒性肝炎

药物:郁金适量。

用法:取上药,研为细末,每次 5g,每天 3 次,白开水送服,连服 1 个月以上。

临床应用:行气止痛,护肝退黄。用于治疗病毒性肝炎,见胁肋疼痛、食欲不振、身目发黄、小便黄赤、肝脾肿大、转氨酶升高等症者有较好的疗效。

（2）治疗慢性活动性肝炎

药物：郁金 40g。

用法：取上药，加清水 200ml，文火煎至 50ml，每晚 1 次，顿服，20 天为 1 个疗程。

临床应用：行气解郁，活血化瘀。用于治疗慢性活动性肝炎，对肝功能异常者有良效。

（3）治疗早搏

药物：川郁金适量。

用法：取上药，研为细粉，或制成片剂。口服，开始时每次 5～10g，每天 3 次。如无不适反应，剂量可加大到每次 10～15g，每天 3 次。3 个月为 1 个疗程。

临床应用：行气解郁，宁心安神。用于治疗期前收缩，见心悸心慌，胸闷烦懑，脉律不齐等症者有显著疗效。

（4）治疗泌尿系结石

药物：郁金 100g。

用法：取上药，清水煎，每次 50g，每天 2 次，口服。并做跳跃运动，早晚各 10 分钟。

临床应用：行气利尿，活血排石。用于治疗泌尿系结石有较好疗效。

（5）治疗衄血、吐血

药物：郁金适量。

用法：取上药，研为细粉，每次 5～8g，每日 3 次，白开水送服，血止停服。

临床应用：活血行气，凉血止血。用于治疗衄血、吐血有一定疗效。

（6）治疗尿血

药物：郁金 50g。

用法：取上药，捣为末，用葱白 10 根，相和煎煮 1 小时，分 3 次服，每日 1 剂。

临床应用：行气通淋，凉血止血。用于治疗尿血有较好的疗效。

（7）治疗急性乳腺炎

药物：郁金适量。

用法：每次取上药 10g，冰片 3g，大枣 3 枚（去核），先煎煮大枣，与郁金、冰片共捣如泥，左乳痛塞右鼻孔，右塞左，每天 1 次。

临床应用：行气活血，清热消肿。用于治疗急性乳腺炎，一般用药 2 次即愈。

（8）治疗化脓性中耳炎

药物：广郁金 1 枚。

用法：取上药，用麻油、冰片少许在缸片上磨取浓汁，清洁耳道，每天滴此油 3 次。

临床应用：行气清热，解毒消炎。用于治疗化脓性中耳炎，疗效令人满意。

（9）治疗自汗不止

药物：郁金 30g。

用法：取上药，研细末，卧时调涂乳头上。

临床应用：活血解郁，行气止汗。用于治疗自汗有一定疗效。

2. 配成方治大病

（1）治疗冠心病心绞痛

方名：郁金舒心丸。

药物：郁金、延胡索、丹参、赤芍各 30g，瓜蒌壳、薤白、广木香、檀香、砂仁、建曲、莪术、当归、川芎、三七、桂枝各 20g。

用法：取上药，制为小水丸，每次服 5～8g，每天 3 次。30 天为 1 个疗程。

临床应用：行气活血，化瘀止痛。用于治疗冠心病心绞痛有令人满意的疗效。

（2）治疗高脂血症

方名：郁金降血脂丸。

药物：郁金、丹参、决明子、制首乌、生山楂、三七各 80g，白术、泽泻、黄精各 100g，黄芪 150g，苍术 60g，白矾 50g。

用法：取上药，制成小水丸，每次服 8～10g，每天服 3 次。1 个月为 1 个疗程。

临床应用：行气活血，化瘀降脂。用于治疗高脂血症，见眩晕、心悸、胸闷、健忘、肢麻、眼睑黄斑瘤等症者有显著疗效。

（3）治疗低蛋白血症

方名：郁金升低蛋白血丸。

药物：郁金、白术、茯苓、大枣各 80g，黄芪 150g，人参、熟地黄、炙鳖甲各 100g，三七、丹参各 60g，当归、陈皮各 50g，木香、五味子各 30g，炙甘草 10g。

用法：取上药，炼蜜为丸，每丸重 10～

15g,每次服 1 丸,每天 3 次,疗程 30 天。

临床应用:益气活血,提升蛋白。用于治疗低蛋白血症,见贫血、营养不良、发育迟缓、智力障碍,毛发稀疏等症者疗效良好。

(4)治疗高血黏综合征

方名:郁金降高血黏丸。

药物:郁金、黄芪、赤芍、三七、葛根各 100g,丹参 80g,川芎、当归各 60g。

用法:取上药,制为小水丸,每次 5～8g,每天服 3 次,1 个月为 1 个疗程。

临床应用:行气活血,化瘀降黏。用于治疗高血黏综合征,症见血流阻力增大,胸闷、胸痛、眩晕耳鸣,视物障碍、肢麻者有良效。

(5)治疗脑外伤综合征

方名:郁金脑伤煎。

药物:郁金、柴胡、赤芍、生地黄、天麻各 15g,当归、川芎、牛膝、桃仁、红花、羌活、防风各 10g。

用法:清水煎 2 次,混合后分 3 次服,每日 1 剂。

临床应用:行气活血,化瘀通络。用于治疗脑外伤综合征,见脑外伤后,遗留头痛头晕,思维迟钝,周身乏力等症者有一定疗效。

(6)治疗痫症

方名:郁金痫症饮。

药物:郁金、龙胆草、茯神、枳实、黄芩、芒硝(冲服)各 15g,桃仁、白矾(冲服)、胆南星、大黄、天竺黄(冲服)、甘草 5g。

用法:清水煎 2 次,混合后分 3 次服,每日 1 剂。10 剂为 1 个疗程,一般 2～3 个疗程可见效。

临床应用:清心解郁,活血安神。用于治疗痫症,见突然扑倒,四肢抽搐,口吐白沫,或口中怪叫,背项强直等症者有较好的疗效。

(7)治疗血管神经性头痛

方名:郁金头痛汤。

药物:郁金、川芎、丹参、地龙、白芷各 15g,赤芍 20g,当归、羌活、僵蚕、石菖蒲各 10g。

用法:清水煎 2 次,混合后分 3 次服,每日 1 剂。

临床应用:活血行气,化瘀止痛。用于治疗血管神经性头痛,见头痛而晕,痛无定处,时痛时止,心烦易怒等症者有显著疗效。

(8)治疗脑血栓形成

方名:郁金脑通丸。

药物:郁金、赤芍、地龙、三七各 100g,黄芪 200g,葛根、水蛭各 150g,当归、川芎、丹参、莪术、红花、远志、石菖蒲各 50g。

用法:取上药,制为小水丸,每次服 8～10g,每天 3 次,30 天为 1 个疗程。

临床应用:活血行气,化瘀通络。用于治疗脑血栓形成,症见半身不遂,口眼㖞斜,语言不利,活动受限,意识多清楚者有良效。

(9)治疗肝血管瘤

方名:郁金肝血瘤丸。

药物:郁金 100g,黄芩 150g,炙鳖甲、柴胡、赤芍、枳实、丹参、莪术各 80g,三七、延胡索、刘寄奴、土鳖虫、广藿香各 60g,党参 120g,三棱、建曲、砂仁、当归、川芎各 50g,广木香 30g。

用法:取上药,制为小水丸,每次服 8～10g,每天 3 次。

临床应用:活血化瘀,消癥散结。用于治疗肝血管瘤有一定疗效。

(10)治疗胆红素增高症

方名:郁金降胆丸。

药物:郁金、龙胆草、金钱草、夏枯草、茵陈、赤芍各 100g,黄连、黄柏、栀子各 80g,建曲、山楂各 50g,白矾 30g。

用法:取上药,制为小水丸,每次服 8～10g,每天 3 次。1 个月为 1 个疗程。

临床应用:行气活血,消炎利胆。用于治疗胆红素增高疗效颇佳。

(11)治疗急性胆囊炎

方名:郁金清胆汤。

药物:郁金、龙胆草、柴胡、败酱草、茵陈、黄柏、金钱草、夏枯草各 15g,枳实、大黄、赤芍各 10g。

用法:清水煎 2 次,混合后分 3 次服,每日 1 剂。

临床应用:行气活血,清肝利胆。用于治疗急性胆囊炎,见右上腹疼痛,呈持续性,向右肩和右肩胛下区放射等症者疗效良好。

(12)治疗胆石症

方名:郁金胆石症。

药物:郁金、金钱草、鸡内金、威灵仙、玄明粉(冲服)各 20g,黄芩、姜黄、大黄、枳实各 15g,甘草 5g。

用法:清水煎 2 次,混合后分 3 次服,每日 1 剂。

临床应用:行气活血,清胆排石。用于治疗胆石症,见体态丰满,发作性胆绞痛,消化不良等症者有一定疗效。

(13)治疗乳腺增生

方名:郁金乳癖汤。

药物:郁金、柴胡、丹参、天冬、仙灵脾、茯苓各 15g,橘核 20g,法半夏、陈皮、香附各 10g,甘草 3g。

用法:清水煎 2 次,混合后分 3 次服,每日 1 剂。10 剂为 1 个疗程。

临床应用:行气活血,祛痰散结。用于治疗乳腺增生,症见两侧或单侧乳房有大小不等,边缘不清的结节或肿块者有较好的疗效。

(14)治疗急性扭挫伤

方名:郁金伤痛散。

药物:郁金、延胡索各 100g,三七 80g,广木香、当归、血竭、土鳖虫各 50g,川芎 40g,甘草 10g。

用法:取上药,研为细粉,每次服 8～10g,每天 3 次,扭挫伤严重者,可取药粉用白酒调匀,涂敷患处,每天 1～2 次。

临床应用:行气活血,化瘀疗伤。用于治疗急性扭挫伤有显著疗效。

3. 知药理、谈经验

(1)知药理

郁金具有免疫抑制和中枢抑制作用。郁金油能有效地防止自由基对心肌的损伤,还能防治中毒性肝损伤。温郁金水煎剂和煎剂酒精沉淀物水溶液,对早期妊娠均有显著的终止作用。此外,水浸剂对多种致病真菌有抑制作用。

(2)谈经验

孟学曰:郁金辛苦寒,长于活血散瘀,行气解郁以止痛。主散郁滞,顺逆气,凉心热,破瘀泻血等。治气滞血瘀,胸腹胁痛,经行腹痛,乳房胀痛,热病神昏,癫痫,湿热黄疸,血热出血等症。

郁金活血散瘀,行气止痛,配合柴胡、香附、木香、丹参等,治气滞血瘀,胸胁疼痛;配合丹参、延胡索、枳壳、桂心等,治胸胁损伤,胸闷疼痛;配合鳖甲、牡蛎、莪术、三棱等,治胁下癥瘕痞块。

郁金解郁调经,配合柴胡、白芍、当归、川芎、延胡索等,治痛经、乳房胀痛。

四、五 灵 脂

【成分】 五灵脂中的主要化学成分为三萜类化合物及二萜、维生素等。此外,五灵脂中尚有维生素 A 样物质、树脂及 5-甲氧基-7-羟基香豆素及尿素、尿酸等。

【性味归经】 苦、咸、甘,温。无毒。归肝、脾经。

【功效】 通利血脉,活血止痛,散瘀止血。

【用法用量】 内服:煎汤,3～10g,包煎;或入丸、散。外用:适量,研末调敷。

【使用注意】 血虚及无瘀滞者慎用;孕妇慎用。"十九畏"载人参畏五灵脂,一般不宜同用。但现代有五灵脂与人参(党参)同用的临床应用,可以治疗很多病种,而且未发现任何不良反应。

1. 单味药治难症

(1)治疗产后子宫复旧不全

药物:五灵脂适量。

用法:取上药,置锅内加热,随炒随加米醋拌匀,待嗅到药味后,取出研细末。每次6g,每天3次,用黄酒(甜酒)送服。

临床应用:通利活血,散瘀止痛。用于治疗产后子宫复旧不全有较好的疗效。

(2)治疗急腹痛

药物:五灵脂适量。

用法:取上药,研为细末,每次5～8g,热酒送服,妇人醋汤送服,痛止停服。

临床应用:通利血脉,活血止痛。用于治疗急腹痛有一定疗效。

(3)治疗蜈蚣蛇蝎毒虫咬伤

药物:五灵脂适量。

用法:取上药,研为极细末,用香油调匀涂擦伤处,每天2～3次。

临床应用:活血解毒,散瘀止痛。用于治疗蜈蚣蛇蝎毒虫咬伤疗效良好。

2. 配成方治大病

(1)治疗月经不止

方名:五灵脂止经血汤。

药物:五灵脂(炒)、生地黄、仙鹤草、侧柏叶各20g,白芍、茜草、黄芩各15g,当归、川芎各10g,甘草3g。

用法:清水煎2次,混合后分3次服,每日1剂。

临床应用:活血凉血,散瘀止血。用于治疗月经不止,见经不调,经血过多,经久不止,胸闷心烦等症者有较好的疗效。

(2)治疗急腹痛

方名:五灵脂腹痛散。

药物:五灵脂、炒蒲黄各50g,广木香、川芎、延胡索、莪术、砂仁各30g,建曲40g。

用法:取上药,研为细末,每次服5～8g,每天3次,痛止停服,再痛再服。

临床应用:通利血脉,散瘀止痛。用于治疗急腹痛有显著疗效。

(3)治疗子宫内膜增生不孕症

方名:五灵脂清宫汤。

药物:五灵脂、赤芍、生地黄、益母草各20g,炒蒲黄、泽兰各15g,当归、川芎、桃仁、红花各10g,甘草3g。

用法:清水煎2次,混合后分3次服,每日1剂。5剂为1个疗程。

临床应用:活血散瘀,清宫促孕。用于治疗子宫内膜增生不孕症,见经不调,小腹疼痛,白带增多等症者有一定疗效。

(4)治疗病毒性肝炎

方名:五灵脂清肝汤。

药物:五灵脂、茵陈、金钱草各20g,威灵仙、炒蒲黄各15g,栀子、黄柏、秦艽各10g,甘草5g。

用法:清水煎2次,混合后分3次服,每日1剂。15剂为1个疗程。

临床应用:清肝利胆,活血退黄。用于治疗病毒性肝炎,症见面目周身黄染,肢软乏力,胸闷腹痛,食欲减退者疗效良好。

(5)治疗骨折肿痛

方名:五灵脂骨伤散。

药物:五灵脂、白及各50g,土鳖虫、乳香、没药、白芷、当归各30g,小茴香、血竭各20g。

用法:取上药,研为细末,每次服3～5g,每天3次。另取药末适量,用香油调匀,涂敷患处,每天换1次。

临床应用:通利血脉,活血止痛。用于治疗骨折痛效果良好。

(6)治疗蜈蚣蛇蝎毒虫咬伤

方名:五灵脂解毒散。

药物:五灵脂、蚤休各50g,白芷、雄黄各25g。

用法:取上药,研为极细末,装瓶备用。用时,每次用黄酒冲服3～5g,每天3次。另取药粉适量,用食醋调匀,外敷伤处,每天换1～2次。

临床应用:通利血脉,化瘀解毒。用于治疗蜈蚣蛇蝎毒虫咬伤均有一定疗效。

3. 知药理、谈经验

(1)知药理

五灵脂具有抑制血小板聚集、增加冠脉流量、抑菌、抗炎的作用。此外，还有缓解平滑肌痉挛、增强机体免疫功能、改善微循环等功效。

（2）谈经验

孟学曰：五灵脂苦咸甘温，长于通利血脉，散瘀止痛，为治血瘀诸痛之要药。主温通疏泄，散血和血，血闭能通，经多能止，子女月闭等。治瘀血阻滞，胸腹诸痛，血瘀崩漏，吐

血、便血、虫蛇咬伤等症。

五灵脂专入肝经血分，祛瘀止痛，配合蒲黄等，治血瘀痛经、闭经、月经不调及心腹疼痛；配合川芎、丹参、三七等，治胸痹心绞痛；配合延胡索、香附、没药等，治脘腹瘀痛。

五灵脂苦泄温通，化瘀止血，配合三七、蒲黄、生地黄等，治血瘀崩漏，症见月经过多，色紫块，少腹刺痛者；配合黄芪为末冲服，治吐血不止。

第二节　活血通经药

一、丹　参

【成分】　丹参根含呋喃并菲醌类色素，如丹参酮Ⅰ、丹参酮ⅡA、丹参酮ⅡB、隐丹参酮、异丹参酮Ⅰ、异丹参酮Ⅱ、异隐丹参酮、丹参新酮，还可分离出丹参醇Ⅰ和丹参醇Ⅱ。另外，尚含有维生素E，效用和麦芽相当。

【性味归经】　苦，微寒。无毒。归心、肝经。

【功效】　活血通经，祛瘀止痛，凉血消痈，清心除烦。

【用法用量】　内服：煎汤，5～15g，或入丸、散；活血化瘀宜酒炙。外用：熬膏涂，或煎水熏洗。

【使用注意】　无瘀血者慎服；忌醋；妊娠无故勿服。反藜芦。

1. 单味药治难症

（1）治疗月经不调

药物：丹参（去芦）适量。

用法：取上药，研为细粉，每次5～8g，每天3次，黄酒或白开水送服。

临床应用：活血通脉，祛瘀调经。用于治疗妇人月经不调，症见月经错乱，或前或后，或多或少者，并治产后恶露不下等症，均有良效。

（2）治疗神经衰弱

药物：丹参1000g。

用法：取上药30g，清水煎2次，混合后分早晚2次口服，30天为1个疗程。

临床应用：清心除烦，安神宁心。用于治疗神经衰弱，见失眠多梦，惊悸健忘，心神不安等症者有令人满意的疗效。

（3）治疗血栓闭塞性脉管炎

药物：白花丹参适量。

用法：取上药，晒干，碎为细末，加入55度白酒浸泡15天，配制成5％～10％的白花丹参酒。每次饮服20～30ml，每天3次。如病情严重、疼痛剧烈，而且又会饮酒者，每次可服50ml，每天2～3次。

临床应用：活血通经，化瘀止痛。用于治疗血栓闭塞性脉管炎，症见下肢肢端疼痛，足趾持续变冷，皮肤苍白或青紫，天寒时尤其明显，足背动脉搏动减弱甚至消失，有间歇性跛行史者有一定疗效。

（4）治疗晚期血吸虫病所致肝脾肿大

药物：丹参根适量。

用法：取上药，晒干后切片，加清水煎煮取汁2次，过滤，滤液合并煎成30％～50％的煎剂，临用时酌加糖浆，每次服30～50ml，每天2～3次，连服2～3个月。

临床应用：活血化瘀，软坚散结。用于治疗晚期血吸虫病所致肝脾肿大，疗效颇佳。

（5）治疗寒疝

药物：丹参适量。

用法：取上药，研为细末，每次 5～8g，热酒调服，不饮酒者用白开水送服，痛止停服。

临床应用：活血通经，祛瘀止痛。用于治疗寒疝，症见小腹及阴中相引疼痛，自汗出难忍者有显著疗效。

（6）治疗妊娠胎堕、下血不止

药物：丹参适量。

用法：取上药 30g，研为细末，用清水白酒各 500ml 煎煮，取汁 500ml，温服 3 次。

临床应用：活血通经，凉血止血。用于治疗妊娠胎堕、下血不止者有一定疗效。

（7）治疗血管神经性头痛

药物：丹参适量。

用法：研为细末，每次 8g，每日 3 次。

临床应用：活血通络，祛瘀止痛。用于治疗血管神经性头痛效果良好。

（8）治疗痤疮

药物：丹参适量。

用法：研为细末，每次 8g，每日 3g。

临床应用：活血行气，凉血消痤。用于治疗痤疮有较好的疗效。

附：丹参为"活血祛瘀"之要药，应用于多种疾病，自古以来，临床应用较为广泛。现代医学对丹参进行了深入的研究，取得了多项治疗成果，为了更好发挥疗效，将丹参制成了针剂、片剂、滴丸、栓剂、膜剂等，为临床各科在"活血祛瘀"治疗方面发挥了更为有效的作用。

丹参注射液可以治疗下列疾病：

（加入葡萄糖注射液静脉注射或滴注，也可肌内注射，也可穴位注射）

缺血性脑血管病　脑血栓先兆　脑血栓形成　脑梗死　脑栓塞　脑溢血　蛛网膜下腔出血　冠心病心绞痛　肺源性心脏病　小儿病毒性心肌炎　视网膜中央静脉阻塞病　股骨颈骨折　急慢肝炎　肝硬化腹水　晚期血吸虫病肝脾肿大　恶性淋巴瘤　脉管炎　硬皮病　雷诺病　红斑性肢痛症　下肢麻木

流行性出血热　过敏性紫癜　急慢性肾炎　慢性肾功能衰竭　糖尿病　神经衰弱失眠症　精神分裂症　颈神经及脊髓病变　颅脑外伤后神衰综合征　慢性咽炎　小儿肺炎　迁延性肺炎　百日咳脑病　新生儿硬肿症　婴幼儿冬季腹泻　休克　血管神经性头痛　神经性耳鸣　白细胞吞噬功能低下　口腔黏膜白斑　慢性鼻炎　酒渣鼻　过敏性鼻炎　慢性喘息型支气管炎　青光眼　瘢痕疙瘩　梅尼埃病　各期痔疮　阻塞性输卵管炎

穴位注射：

急性乳腺炎　各种疼痛　颈椎病　肩周炎　阳痿　肝脾大　失眠症

丹参片剂、滴丸可以治疗：

冠心病心绞痛　急慢性肝炎　支气管哮喘　痤疮　阻塞性输卵管炎

2. 配成方治大病

（1）治疗冠心病、心绞痛

方名：丹参舒心丸。

药物：丹参 100g，三七 60g，莪术 50g，建曲、砂仁各 40g，川芎、广藿香、降香、檀香、红花各 30g。

用法：取上药，制为小水丸，每次服 5～8g，每天 3 次。15 天为 1 个疗程。

临床应用：活血通络，化瘀止痛。用于治疗冠心病、心绞痛有令人满意的疗效。

（2）治疗脑血管意外后遗症

方名：丹参偏瘫丸。

药物：丹参、水蛭各 100g，黄芪 150g，赤芍、天麻各 80g，僵蚕、全蝎、川芎、当归、地龙、桃仁、红花、羌活、独活、防风、秦艽、三七、白花蛇各 50g，桂枝 40g，蜈蚣 20 条。

用法：取上药，制为小水丸，每次服 5～8g，每天 3 次，30 天为 1 个疗程。

临床应用：活血祛瘀，通络治瘫。用于治疗脑血管意外后遗症之偏瘫有较好的疗效。

（3）治疗腰痛

方名：丹参腰痛饮。

药物：丹参、杜仲各 20g，独活、防风、当归、续断、秦艽、威灵仙、辽细辛、川牛膝、桑寄生各10g,甘草3g。

用法:清水煎2次,混合后分3次服,每日1剂。5剂为1个疗程。

临床应用:祛风除湿,活血止痛。用于治疗腰痛,症见腰脊疼痛,转侧受限,阴雨天加重者有较好的疗效。

(4)治疗神经衰弱

方名:丹参安神饮。

药物:丹参、夜交藤、生龙骨、生牡蛎各20g,酸枣仁、炙龟甲各15g,柏子仁、石菖蒲、远志各10g,五味子、甘草各5g。

用法:清水煎2次,混合后分3次服,每日1剂。10剂为1个疗程。

临床应用:祛瘀除烦,清心安神。用于治疗神经衰弱,症见精神易兴奋也容易疲劳,失眠多梦,头昏头胀,记忆差者,疗效良好。

(5)治疗腹部包块

方名:丹参化癥丸。

药物:丹参100g,赤芍、桃仁各80g,三棱、莪术、广藿香各60g,当归、牵牛子、建曲、砂仁、槟榔、枳壳各50g,广木香、沉香各30g。

用法:取上药,制为小水丸,每次服5~8g,每天3次,30天为1个疗程。

临床应用:活血行气,化癥散结。用于治疗腹部包块,如肿瘤、肝脾大等,均有良效。

(6)治疗月经不调

方名:丹参调经丸。

药物:丹参、赤芍、生地黄、益母草各50g,当归、川芎、桃仁、红花、泽兰、香附、陈艾叶各30g,甘草10g。

用法:取上药,制为小水丸,每次服5~8g,每天3次,5天为1个疗程,月经期前后服,月经期停服。

临床应用:活血行气,祛瘀调经。用于治疗月经不调,或前或后,或多或少者疗效良好。

(7)治疗内伤吐血

方名:丹参吐血方。

药物:丹参、黄芪、党参、生地黄各20g,白芍、白术、茯苓、茜草各15g,三七、当归、川牛膝、陈皮各10g。

用法:清水煎2次,混合后分3次服,每日1剂。

临床应用:活血益气,凉血止血。用于治疗内伤吐血,见劳伤后气短乏力,咳嗽吐血,汗出恶风等症者有较好疗效。

(8)治疗阴囊肿胀疼痛

方名:丹参阴痛散。

药物:丹参、橘核各50g,荔枝核、槟榔各40g,小茴香、青皮、广木香、川楝子、桂枝、延胡索各30g。

用法:取上药,研为细末,每次服5~8g,每天3次。

临床应用:活血行气,凉血消肿。用于治疗阴囊肿胀疼痛,见阴囊发炎,肿胀疼痛,睾丸肿硬等症者有一定疗效。

(9)治疗精液不液化

方名:丹参促精液化汤。

药物:丹参50g,虎杖20g,川牛膝、赤芍、泽泻各15g,川芎、知母、黄柏、菟丝子各10g。

用法:清水煎2次,混合后分3次服,每日1剂,5剂为1个疗程。

临床应用:活血燥湿,促精液化。用于治疗精液不液化,症见男子婚久不育,排出精液呈团糊状,经久不液化者有一定疗效。

(10)治疗风癣瘙痒

方名:丹参瘙痒汤。

药物:丹参、苦参、白矾各30g,黄柏、蛇床子、地肤子、广藿香、芒硝各20g,白芷、花椒各10g。

用法:取上药,加清水煎1小时,得药液3000ml,乘温熏洗全身,药渣第2晚上再煎熏洗,每剂药用2天。

临床应用:活血解毒,祛风止痒。用于治疗风癣瘙痒有较好的疗效。

3. 知药理、谈经验

(1)知药理

丹参具有减慢心率、降低血压、增加心脏

冠脉血流量、降低血脂、抗凝血、抗炎等作用。此外，丹参煎剂对肝损伤有保护作用；丹参注射液有镇痛及中枢抑制作用，还能促进骨折愈合和皮肤伤口愈合。

（2）谈经验

孟学曰：丹参苦微寒，长于活血祛瘀，为调经产后要药。主破宿血，生新血，安生胎，堕死胎，调经脉，除烦热，为女科要药。治月经不调，经闭痛经，产后瘀痛，血瘀心痛，脘腹疼痛，癥瘕积聚，跌打损伤，痹证，温热病，热入血室，疮疡痈肿，风疹，皮肤瘙痒，热病心烦，心悸怔忡，失眠健忘等症。

丹参活血祛瘀，通调经水，配合当归、桃仁、红花、益母草等，治月经不调，血滞经闭；配合当归、吴茱萸、肉桂等，治寒凝血瘀。

丹参通行血脉，祛瘀止痛，配合檀香、砂仁等，治血瘀气滞致心腹刺痛，胃脘疼痛；配合红花、川芎、赤芍等，治血瘀胸痹心痛；配合三七、降香等，治心绞痛；配合防风、细辛、独活、秦艽等，治风寒湿痹；配合忍冬藤、赤芍、桑枝、苍术、桑柏等，治风湿热痹；配合当归、乳香、没药、红花等，治跌打损伤；配合三棱、莪术、鳖甲、土鳖虫等，治癥瘕积聚。

丹参清热凉血，祛瘀消肿，配合生地黄、玄参、竹叶等，治温病热入营血，高热神昏；配合金银花、连翘、瓜蒌、蒲公英等，治乳痈初起；配合白芷、赤芍、黄芪等，治疮疡溃不收口。

丹参清心除烦安神，配合金银花、连翘、麦冬、生地黄等，治热入心包，心烦不寐。

丹参祛瘀血而生新血，配合酸枣仁、当归、柏子仁、生地黄等，治心血不足，虚烦心悸失眠；配合三七、当归、红花等，治瘀血不去，新血不生之心悸怔忡。

二、红　花

【成分】　红花含红花黄色素及红花苷，红花苷经盐酸水解，得葡萄糖和红花素，另含15α,20β-二羟基-Δ^4-娠烯-3-酮。还含脂肪油

称红花油，是棕榈酸、硬脂酸、花生酸、油酸、亚油酸、亚麻酸等的甘油酯类。

此外，红花中还含有木脂素类、脂肪油、红花多糖，另含 16 种氨基酸，其中赖氨酸含量最高为 0.8%，含硫氨基酸含量最低。

【性味归经】　辛，温，无毒。归心、肝经。

【功效】　活血通经，祛瘀止痛，化滞消斑。

【注意用量】　内服：煎汤，3～10g；入散剂或浸酒，鲜者捣汁。外用：适量，研末外撒。

【使用注意】　孕妇忌服；多用则破血，少用则养血。

1. 单味药治难症

（1）治疗冠心病心绞痛

药物：红花 5g（如用藏红花只需 1g）。

用法：取上药，泡开水代茶饮，每天 1 剂。1 个月为 1 个疗程。

临床应用：活血通络，化瘀止痛。用于治疗冠心病心绞痛有确切疗效。

（2）治疗关节痛

药物：红花 10g。

用法：取上药，放入米酒 500ml 内，小火煎至 250ml，去红花，将药液分成 2 次温服，每天 1 剂。

临床应用：活血通络，祛瘀止痛。用于治疗关节痛，症因气滞血瘀，寒湿凝结者有一定疗效。

（3）治疗胃及十二指肠溃疡

药物：红花 60g。

用法：取上药，用大枣 10 枚，加清水 600ml，用文火同煎至 200ml，去红花加入蜂蜜 60ml，分 2 次温服（连枣吃），每天 1 剂，连服 20 天为 1 个疗程，至痊愈为止。

临床应用：活血化瘀，疗溃敛疡。用于治疗胃及十二指肠溃疡有显著疗效。

（4）治疗产后腹痛

药物：红花 10g。

用法：取上药，用米酒 1 碗，煎减余半，分 2 次温服。

临床应用:活血通经,祛瘀止痛。用于治疗产后腹痛,也可用于其他腹痛上下攻窜而部位不定,并伴纳呆、便秘者,均有较好的疗效。

(5)治疗扁平疣

药物:红花10g。

用法:取上药,用开水浸泡代茶饮,反复冲泡至红色极淡为止,1日内服完,连续10日为1个疗程,一般1~3个疗程可治愈。

临床应用:活血化滞,化瘀消疣。用于治疗扁平疣有一定疗效。

(6)治疗喉痹壅塞

药物:鲜红花适量。

用法:取上药,捣烂取汁,每次10ml服下,每天2~3次,病愈为止。冬天无花,可用干花浸湿压汁煎服。

临床应用:活血祛瘀,消痹开塞。用于治疗喉痹壅塞有显著疗效。

(7)治疗环形红斑

药物:藏红花2g。

用法:取上药,加入猪瘦肉50~100g中,再加白糖适量蒸熟。口服,隔天1次。

临床应用:活血祛瘀,化滞消斑。用于治疗环形红斑,症见双膝关节处、胫前部及双前臂有如银圆及钱币大小不等的淡红色斑疹。

(8)治疗腰扭伤

药物:红花10g。

用法:取上药,用鸡蛋2个,食用油适量,以红花拌鸡蛋加油炒熟(不加盐)食用,每天1次。

临床应用:活血通经,化瘀止痛。用于治疗腰扭伤,症见腰部扭伤后,转侧障碍,行动困难,也可用于其他部位扭伤等有较好疗效。

(9)治疗跌打损伤

药物:红花适量(根据受伤面积定量)。

用法:取上药,用白酒拌匀,用火点燃搅拌,以表面见黑无红色为宜,盖灭。稍冷涂于白布上,贴敷患处,每天2~3次连用2天。

临床应用:活血消肿,化瘀止痛。用于治

疗跌打损伤,症见皮下瘀肿疼痛者疗效良好。

(10)治疗褥疮

药物:红花500g。

用法:取上药,加水煎煮,过滤取液,再熬成胶状,涂纱布敷患处,隔天换药1次。

临床应用:化瘀消肿,活血敛疮。用于治疗褥疮有较好的疗效。

(11)治疗局部肿块硬结

药物:红花适量。

用法:取上药,制成30%的红花消结酒(每100ml 70%的酒精中放入干红花30g,浸泡摇匀备用)。每天3~4次,局部涂擦。

临床应用:化瘀通络,活血散结。用于治疗局部肿块硬结(因注射引起)疗效较好。

(12)治疗乳腺增生

药物:红花150g。

用法:取上药,分3次布包蒸热,热敷患处,每天1次。

临床应用:活血通络,化瘀散结。用于治疗乳腺增生有一定疗效。

(13)治疗一切肿痛

药物:鲜红花适量。

用法:取上药,捣烂取汁,每次服10~20ml,每天3次,药渣贴敷患处。

临床应用:活血通经,化瘀消肿。用于治疗各种原因导致的肿痛有明明显疗效。

(14)红花注射液

红花为"活血通经,祛瘀止痛"之要药。现代制成注射液加入葡萄糖注射液中静脉滴注或肌内注射、穴位注射、封闭,可以治疗下列疾病:缺血性脑血管病、脑动脉硬化、冠心病心绞痛、流行性出血热、慢性肾炎、尿毒症、静脉炎、多形性红斑、神经性皮炎、突发性耳聋、腰肌劳损。

2. 配成方治大病

(1)治疗缺血性脑血管病

方名:红花脑脉通丸。

药物:红花、桃仁各100g,黄芪、水蛭各150g,葛根120g,僵蚕、全蝎、当归、川芎、菊花、牛膝、莪术、石菖蒲各 50g,赤芍 80g,蜈蚣 15g。

用法:取上药,制为小水丸,每次服 8～10g,每天 3 次,1 个月为 1 个疗程。

临床应用:活血通经,化瘀通脉。用于治疗缺血性脑血管病之偏瘫有显著疗效。

(2)治疗冠心病心绞痛

方名:红花舒心丸。

药物:红花、桃仁各 100g,丹参、三七各 80g,川芎、瓜蒌壳、郁金、延胡索、砂仁、薤白各 50g,檀香、沉香各 30g。

用法:取上药,制为小水丸,每次服 5～8g,每天 3 次。

临床应用:活血通经,化瘀止痛。用于治疗冠心病心绞痛有令人满意的疗效。

(3)治疗闭经

方名:红花通经汤。

药物:红花、桃仁、柴胡、牛膝各 15g,赤芍、生地黄各 20g,当归、川芎、苏木各 10g,甘草 3g。

用法:清水煎 2 次,混合后分 3 次服,每日 1 剂。

临床应用:理气活血,祛瘀通经。用于治疗闭经,见继发性闭经,体形肥胖,胸闷不舒,腰膝酸软等症者有较好疗效。

(4)治疗痛经

方名:红花痛经方。

药物:红花、桃仁、泽兰各 15g,白芍、熟地黄、益母草各 20g,当归、川芎、延胡索各 10g,甘草 3g。

用法:清水煎 2 次,混合后分 3 次服,每日 1 剂。月经前 1 周服 3 剂。

临床应用:活血理气,化瘀止痛。用于治疗痛经,症见月经前 1～2 天或行经当天,下腹部阵发性绞痛、尿频、便秘者有良好疗效。

(5)治疗产后缺乳

方名:红花通乳汤。

药物:红花、桃仁、赤芍、王不留行、漏芦各 15g,生地黄 20g,当归、川芎、白芷各 10g,

通草 5g。

用法:清水煎 2 次,混合后分 3 次服,每日 1 剂。

临床应用:活血祛瘀,通经下乳。用于治疗产后缺乳,见产后血瘀腹痛,恶露不行,乳汁不下等症者有较好的疗效。

(6)治疗胃下垂

方名:红花举胃汤。

药物:红花、枳壳各 15g,黄芪 50g,党参 30g,白术 20g,当归、升麻、砂仁、莪术、大枣、桃仁各 10g,甘草 5g。

用法:清水煎 2 次,混合后分 3 次服,每日 1 剂。胃痛痞满消失后,减少活血祛瘀药。

临床应用:活血补气,回升胃体。用于治疗胃下垂,症见胃脘疼痛,腹胀痞满,舌苔紫暗,两侧有瘀斑者,有一定疗效。

(7)治疗痛风性关节炎

方名:红花痛风方。

药物:红花、桃仁、威灵仙各 15g,羌活、独活、地龙、防风、川芎、当归、延胡索、秦艽、牛膝各 10g,甘草 5g。

用法:清水煎 2 次,混合后分 3 次服,每日 1 剂。10 剂为 1 个疗程。

临床应用:活血祛风,化瘀除湿。用于治疗痛风性关节炎,症见起病急骤,跖趾、踝膝、指、腕、肘关节红肿热痛者疗效良好。

(8)治疗胁肋疼痛

方名:红花肋痛方。

药物:红花、桃仁、柴胡、枳壳、赤芍各 15g,当归、川芎、延胡索、郁金各 10g,甘草 3g。

用法:清水煎 2 次,混合后分 3 次服,每日 1 剂。

临床应用:活血理气,化瘀止痛。用于治疗胁肋疼痛,见胁肋刺痛,重者活动受限,转侧更痛,胸闷不舒等症者有较好的疗效。

3. 知药理、谈经验

(1)知药理

红花具有兴奋子宫、降血压、兴奋心脏、

增加冠脉血流量和心肌营养性血流量的作用。此外,有一定的抗心律失常作用,能抑制血小板聚集和增强纤维蛋白溶解,还有免疫抑制作用和镇痛、镇静和抗惊功能。

(2)谈经验

孟学曰:红花辛温,长于入肝经血分,能活血祛瘀,通调经脉,为妇科血瘀证常用药。主产后血瘀口噤,腹内恶血不尽,绞痛,胎死腹中等。治经闭、痛经,妇人难产,产后瘀痛,癥瘕积聚,血瘀心腹胁痛,跌打损伤,瘀血肿痛,瘀血阻滞,斑疹色暗,疮痈肿毒等症。

红花辛散温通,活血祛瘀,配合当归、川芎、赤芍、桃仁等,治妇人经闭、月经不调;配合当归、赤芍、延胡索、香附等,治妇人痛经;配合当归、赤芍、三棱、莪术、川芎等,治癥瘕积聚;配合丹参、薤白、桂枝、檀香、瓜蒌等,治胸痹心绞痛。

三、桃　仁

【成分】　桃仁中主要成分为脂质体、甾体、氨基酸、黄酮及其糖苷类化合物等。桃仁含苦杏仁苷约 3.6%,挥发油 0.4%,脂肪油 45%;油中主含油酸甘油酯和少量亚油酸甘油酯,另含苦杏仁酶等。

【性味归经】　苦、甘、平。有小毒。归心、肝、大肠经。

【功效】　活血祛瘀,润肠通便,消痈排脓,止咳平喘。

【用法用量】　内服:煎汤,5～10g;或入丸、散。外用:捣敷。

【使用注意】　孕妇忌用;便溏者慎用;有毒,不可过量。

1. 单味药治难症

(1)治疗产后血闭(恶露不下)

药物:桃仁 20g(去皮、尖)。

用法:取上药,加藕 30g,清水煎煮 1 个小时,分 2 次温服,每天 1 剂。

临床应用:祛瘀排毒,理气活血。用于治疗产后血闭(恶露不下)有一定疗效。

(2)治疗咳嗽气喘

药物:桃仁 30g(去皮、尖)。

用法:取上药,用清水泡半小时,研磨取汁,用粳米 50g,煎煮成稀粥,顿服,每天 1 次。5 次为 1 个疗程。

临床应用:活血祛瘀。止咳平喘。用于治疗咳嗽气喘有较好的疗效。

(3)治疗冬春之季风寒燥气致唇裂

药物:桃仁 20～30g。

用法:取上药,捣如泥,用熟猪油调匀,涂于患处,每天 3 次,一般 3～4 天即愈。

临床应用:消肿排毒,活血润肤。用于治疗口唇燥裂有显著疗效。

2. 配成方治大病

(1)治疗闭经

方名:桃仁通经汤。

药物:桃仁、赤芍、牛膝各 15g,当归、川芎、红花、桂枝、莪术各 10g,水蛭 20g(研末冲服),甘草 5g。

用法:清水煎 2 次,混合后分 3 次服,每日 1 剂。月经来后停服。

临床应用:活血理气,祛瘀通经。用于治疗闭经有较好的疗效。

(2)治疗痛经

方名:桃仁痛经汤。

药物:桃仁、赤芍、泽兰各 15g,当归、川芎、红花、延胡索、香附、广木香各 10g,生地黄 20g,甘草 3g。

用法:清水煎 2 次,混合后分 3 次服,每日 1 剂。

临床应用:活血理气,祛瘀止痛。用于治疗痛经,症见经前 1～2 天或行经当天,下腹部阵发性绞痛,放射至阴道、肛门者有良效。

(3)治疗月经不调

方名:桃仁调经方。

药物:桃仁、赤芍、丹参、生地黄各 15g,当归、红花、川芎、川牛膝、香附各 10g,甘草 3g。5 剂为 1 个疗程,月经期停服。

用法:清水煎 2 次,混合后分 3 次服,每日 1 剂。

临床应用:活血祛瘀,调理月经。用于治疗月经不调,见月经错乱,或前或后,或多或少,胸闷不舒,舌质紫暗等症者疗效较好。

(4)治疗产后恶露不下

方名:桃仁血闭汤。

药物:桃仁、赤芍、生地黄、牡丹皮、泽兰、益母草各 15g,当归、川芎、苏木、莪术各 10g,甘草 5g。

用法:清水煎 2 次,混合后分 3 次服,每日 1 剂。恶露下后止服。

临床应用:活血祛瘀,通下血闭。用于治疗产后恶露不下,症见产后小腹血气疼痛,恶露不下或恶露较少者有较好的疗效。

(5)治疗跌打损伤

方名:桃仁伤痛饮。

药物:桃仁、赤芍、生地黄、土鳖虫各 15g,当归、川芎、苏木、制没药、制乳香各 10g,甘草 5g。

用法:清水煎 2 次,混合后分 3 次服,每日 1 剂。也可将上药浸泡在 1000ml 高粱白酒中,1 周后每次口服 20～30ml,并可涂擦伤处。

临床应用:活血通络,祛瘀止痛。用于治疗跌打损伤、软组织伤、骨伤等均有良效。

(6)治疗疝气

方名:桃仁疝气饮。

药物:桃仁、川楝子、青皮各 15g,荔枝核、橘核各 20g,广木香、小茴香、桂枝各 10g,吴茱萸、沉香各 5g。

用法:清水煎 2 次,混合后分 3 次服,每日 1 剂。

临床应用:理气活血,祛瘀止痛。用于治疗疝气,症见少腹或阴囊肿胀偏痛,结滞不行,缓急无时,过劳则发者有一定疗效。

(7)治疗特发性尿血

方名:桃仁尿血汤。

药物:桃仁、白药、牡丹皮各 15g,生地

黄、水牛角、玄明粉(冲服)各 20g,当归、茜草、黄芩、大黄各 10g,甘草 3g。

用法:清水煎 2 次,混合后分 3 次服,每日 1 剂。

临床应用:活血清热,化瘀止血。用于治疗尿血,见尿短赤带血或全血带有小血块,尿痛,尿急,小腹胀痛等症者疗效良好。

(8)治疗蛲虫病

方名:桃仁驱蛲虫方。

药物:桃仁 20g,雷丸、苦楝皮、贯众各 15g,桂枝、大黄、玄明粉(冲服)、榧子各 10g,甘草 3g。

用法:清水煎 2 次,混合后分 3 次服,每日 1 剂。另用 1 剂晚上煎洗肛门。连用 5 天。

临床应用:活血理气,化瘀杀虫。用于治疗蛲虫病,症见肛门夜间甚痒,痒时肛门周围可见小白虫者有令人满意的疗效。

(9)治疗盆腔脓肿

方名:桃仁盆腔脓肿方。

药物:桃仁、金银花、败酱草、冬瓜子各 20g,连翘、生地黄、牡丹皮、玄明粉(冲服)各 15g,大黄 10g。

用法:清水煎 2 次,混合后分 3 次服,每日 1 剂。

临床应用:活血消肿,化瘀排脓。用于治疗盆腔脓肿,见小腹疼痛,压痛明显,发热恶寒,腰酸背痛等症者有一定的疗效。

(10)治疗高血压病

方名:桃仁降压方。

药物:桃仁、杏仁各 15g,栀子 10g,胡椒 8 粒,糯米 15 粒。

用法:取上药,共研为细末,加鸡蛋清 1 个调匀,分 3 次用。于每晚临睡时敷贴于涌泉穴,晨起除去,每日 1 次,每次敷 1 足,两足交替贴敷,6 次为 1 个疗程。

临床应用:活血通络,化瘀降压。用于治疗高血压病疗效良好。

3. 知药理、谈经验

（1）知药理

桃仁具有改变血液流变性、增加脑血流量、降低血管阻力、抗凝血等功能，对改善肝脏表面局部微循环也有一定作用。所含脂肪油能润滑肠道，利于通便，还有一定的镇咳祛痰作用。此外，尚有抗炎、抗菌、镇痛、抗过敏等作用。

（2）谈经验

孟学曰：桃仁苦甘平，长于入心肝血分，能活血通经，祛瘀止痛。主瘀血，血闭癥瘕，血滞风痹，骨蒸，肝疟寒热，产后血病等。治经闭癥瘕，产后瘀痛，跌打损伤，瘀血肿痛，肺痈、肠痈、咳嗽、气喘等症。

桃仁舒筋活血，去瘀生新，配合当归、红花、川芎、赤芍等，治经闭、痛经、产后瘀滞腹痛；配合桂枝、赤芍、牡丹皮、三棱、莪术等，治瘀血蓄积，癥瘕痞块；配合大黄、芒硝、桂枝等，治体内瘀血较重；配合当归、川芎、炮姜等，治产后瘀滞腹痛。

四、益母草

【成分】 本品主含益母草碱，还含水苏碱、亚麻酸、β-亚麻酸、油酸、月桂酸、苯草酸、芸香苷及延胡索酸等。另据报道，全草尚含有 4-胍基丁酸、4-胍基丁醇、精氨酸、香树精豆甾醇、谷甾醇。最近又分离出一种新的二萜化合物。

【性味归经】 苦、辛，微寒。无毒。归肝、心、膀胱经。

【功效】 活血调经，利水消肿，清热解毒。

【用法用量】 内服：煎汤，10～30g；熬膏或入丸、散剂。外用：适量捣敷或煎汤外洗。

【使用注意】 孕妇及血虚无瘀者慎用；忌铁器。

1. 单味药治难症

（1）治疗急性肾炎

药物：益母草（干品）90～120g（鲜品加倍）。

用法：取上药，加水 700ml，文火煎至300ml，去渣，分 2～3 次温服，每天 1 剂。

临床应用：清热解毒，利水消肿。用于治疗急性肾炎或慢性肾炎浮肿均有令人满意疗效。

（2）治疗闭经

药物：益母草 15g。

用法：取上药，加红糖 30g，清水煎 1 小时，分 2 次温服，每天 1 剂。连服 2～4 剂。

临床应用：活血理气，化瘀调经。用于治疗闭经，见月经不行，并感小腹疼痛，腰膝酸痛，倦怠乏力等症者有较好的疗效。

（3）治疗产后子宫复旧不全

药物：益母草 15～20g。

用法：取上药，清水煎 1 小时，分 2 次温服，每天 1 剂。1 周为 1 个疗程。

临床应用：活血调经，祛瘀生新。用于治疗产后子宫复旧不全，产后子宫出血，月经不调，月经过多等症，均有较好的疗效。

（4）治疗妇女不孕症

药物：益母草干品 15g（鲜品 30g）。

用法：取上药，准备下蛋的黄雌鸡 1 只，重约 1kg。宰杀后去其内脏洗净，将切好的益母草加少许食盐、姜和米酒调味，放入鸡腹内，然后把整只鸡置于有盖的大碗内，加少量清水盖好，再放入大锅内隔水用文火炖至熟烂。晚上连鸡肉、药、汤一起吃，吃不完次日晚上再吃。一般服 1～2 只鸡即可受孕。

临床应用：活血化瘀，调经嗣育。用于治疗妇女不孕症有令人满意的疗效。

（5）治疗产后尿潴留

药物：益母草 30g。

用法：取上药，清水浓煎，分 2 次 1 天服完。并配合针刺，取足三里、阴陵泉、关元穴位，用中等度刺激，留针 30～40 分钟。

临床应用:活血祛瘀,利水通尿。用于治疗产后尿潴留有一定疗效。

(6)治疗脑血栓形成

药物:益母草30g。

用法:取上药,清水煎2次,混合后分3次服,每天1剂。10天为1个疗程,一般治疗2~4个疗程。

临床应用:活血通脉,化瘀消栓。用于治疗脑血栓形成有确切疗效。

(7)治疗中心性视网膜脉络膜炎

药物:益母草(干品)120g。

用法:取上药,加水1000ml,暴火煎30分钟后取头汁,药渣再加水500~700ml,煎30分钟,将两次煎液混合,分早晚2次空腹服用。一般15天左右即可见效。

临床应用:清热解毒,活血明目。用于治疗中心性视网膜脉络膜炎有不同程度的疗效。

(8)治疗尿血

药物:益母草50g。

用法:清水煎,分2次服,每天1剂。

临床应用:清热解毒,化瘀止血。用于治疗尿血有一定的疗效。

(9)治疗高血压病

药物:益母草(干品)30~50g。

用法:取上药,清水煎2次,混合分3次服,每天1剂。10剂为1个疗程。

临床应用:活血通络,利水降压。用于治疗高血压病有显著疗效。

(10)治疗前列腺肥大症

药物:益母草(干品)30~50g。

用法:取上药,加柳根白皮60~80g,清水煎2次,混合后分3次服,每天1剂。15剂为1个疗程。

临床应用:活血祛瘀,利水消肿。用于治疗前列腺增生有较好的疗效。

(11)益母草注射液

益母草为妇产科较常用的一味良药,特别是对子宫的治疗作用较为明显。现代制成注射液加入葡萄糖注射液中静脉滴注,或肌注,或制成流浸膏,可以治疗下列疾病:冠心病心绞痛、高黏血症、月经不调、产后子宫复旧不全。

2. 配成方治大病

(1)治疗输卵管阻塞

方名:益母草输通煎。

药物:益母草30g,桃仁、莪术、水蛭(冲服)、牡丹皮各15g,当归、香附、陈皮、三棱、红花各10g,甘草3g。

用法:清水煎2次,混合后分3次服,每日1剂。5剂为1个疗程。

临床应用:活血祛瘀,散结畅通。用于治疗输卵管阻塞,症见女性婚久不孕,排除男方因素,经检查属排卵障碍者有一定疗效。

(2)治疗产后阴道出血

方名:益母草缩宫止血汤。

药物:益母草30g,黄芪、党参、阿胶(烊化冲服)、蒲公英各20g,当归、川芎、桃仁、蒲黄各10g,炮姜炭5g,甘草3g。

用法:清水煎2次,混合后分3次服,每日1剂。

临床应用:活血祛瘀,通络止痛。用于治疗产后因子宫复旧不全而阴道出血者有良效。

(3)治疗慢性宫颈炎

方名:益母草宫颈炎丸。

药物:益母草150g,生地黄、蒲公英、败酱草各100g,赤芍、茯苓各80g,知母、黄柏、地榆各60g,当归、川芎、猪苓、泽泻、车前子、白果仁各50g,甘草20g。

用法:取上药,制成小水丸,每次服5~8g,每天3次,1个月为1个疗程。

临床应用:活血清热,祛瘀解毒。用于治疗慢性宫颈炎,症见月经不调,白带增多,异味较重,黄绿如脓或浑如米泔者有良效。

(4)治疗泌尿系结石

方名:益母草排石汤。

药物:益母草、金钱草各30g,大黄、枳

壳、三棱各 10g,威灵仙、王不留行、芒硝(冲服)各 20g,莪术 15g,甘草 5g。

用法:清水煎 2 次,混合后分 3 次服,每日 1 剂。腹泻者减大黄、芒硝,连服 10 剂。

临床应用:活血祛瘀,利尿排石。用于治疗泌尿系结石,坚持做跳跃运动可提高疗效。

(5)治疗高血压病

方名:益母草降压丸。

药物:益母草、夏枯草、豨莶草、杜仲、珍珠母、石决明、臭梧桐、天麻各 100g,桑寄生、黄芩各 60g,菊花、钩藤各 50g。

用法:取上药,制成小水丸,每次服 8~10g,每天 3 次,1 个月为 1 个疗程。

临床应用:清热活血,祛瘀降压。用于治疗原发性高血压病,见眩晕头痛,烦躁易怒,失眠多梦,口苦面赤等症者有显著疗效。

(6)治疗肝硬化腹水

方名:益母草利水消肿方。

药物:益母草 60g,陈葫芦 30g,苍术、白术、汉防己、白茅根各 20g,泽泻、山药、川牛膝各 15g。

用法:清水煎 2 次,混合后分 3 次服,每日 1 剂。连续服至症状消失为止。

临床应用:活血祛瘀,利水消肿。用于治疗肝硬化腹水,见肚腹肿大,顽固性腹胀,四肢瘦削,食纳不佳等症者有较好的疗效。

(7)治疗脑梗死后遗症

方名:益母草脑通丸。

药物:益母草、葛根、黄芪、水蛭各 150g,天麻、桃仁各 100g,赤芍、红花、三七、全蝎各 80g,当归、川芎、秦艽、羌活、独活各 50g,蜈蚣 15 条。

用法:取上药,制成小水丸,每次服 8~10g,每天 3 次,1 个月为 1 个疗程。

临床应用:活血通络,祛瘀启塞。用于治疗脑梗死后遗症,症见半身不遂,肢软不用,或口眼歪斜,或舌强语謇者,有令人满意的疗效。

(8)治疗静脉炎

方名:益母草通脉消饮。

药物:益母草 30g,生地黄、蒲公英、败酱草各 20g,赤芍、紫草、牡丹皮、连翘各 15g,当归 10g,甘草 5g。

用法:清水煎 2 次,混合后分 3 次服,每日 1 剂。

临床应用:活血清热,祛瘀通脉。用于治疗静脉炎有一定疗效。

(9)治疗急性肾炎

方名:益母草急性肾炎方。

药物:益母草 30g,蒲公英、白茅根、茯苓皮、桑白皮各 20g,蝉蜕、麻黄、防风、陈皮各 10g,石膏 50g,生姜 3 片。

用法:清水煎 2 次,混合后分 3 次服,每日 1 剂。

临床应用:清热解毒,利水消肿。用于治疗急性肾炎,见水肿从眼睑开始,然后遍及全身,发热,恶风,尿少等症者有显著疗效。

(10)治疗乳腺小叶增生

方名:益母草乳癖汤。

药物:益母草、夏枯草、生牡蛎各 30g,茯苓、玄参各 20g,柴胡、山慈姑各 15g,当归、陈皮、法半夏、浙贝母各 10g。

用法:清水煎 2 次,混合后分 3 次服,每日 1 剂。10 剂为 1 个疗程。

临床应用:清热活血,化瘀散结。用于治疗乳腺小叶增生,症见乳房包块,大小不一,无粘连,月经前胀痛明显者有较好的疗效。

(11)治疗小儿间质性肺炎

方名:益母草清肺饮。

药物:益母草 15g,太子参、北沙参、黄芪、桃仁各 10g,五味子、麦冬、僵蚕、紫菀、款冬花、红花各 5g,甘草 2g。

用法:清水煎 2 次,混合后分 3 次服,每日 1 剂。

临床应用:清热活血,祛瘀止咳。用于治疗小儿间质性肺炎,见面唇潮红,低热多汗,干咳少痰,指纹紫而沉等症者有较好的疗效。

(12)治疗尿毒症

方名:益母草敷肾方。

药物:益母草、川芎、红花、透骨草、丹参、白芷各 30g,乳香、没药、蒲公英、败酱草各 20g。

用法:取上药,研为粗末,分装两个布袋,浸湿,蒸 20～30 分钟后,将药袋直接热敷双肾区,每天 1～2 次,并配合中西药治疗。

临床应用:清热解毒,祛瘀行水。用于尿毒症的辅助治疗有一定效果。

3. 知药理、谈经验

(1)知药理

益母草具有兴奋子宫、抗着床、抗早孕的作用。能强心,增加冠脉血流量和心肌营养血流量的作用,还能减慢心率,并能扩张血管,具备一定的降血压作用。对血小板聚集、血栓形成,纤维蛋白血栓形成及红细胞的聚集性均有抑制作用。此外,能改善肾功能,有一定的利尿效果。

(2)谈经验

孟学曰:益母草苦辛微寒,长于活血祛瘀而通经,为妇人经产血瘀之要药。主活血、破血、调经、解毒、浮肿下水,兼恶毒肿等。治月经不调,产后瘀痛,癥瘕积聚,跌打损伤,瘀血肿痛,水肿,小便不利,疮痈肿毒等症。

益母草祛瘀生新,调经解毒,配合当归、川芎、生地黄、白芍等,治经闭、痛经、月经不调;配合牡丹皮、丹参、莪术、三棱等,治癥瘕积聚;配合白茅根、泽兰、石韦等,治急性肾炎水肿。

五、泽　兰

【成分】　泽兰中主要含有挥发油、葡萄糖苷、鞣质和树脂,还含黄酮苷、酚类、氨基酸、有机酸、皂苷、葡萄糖、半乳糖、泽兰糖、棉子糖、蔗糖、水苏糖、果糖。果实含葡萄糖、半乳糖、泽兰糖、蔗糖、棉子糖、水苏糖等。

【性味归经】　苦、辛,微温。无毒。归肝、脾经。

【功效】　活血调经,散瘀消痈,利水消肿。

【用法用量】　内服:煎汤,10～15g;或入丸、散。外用:捣敷或煎水熏洗。

【使用注意】　血虚及无瘀滞者慎用。

1. 单味药治难症

(1)治疗产后腹痛

药物:泽兰叶 30～60g。

用法:取上药,清水煎 1 个小时,加入红糖适量冲服,分 2 次温服,每天 1 剂,一般服 2～3 剂,最多服 4 剂即愈。

临床应用:活血通络,散瘀止痛。用于治疗产后腹痛有较好的疗效。

(2)治疗慢性气管炎、肺气肿

药物:泽兰叶适量。

用法:取上药,制成小水丸,每次服 5～8g,每天 4 次。3～6 个月为 1 个疗程。

临床应用:活血祛痰、散瘀止咳。用于治疗慢性气管炎、肺气肿有一定疗效。

(3)治疗蛇咬伤

药物:泽兰全草(干品)60～120g。

用法:清水煎服,每天 1 剂。另取鲜泽兰叶 50g,捣烂贴敷伤口,每天换药 1～2 次。

临床应用:活血解毒,散瘀消肿。用于治疗蛇咬伤、蜈蚣、蝎子咬伤均有较好的疗效。

2. 配成方治大病

(1)治疗痛经

方名:泽兰痛经汤。

药物:泽兰 30g,赤芍、生地黄、丹参各15g,当归、川芎、延胡索、红花、川牛膝、香附各 10g,甘草 3g。

用法:清水煎 2 次,混合后分 3 次服,每日 1 剂。3 剂为 1 个疗程,月经前 1 周开始服。

临床应用:活血通经,散瘀止痛。用于治疗痛经,症见经前或经期小腹胀痛,行经不畅,量少色黯有血块,胸乳胀痛者疗效卓著。

(2)治疗闭经

方名:泽兰通经汤。

药物:泽兰 30g,赤芍 15g,益母草 20g,当归、川芎、桃仁、红花、莪术、苏木、香附各 10g,甘草 3g。

用法:清水煎 2 次,混合后分 3 次服,每日 1 剂。

临床应用:活血行气,散瘀通经。用于治疗闭经,症属气滞血瘀者有较好的疗效。

(3)治疗产后水肿

方名:泽兰产后水肿方。

药物:泽兰 30g,茯苓、白术、益母草各 20g,防己 15g,泽泻、猪苓、桂枝、五加皮各 10g。

用法:清水煎 2 次,混合后分 3 次服,每日 1 剂。

临床应用:活血散瘀,利水消肿。用于治疗产后水肿,见头面四肢水肿,胸膈不舒,小便短少,食纳不佳等症者疗效良好。

(4)治疗产后恶露不尽

方名:泽兰恶露不尽方。

药物:泽兰 30g,生地黄、黄芪、党参各 20g,白芍、益母草各 15g,当归、川芎、红花各 10g,炙甘草 5g。

用法:清水煎 2 次,混合后分 3 次服,每日 1 剂。5 剂为 1 个疗程。

临床应用:活血散瘀,调和气血。用于治疗产后恶露不尽,见面色少华,头昏乏力,腰脊酸软,恶露不绝等症者有较好的疗效。

(5)治疗产后气虚乏力

方名:泽兰产后调气血方。

药物:泽兰 30g,党参 20g,熟地黄、白芍、白术、茯苓各 15g,当归、川芎、生姜各 10g,炙甘草 5g,大枣 3 枚。

用法:清水煎 2 次,混合后分 3 次服,每日 1 剂。

临床应用:活血散瘀,益气生血。用于治疗产后气虚乏力,见头目眩晕,肢软乏力,食欲不振,气短自汗等症者有较好的疗效。

(6)治疗跌打损伤

方名:泽兰伤痛饮。

药物:泽兰 30g,生地黄、赤芍、牛膝各 15g,当归、川芎、白芷、土鳖虫、辽细辛、延胡索、续断各 10g。

用法:清水煎 2 次,混合后分 3 次服,每日 1 剂。3 剂为 1 个疗程。

临床应用:活血通络,散瘀止痛。用于治疗跌打损伤、软组织伤、骨折骨伤之肿胀疼痛、瘀斑紫块等症,均有一定疗效。

3. 知药理、谈经验

(1)知药理

泽兰对血栓形成有对抗作用,能使血小板聚集功能明显减弱,能降低血液黏度。此外,还有强心作用。

(2)谈经验

孟学曰:泽兰苦辛微温,长于活血调经,行而不峻,为妇人经产血瘀证之要药。主产后腹痛,频产血气衰冷或成劳,瘦羸,又治通身面目大肿,妇人血沥腰痛等。治血瘀经闭,产后瘀痛,跌打损伤,瘀血肿痛,疮痈肿痛,毒蛇咬伤,水肿腹水等症。

泽兰活血祛瘀,调经止痛,配合当归、丹参、益母草、牛膝等,治月经不调,经闭、痛经、产后腹痛;配合当归、白芍、生地黄、川芎等,治产后恶露不尽,瘀阻腹痛。

泽兰活血化瘀,消肿止痛,配合当归、桃仁、红花、三七、黄柏等,治跌打损伤,红肿热痛;配合金银花、赤芍、黄连等,治疮痈肿痛。

六、牛 膝

【成分】 牛膝主含三萜类、甾体类、多糖类成分;根含三萜皂苷,水解后生成齐墩果酸,并含多量钾盐;种子中也含三萜皂苷,与根所含的相同。另含有蜕皮甾酮等。

【性味归经】 苦、酸,平。无毒。归肝、肾经。

【功效】 活血通经,引火下行,补肾强筋,利水通淋。

【用法用量】 内服:煎汤,6～15g;浸酒、熬膏或入丸、散。活血通经,引火(血)下行、利水通淋宜生用;补肝肾、强筋骨宜酒炙用。外用:捣敷。

【使用注意】 凡中气下陷,脾虚泄泻,下元不固,梦遗失精,月经过多者及孕妇均忌服。

1. 单味药治难症

(1)治疗急性肾炎

药物:生土牛膝叶15～20g。

用法:取上药,洗净,放瓷擂钵内,加冷开水50～60ml,用干净木棒将其充分捣烂后,纱布过滤。取浓汁调适量白砂糖口服,每天2次,一般服药1周症状好转,2周可痊愈。

临床应用:活血通淋,利水消肿。用于治疗急性肾炎有令人满意的疗效。

(2)治疗功能性子宫出血

药物:川牛膝30～45g。

用法:取上药,清水煎1个小时,顿服或分2次服。一般连服2～4天后出血停止。病程较长者,血止后减量连续服5～10天,加以巩固。

临床应用:活血调经,益肾止血。用于治疗功能性子宫出血,症见阴道出血量多,血色紫暗而有瘀块,时有腹痛,腰膝酸软,乏力、面色萎黄、舌淡有瘀斑、脉细涩者有良效。

(3)治疗小儿肺炎

药物:鲜土牛膝根500g。

用法:取上药,捣烂,加入适量开水,绞取汁500g,隔水蒸30分钟,兑适量白砂糖,1—2岁每次15ml,3—5岁每次20～25ml,每隔4～6小时服1次,一般服药2～6天后基本能治愈。

临床应用:清热解毒,活血消炎。用于治疗小儿肺炎(包括麻疹并发肺炎、支气管肺炎、流感肺炎等)均有令人满意的疗效。

(4)治疗流行性腮腺炎

药物:鲜土牛膝适量。

用法:取上药,清水煎服或代茶饮服。剂量视病情及患儿年龄大小而定,3—4岁每天50g,5—6岁每天80g。

临床应用:清热解毒,活血消炎。用于治疗流行性腮腺炎,症见面颊腮腺处弥漫性肿大,疼痛、触痛、咀嚼时疼痛明显,颌下淋巴结肿大,颊内腮腺管口红肿者疗效良好。

(5)治疗急性扁桃体炎

药物:鲜土牛膝30～60g。

用法:取上药(剂量视病情轻重及年龄大小而定),加清水煎煮2次,混合后分2次服,服药12小时后发热仍不退者,按前法再服,直至热退。

临床应用:清热消炎,活血解毒。用于治疗急性扁桃体炎,见咽喉肿痛,发热不退,舌红苔黄等症者有确切的疗效。

(6)治疗小便不利,并茎中痛

药物:牛膝1大把并叶适量。

用法:取上药,用白酒煎煮,每次服15～30ml,每天3次。

临床应用:清热解毒,利水通淋。用于治疗小便不利并茎中痛,腹中有物如石,痛如刺,昼夜啼呼者,有一定疗效。

(7)治疗痢疾先赤后白

药物:牛膝30～50g。

用法:取上药,捣碎,用白酒煎煮1个小时,每次服30～50ml,每天3次。

临床应用:清热解毒,活血止痢。用于治疗痢疾先下利赤色,后转为白色者有良效。

2. 配成方治大病

(1)治疗月经不调

方名:牛膝调经汤。

药物:牛膝20g,赤芍、生地黄、牡丹皮、益母草各15g,当归、川芎、红花、泽兰、香附各10g,甘草3g。

用法:清水煎2次,混合后分3次服,每日1剂。5剂为1个疗程。

临床应用:补肝益肾,活血调经。用于治疗月经不调,症见月经错乱,经期或前或后,经量或多或少,胸闷不舒等症者有较好的疗效。

(2)治疗产后腹痛

方名:牛膝产后腹痛方。

药物:牛膝20g,赤芍、生地黄、刘寄奴各15g,当归、桂心、广木香、红花、川芎、延胡索、莪术各10g,甘草3g。

用法:清水煎2次,混合后分3次服,每日1剂。

临床应用:活血理气,祛瘀止痛。用于治疗产后腹痛属气滞血瘀者有显著疗效。

(3)治疗腰膝冷痛,不能行走

方名:牛膝壮腰健骨丸。

药物:牛膝100g,白芍、秦艽、威灵仙、萆薢各80g,木瓜、杜仲、狗脊、天麻各60g,桂枝、当归、制川乌、羌活、独活、防风、续断、桑寄生、海桐皮、巴戟天、辽细辛、肉苁蓉、青皮各50g。

用法:取上药,制成小水丸,每次8~10g,每天3次,1个月为1个疗程。

临床应用:活血祛瘀,通络止痛。用于治疗腰膝冷痛,不能行走者有显著疗效。

(4)治疗鹤膝风

方名:牛膝鹤膝风煎。

药物:牛膝、薏苡仁、金银花、败酱草各20g,木瓜、五加皮、苍术、骨碎补各15g,黄柏10g,甘草3g。

用法:清水煎2次,混合后分3次服,每日1剂。10剂为1个疗程。

临床应用:清热除湿,活血祛风。用于治疗鹤膝风之关节肿大疼痛者有一定疗效。

(5)治疗两足麻木,如火灼之热

方名:牛膝滋阴降火汤。

药物:牛膝30g,生地黄、黄柏、苍术、炙龟甲、青蒿各20g,知母、牡丹皮、秦艽、地骨皮各15g,甘草3g。

用法:清水煎2次,混合后分3次服,每日1剂。5剂为1个疗程。

临床应用:清热利湿,滋阴降火。用于治疗症见两足麻木,如火之热,自觉足掌内有热感,外表摸之不热,麻木刺痛者有较好的疗效。

(6)治疗糖尿病

方名:牛膝降糖丸。

药物:牛膝150g,西洋参、枸杞子各120g,生地黄、知母、黄连、葛根各100g,麦冬、五味子、天花粉各50g。

用法:取上药,制成小水丸,每次服5~8g,每天3次。1个月为1个疗程。

临床应用:清热泻火,滋肾养肝。用于治疗糖尿病,症见口干咽燥,口渴多饮,消谷善饥,小便频数者有一定疗效。

(7)治疗脱发

方名:牛膝生发丸。

药物:牛膝、熟地黄、侧柏叶各150g,枸杞子、菟丝子、制首乌、旱莲草各100g,地骨皮、山茱萸、枳壳各50g。

用法:取上药,制成小水丸,每次服8~10g,每天3次。1个月为1个疗程。

临床应用:滋肾益肝,活血生发。用于治疗脱发,症见头部中心处脱发,或圆形脱发、斑秃等属神经性脱发者有较好的疗效。

(8)治疗术后肠粘连

方名:牛膝肠粘连酒。

药物:牛膝、木瓜各100g,三七、当归各50g。

用法:取上药,浸泡在白酒1000ml中,加适量冰糖备用。用时,每次服15~30ml,每天3次,不饮酒者,可将上药研为细粉,每次5~8g,白开水送服,每天3次。

临床应用:清热祛瘀,活血通络。用于治疗术后肠粘连有令人满意的疗效。

3. 知药理、谈经验

(1)知药理

牛膝具有较强的促进蛋白质合成的作用,能兴奋子宫,有明显的抗生育、抗着床、抗早孕的功能。还有降低全血黏度、红细胞压积、红细胞聚集指数,延长凝血时间和短暂的降血压作用。此外,尚有抗炎、镇痛、消肿等作用。

（2）谈经验

孟学曰：牛膝苦酸平，长于入血分，性善下行，能活血祛瘀而通经。主寒湿痿痹，四肢拘挛，膝痛不可屈伸，逐血气，伤热火烂，堕胎等。治痛经经闭，产后腹痛，胞衣不下，跌打损伤，瘀滞作痛，上部火热证，腰膝酸痛，下肢痿软，淋证、水肿、小便不利、癥瘕积聚。

牛膝活血祛瘀，通经止痛，配合当归、桃仁、红花、川芎等，治妇人血瘀经闭、月经不调，痛经；配合当归、红花、续断、骨碎补等，治跌打骨折；配合杜仲、续断、独活、补骨脂等，治腰膝、筋骨酸软无力；配合知母、栀子、石膏、生地黄等，治口舌生疮。

七、鸡血藤

【成分】 鸡血藤中主要含有异黄酮类、三萜及甾体等类型的化合物及鸡血藤醇。另外，鸡血藤中尚含有钙、锌、铜、铁、锰、钼、硒、硅等元素。

【性味归经】 苦、甘，温。无毒。归肝、肾经。

【功效】 活血调经，舒筋活血，强壮补血。

【用法用量】 内服：煎汤，10～15g；大剂量可用 30～50g，或浸酒服，或熬膏服，或入丸、散剂。

【使用注意】 本药物品种较多，有密花豆血藤、白花油麻藤、香花岩豆藤、亮叶岩豆藤等，使用时应根据各个品种的药性特点灵活应用。

1. 单味药治难症

（1）治疗闭经

药物：鸡血藤 500g。

用法：每天取上药 50g，清水煎 2 次，混合后分 3 次服，每天 1 剂。

临床应用：强壮补血，活血调经。用于治疗闭经，一般于服药后 7～20 天通经。

（2）治疗急性乳腺炎

药物：大血藤 60～90g。

用法：取上药，清水煎 2 次，混合后分 2 次服，每天 1 剂。

临床应用：清热舒筋，活血消肿。用于治疗急性乳腺炎早期有一定疗效。

（3）治疗放射线引起的白细胞减少症

药物：鸡血藤糖浆适量。

用法：取上药，每次口服 10ml，每天 3 次。

临床应用：活血生新，强壮补血。用于治疗放射线引起的白细胞减少症及其他白细胞减少症，用药第 3 天起白细胞即可见明显上升。

（4）治疗白血病

药物：鸡血藤 50g。

用法：取上药，清水煎 2 次，混合后分 3 次服，每天 1 剂。半年为 1 个疗程。

临床应用：舒筋活血，强壮补血。用于治疗慢性白血病，服药 1 年以上对某些病例可见效。

（5）治疗重症肌无力

药物：鸡血藤片适量。

用法：取上药，每次服 4～6 片，每天 3 次，10 天为 1 个疗程。

临床应用：强壮补血，舒筋活血。用于治疗重症肌无力，一般用药 2～3 个疗程即可有显著疗效。

（6）治疗白塞病

药物：鸡血藤片（每片含生药 2.5g）适量。

用法：取上药，每次服 2～4 片，每天 3 次。另肌注丹参针 2 次，有溃疡者加服珍珠粉。

临床应用：清热解毒，活血消炎。用于治疗白塞病有一定疗效。

2. 配成方治大病

（1）治疗卒中后遗症

方名:鸡血藤偏瘫饮。

药物:鸡血藤 60g,茯苓 20g,胆南星、石菖蒲各 15g,陈皮、法半夏、郁金、制大黄、竹茹各 10g,甘草 3g。

用法:清水煎 2 次,混合后分 3 次服,每日 1 剂。兑服苏合香丸。

临床应用:祛痰开窍,活血通络。用于治疗卒中后遗症,见神志昏迷,或半身不遂,或痰涎壅盛,肢软不温等症者有一定疗效。

(2)治疗乳腺增生

方名:鸡血藤乳癖汤。

药物:鸡血藤 50g,橘核、麦芽、山楂各 20g,蒲公英 30g,天冬 15g,延胡索、香附各 10g,通草、甘草各 5g。

用法:清水煎 2 次,混合后分 3 次服,每日 1 剂。5 剂为 1 个疗程。

临床应用:祛痰消癖,活血散结。用于治疗乳腺增生有较好的疗效。

(3)治疗再生障碍性贫血

方名:鸡血藤再障丸。

药物:鸡血藤 150g,黄芪、旱莲草各 100g,人参、制首乌、枸杞子、女贞子、熟地黄各 80g,补骨脂、菟丝子、当归、仙灵脾、山茱萸、山药各 50g。

用法:取上药,制成小水丸,每次 5~8g,每天服 3 次,1 个月为 1 个疗程。

临床应用:活血益气,强壮补血。用于治疗再生障碍性贫血有一定疗效。

(4)治疗坐骨神经痛

方名:鸡血藤腿痛煎。

药物:鸡血藤 60g,牛膝、白芍、桑寄生各 20g,制川乌、桂枝、辽细辛、川芎各 10g,甘草 3g。

用法:清水煎 2 次,混合后分 3 次服,每日 1 剂。

临床应用:活血通络,祛瘀止痛。用于治疗坐骨神经痛,症见从臀部至大腿后侧沿小腿针刺样疼痛,致行动困难者,疗效良好。

(5)治疗类风湿关节炎

方名:鸡血藤风湿丸。

药物:鸡血藤 150g,黄芪 100g,生地黄、白芍、薏苡仁各 80g,当归、延胡索、红花、土鳖虫、桂枝、辽细辛、川芎、苍术、黄柏、补骨脂、巴戟天各 50g,制川乌、制草乌、伸筋草各 30g,甘草 20g。

用法:取上药,制成小水丸,每次服 5~8g,每天 3 次。1 个月为 1 个疗程。

临床应用:祛风除湿,活血止痛。用于治疗类风湿关节炎及其他类型关节炎均有效。

(6)治疗冠心病

方名:鸡血藤冠心饮。

药物:鸡血藤 60g,全瓜蒌 20g,薤白 15g,川芎、延胡索、丹参、桂枝、法半夏各 10g,甘草 3g。

用法:清水煎 2 次,混合后分 3 次服,每日 1 剂。5 剂为 1 个疗程。

临床应用:活血理气,化瘀止痛。用于治疗冠心病心绞痛有较好的疗效。

3. 知药理、谈经验

(1)知药理

鸡血藤具有增加动脉血流量、降低血管阻力、抑制血小板聚集和升高血细胞的作用,并能降脂和对抗动脉粥样硬化。此外,尚有一定的镇静催眠作用。

(2)谈经验

孟学曰:鸡血藤苦甘温,长于入肝经血分,既能活血,又可补血,故凡妇人血瘀及血虚之月经病均可应用。主去瘀血,生新血,流利经脉,暖腰膝、壮筋骨、活血镇痛等。治月经不调,经闭痛经,肢体乏力,麻木瘫痪,血虚萎黄等症。

鸡血藤活血补血,去瘀生新,配合当归、川芎、熟地黄、香附等,治月经不调,经闭、痛经;补血行血,舒筋活络,配合羌活、独活、牛膝、桑寄生等,治风湿痹病,兼血虚瘀滞;活血养血,通经活络,配合杜仲、木瓜、白芍、五加皮等,治年老体衰,血不养筋。

第三节　活血疗伤药

一、土鳖虫

【成分】　土鳖虫主要成分为氨基酸,其他尚有多种微量元素,甾醇和直链脂肪族化合物。

【性味归经】　咸,寒。有小毒。归心、肝、脾经。

【功效】　破血逐瘀,续筋接骨,通络理伤。

【用法用量】　内服:煎汤,3～10g;或入丸、散。外用:煎水含漱或捣敷。

【使用注意】　本品为破血瘀之品,孕妇忌服。畏皂荚、菖蒲。

1. 单味药治难症

(1)治疗急性腰扭伤

药物:土鳖虫适量。

用法:取上药,研为细末,备用。每次取药末1.5g,用白酒或红花酒15～30ml送服,每天1次,一般3～5次痊愈。每次用量不宜超过1.5g,孕妇禁用。

临床应用:破血逐瘀,疗伤止痛。用于治疗急性腰扭伤,症见腰部疼痛难忍,活动受限者有较好的疗效。

(2)治疗外伤性血肿

药物:活土鳖虫适量。

用法:取上药,放入冷水中漂洗2次,置容器内捣烂,再加热黄酒250ml,加盖放密封容器内闷15分钟左右,取出,纱布过滤。渣敷患处,绷带固定。滤下之黄酒趁热饮之,以醉为度,卧床盖被,微汗为佳。

临床应用:破血逐瘀,散瘀消肿。用于治疗外伤性血肿,症见外伤后局部肿胀紫块,异常疼痛,轻者1次,重者2～3次即愈。

(3)治疗坐骨神经痛

药物:活土鳖虫20～30g。

用法:取上药,凉开水洗净,捣取汁备用。用时,取1/3,兑白开水或温酒,服下,每天服3次。

临床应用:破血逐瘀,通络止痛。用于治疗坐骨神经痛有显著疗效。

(4)治疗折伤、接骨

药物:土鳖虫适量。

用法:取上药,焙干,研为细末,每次1～3g,白开水或温酒调服,每天3次。

临床应用:破血逐瘀,续筋接骨。用于治疗挫伤、骨折有较好的疗效。

(5)治疗冠心病

药物:土鳖虫适量。

用法:取上药,研为细末,装入胶囊,每粒含生药0.25g,每次服4～6粒,每天3次,10天为1个疗程。

临床应用:破血逐瘀,活血通络。用于治疗冠心病之心绞痛疗效良好。

2. 配成方治大病

(1)治疗冠心病

方名:土鳖冠心病丸。

药物:土鳖虫100g,丹参、赤芍、砂仁、莪术各50g,川芎、红花各40g,降香、三七、广木香各30g。

用法:取上药,制成细末,每次服5～8g,每天3次,15天为1个疗程。

临床应用:破血逐瘀,活血止痛。用于治疗冠心病,见胸骨后疼痛,心悸,气短,心律失常等症者有一定疗效。

(2)治疗高血压病

方名:土鳖降压丸。

药物:土鳖虫、水蛭、天麻各200g,白芍、夏枯草、牛膝、珍珠母、石决明各150g,钩藤、杭菊花各100g。

用法:取上药,制成小水丸,每次服8～10g,每天3次,1个月为1个疗程。

临床应用:祛瘀活血,通络降压。用于治疗高血压病疗效良好。

(3)治疗骨折

方名:土鳖骨折丸。

药物:土鳖100g,血竭、骨碎补、当归、白芷、桃仁、赤芍各50g,红花、川芎各40g,自然铜(煅)30g。

用法:取上药,制成小水丸,每次服5～8g,每天3次,15天为1个疗程。

临床应用:破血逐瘀,续筋接骨,用于治疗骨折,症见骨折手术后,局部红肿疼痛,应用此方可改善临床症状,促进骨折愈合。

(4)治疗努力劳伤

方名:土鳖劳伤丸。

药物:土鳖50g,当归、三七、生地黄、赤芍各40g,丹参、广木香、白芷、桑寄生、川芎各30g。

用法:取上药,制成小水丸,每次服5～8g,每天3次。

临床应用:破血逐瘀,通经活络,用于治疗努力劳伤,症见因过度用力,或体外压力致内脏损伤,局部胀痛者有一定疗效。

(5)治疗骨结核

方名:土鳖骨结核丸。

药物:土鳖虫50g,全蝎、蜈蚣各40g。

用法:取上药,共研为极细末,分成40包。每次1包,放入鸡蛋(量不限)内搅拌均匀后,蒸蛋糕或煎或炒后内服。每天晨5时,晚9时各服1次,20天为1个疗程,疗程间隔1周。一般服3～6个疗程,期间停用一切抗痨药物。

临床应用:破血逐瘀,抗痨治骨。用于治疗骨结核有令人满意的疗效。

(6)治疗输卵管阻塞

方名:土鳖输卵管畅通丸。

药物:土鳖、水蛭各150g,当归80g,赤芍、三棱、莪术、桃仁、红花、川芎各50g。

用法:取上药,制成小水丸,每次服5～8g,每天3次。1个月为1个疗程。

临床应用:破血逐瘀,通经活络。用于治疗输卵管阻塞致不孕者有较好的疗效。

3. 知药理、谈经验

(1)知药理

土鳖虫具有抗凝血作用,能调节血脂代谢从而延缓动脉粥样硬化的形成,能降低肝损伤,可提高心肌和脑对缺血的耐受力,并能降低心、脑组织的耗氧量。此外,对白血病细胞有抑制作用。

(2)谈经验

孟学曰:土鳖虫咸寒,长于活血祛瘀,续筋接骨,为伤科常用药物,为治疟母必用之药。主心腹血积,癥瘕血闭诸证,破坚、下血闭等。治跌打损伤,筋伤骨折,血瘀经闭,产后瘀痛,癥积痞块,重舌木舌等症。

土鳖虫活血祛瘀,接骨止痛,配合当归、自然铜、骨碎补、乳香、续断等,治骨折筋伤,瘀血肿痛;破血逐瘀,消肿止痛,配合大黄、桃仁、水蛭、虻虫等,治妇女瘀血经闭及产后瘀滞腹痛;配合柴胡、赤芍、桃仁、鳖甲、莪术等,治肝硬化,肝脾肿大;配合生薄荷研汁,帛包捻舌下肿处,治木舌重舌。

二、苏 木

【成分】 木部含无色的原色素——巴西苏木素约2%,巴西苏木遇空气即氧化为巴西苏木红素。另含苏木酚,可做检查铝离子的有机试剂,又含挥发油和鞣质,油的主要成分为水芹烯及罗勒烯。

【性味归经】 甘、咸、辛,平。无毒。归心、肝、脾经。

【功效】 散瘀消肿,活血调经,行血止痛。

【用法用量】 内服,煎汤,3～10g;研末或熬膏。外用:适量,研末撒敷。

【使用注意】 苏木为祛瘀通经之品,月

经过多和孕妇忌用。忌铁。

1. 单味药治难症

(1)治疗跌打损伤

药物:苏木80g。

用法:跌打损伤属内伤者,取上药切片,分3次炖服,每天1次。一般扭伤者,可取上药适量研末,用白酒调敷患处,小儿酌减。

临床应用:散瘀消肿,行血止痛。用于治疗跌打损伤有一定疗效。

(2)治疗失血血晕

药物:苏木20g。

用法:取上药,清水煎1小时,取汁,加童便1杯,顿服。

临床应用:散瘀开窍,活血除晕。用于治疗失血血晕有较好的疗效。

(3)治疗睾丸偏坠肿痛

药物:苏木60g。

用法:取上药,用好酒500ml,煎煮1个小时,分次频饮。

临床应用:散瘀消肿,活血止痛。用于治疗睾丸偏坠肿痛有显著疗效。

(4)治疗产后瘀血腹痛

药物:苏木30g。

用法:取上药,清水煎1个小时,混合后分2次温服。

临床应用:散瘀消肿,活血止痛。用于治疗产后瘀血腹痛有较好的疗效。

(5)治疗破伤风

药物:苏木适量。

用法:取上药,研为细末,每次服5~8g,白酒调服或白开水送服,每天3次。

临床应用:破血逐瘀,祛风解毒。用于治疗破伤风有一定疗效。

(6)治疗指断及皮肤刀矢伤

药物:苏木适量。

用法:取上药,研为极细末,根据伤处大小确定用量,用时,取药末用白酒调为糊状,敷于伤处,外用蚕茧包缚,药干时用酒浸湿,每2天换药1次。

临床应用:破血逐瘀,续筋接骨。用于治疗指断及皮肤刀矢伤有较好的疗效。

2. 配成方治大病

(1)治疗闭经

方名:苏木闭经汤。

药物:苏木、赤芍各20g,丹参、泽兰、益母草各15g,当归、川芎、桃仁、红花各10g,甘草3g。

用法:清水煎2次,混合后分3次服,每日1剂。

临床应用:破瘀逐血,活血通经。用于治疗闭经,症见月经应期不至,多数属于继发性闭经者有显著疗效。

(2)治疗产后血晕

方名:苏木产后血晕散。

药物:苏木30g,白芍、炙鳖甲、三七各20g,荆芥炭10g,干荷叶1张。

用法:取上药,研为细末,每次服5~8g,用童(男)便1杯调服。

临床应用:破瘀活血,开窍醒脑。用于治疗产后血晕,症见产后血运不止,昏厥似死,不省人事等证有较佳疗效。

(3)治疗产后气滞作喘

方名:苏木治喘汤。

药物:苏木、枳壳各20g,麦冬、紫苏子、葶苈子各15g,人参、陈皮、大枣各10g,五味子、甘草各5g。

用法:清水煎2次,混合后分3次服,每日1剂。

临床应用:散瘀活血,理气平喘。用于治疗产后气滞作喘,见腹满心烦,呼吸短促,心悸自汗等症者有一定疗效。

(4)治疗卒中后遗症

方名:苏木偏瘫丸。

药物:苏木、水蛭、葛根各100g,丹参、地龙、土鳖虫、天麻、赤芍各80g,川芎、桂枝、桃仁、秦艽、威灵仙、当归各50g,红花40g,甘草10g。

用法:取上药,制成小水丸,每次服5~

8g,每天 3 次,1 个月为 1 个疗程。

临床应用:散瘀活血,通经活络。用于治疗卒中后遗症之偏瘫有一定疗效。

(5)治疗银屑病

方名:苏木银屑病丸。

药物:苏木、金银花、连翘、乌梢蛇、生地黄各 60g,当归、大黄、芒硝、陈皮、厚朴、红花各 50g,枳壳 40g,紫草 30g。

用法:取上药,制成小水丸,每次服 5～8g,每天 3 次,30 天为 1 个疗程。

临床应用:散瘀活血,清热解毒。用于治疗银屑病,见全身丘斑疹,淡红色,境界明显,表面银白色鳞屑,自觉瘙痒等症者有良效。

(6)治疗外科疾患

方名:苏木熏洗煎。

药物:苏木、防己、羌活、独活各 30g,桃仁、红花、乳香、没药、木瓜、伸筋草各 20g。

用法:取上药,清水煎熏洗泡浴患处,每天 1～2 次。

临床应用:散瘀消肿,祛风除湿。用于治疗急慢性软组织损伤,急慢性化脓性感染,腱鞘炎、关节肿痛、痔疮等,均有一定疗效。

(7)治疗瘢痕症

方名:苏木祛瘢痕方。

药物:苏木 30g,地肤子、木瓜、川牛膝各 20g,地龙、蛇床子、红花、川芎、荆芥穗、木贼各 15g。

用法:取上药,研成细末,装入棉布袋中,在清水中煮沸 30 分钟,趁热熏蒸患处,早晚各 1 次。

临床应用:散瘀活血,祛除瘢痕,用于治疗瘢痕疙瘩有显著疗效。

(8)治疗足跟痛

方名:苏木足跟痛方。

药物:苏木 30g,川芎、红花、赤芍、当归、透骨草、丹参、延胡索、大黄、姜黄、威灵仙、独活各 20g。

用法:取上药,研成细末,每次用 60g,加沸水 1500ml,先熏后洗患足 20 分钟,每日 2

次,10 天为 1 个疗程。

临床应用:散瘀消肿,活血止痛。用于治疗足跟痛疗效良好。

3. 知药理、谈经验

(1)知药理

苏木具有消炎作用,其消炎作用比黄连素强。有抗癌、抑菌、促进血凝、催眠、镇静作用。

(2)谈经验

孟学曰:苏木甘咸平,善入血分,故能破血活血散瘀,消肿止痛。主产后血胀闷欲死者,血瘀血瘕,经闭气壅,痈肿外伤,排脓止痛等。治跌打损伤,瘀滞肿痛,骨折筋伤,血瘀经闭,产后瘀阻,心腹瘀痛,疮痈肿痛等。

苏木活血散瘀,消肿止痛,配合当归、乳香、没药、血竭、自然铜等,治跌打损伤、骨折筋伤;配合当归、川芎、桃仁、红花、五灵脂、蒲黄等,治血瘀经闭,产后瘀阻。

苏木活血通络,祛瘀止痛,配合当归、丹参、延胡索、川芎、檀香、薤白等,治心腹瘀痛,心绞痛;配合黄芪、当归、赤芍、地龙、桃仁等,治中风偏瘫;配合金银花、连翘、白芷、黄芩等,治疮痈肿痛。

三、骨碎补

【成分】 含柚皮苷、骨碎补双氢黄酮苷、骨碎补酸等。

【性味归经】 苦,温,无毒。归肝、肾经。

【功效】 活血续筋,补肾壮骨,破血止血。

【用法用量】 内服:煎汤,10～15g;浸酒,或入丸、散。外用:适量,研末调敷,或鲜品捣敷,亦可浸酒擦患处。

【使用注意】 阴虚内热或无瘀者不宜服用。

1. 单味药治难症

(1)治疗遗尿症

药物:骨碎补 500g。

用法:先取洁净容器 1 只,加入清水 2500ml,再加食盐 50g,搅匀,等盐溶化后放入骨碎补,浸泡 12 小时后滤取药物,微火焙干,研成细末。每晚睡前用淡盐汤冲服 3g,3 天为 1 个疗程,一般连用 1～3 个疗程可基本痊愈。

临床应用:补肾益气,缩尿固脬。用于治疗遗尿症有较好的疗效。

(2)治疗跌打损伤、腰背、关节酸痛

药物:骨碎补(去毛)15～30g。

用法:取上药,清水煎 2 次,混合后分 2 次服,每天 1 剂。

临床应用:补肾止痛,疗伤正骨。用于治疗打损伤,腰背、关节酸痛有一定疗效。

(3)治疗骨折筋伤

药物:骨碎补(去毛)150g。

用法:取上药,用高粱酒浸泡(800ml),1 周后服用,每次 20～30ml,每天 3 次。另用鲜骨碎补适量,加少许生姜混合捣绒,贴敷患处,每天 1 次。

临床应用:补肾止痛,疗伤正骨。用于治疗骨折筋伤有显著疗效。

(4)治疗耳鸣

药物:骨碎补(去毛)适量。

用法:取上药,切细,用生蜜搅匀,蒸熟,焙干,研成细末,每次服 5～10g,每天 3 次。

临床应用:补肾助阳,制止耳鸣。用于治疗耳鸣有一定疗效。

(5)治疗链霉素毒性及过敏反应

药物:骨碎补(去毛)15～25g。

用法:取上药,清水煎 2 次,混合后分 2 次服,每天 1 剂。

临床应用:补肾脱敏,凉血解毒。用于治疗链霉素毒性及过敏反应有显著疗效。大部分患者于第 3～4 天反应症状消失,如停服后链霉素反应再次出现者,再服仍有效果。

(6)治疗顽固性皮炎

药物:鲜骨碎补 1 芽。

用法:取上药,刮去绒毛,用土碗盛少许菜油,将骨碎补在碗内磨汁。用温水洗净患部,再用棉签蘸汁搽患部,每天 3～5 次即可,直到痊愈为止。

临床应用:凉血解毒,祛风止痒。用于治疗顽固性皮炎有较好的疗效。

(7)治疗鸡眼、疣子

药物:骨碎补 10g。

用法:取上药,研成粗末,浸泡于 95% 的酒精 100ml 中,泡 3 天即成备用。用时,先以温水将足部鸡眼或疣子洗泡柔软,用小刀削去其外层厚皮,再涂擦骨碎补乙醇浸液,每 2 个小时擦 1 次,连续 4～6 次,每天最多 10 次。

临床应用:软化鸡眼,去除赘疣。用于治疗鸡眼、疣子有一定疗效。

(8)治疗寻常疣

药物:骨碎补 20g。

用法:取上药,捣碎,装在大口瓶中,加入 75% 的酒精 80ml、甘油 20ml,密封后振摇数十次,放置 1 周后备用。用时,每晚用药棉浸骨碎补液抹患处 1 次,15 天为 1 个疗程。治疗期间不能用香皂或肥皂洗患处。

临床应用:逐瘀破血,解毒除疣。用于治疗寻常疣效果良好。

(9)治疗斑秃、脱发

药物:骨碎补 15g。

用法:取上药,加入白酒 100ml 中,一同浸泡 10 余天,滤取药液,涂搽患处,每天 2～3 次。或取鲜骨碎补 50～100g 切成薄片备用。用时,蘸盐水外搽患部,每天 3 次。

临床应用:补肾温阳,活血生发。用于治疗斑秃、脱发有显著疗效。

(10)治疗挫闪伤

药物:鲜骨碎补 200g。

用法:取上药,加入少许生姜,白酒混合捣绒,贴敷患处,每天 1 次。

临床应用:舒筋活血,祛瘀止痛。用于治疗挫闪伤有较好的疗效。

2. 配成方治大病

(1)治疗腰痛

方名:骨碎补健腰丸。

药物:骨碎补150g,熟地黄、白芍、杜仲、狗脊各100g,当归、桂枝、川芎、续断、秦艽、威灵仙、独活、防风、辽细辛、补骨脂、菟丝子、川牛膝、桑寄生各50g。

用法:取上药,制成小水丸,每次服6～9g,每天3次。1个月为1个疗程。

临床应用:补肾活血,祛风止痛。用于治疗腰痛有显著的疗效。

(2)治疗肾虚耳鸣、耳聋

方名:骨碎补耳鸣丸。

药物:骨碎补150g,熟地黄、茯苓各100g,山茱萸、山药、牡丹皮、蝉蜕、铁磁石、石菖蒲、砂仁、建曲、香附各50g,甘草15g。

用法:取上药,制成小水丸,每次服6～9g,每天3次。1剂为1个疗程。

临床应用:补肾填精,开窍止鸣。用于治疗耳鸣、耳聋效果良好。

(3)治疗伤筋断骨

方名:骨碎补跌打丸。

药物:骨碎补150g,生地黄、赤芍各100g,三七、土鳖虫各60g,当归、川芎、桃仁、红花、血竭、制乳香、制没药、苏木、白芷、自然铜(醋淬)各50g,海马30g。

用法:取上药,制成小水丸,每次服5～8g,每天3次,或炼蜜为丸,每丸重15g,每次1丸,每天2～3次。

临床应用:补肾活血,祛瘀止痛。用于治疗伤筋断骨有一定疗效。

(4)治疗骨质增生

方名:骨碎补骨增丸。

药物:骨碎补、狗脊各150g,熟地黄、鹿角霜各100g,肉苁蓉、锁阳、白芍、淫羊藿各80g,当归、桂枝、川芎、菟丝子各50g。

用法:取上药,制成小水丸,每次服6～9g,每天3次。1剂为1个疗程。

临床应用:补肾活血,强筋健骨。用于治疗骨质增生有较好的疗效。

(5)治疗伤筋断骨,痛不可忍

方名:骨碎补健骨散。

药物:骨碎补(去毛)、炙龟甲各100g,制乳香、制没药、三七、血竭、白芷、当归、煅自然铜、土鳖虫各50g。

用法:取上药,研成细末,每次服5～8g,每天3次。

临床应用:活血舒筋,补肾健骨。用于治疗伤筋断骨,痛不可忍,症见伤处肿胀疼痛,活动障碍,周身不适等证有较好的疗效。

(6)治疗阑尾炎

方名:骨碎补阑尾炎汤。

药物:骨碎补(去毛)、大血藤各50g,红藤30g,连翘、牡丹皮、败酱草、玄明粉(冲服)各20g,桃仁15g,大黄10g。

用法:清水煎2次,混合后分3次服,每日1剂。

临床应用:活血舒筋,清热解毒。用于治疗阑尾炎,症见阑尾部反跳疼痛,属于慢性者有一定疗效。

3. 知药理、谈经验

(1)知药理

骨碎补能促进骨对钙的吸收,并提高血钙、血磷水平,能降低骨关节病变概率,随剂量增大,功效也会提高。除此之外,还有降血脂作用,有明显的镇痛、镇静效果,有减轻听力损害的作用。

(2)谈经验

孟学曰:骨碎补苦温,长于活血散瘀,消肿止痛,续筋接骨,为伤科之要药。主骨中毒气,风血疼痛,五劳六极,口手不收,上热下冷,恶疮,烂肉,虫积等,治跌打闪挫,筋骨折伤,肾虚腰痛,久泻不止,耳鸣耳聋,牙齿松动,斑秃,白癜风等症。

骨碎补活血散瘀,续筋接骨,配合当归、自然铜、乳香、没药、龟甲等,治跌打损伤,筋骨折伤;苦温入肾,温肾强骨,配合独活、桂心、牛膝、补骨脂、狗脊等,治肾虚腰痛,骨软乏力;补肾强骨,聪耳固齿,配合熟地黄、山茱萸、茯苓、泽泻、山药、牡丹皮等,治肾虚耳鸣、牙齿松动。

四、血 竭

【成分】 本品含血竭素、血竭红素、去甲基血竭素、去甲基血竭红素及黄烷醇、查耳酮、树脂酸、异松脂酸、松香酸、去氧松香酸、山答腊松脂酸等。

【性味归经】 甘、咸,平。有小毒,归心、肝经。

【功效】 活血化瘀,止血定痛,敛疮生肌。

【用法用量】 内服:研末,1~3g;或入丸散。外用:适量,研末调敷或鲜品捣敷,亦可浸酒擦患处。

【使用注意】 阴虚内热或无瘀者不宜服用。

1. 单味药治难症

(1)治疗上消化道出血

药物:血竭适量。

用法:取上药,研为细末,每次服 1g,每天 4 次。至大便隐血试验转阴后改为每天 2 次,再继续观察大便隐血试验 2 天,均为阴性者停服。

临床应用:活血化瘀,止血敛疮。用于治疗上消化道出血疗效较好。

(2)治疗急性外痔

药物:血竭适量。

用法:取上药,研为细末,每次 2~3g,温开水送服,每天 3 次。另用 75%乙醇调溶血竭成糊状,加少量 1%普鲁卡因液,根据痔核大小,直接外敷,外盖凡士林纱布及无菌纱布,每天便后换药 1 次。1 周为 1 个疗程,一般用药 1~2 个疗程,可以治愈。

临床应用:活血化瘀,止血定痛。用于治疗急性外痔有一定疗效。

(3)治疗产后败血冲心、胸满气喘

药物:血竭适量。

用法:取上药,研为细末,每次服 1~3g,温酒或白开水调服,每天 3 次。

临床应用:活血化瘀,止血定痛。用于治疗产后败血冲心、胸满气喘,疗效良好。

(4)治疗慢性宫颈炎

药物:血竭适量。

用法:取上药,研为极细末,月经净后 3 天,于宫颈及阴道消毒后,用血竭粉均匀撒患处,用消毒棉球压盖,隔天 1 次,15 次为 1 个疗程。有感染性阴道炎者并用抗生素。

临床应用:活血化瘀,敛疮生肌。用于治疗慢性宫颈炎疗效良好。

(5)治疗慢性结肠炎

药物:血竭 5g。

用法:取上药,研成细末,和温开水(30~40℃)40ml 混匀,保留灌肠,1 周为 1 个疗程。

临床应用:活血止血,敛疮生肌。用于治疗慢性结肠炎有一定疗效。

2. 配成方治大病

(1)治疗筋伤骨折

方名:血竭接骨丹。

药物:血竭、赤芍、生地黄各 80g,制乳香、制没药、白芷、土鳖虫、桂心、当归、川芎各 50g。

用法:取上药,制成小水丸,每次服 5~8g,每天 3 次。10 天为 1 个疗程。

临床应用:活血化瘀,止血定痛。用于治疗筋伤骨折,症见跌打损伤后,或骨折,或软组织损伤,或筋伤者,均有较好的疗效。

(2)治疗腹中血块

方名:血竭化癥丹。

药物:血竭 100g,制乳香、制没药、莪术、广藿香、建曲、砂仁各 50g,三棱、广木香各 40g,沉香 30g。

用法:取上药,制成小水丸,每次服 5~8g,每天 3 次。15 天为 1 个疗程。

临床应用:活血祛瘀,破癥散结。用于治

疗腹中血块伴阵发性疼痛者有一定疗效。

（3）治疗慢性风湿性关节炎

方名：血竭关节炎丸。

药物：血竭 100g，薏苡仁 80g，苍术、黄柏、羌活、独活、防风、地龙、辽细辛各 50g，制马钱子 30g。

用法：取上药，制成小水丸，每次服 5～8g，每天 3 次，10 天为 1 个疗程。

临床应用：活血化瘀，祛风除湿。用于治疗慢性风湿性关节炎，症见大小关节疼痛难忍，或红肿，或不红肿，活动受限者有良效。

（4）治疗创伤肿痛

方名：血竭伤痛膏。

药物：血竭 200g，滑石粉 700g，硫酸钠 75g，苯甲酸钠 250g，尼泊金 1.8g。

用法：取上药，共研成细末，依次加蜂蜜 800g（煮沸），甘油 175ml，茶油 100ml，樟脑末、冰片末各 25g，薄荷油 25ml，冬青油 75ml，混匀，外涂患处，包扎固定。

临床应用：活血化瘀，消肿止痛。用于治疗骨折、跌打损伤、行脱位整复等证，效果良好。

3. 知药理、谈经验

（1）知药理

血竭能明显降低血细胞比容，抑制血小板聚集，增高纤维蛋白溶解活性，抗血栓形成。对金黄色葡萄球菌、白色葡萄球菌、多种致病真菌有不同程度抑制作用，还有抗炎作用。

（2）谈经验

孟学曰：血竭甘咸平，长于散瘀止痛，止血生肌，为伤科常用之要药。主打伤折损，一切疼痛，内伤血聚，破积血，金创生肉，五脏邪气，带下，补虚等。治跌打损伤，心腹疼痛，外伤出血，疮疡不敛等症。

血竭活血化瘀，疗伤止痛，配合当归、赤芍、白芷、桂心、乳香、没药等，治跌打损伤，筋骨疼痛；散瘀止痛，活血通经，配合当归、川芎、三棱、莪术、桃仁、红花等，治各种血瘀心腹刺痛及血瘀经闭、痛经；收敛止血，生肌敛疮，配合儿茶、乳香、没药等，内服外用，治外伤出血、疮疡不敛。

五、刘 寄 奴

【成分】 本品含香豆精、异泽兰黄素、西米杜鹃醇、脱肠草素、奇蒿黄酮、奇蒿内酯等。

【性味归经】 辛、苦、温。无毒。归心、肝、脾经。

【功效】 散瘀止痛，破血通经，消食化积。

【用法用量】 内服：煎汤 3～10g；或入丸、散。外用：适量，研末撒或调敷，亦可鲜品捣烂外敷。

【使用注意】 本品为破血通经之品，孕妇忌服。

1. 单味药治难症

（1）治疗病毒性肝炎

药物：刘寄奴全草（干品）适量。

用法：取上药，洗净切碎，加清水煎煮 2 次，每次煎 1 个小时，合并药液，浓缩至 500ml（含生药 500g），加适量防腐剂。成人每天服 2 次，每次 50～100ml，儿童酌减。

临床应用：散瘀通经，活血解毒。用于治疗病毒性肝炎有明显的疗效。

（2）治疗急性细菌性痢疾

药物：刘寄奴适量。

用法：取上药，加清水煎 2 次，将滤液混合浓缩，加入淀粉制成片剂（每片含生药 1g）。成人每次服 6 片，每天 4 次，5 天为 1 个疗程。

临床应用：消食化积，抗菌止痢。用于治疗急性细菌性痢疾有令人满意的疗效。

（3）治疗夏月中暑

药物：刘寄奴 50～100g（鲜品加倍）。

用法：取上药，清水煎 1 小时，分 2 次口服，儿童用量酌减。

临床应用：消食化瘀，清凉祛暑。用于治

疗夏月中暑有较好的疗效。

（4）治疗血丝虫病

药物：鲜刘寄奴根 120g。

用法：取上药，清水煎汁，分 2～3 次口服，每天 1 剂。15～20 天为 1 个疗程。

临床应用：散瘀祛湿，消结杀虫。用于治疗丝虫病之下肢象皮肿、乳糜尿，疗效良好。

（5）治疗急性传染性肝炎

药物：刘寄奴（又名芦蒿、六月雪、九牛草）全草（干品）适量。

用法：取上药，洗净切碎，清水煎 2 次，每次 1 个小时，合并药液，浓缩至每 500ml 药液含生药 500g，加适量防腐剂。成人每天服 2 次，每次 50～100ml，儿童酌减。同时，辅以维生素 B_1、维生素 C 及酵母片口服；不能进食者，给予 10% 葡萄糖溶液静滴 1～3 天。

临床应用：化瘀利湿，清肝解毒。用于治疗急性传染性肝炎有一定疗效。

（6）治疗慢性膀胱炎

药物：刘寄奴 10～15g。

用法：取上药，清水煎 1 小时，代茶饮，每天 1 剂，7 天为 1 个疗程。可连续服用 1～3 个疗程。

临床应用：消积散瘀，利尿通淋。用于治疗慢性膀胱炎有显著疗效。

（7）治疗崩漏症

药物：刘寄奴适量。

用法：取上药，研成细末，每次服 3g，每天 3 次，一般 1～2 天即可显效或痊愈。

临床应用：破血通经，散瘀止血。用于治疗崩漏有较好的疗效。

（8）治疗烧烫伤

药物：刘寄奴（干品）全草 40g。

用法：取上药，研成极细末，入干热灭菌处理后加香油 60ml，冰片 1g，混合均匀后备用。用时，涂于伤处，暴露疗法。

临床应用：解毒消炎，散瘀生肌。用于治疗烧烫伤有一定疗效。

2. 配成方治大病

（1）治疗产后小腹绞痛

方名：刘寄奴产后血气痛饮。

药物：刘寄奴、益母草各 20g，赤芍 15g，当归、川芎、桃仁、川牛膝、泽兰、炮姜、乌药各 10g，甘草 3g。

用法：清水煎 2 次，混合后分 3 次服，每日 1 剂。

临床应用：散瘀通经，破血止痛，用于治疗产后因子宫收缩不全，小腹部有包块作痛者疗效良好。

（2）治疗冠心病心绞痛

方名：刘寄奴心绞痛饮。

药物：刘寄奴 20g，王不留行、赤芍各 15g，当归、川芎、桂心、瓜蒌子、薤白、延胡索、檀香各 10g，甘草 3g。

用法：清水煎 2 次，混合后分 3 次服，每日 1 剂。5 剂为 1 个疗程。

临床应用：破血通经，散瘀止痛。用于治疗冠心病心绞痛有显著疗效。

（3）治疗跌打损伤

方名：刘寄奴伤痛散。

药物：刘寄奴、生地黄各 50g，桃仁 40g，当归、赤芍、骨碎补、延胡索、血竭、川芎、红花各 30g。

用法：取上药，研成细末，每次 5～8g，每天 3 次，温酒、童便或白开水调服。

临床应用：散瘀通经，破血止痛。用于治疗跌打损伤，症见受伤部位红肿疼痛或有骨折、移位脱臼等症者有一定疗效。

（4）治疗赤白下痢

方名：刘寄奴痢疾汤。

药物：刘寄奴 20g，乌梅、葛根、枳壳、黄芩、黄柏各 15g，黄连、干姜、广木香各 10g，甘草 3g。

用法：清水煎 2 次，混合后分 3 次服，每日 1 剂。3 剂为 1 个疗程。

临床应用：散瘀利湿，清热止痢。用于治疗赤白下痢，症见小腹疼痛，下痢赤白，里急后重,壮热口渴等症者有较好的疗效。

3. 知药理、谈经验

(1)知药理

刘寄奴具有较明显的抗缺氧作用,能加速血液循环,解除平滑肌痉挛,促进血凝。此外,对宋内痢疾杆菌、福氏痢疾杆菌等有抑制作用。

(2)谈经验

孟学曰:刘寄奴辛苦温,专入血分,长于治金疮破伤,散瘀消肿,止血止痛,为金疮止血之要药,主破血、心腹痛,下气消肿,通妇人癥结,止霍乱水泻等。治跌打损伤,肿痛出血,血瘀经闭,产后瘀痛,食积腹痛,赤白痢疾等症。

刘寄奴散瘀疗伤,止血止痛,配合骨碎补、延胡索、乳香、没药、三七等,治跌打损伤,瘀滞肿痛。

刘寄始辛散苦泄,破血通经,配合当归、川芎、赤芍、红花、桃仁等,治血瘀经闭。

刘寄奴清热燥湿,消积化滞,配合黄芩、黄连、山楂、麦芽等,治赤白痢疾、腹痛。

六、马 钱 子

【成分】 主要化学成分为生物碱,如番木鳖碱(即土的宁)、伪番木鳖碱、马钱子碱(即布鲁生)、伪马钱子碱、番木鳖次碱、奴代新碱、α-可鲁勃林、β-可鲁勃林、土屈新碱等。除含有生物碱外,尚含有番木鳖苷、绿原酸等。

【性味归经】 苦,温。有大毒。归肝、脾经。

【功效】 散结消肿,通络止痛。

【用法用量】 内服:宜制,多入丸散,每日服 0.3～0.6g。外用:适量,研末吹喉、调敷或醋磨涂。

【使用注意】 本品内服不宜生用,必须经过砂烫鼓起并呈棕褐色或深棕色方可入药,且不可多服久服;外用能被皮肤吸收,尤宜谨慎,以防中毒;孕妇及体虚者忌服。

1. 单味药治难症

(1)治疗重症肌无力

药物:炙马钱子粉胶囊(每粒装炙马钱子粉 0.2g)适量。

用法:取上药,每次 1 粒,每天 3 次,饭后开水送服,每隔 2～4 日增服 1 粒,逐渐加至 7 粒止。如不足 7 粒而自觉面部有一过性肌肉抽动或跳动时,不可复增加。原服新斯的明等药者,随肌力逐步增强,可减少用量,直至停药。同时据证而配服相应中药。

临床应用:散结消肿,通络升力。用于治疗重症肌无力有一定疗效。

(2)治疗格林-巴利综合征

药物:炙马钱子适量。

用法:取上药,研为细末,第 1 个疗程每天 0.3g;第 2 个疗程每天 0.6g;第 3～5 个疗程每天 0.75～0.9g,分早晚两次口服,6 天为 1 个疗程,疗程间隔 4 日。急性期兼用免疫抑制剂、抗生素、维生素,重型患者行气管切开术辅助呼吸。

临床应用:散结通络,活血治痿。用于治疗格林-巴利综合征有令人满意的疗效。

(3)治疗结核病

药物:马钱子 12g。

用法:取上药,砸碎(对已形成窦道的颈淋巴结核加川黄连 30g),用开水浸泡个 1 小时,再放入鸡蛋 7 个,文火煮 1 个小时,将蛋捞出,用冷水浸泡片刻,再放回原药液中泡 1 小时,即成马钱子药蛋,捞出放凉处备用。服用时,每天早晨空腹服药蛋 1 个,7 天为 1 个疗程。间隔 7 天,再继续下个疗程,一般连用 2～4 个疗程即可痊愈。煮蛋和泡蛋的过程中,谨防将蛋弄破,破蛋应弃去,不能服用。

临床应用:散结消肿,通络生肌。用于治疗颈淋巴结核、结核性腹膜炎、慢性纤维性空洞性肺结核合并胸膜炎、胸腔积液等,均有较好的疗效。

(4)治疗脊髓非完全性断裂损伤

药物:制马钱子适量。

用法:取上药,研为极细末,装入胶囊,每粒含药0.3g,严格控制剂量,按病程及疗程给药。初始量为每天0.3g,7天后观察如无中毒反应渐加量至每天0.9g,分3次服,4～5周为1个疗程,停药1周后继续第2个疗程。

临床应用:散结消肿,通络止痛。用于治疗脊髓非完全性断裂损伤,见间歇性跛行,下肢无力等症者有一定疗效。

(5)治疗痈肿

药物:马钱子适量。

用法:取上药,投入铜锅内,加麻油炸至呈深黄色时取出,刮去毛,研成细末,用米糊为丸或装入胶囊(平均1粒马钱子制成4粒)。成人体壮者,每天3～4丸,临睡前用米汤送服。孕妇、体弱或6岁以下儿童禁服。

临床应用:消肿散结,通络止痛。用于治疗痈肿疖疮疗效良好。

(6)治疗糖尿病并发末梢神经炎性疼痛

药物:生马钱子适量。

用法:取上药,于麻油中炸至膨胀焦黄,滤油,冷研细末,过80目筛,装胶囊,每粒0.2g,每次1粒,每天2～3次,连用3天,无效者停药。

临床应用:散结消肿,通络止痛。用于治疗糖尿病并发末梢神经炎性疼痛疗效良好。

(7)治疗呼吸肌麻痹症

药物:制马钱子适量。

用法:取上药,研为细末,成人每次0.9～1.2g,每天2次,冲服,儿童酌减。若兼虚证加用生脉散,实证加用大承气汤,再配合针刺和西药。

临床应用:温经通络,兴奋呼吸。用于治疗呼吸肌麻痹症有一定疗效。

(8)治疗前列腺增生致小便不通

药物:制马钱子适量。

用法:取上药,研为细末,每次吞服0.2～0.6g,每天2次。

临床应用:散结消肿,利尿通淋。用于治疗前列腺增生致小便不通者有较好的疗效。

(9)治疗慢性支气管炎

药物:马钱子碱片(每片10mg)适量。

用法:取上药,每次10～50mg(1～5片),每天3次,10天为1个疗程。中间休息3天,连服3个疗程。

临床应用:消肿散结,祛痰止咳。用于治疗慢性支气管炎,一般在用药三天内咳、痰、喘症状都有所减轻。

(10)治疗面神经麻痹

药物:生马钱子(去毛)适量。

用法:取上药,湿润后,切成薄片,3.6g可切18～24片,排列于橡皮膏上,贴敷于患侧面部(向左歪贴右,向右歪贴左),7～10天调换1次,至恢复正常为止。一般轻症贴2次即可。

临床应用:温经散结,通络牵正。用于治疗面神经麻痹疗效令人满意。

(11)治疗带状疱疹

药物:生马钱子(刮去毛)20g。

用法:取上药,研成极细末,调香油涂擦患处,一般用药半小时后疼痛减轻或消失,用药1天后水疱干涸,红肿及皮疹消退。

临床应用:消肿散结,祛毒消疹。用于治疗带状疱疹有令人满意的疗效。

(12)治疗手足癣

药物:生马钱子30g。

用法:取上药,放入油锅中炸至鼓起,滤渣后用其药油。将药油涂于患处,边搓边用火烤,隔天1次,5次为1个疗程。

临床应用:散结消肿,杀虫治癣。用于治疗手足癣有一定疗效。

(13)治疗子宫颈糜烂

药物:生马钱子50g。

用法:取上药,置香油中炸后滤去药渣,然后加入适量凡士林调匀备用。用时,外阴阴道消毒,揩净阴道宫颈口分泌物,将带线的棉塞蘸马钱子油膏放于糜烂处,线尾留在阴道外,保留 6 小时后取出,每天 1 次,5 次为 1 个疗程。

临床应用:消肿散结,化腐生肌。用于治疗子宫颈糜烂效果良好。

2. 配成方治大病

(1)治疗风湿性关节炎

方名:马钱子风湿汤。

药物:制马钱子、麻黄、桂枝、杏仁各 10g,苍术、黄柏、伸筋草各 15g,白芍 20g,薏苡仁 30g,甘草 3g。

用法:清水煎 2 次,混合后分 3 次服,每日 1 剂,5 剂为 1 个疗程。

临床应用:祛风除湿,通络止痛。用于治疗风湿性关节炎,症见关节红肿疼痛,屈伸不利,活动受限者有显著疗效。

(2)治疗眶上神经痛

方名:马钱子眼眶痛方。

药物:制马钱子、蝉蜕、川芎、僵蚕、菊花、当归各 10g,天麻、白芷各 15g,辽细辛 5g,甘草 3g。

用法:清水煎 2 次,混合后分 3 次服,每日 1 剂。

临床应用:祛风散结,通络止痛。用于治疗眶上神经痛有较好的疗效。

(3)治疗三叉神经痛

方名:马钱子面痛丸。

药物:制马钱子、辽细辛各 20g,天麻 50g,白芍 40g,制川乌、制草乌、干姜、血竭、制乳香、制没药、白芷、羌活、防风各 30g,甘草 10g。

用法:取上药,制成小水丸,每次服 5～8g,每天 3 次。

临床应用:通经散结,活络止痛。用于治疗三叉神经痛有一定疗效。

(4)治疗格林-巴利综合征(急性多发性神经根炎)

方名:马钱子痿症散。

药物:制马钱子(麻油酥制)10g,地龙(焙干)40g,甘草 50g。

用法:取上药,共研成细末,分成 50 包,每包 2g,每天 1 包,5 天后,每天 2～3 包,最大剂量 4 包,10 天为 1 个疗程。

临床应用:温经散结,通经治痿。用于治疗格林-巴利综合征疗效良好。

(5)治疗痫症

方名:马钱子痫症丸。

药物:制马钱子 20g,地龙 60g,茯苓 80g,党参 100g,陈皮、法半夏、胆南星、竹茹、干姜、白矾、郁金各 30g,甘草 10g。

用法:取上药,制成小水丸,每次服 3～5g,每天 3 次。30 天为 1 个疗程。

临床应用:消利散结,祛痰治痫。用于治疗痫症,见突然昏仆,牙关紧闭,两目上视,四肢抽搐,口吐涎沫等症者有显著疗效。

(6)治疗精神分裂症

方名:马钱子安神定志丸。

药物:制马钱子 20g,茯苓 60g,龙胆草、酸枣仁、珍珠母各 50g,陈皮、法半夏、胆南星、琥珀、黄芩各 30g,大黄 15g,甘草 10g。

用法:取上药,制成小水丸,每次服 5～8g,每天 3 次,15 天为 1 个疗程。

临床应用:镇心涤痰,安神定志。用于治疗精神分裂症有一定疗效。

(7)治疗不射精症

方名:马钱子射精丸。

药物:制马钱子(麻油酥制)10g,蜈蚣(炙)15g,冰片 3g。

用法:取上药,共研成极细末,装入胶囊 90 粒,每粒含生药 0.3g,于每晚睡前 1.5 小时吞服 3 粒,每天 1 次。30 天为 1 个疗程。

临床应用:消肿散结,通经活血。用于治疗不射精症,症见阳事易举,举而能坚,经久无精液射出,心烦意乱等症者疗效良好。

(8)治疗食管癌、胃癌

方名:马钱子抗胃癌丸。

药物:制马钱子、甘草各等份。

用法:取上药,共研成细末,每次 0.5g,每天 1 次。10 天为 1 个疗程。

也可用:马钱子麻油炸至焦黄后,滤净油,冷却,研末装入胶囊,每丸重0.2g,每次1丸,每天3次,无效增为2丸。

临床应用:消肿散结,通经抗癌。用于治疗食管癌、胃癌有一定的疗效。

(9)治疗脱肛

方名:马钱子脱肛糊。

药物:生马钱子(刮去毛)30g,乌梅、升麻、枳壳各30g。

用法:取马钱子打碎研极细末备用,后3味药清水煎煮滤去渣备用。用时,先用药液清洗患处,再用药液调适量马钱子粉成糊状,外敷于患处,轻轻将脱肛病灶送入复位,卧床休息半小时。治疗期间应避免用重力,一般治疗1～3次即可治愈。

临床应用:消肿散结,升举脱肛。用于治疗脱肛有显著疗效。

(10)治疗银屑病

方名:马钱子治银屑病丸。

药物:制马钱子、水银、核桃仁各35g,朱砂6g。

用法:取上药,共研末加香油调匀,做15个药丸,放肚脐固定,每天换,换药涂患处。

临床应用:消肿散结,解毒祛屑。用于治疗银屑病有一定疗效。

3. 知药理、谈经验

(1)知药理

马钱子碱有显著的镇痛作用,对中枢神经系统有兴奋功能,大剂量可致强直性惊厥,还可以兴奋咳嗽中枢。能促进消化功能和食欲,有明显的镇咳作用。能抑菌、改善微循环、刺激骨髓、活跃造血功能。

(2)谈经验

孟学曰:马钱子苦温,长于散结通络,活血消瘀,消肿止痛,为治风湿痹之要药。主升通经络,透达关节,散血热,消肿毒,治疽痈恶疮。治跌打骨折,红肿作痛,痈疽疮毒,咽喉肿痛,风湿顽痹,麻木瘫痪等症。

马钱子活血散结,消肿止痛,配合麻黄、桂枝、赤芍、乳香、没药等,治跌打损伤,骨折肿痛;攻毒散结,消肿止痛,配合山芝麻(闹羊花子)、乳香、穿山甲等,治痈疽初起,红肿疼痛;散结通络,消肿止痛,配合麻黄、全蝎、苍术、黄柏等,治风湿疼痛;配合人参、当归、乳香等,治偏枯。

第四节　破血消癥药

一、莪术

【成分】　根茎含挥发油1%～1.5%。油中主要成分为倍半萜烯类。从根茎分得的倍半萜有蓬莪术环氧酮、蓬莪术酮、蓬莪术环二烯、蓬莪术烯、蓬莪术环二烯酮、异蓬莪术二烯酮、蓬莪术烯酮、表蓬莪术烯酮、姜黄二酮、姜黄醇酮、姜黄环氧奥烯醇、原姜黄环氧奥烯醇、异姜黄环氧奥烯醇、姜黄环氧奥醇、姜黄奥二醇,还含姜黄素、去氧姜黄二酮。干根含淀粉约64%。

【性味归经】　辛、苦、温,无毒。归肝、脾经。

【功效】　行气破血,消积止痛。开胃消食。

【用法用量】　内服:煎汤,3～15g;或入丸、散。醋制后可增强祛瘀止痛作用。

【使用注意】　本品破血力强,月经过多及孕妇忌用;气血两虚,脾胃无积滞者慎用。

1. 单味药治难症

(1)治疗小腹痛不可忍

药物:莪术适量。

用法:取上药,研成细末,每次服3～5g,温酒或白开水送服,痛止停服。

临床应用:行气破血,消积止痛。用于治

疗小腹痛不可忍有显著疗效。

(2)治疗妇人血气痛游走及腰痛

药物:莪术100g。

用法:取上药,打碎,用干漆(打碎)100g同炒,令漆焦香,取出漆不用,只用莪术研成细末,每次3～5g,每天服3次。

临床应用:破血行气,消积止痛。用于治疗妇人血气痛游走及腰痛,均有一定疗效。

(3)治疗上气喘急

药物:莪术15g。

用法:取上药,研成粗末,用酒1盏半,煎半个小时温服。

临床应用:行气破血,消积平喘。用于治疗上气喘急有较好的疗效。

2. 配成方治大病

(1)治疗腹部包块

方名:莪术消积化癥丸。

药物:莪术、赤芍、小茴香、延胡索、橘核各50g,当归、川芎、槟榔各40g,三棱、沉香、香附各30g,肉桂20g。

用法:取上药,制成小水丸,每次服5～8g,每天3次。

临床应用:行气破血,散寒止痛。用于治疗腹部包块,症见包块或有形,或无形,隐隐胀痛或压痛,食纳不佳,大便不调者有良效。

(2)治疗食积腹胀

方名:莪术开胃消食汤。

药物:莪术、广木香、砂仁、大枣各10g,苍术、枳壳、山楂各15g,广藿香、建曲各20g,甘草3g。

用法:清水煎2次,混合后分3次服,每天1剂。

临床应用:破血行气,消食化积。用于治疗食积腹胀、胃纳不佳、消化不良疗效良好。

(3)治疗慢性胃炎

方名:莪术慢胃汤。

药物:莪术、陈皮、法半夏、黄连各10g,黄芪30g,建曲、蒲公英各20g,白芷、白芍、佛手、瓜蒌仁各15g,甘草3g。

用法:清水煎2次,混合后分3次服,每天1剂。5剂为1个疗程。

临床应用:行气破血,益气和胃。用于治疗慢性胃炎,见上腹部疼痛或不适,消化不良,恶心腹胀,嗳气吞酸等症者有显著疗效。

(4)治疗肝脾肿大

方名:莪术消癥丸。

药物:莪术、三棱、当归、建曲、砂仁、槟榔、土鳖虫各50g,柴胡、赤芍各80g,炙鳖甲100g,枳实、广藿香各40g,沉香30g,大黄20g。

用法:取上药,制成小水丸,每次服5～8g,每天3次。30天为1个疗程。

临床应用:行气破血,消癥散积。用于治疗肝脾肿大有较好的疗效。

(5)治疗慢性支气管炎

方名:莪术祛痰止咳方。

药物:莪术、防己、前胡、桔梗、厚朴、陈皮各10g,马鞭草、苍术、桑白皮各15g,甘草3g。

用法:清水煎2次,混合后分3次服,每日1剂。5剂为1个疗程。

临床应用:行气祛痰,宣肺止咳。用于治疗慢性支气管炎,症见咳嗽咳痰长期反复发作,并有逐渐加重的趋势者有显著疗效。

(6)治疗泌尿系结石

方名:莪术排尿结石汤。

药物:莪术、三棱、青皮、枳壳、牛膝各15g,威灵仙、薏苡仁、皂角刺、金钱草各20g,炮穿山甲(冲服)10g。

用法:清水煎2次,混合后分3次服,每天1剂。此药宜多煎药汁喝,每天早晚做跳跃运动,辅助结石排出。

临床应用:行气破血,利水排石。用于治疗泌尿系结石有一定疗效。

(7)治疗月经不调

方名:莪术调经汤。

药物:莪术、赤芍、益母草各15g,生地黄20g,当归、川芎、泽兰、三棱各10g,甘草3g。

用法：清水煎 2 次，混合后分 3 次服，每天 1 剂。

临床应用：行气破血，调理月经。用于治疗月经不调，见经期错乱，或前或后，经量较少，经色紫黯，小腹冷痛等症者疗效较好。

（8）治疗肝癌

方名：莪术肝癌饮。

药物：莪术、柴胡、山慈姑、龙葵草、重楼各 15g，白术、赤芍各 20g，当归、建曲、砂仁、广木香、三棱各 10g，甘草 3g。

用法：清水煎 2 次，混合后分 3 次服，每天 1 剂。15 剂为 1 个疗程，连服 3～4 个疗程。

临床应用：行气破血，化瘕散结。用于治疗肝癌，见右上腹包块疼痛，食欲减退，周身疲乏无力，小便色黄等症者有一定疗效。

3. 知药理、谈经验

（1）知药理

莪术具有抗癌、抗菌、抗炎、抗胃溃疡、抗病毒作用。可显著抑制血小板聚集，防止血栓形成。能促进局部微循环恢复，能促进白细胞回升，有保肝作用。此外，还有抗早孕作用。

（2）谈经验

孟学曰：莪术辛苦温，长于行气破血，开胃消积，为治瘕瘕痞块之要药。主心腹痛，开胃消食，通月经，消瘀血，止扑损痛，女子血气心痛，男子奔豚等。治气滞血瘀，瘕瘕积聚，血瘀经闭，心腹气痛，食积不化，脘腹胀痛，跌打损伤，瘀肿疼痛等症。

莪术破血祛瘀，理气散结，配合当归、三棱、香附、木香等，治瘀阻日久而成的瘕瘕痞块；配合柴胡、丹参、三棱、鳖甲、土鳖虫等，治胁下痞块或久疟成母；配合当归、川芎、丹参、牡丹皮等，治胸痹心痛之证；配合木香、砂仁、白术等，治脾虚宿食不化。

二、三　棱

【成分】 黑三棱中含挥发油 0.05％。

【性味归经】 苦、辛，平。无毒。归肝、脾、经。

【功效】 破血行气，消积止痛，消食散痞。

【用法用量】 内服：煎汤，3～10g；或入丸、散。醋制有加强止痛效果的作用。

【使用注意】 本品破血逐瘀力强，妇女月经过多或孕妇均应忌用。

三棱偏入血分，破血之力较莪术为强；莪术偏入气分，行气消积之力大于三棱。

1. 单味药治难症

（1）治疗腹部包块

药物：三棱（醋制）适量。

用法：取上药，研成细末，每次服 3～5g，酒或白开水送服，每天 3 次。

临床应用：破血行气，止痛散积。用于治疗腹部包块有形或无形者均有较好的疗效。

（2）治疗食积腹胀

药物：三棱（醋制）20g。

用法：清水煎 1 小时，分 2 次温服，每天 1 剂。

临床应用：破血行气，消食散痞。用于治疗饮食积滞，消化不良等症有一定疗效。

（3）治疗妇人闭经

药物：三棱（醋制）适量。

用法：取上药，研成细末，每次 5～8g，米汤送服，每天 3 次，见月经者止服。

临床应用：破血行气，调理月经。用于治疗妇人闭经属气滞血瘀型，症见体型稍胖，月经量少渐至月经停止者，疗效良好。

2. 配成方治大病

（1）治疗腹部包块

方名：三棱化瘕丸。

药物：三棱、莪术、当归、川芎、建曲、广木香、砂仁、桃仁、土鳖虫各 50g，赤芍、丹参各 60g，红花 40g，大黄 20g，甘草 15g。

用法：取上药，制成小水丸，每次服 5～8g，每天 3 次。

临床应用：行气破血，消积化瘕，用于治

疗腹部包块有形或无形者均有较好疗效。

（2）治疗卒中后遗症

方名：三棱偏瘫饮。

药物：三棱、莪术、丹参、地龙、水蛭（研末冲服）各15g，赤芍20g，当归、川芎各10g，甘草3g。

用法：清水煎2次，混合后分3次服，每天1剂。

临床应用：破血行气，祛风通络。用于治疗卒中后遗症之半身不遂者疗效良好。

（3）治疗冠心病心绞痛

方名：三棱冠心丸。

药物：三棱、莪术、砂仁、川芎、建曲、全瓜蒌、广藿香各50g，丹参60g，檀香、桂枝、薤白、法半夏、香附、广木香各30g。

用法：取上药，制成小水丸，每次服5～8g，每天3次。30天为1个疗程。

临床应用：行气破血，通络止痛。用于治疗冠心病心绞痛，见胸痹闷胀，心悸气短，心痛彻背，食少腹胀等症者有显著疗效。

（4）治疗血瘀经闭

方名：三棱调经丸。

药物：三棱、莪术、当归、川芎、丹参、桃仁、益母草各50g，赤芍60g，生地黄80g，红花、青皮各40g，香附30g。

用法：取上药，制成小水丸，每次服5～8g，每天3次。月经来后停服。

临床应用：行气活血，化瘀调经。用于治疗血瘀闭经，见月经不行，胸胁胀满，小腹胀痛，舌紫黯有瘀点等症者疗效良好。

（5）治疗产后小腹包块

方名：三棱缩宫汤。

药物：三棱、赤芍、桃仁、乌药、泽兰各15g，生地黄20g，益母草25g，炮姜、川芎、当归各10g。

用法：清水煎2次，混合后分3次服，每日1剂。

临床应用：破血行气，通络止痛。用于治疗产后小腹包块，子宫复旧不全，疼痛胀满，

恶露量少，紫黯有块等症有较好的疗效。

（6）治疗食积腹胀

方名：三棱开胃进食汤。

药物：三棱、苍术、山楂各15g，建曲、广藿香各20g，厚朴、陈皮、广木香、砂仁各10g，甘草3g，大枣3枚。

用法：清水煎2次，混合后分3次服，每日1剂。

临床应用：行气消积，开胃进食。用于治疗食积腹胀，见胃脘胀满，嗳气及矢气后胀减，嗳腐吞酸，食欲减退等症者疗效良好。

（7）治疗慢性肝炎、迁延性肝炎

方名：三棱疏肝健脾汤。

药物：三棱、莪术、鳖甲、柴胡、枳壳、青皮、牡丹皮、白术、茯苓各15g，白芍20g，当归10g，甘草3g。

用法：清水煎2次，混合后分3次服，每天1剂。15剂为1个疗程。连用4～6疗程。

临床应用：活血疏肝，理气健脾。用于治疗慢性肝炎、迁延性肝炎有较好的疗效。但疗程必须要长一点，药味可加减。

（8）治疗阑尾周围脓肿

方名：三棱肠痈汤。

药物：三棱、莪术各15g，丹参、芒硝（冲服）、金银花、连翘、牡丹皮各20g，大黄10g，败酱草、鱼腥草各30g。

用法：清水煎2次，混合后分3次服，每天1剂。

临床应用：破血行气，消肿排脓。用于治疗阑尾周围脓肿，见脓成痈溃，脓毒未清，腹满而痛，时下脓血等症者有显著疗效。

（9）治疗盆腔炎

方名：三棱盆腔炎方。

药物：三棱、莪术、赤芍、连翘各15g，金银花、生地黄、败酱草、蒲公英各20g，当归、川芎、降香各10g，甘草3g。

用法：清水煎2次，混合后分3次服，每日1剂。5剂为1个疗程。

临床应用:行气破血,消肿止痛。用于治疗盆腔炎,症见小腹疼痛,有下坠感,腰酸背痛,月经血块,带下量多者有一定疗效。

(10)治疗宫外孕

方名:三棱宫外孕汤。

药物:三棱、莪术、桃仁、赤芍、连翘、红藤、蒲公英各 15g,当归、红花、延胡索、蒲黄、五灵脂各 10g。

用法:清水煎 2 次,混合后分 3 次服,每天 1 次。

临床应用:破血化癥,行气消积。用于治疗宫外孕,症见月经停止,有怀孕征象,小腹疼痛,时有阴道出血者有一定疗效。

3. 知药理、谈经验

(1)知药理

三棱能显著抑制血小板聚集,使血小板计数降低,全血黏度降低,有抗血栓形成作用。此外,尚有兴奋子宫平滑肌作用。

(2)谈经验

孟学曰:三棱苦辛平,长于破血中之气,消散积聚,为治癥瘕积聚之常用药。主老癖癥瘕积聚结块,月经不通,气胀,消扑损瘀血,产后腹痛,血晕,宿血不下等。治气滞血瘀,癥瘕积聚,血瘀经闭,产后腹痛,食积气滞,脘腹胀满等症。

三棱散血行气,软坚消积,配合莪术、大黄、硼砂、干漆、巴豆等,治积聚癥瘕,疝癖不瘥,胁下硬如石,气滞血瘀。

三棱破血逐瘀,行气止痛,配合莪术、当归、川芎、牡丹皮等,治血瘀经闭,小腹疼痛;配合木香、巴豆、芫花、硼砂等,治产后小腹癥块积聚;配合莪术、五灵脂、肉桂、大黄等,治妊娠引产后蜕膜残留。

三、水　蛭

【成分】　水蛭的唾液腺中含有水蛭素,是一种由碳、氢、氮、硫等元素组成的酸性物质,易溶于水。在干燥药材中水蛭素已被破坏。

【性味归经】　咸、苦,平。有小毒,归肝、膀胱经。

【功效】　破血逐瘀,散结消癥,通经活血。

【用法用量】　内服:煎汤,1.5～3g;研末服,每次 0.3～0.5g,以入丸散或研末服为宜。或以活水蛭放于瘀肿局部以吸血消瘀;或浸取液滴。

【使用注意】　本品破血逐瘀作用峻猛,体弱血虚、无瘀血停聚、孕妇及月经过多者忌用。

1. 单味药治难症

(1)治疗高脂血症

药物:水蛭适量。

用法:取上药,除去杂质,自然风干,粉碎后过 120 目筛,以细粉装入胶囊内,每粒胶囊含水蛭粉 0.25g。每次服 4 粒,每天 3 次。

临床应用:破血逐瘀,化浊降脂。用于治疗高脂血症有显著疗效。

(2)治疗肺源性心脏病

药物:水蛭适量。

用法:取上药,除去杂质,自然风干,粉碎后过筛,制成细粉,每次服 1g,白开水送服,每天 3 次,2 周为 1 个疗程。

临床应用:破血逐瘀,活血通脉。用于治疗肺源性心脏病,在常规治疗的同时加用水蛭粉治疗,有效率能明显提高。

(3)治疗脑出血

药物:水蛭(干品)270g。

用法:取上药,研成细粉,装瓶备用。用时,每次服 3g,每天 3 次。30 天为 1 个疗程。

(4)治疗脑血栓

药物:生水蛭适量。

用法:取上药,洗净,除去杂质,置烤箱内烘干,磨成细粉,装瓶备用。用时,每次 3g,每天 3 次,温开水送服。

临床应用:逐瘀通经,活血消栓。用于治疗脑血栓有较好的疗效。

（5）治疗闭经

药物：水蛭（干品）适量。

用法：取上药，研成细末，每次服 2～3g，每天 3 次，经行后停服。

临床应用：破血逐瘀，通经活络。用于治疗血瘀闭经有一定疗效。

（6）治疗下肢静脉曲张

药物：水蛭（干品）适量。

用法：取上药，研成细末，每次服 3g，每天 3 次。15 天为 1 个疗程。

临床应用：破血逐瘀，散结消癥，用于治疗下肢静脉曲张有令人满意的疗效。

（7）治疗肾病综合征

药物：水蛭（干品）适量。

用法：取上药，研成细末，装瓶备用。用时，每天 3g，分 3 次服。至第 3 周增加至每日 4.5g，4 周为 1 个疗程。同时用地塞米松静滴，3 天为 1 个疗程，共用 2 个疗程，或口服强地松 30～45mg。

临床应用：通经活血，利尿散结。用于治疗肾病综合征有令人满意的疗效。

（8）治疗输卵管、卵巢肿块

药物：水蛭（干品）适量。

用法：取上药，研成细末，装瓶备用，用时，每次 3g，早晚各 1 次，用黄酒冲服，15 天为 1 个疗程。

临床应用：破血逐瘀，散结消癥。用于治疗输卵管、卵巢肿块有一定疗效。

（9）治疗骨折伤

药物：水蛭适量。

用法：取上药，新瓦上焙干，研成细末，每次 3g，热酒调服，每天 3 次。

临床应用：破血逐瘀，通经正骨，用于治疗骨折伤有较好的疗效。

（10）治疗冠心病心绞痛

药物：水蛭（干品）适量。

用法：取上药，制成片剂，每片含生药 0.75g，每次服 2～4 片，每天 3 次。并逐渐减少或停用硝酸甘油用量。

临床应用：破血逐瘀，通络止痛。用于治疗冠心病心绞痛有显著疗效。

（11）治疗宫外孕盆腔包块

药物：水蛭（干品）适量。

用法：取上药，研成极细末，装入胶囊，每粒含生药 0.5g，每次 3～5g，每天早、晚各 1 次，饭后服，3 个月为 1 个疗程。

临床应用：破血逐瘀，散结消癥。用于治疗宫外孕盆腔包块有令人满意的疗效。

（12）治疗前列腺肥大症

药物：水蛭（干品）适量。

用法：取上药，研成极细末，装入胶囊，每粒含生药 0.25g，每次服 4 粒，每天早、晚各 1 次，20 天为 1 个疗程，停用 1 周后行第 2 个疗程。

临床应用：破血逐瘀，散癥散结。用于治疗前列腺肥大症有确切的疗效。

（13）治疗精液不液化

药物：水蛭（干品）适量。

用法：取上药，研成极细末，装入瓶内备用。用时，每次 3g，温开水送服，每天 2 次，2 周为 1 个疗程。

临床应用：通经活血，液化消结。用于治疗精液不液化有令人满意的疗效。

（14）治疗脓疱疮、天疱疮

药物：水蛭（干品）20g。

用法：取上药，加清水 500～700ml，用瓦煲煎至 200～300ml，晚饭或睡前顿服。1～3 天为 1 个疗程。患部先用 1：5000 高锰酸钾溶液洗净，外涂 2% 甲紫溶液（龙胆紫），每天 2～3 次。

临床应用：活血通经，消炎散结。用于治疗脓疱疮、天疱疹有较好的疗效。

（15）治疗颜面损伤性血肿

药物：水蛭（干品）适量。

用法：取上药，研成细末，每次服 1g，每天 3 次，连服 5 天，外用水蛭粉调水外敷。

临床应用：破血逐瘀，消肿散结。用于治疗颜面损伤性血肿有较好的疗效。

(16)治疗急性结膜炎

药物:活水蛭3条。

用法:取上药,置于6ml生蜂蜜中,6小时后得浸液备用。每天滴眼1次,每次2滴。

临床应用:活血逐瘀,消炎明目。用于治疗急性结膜炎有令人满意的疗效。

(17)治疗角膜瘢痕云翳

药物:活水蛭适量。

用法:取上药,在去尽腹内垢质之后,入纯蜂蜜中,比例为蜂蜜1份,水蛭2.5~3份,6~8小时后过滤透明液备用。外用点眼,每天滴眼3~4次,每天1~2滴。

临床应用:消炎散结,活血祛翳。用于治疗角膜瘢痕云翳有一定疗效。

2. 配成方治大病

(1)治疗脑血管意外后遗症

方名:水蛭偏瘫丸。

药物:水蛭、天麻、葛根、乌梢蛇各150g,黄芪200g,赤芍、地龙、丹参各100g,鸡血藤、土鳖虫、三七、茯苓、全蝎各80g,桃仁、陈皮各60g,钩藤、胆南星、远志、法半夏、川芎、红花、石菖蒲、伸筋草、草决明各50g。

用法:取上药,制成小水丸,每次服8~10g,每天3次,2个月为1个疗程。

临床应用:破血逐瘀,舒筋活络。用于治疗脑血管意外后遗症之偏瘫疗效良好。

(2)治疗支气管哮喘

方名:水蛭哮喘丸。

药物:炙水蛭50g,炙皂荚100g。

用法:取上药,研成细末,装胶囊,每粒重0.25g,每次服4~6粒,每天3次。

临床应用:破血逐瘀,散结平喘。用于治疗支气管哮喘有一定疗效。

(3)治疗高血压病

方名:水蛭降压丸。

药物:水蛭、土鳖虫各150g,罗布麻叶、杜仲、龙胆草、夏枯草、黄芩、黄连、珍珠母、石决明各100g。

用法:取上药,制成小水丸,每次服5~

8g,每天3次。30天为1个疗程,一般可间隔10天后继续下个疗程。

临床应用:通经活血,清肝降压。用于治疗高血压病有显著疗效。

(4)治疗糖尿病肾病

方名:水蛭肾病方。

药物:水蛭(干品,研末冲服)、地龙、佩兰、西洋参、砂仁、鸡内金各10g,薏苡仁、熟附子各15g,牵牛子12g,大黄、辽细辛各5g。

用法:清水煎2次,混合后分3次服,每日1剂。

临床应用:散结消癥,活血利水。用于治疗糖尿病肾病有较好的疗效。

(5)治疗慢性前列腺炎

方名:水蛭通淋汤。

药物:炙水蛭(冲服)、当归、浙贝母、乌药、石菖蒲各10g,苦参、知母、黄柏、牡丹皮、蒲公英各15g。

用法:清水煎2次,混合后分3次服,每天1剂,5剂为1个疗程。

临床应用:破血逐瘀,清热利湿。用于治疗慢性前列腺炎,见排尿不适、尿频、尿急、尿痛、腰痛、小腹坠胀等症者疗效良好。

(6)治疗血栓性静脉炎

方名:水蛭静脉炎丸。

药物:水蛭、地龙、赤芍、独活、桂枝、当归、川牛膝、土鳖虫、壁虎各50g,黄芪、生地黄各100g,川芎、全蝎各40g,炙甘草20g。

用法:取上药,制成小水丸,每次服5~8g,每天3次。30天为1个疗程。

临床应用:破血逐瘀,通经活络。用于治疗血栓性静脉炎有较好的疗效。

(7)治疗柏-查综合征

方名:水蛭逐瘀利水汤。

药物:水蛭(冲服)、土鳖虫、桂枝、泽泻各10g,茯苓、白术各20g,猪苓、车前子各15g。

用法:清水煎2次,混合后分3次服,每日1剂。20天为1个疗程,可连用3个疗程。

临床应用:破血逐瘀,散结利水。用于治疗柏-查综合征,见肝、下腔静脉狭窄或阻塞、肝脾肿大、腹水及下肢水肿等症者有良效。

(8)治疗子宫肌瘤

方名:水蛭肌瘤丸。

药物:水蛭150g,赤芍、瓦楞子、生牡蛎各100g,茯苓、玄参各80g,桂枝、当归、浙贝母、桃仁、莪术各50g,三棱30g。

用法:取上药,制成小水丸,每次服5～8g,每天3次。月经期停服,30天为1个疗程。

临床应用:破血逐瘀,消癥散结。用于治疗子宫肌瘤有一定疗效。

(9)治疗肝硬化

方名:水蛭软肝丸。

药物:水蛭、炙鳖甲、丹参、枸杞子、赤芍、砂仁各100g,西洋参、生地黄各150g,广藿香、建曲各60g,当归、虻虫、麦冬各50g,广木香、三棱、莪术、三七各40g,炙甘草20g,大枣10枚。

用法:取上药,制成小水丸,每次服8～10g,每天3次,30天为1个疗程,可连续用2～3个疗程,每个疗程可间隔5～10天。

临床应用:破血消癥,软肝散结。用于治疗肝硬化,对缩小肝脾、恢复肝功疗效良好。

(10)治疗消化系统肿瘤

方名:水蛭食管癌散。

药物:水蛭100g,海藻50g。

用法:取上药,研成细末,每次服6g,白开水送服,每天2次。

临床应用:破血逐瘀,消癥散结。用于治疗食管癌、贲门癌、直肠癌、胃癌、结肠癌等均有一定的疗效。

(11)治疗下肢静脉栓塞

方名:水蛭地龙散。

药物:炙水蛭100g,地龙25g。

用法:取上药,研成细末,每次服3～5g,每天3次,10天为1个疗程。

临床应用:破血逐瘀,消癥散结。用于治疗下肢静脉栓塞有令人满意的疗效。

(12)治疗淋巴结核

方名:水蛭结核散。

药物:水蛭、全蝎、蜈蚣各50g。

用法:研细末,每次1g,每天3次。

临床应用:通经活血,消癥散结。用于治疗淋巴结核有较好的疗效。

(13)治疗神经性皮炎

方名:水蛭皮炎酊。

药物:水蛭、斑蝥各15g,硫黄30g。

用法:取上药,浸泡在1000ml酒精中,半个月后,取药酊涂擦患处,每天2～3次。

临床应用:祛风活血,解毒止痒。用于治疗神经性皮炎之瘙痒、白屑,疗效良好。

3. 知药理、谈经验

(1)知药理

水蛭具有抗凝血作用,它不仅能防止血栓形成,而且能溶解血栓,有抗血小板聚集、降血脂作用。还能终止妊娠,有保肾,有抗肿瘤作用。

(2)谈经验

孟学曰:水蛭咸苦平,长于入血分,破血逐瘀,功效峻猛,多用于经闭、癥瘕之重证。主逐恶血、瘀血、月闭、破血瘕积聚,无子,利水道。治瘀经闭,癥瘕积聚,跌打损伤,心腹疼痛等症。

水蛭破血逐瘀,散结消瘤,配合大黄、桃仁、虻虫等,治经闭、癥瘕之重症;配合苏木、桃仁等,治跌打损伤、心腹疼痛。

水蛭可以治许多疑难重症,如遗精、阳痿、精液不液化;风心病、冠心病、中风偏瘫;肝脾肿大;静脉曲张、静脉性血管瘤;慢性肾炎、肾功能不全;输卵管不通;前列腺增生;还有抗肿瘤作用,长期应用量不宜大。

四、斑　蝥

【成分】　斑蝥中含斑蝥素,并含有一种

未知物,暂定名为羟基斑蝥素,分子量为212,可能有三种结构。另外,斑蝥还含有油脂及树脂、蚁酸、色素等。

南方大斑蝥除去头、足和翅的虫体含磷、镁、钙,并含有铁、铝、锌、铬、锰、镉、锶和铜元素。全虫及头、足、翅等部分也含有一定量的上述元素和铝元素。

【性味归经】 辛,热;有大毒。归肝、肾、胃经。

【功效】 破血逐瘀,散结消癥,攻毒蚀疮。

【用法用量】 内服:多入丸散研末冲服每次 0.03～0.06g,或入丸散。外用:适量,研末贴敷,或作发泡用,或酒、醋浸涂。

【使用注意】 本品有大毒,内服宜慎,必须严格掌握剂量,体弱者及孕妇忌服。外用对皮肤黏膜有很强的刺激作用,故不宜久用。

1. 单味药治难症

(1)治疗肝癌

药物:斑蝥素片(每片含斑蝥素 1mg)适量。

用法:取上药,每次服 1 片,每天 1 次,待适应后再增加到 2～3 次。同时多饮绿茶解毒。

临床应用:破血逐瘀,散结消癥。用于治疗肝癌有一定疗效。

(2)治疗骨结核

药物:斑蝥 7 只。

用法:取上药,用鸡蛋 1 枚,在鸡蛋顶上挖一小洞,加入斑蝥 7 只,隔水蒸熟,去斑蝥吃蛋,每天 1 枚,连服 30～40 枚,孕妇及肾脏、尿路疾患者忌服。

临床应用:消癥散结,攻毒蚀疮。用于治疗骨结核有一定的疗效。

(3)治疗晚期食管癌

药物:斑蝥 1 只(去头、足、翅、绒毛)。

用法:取上药,用鸡蛋 1 枚,将鸡蛋顶敲一小孔,放进斑蝥,于锅中蒸约半小时,取出斑蝥,分作三块吞服,鸡蛋也可分成小块同

服。对晚期吞咽困难者,可将斑蝥与糯米同炒,以糯米炒黄为准,然后将斑蝥研粉,每天用蜜水调服,每天 1 次,每次 1 只。

临床应用:消癥散结,解毒抗瘤。用于治疗晚期食管癌,坚持服用时间越长,疗效越好。

(4)治疗慢性乙型肝炎

药物:斑蝥素片(每片含斑蝥素 0.5mg)适量。

用法:取上药,每次 2 片,每天 3 次,30 天为 1 个疗程。

临床应用:解毒消癥,散结护肝。用于治疗慢性乙型肝炎有较好的疗效。

(5)治疗胃溃疡

药物:斑蝥素片(每片含斑蝥素 0.25mg)适量。

用法:取上药,每次 1 片,每天 3 次,饭后服,剂量大者易发生不良反应。

临床应用:消癥散结,祛瘀敛疡。用于治疗胃溃疡有显著疗效。

(6)治疗颜面神经麻痹

药物:斑蝥粉 0.2g。

用法:取上药,置于膏药中心处,然后贴在病侧的太阳穴上(歪左贴右,歪右贴左),1 昼夜后局部发疱,刺破后揩干渗液(防止流入眼内及附近的皮肤上),隔 2～3 天再贴直至痊愈。局部发疱有感染时,须待痊愈后再贴。治疗过程中忌饮酒。

临床应用:通经逐瘀,散结牵正。用于治疗颜面神经麻痹,有令人满意的疗效。

(7)治疗急性鼻炎

药物:斑蝥 1 只(去足翅)。

用法:取上药,研为细末后备用。用时,将斑蝥粉用适量水、醋或蜂蜜调成糊状,患者印堂穴擦洗干净后,取 1 小块胶带,于其中心处剪一黄豆大小的孔并贴于该穴,将药粉直接涂于小孔内,外以胶带贴盖,24 小时后去掉,不愈者 1 周后重复使用。局部水疱可涂以红霉素眼膏。

临床应用:祛瘀散结,解毒消炎。用于治疗急性鼻炎、过敏性鼻炎、慢性鼻炎、慢性副鼻窦炎,均有一定疗效。

(8)治疗鼻源性眼痛

药物:斑蝥1只(去头、足、翅)。

用法:取上药,研末备用。用时,取直径1cm的胶带1块,将其中心剪一直径0.5cm的圆孔并贴于印堂穴处,用小刮匙取斑蝥粉如绿豆粒大,置于孔中,外贴胶带。24小时后除去胶带和药物,可见皮肤发红或有水疱,用新洁尔灭或酒精消毒预防感染,2～3日后水疱自然吸收,每隔7日贴治1次,可连用7次。

临床应用:消癥散结,解毒消炎。用于治疗鼻源性眼痛有较好的疗效。

(9)治疗甲沟炎

药物:斑蝥1只(去头、足、翅)。

用法:取上药,研为细末备用。用时,取药粉少许(如米粒大一小撮),均匀撒于患处薄层,然后用黑膏药烘软贴上,8～20小时后见患处有微黄色液体渗出,即可揭取膏药,清除药液,外涂2%龙胆紫溶液。

临床应用:散结消炎,解毒蚀疮。用于治疗甲沟炎有令人满意的疗效。

(10)治疗白癜风

药物:斑蝥10g。

用法:取上药,浸泡于95%乙醇1000ml中,2周后去渣备用。用时,将药液涂于白斑处,每天2～3次,发疱3次为1个疗程,休息2周后进行第2个疗程。

临床应用:破血逐瘀,散结消癥。用于治疗白癜风有一定疗效。

(11)治疗尖锐湿疣

药物:斑蝥(干品)5g。

用法:取上药,浸泡于75%乙醇100ml中,浸泡1周后备用。用时,将药液直接点涂在疣表面,5分钟后重复1次,待其自然干燥脱落。

临床应用:攻毒逐瘀,消癥散结。用于治疗尖锐湿疣、寻常疣等均有显著疗效。

2. 配成方治大病

(1)治疗囊虫病

方名:斑蝥囊虫病方。

药物:斑蝥、红娘子、全蝎各7个,大黄60g,白酒1.5L。

用法:取上药,装入瓷缸内,放入沸水内蒸煮,将酒耗至1L时停火。每次服10ml,每天早、晚饭后服用,1剂为1个疗程,一般服用3～4个疗程。

临床应用:消癥散结,攻毒杀虫。用于治疗囊虫病(皮下结节消失,癫痫停止发作)有令人满意的疗效。

(2)治疗神经性皮炎

方名:斑蝥皮炎酊。

药物:斑蝥3g,3%碘酒100ml。

用法:取上药,浸泡4～10天,去渣备用。用时,患部用1:5000高锰酸钾溶液洗净,涂抹上药液,每日3～4次。

临床应用:消癥活血,消炎散结。用于治疗神经性皮炎有较好的疗效。

(3)治疗慢性支气管炎

方名:斑蝥慢支炎贴。

药物:斑蝥45%、雄黄45%、麝香10%、蜂蜜适量。

用法:取前3味药研为细末,与蜂蜜调成糊状,取米粒大,放于胶带中间贴穴位上,每次贴5～7个穴(双侧定喘、肺俞、风门为主穴,痰多加双侧丰隆,纳呆加双侧足三里,喘重加膻中),每7～14天贴1次,3次为1个疗程,间隔7～14天再贴。

临床应用:逐瘀祛痰,散结止咳。用于治疗慢性支气管炎疗效良好。

(4)治疗斑秃

方名:斑蝥斑秃酊。

药物:斑蝥6个,丁香15g,石炭酸3ml,75%乙醇100ml。

用法:取前3味药,浸泡在乙醇中,6天后涂擦患处,每天2～3次。

临床应用:破血逐瘀,活血生发。用于治疗斑秃有一定疗效。

3. 知药理、谈经验

(1)知药理

斑蝥具有抗癌作用,它能抑制癌细胞蛋白质的合成,从而抑制其生长分化。对原发性肝癌及某些其他癌症有效,且无骨髓抑制作用。有升高白细胞数的效果。还有局部刺激、抗炎、促进雌性激素样作用。

(2)谈经验

孟学曰:斑蝥辛热,长于破血通经,消癥散结,现代用于治多种肿瘤,尤以肝癌为优。主疝瘕、解疔毒、蚀死肌、鼠瘘、恶疮、疽、破石癃、治瘰疬、通利水道等。治经闭、癥瘕、痛疽恶疮、瘰疬、瘘疮、皮肤顽癣、疟疾、面瘫、风湿痹痛等症。

斑蝥破血通经,消癥散结,配合桃仁、大黄等,治血瘀经闭;斑蝥放入鸡蛋内煮食,可以治多种癌症,且以毒攻毒,消痈散结,单用外用,可以治痈疽肿硬不破之症。

斑蝥逐瘀散结,攻毒蚀疮,配合白矾、白砒、青黛等研末外掺,治瘰疬、瘘疮。

五、穿山甲

【成分】 穿山甲含有硬脂酸、胆甾醇等,又含有锌、钠、钛等18种微量元素,水溶液中含有多种氨基酸及无机物等。

【性味归经】 咸,微寒。有毒。归肝、胃、大肠经。

【功效】 活血消癥,通经下乳,消肿排脓,搜风活络。

【用法用量】 内服:煎汤,一般用 3～10g;研末吞服,每次1～1.5g,或入散剂。外用:研末撒或调敷。

【使用注意】 气血不足者、孕妇及痈肿已溃者忌服。

1. 单味药治难症

(1)治疗乳糜尿

药物:穿山甲片适量。

用法:取上药,置瓦片上焙焦干,研成细末,每次服 10～12g,用黄酒冲服,每天 3 次。

临床应用:活血消癥,通淋泄浊。用于治疗乳糜尿,症见小便浑浊如米泔水者有较好的疗效。

(2)治疗结节性动脉周围炎

药物:穿山甲(炮)适量。

用法:取上药,研成细末,每次服 1.5～3g,每天 3 次。

临床应用:活血通经,散瘀通脉。用于治疗结节性动脉周围炎,见局部肿胀疼痛,有散在性大小不等的结节,呈潮红色,坚硬刺痛症者有显著疗效。

(3)治疗卵巢囊肿

药物:穿山甲(炮)适量。

用法:取上药,研成细末装瓶备用。用时,每次服 3～5g,每天 3 次。

临床应用:活血消癥,消肿散结。用于治疗卵巢囊肿有较好的疗效。

(4)治疗前列腺增生症

药物:炙穿山甲片 300g。

用法:取上药,研成细末,用蜂蜜 200g 炼蜜为丸,每丸重 5g,含生药 3g,每次 1 丸,每天 2 次,15 天为 1 个疗程。

临床应用:活血消癥,利尿通淋。用于治疗前列腺增生有一定疗效。

(5)治疗特发性血尿

药物:炙穿山甲适量。

用法:取上药,研成细末,每服 1.5g,每日 3 次。

临床应用:活血化瘀,消肿止血。用于治疗特发性血尿有较好的疗效。

(6)治疗乳汁不通

药物:炙穿山甲适量。

用法:研末,每次 2g,黄酒服,每日 2 次。

临床应用:活血散结,通经下乳。用于治疗乳汁不通,有令人满意的疗效。

(7)治疗慢性溃疡久不收口

药物:炙穿山甲适量。

用法:取上药,研成极细末,用蜂蜜调成糊状,敷于患处,纱布覆盖,每天1次。

临床应用:消肿排脓,生肌敛疮。用于治疗慢性溃疡久不收口有显著疗效。

(8)治疗手术后出血

药物:生穿山甲片适量。

用法:取上药,用植物油炸成黄色,冷却后研成极细末备用。用时,洗净出血处,将药粉撒在出血部位上,加压包扎。

临床应用:消肿解毒,敛伤止血。用于治疗手术后出血有令人满意的疗效。

(9)治疗白癜风

药物:生穿山甲(5分硬币大)1片。

用法:取上药,利用它的自然边缘刮白斑之处,顺经络循行方向,由轻到重刮60次,以发红为度,不能出血。每天2次,1周会消失。

临床应用:消癜散白,活血消斑。用于治疗白癜风疗效良好。

2. 配成方治大病

(1)治疗卵巢肿瘤

方名:穿山甲消癥丸。

药物:炙穿山甲、醋炒三棱、醋炒莪术、醋炒五灵脂、土鳖虫各50g,生地黄80g,赤芍60g,当归、川芎、桃仁各40g,制大黄20g,甘草10g。

用法:取上药,制成小水丸,每次服5~8g,每天3次,15天为1个疗程。

临床应用:活血消癥,通经散结。用于治疗卵巢肿瘤有较好的疗效。

(2)治疗前列腺增生

方名:穿山甲通淋散。

药物:炙穿山甲60g,肉桂40g,知母、黄柏各80g。

用法:取上药,研成细末,每次服5~8g,每天3次。

临床应用:活血消癥,利尿通淋。用于治疗前列腺增生,见尿频、尿急、尿不尽、尿流变细等症者有显著疗效。

(3)治疗输卵管阻塞

方名:穿山甲通输卵管丸。

药物:炙穿山甲、路路通、水蛭、桃仁、莪术、川牛膝、丹参、当归各50g,川芎、红花各40g,三棱30g,肉桂10g。

用法:取上药,制成小水丸,每次服5~8g,每天3次。30天为1个疗程。

临床应用:活血消癥,通结活络。用于治疗输卵管阻塞,见月经不调,经量过少或闭经,婚久不孕等症者有确切的疗效。

(4)治疗早期肝硬化

方名:穿山甲软肝丸。

药物:炙穿山甲、土鳖虫各100g,水蛭、建曲、砂仁、三七各80g,西洋参150g,白术、茯苓各120g,广藿香、莪术各60g,广木香40g。

用法:取上药,制成小水丸,每次服8~10g,每天3次,1个月为1个疗程。

临床应用:活血消癥,软肝散结。用于治疗早期肝硬化有令人满意的疗效。

(5)治疗结核病(淋巴、骨、腹膜)

方名:穿山甲抗结核丸。

药物:炙穿山甲、玄参、黄芩、黄柏、黄连、知母、生牡蛎各100g,僵蚕、浙贝母、禹白附子各60g,全蝎50g,蜈蚣15条。

用法:取上药,制成小水丸,每次服5~8g,每天3次,30天为1个疗程。

临床应用:活血消癥,消肿散结。用于治疗各种淋巴结核、骨结核,以及腹膜结核均有一定的疗效。

(6)治疗脑梗死

方名:穿山甲偏瘫丸。

药物:炙穿山甲、水蛭、赤芍各100g,黄芪200g,桃仁80g,当归、川芎、桂枝、红花各50g,制川乌、制草乌各20g,制马钱子10g。

用法:取上药,制成小水丸,每次服5~8g,每天3次,30天为1个疗程。

临床应用:破血消癥,通经活络。用于脑梗死所致半身不遂、行动困难等症有良效。

(7)治疗肝病血清蛋白比例倒置

方名:穿山甲蛋白倒置丸。

药物:炙穿山甲、醋炒鳖甲、黄芪、人参各150g,白术、茯苓各100g,当归、三七、佛手、鸡内金、砂仁、莪术、大枣各50g,炙甘草20g。

用法:取上药,制成小水丸,每次服8~10g,每天3次。1个月为1个疗程。

临床应用:益气健脾,纠正倒置。用于治疗血清蛋白比例倒置有较好的疗效。

(8)治疗急性乳腺炎

方名:穿山甲油膏。

药物:穿山甲粉25g,桃仁泥20g,薄荷油3g,硫酸镁100g,凡士林100g。

用法:取上药,混合调匀后,制成油膏。用时,取125g,在纱布上摊平,涂直径8cm圆形面积,敷患处,包扎并用胶带固定,每天1次,连敷1周。

临床应用:活血解毒,消肿散结。用于治疗急性乳腺炎有令人满意的疗效。

3. 知药理、谈经验

(1)知药理

穿山甲具有扩张血管、增加血流量、延长凝血时间、降低血液黏度、升高白细胞、抗炎、提高血氧耐受力等作用。

(2)谈经验

孟学曰:穿山甲咸微寒,长于走窜,无微不至,活血散瘀之力甚强,有消瘀通经之效。主宣通脏腑、贯彻经络,透达关窍、下乳汁、消痈肿、排脓血、除痹痛、通窍、杀虫等。治经闭不行、癥瘕积聚,风湿痹痛,中风偏瘫,乳汁不通,痈疽、瘰疬等症。

穿山甲活血通经,消癥散瘀,配合当归、赤芍、桃仁、红花等,治血瘀经闭,少腹坠痛;配合鳖甲、大黄、赤芍、干漆等,治癥瘕痞块,硬痛拒按;通利经络,透达关节,配合独活、防风、当归、蜈蚣、白花蛇等,治湿痹痛,关节不利;配合制川乌、制草乌、黄芪、防风、当归等,治中风偏瘫;配合黄芪、党参、通草、当归等,治产后缺乳。

第十三章

化痰止咳平喘药

第一节　温化寒痰药

一、半　夏

【成分】　块茎含挥发油,少量脂肪,淀粉、烟碱、黏液质、天冬氨酸、谷氨酸、精氨酸、β氨基丁酸等氨基酸、β谷甾醇、胆碱、β谷甾醇-β-D-葡萄糖苷;3,4-二羟基苯甲醛;还含药理作用与毒芹碱及烟碱相似的生物碱,类似原白头翁素刺激皮肤的物质,嫩芽含尿黑酸及其苷。

【性味归经】　辛,温;有毒。归脾、胃、肺经。

【功效】　燥湿化痰,降逆止呕,消痞散结。

【用法用量】　内服:煎汤,3～10g;或入丸、散。外用,研末调敷。

【使用注意】　反乌头;其性温燥,故一切血证,及阴虚燥咳、津伤口渴者忌服;本品有毒,内服切不可用生品。

1. 单味药治难症

(1)治疗眉棱骨痛

药物:生半夏30～60g。

用法:取上药,配鲜生姜30～50g。用沸水泡后频频服用,或用武火(即大火)煎30分钟后频频服用,每天1剂。

临床应用:祛痰息风,燥湿止痛。用于治疗眉棱骨痛,痛如锥刺样等症疗效良好。

(2)治疗慢性咽炎、慢性扁桃体炎

药物:生半夏6g。

用法:取上药,加粮食醋30ml,水300ml,微火煮沸30分钟,去渣,加鸡蛋1枚(打破去壳)搅匀,再煮沸即得。服法:不拘时,少少含咽为佳,使药力持久作用于咽部。

临床应用:祛痰散结,消炎止痛。用于治疗慢性咽炎、慢性扁桃体炎,症见咽部梗阻疼痛,吞咽不利,扁桃体、咽部红肿,舌红苔腻,脉滑数者有显著疗效。

(3)治疗急慢性咽炎(喉痹)

药物:制半夏500g。

用法:取上药,砸碎,将其放入粮食醋2500ml内浸泡24小时,再入锅内煮3～4沸后,捞出半夏,加入粮食醋(按药量的5%),过滤,分装于100ml瓶内备用。每天2～3次,每次10ml,白开水冲服。

临床应用:燥湿化痰,利咽消肿。用于治疗急慢性咽炎,症见咽喉疼痛,咽部充血,肿胀,有痰阻塞感,吞咽不利等症者疗效良好。

(4)治疗失音

药物:制半夏15g。

用法:取上药,加水400ml,煎20分钟,去渣,加苦酒(即米醋)70ml,待半凉时再加鸡蛋清2个搅匀,不拘时徐徐吞咽,每天1剂。

临床应用:化痰散结,利咽开音。用于治

疗失音,表现为声音嘶哑,以至声音全无等症者有显著疗效。

(5)治疗支气管炎

药物:生半夏9～18g。

用法:取上药,打碎,以生姜汁拌渍10分钟,再清水煎1个小时。每隔10～15分钟服1次,徐徐咽下。

临床应用:燥湿化痰,清咽利喉。用于治疗支气管炎、恶阻、痰核、痰厥头痛等症有较好的疗效。

(6)治疗矽肺

药物:姜半夏20g。

用法:取上药,清水煎2次,混合后分2次服,每日1剂。3个月为1个疗程,一般用2～3个疗程。

临床应用:燥湿化痰,消痞止咳。用于治疗矽肺有一定疗效。

(7)治疗甲状腺肿瘤

药物:生半夏10g。

用法:取上药,清水煎1小时,分2次温服。每天1剂,可随证加减,1个月为1个疗程。

临床应用:燥湿化痰,消痞散结。用于治疗甲状腺肿瘤,症见甲状腺肿大硬结,多为单侧,疼痛或隐痛者,有一定疗效。

(8)治疗癌症

药物:掌叶半夏片(每片重0.5g,含生药0.3g)适量。

用法:取上药,每次服2～3片,每天3次。

临床应用:化痰散结,燥湿抗癌。用于治疗各期子宫颈癌,以及食管癌、胃癌、上颌窦癌、舌癌、皮肤癌等,均有不同程度的疗效。

(9)治疗跌打损伤

药物:生半夏30g。

用法:取上药,研为极细末,用陈醋适量调成糊状,敷患处,包扎固定,每天换药1次。

临床应用:化痰散瘀,消肿止痛。用于治疗跌打损伤、闪挫伤筋之表皮未破者有良效。

(10)治疗鸡眼

药物:生半夏适量。

用法:取上药,研为细末。用清洁水洗净患处,消毒后用手术刀削去鸡眼角化组织,呈一凹面,取药末适量纳入,外贴胶带。1周后鸡眼坏死脱落,生出新生肉芽组织,再过数天即可痊愈。

临床应用:燥湿化痰,软坚散结。用于治疗鸡眼有显著疗效。

(11)治疗淋巴结核(瘰疬)已溃者

药物:生半夏适量。

用法:取上药,洗净晒干,研成细末,然后置砂锅内,加适量水煮沸,使成糊状即可。先用无菌生理盐水清洁创面,然后将糊剂涂于无菌纱布上,敷盖患处包扎,每天换药1次,一般2～3次即可痊愈。

临床应用:燥湿化痰,消炎散结。用于治疗淋巴结核已溃者有令人满意疗效。

(12)治疗顽癣

药物:鲜半夏适量。

用法:取上药,剥去外皮,用醋3～4滴,置碗内磨取汁。涂患处,每天3次。完后两手洗净,以免入口中毒。

临床应用:祛风化痰,燥湿止痒。用于治疗顽癣之局部瘙痒,抓破流黄水者有良效。

(13)治疗急性乳腺炎

药物:鲜半夏适量。

用法:取上药,洗净去外皮,削成适当大小的块。塞入患侧或对侧鼻孔内(疗效相似),1～2小时后取去。每天或间隔7～8小时塞1次。连续3次无效,则改用他法治疗。

临床应用:燥湿化痰,消炎止痛。用于治疗急性乳腺炎之局部肿块、疼痛者有良效。

(14)治疗子宫颈糜烂

药物:生半夏适量。

用法:取上药,研成极细末,用棉球蘸药粉紧贴疮面,留线头露阴道外,每天1次。

临床应用:燥湿化痰,抑菌消炎。用于治疗子宫颈糜烂有一定疗效。

（15）治疗重舌木舌、肿大塞口

药物：半夏20g。

用法：取上药，用粮食醋200ml，煎汁冷却后，含漱，每天3～5次。

临床应用：燥湿化痰，消肿散结。用于治疗重舌木舌，肿大塞口者有一定疗效。

2. 配成方治大病

（1）治疗呕吐

方名：半夏止呕吐汤。

药物：法半夏、陈皮、生姜、大枣各10g，白术、茯苓、紫苏叶各15g，党参20g，灶心土30g，甘草3g。

用法：清水煎2次，混合后分3次服，每日1剂。

临床应用：燥湿化痰，和胃止呕，用于治疗呕吐，见胸闷呕恶，呕吐不止，饮食难入等症者有显著疗效。

（2）治疗梅尼埃病（内耳眩晕）

方名：半夏止眩汤。

药物：法半夏30g，天麻20g，泽泻100g，白术、茯苓、钩藤各15g，陈皮、白芷、菊花各10g，甘草3g。

用法：清水煎2次，混合后分3次服，每日1剂。5剂为1个疗程。

临床应用：燥湿化痰，利水止眩。用于治疗梅尼埃病之眩晕有令人满意的疗效。

（3）治疗胃及十二指肠溃疡出血

方名：半夏和胃止血汤。

药物：法半夏、干姜、浙贝母、大枣各10g，黄芩、小蓟、茜草、乌贼骨、阿胶（烊化冲服）各12g，党参20g，黄连8g，甘草3g。

用法：清水煎2次，混合后分3次服，每日1剂。

临床应用：清热燥湿，化痰止血。用于治疗胃及十二指肠溃疡出血有一定疗效。

（4）治疗冠心病

方名：半夏冠心病丸。

药物：清半夏、胆南星、陈皮、竹茹、夜交藤、石菖蒲各50g，龙胆草、西洋参各100g，茯苓80g，黄连60g，瓜蒌仁40g，琥珀30g。

用法：取上药，制成小水丸，每次服5～8g，每天3次。30天为1个疗程。

临床应用：燥湿化痰，益气养心。用于治疗冠心病伴心房纤颤者有确切的疗效。

（5）治疗病毒性心肌炎

方名：半夏利水养心丸。

药物：清半夏、桂枝、大枣、干姜、车前子各50g，白术、茯苓、泽泻各100g，猪苓40g，炙甘草20g。

用法：取上药，制成小水丸，每次服5～8g，每天3次。

临床应用：燥湿化痰，利水养心。用于治疗病毒性心肌炎证属水气凌心，症见头晕目眩，心悸气短，小便短少者有显著疗效。

（6）治疗失眠

方名：半夏利水安神丸。

药物：清半夏、酸枣仁、茯苓、茯神、生龙骨、生牡蛎各80g，陈皮、胆南星、黄连、柏子仁、远志、石菖蒲各50g。

用法：取上药，制成小水丸，每次服5～8g，每天3次，1个月为1个疗程。

临床应用：燥湿化痰，利水安神。用于治疗失眠症，见失眠多梦，烦躁易惊，呕恶胸闷，口苦目眩等症者疗效颇佳。

（7）治疗血管神经性头痛

方名：半夏头痛丸。

药物：半夏、川芎、延胡索、僵蚕、当归、白芷各50g，赤芍、葛根各80g，菊花40g，蜈蚣10条。

用法：取上药，制成小水丸，每次服8～10g，15天为1个疗程。

临床应用：燥湿化痰，祛风止痛。用于治疗血管神经性头痛，见头痛经久不愈，痛如锥刺，痛有定处，易怒难眠等症者有良好效果。

（8）治疗食管炎

方名：半夏食管炎煎。

药物：清半夏、山楂、栀子各15g，全瓜蒌30g，茯苓20g，黄连、陈皮、淡豆豉各10g，甘草 5g,生姜 3 片。

用法:清水煎 2 次,混合后分 3 次服,每日 1 剂。10 剂为 1 个疗程。

临床应用:燥湿化痰,清热降火。用于治疗食管炎,症见胸骨后隐痛,吞咽不顺畅,泛吐清水,口干便结者有显著疗效。

(9)治疗慢性咽炎(梅核气)

方名:半夏慢咽汤。

药物:姜半夏、厚朴、桔梗、陈皮、郁金、射干各 10g,苦参、生地黄、麦冬、白芍、瓜蒌仁各 5g,炙甘草 5g。

用法:清水煎 2 次,混合后分 3 次服,每日 1 剂。

临床应用:燥湿化痰,清咽利喉。用于治疗慢性咽炎,症见咽中作梗,如有炙脔,吞之不下,咯之不出,胸中窒闷者疗效良好。

(10)治疗百日咳

方名:半夏百日咳饮。

药物:姜半夏、竹茹、百部、川贝母、杏仁、桔梗、前胡各 10g,天冬、麦冬、瓜蒌仁各 15g,鸡苦胆(冲服)1 个。

用法:清水煎 2 次,混合后分 3 次服,每日 1 剂。5 剂为 1 个疗程。

临床应用:燥湿化痰,润肺止咳。用于治疗百日咳,症见痉挛性咳嗽,咳后有回吼声,痰多而黏,呕吐后阵咳暂停者有较好疗效。

(11)治疗面肌痉挛

方名:半夏面肌痉挛汤。

药物:生半夏、禹白附子、天麻、钩藤各 15g,薏苡仁 50g,白芍 20g,僵蚕、菊花、全蝎、当归各 10g,蜈蚣 3 条。

用法:清水煎 2 次,混合后分 3 次服,每日 1 剂。也可用 3 倍量,制成小水丸,每次服 8～10g,每天 3 次。1 个月为 1 个疗程。

临床应用:燥湿化痰,祛风止痉。用于治疗面肌痉挛有显著疗效。

(12)治疗眶上神经痛

方名:半夏眉棱骨痛丸。

药物:清半夏、白芷、葛根各 100g,川芎、当归、羌活、防风、藁本、蔓荆子各 50g,菊花 40g,甘草、桑叶各 20g。

用法:取上药,制成小水丸,每次服 8～10g,每天 3 次。

临床应用:燥湿化痰,祛风止痛。用于治疗眶上神经痛(眉棱骨处),见头痛昏蒙,胸膈满闷,呕恶痰涎,肢体困重等症者疗效良好。

(13)治疗食道癌

方名:半夏食道癌汤。

药物:生半夏、生南星(均先煎 2 小时)、茯苓、党参、生薏苡仁各 15g,黄芪 20g,竹茹、陈皮、白术、山药、三棱、莪术、白扁豆各 10g,甘草 5g,大枣 3 枚。

用法:清水煎 2 次,混合后分 3 次服,每日 1 剂。15 剂为 1 个疗程。

临床应用:燥湿化痰,祛痰散结。用于治疗食管癌有一定疗效。

(14)治疗急慢性胃肠炎

方名:半夏苦辛通降汤。

药物:清半夏、枳壳、广藿香、黄芩各 15g,葛根、党参各 20g,黄连、干姜、大枣各 10g,炙甘草 5g。

用法:清水煎 2 次,混合后分 3 次服,每日 1 剂。

临床应用:燥湿化痰,苦辛通降。用于治疗急慢性胃肠炎,见上腹部痞满不痛,干呕或呕吐肠鸣下利不止等症者有较好的疗效。

3. 知药理、谈经验

(1)知药理

半夏镇咳祛痰、缓解咽痛、镇吐催吐、抗肿瘤,能抑制矽肺的进展,还有抗早孕、抑制心率、降血压、降低眼内压等作用。

(2)谈经验

孟学曰:半夏辛温,长于燥湿化痰,消痞散结,为治寒痰、湿痰之要药。主伤寒寒热,心下坚,下气,咽喉肿痛,头眩胸胀,咳逆肠鸣,止汗等。治痰多咳嗽,风痰眩晕,呕吐反胃,胸脘痞闷,痰热结胸,瘰疬瘿瘤,痈疽肿毒,不寐、便秘等症。

433

半夏辛温而燥,燥湿化痰,配合茯苓、陈皮、生姜、甘草等,治痰阻肺,咳嗽痰多、呕恶眩晕;配合天麻、白术、蔓荆子等,治风痰眩晕,痰厥头痛;辛开散结,化痰消痞,配合黄连、干姜、人参等,治脾胃虚弱,心下痞满;燥湿和胃,配合茯苓、陈皮、枳实、竹茹等,治胆热犯胃,虚烦不眠。

二、天 南 星

【成分】 天南星属植物块茎大都含有三萜皂苷、D-甘露醇、安息香酸、淀粉等。天南星和异叶天南星含氨基酸、β谷甾醇及钙、磷、铝、锌等多种无机元素。

【性味归经】 苦、辛,温;有毒。归肺、肝脾经。

【功效】 燥湿化痰,祛风止痉,散结消肿。

【用法用量】 内服:煎汤,用制天南星,3~10g;或入丸、散。外用:生南星适量,研末以醋或酒调敷患处。

【使用注意】 本品性燥走散而有毒,易伤阴液,故阴虚燥咳、热极生风者及孕妇忌用。

1. 单味药治难症

(1)治疗子宫颈癌

药物:生天南星适量。外用:栓剂,每片含生药50g;棒剂,每根含生药10g;针剂,每支2ml。

用法:生天南星煎汤代茶,剂量由每天15g逐渐增加到45g,不拘时饮用,可连续使用。另:栓剂覆盖在宫颈癌病灶上;棒剂塞入宫颈管内;针剂每天或隔天注入宫颈及宫旁组织,每次4ml。

临床应用:燥湿化痰,祛瘀散结。用于治疗Ⅱ~Ⅲ期子宫颈癌有不同程度的疗效。

(2)治疗面神经麻痹

药物:鲜天南星适量。

用法:取上药,用适量醋磨取汁。于睡前涂搽患侧,覆盖纱布,次晨去之,每晚1次。

临床应用:燥湿化痰,祛风止痉。用于治疗面神经麻痹之口眼㖞斜有一定疗效。

(3)治疗流行性腮腺炎

药物:生天南星适量。

用法:取上药,研成细粉,加入食醋中,5天后外搽患处,每天3~4次。

临床应用:散结消肿,消炎止痛。用于治疗流行性腮腺炎,症见腮部肿胀疼痛,可伴有发热者,用药当天即可退热,3~4天可愈。

(4)治疗神经性皮炎

药物:天南星适量。

用法:取上药,研成细粉,加白酒调成糊状。涂搽患处,每天1~2次。

临床应用:燥湿化痰,祛风止痒。用于治疗神经性皮炎之局部瘙痒难忍有显著的疗效。

(5)治疗毒蛇咬伤

药物:生鲜或干天南星约5g。

用法:取上药,磨粮食醋(10ml)成汁。涂搽患处及周围,涂搽范围越大效果越佳,每天2~3次,直至肿胀全部消失为止。

临床应用:燥湿化痰,解毒消肿。用于治疗毒蛇咬伤有确切的疗效。

(6)治疗热毒疮疡

药物:生天南星1枚。

用法:取上药,用粗糙土碗内倒入适量陈醋,磨成浓汁,现用现磨,用新毛笔或药棉棒蘸搽患处,随干随搽,以愈为度。未溃已溃均可使用,但勿使药汁渗入疮口。

临床应用:解毒消肿,托毒排脓。用于治疗热毒疮疡,见疮疡红肿高大,疼痛剧烈,皮肤光亮等症者有一定疗效。

(7)治疗发际疮(痈)

药物:生天南星1枚。

用法:取上药,倒入粗土碗内用适量食醋磨成浓汁,不拘时涂搽患处。

临床应用:燥湿化痰,解毒散结。用于治疗发际疮之红肿热痛效果良好。

(8)治疗小儿流涎

药物:天南星 30g。

用法:取上药,研末调醋敷足心,男左女右。

临床应用:燥湿化痰,利水止涎。用于治疗小儿流涎有较好的疗效。

2. 配成方治大病

(1)治疗子宫颈癌

方名:天南星抗宫颈癌丸。

药物:生天南星、生半夏、重楼、茯苓、瓜蒌仁各 60g,黄药子、山慈姑、龙葵草、石打穿、陈皮、水蛭各 50g,壁虎 40g,蜈蚣 15 条,败酱草、蒲公英各 100g,甘草 15g。

用法:取上药。制成小水丸,每次服 5～8g,每天 3 次。1 个月为 1 个疗程。

临床应用:燥湿化痰,祛瘀散结。用于治疗子宫颈癌手术后遗症有一定疗效。

(2)治疗高脂血症

方名:天南星降血脂丸。

药物:制天南星、决明子、山楂、丹参、三七、天麻各 80g,白术、泽泻各 100g,川芎、法半夏、陈皮各 50g,茯苓 120g。

用法:取上药,制成小水丸,每次服 5～8g,每天 3 次。30 天为 1 个疗程。

临床应用:燥湿化痰,祛瘀降脂。用于治疗高脂血症之眩晕、心悸、胸闷等症有良效。

(3)治疗颈淋巴结核

方名:天南星抗淋巴结核丸。

药物:生天南星、制乳香、制没药、白芥子、山慈姑、全蝎、炙穿山甲各 50g,瓦楞子 60g,浙贝母 80g,玄参、生牡蛎、夏枯草、蒲公英、败酱草各 100g,甘草 15g。

用法:取上药,制成小水丸,每次服 5～8g,每天 3 次。1 个月为 1 个疗程。

临床应用:燥湿化痰,软坚散结。用于治疗颈淋巴结核未溃或已溃者均有一定疗效。

(4)治疗冠心病心绞痛

方名:天南星冠心病丸。

药物:生天南星、生半夏、丹参各 80g,檀香、砂仁、桃仁、红花、三棱、建曲各 50g,山楂、莪术、广藿香各 60g,广木香 30g。

用法:取上药,制成小水丸,每次服 5～8g,每天 3 次。30 天为 1 个疗程。

临床应用:燥湿化痰,祛瘀通络。用于治疗冠心病心绞痛有显著疗效。

(5)治疗中风偏瘫

方名:天南星偏瘫丸。

药物:胆南星、赤芍、茯苓各 80g,钩藤、秦艽、白芷、僵蚕、郁金各 60g,当归、川芎、石菖蒲、桃仁、红花、法半夏、陈皮各 50g,大黄 20g,天麻、黄芪各 100g。

用法:取上药,制成小水丸,每次服 5～8g,每天 3 次。1 个月为 1 个疗程。

临床应用:祛风化痰,化瘀治瘫。用于治疗中风偏瘫、半身不遂有较好的疗效。

(6)治疗癫痫症

方名:天南星痫症丸。

药物:胆南星、茯苓、丹参各 80g,葛根、天麻各 100g,郁金 60g,地龙、陈皮、法半夏、香附、禹白附子各 50g,白矾 40g,广木香 30g。

用法:取上药,制成小水丸,每次服 5～8g,每天 3 次。30 天为 1 个疗程。

临床应用:燥湿化痰,祛风止痫。用于治疗癫痫症有一定疗效。

(7)治疗慢性头风痛

方名:天南星头风痛丸。

药物:胆南星、羌活、独活、川芎、白芷、防风、全蝎各 50g,辽细辛 40g,天麻 100g,蜈蚣 10 条,甘草 10g。

用法:取上药,制成小水丸,每次服 5～8g,每天 3 次。15 天为 1 个疗程。

临床应用:祛风化痰,燥湿止痛。用于治疗慢性头风痛,见头痛经久不愈、痛如锥刺,胸膈满闷,呕恶痰涎等症者有较好的疗效。

(8)治疗三叉神经痛

方名:天南星面痛丸。

药物:胆南星、赤芍各 80g,熟附片、延胡索、三七、白芷、僵蚕各 60g,制川乌、当归、川芎、菊花各 50g,广木香 30g。

用法:取上药,制成小水丸,每次服 5～8g,每天 3 次。痛时服,痛止停服。

临床应用:燥湿化痰,祛风止痛。用于治疗三叉神经痛,症见头晕目眩,面抽剧痛,痛如刀割,遇寒热或触碰即引发疼痛者有良效。

(9)治疗面神经麻痹

方名:天南星牵正丸。

药物:胆南星、僵蚕、赤芍各 80g,天麻 100g,禹白附子 60g,羌活、全蝎、防风、钩藤各 50g,蜈蚣 15 条。

用法:取上药,制成小水丸,每次服 5～8g,每天 3 次。15 天为 1 个疗程。

临床应用:燥湿化痰,祛风牵正。用于治疗面神经麻痹,症见口眼㖞斜,面无表情,口角流涎、不能示齿,语言謇涩者疗效良好。

(10)治疗痛风

方名:天南星痛风丸。

药物:制天南星、威灵仙、薏苡仁各 80g,苍术、鸡血藤各 60g,防风、防己、桃仁、红花、全蝎、桂枝、雷公藤各 50g,麻黄 40g。

用法:取上药,制成小水丸,每次服 5～8g,每天 3 次。1 个月为 1 个疗程。

临床应用:祛风除湿,活血通络。用于治疗痛风,症见肘膝以下关节红肿热痛,数天至数周可自然缓解者有良效。

(11)治疗肩关节周围炎

方名:天南星肩周炎丸

药物:制天南星 60g,羌活、苍术、姜黄、法半夏、地龙、白芷、制乳香、制没药、防风各 50g,制川乌、制草乌、辽细辛、红花、干姜各 40g。

用法:取上药,制成小水丸,每次服 5～8g,每天 3 次。10 天为 1 个疗程。

临床应用:祛风燥湿,通络止痛。用于治疗肩关节周围炎有一定的疗效。

(12)治疗精液液化不良

方名:天南星精液液化丸。

药物:胆南星、茯苓各 80g,全瓜蒌、知母各 60g,竹茹、枳实、浙贝母、法半夏、陈皮、昆布、紫菀各 50g,太子参 100g。

用法:取上药,制成小水丸,每次服 8～10g,每天 3 次。15 天为 1 个疗程。

临床应用:燥湿化痰,散结液化。用于治疗精液液化不良,症见婚久不育,精液黏冻不液化,湿痰较盛,胸闷呕恶等证疗效良好。

(13)治疗跌打损伤

方名:天南星伤药油膏。

药物:生南星、续断、紫荆皮、生川乌、白芷、泽兰、赤芍、三七各 50g,当归、乳香、没药、栀子各 40g。

用法:取上药,研成细末,加凡士林 250g,蜂蜜 600g,调匀成膏,装瓶备用。用时,将药膏涂于伤处,上盖牛皮纸,包扎固定,3～4 天换药 1 次。

临床应用:祛风燥湿,活血止痛。用于治疗跌打损伤有显著疗效。

(14)治疗带状疱疹

方名:天南星疱疹油膏。

药物:生南星、半边莲、白芷各 15g,生半夏、黄连、大黄、雄黄、栀子各 10g,冰片 5g。

用法:取上药,研成细末,用白酒调成糊状,破溃者用香油调之,涂搽患处。

临床应用:燥湿化痰,泻火解毒。用于治疗带状疱疹有较好的疗效。

3. 知药理、谈经验

(1)知药理

天南星具有抗肿瘤、抗惊厥、镇静、镇痛的作用。天南星煎剂有轻微的恶心反应,能引起支气管分泌物增加,从而表现显著的祛痰作用。

(2)谈经验

孟学曰:天南星苦辛温,长于燥湿化痰,祛痰之力较强,湿痰、寒痰、顽痰多用。主中风,除痰,麻痹,下气,破坚积,消痈肿,利胸膈,散血堕胎。治痰湿壅滞,顽痰咳嗽,风痰眩晕,中风痰壅,口眼㖞斜,半身不遂,破伤风,痈疽疮疖,痰核肿痛,毒蛇咬伤等症。

天南星燥湿化痰,祛风止咳,配合茯苓、陈皮、半夏、枳实等,治湿痰壅肺,喘咳胸闷;祛风止痉,专走经络,配合天麻、半夏、川乌、白附子、防风等,治半身不遂、口眼㖞斜;化痰软坚,消痈散结,配合雄黄、麝香等,外敷治痈疽疮疖,牙龈溃烂,毒蛇咬伤等;近年局部用药治肿瘤有一定效果。

三、白 附 子

【成分】　白附子为独角莲的块茎,含黏液质、草酸钙、蔗糖皂苷、β-谷甾醇、肌醇及生物碱成分。

【性味归经】　辛、甘,温;有毒。归胃、肝经。

【功效】　燥湿化痰,祛风止痉,解毒散结。

【用法用量】　内服:煎汤,用制白附子,3～6g。外用:生品适量,捣烂熬膏或研末以酒调敷患处。

【使用注意】　本品辛温燥烈有毒,阴虚燥热动风之疾者及孕妇忌用。生品一般不作内服。

1. 单味药治难症

(1)治疗跌打扭伤青紫肿痛

药物:鲜白附子全草适量。

用法:取上药,用白酒一起捣烂,贴敷伤处,1天换1次。

临床应用:燥湿化痰,祛风止痛。用于治疗跌打扭伤青紫肿痛有较好的疗效。

(2)治疗淋巴结核

药物:鲜白附子(独角莲)全草适量。

用法:取20g,清水煎服,每日1剂,5天1疗程。取50g,捣烂,稍加鸡蛋白调匀,贴敷患处,胶带固定,每天换1次。

临床应用:燥湿化痰,解毒散结。用于治疗淋巴结核有一定疗效。

(3)治疗毒蛇咬伤

药物:鲜白附子全草适量。

用法:取上药,捣绒,加清水调匀,贴敷伤处,用绷带固定。

临床应用:燥湿化痰,解毒消肿。用于治疗毒蛇咬伤疗效良好。

2. 配成方治大病

(1)治疗面神经麻痹

方名:白附子牵正丸。

药物:制白附子、全蝎、钩藤、防风、白芷、菊花各80g,蜈蚣15条,僵蚕、白芍、天麻各100g。

用法:取上药,制成小水丸,每次服5～8g,每天3次。1个月为1个疗程。

临床应用:燥湿化痰,祛风牵正。用于治疗面神经麻痹,症见口眼㖞斜,面无表情,口角流涎,不能闭眼皱眉者有确切的疗效。

(2)治疗三叉神经痛

方名:白附子面痛丸。

药物:制白附子、僵蚕各60g,天麻、葛根各80g,全蝎、川芎、羌活、防风、白芷、赤芍各50g,制川乌、制草乌各30g。

用法:取上药,制成小水丸,每次服5～8g,痛定连续服用,痛止停止。

临床应用:燥湿化痰,祛风止痛。用于治疗三叉神经痛有一定疗效。

(3)治疗癫痫病

方名:白附子痫症丸。

药物:生白附子、生半夏、生天南星、生黑大豆各50g,生川乌、干姜各30g,茯苓80g,陈皮、郁金、白矾各40g,地龙60g。

用法:取上药,制成小水丸,每次服2～4g,每天1次,临睡服,半年为1个疗程,可连续服3～4个疗程,中间可休息10天。

临床应用:燥湿化痰,祛风止痫。用于治疗癫痫病之大小发作均有一定疗效。

(4)治疗脑血管性痴呆

方名:白附子痴呆丸。

药物:制白附子、茯苓各100g,天麻150g,赤芍80g,法半夏、陈皮、郁金、石菖蒲、红花、远志、川芎、当归各 50g。

用法：取上药，制成小水丸，每次服 5～8g，每天 3 次。1 个月为 1 个疗程。

临床应用：祛痰利湿，醒脑开窍。用于治疗脑血管性痴呆，见记忆力、认知力、判断力明显减退，生活懒散等症者有较好的疗效。

（5）治疗卒中后遗症

方名：白附子偏瘫丸。

药物：制白附子、茯苓、水蛭、赤芍各80g，天麻、黄芪各 150g，全蝎、法半夏、陈皮、桃仁、红花、胆南星、僵蚕各 50g，蜈蚣 15 条。

用法：取上药，制成小水丸，每次服 5～8g，每天 3 次。1 个月为 1 个疗程。

临床应用：燥湿化痰，祛瘀治瘫。用于治疗卒中后遗症之半身不遂有显著疗效。

（6）治疗斜视（外展神经麻痹）

方名：白附子斜视丸。

药物：制白附子、白芍、葛根各 60g，天麻100g，僵蚕、全蝎、钩藤、菊花各 50g，当归40g，蜈蚣 10 条。

用法：取上药，制成小水丸，每次服 6～8g，儿童减半，每天 3 次，15 天为 1 个疗程。

临床应用：燥湿化痰，祛风矫正。用于治疗斜视（外展神经麻痹），症见眼睛黑珠双侧或一侧不正，视力轻度异常者有令人满意疗效。

（7）治疗跌打损伤

方名：白附子损伤散。

药物：制白附子 250g，天麻 100g，白芷、防风、羌活、胆南星、当归、川芎、骨碎补各50g，三七 80g。

用法：取上药，研成极细末，装瓶备用。内服：每次 1～3g，黄酒或白开水送服，每天1～3 次，孕妇忌服。外用：药末适量用白酒调成糊状，贴敷患处，每天 1 换。

临床应用：燥湿活血，祛瘀疗伤。用于治疗跌打损伤、软组织伤、骨折等，均有良效。

（8）治疗外科感染

方名：白附子消炎胶囊。

药物：制白附子、黄芩、连翘、败酱草各80g，三七、胆南星、防风、白芷、黄柏、黄连各 50g。

用法：取上药，制成胶囊，每粒重 0.5g；每次服 4～6 粒，每天 3 次。

临床应用：燥湿化痰，解毒消炎。用于治疗外科感染，同时配合外敷有较好的疗效。

（9）治疗白癜风

方名：白附子祛白驳散。

药物：生白附子、白芷、白及各 30g，雄黄20g，密陀僧 50g。

用法：取上药，研成极细末，用切平黄瓜尾部蘸药末用力擦患处，以能忍受为度，每天2～3 次，用 3 天后可休息 1～2 天，再进行下一次，直至痊愈为止。

临床应用：燥湿化痰，解毒祛驳。用于治疗白癜风有较好的疗效。

（10）治疗黄褐斑、花斑癣、汗斑

方名：白附子祛斑膏。

药物：生白附子、白及、白芷各 30g，白丁香、白蔹、浙贝母各 25g，杏仁、密陀僧各 20g。

用法：取上药，研成极细末，装瓶备用。每次用少许药末搅入鸡蛋清或白蜜内调成稀膏，睡前先用温水洗面，再涂药膏，晨起洗净。

临床应用：燥湿化痰，祛风祛斑。用于治疗黄褐斑、花斑癣、汗斑均有一定疗效。

3. 知药理、谈经验

（1）知药理

白附子具有镇静、抗惊厥和安定的作用，制白附子比生白附子的镇静作用强。另有抗破伤风毒素作用，还能抑制结核杆菌生长，与链霉素作用相似，用于治疗颈淋巴结核。

（2）谈经验

孟学曰：白附子辛甘温，长于燥湿化痰，祛风止痉，为治风痰之要药。主镇痉止痛，中风失音，心痛血痹，喉痹肿痛，瘰疬瘿瘤等，治中风痰壅，口眼㖞斜，破伤风，风痰眩晕，偏正头痛，痈疽肿毒，毒蛇咬伤等证。

白附子辛温燥烈，化痰止痉，配合半夏、

天南星、川乌等,治中风痰壅、口眼㖞斜、半身不遂;配合僵蚕、全蝎等,治面瘫。

白附子辛温升散,祛风止痛,配合天麻、天南星、僵蚕等,治风痰上犯,眩晕头痛;配合麻黄、川乌、全蝎等,治偏正头痛。

白附子解毒散结,配合生天南星、生川乌、生草乌等,外用治痈疽肿毒,毒蛇咬伤。

四、白芥子

【成分】 白芥子主要成分为芥子苷,并含芥子酶、芥子酸、芥子碱、脂肪油、蛋白质及黏液质等。白芥子苷经芥子酶水解,产生异硫氰酸对羟基苄酯、酸性硫酸芥子碱及葡萄糖,酸性硫酸芥子碱经碱性水解可生成芥子酸和胆碱。

【性味归经】 辛,温。微毒。归肺、胃经。

【功效】 温肺化痰,利气散结,通络止痛。

【用法用量】 内服:煎汤,3～10g;或入丸、散。外用:适量,研末调敷。

【使用注意】 本品辛温走散,耗气伤阴,久咳肺虚及阴虚火旺者忌用;本品对皮肤黏膜有刺激性,易发疱,故有消化道溃疡、出血及皮肤过敏者忌用。此外,用量不宜过大,过量易致腹泻。

1. 单味药治难症

(1)治疗肺结核(早期空洞)

药物:白芥子适量。

用法:取上药,研成细末,加粮食醋调成糊状,制成直径 3～4cm 的膏药。依次轮流贴于对称穴位上:结核穴(大椎旁 1 寸半)、风门穴(第 2 胸椎棘突下,旁开 1.5 寸)、肺俞穴(第 3 胸椎棘突下,旁开 1.5 寸)、肾俞穴(第 10 腰椎棘突下,旁开 1.5 寸)。每隔 4～5 天贴 1 次,每次 1 穴。不宜久贴,局部有烧灼感时即取下膏药,继之局部可出现小水疱。应配合口服药治疗。

临床应用:通达经络,抗痨止咳。用于治疗肺结核空洞有一定疗效。

(2)治疗肺部感染

药物:白芥子(未炒)100g。

用法:取上药,分作 3 份,每份用时加适量白酒捣烂。用单层纱布包好贴于肺俞穴(第 3 胸椎棘突下,旁开 1.5 寸),上面覆盖敷料,然后用绷带固定。每天晚间睡时敷 1 次,每次敷药时间不应超过 2 个小时,一般以 1～1.5 小时为佳,以免局部皮肤起疱。连续用药 3 天,即咳停痰止。

临床应用:降气化痰,止咳平喘。用于治疗肺部感染,见咳嗽、吐痰、发热等症者有较好的疗效。

(3)治疗小儿支气管肺炎和支气管炎

药物:白芥子 30g。

用法:取上药,捣烂如泥状,摊在纱布上,稍加温。先在患儿背部抹一层凡士林后再行敷药,每天 1 次,一般每次敷 5～15 分钟,以背部稍红为度。

临床应用:祛痰消炎、温肺止咳。用于治疗小儿支气管肺炎和支气管炎疗效良好。

(4)治疗淋巴结核

药物:白芥子适量。

用法:取上药,和葱头共捣烂成泥膏状。涂于无菌纱布上,贴敷于患处,然后用胶带固定,4～5 小时后再将涂药纱布取下,隔 1 天再贴敷 1 次。

临床应用:软坚散结,消肿止痛。用于治疗淋巴结核有令人满意的疗效。

(5)治疗急慢性支气管炎及哮喘

药物:白芥子 150g。

用法:取上药,研成细末,分 3 次用,每次加 100g 白面,用水调匀,做成饼。每晚睡觉前贴敷肺俞穴(第 3 胸椎棘突下,旁开 1.5 寸)、风门穴(第 2 胸椎棘突下,旁开 1.5 寸),晨起去掉,一连用 2～3 次即可。

临床应用:通达经络,止咳平喘。用于治疗急慢性支气管及哮喘有确切的疗效。

(6)治疗面神经麻痹

药物:白芥子适量。

用法:取上药,研成细末,以温水调成糊状,均匀涂于患侧面部(向左歪贴右,向右歪贴左),以透明玻璃纸覆盖,加盖无菌敷料,胶带固定,24小时后取下,隔日1换。

临床应用:祛风通络,化痰止痉。用于治疗面神经麻痹,见患侧额纹及鼻唇沟消失,眼不能闭合,面肌松弛等症者有令人满意的疗效。

(7)治疗风湿性关节炎

药物:白芥子适量。

用法:取上药,研成细末,用粮食醋调成糊状,摊于布上,贴敷患处,皮肤有烧灼感时除去。

临床应用:利湿化痰,通络止痛。用于治疗风湿性关节炎有显著疗效。

(8)治疗肢体麻木

药物:白芥子适量。

用法:取上药,与葱头、生姜各适量,共捣成泥状。贴敷患处,皮肤有烧灼感时除去。

临床应用:温阳利湿,祛风通络。用于治疗肢体麻木有较好的疗效。

(9)治疗滑液囊肿

药物:白芥子适量。

用法:取上药,研成细末,与葱头、鲜姜汁调成软膏,敷于囊肿上,待起水疱,轻轻除去,用纱布包好,等皮肤角化自然脱落而愈。

临床应用:活血通络,消肿散结。用于治疗滑液囊肿有一定疗效。

(10)治疗桡骨茎突部狭窄性腱鞘炎

药物:白芥子适量。

用法:取上药,研成细末,加少许白砂糖,用温水调成糊状,贮瓶备用。用时,取1块胶带,中心剪一圆孔,贴在疼痛处阿是穴,然后取适量药糊放在圆孔内,上盖敷料,外用胶带固定。贴敷3~5个小时有烧灼感时去掉,一般再过3个多小时,局部就会起疱,待其自然结痂脱落。未愈者,7~10天后再行治疗。

临床应用:温寒祛湿,通络止痛。用于治疗桡骨茎突部狭窄性腱鞘炎有较好疗效。

(11)治疗急性肠梗阻

药物:白芥子适量。

用法:取上药,研成细末,用冷开水调成糊状,贴敷肚脐中及腹部压痛点,待皮肤有烧灼感时取下。

临床应用:温寒散结,通络止痛。用于治疗急性肠梗阻,大小便不通者有一定疗效。

(12)治疗产后尿潴留

药物:白芥子10g。

用法:取上药,研成细末,用30℃的温水调成糊状,摊在纱布上,贴敷在小腹膀胱胀满部位,上盖1条毛巾,再加上热水袋加热,贴时间10~15分钟。小便自利后,再服益气活血利尿的中药以巩固疗效。

临床应用:温阳化气,通利小便。用于治疗产后尿潴留有显著疗效。

(13)治疗肿毒初起

药物:白芥子适量。

用法:取上药,研成细末,用粮食醋调成稀糊状,涂搽患处。每天3~5次。

临床应用:化痰散结,解毒消炎。用于治疗各种肿毒初起,有较好的疗效。

(14)治疗风湿涎痰,结成痞块

药物:白芥子适量。

用法:外用:取适量研为细末,粮食醋调成糊状,贴敷患处。内服:取适量加建曲制成小水丸,每次服3g,每天3次。

临床应用:温阳化痰,消肿散结。用于治疗风湿涎痰,结成痞块,肿胀疼痛者有良效。

2. 配成方治大病

(1)治疗肋软骨炎

方名:白芥子肋痛丸。

药物:白芥子、丹参各60g,柴胡、赤芍各80g,枳实、黄芩、薤白、桂枝、全瓜蒌各50g,制川乌、制草乌、降香各30g。

用法:取上药,制成小水丸,每次服5~8g,每天3次。

临床应用:化痰散结,祛风止痛。用于治疗肋软骨炎之肋骨疼痛有明显的疗效。

(2)治疗类风湿关节炎

方名:白芥子类风湿丸。

药物:白芥子、水蛭各60g,熟地黄、炙龟甲各100g,羌活、独活、防风、土鳖虫、鹿角、白花蛇、全蝎各50g,蜈蚣20条,制川乌、制草乌各30g。

用法:取上药,制成小水丸,每次服5~8g,每天3次,1个月为1个疗程。

临床应用:化痰利湿,活血祛风。用于治疗类风湿关节炎有一定疗效。

(3)治疗肩臂疼痛

方名:白芥子肩痛散。

药物:白芥子80g,姜黄、制没药、伸筋草各50g,制马钱子、广木香、当归各30g,桂心20g,甘草10g。

用法:取上药,制成小水丸,每次服3~5g,每天3次。10天为1个疗程。

临床应用:化痰散结,祛风止痛。用于治疗肩臂疼痛,症见肩关节及肩臂部旋转疼痛、不能平举、后伸者有较好的疗效。

(4)治疗百日咳

方名:白芥子百日咳糖浆。

药物:白芥子20g,苦参、蜜炙枇杷叶、桑白皮各15g,麻黄(捣绒去粉)8g,川贝母10g。

用法:取上药,清水煎1小时,得药汁300ml,再浓缩至150ml后,加入适量白砂糖,制成糖浆,每次服10~20ml,每天3次。

临床应用:化痰散结,清肺止咳。用于治疗百日咳有一定的疗效。

(5)治疗急性腰及关节扭伤

方名:白芥子伤痛散。

药物:白芥子(炒黄)100g,参三七80g。

用法:取上药,研成细末,贮瓶备用。用时,内服:每次3~5g,用黄酒送服(不会饮酒也可用白开水送服),每天2~3次。外用:伤痛较重者,可用适量药粉调白开水(可加少许白酒)成糊状贴敷伤处,产生烧灼感时取下。

临床应用:化痰散结,活血止痛。用于治疗急性腰及关节扭伤有令人满意的疗效。

(6)治疗哮喘

方名:白芥子哮喘贴膏。

药物:白芥子、辽细辛各20g,延胡索、甘遂、仙茅各15g,麻黄8g。

用法:取上药,研成细末,用生姜汁调成膏,摊在油光纸上,分别贴在穴位上(大椎、风门、肺俞、膏肓),胶带固定,痛时取下。

临床应用:温肺化痰、止咳平喘。用于治疗哮喘病有一定疗效。

(7)治疗胃脘痛

方名:白芥子胃痛贴膏。

药物:白芥子、辽细辛各30g,白芷20g,甘遂、延胡索各10g。

用法:取上药,研成细末,用生姜汁调成糊状,分6次摊在油光纸上,每次用1块贴在胃脘疼痛处,每次贴2~3小时,每周贴1次。

临床应用:温胃散寒,化痰止痛。用于治疗胃脘痛有较好的疗效。

(8)治疗变态反应性鼻炎

方名:白芥子鼻炎贴膏。

药物:白芥子、延胡索、白芷、甘遂、辽细辛各20g,制川乌、制草乌、桂心各10g。

用法:取上药,研成细末,用生姜汁调成糊状备用。用时,取适量药膏摊在纱布块上,表面撒一层肉桂粉,贴敷穴位:大椎、双肺俞、双膏肓、双肾俞、膻中,胶带固定4小时。

临床应用:温肺散寒,祛风消炎。用于治疗变态反应性鼻炎有一定疗效。

3.知药理、谈经验

(1)知药理

白芥子能刺激皮肤,扩张皮肤毛细血管,常作为发赤剂或皮肤黏膜刺激药。对多种皮肤真菌有不同程度的抑制作用,同时对消化、心血管系统有一定的影响。

(2)谈经验

孟学曰:白芥子辛温,长于辛温走散,温肺散寒,利气豁痰,温中开胃,尤善逐寒痰停饮。主温肺利气豁痰,除皮里膜外之痰,消痰癖疟痞,散痛消肿辟恶等。治寒痰喘咳,胸胁胀痛,痰湿阻滞,肢体麻木,关节疼痛,阴疽肿痛等症。

白芥子温肺化痰,除寒逐饮,配合苏子、莱菔子等,治寒痰咳嗽,痰多清稀,配合干姜、肉桂、苍术等,治咳嗽痰喘,畏寒肢冷;配合甘遂、大戟等,治饮停胸胁,胸满胁痛,利气豁痰,散结消肿,配合木鳖子、没药、桂心等,治肩臂疼痛;配合肉桂、鹿角胶、麻黄、熟地黄等,治阴疽流注。

五、皂 荚

【成分】 皂荚果含三萜皂苷,其中可分得一种皂苷元为阔叶合欢萜酸的皂苷及皂角甙,其苷元为合欢酸。此外,尚含鞣质、聚糖、树胶、蜡醇、廿九烷、豆甾醇、谷甾醇等。

【性味归经】 辛、咸,温;有小毒。归肺、大肠经。

【功效】 祛痰开窍,散结消肿,除湿杀虫。

【用法用量】 多研末服,每次 1~1.5g;亦可煎服,每次 1.5~5g。外用适量,研末吹鼻取嚏或研末调敷患处。

【使用注意】 内服剂量不宜过大,大则引起呕吐,腹泻;本品辛散走窜之性极强,非顽痰证实体壮者不宜轻投;孕妇、气虚阴亏及有出血倾向者忌用。

本品有大皂荚与猪牙皂之分,所治稍有不同,治风痰,猪牙皂最胜,治湿痰大皂荚力优,一般习惯于用猪牙皂。

1. 单味药治难症

(1)治疗哮喘

药物:大皂荚(皂角)90g。

用法:取上药,研成细末。用大枣 500g,蒸熟去皮核,捣烂如泥,入药末和匀,搓成小丸子如绿豆大小,焙干,每日 3 次,每次 3g,温开水送服。1 周后哮喘渐平、咳嗽、咳痰均

减,一般用药 3 个月诸症皆平。

临床应用:除湿消炎,祛痰定喘。用于治疗哮喘有显著疗效。

(2)治疗小儿急慢性腹泻

药物:皂荚适量。

用法:取上药,刷净泥灰,切断,放入铁锅内,先武火后文火煅存性,煅后放在干净地上除其火毒,防止炭化,研成极细末,装瓶备用。1—2 岁每天 1g,3 岁以上每天 2g,用糖拌匀吞服。

临床应用:利湿和胃,消炎止泻。用于治疗小儿急慢性腹泻,见大便不成形,日泻数次,不欲饮食等症者有令人满意的疗效。

(3)治疗小儿厌食症

药物:皂角适量。

用法:取上药,洗净切断,放锅中先武火后文火煅存性,剥开荚口,以内无生心为度,研细末装瓶备用。每次 1g,每天 2 次,用糖拌匀吞服。

临床应用:醒脾开胃、增进食欲。用于治疗小儿厌食症,见食欲低下,脘腹胀满,食少饮多,食少便多等症者有较好的疗效。

(4)治疗骨结核

药物:皂角刺 120g(新鲜者为佳)。

用法:取上药,用 3 斤以上老母鸡 1 只,将鸡去毛及内脏,洗净,再将皂角刺戳满鸡身,放锅内文火煨烂,去皂角刺。食肉喝汤,2~3 天吃 1 只鸡,连服 5~7 只为个 1 个疗程,一般 1 个疗程即能治愈或改善症状。

临床应用:补养气血,消肿排脓。用于治疗骨结核,中医称之为骨痨或流痰,表现为局部有瘘管,流豆腐渣稀脓液,色白、腥秽,形体消瘦,面色无华,精神萎靡等症状,疗效良好。

(5)治疗淋巴结核

药物:皂角子 100 个。

用法:取上药,加红糖 6g,陈醋 500ml,放入砂锅内浸泡 7 天后,将砂锅上火熬干,皂角子微黄时研为细粉,分为 20 包,每天 1 次,每次 1 包,煎汤冲服。

临床应用:除湿消肿,软坚散结。用于治疗淋巴结核之淋巴结肿大疗效良好。

(6)治疗蛔虫性肠梗阻

药物:皂荚3～10g。

用法:取上药,研成极细末,和蜂蜜适量混合,加开水调匀,频频口服(呕吐也坚持服),于1～2小时服完。同时配合西药镇痛、输液治疗。排气便通后,应驱虫治疗。

临床应用:除湿杀虫,通下散结。用于治疗蛔虫性肠梗阻有一定的疗效。

(7)治疗大骨节病

药物:大皂荚适量。

用法:取上药,去皮、子丝,研成极细末,炼蜜为丸。每次3～6g,儿童减量为0.5～3g。每天3次。

临床应用:消肿散结,除湿止痛。用于治疗大骨结病有较好的疗效。

(8)治疗面神经炎

药物:大皂角6g。

用法:取上药,去皮、子。研成细末,入铜锅用微火炒至焦黄色,再入粮食醋30ml,收成膏。把药膏平摊于敷料上,歪左贴右,歪右贴左,用胶带固定,每天1次,2天后改为隔天1次,至病愈。

临床应用:祛风除湿,通络牵正。用于治疗面神经炎有显著疗效。

(9)治疗骨质增生

药物:皂荚适量。

用法:取上药,浸泡于白酒中1周后可用。用时,取皂荚剪碎,捣烂如泥状,与面粉混合均匀,摊于纱布上,敷于患处,3天更换1次。

临床应用:祛痰除湿,散结止痛。用于治疗骨质增生疗效卓著。

(10)治疗急性乳腺炎

药物:皂荚适量。

用法:取上药,研成极细末备用。用时,取少许药粉,用75%酒精或白酒浸湿,用1层纱布包成圆形小药包塞到患侧鼻孔内,12小时后取出。如为双侧乳腺炎,可以交替塞

闻,病人感到鼻孔内有轻微刺辣感,鼻涕增多,无其他不良反应。

临床应用:祛痰通乳,消肿散结。用于治疗急性乳腺炎有显著疗效。

(11)治疗扁桃腺炎

药物:皂荚10个。

用法:取上药,研末调醋敷颈与下颌部。

临床应用:化痰散结,消肿止痛。用于治疗扁桃腺炎有一定疗效。

(12)治疗齿龈萎缩、牙齿松动

药物:皂荚2枚。

用法:用上药与盐15g同烧赤研末揩齿。

临床应用:祛痰除湿,坚固牙齿。用于治疗齿龈萎缩,牙齿松动有确切的疗效。

2. 配成方治大病

(1)治疗支气管哮喘

方名:皂荚止咳平喘丸。

药物:皂荚、知母、川贝母、姜半夏、陈皮、胆南星、桑白皮各50g,麦冬、五味子各40g,茯苓80g,辽细辛、干姜各30g。

用法:取上药,制成小水丸,每次服5～8g,每天3次。

临床应用:利湿止咳,祛痰平喘。用于治疗支气管哮喘有较好的疗效。

(2)治疗中风偏瘫

方名:皂荚偏瘫丸。

药物:皂荚、防风、桂心、全蝎、当归各50g,赤芍、葛根各80g,羌活、独活、熟附片、水蛭、秦艽各60g,川芎40g。

用法:取上药,制成小水丸,每次服3～5g,每天3次。1个月为1个疗程。

临床应用:祛痰开窍,利湿治瘫。用于治疗中风偏瘫,症见半身不遂,肢软不用,或口眼㖞斜,或便秘尿失禁者有显著疗效。

(3)治疗银屑病

方名:皂荚牛皮癣丸。

药物:皂荚60g,苦参、白土茯苓、连翘、金银花各80g,地肤子、白蒺藜、牛蒡子、全蝎、羌活、白花蛇、防风、当归各50g。

用法:取上药,制成小水丸,每次服 5～8g,每天 3 次。30 天为 1 个疗程。

临床应用:解毒利湿,祛风止痒。用于治疗银屑病,见丘斑疹,剥脱鳞屑,呈多层银白色,自觉瘙痒,冬重夏轻等症者疗效良好。

(4)治疗老年性便秘

方名:皂荚润肠丸。

药物:皂荚 80g,桃仁、火麻仁、枳壳、瓜蒌仁各 60g,当归、羌活、肉苁蓉、紫菀各 50g,大黄 20g。

用法:取上药,制成小水丸,每次服 3～5g,便秘时,每天服 2～3 次,严重便秘可加大用量,便通后隔 1～2 天服 1 次。

临床应用:祛痰开闭,润肠通便。用于治疗老年性便秘有令人满意的疗效。

(5)治疗肺结核

方名:皂荚抗结核丸。

药物:皂荚粉 500g,米粉 500g。

用法:米粉蒸熟,加入皂荚粉、蜂蜜,制成小丸,每次服 1～3g,每天 2～3 次。

临床应用:祛痰散结,抗痨消炎。用于治疗肺结核效果良好。

(6)治疗亚急性盆腔炎

方名:皂角刺解毒消炎汤。

药物:皂角刺、败酱草各 50g,大枣 10 枚。

用法:清水煎 2 次,混合分 3 次服,每日 1 剂。5 剂为 1 个疗程。

临床应用:解毒化痰,利湿消炎。用于治疗亚急性盆腔炎有显著疗效。

(7)治疗足跟痛

方名:皂荚骨刺汤。

药物:皂荚、威灵仙各 50g。

用法:清水煎 1 小时,敷患处连用 1 周。

临床应用:活血通络,养血止痛。用于治疗足跟痛疗效显著。

3. 知药理、谈经验

(1)知药理

皂荚具有祛痰作用,对大肠埃希菌、宋内痢疾杆菌、变形菌、伤寒杆菌、副伤寒杆菌、铜绿假单胞菌、霍乱弧菌等革兰阴性肠内致病菌有抑制效果,对皮肤真菌、阴道滴虫也有抑制作用。

(2)谈经验

孟学曰:皂荚辛咸温,辛而性窜,入鼻则嚏,入喉则吐,长于通窍开闭,搜罗痰涎,洗涤瘀浊。主开口噤,通喉痹,吐老痰,消恶疮,豁痰涎,散风邪,暴病气实者等。治中风口噤,喉痹痰阻,顽痰阻塞,胸闷咳喘,痈疽疮肿,大便燥结等症。

皂荚有强烈的祛痰之力,配合细辛、薄荷、雄黄等,研末吹鼻取嚏,治中风痰厥、昏迷不醒、牙关紧闭。

皂荚通利气道,软化结痰,配合半夏、明矾等,治顽痰阻塞,咳逆上气、痰稠难略。

皂荚辛通大肠之闭结,配合枳壳、麻仁、杏仁等,治大便燥结不通。

六、桔 梗

【成分】 桔梗的根主要含桔梗皂苷,已知其成分有远志酸、桔梗皂苷元及葡萄糖,又含菠菜留醇、α-菠菜甾醇、-β-D-葡萄糖苷、白桦脂醇,并含菊糖、桔梗聚糖。最新研究显示从桔梗中可得到 3 个三萜烯类物质:桔梗酸 A、桔梗酸 B 及桔梗酸 C。

【性味归经】 苦、辛,平。无毒。归肺、胃经。

【功效】 开宣肺气,祛痰利咽,排脓消痈。

【用法用量】 内服:煎汤,3～10g;或入丸、散。

【使用注意】 本品药性升散,凡气机上逆,呕吐眩晕,或阴虚久咳没有咳血倾向者均不宜用;本品用量过大易致恶心呕吐。

1. 单味药治难症

(1)治疗咽喉炎

药物:桔梗 60g。

用法:取上药,清水煎2次,混合后分2次服,每天1剂。一般服1~2剂即可见效。

临床应用:开宣肺气,清咽利喉。用于治疗咽喉炎之急性或慢性效果均满意。

(2)治疗急性腰扭伤

药物:桔梗30g。

用法:取上药,研成细末,分为2份。每天黄酒冲服1份,重症者每天服2份,服后卧床休息,使局部微出汗。

临床应用:理气活血,祛痰止痛。用于治疗急性腰扭伤有令人满意的疗效。

(3)治疗慢性细菌性痢疾

药物:桔梗30g。

用法:取上药,清水煎2次,混合后分3次服,每天1剂。

临床应用:开宣肺气,渗湿止痢。用于治疗慢性细菌性痢疾有较好的疗效。

(4)治疗咳嗽痰多气喘

药物:桔梗50g。

用法:取上药,研成细末,用童子小便适量煎煮,取汁200ml,分2次温服。

临床应用:开宣肺气,祛痰平喘。用于治疗咳嗽痰多气喘有一定疗效。

(5)治疗渗出性胸膜炎

药物:桔梗60g。

用法:取上药,清水煎2次,混合后分2次服,每天1剂。

临床应用:开宣肺气,祛痰利水。用于治疗渗出性胸膜炎,症见咳嗽痰多,气息喘急,胸胁疼痛等证有明显的疗效。

(6)降血糖、降血脂

药物:桔梗10~30g。

用法:取上药,清水煎1小时,分2~3次服。每天1剂,10天为1个疗程。也可用小剂量冲开水代茶饮,15天为1个疗程。

临床应用:开宣肺气、利水渗湿。用于治疗高血糖、高血脂均有一定疗效。

2. 配成方治大病

(1)治疗肺炎

方名:桔梗清肺饮。

药物:桔梗、黄芩、知母、桑白皮各15g,金银花、连翘、鱼腥草、薏苡仁各20g,浙贝母10g,甘草3g。

用法:清水煎2次,混合后分3次服,每日1剂。

临床应用:宣肺清热,解毒祛痰。用于治疗肺炎,见发热、气促、咳嗽等症者有良效。

(2)治疗肺脓疡(肺痈)

方名:桔梗肺痈汤。

药物:桔梗、黄芩各15g,忍冬藤、薏苡仁、冬瓜仁、鱼腥草、白茅根各20g,浙贝母、桃仁各10g,甘草5g。

用法:清水煎2次,混合后分3次服,每日1剂。10剂为1个疗程。

临床应用:清热消炎,解毒排脓。用于治疗肺脓疡,症见恶寒发热,咳嗽气急、痰脓腥臭,口干鼻燥者有较好的疗效。

(3)治疗湿痰咳嗽

方名:桔梗利湿祛痰汤。

药物:桔梗、浙贝母各15g,茯苓20g,陈皮、姜半夏、紫菀、款冬花、杏仁、白前、百部、胆南星、荆芥各10g。

用法:清水煎2次,混合后分3次服,每日1剂。

临床应用:利湿宣肺,化痰止咳。用于治疗湿痰咳嗽,见胸闷纳呆,咳喘气促,痰多呕恶,舌苔厚腻等症者有较好的疗效。

(4)治疗寒痰咳嗽

方名:桔梗温肺化痰汤。

药物:桔梗、浙贝母、紫苏子、葶苈子各15g,蝉蜕、干姜、杏仁、辽细辛、百部、前胡、大枣各10g,甘草3g,五味子5g。

用法:清水煎2次,混合后分3次服,每日1剂。5剂为1个疗程。

临床应用:温肺化痰,降气止咳。用于治疗寒痰咳嗽,症见胸闷气促,咳嗽痰多,自觉喉间有痰阻挡,产生痰鸣者疗效良好。

(5)治疗无痰干咳

方名:桔梗干咳方。

药物:桔梗、麦冬、天冬、玉竹、石斛、百部各15g,北沙参、生地黄各20g,川贝母、杏仁、蝉蜕、款冬花、桑叶、枇杷叶各10g,梨皮、冰糖各适量。

用法:清水煎2次,混合后分3次服,每日1剂。

临床应用:养阴生津,润肺止咳。用于治疗肺燥无痰干咳,经久不愈者有令人满意疗效。

(6)治疗急性扁桃体炎

方名:桔梗喉痛煎。

药物:桔梗、麦冬、板蓝根各15g,生地黄、玄参、蒲公英、连翘各20g,蝉蜕、射干、薄荷各10g,甘草5g。

用法:清水煎2次,混合后分3次服,每日1剂。

临床应用:开宣肺气,清咽利喉。用于治疗急性扁桃体炎,见发热恶寒,咳嗽汗出,咽喉疼痛,吞咽不适等症者有一定疗效。

(7)治疗声带小结

方名:桔梗开音煎。

药物:桔梗、煨诃子、麦冬、玄参、生地黄各15g,蝉蜕、木蝴蝶、莪术、法半夏、桃仁、红花各10g,甘草5g。

用法:清水煎2次,混合后分3次服,每日1剂。

临床应用:开宣肺气,清咽散结。用于治疗声带小结,症见说话音调改变,有轻微嘶哑,呈间歇性,重者持续声嘶者疗效较好。

(8)治疗肺结核咳嗽

方名:桔梗抗痨止咳汤。

药物:桔梗、知母、百部、白及、百合、柴胡、鳖甲(炙)各15g,川贝母、款冬花、紫菀、西洋参、白前各10g。

用法:清水煎2次,混合后分3次服,每日1剂。10剂为1个疗程。

临床应用:开宣肺气,抗痨止咳。用于治疗肺结核咳嗽,见咳嗽痰少,心悸失眠,倦怠乏力,喘息气短等症者有一定疗效。

3. 知药理、谈经验

(1)知药理

桔梗具有祛痰镇咳功能,还有镇静、镇痛、解热、抗炎、增加免疫力、降压、扩张血管、抗肿瘤、抑制胃酸分泌、抗溃疡、降血糖、降低胆固醇、抗水肿和利尿等作用。

(2)谈经验

孟学曰:桔梗苦辛平,长于开宣肺气,祛痰宽胸,且性平不燥,故咳嗽痰多,无论外感内伤,属寒属热,皆可应用。主宣通肺气,开肺窍,使肺气下降,祛痰排脓,利咽、升提等。治咳嗽痰多,胸闷不畅,咽痛音哑,肺痈胸痛,咳吐脓痰,胸中气陷,下痢后重等症。

桔梗宣肺宽胸,祛痰止咳,配合桑叶、菊花、杏仁、连翘等治风热咳嗽之证;配合茯苓、陈皮、半夏、枳壳等,治湿痰咳嗽。

桔梗清热利咽,宣散外邪,配合牛蒡子、薄荷、玄参、麦冬、射干等,治肺热咽痛;宣肺排脓,配合金银花、连翘、红藤、薏苡仁、瓜蒌仁等,治肺痈咳吐脓痰。

第二节 清化热痰药

一、瓜蒌(栝楼)

【成分】 瓜蒌的果实含三萜皂苷、有机酸、树脂、糖类和色素,所含蛋白质与其块根"天花粉"中所含蛋白质不同,无中期妊娠引产作用。从果肉中分到丝氨酸蛋白酶A,B,去除果皮的部分含17种游离氨基酸和11种无机元素。

【性味归经】 甘、微苦,寒。无毒。归肺、胃、大肠经。

【功效】 清热化痰,宽胸散结,润肠

通便。

【用法用量】 内服：煎汤，10～15g，捣汁或入丸、散。外用：捣敷。

【使用注意】 本品甘寒而滑，脾虚便溏及湿痰、寒痰者忌用；畏干姜、牛膝、干漆；反乌头。

1. 单味药治难症

（1）治疗急性肝炎

药物：青瓜蒌1个。

用法：取上药，焙干研成细末，每次6g，每天3次。1个月为1个疗程。

临床应用：清热利湿，和胃护肝。用于治疗急性肝炎疗效良好。

（2）治疗冠心病心绞痛

药物：全瓜蒌适量。

用法：取上药，焙干研成细末，每次10g，每天3次，冲服。

临床应用：宽胸散结，通瘀止痛。用于治疗冠心病心绞痛，症见胸前区憋闷疼痛，遇劳累或情绪变化时发作或加重者有显著疗效。

（3）治疗吐血

药物：全瓜蒌1个（较大端正者）。

用法：取上药，焙焦存性，研成细末，每次服10g，每天3次，米汤调下。

临床应用：清热化痰，润肺止血。用于治疗吐血有一定疗效。

（4）治疗乳腺炎

药物：全瓜蒌1个（黄色老大者）。

用法：取上药，捣为粗末，用白酒适量煎煮（煎煮后已无酒味），分2～3次温服，每天1剂。

临床应用：清热化痰，消肿散结。用于治疗乳腺之红肿热痛有显著疗效。

（5）治疗咳嗽

药物：瓜蒌壳1个。

用法：取上药，焙焦为末，用梨1只挖洞，装入药末，用面粉包裹烧熟，分2次服。

临床应用：清热化痰，润肺止咳。用于治疗各种咳嗽均有较好的疗效。

（6）治疗妊娠小便不通

药物：全瓜蒌100g（较陈者）。

用法：取上药，捣碎，清水煎30分钟，待温后坐浴20分钟，冬季注意保暖，一般坐浴1次即可自行排尿。

临床应用：宣通肺气，通利小便。用于治疗妊娠小便不通者疗效显著。

2. 配成方治大病

（1）治疗冠心病心绞痛

方名：瓜蒌心痛丸。

药物：全瓜蒌、丹参、桂枝、三七、薤白各50g，法半夏、砂仁、莪术各40g，降香、檀香、香附、延胡索各30g。

用法：取上药，制成小水丸，每次服5～8g，每天3次。

临床应用：宽胸散结，理气止痛。用于治疗冠心病心绞痛，见胸部刺痛痹闷，固定不移，痛引肩背，气短喘促等症者有显著疗效。

（2）治疗乳腺纤维瘤及小叶增生

方名：瓜蒌消乳癖丸。

药物：全瓜蒌25个，全蝎160g。

用法：取全瓜蒌开孔，分别装入全蝎，放瓦上焙存性，研成细末，每次3～5g，每天3次，温开水送服，连服1个月为1个疗程。可用2～3个疗程。

临床应用：宽胸散结，化痰消癖。用于治疗乳腺纤维瘤及小叶增生有令人满意的疗效。

（3）治疗支气管哮喘

方名：瓜蒌止咳平喘汤。

药物：全瓜蒌20g，紫苏子、葶苈子、熟地黄、茯苓各15g，姜半夏、当归、陈皮、大枣各10g，五味子、辽细辛各5g。

用法：清水煎2次，混合后分3次服，每日1剂。

临床应用：清热化痰，止咳平喘。用于治疗支气管哮喘，见咳喘哮鸣，痰多黏稠，胸闷呕恶，食少乏力等症者有较好的疗效。

（4）治疗肺痿咳血不止

方名:瓜蒌镇咳止血汤。

药物:全瓜蒌 20g,黄芩、桑白皮、侧柏叶各 15g,杏仁、桔梗、百部、茜草、紫菀、款冬花、浙贝母各 10g。

用法:清水煎 2 次,混合后分 3 次服,每日 1 剂。5 剂为 1 个疗程。

临床应用:清热化痰,镇咳止血。用于治疗肺痿咳血不止,症见咳吐浊唾涎沫,气急喘促,口干咽燥,痰中带血不止者疗效良好。

(5)治疗急性肝炎

方名:瓜蒌退黄汤。

药物:全瓜蒌、茵陈、金钱草各 15g,栀子、黄柏、秦艽、板蓝根、建曲、山楂各 10g,甘草 5g。

用法:清水煎 2 次,混合后分 3 次服,每日 1 剂。

临床应用:清热解毒,利湿退黄。用于治疗急性肝炎,见身目俱黄,身热烦渴,腹胀呕恶,便秘,尿黄少等症者有显著疗效。

(6)治疗胸胁挫伤

方名:瓜蒌伤痛煎。

药物:全瓜蒌 20g,枳壳 15g,降香、郁金、延胡索、桔梗、川芎、三七、当归、栀子、香豉各 10g,甘草 3g。

用法:清水煎 2 次,混合后分 3 次服,每日 1 剂。

临床应用:理气宽胸,化瘀止痛。用于治疗胸胁挫伤,症见胁肋疼痛,固定不移,拒按,入夜尤甚,胁下或有痞块者疗效良好。

(7)治疗肺炎

方名:瓜蒌清肺饮。

药物:全瓜蒌、薏苡仁、芦根各 20g,知母、黄芩、虎杖、冬瓜子各 15g,生石膏 50g,麻黄、杏仁各 10g,甘草 5g。

用法:清水煎 2 次,混合后分 3 次服,每日 1 剂。

临床应用:清热化痰,宣肺平喘。用于治疗肺炎,见发热恶寒,头身疼痛,面赤烦渴,咳嗽气急,汗出尿黄等症者有较好的疗效。

(8)治疗阑尾炎

方名:瓜蒌肠痈汤。

药物:全瓜蒌 20g,川楝子、延胡索、当归、桃仁、败酱草各 15g,蒲黄、五灵脂各 10g,枳壳、郁金各 6g,甘草 3g。

用法:清水煎 2 次,混合后分 3 次服,每日 1 剂。

临床应用:理气清热,消痈散结。用于治疗阑尾炎(肠痈),症见开始为上腹痛,渐移至右下腹,疼痛拒按,右足喜屈者有良效。

3. 知药理、谈经验

(1)知药理

瓜蒌具有扩张冠脉、抗心肌缺血、改善微循环、抑制血小板聚集、耐缺氧、抗心律失常等作用。有祛痰、致泻、抗菌、抗肿瘤的功能,还有一定的抗衰老作用。

(2)谈经验

孟学曰:瓜蒌甘微苦寒,长于涤荡胸中之郁热,清上焦之火,消除肺经之痰结,导痰浊下行,结胸胸痹,非此不治。主降上焦之火,使痰气下降,润燥开结,荡热涤痰,开胸间及胃口痰热等。治肺热咳嗽,痰浊黄稠,胸痹结胸,乳痈肺痈,肠痛肿痛,肠燥便秘等症。

瓜蒌清热化痰,润肺下气,配合黄芩、枳实、胆南星等,治咳嗽胸闷、痰黄黏稠;配合桔梗、贝母、天花粉、枳实等,治燥热伤肺,咽干咽痛;涤痰导滞,利气宽胸,配合薤白、半夏、白酒等,治心痛彻背刺痛;配合黄连、半夏等,治痰热互结之胃结胸证;配合连翘、牛蒡子、青皮等,治乳痈红肿。

二、贝 母

【成分】 贝母的主要成分为生物碱类。川贝母主要含川贝碱、青贝碱、白炉贝碱、炉贝碱、松贝碱甲和松贝母碱乙、西贝母碱、岷贝碱甲、岷贝碱乙。浙贝母的鳞茎主要含有浙贝母碱、去氢浙贝母碱。

【性味归经】 川贝母、伊贝母、平贝母:

苦、甘，微寒，无毒；浙贝母：苦，寒，无毒。归肺、心经。

【功效】　川贝母、伊贝母、平贝母，清热润肺，化痰止咳；浙贝母，清热化痰，开郁散结。

【用法用量】　内服：煎汤，3～10g；川贝母、平贝母研粉冲服，每次 1～2g；或入丸、散。外用：研末撒或调敷。

【使用注意】　本品性质寒润，善化热痰、燥痰，如属寒痰、湿痰则不宜使用；反乌头、乌喙。

1. 单味药治难症

(1)治疗肺阴虚咳嗽

药物：川贝母 3g。

用法：取上药，研成细末。用冰糖 6g，梨 1 只，将川贝粉、冰糖置于去核梨中，文火炖服。每天 1～2 剂。

临床应用：清热润肺，化痰止咳。用于治疗肺阴虚咳嗽，症见咳嗽声低，口干，或伴有低热者有一定疗效。

(2)治疗孕妇咳嗽

药物：川贝母适量。

用法：取上药，去心，用麸皮炒令黄，去麸皮，将贝母研成细末，每次 1～2g，每天 3 次。可加少许白砂糖送服。

临床应用：清热化痰，润肺止咳。用于治疗孕妇咳嗽有令人满意的疗效。

(3)治疗百日咳

药物：川贝母 3g。

用法：取上药，研成细粉。取 1 枚鸡蛋，敲一孔如一分硬币大，再将川贝粉掺入蛋内，外用湿纸封闭，放饭上蒸熟。每次吃 1 个，每天早晚各吃 1 次。

临床应用：清热润肺，化痰止咳。用于治疗百日咳疗效显著。

(4)治疗吐血衄血

药物：川贝母 40g。

用法：取上药，炒令黄，研成细末，每次 3～5g，米汤送服，每天 3 次。

临床应用：清热化痰，润肺止血。用于治疗吐血、衄血有显著疗效。

(5)治疗抑郁症

药物：川贝母适量。

用法：取上药，去心，姜汁焙炒，研成细末，每次服 3～5g，每天 3 次。

临床应用：清热化痰，开窍安神。用于治疗抑郁症之胸膈不宽、神志不宁疗效良好。

(6)治疗婴幼儿消化不良

药物：川贝母适量。

用法：取上药，焙焦，研成极细末装瓶备用。用时，每日按每千克体重 0.1g，分 3 次服用。

临床应用：消食化积，止泻止痛。用于治疗婴幼儿消化不良，症见腹泻、腹痛、患儿哭闹不安者有较好的疗效。

(7)治疗肺痿肺痈

药物：浙贝母适量。

用法：取上药，研成细末，用蜂蜜炼熬后，入药末和匀，搓为蜜丸，每丸重 10g，每次 1 丸，每天 3 次。10 天为 1 个疗程。

临床应用：清热化痰，解毒散结。用于治疗肺痿肺痈，见咳吐浊唾黏涎，气急喘促，口干咽燥，形体消瘦等症者有一定的疗效。

(8)治疗乳痈初起

药物：浙贝母适量。

用法：取上药，焙焦，研成细末，每次 3～5g，温酒调服，不善饮酒者，可用白开水送服，每天 3 次。

临床应用：清热化痰，消痈散结。用于治疗乳痈(乳腺炎)初起，症见乳房硬结疼痛，渐至红肿热痛者有显著疗效。

2. 配成方治大病

(1)治疗感冒咳嗽

方名：川贝感冒止咳汤。

药物：川贝母(研末冲服)、麻黄、杏仁、桔梗、紫菀、款冬花、前胡、百部各 10g，霜桑叶 15g，甘草 3g。

用法：清水煎 2 次，混合后分 3 次服，每日1剂。

临床应用:解表祛风,化痰止咳。用于治疗感冒咳嗽,见发热恶寒,身疼腰痛,骨节疼痛,咳嗽气促,痰多呕恶等症者疗效良好。

(2)治疗肺炎咳嗽

方名:川贝清肺饮。

药物:川贝母(研末冲服)、杏仁、桔梗、桑叶、菊花各10g,黄芩、知母、玄参各15g,连翘20g,生石膏50g,甘草3g。

用法:清水煎2次,混合后分3次服,每日1剂。

临床应用:清热解毒,宣肺止咳。用于治疗肺炎之发热头痛,气促咳嗽有显著疗效。

(3)治疗慢性咽炎咳嗽

方名:川贝清咽止咳膏。

药物:川贝母、杏仁、桔梗、霜桑叶、枇杷叶、板蓝根、麦冬、紫菀、款冬花、荆芥、白前、陈皮各30g,甘草10g。

用法:取上药,清水煎2次,将2次药汁混合后浓缩至1000g,再加入适量白砂糖,熬成药膏备用。用时,每次取20g,冲开水调服,每天3次。

临床应用:清热利咽,润肺止咳。用于治疗慢性咽炎咳嗽有较好的疗效。

(4)治疗百日咳

方名:川贝顿咳方。

药物:川贝母、葶苈子、白前、马兜铃、百部、白及、杏仁、桔梗各5g,桑白皮、枇杷叶各15g,甘草2g。

用法:清水煎2次,混合后分3次服,每日1剂。

临床应用:清热润肺,化痰止咳。用于治疗百日咳有一定疗效。

(5)治疗前列腺增生

方名:贝母通淋汤。

药物:贝母、滑石各20g,苦参25g,党参30g,瞿麦、萹蓄各15g,知母、黄柏、石韦各10g,甘草5g。

用法:清水煎2次,混合后分3次服,每

日1剂。

临床应用:清热渗湿,利尿通淋。用于治疗前列腺增生,见夜尿增多,尿流变细,尿频、尿急,尿不尽,尿量少等症者疗效良好。

(6)治疗胃及十二指肠球部溃疡

方名:贝母胃溃疡散。

药物:浙贝母50g,白芍、黄芪各80g,蒲公英60g,海螵蛸、白及、白芷、佛手、建曲、陈皮、制乳香、制没药各30g,三七20g,甘草10g。

用法:取上药,制成细末,每次3~5g,白开水送服,每天3次,30天为1个疗程。

临床应用:化痰理气,和胃止痛。用于治疗胃及十二指肠球部溃疡有一定疗效。

(7)治疗淋巴结核

方名:贝母瘰疬丸。

药物:浙贝母、生牡蛎、夏枯草、蒲公英、败酱草各100g,玄参、黄芩、黄柏、黄连、建曲各80g,甘草20g。

用法:取上药,制成小水丸,每次服5~8g,每天3次。1个月为1个疗程。

临床应用:清热解毒,化痰散结。用于治疗淋巴结核,见淋巴结肿大坚硬,初起结块如豆,久则微觉疼痛,推之不移等症者有良效。

(8)治疗痈毒肿痛

方名:贝母解毒汤。

药物:浙贝母、玄参、生地黄各15g,金银花、连翘、蒲公英、败酱草各20g,黄柏10g,甘草5g。

用法:清水煎2次,混合后分3次服,每日1次。

临床应用:清热化痰,消痈散结。用于治疗痈毒肿痛,痈、疽、疖、疮之红肿热痛,未溃及已溃者,均有较好的疗效。

3. 知药理、谈经验

(1)知药理

川贝母具有镇咳祛痰、平喘、降压的作用,体外抗菌试验证明,对金黄色葡萄球菌和大肠埃希菌有明显的抑制作用。

（2）谈经验

孟学曰：川贝母苦甘微寒，长于润肺消痰，止咳定喘，为治热痰咳嗽及阴虚燥咳之良药。主开郁、下气、化痰、润肺消痰，止咳定喘，虚劳火结等。治热痰咳嗽，阴虚燥咳，外感咳嗽，疮痈肺痈，瘰疬瘿瘤，心胸郁闷，寒实结胸等症。

川贝母清热化痰，润燥止咳，配合知母、黄芩、桔梗、桑白皮、枳实等治痰热咳嗽，咳痰黄稠；配合百合、生地黄、麦冬、玄参等，治肺肾阴虚，干咳少痰；配合百部、北沙参、阿胶、白及等，治痨瘵久嗽、咳嗽咯血；清热化痰，散结消肿，配合白芷、金银花、天花粉等，治痈疽疮疡红肿热痛；配合玄参、牡蛎等，治瘰疬瘿瘤。

三、前　胡

【成分】　紫花前胡根含呋喃香豆精类，如前胡苷约 1.61%。还含海绵甾醇、甘露醇、挥发油。挥发油的主要成分为爱草脑及柠檬烯。

白花前胡根含白花前胡甲素、乙素、丙素、丁素。

【性味归经】　苦、辛，微寒。无毒。归肺、脾经。

【功效】　宣散风热，降气化痰。

【用法用量】　内服：煎汤，5～10g；或入丸、散。

【使用注意】　因系苦泄宣散之品，故阴虚咳喘者不宜用；半夏为之使；恶皂荚；畏藜芦。

1. 单味药治难症

（1）治疗妊娠咳嗽

药物：前胡 15g。

用法：取上药，清水煎 2 次，混合后分 2 次服，可加适量白砂糖冲服，每天 1 剂。

临床应用：宣散风热，除嗽安胎。用于治疗妊娠咳嗽有一定疗效。

（2）治疗细菌性痢疾

药物：前胡适量。

用法：取上药，研成细粉，每次服 6g，每天 3 次。

临床应用：清热理气，利湿止痢。用于治疗急性或慢性细菌性痢疾均有较好疗效。

（3）治疗鼻咽癌

药物：前胡适量。

用法：取上药，制成小水丸，每次服 5～8g，每天 3 次。

临床应用：宣散风热，化痰抑癌。用于治疗鼻咽癌，见头痛、咳嗽，回缩涕血，鼻塞、单侧性耳鸣，听力减退等症者有较好的疗效。

2. 配成方治大病

（1）治疗感冒咳嗽

方名：前胡解表止咳汤。

药物：前胡、荆芥、防风、杏仁、桔梗、紫菀、款冬花、紫苏叶各 10g，牛蒡子、桑叶各 15g，甘草 3g。

用法：清水煎 2 次，混合后分 3 次服，每日 1 剂。

临床应用：宣散风热，解表止咳。用于治疗感冒咳嗽，见发热恶寒，鼻流清涕，咳嗽痰多等症者有较好疗效。

（2）治疗肺炎咳嗽

方名：前胡清肺饮。

药物：前胡、杏仁、桔梗、紫菀、浙贝母、升麻各 10g，生石膏 50g，知母、桑白皮、黄芩各 15g。

用法：清水煎 2 次，混合后分 3 次服，每日 1 剂。

临床应用：宣散风热，清肺止咳。用于治疗肺炎咳嗽有显著疗效。

（3）治疗虚寒咳嗽

方名：前胡温肺饮。

药物：前胡、陈皮、姜半夏、当归、干姜各 10g，茯苓、熟地黄各 20g，熟附子 15g，辽细辛、五味子各 5g，甘草 3g。

用法：清水煎 2 次，混合后分 3 次服，每日 1 剂。

临床应用:利湿化痰,温肺止咳。用于治疗虚寒咳嗽,见咳嗽经久不愈,痰涎清稀,头眩心悸,畏寒肢冷等症者有较佳疗效。

(4)治疗妊娠咳嗽

方名:前胡安胎止嗽饮。

药物:前胡、当归、桔梗、川贝母(冲服)、紫菀、款冬花各 10g,百合、白芍、紫苏叶各 15g,甘草 3g。

用法:清水煎 2 次,混合后分 3 次服,每日 1 剂。

临床应用:疏风散热,安胎止咳。用于治疗妊娠咳嗽,见妊娠感受风邪,咳嗽频作,咳痰不爽,胸闷不舒等症者有较好疗效。

(5)治疗支气管哮喘

方名:前胡平喘止咳汤。

药物:前胡、麻黄、紫苏子、川贝母(冲服)、杏仁、桔梗、射干、马兜铃各 10g,地龙、桑白皮各 15g,甘草 3g。

用法:清水煎 2 次,混合后分 3 次服,每日 1 剂。

临床应用:宣肺平喘,化痰止咳。用于治疗支气管哮喘,见胸满喘咳,气急痰鸣,痰少清稀,头痛恶寒,发热无汗等症者疗效良好。

(6)治疗小儿咳喘

方名:前胡小儿咳喘糖浆。

药物:前胡、杏仁、紫苏子、虎杖各 10g,连翘、黄芩、知母、桑白皮各 15g,石膏 50g,麻黄、甘草各 5g。

用法:清水煎 2 次后,将药汁浓缩至 300ml,再加入适量白砂糖,熬制成糖浆备用。每次,取糖浆 20～30ml 冲开水服,每天 3 次。

临床应用:宣散风热,平喘止咳。用于治疗小儿因感冒咳喘有令人满意的疗效。

3. 知药理、谈经验

(1)知药理

前胡能显著增加呼吸道的黏液分泌,药效持续较长,故有祛痰作用,但无明显止咳作

用。有抗炎、解痉、抗溃疡、抗过敏、扩张血管、抗癌作用等。

(2)谈经验

孟学曰:前胡苦辛微寒,长于下气,气下则火降,火降则痰化,为清肺降逆化痰之要药。主散风驱热,消痰下气,开胃化食,止呕定喘,除嗽安胎等,治肺咳嗽,痰黄黏稠,胸闷喘满,风热郁肺,咳嗽痰多等症。

前胡清泄肺热,降逆化痰,配合贝母、桑白皮、杏仁、黄芩等治肺热痰黄,痰多气急;配合半夏、茯苓、陈皮、胆南星等,治痰多气急,湿痰咳嗽;配合枳壳、茯苓、大黄等,治肺热痰壅,胸膈满闷;配合苏子、半夏、肉桂等,治寒痰壅肺,咳嗽气短之证;配合白前、桑叶、牛蒡子、蝉蜕、薄荷等,治外感风热,咳嗽痰多。

四、黄药子

【成分】 半干块茎含蔗糖、还原糖、淀粉、皂苷、鞣质等,还含黄独素 B、C 与薯蓣皂苷元,野生的含黄独素 A、B、C。

【性味归经】 苦,寒;有毒。归肺、肝经。

【功效】 散结消瘿,清热解毒,凉血止血。

【用法用量】 内服:煎汤,5～15g;研末服,1～5g。外用:捣敷或研末调敷。

【使用注意】 本品有毒,不宜过量,如多服、久服可引起吐泻腹痛等消化道反应,并对肝脏有一定损害,故脾胃虚弱及肝功能损害者慎用。

1. 单味药治难症

(1)治疗地方性甲状腺肿

药物:黄药子适量。

用法:取上药,研成细末,每天 1g,分服或顿服。10 天为 1 个疗程,停药 3～5 天后再行第 2、3 个疗程。

临床应用:清热解毒,散结消瘿。用于治疗地方性甲状腺肿有一定疗效。

(2)治疗颈前弥漫性肿胀(气瘿)

药物:黄药子 9～15g。

用法:取上药,清水煎 2 次,混合后分 2 次服,每日 1 剂。

临床应用:清热解毒,散结消瘿。用于治疗颈前弥漫性肿胀,边缘不清,皮色如常,质软不痛,喜消怒长,无明显全身症状者有一定疗效。

(3)治疗甲状腺瘤

药物:黄药子 300g。

用法:取上药,研为极细末,与白酒(最好高粱白酒)1500ml 混合均匀,分装于 4 个 500ml 瓶中,扎紧瓶塞,置铁锅中加水煮(60～70℃)4 个小时后取出,冷却过滤后即得。每次服 6ml,每天早、中、晚各 1 次,睡前加服 12ml,30 天为 1 个疗程。肝病患者忌服本品。另以黄药子单用或加入复方中治疗多种癌症也有很好效果。

(4)治疗横纹肌肉瘤

药物:黄药子 300g。

用法:取上药,研碎,另取 62 度白酒(高粱酒)1500ml,同药装入酒坛子里,用熟石膏封口,放入锅内文火煮 2 个小时,冷却后放入冷水中浸泡 7 天,过滤备用。用时,每天取 60～80ml,以少量频喝为宜。

临床应用:清热解毒,散结止痛。用于治疗横纹肌肉瘤,症见无痛性包块,表面皮肤正常、界线清,无移动,有轻度压痛者有较好的疗效。

(5)治疗食管癌、胃癌

药物:黄药子 300g。

用法:取上药,用 62 度高粱白酒浸泡,每次取浸液 50～100ml,分数次服。不饮酒者每天用 10～15ml,清水煎服,分 2～3 次服。

临床应用:化痰散结,抗癌抑癌。用于治疗食管癌、胃癌,对控制症状、改善病情有一定效果。

(6)治疗顽固性哮喘

药物:黄药子 100g。

用法:取上药,与大枣 10 枚同煎 2 次,取汁加入冰糖制成 150ml 糖浆,1 天内分数次服完,隔天 1 次,3 剂为 1 个疗程。儿童酌减。

临床应用:清热解毒,化痰定喘。用于治疗顽固性哮喘有较好的疗效。

(7)治疗宫颈炎

药物:黄药子 500g。

用法:取上药,浸泡于 2000ml 黄酒中,纳入罐中密封,加微火蒸 2 小时后,避光保存 7 天待用。用时,将带尾线消毒棉球浸本药后贴于宫颈表面,24 小时后自行取出。

临床应用:清热解毒,消炎散结。用于治疗宫颈炎有较好的疗效。

2. 配成方治大病

(1)治疗瘿瘤瘰疬

方名:黄药子散结汤。

药物:黄药子、浙贝母、皂角刺、昆布、海藻各 15g,玄参 20g,生牡蛎、夏枯草各 30g。

用法:清水煎 2 次,混合后分 3 次服,每日 1 剂。15 剂为 1 个疗程。

临床应用:清热解毒,消肿散结。用于治疗瘿瘤瘰疬,见弥漫性甲状腺肿或淋巴结核肿胀硬块等症者均有一定疗效。

(2)治疗咽喉肿痛

方名:黄药子清咽利喉汤。

药物:黄药子、麦冬、板蓝根、地龙、薄荷各 15g,桔梗 10g,玄参、蒲公英各 20g,甘草 5g。

用法:清水煎 2 次,混合后分 3 次服,每日 1 剂。

临床应用:清热解毒,清咽利喉。用于治疗咽喉肿痛,吞咽不适等症有显著疗效。

(3)治疗胃脘疼痛

方名:黄药子胃痛煎。

药物:黄药子(炒)、苍术各 15g,厚朴、陈皮、高良姜、延胡索、香附各 10g,甘草 3g。

用法:清水煎 2 次,混合后分 3 次服,每日 1 剂。

临床应用:清热和胃,理气止痛。用于治

疗胃脘疼痛,症见胃脘隐痛,喜暖喜按,泛吐清水,食少便溏,神疲肢冷者疗效良好。

(4)治疗癌症

方名:黄药子抗癌丸。

药物:黄药子、半枝莲、白花蛇舌草、蒲公英、败酱草、夏枯草各 100g,龙葵草、山慈姑各 80g,海藻、浙贝母、三七、七叶一枝花各 60g。

用法:取上药,制成小水丸,每次服 5~8g,每天 3 次,1 个月为 1 个疗程。

临床应用:清热解毒,抑癌抗癌。用于治疗食管癌、胃癌、肺癌、宫颈癌等有良效。

3. 知药理、谈经验

(1)知药理

黄药子具有减轻甲状腺肿大的重要作用,用于治疗缺碘食物所致及原因不明的甲状腺肿。还具有抗真菌、止血等作用。

(2)谈经验

孟学曰:黄药子苦寒,长于清泄肝肺之火,消痰软坚,散结消瘿。主诸恶肿疮瘘,喉痹、蛇犬咬毒,消瘿解毒。治瘿瘤瘰疬,疮疡肿毒,毒蛇咬伤,血热吐衄等症。

黄药子清热解毒,散结消瘿,配合牡蛎、玄参、贝母、海藻等,治痰火凝结,瘿瘤瘰疬。

黄药子清热凉血,解毒消肿,配合地龙、白花蛇舌草、山慈姑、海藻等,治毒蛇咬伤、痈疽红肿热痛。

黄药子清热凉血止血,配合蒲黄、茜草、生地黄、牡丹皮等,治血热妄行,吐血衄血。近代用于甲状腺,食管、鼻咽、肺、肝、胃、直肠等多种肿瘤,常配伍在复方中。

第三节　止咳平喘药

一、杏 仁

【成分】　含苦杏仁苷约 3%、脂肪油(杏仁油)约 50%、蛋白质和各种游离氨基酸。苦杏仁苷受杏仁中的苦杏仁酶及樱叶酶等 β-葡萄糖苷酶水解,依次生成野樱皮苷和扁桃腈,再分解生成聚甲醛和氢氰酸。

【性味归经】　苦,微温;有小毒。归肺、大肠经。

【功效】　止咳平喘,润肠通便。

【用法用量】　内服:煎汤,3~10g;或入丸、散。外用:捣敷。

【使用注意】　本品有小毒,用量不宜过大;阴虚咳嗽及大便溏泄者忌服;婴儿慎用。

1. 单味药治难症

(1)治疗气喘咳嗽

药物:杏仁适量。

用法:取上药,与冰糖等量共研成细末,每次服 1.5~3g,每天 3 次,白开水送服。

临床应用:宣散肺气,止咳平喘。用于治疗气喘咳嗽有显著疗效。

(2)治疗老年慢性支气管炎

药物:带皮苦杏仁(不炒熟)适量。

用法:取上药,研成细末,与等量冰糖混匀制成杏糖。早、晚各服 9g(每次不少于 9g),10 天为 1 个疗程。

临床应用:宣肺化痰,消炎止咳。用于治疗老年慢性支气管炎有较好的疗效。

(3)治疗慢性咽炎

药物:杏仁适量。

用法:取上药,炒干研末,加红糖适量,搅匀。每次服 6g,每天 3 次。

临床应用:解毒消炎,化痰利咽。用于治疗慢性咽炎有一定疗效。

(4)治疗妊娠咳嗽

药物:甜杏仁 10g。

用法:取上药,与白葡萄干 15g 共煎。分 2 次服,每天 1 剂。

临床应用:清热润燥,降肺止咳。用于治

疗妊娠咳嗽,症见胎火偏旺,肺失清润,咳嗽无痰等证有较好疗效。

(5)治疗感冒咳嗽

药物:杏仁250g。

用法:取上药,去皮尖,在童尿中浸7日,取出,在温水中淘洗,研如泥,加童尿适量煎熬如膏。每次服3g,温开水送下。

临床应用:祛风解表,化痰止咳。用于治疗感冒咳嗽,症见寒热者有一定的疗效。

(6)治疗肠燥便秘

药物:甜杏仁100g。

用法:取上药,捣烂如泥,加适量白砂糖调匀装瓶备用。用时,每次10g,每天1次。

临床应用:宣肺降气,润肠通便。用于治疗肠燥便秘疗效良好。

(7)治疗脓疱疮

药物:苦杏仁适量。

用法:取上药,焙焦成炭存性,研成细末,用香油调成糊状,涂搽患处,每天2次。

临床应用:清热解毒,消炎敛疮。用于治疗脓疱疮、黄水疮等有较好的疗效。

(8)治疗足癣

药物:苦杏仁100g。

用法:取上药,加粮食陈醋300ml煎沸,然后用慢火续煎15～20分钟,冷却后装瓶密封备用。用时,洗净患处,涂药液,每天3次。

临床应用:清解活血,消炎杀菌。用于治疗足癣之奇痒难忍,搔破流水者有良效。

(9)治疗外阴瘙痒

药物:苦杏仁150g。

用法:取上药,炒枯,研成细末,用香油75ml调成糊状装瓶备用。用时,患处消毒后,涂搽患处,每天1次。

临床应用:清热解毒,消疮散结。用于治疗外阴瘙痒有显著的疗效。

2. 配成方治大病

(1)治疗慢性气管炎

方名:杏仁止咳煎。

药物:杏仁、麻黄、陈皮、京半夏、前胡各

10g,北沙参20g,麦冬、桑白皮、枇杷叶、茯苓各15g,甘草3g。

用法:清水煎2次,混合后分3次服,每日1剂。

临床应用:解表祛风,宣肺止咳。用于治疗慢性气管炎有较好的疗效。

(2)治疗肺气肿

方名:杏仁止咳平喘汤。

药物:杏仁、当归、京半夏、川贝母(冲服)、陈皮、干姜各10g,紫苏子、葶苈子、熟地黄、茯苓各15g,北细辛、五味子各5g,大枣3枚。

用法:清水煎2次,混合后分3次服,每日1剂。

临床应用:宣肺祛痰,止咳平喘。用于治疗肺气肿有显著的疗效。

(3)治疗慢性咽炎

方名:杏仁清咽利喉汤。

药物:杏仁、桔梗、射干各10g,葛根、麦冬、天冬、枇杷叶、玉竹各15g,生石膏50g,北沙参、阿胶(烊化)各20g,甘草5g。

用法:清水煎2次,混合后分3次服,每日1剂。5剂为1个疗程。

临床应用:宣肺解毒,清咽利喉。用于治疗慢性咽炎疗效良好。

(4)治疗百日咳

方名:杏仁百日咳糖浆。

药物:杏仁、桔梗、麦冬、天冬、黄芩、川贝母、桑白皮各30g,百部40g,冬瓜仁20g,甘草10g。

用法:取上药,清水煎2次,将两次药汁浓缩后,加白砂糖适量再熬成糖浆备用。用时,每次服10～20ml,每天3次。

临床应用:清热化痰,宣肺止咳。用于百日咳之痉咳期的治疗有令人满意的疗效。

(5)治疗失音

方名:杏仁开音汤。

药物:杏仁、桔梗、蝉蜕、紫菀、防风、木蝴蝶、川贝母(冲服)各10g,柴胡、诃子(煨)各

15g,五味子 5g。

用法:清水煎 2 次,混合后分 3 次服,每日 1 剂。

临床应用:宣肺清热,开音散结。用于治疗失音,见声音重浊不扬,恶寒发热,鼻塞咳嗽,口干舌燥等症者疗效较佳。

(6)治疗艾滋病

方名:杏仁艾滋饮。

药物:杏仁、桃仁、人参、青黛(布包)各 10g,生牡蛎 30g,党参、玄参、蛤壳粉各 20g,浙贝母 15g,甘草 5g。

用法:清水煎 2 次,混合后分 3 次服,每日 1 剂。

临床应用:清宣肺气,益气止咳。用于治疗艾滋病,见发热,干咳少痰,痰中带血,气短、胸痛,乏力消瘦等症者有一定疗效。

(7)治疗鼻息肉

方名:杏仁鼻息肉散。

药物:杏仁、甘遂各 3g,枯矾、草乌各 5g,轻粉 6g。

用法:取上药,研为极细末装瓶备用。用时,用芦荟末蘸药末少许频吹患处,每日 3～4 次。或用油类调敷患处,7 天为 1 个疗程。疗程间隔 10 天。

临床应用:宣肺清热,消疮散结。用于治疗鼻息肉有令人满意的效果。

(8)治疗宫颈糜烂

方名:杏仁宫颈糜烂散。

药物:杏仁、雄黄、白矾各 200g,乳香、没药各 50g,冰片 10g。

用法:取上药,制成极细粉,高压消毒装瓶备用。用时,于月经干净后第 3 天开始上药,用 95% 乙醇在糜烂面上涂抹 2 分钟左右,再敷上药粉,每天 1 次,5 天为 1 个疗程。

临床应用:清热解毒,散结敛疮。用于治疗宫颈糜烂有显著疗效。

3. 知药理、谈经验

(1)知药理

杏仁具有抑制呼吸中枢,使呼吸运动趋于安静而发挥止咳平喘的作用。还有抗肿瘤、抑菌、驱虫、润肠通便的功效。

(2)谈经验

孟学曰:杏仁苦微温,长于发散风寒、下气平喘,于降肺气之中又兼宣肺之功,为止咳平喘之要药。主入肺经,咳逆上气,降气行痰,发散风寒,疏利开通,破壅降逆,下气平喘等。治咳嗽气喘,胸膈痞闷,肠燥便秘等证。

杏仁宣肺降气,止咳平喘,配合紫苏叶、半夏、茯苓、桔梗等治外感凉燥,鼻塞咳嗽;配合桑叶、菊花、连翘、桔梗等,治风热咳嗽,痰黄而稠;配合麻黄、石膏、甘草等,治痰热壅肺,咳嗽气喘。

杏仁宣肺祛痰,下气宽胸,配合茯苓、陈皮、甘草等,治痰饮内停,胸膈痞闷。

杏仁润肠通便,配合柏子仁、松子仁、郁李仁等,治阴虚津枯,肠燥便秘。

二、百 部

【成分】 各种百部的根含多种生物碱。蔓生百部的根含有百部碱、百部定碱、异百部定碱、原百部碱、百部宁碱、华百部碱、百部新碱、双去氢原百部碱、异原百部碱、新百部碱、百部二醇等。

【性味归经】 甘、苦,微温。有小毒。归肺经。

【功效】 润肺止咳,清泄肺热、灭虱杀虫。

【用法用量】 内服:煎汤,5～15g;浸酒或入丸、散。外用:煎水洗,或研末调敷。阴虚劳嗽宜蜜炙用,其余生用。

【使用注意】 本品易伤胃滑肠,故脾虚便溏者忌用。

1. 单味药治难症

(1)治疗慢性支气管炎

药物:百部 20g。

用法:取上药,清水煎 2 次,混合后分 3 次服,每次口服 20ml,每天 1 剂。

临床应用:润肺降气,化痰止咳。用于治疗慢性支气管炎,症见咳嗽、胸闷、吐痰较多,每逢冬季复发、春夏季减轻者疗效良好。

(2)治疗肺结核咳嗽

药物:百部 500g。

用法:取上药,加清水 4000ml,煎取药汁浓缩后,加白砂糖适量熬制成膏备用。用时,每次 1 匙,每天 2 次,连服半月。

临床应用:清宣肺热,润肺止咳。用于治疗肺结核咳嗽有显著疗效。

(3)治疗百日咳(顿咳)

药物:百部适量。

用法:取上药,1 岁患儿每天 3g,2—4 岁每天 6g,5 岁以上每天 10g,清水煎取药汁 30ml,溶入适量白糖,每天分 3 次服。

临床应用:清宣肺热,润肺止咳。用于治疗百日咳有一定疗效。

(4)治疗慢性咽喉炎

药物:百部 100g。

用法:取上药,加清水浓煎 3 次,取汁加饴糖、白糖熬制成膏,每次 1 匙,每天 3 次。

临床应用:润肺止咳,消炎利咽。用于治疗慢性咽喉炎之咽喉不适、干痒难忍有良效。

(5)治疗酒渣鼻(红鼻子)

药物:百部 100g。

用法:取上药,清水洗净、浸泡于 95% 酒精 200ml 中,以比例为 1g 百部:2ml 酒精,制成 50% 百部酊,浸泡 5~7 天即可。每天搽 2~3 次,1 个月为 1 个疗程。

临床应用:活血通络,利湿杀虫。用于治疗酒渣鼻,症见局部红斑、丘疹、脓疱、镜检毛囊虫、螨虫阳性者,有令人满意的疗效。

(6)治疗皮肤瘙痒症

药物:百部 30g。

用法:取上药,放入 75% 酒精 100ml 中浸泡,1 周后去渣备用。外涂患处。

临床应用:利湿解毒,祛风止痒。用于治疗皮肤瘙痒症有较好的疗效。

(7)治疗头虱、阴虱

药物:百部 40g。

用法:取上药,浸泡于 100ml 白酒中,3 天后外涂患处,每天 2 次。1 周后温醋涂搽。

临床应用:清火祛毒,灭虱杀虫。用于治疗头虱、阴虱有令人满意的疗效。

(8)治疗蛲虫病

药物:生百部 30g。

用法:取上药,浸泡酒精 150ml,3 天后每晚涂搽肛门及周围,每晚 1 次,7 天为 1 个疗程。

临床应用:清热泄火,杀虫止痒。用于治疗蛲虫病,一般 2~3 个疗程可治愈。

(9)治疗足癣

药物:生百部 50g。

用法:泡白酒,3 天后外涂,每天 2 次。

临床应用:清火泄毒,杀虫止痒。用于治疗足癣有一定疗效。

2. 配成方治大病

(1)治疗风寒壅肺、咳嗽气喘

方名:百部温肺咳喘汤。

药物:百部、茯苓各 15g,麻黄、杏仁、干姜、陈皮、紫菀、京半夏各 10g,北细辛、五味子各 5g,甘草 3g。

用法:清水煎 2 次,混合后分 3 次服,每日 1 剂。

临床应用:宣散风寒,温肺平喘。用于治疗风寒壅肺、咳嗽气喘等症有较好的疗效。

(2)治疗热邪犯肺,痰中带血

方名:百部清肺血痰丸。

药物:百部、牡丹皮、青黛、麦冬、杏仁、桔梗、白及、桑白皮、紫菀、款冬花、浙贝母各 50g,北沙参、生地黄、白芍、蛤壳粉、水牛角各 80g,百合、知母各 60g。

用法:取上药,制成小水丸,每次服 5~8g,每天 3 次,1 个月为 1 个疗程。

临床应用:清泄肺热,化痰止血。用于治疗热邪犯肺,痰中带血有令人满意的疗效。

(3)治疗肺气虚咳喘

方名:百部益肺咳喘汤。

药物：百部、熟地黄、白术、桑白皮各15g，黄芪、党参各20g，紫菀、款冬花、陈皮、防风、川贝母（冲服）各10g，五味子5g。

用法：清水煎2次，混合后分3次服，每日1剂。

临床应用：益气化痰，敛肺定喘。用于治疗肺气虚咳喘之表气不固，反复咳喘有良效。

(4)治疗肺结核

方名：百部抗痨丸。

药物：百部、白及、银柴胡、胡黄连、秦艽、地骨皮、牡丹皮、麦冬、桔梗、川贝母各50g，百合、黄柏、黄连各60g，知母80g，西洋参、鳖甲、青蒿各100g，甘草20g。

用法：取上药，制成小水丸，每次服5～8g，每天3次。1个月为1个疗程。

临床应用：清泄肺热，抗痨止咳。用于治疗各型肺结核均有一定疗效。

(5)治疗结核性胸膜炎

方名：百部泻肺饮。

药物：百部15g，葶苈子30～60g，全瓜蒌、赤小豆各15～30g，薤白、茯苓各10～15g，青皮、白芥子各5～10g。

用法：清水煎2次，混合后分3次服，每日1剂。15剂为1个疗程，同时配服抗痨药物。

临床应用：清泄肺热，泻水止咳。用于治疗结核性胸膜炎，见胸胁胀满，咳喘胸痛，气短息促，转侧、呼吸时加重等症者疗效良好。

(6)治疗百日咳

方名：百部百日咳糖浆。

药物：百部、白及、黄芩各30g，紫菀、款冬花各25g，杏仁、桔梗、浙贝母、麦冬、桑白皮、枇杷叶各20g，甘草10g。

用法：取上药，清水煎2次，将两次药汁混合后浓缩，然后将浓缩药汁加适量白砂糖熬糖浆备用。用时，每次服15～30ml，每日3次。

临床应用：清泄肺热，润肺止咳。用于百日咳痉咳期的治疗有较好的疗效。

(7)治疗滴虫、霉菌性阴痒

方名：百部止痒汤。

药物：百部、苦参、蛇床子各30g，花椒15g，明矾20g，土茯苓、黄柏各40g，野菊花、土槿皮各12g。

用法：取上药，用清水适量煮沸15分钟，取药液先熏后洗浴20分钟，每日1剂，熏浴2～3次，10天为1个疗程。

临床应用：清热解毒，杀虫止痒。用于治疗滴虫、霉菌性阴痒有令人满意的疗效。

(8)治疗手足癣

方名：百部治癣酊。

药物：生百部60g，鸦胆子仁15g。

用法：取上药，共打碎，用60度白酒、粮食醋各500ml，浸泡7～10天备用。用时，先除去油面之油滴，将手插入瓶中，每次浸泡30～60分钟；足癣者，将药液装入塑料袋内浸泡，每天2次。

临床应用：解毒杀虫，治癣止痒。用于治疗手足癣有较好的疗效。

3. 知药理、谈经验

(1)知药理

百部具有平喘、镇咳、祛痰作用。对肺炎球菌、乙型溶血型链球菌、脑膜炎球菌、金黄色葡萄球菌、真菌等多种细菌均有不同程度的抑制作用，还有降压、扩张冠状血管及抑制心肌收缩的作用。另外，能杀灭虱子及多种寄生虫。

(2)谈经验

孟学曰：百部甘苦微温，长于入肺经而润肺降气止咳，无论外感内伤、暴咳、久嗽皆可用之，并能灭虱杀虫。主苦能下泄，能降气散肺热，润肺，善治咳嗽上气等。治新久咳嗽，劳嗽顿咳，头虱体虱，蛲虫阴痒等证。

百部润肺降气止咳，配合桔梗、荆芥、紫菀、白前、陈皮等，治风寒咳嗽，久咳不止；配合麻黄、杏仁等，治寒痰壅肺，咳喘气急；配合贝母、葛根、石膏等，治风热犯肺，咳嗽烦热；配合黄芪、桑白皮等，治热伤气阴，久咳不已；

配合川贝母、阿胶、獭肝等,治肺痨咳嗽,痰中带血。

三、葶苈子

【成分】　播娘蒿种子含强心苷类如毒毛旋花子配基和伊夫单苷、葶苈苷、伊夫双苷等,并含挥发油,主要为异硫氰酸苄酯、异硫氰酸烯丙酯、异硫氰酸丁烯酯等,尚含脂肪油类,如亚麻酸、亚油酸、油酸、芥酸、棕榈酸、硬脂酸。

独行菜种子含脂肪油、芥子苷、蛋白质、糖类。

【性味归经】　辛、苦,大寒。有小毒。归肺、膀胱经。

【功效】　泻肺平喘,行水消肿,破坚逐邪。

【用法用量】　内服:煎汤,5～10g;或入丸、散。外用:煎水洗或研末调敷。

【使用注意】　本品性泻利易伤正,只宜于实证,故凡肺虚喘促,脾虚肿满,膀胱气虚,小便不利者,均当忌用。

1. 单味药治难症

(1)治疗风心病左心功能不全

药物:葶苈子30～60g。

用法:取上药,用布包,清水煎2次,混合后分3次服,每天1剂。

临床应用:泻肺平喘,强心利尿。用于治疗风心病左心功能不全,见心悸气促,下肢水肿等症者有较好疗效。

(2)治疗慢性肺源性心脏病并发心力衰竭

药物:葶苈子适量。

用法:取上药,研成极细末,每次1～2g,分3次饭后服。

服用本方,多在第4天开始奏效,尿量增加,浮肿消退;心力衰竭的症状体征到2～3周时显著减轻或消失。服用过程中未发现任何不良反应。有感染者应控制感染。

临床应用:行水消肿,强心利尿。用于治疗慢性肺源性心脏病并发心力衰竭。有长期咳嗽或哮喘病史,发作时咳嗽、呼吸困难、不能平卧、小便量少、口唇发绀、颈静脉怒张、体检及X线检查均有明显肺气肿、右心衰竭及右心室显著肥大等症者有一定疗效。

(3)治疗心力衰竭

药物:葶苈子100g。

用法:取上药,焙炒后研成细粉,早、晚用米汤或红枣汤送服10g,每天2次。待尿量增多,浮肿减轻后,可将剂量减为每次5g。

临床应用:行水消肿,强心利尿。用于治疗心力衰竭,利尿作用多在2～3天时出现,第5天达到高峰。随着尿量增多,浮肿消退,胸闷咳嗽,倚息不得卧等症状随之好转。

(4)治疗痰涎壅肺,气逆喘咳

药物:葶苈子20～30g。

用法:取上药,研成细末,用白布包煎,煎2次,混合后分2次服,每2～4小时服1次,症状缓解后改为每日服2～3g。

临床应用:利水消肿,泻肺平喘。用于治疗痰涎壅肺,气逆喘咳,见面目浮肿,足踝水肿,喘促咳嗽,小便不利等症者疗效良好。

2. 配成方治大病

(1)治疗充血性心力衰竭

方名:葶苈子强心利水汤。

药物:葶苈子30g,大枣、枳实、牵牛子、白术、茯苓各15g,猪苓、泽泻、桂枝各10g。

用法:清水煎2次,混合后分3次服,每日1剂。

临床应用:泻肺消肿,强心利水。用于治疗充血性心力衰竭,见腰以下水肿,按之凹陷不起,心悸气促,脘腹闷胀等症者有良效。

(2)治疗自发性气胸

方名:葶苈子降气利水汤。

药物:葶苈子15～30g,大黄(后下)10～20g,桑白皮10～15g,枳实12～15g,桔梗15～18g,大枣5～10g,厚朴10g。

用法:清水煎2次,混合后分3次服,每

日1剂。

临床应用:泻肺平喘,降气利水。用于治疗自发性气胸有较好的疗效。

(3)治疗渗出性胸膜炎

方名:葶苈子泻肺汤。

药物:葶苈子、全瓜蒌、茯苓各20g,白芥子15g,黄连、法半夏、陈皮、大枣各10g,甘草3g。

用法:清水煎2次,混合分3次服,每日1剂。

临床应用:破坚逐邪,消肿利水。用于治疗渗出性胸膜炎,见胸胁胀痛,咳喘,转侧,呼吸时加重,气短息促等症者有显著疗效。

(4)治疗肺气肿

方名:葶苈子泻肺平喘汤。

药物:葶苈子20g,紫苏子、知母、茯苓各15g,石膏50g,麻黄、杏仁、姜半夏、川贝母(冲服)、陈皮各10g,甘草3g。

用法:清水煎2次,混合后分3次服,每日1剂。

临床应用:消肿利水,泻肝平喘。用于治疗肺气肿,见咳嗽,哮喘常年存在,冬季加重,气短、呼吸困难、口唇发绀等症者有良效。

(5)治疗百日咳

方名:葶苈子百日咳糖浆。

药物:葶苈子、百部、车前子各50g,枇杷叶、桑白皮各60g,川贝母、麦冬、桔梗各40g。

用法:取上药,清水煎2次,将药汁混合浓缩,加适量白砂糖熬制成糖浆备用。用时,每次服5～20g,每天服4次,7天为1个疗程。

临床应用:清泄肺热,泻肺止咳。用于治疗百日咳有一定的疗效。

(6)治疗肝硬化腹水

方名:葶苈子消肿利水汤。

药物:葶苈子30g,白术、茯苓、商陆、益母草各20g,防己、大腹皮、泽兰各15g,猪苓、泽泻各10g。

用法:清水煎2次,混合后分3次服,每

日1剂。应低盐。

临床应用:泻肺祛湿,消肿利水。用于治疗肝硬化腹水,见上腹饱胀不适,食欲减退,尿少,下肢水肿,呈蛙状腹等症者有良效。

3.知药理、谈经验

(1)知药理

葶苈子强心作用的成分,可使心脏收缩力加强,心率减慢,降低心传导阻滞,增加衰心输出量,降静脉压。其芥子油具有广谱抗菌作用。另外,对子宫颈癌、腹水癌等有明显的抑制功能,还有平喘作用。

(2)谈经验

孟学曰:葶苈子辛苦大寒,长于破滞开结,利水消肿,专泻肺中水饮及痰火而平喘咳。主癥瘕积聚结气,饮食寒热,通利水道等。治痰涎壅肺,气逆喘咳,水肿胀满,小便不利等症。

葶苈子性寒清热、泻肺平喘,配合知母、贝母等治痰热壅肺,咳嗽痰喘;配合大枣等,治痰涎壅塞,气逆喘咳;配合桑白皮、地骨皮、大腹皮等治肺热停饮,面目浮肿;配合金银花、桔梗、薏苡仁等,治热毒壅肺,咳吐浊臭脓痰;配合杏仁、大黄、甘遂等,治水热互结,饮停胸胁。

四、白　果

【成分】 白果含黄酮类化合物,如山奈黄素、山奈黄素-3-鼠李葡萄糖苷、七乙酰基山奈黄素葡萄糖苷、槲皮黄素、异鼠李亭、八乙酰基-槲皮黄素-3-葡萄糖苷、芦丁、白果素、银杏黄素、金松素、穗花双黄酮。

白果种子含少量氰苷、赤霉素和细胞分裂素样物质,内胚乳中还分离出2种核糖核酸酶,外种皮有天冬素。

【性味归经】 甘、苦、涩,平;有毒。归肺经。

【功效】 敛肺定喘,止带缩尿,排脓拔毒。

【用法用量】 内服:煎汤,捣汁或入丸、散。外用:煎汤熏洗,适量捣敷。肺热咳喘宜生用;肺虚久咳宜蜜炙用。

【使用注意】 本品苦寒易伤胃气,故脾虚便溏及虚寒咳嗽喘促者均忌用;用量不宜过大,以免引起呕吐。

1. 单味药治难症

(1)治疗肺结核

药物:白果仁适量。

用法:取上药,浸没在菜油内,密封置暗处,浸泡时间至少80天,2～3年更佳。每天早饭前及睡前各服1粒(初服半粒)。

临床应用:润肺化痰,抗痨止咳。用于治疗肺结核,症见咳嗽、吐痰或咯血、潮热盗汗、食欲减退等,一般服60粒左右可治愈。

(2)治疗神经性头痛

药物:生白果仁60g。

用法:取上药,捣碎,加水500ml,文火煎至300ml。分早、晚2次服。上药可连煎3次,服3天。

临床应用:益肺补气,祛风止痛。用于治疗神经性头痛,症见前额部阵发性头痛,发作时重浊钝痛、嗡嗡作响有胀闷感者疗效良好。

(3)治疗梅尼埃病(内耳眩晕)

药物:白果仁30g。

用法:取上药,研成细末,分成4等份。每次1份,温开水送服,早、晚饭后各服1次,恶心呕吐者,生姜开水送服,一般服4～8次即愈。

临床应用:降气下浊,化痰定眩。用于治疗梅尼埃病无论新久均有较好的疗效。

(4)治疗癫痫

药物:白果(连壳)适量。

用法:取上药,烧炭存性,研成细末,每次服3g,每天3次,用酒吞服(不饮酒者用白开水),于发病后连续服完。

临床应用:利湿化浊,祛痰定痫。用于控制癫痫发作有令人满意的疗效。

(5)治疗遗精、早泄

药物:白果仁10～15g。

用法:取上药,捣碎(去心),另取100g粳米淘洗干净,同入砂锅内,加清水1000ml,煮成稀粥,早、晚温热服食。

临床应用:补肾固肺,涩精止遗。用于治疗遗精、早泄,症属肺肾两虚,精气不固所致者有较佳的疗效。

(6)治疗乳糜尿

药物:白果仁10～15粒。

用法:取上药,打碎,将100g糯米洗净共同置于铁锅或铝锅中,加清水约800ml,一同煎煮,待熟后再加入白糖10～20g。每天早晨空腹服1次,连服15～20天,不要间断,即可治愈。

临床应用:补肺益肾,分清泌浊。用于治疗乳糜尿,症见小便浑浊呈乳白色,偶夹血色,排尿淋漓不畅,进食脂类食物或劳累后更重,乳糜尿试验阳性者有较好的疗效。

(7)治疗小儿遗尿

药物:白果仁适量。

用法:取上药,用慢火焙炒,研成细末装瓶备用。用时,用白开水或桑螵蛸煎汁送服。3岁,每次3g,每天2次;4岁,每次4g,每天2次;5～9岁,每次5g,每天2次;10岁以上,每次6g,每天2次。

临床应用:补益肾气,固涩止遗。用于治疗小儿遗尿有一定疗效。

(8)治疗带下黄白相兼

药物:白果仁4粒。

用法:取上药,去皮、心,研成细末,用鸡蛋1只小头打1洞,将白果仁粉填入,以纸糊洞,煮熟内服。

临床应用:敛肺利湿,收涩止带。用于治疗带下黄白相兼有较佳的疗效。

(9)治疗痤疮(粉刺)

药物:白果仁适量。

用法:每晚临睡前用温水将患部皮肤洗净,用小刀将白果仁切出平面,频擦患处,边擦边切去用过部分,每次1～2粒即可。

临床应用:活血通络,消炎止痒。用于治疗痤疮,一般用药 7～14 次痊愈。用药第二天晨起洗脸后,可照常使用皮肤保护剂。

(10)治疗头癣

药物:生白果仁适量。

用法:取上药,切开。用剖面频擦患处。

临床应用:拔毒敛疮,杀菌止痒。用于治疗头癣有显著疗效。

(11)治疗冠心病心绞痛

药物:白果(银杏)叶 5g。

用法:取上药,洗净切碎,开水闷泡半小时。每天 1 次,代茶饮用。

临床应用:活血通脉,扩冠降脂。用于治疗冠心病心绞痛、痢疾、肠炎等疾病均有良效。

(12)治疗婴幼儿秋季腹泻

药物:银杏叶 100g(鲜品 150g)。

用法:取上药,清水煎 20 分钟。待水温降至 35℃ 以下时,浸泡搓洗患儿双足 20 分钟,每天 2 次,一般 1～3 天治愈。

临床应用:通调脾胃,温涩止泻。用于治疗婴幼儿秋季腹泻有一定疗效。

(13)治疗尿路结石

药物:白果根 120g。

用法:取上药,洗净切碎,用等量冰糖清水煎服,每周 4～5 剂,并发尿路感染者,同时用八正散加白花蛇舌草煎服并多运动。

临床应用:清热通淋,利尿排石。用于治疗尿路结石有较好的疗效。

2. 配成方治大病

(1)治疗支气管哮喘

方名:白果定喘汤。

药物:白果仁、紫苏子、黄芩、桑白皮各 15g,炙麻黄、杏仁、款冬花、京半夏各 10g,甘草 3g。

用法:清水煎 2 次,混合后分 3 次服,每日 1 剂。

临床应用:祛风散寒,敛肺定喘。用于治疗支气管哮喘,症见呼吸时发出哮鸣音,常反

复发作,病程日久者并发肺气肿者有良效。

(2)治疗内耳眩晕(梅尼埃病)

方名:白果止眩汤。

药物:白果仁 20g,茯苓、白术各 15g,黄芪 30g,干姜、法半夏、陈皮、天麻、泽泻各 10g,甘草 3g。

用法:清水煎 2 次,混合后分 3 次服,每日 1 剂。

临床应用:益气敛肺,祛痰定眩。用于治疗内耳眩晕属痰浊中阻者有确切的疗效。

(3)治疗慢性肾炎

方名:白果慢肾汤。

药物:白果仁、丹参、金樱子、猫爪草各 20g,山茱萸、仙茅各 15g,黄芪 30g,蝉蜕 10g。

用法:清水煎 2 次,混合后分 3 次服,每日 1 剂。15 剂为 1 个疗程。

临床应用:滋肾补气,健脾祛湿。用于治疗慢性肾炎,症见肾病病程较长,蛋白尿、血尿、水肿、高血压等症状迁延不愈者有良效。

(4)治疗乳糜尿

方名:白果尿浊汤。

药物:白果仁 20g,草薢、石菖蒲各 15g,桔梗、厚朴、白及、乌药、射干、益智仁各 10g,甘草 3g。

用法:清水煎 2 次,混合后分 3 次服,每日 1 剂。

临床应用:补肺益肾,分清泌浊。用于治疗乳糜尿,见尿浊如米泔,无尿痛,经久不愈,面白神疲等症者有一定疗效。

(5)治疗带下病

方名:白果止带汤。

药物:白果仁 20g,山药、芡实、赤芍、车前子、黄柏、生地黄各 15g,当归、川芎各 10g,甘草 3g。

用法:清水煎 2 次,混合后分 3 次服,每日 1 剂。5 剂为 1 个疗程。

临床应用:利湿益肺,收敛止带。用于治疗赤白带下,见带下质稠,量多腥秽,尿黄便

干,阴中瘙痒等症者有较好的疗效。

(6)治疗阴中瘙痒

方名:白果阴痒散。

药物:白果仁、杏仁各 15g,轻粉、水银、雄黄各 10g。

用法:取上药,水银铅制后,共研为极细末备用。用时,取药粉 2～3g 与枣肉搓为丸,棉裹成球状拴上棉线,阴道消毒后塞入药球,留线在外,每天 1 换,1 周为 1 个疗程。

临床应用:祛湿敛疮,杀虫止痒。用于治疗因滴虫或霉菌所致的阴中瘙痒有显著疗效。

3. 知药理、谈经验

(1)知药理

白果对葡萄球菌、链球菌,白喉杆菌、炭疽杆菌、枯草杆菌、大肠埃希菌、伤寒杆菌等有不同程度的抑制作用,对致病皮肤真菌亦有抑制功能。还具有抗衰老、平哮喘等作用。

(2)谈经验

孟学曰:白果甘苦涩平,长于敛肺气,消痰涎,定喘嗽,止带浊,缩小便,杀虫消毒。主上敛肺金除咳逆,下行湿浊化痰涎,益肺气,定喘嗽,益肾滋阴,止咳除烦,生肌长肉,排脓拔毒,消疮疥疽瘤等。治哮喘痰嗽,化痰定喘,带下白浊,遗精遗尿等症。

白果收敛肺气,止咳平喘,配合麻黄、甘草等,治风寒袭肺,哮喘咳嗽;配合黄芩、半夏、麻黄、款冬花等,治肺有蕴热,咳嗽痰多;配合川贝母、麻黄、五味子等,治久咳气喘,咳痰不爽;收敛固涩,止带缩尿,配合薏苡仁、芡实、车前子等,治白带白浊,连绵不断。

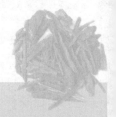

第十四章

安神药

第一节　重镇安神药

一、朱砂

【成分】　本品主要成分为硫化汞（HgS），含量不少于96.0%。此外，含铅、钡、镁、铁、锌等多种微量元素及雄黄、磷灰石、沥青质、氧化铁等杂质。

【性味归经】　甘，微寒。有毒。归心经。

【功效】　镇心安神，清热解毒，益气明目。

【用法用量】　内服：入丸、散剂或研末冲服，每次0.1～0.5g。可作丸药之挂衣。外用：适量，合他药研末干撒。

【使用注意】　本品有毒，内服不可过量或持续服用，以防汞中毒；肝肾功能不正常者慎用，以免加重病情；入药只宜生用，忌火煅，火煅则析出水银，毒性增强。

1. 单味药治难症

(1)治疗发热惊厥

药物：朱砂5g。

用法：取上药，研成细末，用鲜公鸡血适量白开水冲服。

临床应用：清热解毒，镇惊安神。用于治疗发热惊厥有明显的疗效。

(2)治疗小儿夜啼

药物：朱砂适量。

用法：取上药，研成细末。晚上睡前用湿毛笔蘸药粉少许，涂于神阙（肚脐眼）、膻中（两乳中点）、双手掌劳宫（掌心横纹中）、风池穴（项后，发际正中上风府平旁开两侧）、不用包扎，每晚1次，一般1次即效，可连用3天。

临床应用：清热解毒，镇心安神。用于治疗小儿夜啼有令人满意的疗效。

(3)治疗产后血晕

药物：朱砂1.5～3g。

用法：取上药，研成细末。用热醋或鲜童便适量灌服。一般服药后患者即清醒，出血亦止。

临床应用：清热止血、醒脑安神。用于治疗产后血晕有确切的疗效。

(4)治疗心虚遗精

药物：朱砂0.1～0.3g。

用法：取上药，研成极细末。用猪心1个，剖开，将朱砂末掺入，用线缚紧，清水中煮熟，分次服食。

临床应用：镇心安神，涩精止遗。用于治疗心虚遗精有较好的疗效。

(5)治疗小儿疳积

药物：朱砂适量。

用法：取上药，研为极细末。用蟾蜍1只，剥皮，去内脏。另取鸡肝1叶，划开，将朱砂0.1g均匀撒在肝内，再放入蟾蜍体内，用鲜荷叶包裹，烘干至焦香，喷少许含白糖的醋，研末，分3次服，一般服6～14天。

临床应用:清热安神,益气健脾。用于治疗小儿疳积有一定疗效。

(6)治疗失眠

药物:朱砂 3～5g。

用法:取上药,用干净白布 1 块,涂浆糊少许,将朱砂细末均匀黏附于上,然后外敷涌泉穴,胶带固定,每天 1 次。

临床应用:清热定惊,镇静安神。用于治疗长期失眠,用药后可安然入睡。

(7)治疗小儿尿布疹皮炎

药物:朱砂 0.5g。

用法:取上药,与鸡蛋 1 只(去蛋黄)细拌调和。轻涂患处,每天 1 次,未愈者可连续使用。

临床应用:清热解毒,消炎止痒。用于治疗小儿尿布疹,皮炎有令人满意的疗效。

(8)治疗沙蜂叮螫

药物:朱砂适量。

用法:取上药,研成极细末,用冷开水调匀,涂擦患处,每天数次。

临床应用:清热解毒,消炎止痛。用于治疗沙蜂叮螫肿痛有一定疗效。

2. 配成方治大病

(1)治疗精神分裂症。

方名:朱砂安神定志丸。

药物:朱砂 20g,磁石(火煅、醋淬)、陈皮、法半夏、胆南星、远志、石菖蒲、酸枣仁各 50g,建曲、茯苓各 80g,黄连、天竺黄各 30g。

用法:取上药,制成小水丸,每次服 3～5g,每天 3 次。1 个月为 1 个疗程。

临床应用:化痰宁心,安神定志。用于治疗精神分裂症之多恐善惊,躁狂不眠有良效。

(2)治疗心律失常

方名:朱砂安神调频丸。

药物:朱砂 20g,黄连、夜交藤、麦冬、石菖蒲、大枣各 50g,生地黄 80g,当归、柏子仁、远志、琥珀、酸枣仁各 40g,甘草 10g。

用法:取上药,制成小水丸,每次服 5～8g,每天 3 次。

临床应用:清热宁心,安神调频。用于治疗心律失常疗效良好。

(3)治疗病毒性心肌炎

方名:朱砂益气宁心丸。

药物:朱砂 20g,黄芪、西洋参各 100g,生地黄 80g,丹参、茯苓各 60g,麦冬、五味子、黄连各 50g,当归、桂枝各 40g,炙甘草 15g。

用法:取上药,制成小水丸,每次服 5～8g,每天 3 次。

临床应用:养血安神,益气宁心。用于治疗病毒性心肌炎有显著疗效。

(4)治疗神经性呕吐

方名:朱砂止吐散。

药物:朱砂、砂仁各 20g,茯苓 40g,广藿香、陈皮各 30g,法半夏 5g,丁香、甘草各 10g,冰片 0.5g。

用法:取上药,研成细末,每次服 1～3g,白开水送服。如呕吐严重,药难下肚者,可取药粉 10～20g,清水煎服。

临床应用:清热化痰,安神止吐。用于治疗神经性呕吐有较好的疗效。

(5)治疗白内障

方名:朱砂白内障丸。

药物:朱砂 20g,磁石(火煅、醋淬)、杭菊花、石斛、决明子、菟丝子、谷精草各 50g,熟地黄、珍珠粉、建曲、枸杞子各 80g,密蒙花 30g。

用法:取上药,制成小水丸,每次服 5～8g,每日 3 次。

临床应用:养心安神,滋肾明目。用于治疗白内障有较好的疗效。

(6)治疗失眠症

方名:朱砂宁心安眠汤。

药物:朱砂(研末冲服)5g,生地黄 20g,酸枣仁、炙龟甲各 15g,当归、远志、柏子仁、石菖蒲、黄连各 10g,生龙骨 30g,甘草 3g。

用法:清水煎 2 次,混合后分 3 次服,每日 1 剂。

临床应用:养血宁心,镇静安眠。用于治

疗失眠症有一定疗效。

3. 知药理、谈经验

(1)知药理

朱砂有明显的镇静安眠作用,抗惊厥,能抑杀细菌和寄生虫。本品可引起慢性中毒,若每天用量 0.3～0.9g 或持续服用会引起中毒。

(2)谈经验

孟学曰:朱砂甘微寒,长于重镇安神,清心降火,为镇心、清火、安神、定志之要药。主养精神,安魂魄,益气,明目,解毒,定癫狂。治心神不宁、心悸、失眠、癫痫、惊风、疮疡肿毒、咽喉肿痛、口舌生疮、眼目昏暗、视物不明、消渴等证。

朱砂专入心经,镇心降火,配合黄连、栀子、磁石、麦冬等治心火亢盛,内扰神明,心神不宁,惊悸怔忡,烦躁不眠;配合当归、生地黄、炙甘草等,治心中烦热,惊悸怔忡;配合酸枣仁、柏子仁、当归等,治阴血亏虚,心悸不宁;配合牛黄、全蝎、钩藤等,治小儿惊风,惊厥抽搐。

二、磁 石

【成分】 磁石主含四氧化三铁。其中含氧化亚铁 31%,三氧化二铁 69%。尚含砷、锰、铬、镉、钴、铜、镍、铅、锌、钛、钡等多种微量元素。

【性味归经】 咸,寒。无毒。归心、肝、肾经。

【功效】 镇惊安神,平肝潜阳,聪耳明目,纳气定喘。

【用法用量】 内服:煎汤,15～30g;宜打碎先煎;入丸、散,每次 1～3g。外用:适量,研末掺或调敷。

镇惊安神,平肝潜阳宜生用;聪耳明目,纳气定喘宜火煅醋淬后用。

【使用注意】 因吞服后不易消化,如入丸、散,不可多服。脾胃虚弱者慎用。恶牡丹皮;畏黄石脂;杀铁毒。

1. 单味药治难症

(1)治疗遗精。

药物:磁石 30～60g。

用法:取上药,捣碎,于砂锅内煎煮 1 小时,滤汁去渣。取猪肾 1 只,去臊腺,洗净,切细入锅。再加入粳米 100g,生姜、大葱各少许,同煮成粥,早、晚食之。

临床应用:安神潜阳,养肾益精。用于治疗肾虚所致遗精效果良好。

(2)治疗阳痿、早泄

药物:磁石 1500g。

用法:取上药,研成细末,白酒 1500ml,浸泡 1 个月备用。口服,每天 2 次。

临床应用:平肝潜阳,补肾益精。用于治疗阳痿、早泄有一定疗效。

(3)治疗肛门瘙痒及脱肛

药物:磁石 15g(火煅、醋淬)。

用法:取上药,研成细末,用米汤送下。

临床应用:纳气升举,收涩止痒。用于治疗肛门瘙痒及脱肛有较好的疗效。

(4)治疗高血压

药物:磁石 100g。

用法:取上药,清水煎 1 小时,稍温,浸泡双足,每次 1 小时,每天 1～2 次,一般 1～3 天后,血压可降至正常。

临床应用:平肝潜阳,安神降压。用于治疗高血压有较好的疗效。

(5)治疗疔疮

药物:磁石 3～5g。

用法:取上药,研成极细末,用适量粮食醋调匀,外敷患处,每天 1～2 次。

临床应用:平肝清热,解毒敛疮。用于治疗疔疮有一定疗效。

(6)治疗瘰疬(淋巴结核)

药物:磁石适量。

用法:取上药,加适量黑芝麻共研成极细末,用粮食醋调成糊状,贴敷患处,每天 2～3 次。

临床应用:清热平肝,解毒散结。用于治疗瘰疬有一定疗效。

2. 配成方治大病

(1)治疗神经衰弱

方名:磁石镇心安神丸。

药物:磁石、紫石英、远志各 50g,当归、柏子仁、黄连、五味子、石菖蒲各 40g,生地黄、枸杞子、生龙骨、生牡蛎、酸枣仁各 80g,炙甘草 10g。

用法:取上药,制为小水丸,每次服 5～8g,每日 3 次。1 个月为 1 个疗程。

临床应用:平肝潜阳,镇心安神。用于治疗神经衰弱之失眠、健忘等症有较好疗效。

(2)治疗幻听症

方名:磁石幻听丸。

药物:磁石、人参、熟地黄、建曲、茯苓各 80g,白术 60g,石菖蒲、当归各 50g,朱砂 20g,炙甘草 10g。

用法:取上药,制为小水丸,每次服 3～5g,每日 3 次。

临床应用:镇静宁心,开窍安神。用于治疗幻听有显著疗效。

(3)治疗阳痿、遗精

方名:磁石滋肾壮阳丸。

药物:磁石、山茱萸、山药、补骨脂、菟丝子、阳起石、牛膝各 50g,人参、熟地黄、枸杞子各 100g。

用法:取上药,制成小水丸,每次服 5～8g,每日 3 次。15 天为 1 个疗程。

临床应用:平肝益气,滋肾壮阳。用于治疗阳痿、遗精,症见面白神疲,腰膝酸软,性欲减退,遗精频作,甚至滑精者有良效。

(4)治疗高血压

方名:磁石降压汤。

药物:磁石 30g,珍珠母、石决明、夏枯草各 20g,黄芪、杜仲、牛膝、桑寄生各 20g,菊花 10g。

用法:清水煎 2 次,混合后分 3 次服,每日 1 剂。10 剂为 1 个疗程。

临床应用:平肝潜阳,清热降压。用于治疗高血压,症见头痛眩晕,每因情志不舒而加剧,烦躁易怒,失眠多梦者有较好疗效。

(5)治疗黄疸型肝炎

方名:磁石清肝退黄汤。

药物:磁石粉 50g,龙胆草、金钱草、茵陈各 20g,柴胡、秦艽、威灵仙、黄柏各 15g,栀子 10g,甘草 3g。

用法:清水煎 2 次,混合分 3 次服,每日 1 剂。

临床应用:平肝潜阳,清热退黄。用于治疗各型肝炎,见目黄身黄,身热烦渴,腹胀呕恶等症者有显著疗效。

(6)治疗产后尿潴留

方名:磁石通尿贴。

药物:磁石 15g,商陆 10g,白芷 5g,甘遂 8g。

用法:取上药,研成极细末备用。用时,取葱白适量捣烂,将药粉加入再捣匀,可加少许冷开水调匀,分成两份,1 份贴肚脐,1 份贴关元穴,上面覆盖,数小时后可见效。

临床应用:平肝潜阳,镇惊通尿。用于治疗产后尿潴留有一定疗效。

3. 知药理、谈经验

(1)知药理

磁石含铁量高,铁在散剂里溶出量较大,铁具有补血、强壮之效,对缺铁性贫血有治疗作用。并可改善中枢神经系统功能,取得镇静的作用。

(2)谈经验

孟学曰:磁石咸寒,长于镇惊安神,清热泻火,镇慑浮阳,安定神志,平肝下气,为治惊利痰之圣药。主养肾藏、强骨气、益精、除烦、通关节,消痈肿、鼠瘘、颈核、喉痛、小儿惊痫等。治心神不宁、惊悸、失眠、癫痫、头目眩晕、视物昏花、耳鸣耳聋、肾虚气喘、阳痿、热毒疮痈、外伤出血等症。

磁石镇惊安神,清心平肝,配合朱砂、神曲等,治心神不宁,失眠癫痫;配合当归、熟地黄,白芍,酸枣仁等,治心悸怔忡,失眠健忘;益肾补阴,平肝潜阳,配合生地黄、白芍、龟甲等,治肝阳上亢,头目眩晕;配合钩藤、菊花等,治肝火心烦易乱。

三、龙 骨

【成分】 龙骨主要含碳酸钙、磷酸钙。尚含铁、钾、钠、氯、铜、锰、硫酸银等。

【性味归经】 甘、涩,平。无毒。归心、肝、肾经。

【功效】 镇惊安神,平肝潜阳,收敛固涩。

【用法用量】 内服:煎汤,15～30g,宜先煎;或入丸散。外用:研末撒或调敷。收敛固涩宜煅用,其他宜生用。

【使用注意】 本品收敛作用较强,若非滑脱不禁或有湿热积滞者均不宜用。

1. 单味药治难症

(1)治疗遗精

药物:龙骨(煅)30g。

用法:取上药,捣碎,入砂锅内加水200ml,煎1小时,去渣取汁,再加清水600ml,糯米100g,红糖适量,煮成稀稠粥。早、晚空腹温热食之,5天为1个疗程。

临床应用:镇惊潜阳,收涩止遗。用于治疗遗精有显著疗效。

(2)治疗遗尿症

药物:龙骨(煅)适量。

用法:取上药30g,清水煎煮取汁,煮荷包鸡蛋(3岁以下每次1个,3岁以上每次2个),每晚1次。第2次取龙骨30g,加入第1次煮后之龙骨中同煎,如此逐日加入,常在3～6次收效。

临床应用:安神潜阳,固涩止遗。用于治疗遗尿症有一定疗效。

(3)治疗骨鲠

药物:生龙骨适量。

用法:取上药,研成细末,成人每次为25～30g,儿童酌减。把药末倒在1张小纸上,然后折纸一次性地倒入口中,用事先准备好的温开水(或凉开水)冲吞咽下。轻者即可痊愈,重者可再服1次。

临床应用:镇惊安神,通下骨鲠。用于治疗各类骨鲠均有不同程度的疗效。

(4)治疗尿血

药物:龙骨(煅)适量。

用法:取上药,研成细末装瓶备用。用时,每次3～5g,空腹服,黄酒送下,不饮酒者温开水送服,每天2～3次。

临床应用:收敛肾气,固涩止血。用于治疗肾气不固之尿血有较好疗效。

(5)治疗鼻衄、鼻出血

药物:龙骨粉适量(生、煅均可)。

用法:取上药少许,令患者仰头,用一小管将药粉吹入鼻孔。

临床应用:平肝潜阳,收涩止血。用于治疗鼻衄、鼻出血有令人满意的疗效。

2. 配成方治大病

(1)治疗顽固性失眠。

方名:龙骨失眠安神丸。

药物:生龙骨、生牡蛎、太子参各100g,生地黄、茯苓、酸枣仁、黄精、玄参各80g,丹参、夜交藤各60g,柏子仁、远志、麦冬各50g,甘草10g。

用法:取上药,制成小水丸,每次服5～8g,每日3次。1个月为1个疗程。

临床应用:镇惊平肝,潜阳安神。用于治疗顽固性失眠有较好的疗效。

(2)治疗精神分裂症

方名:龙骨镇惊安神丸。

药物:生龙骨、生牡蛎、茯苓各100g,淮小麦80g,陈皮、法半夏、胆南星、黄连、大枣各60g,炙甘草20g。

用法:取上药,制成小水丸,每次服5～8g,每天3次。30天为1个疗程。

临床应用:化痰镇惊,潜阳安神。用于治疗精神分裂症有一定疗效。

(3)治疗遗精

方名:龙骨宁心固精煎。

药物:生龙骨、生牡蛎各 50g,芡实、莲子、金樱子各 20g,白芍、知母、沙苑子各 15g,五味子 5g,炙甘草 3g。

用法:清水煎 2 次,混合后分 3 次服,每日 1 剂。

临床应用:镇惊安神,收敛固精。用于治疗遗精,见梦遗频作,少寐多梦,阳事易举,头目眩晕,心悸乏力等症者有确切的疗效。

(4)治疗阳痿、不育症

方名:龙骨壮阳生精丸。

药物:煅龙骨、煅牡蛎、人参、熟地黄各100g,熟附片、金樱子、枸杞子、淫羊藿、韭菜子各 80g,山茱萸、补骨脂、菟丝子、山药各60g,牛膝、沙苑子各 50g,肉桂 10g。

用法:取上药,制成小水丸,每次服 5～8g,每日 3 次。1 个月为 1 个疗程。

临床应用:补益肾气,壮阳生精。用于治疗阳痿、精少不育等症有令人满意的疗效。

(5)治疗眩晕症

方名:龙骨止眩饮。

药物:生龙骨 60g,钩藤 20g,制首乌、女贞子、蝉蜕、天冬、菟丝子各 15g,杭菊花 10g,蜈蚣 3 条,荷叶顶 5 个,甘草 3g。

用法:清水煎 2 次,混合后分 3 次服,每日 1 剂。

临床应用:平肝潜阳,固涩止眩。用于治疗眩晕,见眩晕头痛,每因情志不舒而加重,烦躁易怒,失眠多梦等症者疗效良好。

(6)治疗胃及十二指肠溃疡

方名:龙骨胃溃疡散。

药物:煅龙骨、煅牡蛎、黄芪各 100g,白芍 80g,佛手、延胡索、白芷、建曲各 50g,白及30g,广木香 20g,炙甘草 10g。

用法:取上药,研成细末,每次服 3～5g,温开水或米汤送服,每天 3 次。1 个月为 1个疗程。

临床应用:理气和胃,收涩固疡。用于治疗胃及十二指肠溃疡有一定疗效。

(7)治疗前列腺增生

方名:龙骨通关煎。

药物:生龙骨、生牡蛎各 30g,滑石、黄芪各 20g,白术、茯苓、知母、黄柏各 15g,肉桂5g,通草 3g。

用法:清水煎 2 次,混合后分 3 次服,每日 1 剂。5 剂为 1 个疗程。

临床应用:平肝潜阳,滋肾通关。用于治疗前列腺增生,症见尿频、尿急、尿少甚至尿闭,有时尿不尽、排尿无力者疗效良好。

(8)治疗自汗

方名:龙骨止汗汤。

药物:煅龙骨、煅牡蛎各 30g,黄芪、党参、熟附片各 20g,白芍、白术各 15g,陈皮、当归、防风各 10g,炙甘草 3g。

用法:清水煎 2 次,混合后分 3 次服,每日 1 剂。

临床应用:益气收敛,固涩止汗。用于治疗自汗,见面色㿠白,不耐风寒,极易感冒,无故自汗,动则益甚等症者有明显疗效。

(9)治疗诸痢不止

方名:龙骨止痢汤。

药物:煅龙骨 50g,白芍、黄芩、黄柏、枳壳、阿胶(烊化冲服)各 15g,当归、黄连各10g,甘草 3g。

用法:清水煎 2 次,混合后分 3 次服,每日 1 剂。

临床应用:清热平肝,固涩止痢。用于治疗各种痢疾,见下痢赤白,腹胀腹痛,里急后重,肛热尿黄,脘闷食少等症者疗效良好。

(10)治疗白带不止

方名:龙骨止带饮。

药物:煅龙骨、煅牡蛎各 50g,白果仁、乌梅、芡实、车前子、艾叶各 15g,当归、黄连、干姜各 10g,炙甘草 5g。

用法:清水煎 2 次,混合后分 3 次服,每日 1 剂。3 剂为 1 个疗程。

临床应用:潜阳收敛,固涩止带。用于治

疗白带不止,见带下量多有异味,终日不断,腹冷腰酸,便溏等症者有一定疗效。

3. 知药理、谈经验

(1)知药理

龙骨对中枢神经有抑制作用,可抗惊厥。钙入血液后能促进血液凝固力,并增加血管壁的致密性,以阻止白细胞及血清渗出血管外。同时又有减轻骨骼肌兴奋性的功能,因而起到镇静、收敛、固摄、止泻作用。

(2)谈经验

孟学曰:龙骨甘涩平,生龙骨有平肝潜阳,镇静安神的作用;煅龙骨有固涩收敛的作用,为重镇安神之要药。主收敛浮越之正气,涩肠益肾,安魂镇惊,辟邪解毒等。治心神不安,心悸失眠,惊痫癫狂,肝阳眩晕、遗精、滑精、遗尿、尿频、崩漏、带下,自汗、盗汗、外伤出血,湿疹痒疹,疮口不敛,久泻不止。

龙骨平肝潜阳,镇惊安神,配合酸枣仁、柏子仁、朱砂、琥珀、牡蛎等,治心神不安,失眠健忘;配合代赭石、牡蛎、白芍等,治头目眩晕,烦躁易怒;收敛固涩,配合芡实、沙苑子、牡蛎等,治遗精、滑精。

四、琥 珀

【成分】 主含树脂、挥发油,还含琥珀氧松香酸、琥珀松香酸、琥珀银松香酸、琥珀脂醇、琥珀松香醇及琥珀酸等。

【性味归经】 甘,平。无毒。归心、肝、膀胱经。

【功效】 镇惊安神,活血散瘀,利尿通淋。

【用法用量】 内服:研末冲服,或入丸、散。每次 1.5～3g。外用:适量,研点、撒。不入煎剂,忌火煅。

【使用注意】 阴虚内热及无瘀滞者忌服。

1. 单味药治难症

(1)治疗血尿

药物:琥珀适量。

用法:取上药,研成细末装瓶备用。用时,每次 0.6～1g,温开水送服,每天 3 次。

临床应用:镇惊安神,活血止血。用于治疗血尿,一般 4 天内血尿消失。

(2)治疗前列腺增生

药物:琥珀适量。

用法:取上药,研成细末。用葱白 30g 煎汤,每次送服琥珀粉 1～3g,早、晚各 1 次。

临床应用:消炎散瘀,利尿通淋。用于治疗前列腺增生之尿频、尿急、尿不尽有较好的疗效。

(3)治疗瘰疬(淋巴结核)

药物:琥珀 6g。

用法:取上药,研成细末。用鸭蛋 1 只打一小孔,倒出少许蛋清,装入琥珀粉,封孔,微火煨熟,分早晚 2 次服。煨鸭蛋壳研末,植物油调敷患处。

临床应用:消炎解毒,活血散结。用于治疗瘰疬,一般连续服用 6～7 天即可见效。

(4)治疗小便赤涩不通

药物:琥珀适量。

用法:取上药,研成细末装瓶备用。用时,每次 1～3g,温开水送服,每日 3 次。

临床应用:镇惊安神,利尿通淋。用于治疗小便不通,淋漓作痛等症有较好的疗效。

(5)治疗阴囊血肿

药物:琥珀细粉适量。

用法:取上药,每次服 2g,每日 3 次。

临床应用:活血散瘀,消肿止痛。用于治疗阴囊血肿有一定疗效。

(6)治疗跌打损伤

药物:琥珀适量。

用法:取上药,研成细末,每次 1～3g,温酒或黄酒送服,每日 3 次。

临床应用:活血消肿,散瘀止痛。用于治疗跌打损伤、瘀血作痛等症有显著疗效。

2. 配成方治大病

(1)治疗神经衰弱

方名:琥珀镇惊安神丸。

药物:琥珀、柏子仁、五味子、远志、石菖蒲、当归、龙眼肉各 50g,人参、黄芪各 100g,茯苓、白术、酸枣仁、龟甲(炙)、生龙骨各 80g,炙甘草 10g。

用法:取上药,制成小水丸,每次服 5～8g,每天 3 次,1 个月为 1 个疗程。

临床应用:健脑益智,镇惊安神。用于治疗神经衰弱有较好的疗效。

(2)治疗急性尿路感染

方名:琥珀通淋汤。

药物:琥珀(研末冲服)、知母、黄柏各 10g,瞿麦、萹蓄各 15g,滑石、车前草、金钱草、萆薢各 20g,制大黄、通草各 5g。

用法:清水煎 2 次,混合后分 3 次服,每日 1 剂。

临床应用:镇惊安神,利尿通淋。用于治疗急性尿路感染有一定疗效。

(3)治疗心律失常

方名:琥珀养血宁心丸。

药物:琥舶、麦冬、柏子仁、远志、当归、石菖蒲各 50g,人参、黄芪各 100g,熟地黄、酸枣仁、茯苓、白术各 80g,五味子、桂枝、桔梗各 40g,炙甘草 20g。

用法:取上药,制成小水丸,每次服 5～8g,每日 3 次,30 天为 1 个疗程。

临床应用:镇惊安神,养血宁心。用于治疗心律失常效果显著。

(4)治疗妇人腹部包块

方名:琥珀化癥丹。

药物:琥珀、当归、川芎、莪术、川牛膝各 50g,生地黄、赤芍各 80g,血竭、制乳香、制没药、三棱、白芷、三七、延胡索各 40g,炙鳖甲 100g,肉桂 10g,炙甘草 15g。

用法:取上药,制成小水丸,每次服 5～8g,每日 3 次。

临床应用:祛瘀散结,活血化癥。用于治疗妇人腹部包块效果颇佳。

(5)治疗闭经

方名:琥珀通经丸。

药物:琥珀、当归、川芎、桃仁、红花、泽兰各 50g,赤芍、水蛭各 80g,益母草、丹参各 60g,虻虫 30g,炙甘草 15g。

用法:取上药,制成小水丸,每次服 5～8g,每日 3 次。月经来后停止服,待经后 1 周可继续服至下个经期。

临床应用:活血散结,化瘀通经。用于治疗闭经属继发性者有一定的疗效。

(6)治疗慢性宫颈炎

方名:琥珀宫颈炎丸。

药物:琥珀、当归、陈皮、乌贼骨、苍术、黄柏、白果仁、制乳香、制没药各 50g,黄芪、党参各 100g,柴胡 80g,车前子、芡实各 60g,炙甘草 15g。

用法:取上药,制成小水丸,每次服 5～8g,每日 3 次。

临床应用:化瘀活血,清热利湿。用于治疗慢性宫颈炎之黄、赤、白带疗效良好。

3. 知药理、谈经验

(1)知药理

琥珀对中枢神经系统有抑制作用,可镇咳祛痰,病人服后感到宽胸,痰液稀释易咳出。还有镇静、催眠、解毒、降血脂、抗动脉硬化等作用。

(2)谈经验

孟学曰:琥珀甘平,长于镇惊安神,利水通淋,散瘀血。主安五脏,安魂魄,杀精魅邪鬼,消瘀血,通五淋等。治心神不安,心悸失眠,惊风,癫痫,瘀血阻滞,痛经经闭,心腹刺痛,癥瘕积聚,淋证,癃闭,水肿,疮痈肿毒,瘰疬、瘿瘤等症。

琥珀镇惊安神,活血散瘀,配合茯神、远志、石菖蒲等,治心神不安,失眠健忘;配合人参、酸枣仁、当归等,治惊悸怔忡,夜卧不安;活血通经,散瘀消癥,配合当归、莪术、乌药等,治血瘀气阻之痛经经闭;配合三棱、莪术、牡丹皮、桃仁等,治产后恶露不下;配合白术、茯苓等,治水肿。

第二节　养心安神药

一、酸枣仁

【成分】　含皂苷约 0.1%，其组成为酸枣仁皂苷 A 及 B。酸枣仁皂苷 B 水解得酸枣仁皂苷元，进一步水解得红子木内酯，另含三萜类化合物白桦脂醇、白桦脂酸及黄酮类化合物。此外，含多量脂肪油和蛋白质、维生素 C 及植物甾醇等。

【性味归经】　甘、酸，平。无毒。归心、肝、胆经。

【功效】　益肝宁心，安神、敛汗。

【用法用量】　内服：煎汤，10～20g；研末吞服，每次 1.5～2g；或入丸、散。本品炒后质脆易碎，便于煎出有效成分，可增强治疗效果。多眠生用，不眠炒用。

【使用注意】　凡有实邪郁火及患有滑泻症者慎服。

1. 单味药治难症

(1)治疗不寐症

药物：酸枣仁(炒)10g。

用法：取上药，研成细末，晚上就寝前白开水冲泡饮用。上午 8 点钟前冲泡绿茶 15g 饮服，8 点钟后忌饮茶水。

临床应用：益肝宁心，养血安神。用于治疗不寐症(失眠)疗效卓著。

(2)治疗小儿夜啼、虚烦不眠

药物：酸枣仁(炒)10～20g。

用法：取上药，加糖适量，清水煎服；或研末，每次 1.5～3g，睡前服。

临床应用：益肝镇静，养心安神。用于治疗小儿夜啼、虚烦不眠有较好疗效。

(3)治疗骨蒸汗出、虚烦不眠

药物：酸枣仁(炒) 30g。

用法：取上药，清水煎汁 500ml，用糯米 100g 加适量白糖煎成稀粥，每天服 1 剂。

临床应用：益肝镇静，养心安神。用于治疗骨蒸汗出、虚烦不眠疗效良好。

2. 配成方治大病

(1)治疗失眠症

方名：酸枣仁安神丸。

药物：酸枣仁(炒)、柏子仁、远志、麦冬、夜交藤、龙眼肉各 50g，黄芪、党参各 100g，茯苓、白术、生龙骨、生牡蛎各 80g，五味子 30g，炙甘草 15g。

用法：取上药，制成小水丸，每次服 5～8g，每日 3 次。

临床应用：调和心脾，养血安神。用于治疗失眠症有较好的疗效。

(2)治疗更年期综合征

方名：酸枣仁更年汤。

药物：酸枣仁(炒)、柴胡、白芍、白术、茯苓、炙龟甲、知母各 15g，当归、川芎、柏子仁各 10g，生龙骨、生牡蛎各 30g。

用法：清水煎 2 次，混合后分 3 次服，每天 1 剂。

临床应用：调和肝脾、养心安神。用于治疗更年期综合征，无论男女均有较好的疗效。

(3)治疗多汗症

方名：酸枣仁虚汗汤。

药物：酸枣仁、生地黄、茯苓、黄芪各 20g，煅龙骨、煅牡蛎各 30g，知母、麦冬各 15g，防风、川芎各 10g，炙甘草 3g。

用法：清水前 2 次，混合后分 3 次服，每日 1 剂。

临床应用：益气养心，安神敛汗。用于治疗多汗症，见睡则汗出，醒则汗止，心悸少寐，气短神疲，面色不华等症者疗效良好。

(4)治疗遗精

方名：酸枣仁遗精丹。

药物:酸枣仁(炒)、知母、黄柏各 80g,西洋参、茯苓、炙龟甲、熟地黄各 100g,山药、山茱萸、天冬各 60g,黄连、砂仁各 50g,五味子 40g。

用法:取上药,制成小水丸,每次服 5～8g,每天 3 次。1 个月为 1 个疗程。

临床应用:补肾安神,制止遗精。用于治疗遗精有较好的疗效。

(5)治疗不射精症

方名:酸枣仁射精丸。

药物:酸枣仁、人参、熟地黄各 100g,茯苓 80g,山药、山茱萸各 60g,泽泻、牡丹皮、车前子、麦冬各 50g,五味子 40g。

用法:取上药,制成小水丸,每次服 5～8g,每天 3 次。

临床应用:滋阴补肾,安神射精。用于治疗不射精症,症见性欲旺盛,经久不射精,以致心烦意乱,周身不适者疗效良好。

(6)治疗脏躁

方名:酸枣仁脏躁汤。

药物:酸枣仁(炒)、茯苓、浮小麦各 20g,生龙齿 30g,龙胆草、知母、炙龟甲各 15g,川芎、黄连各 10g,大黄、甘草各 5g。

用法:清水煎 2 次,混合后分 3 次服,每日 1 剂。

临床应用:益肝宁心,镇静安神。用于治疗脏躁(歇斯底里),见双目紧闭、直挺躺着、手臂上下乱打,不言语等症者有良效。

(7)治疗皮肤瘙痒症

方名:酸枣仁止痒汤。

药物:酸枣仁(炒) 20g,苦参、蒺藜、地肤子、土茯苓各 15g,蝉蜕、白鲜皮、荆芥、防风各 10g,甘草 3g。

用法:清水煎 2 次,混合后分 3 次服,每日 1 剂。

临床应用:养血安神,祛风止痒。用于治疗皮肤瘙痒,见皮肤瘙痒难忍,皮疹扪之碍手,搔破流黄水等症者有一定疗效。

(8)治疗胃痛

方名:酸枣仁安胃止痛汤。

药物:酸枣仁(炒)、建曲各 20g,瓜蒌仁 15g,广藿香 30g,黄连、法半夏、香附、广木香、高良姜、砂仁、莪术各 10g,炙甘草 5g。

用法:清水煎 2 次,混合后分 3 次服,每日 1 剂。

临床应用:益肝宁心,安胃止痛。用于治疗胃痛有较好的疗效。

3. 知药理、谈经验

(1)知药理

酸枣仁具有镇静、催眠作用,并可抗惊、降压、镇痛及降体温。对烧伤有防治作用,可减轻烧烫伤的组织水肿。

(2)谈经验

孟学曰:酸枣仁甘酸平,长于养心阴、益肝血,而有安神之效,为养心安神之要药。主补五脏,心腹寒热,邪结气聚,四肢酸痛湿痹,久服安五脏,轻身延年。治心悸失眠、自汗、盗汗,津伤口渴,骨蒸劳热等症。

酸枣仁补心益肝,养心安神,配合当归、白芍、何首乌、龙眼肉等,治心悸怔忡,健忘失眠;配合知母、川芎、茯苓等,治阴虚有热,虚烦不眠;配合黄芪、党参、当归、茯苓等,治心脾血虚、惊悸失眠;配合当归、麦冬、生地黄、远志等,治阴亏血少,健忘失眠;敛阴止汗,配合黄芪、五味子、山茱萸等,治自汗、盗汗;配合知母、石膏、麦冬、生地黄等,治津伤口干口渴。

二、柏子仁

【成分】 本品含脂肪油约 14％,并含少量挥发油、皂苷等。

【性味归经】 甘,平。无毒。归心、肾、大肠经。

【功效】 养心安神,润肠通便,益血止汗。

【用法用量】 内服:煎汤,10～20g;或入丸、散。外用:炒研取油涂。大便溏者,宜用柏子仁霜代替柏子仁。

【使用注意】 便溏或多痰者慎用。

1. 单味药治难症

(1)治疗心悸失眠

药物:柏子仁 100g。

用法:取上药,浸泡于高粱白酒 1000ml 中,加适量冰糖,每晚临睡前服 10~30ml。

临床应用:益血润燥,养心安神。用于治疗心悸失眠有一定疗效。

(2)治疗肠风下血

药物:柏子仁 10~15g。

用法:取上药,用好酒适量煎后 1 次服完。初服反觉加多,再服立止。非饮酒而致此疾,以艾叶煎汤服之。

临床应用:养心安神,益血止血。用于治疗肠风下血有较好的疗效。

(3)治疗小儿夜啼惊痫

药物:柏子仁适量。

用法:取上药,研成细末,温开水调服 3~5g,可加适量白糖。

临床应用:滋养心血,安定神志。用于治疗小儿夜啼惊痫,腹满不乳食等症有良效。

2. 配成方治大病

(1)治疗心悸、失眠

方名:柏子养血宁心丸。

药物:柏子仁、龙眼肉各 60g,茯苓、酸枣仁(炒)、白术各 80g,人参 100g,当归、五味子、夜交藤各 50g,远志 40g,琥珀 30g,炙甘草 20g。

用法:取上药,制成小水丸,每次服 5~8g,每天 3 次。1 个月为 1 个疗程。

临床应用:滋阴益气,养血宁心。用于治疗心悸、失眠有显著疗效。

(2)治疗变异型心绞痛

方名:柏子宁心止痛丸。

药物:柏子仁、丹参、三七各 60g,瓜蒌仁、桃仁、砂仁、桂枝、薤白各 50g,檀香、法半夏各 40g,炙甘草 15g。

用法:取上药,制成小水丸,每次服 5~

8g,每天 3 次。间断服用。

临床应用:养血安神,宁心止痛。用于治疗变异型心绞痛有显著疗效。

(3)治疗梦游症

方名:柏子梦游安神丸。

药物:柏子仁、酸枣仁(炒)、白芍、柴胡各 80g,生龙齿、珍珠母各 100g,当归、石菖蒲、合欢皮、夜交藤、竹茹、法半夏各 50g,知母、牡丹皮各 60g,甘草 15g。

用法:取上药,制成小水丸,每次服 5~8g,每天 3 次,30 天为 1 个疗程。

临床应用:养血镇静,宁心安神。用于治疗梦游症有令人满意的疗效。

(4)治疗男性脏躁症

方名:柏子安神镇惊丸。

药物:柏子仁、酸枣仁(炒)、茯神木、紫贝齿、枸杞子、白芍各 80g,炙龟甲、炙鳖甲各 100g,百合、制首乌各 60g,合欢皮、远志各 50g,炙甘草 15g。

用法:取上药,制成小水丸,每次服 5~8g,每天 3 次。

临床应用:益血滋阴,安神镇惊。用于治疗男性脏躁症有一定疗效。

(5)治疗斑秃

方名:柏子斑秃丸。

药物:柏子仁、女贞子各 80g,制首乌、黄芪、人参、侧柏叶各 100g,茯苓 150g,当归、大枣各 50g,炙甘草 15g。

用法:取上药,制成小水丸,每次服 5~8g,每天 3 次,1 个月为 1 个疗程。

临床应用:益气生血,滋养生发。用于治疗斑秃(俗称鬼剃头),症见头部圆形脱发,大小多少不一或全头脱发者均有良效。

(6)治疗肠燥便秘

方名:柏子润肠丸。

药物:柏子仁 100g,杏子仁、郁李仁、火麻仁各 80g,黄芪 150g,松子仁、肉苁蓉、锁阳、当归、淮牛膝各 60g,紫菀 40g。

用法:取上药,制成小水丸,每次服 5~

8g,每天1～3次。间断服用。

临床应用:滋阴润燥,养血通便。用于治疗肠燥便秘,症见大便数日1次,干燥硬结,不易解出,或努挣无力者疗效较好。

3. 知药理、谈经验

(1)知药理

柏子仁具有宁心安神,润肠通便,止汗的作用。

(2)谈经验

孟学曰:柏子仁甘平,长于养心气、润肾燥、安魂定魄,益智安神。主惊悸、安五脏、益气、除风湿痹,久服令人悦泽美色、耳目聪明等。治心悸失眠,肠燥便秘,阴虚盗汗,肠风下血,脱发、小儿夜啼惊痫等症。

柏子仁味甘质润,养心安神,配合人参、五味子、白术、酸枣仁、茯苓等,治心血亏虚,心悸不眠;配合熟地黄、麦冬、石菖蒲等,治心肾不交,心烦少寐。

柏子仁质地滋润,润肠通便,配合杏仁、郁李仁、火麻仁、松子仁等,治肠燥便秘。

柏子仁滋补阴液,益阴敛汗,配合牡蛎、麻黄根、酸枣仁、五味子等,治阴虚盗汗。

柏子仁补血益精,滋润毛发,配合当归、制何首乌、侧柏叶、旱莲草等,治脱发。

三、远　志

【成分】　本品含远志皂苷A、B、C、D、E、F、G和细叶远志素。皂苷水解后可分得两种皂苷元结晶,远志苷武元A和远志皂苷元B。

此外,尚含3,4,5-三甲氧基桂皮酸、远志醇、细叶远志定碱、脂肪油、树脂等。

【性味归经】　苦、辛,微温。无毒。归心、肾、肺经。

【功效】　安神益智,祛痰开窍,消散痈肿。

【用法用量】　内服:煎汤,5～15g;浸酒或入丸散。外用:适量捣敷。生远志祛痰开

窍作用较强,多用于痰阻心窍之证;制远志燥性减缓,药性平和,安神益智作用好,多用于心神不安、失眠、健忘;蜜远志化痰止咳作用优,多用于咳嗽痰多。

【使用注意】　本品性较温燥,故实热痰火内盛者,以及有胃溃疡或胃炎者慎用。

1. 单味药治难症

(1)治疗神经衰弱

药物:远志适量。

用法:取上药,研成细末,每次服3～5g,米汤冲服,每天2次。

临床应用:祛痰解郁,安神益智。用于治疗神经衰弱之健忘心悸,多梦失眠有良效。

(2)治疗气郁成鼓胀

药物:远志(麸拌炒)15g。

用法:取上药,研成细末,加生姜3片,清水煎煮,分2次服,每日1剂。

临床应用:理气祛痰,消胀散结。用于治疗气郁成鼓胀有一定疗效。

(3)治疗乳腺炎及乳腺纤维瘤

药物:远志15g。

用法:取上药,加60度白酒20ml浸泡片刻,再加清水1碗煮沸20～30分钟,分2次温服,每天1剂。药渣敷患处。

临床应用:利湿祛痰,消肿散结。用于治疗急性乳腺炎及乳腺纤维瘤有令人满意的疗效。

(4)治疗痈疽、发背、疔毒

药物:远志适量。

用法:取上药,研成细末,每次用3～5g温酒或黄酒调服,不饮酒者用白开水调服,每天2～3次。药渣敷患处。

临床应用:利湿祛痰,消痈散肿。用于治疗痈肿、发背、疔毒,恶候渐大者有良效。

(5)治疗喉痹作痛

药物:远志(去心)30g。

用法:取上药,研成极细末,用适量药粉吹入患处,以涎出为度,每日2～3次。

临床应用:祛痰开窍,消肿散结。用于治

疗喉痹作痛有一定疗效。

（6）治脑风头痛不可忍

药物：远志适量（去心）。

用法：取上药，研为极细末，每次用3～5g，温开水调服，每天3次。并用适量药粉吹鼻中取嚏即止。

临床应用：祛痰开窍，消风止痛。用于治疗脑风头痛有较好的疗效。

2. 配成方治大病

（1）治疗惊恐不安、夜寐不宁

方名：远志镇惊安神丸。

药物：远志60g，酸枣仁80g，人参、茯苓、龙齿各100g，柏子仁、石菖蒲、合欢皮、夜交藤各50g，炙甘草15g。

用法：取上药，制成小水丸，每次服5～8g，每天3次。15天为1个疗程。

临床应用：祛痰宁心，镇惊安神。用于治疗惊恐不安、夜寐不安有显著的疗效。

（2）治疗心律失常

方名：远志安神宁心丸。

药物：远志60g，酸枣仁80g，西洋参、黄芪、茯苓各100g，川芎、麦冬、石菖蒲、柏子仁各50g，五味子40g，琥珀30g，炙甘草20g。

用法：取上药，制成小水丸，每次服5～8g，每天3次。1个月为1个疗程。

临床应用：祛痰镇惊，安神宁心。用于治疗心律失常之期外收缩、心律不齐有良效。

（3）治疗心肌炎

方名：远志解毒宁心丸。

药物：远志60g，板蓝根、黄连、丹参各80g，黄芪、西洋参各100g，麦冬、石菖蒲、酸枣仁、夜交藤、虎杖各50g，金银花90g，炙甘草20g。

用法：取上药，制成小水丸，每次服5～8g，每天3次。30天为1个疗程。

临床应用：祛痰安神，解毒宁心。用于治疗心肌炎有较好的疗效。

（4）治疗膝关节滑膜炎

方名：远志祛风止痛丸。

药物：远志60g，白芥子、白芍各80g，金银花、黄芪各100g，川牛膝、桑寄生、当归、秦艽、威灵仙、独活、桂枝、千年健各50g，甘草15g。

用法：取上药，制成小水丸，每次服5～8g，每天3次。

临床应用：利湿祛痰，祛风止痛。用于治疗膝关节滑膜炎有一定疗效。

（5）治疗遗尿症

方名：远志止遗尿丸。

药物：远志、桑螵蛸、金樱子各60g，人参、黄芪、龙齿各100g，白芍80g，补骨脂、菟丝子各50g，益智仁、五味子、辽细辛、桂枝各40g，大枣、干姜各30g，炙甘草15g。

用法：取上药，制成小水丸，每次服5～8g，每天3次，1个月为1个疗程。

临床应用：祛痰固肾，安神止遗。用于治疗遗尿症有令人满意的疗效。

（6）治疗小儿多动症

方名：远志多动糖浆。

药物：远志、石菖蒲、钩藤、杭菊花、蒺藜、牛膝各50g，白芍80g，天麻、石决明、珍珠母、龙齿各100g，琥珀20g。

用法：取上药，清水煎2次，将2次药汁混合浓缩至2000ml，再加适量白糖熬成糖浆，每次服10～20ml，每天3次。

临床应用：祛痰开窍，安神镇静。用于治疗小儿多动症有显著疗效。

（7）治疗梦游症

方名：远志梦游丸。

药物：远志、丹参、知母各80g，龙齿、生龙骨、酸枣仁（炒）、茯神木、炙龟甲各100g，川芎、当归各50g，炙甘草15g。

用法：取上药，制成小水丸，每次服5～8g，每天3次。30天为1个疗程。

临床应用：镇静安神，制止梦游。用于治疗梦游症，症见睡眠后不自主地起床东游西荡，之后仍回原处睡觉，醒后无记忆者有良效。

（8）治疗癔病多发（脏躁）

方名：远志安神定志丸。

药物：远志、知母、龙眼肉各 80g，西洋参、酸枣仁（炒）、茯神木各 100g，川贝母 60g，当归、川芎各 50g，炙甘草 15g。

用法：取上药，制成小水丸，每次服 5～8g，每天 3 次。15 天为 1 个疗程。

临床应用：镇惊宁心、安神定志。用于治疗癔病，症见突然倒地，双目紧闭，不言语，手足上下乱打，移时清醒者有一定疗效。

（9）治疗更年期综合征

方名：远志更年丸。

药物：远志 60g，白术、茯苓、龙眼肉、酸枣仁（炒）、柴胡、白芍各 80g，当归、五味子各 50g，黄芪、党参各 100g，广木香 40g，炙甘草 15g。

用法：取上药，制成小水丸，每次服 5～8g，每天 3 次。30 天为 1 个疗程。

临床应用：祛痰开窍，宁心安神。用于治疗更年期综合征有较好的疗效。

（10）治疗干咳痰紧

方名：远志止咳祛痰散。

药物：远志 80g，太子参 100g，杏仁、桔梗、桑白皮各 60g，紫菀、款冬花、麦冬、京半夏、川贝母各 50g，甘草 10g。

用法：取上药，制成细末，每次服 3～5g，每天 3 次。也可制成粗末，每天用 120g，清水煎 2 次，混合后分 3 次服。

临床应用：清宣肺气，止咳祛痰。用于治疗干咳痰紧有一定疗效。

3. 知药理、谈经验

（1）知药理

远志具有祛痰、镇静、抗惊厥功能，可使子宫收缩力增强，肌张力增加，还有短暂的降压作用。对革兰阳性菌及痢疾杆菌、伤寒杆菌、人型结核杆菌均有明显的抑制作用。

（2）谈经验

孟学曰：远志苦辛微温，长于安神益智，祛痰开窍，宣泄通达，既能开心气而宁心安神，又能通气滞而强志不忘，为交通心肾，安定神志，益智强记之佳品。主定心气、止惊悸、止呃逆、补不足、除邪气、利九窍、益智慧、耳目聪明、强志倍力、久服轻身不老等。治失眠多梦，心悸怔忡，健忘，痰阻心窍，癫痫惊狂，咳嗽痰多，痈疽疮毒，乳房肿痛，喉痹，胸痹心痛，小便赤浊等症。

远志宁心安神，交通心肾，配合茯神、龙齿、朱砂等，治心肾不交，惊悸失眠；配合半夏、天麻、全蝎、郁金、白矾等，治癫痫昏仆，痉挛抽搐。

四、灵 芝

【成分】 灵芝化学成分复杂，已知含糖类（还原糖和多聚糖）、多种氨基酸、蛋白质、多肽、甾类、三萜类、挥发油、香豆精苷、生物碱、树脂、油脂、多种酶类。此外，还含有钼、锌、镉、钴、锰、铁、磷、铜、锗等多种微量元素。

【性味归经】 甘、平，温。无毒。归心、肝、肺经。

【功效】 安神补虚，止咳祛痰，益精坚骨，保神益寿。

【用法用量】 内服：煎服，3～15g；研末吞服，每次 1.5～3g；或浸酒服；或入丸、散。

【使用注意】 发热，腹泻者忌服；畏茵陈蒿、常山、扁青等。

1. 单味药治难症

（1）治疗慢性肝炎

药物：菌灵芝（人工培养）30g。

用法：取上药，切碎成极小块，加适量白糖，清水煎 1 个小时，分 2 次温服，每天 1 剂，15 天为 1 个疗程。

临床应用：安神补虚，保肝护肝。用于治疗慢性肝炎有一定疗效。

（2）治疗单纯性顽固性哮喘

药物：灵芝适量。

用法：灵芝酒：取上药 50g，粉碎，浸入 60度食用白酒 500ml 中，在常温下放置 1 个月以后,酒呈棕红色即可。每次饭后服 10ml,每天 3 次。

灵芝糖浆:取上药 50g,粉碎,加单糖浆 500ml,混合煮沸,冷却后备用。用时,每次饭后服 10ml,每天 3 次。上述两种剂型的选择,应视患者的病情和嗜好情况而定。

临床应用:安神补虚,止咳平喘。用于治疗单纯性顽固性哮喘有较好的疗效。

(3)治疗神经衰弱、冠心病

药物:灵芝 200g。

用法:取上药,粉碎成细粉,用酒精适量浸泡 7 天,压榨过滤,滤液回收酒精,浓缩至适量;滤渣加水煎煮 2 次,合并煎液,静置过滤,滤液浓缩至适量,加入第一次浓缩液,再加蔗糖 600g,防腐剂适量,煮沸溶解,过滤,加水至 1000ml,混匀,即得"灵芝糖浆"。用时,每次服 20ml,每天 3 次。

临床应用:安神补虚,养血宁心。用于治疗神经衰弱、冠心病,症见失眠多梦、食欲不振、心绞痛、高脂血症者有一定疗效。

(4)治疗功能性子宫出血

药物:赤灵芝 25～30g。

用法:取上药,切成极小块,清水煎 2 次,混合后分 3 次服,每天 1 剂。

也可用灵芝糖浆(含生药 20%),每次服 50～70ml,每天 3 次。

临床应用:安神宁心,补气摄血。用于治疗功能性子宫出血有一定疗效。

(5)治疗痔疮

药物:灵芝 25g。

用法:取上药,切成小块,清水煎 2 次,混合后分 3 次服,每日 1 剂。

临床应用:安神补虚,解毒敛疮。用于治疗痔疮一定疗效。

(6)治疗白细胞减少症

药物:灵芝菌丝体(固体培养法培养)适量。

用法:取上药,经乙醇提取、浓缩、干燥后装入胶囊(每粒重 0.5g,相当于灵芝固体培

养基 4.16g)。每天 3 次,每次 4 粒。

临床应用:安神补虚,养血升白。10～20 天为 1 个疗程。治疗各种原因(包括化学因素、物理因素、药物及慢性病后等)的白细胞减少症均有显著疗效。

(7)治疗小儿特发性血小板减少性紫癜

药物:灵芝露(1ml 含生药 0.175g)。

用法:取上药,每次服 10～15ml,每天 3 次。14～60 天为 1 个疗程。

临床应用:安神补虚,益气生血。用于治疗小儿特发性血小板减少性紫癜患者有令人满意的疗效。

(8)治疗多种慢性疾病

药物:灵芝 10g。

用法:取上药,切碎成小块,清水煎 1 次,可加少许白糖或红糖,每天晚上 1 次服完,一般入冬后开始服用,待立春后即可停药。

临床应用:安神补虚,强身疗疾。用于治疗多种慢性疾病,如神经衰弱、慢性肝炎、风湿性关节炎、肺气肿等,一般应连续服用 3 个冬季以上,才可收到显著疗效。

(9)治疗阳痿

药物:紫菌灵芝 10g。

用法:取上药,切碎,加少许冰糖、1 个鸡蛋(去壳)煎煮,1 次服完,每天 1 剂。

临床应用:安神补虚,助阳起痿。用于治疗阳痿有较好的疗效。

(10)治疗慢性肾炎

药物:紫菌灵芝或黑葡灵芝 10g。

用法:取上药,切碎。用白公鸡 1 只,去毛及内脏,将灵芝用纱布包好,放鸡肚内,不准放盐及其他调料,可放适量白糖,用砂锅煮熟分次服。

临床应用:宁心安神,健脾益肾。用于治疗慢性肾炎有一定疗效。

(11)治疗心律失常

药物:灵芝注射液 20%～50% 各适量。

用法:取 50% 灵芝注射液 3～5ml 肌内注射,每天 2 次,7 天为 1 个疗程。

临床应用:安神宁心,调整心律。用于治疗心律失常,常在用药 3～5 天后产生令人满意的疗效。

(12)治疗肌强直性营养不良

药物:赤芝孢子粉注射液适量。

用法:取上药,肌内注射,每次 4ml,每天 2 次。一般在用药 1 周后见效。

临床应用:安神补虚,益气生肌。用于治疗肌强直性营养不良有显著疗效。

(13)治疗红斑狼疮

药物:薄灵芝注射液、薄灵芝片各适量。

用法:取薄灵芝注射液,肌内注射,每次 2～4ml,每天 1 次。薄灵芝片(0.25g),每次 4 片,每天 3 次。均 10 天为 1 个疗程。

临床应用:安神宁心,解毒敛疮。用于治疗红斑狼疮有一定疗效。

(14)治疗多发性肌炎

药物:薄灵芝注射液、薄灵芝片各适量。

用法:取薄灵芝注射液,肌内注射,每次 4ml,每天 1 次。薄灵芝片(0.25g),每次 2g,每天 3 次。3～6 个月为 1 个疗程。

临床应用:安神补虚,增强免疫。用于治疗多发性肌炎有一定疗效。

(15)治疗视网膜色素变性

药物:灵芝注射液适量。

用法:取上药,肌内注射,每次 4ml,每天 1 次。1 个月为 1 个疗程。

临床应用:安神宁心,改善症状。用于治疗视网膜色素变性,治疗时间越长疗效越好。

2. 配成方治大病

(1)治疗体虚乏力

方名:灵芝健身饮(酒)。

药物:灵芝 30g,人参 10g,枸杞子 20g。

用法:取上药,清水煎 2 次,混合后分 4 次服,每天服 2 次,隔日 1 剂。

也可取上药,用白酒 500ml 浸泡,1 周后每次饮 20～30ml,每天 1～2 次。

临床应用:安神补虚,增强体力。用于治疗体虚乏力有显著疗效。

(2)治疗冠心病、心绞痛

方名:灵芝冠心饮。

药物:灵芝 30g,丹参、山楂、麦芽各 15g,西洋参、三七、延胡索、檀香、砂仁、柏子仁各 10g。

用法:清水煎 2 次,混合后分 3 次服,每日 1 剂。

临床应用:安神宁心,通脉止痛。用于治疗冠心病、心绞痛效果良好。

(3)治疗高脂血症

方名:灵芝降脂丹。

药物:灵芝、西洋参、茯苓各 100g,苍术、泽泻、黄精、丹参、山楂各 80g,决明子、三七各 60g。

用法:取上药,制成小水丸,每次服 5～8g,每日 3 次。1 个月为 1 个疗程。

临床应用:祛痰活血,利湿降脂。用于治疗高脂血症,症见眼睑黄斑瘤、肌腱黄色瘤、皮下结节状黄色瘤及动脉粥样硬化等有良效。

(4)治疗神经衰弱

方名:灵芝健脑丹。

药物:灵芝、黄芪、人参、熟地黄各 100g,白术、茯苓、酸枣仁、桑椹子各 80g,龙眼肉、龙骨各 60g,柏子仁、远志、合欢皮、夜交藤、石菖蒲各 50g。

用法:取上药,制成小水丸,每次服 5～8g,每天 3 次。15 天为 1 个疗程。

临床应用:安神补虚,健脑益智。用于治疗神经衰弱有确切的疗效。

(5)治疗支气管哮喘、慢支炎

方名:灵芝平喘镇咳丸。

药物:灵芝、人参、玄参各 100g,柴胡 80g,山药、僵蚕各 60g,麦冬、五味子、郁金、旋覆花、蝉蜕各 50g,蛤蚧 2 对。

用法:取上药,制成小水丸,每次服 5～8g,每天 3 次。1 个月为 1 个疗程。

临床应用:安神补虚,平喘镇咳。用于治疗支气管哮喘和慢性支气管炎,症见阵发性、反复性呼吸时发出哮鸣音或经久咳嗽不愈者有良效。

（6）治疗咳血不止

方名：灵芝益肺止血汤。

药物：灵芝 30g，生地黄、白芍、阿胶（烊化冲服）、水牛角各 20g，西洋参、茜草、仙鹤草、牡丹皮、枇杷叶各 10g。

用法：清水煎 2 次，混合后分 3 次服，每日 1 剂。

临床应用：养阴清热，益肺止血。用于治疗咳血不止，多见于肺系疾患，如肺结核、肺脓疡、肺炎、肺癌等，有一定疗效。

（7）治疗胃痛

方名：灵芝胃痛饮。

药物：灵芝 30g，两面针 20g，青木香、制乳香、佛手、高良姜、香附、瓜蒌仁、法半夏、黄连各 10g，甘草 3g。

用法：清水煎 2 次，混合后分 3 次服，每日 1 剂。

临床应用：安神补虚，和胃止痛。用于治疗胃痛，见慢性上腹部疼痛或不适，消化不良、恶心腹胀及嗳气等症者有较好的疗效。

（8）治疗慢性肝炎

方名：灵芝健脾养肝丸。

药物：灵芝、黄芪、太子参各 50g，柴胡、白芍、白术、茯苓、茵陈、女贞子、墨旱莲各80g，丹参、秦艽各 60g，当归、郁金、大枣各 50g，炙甘草 20g。

用法：取上药，制成小水丸，每次服 6～10g，每天 3 次。1 个月为 1 个疗程。

临床应用：安神理气，健脾养肝。用于治疗慢性肝炎、迁延性肝炎均有较好的疗效。

3. 知药理、谈经验

（1）知药理

灵芝具有明显的镇痛、镇咳作用，能降压、降脂、降血糖、抗凝血、阻止血栓形成，可以提高机体耐缺氧的能力，还能保肝解毒、免疫调节、抗过敏、抗肿瘤、抗衰老。

（2）谈经验

孟学曰：灵芝甘平，长于补心血，益心气，安心神，益寿命。主耳聋，利关节。保神，益精气，坚筋骨，好颜色，久服轻身不老延年等。治心神不安，失眠，惊悸，咳喘痰多，虚劳证等症。

灵芝补气生血，益心安神，配合当归、白芍、酸枣仁、柏子仁、龙眼肉等，治气血不足、失眠多梦、惊悸健忘；补肺益气，温肺化痰，止咳平喘，配合党参、五味子、干姜、半夏等，治形寒咳喘，痰多气喘；补气生血，补益强壮，配合人参、熟地黄、山茱萸、白术等，治虚劳短气，不思饮食。

第十五章

平肝息风药

第一节　平肝潜阳药

一、石决明

【成分】　盘大鲍的贝壳含碳酸钙90%以上,有机质3.67%,尚含少量镁、铁、硅盐酸、硫酸盐、磷酸盐、氯化物和极微量的碘;煅烧后碳酸分解,产生氧化钙,有机质则被破坏。

【性味归经】　咸、寒,平。无毒。入肝、肾经。

【功效】　平肝潜阳,清肝明目,软肝滋肾。

【用法用量】　内服:煎汤(宜久煎)15~30g(宜打碎先煎),或入丸、散。平肝、清肝宜生用。外用:点眼或吹喉,宜煅用,水飞。

【使用注意】　本品咸寒易伤脾胃,故凡脾胃虚寒,食少便溏者慎用。畏旋覆花、反云母。

1. 单味药治难症

(1)治疗眼部疾患

药物:石决明适量。

用法:取上药,去粗皮,研成细末,每次3~5g,温开水送服,每天3次。

临床应用:平肝潜阳,清肝明目。用于治疗眼部疾患,如春季结膜炎、单纯疱疹病毒性角膜炎、葡萄膜炎、青光眼等均有良效。

(2)治疗五淋

药物:石决明适量。

用法:取上药,去粗皮,研成细末,每次4~6g,温开水送服,每天3次。

临床应用:清热利湿,利尿通淋。用于治疗五淋(泌尿系疾病)有一定疗效。

(3)治疗鸡爪风

药物:石决明(火煅)适量。

用法:取上药,研为细末,每次服4~6g,每天3~4次。

临床应用:平肝息风,潜阳镇惊。用于治疗鸡爪风之四肢拘挛,手脚抽筋等症有良效。

2. 配成方治大病

(1)治疗高血压头痛眩晕

方名:石决明降压汤

药物:石决明30g,决明子、夏枯草、杜仲、黄芩、枸杞子、桑叶各15g,杭菊花、羌活、牛膝各10g。

用法:清水煎2次,混合后分3次服,每日1剂。10剂为1个疗程。

临床应用:平肝潜阳、祛风降压。用于高血压头痛眩晕有显著疗效。

(2)治疗目生白翳

方名:石决明祛翳煎。

药物:石决明30g,白蒺藜、夏枯草、谷精草、木贼各15g,杭菊花、蝉蜕、元明粉(冲服)各10g,制大黄5g,甘草3g。

用法:清水煎2次,混合后分3次服,每

日1剂。6剂为1个疗程。

临床应用:平肝潜阳、祛翳明目。用于治疗目生白翳(角膜溃疡),症见怕光、流泪、充血、有异物感、角膜可见灰白色溃疡者有良效。

(3)治疗眼生外障

方名:石决明外障饮。

药物:石决明(煅)30g,柴胡、龙胆草、夏枯草、白蒺藜、栀子各15g,荆芥、防风、黄芩、蝉蜕、木贼各10g,甘草3g。

用法:清水煎2次,混合后分3次服,每日1剂。5剂为1个疗程。

临床应用:平肝潜阳,清肝明目。用于治疗眼生外障,症见翳厚色黄,白睛混赤,胞睑红肿,泪热眵多,头痛、发热口渴者有良效。

(4)治疗青光眼

方名:石决明青光眼丸。

药物:石决明、珍珠母、龙胆草各100g,柴胡、夏枯草、石膏各80g,苍术、栀子、知母、黄芩各60g,杭菊花、谷精草、白蒺藜、木贼、桑叶各50g。

用法:取上药,制成小水丸,每次服6~10g,每天3次,1个月为1个疗程。

临床应用:平肝潜阳,清热明目。用于治疗青光眼有一定疗效。

(5)治疗白内障

方名:石决明白内障丸。

药物:石决明(醋煅)150g,人参、茯苓各100g,玄参、黄芩、知母各80g,五味子60g,防风、茺蔚子、车前子、菟丝子、谷精草、杭菊花、密蒙花各50g,辽细辛20g。

用法:取上药,制成小水丸,每次服5~8g,每天3次。1个月为1个疗程。

临床应用:平肝潜阳,祛白明目。用于治疗白内障有一定疗效。

(6)治疗颈项坚肿木硬

方名:石决明解毒消肿饮。

药物:石决明30g,忍冬藤、连翘、牡蛎各20g,僵蚕、防风、当归、黄连、天花粉、羌活、制乳香、浙贝母、炮穿山甲(研末冲服)各10g,玄参15g,制大黄8g。

用法:清水煎2次,混合后分3次服,每日1剂。

临床应用:平肝潜阳,解毒消肿。用于治疗颈项坚肿木硬,口燥舌干,便秘等有良效。

3. 知药理、谈经验

(1)知药理

石决明具有抗感染作用,对金黄色葡萄球菌、大肠埃希菌、铜绿假单胞菌的抑菌效力最强。有抗金黄色化脓葡萄球菌,抗流行性感冒病毒功能,还有抗凝和免疫抑制作用。

(2)谈经验

孟学曰:石决明,咸,寒,长于入肝经,清泄肝热,镇肝潜阳,清利头目,为凉肝、镇肝之要药。主清肝肺风热,目障翳痛,青盲内障,视力障碍等。治肝阳上亢,头目眩晕,目赤、翳障,视物昏花,骨蒸劳热,通五淋,收敛、制酸、止痛、止血等症。

石决明清泄肝热,镇肝潜阳,配合白芍、生地黄、牡蛎、玄参、牛膝等,治阴不敛阳,头目眩晕;配合夏枯草、菊花、生牡蛎、黄芩、草决明等,治肝阳独亢,头痛头晕、清泄肝火,明目退翳;配合龙胆草、黄连、夜明砂、夏枯草等,治目赤肿痛;配合蝉蜕、木贼、刺蒺藜等,治目赤、翳膜遮睛。

二、珍珠母

【成分】 珍珠母中含有磷脂酰乙醇胺、半乳糖神经酰胺、羟基脂肪酸、蜗壳朊、碳酸钙、氧化钙等氧化物,少量镁、铁、硅酸盐、硫酸盐、磷酸盐等。珍珠层粉角壳蛋白水解后含有17种氨基酸,以及某些微量元素。

煅烧后,碳酸盐分解,产生氧化钙等,有机质则被破坏。

【性味归经】 咸,寒。无毒。归肝、心经。

【功效】 平肝潜阳,清肝明目,镇惊安神。

【用法用量】 内服:煎汤,15～30g;宜打碎先煎。或入丸、散。外用:宜煅用,外撒,适量。

【使用注意】 本品属镇降之品,故脾胃虚寒、气虚下陷者慎用;孕妇慎用。

1. 单味药治难症

(1)治疗高血压

药物:珍珠母适量。

用法:取上药,研成细粉,每次服3～5g,温开水送服,每天3次。15天为1个疗程。间隔1周,血压波动者可连续服用。

临床应用:平肝镇潜,安神降压。用于治疗高血压有显著疗效。

(2)治疗目赤肿痛

药物:珍珠母适量。

用法:取上药,研成细末,每次服5g,温开水送服,每天3次。

临床应用:平肝潜阳,清肝明目。用于治疗目赤肿痛、视物昏花等症有一定疗效。

(3)抗衰老

药物:珍珠母适量。

用法:取上药,去粗皮,研成细末,每次3～5g,温开水送服,每天2次。

临床应用:平肝潜阳,改善睡眠。用于治疗多梦、耳鸣、心悸、怕冷等症疗效较好。

2. 配成方治大病

(1)治疗高血压病

方名:珍珠母降压丸。

药物:珍珠母、石决明、龙胆草、杜仲、夏枯草、天麻、罗布麻各100g,白芍、黄芩、白菊花、牛膝各80g,丹参、钩藤各60g。

用法:取上药,制成小水丸,每次服5～8g,每天3次。1个月为1个疗程。

临床应用:平肝镇潜,清肝降压。用于治疗高血压病有显著疗效。

(2)治疗心律失常

方名:珍珠母调频丸。

药物:珍珠母、黄芪、西洋参各100g,酸

枣仁、白术、茯苓各80g,柏子仁、当归、远志、麦冬、五味子、桂枝、夜交藤、石菖蒲各50g,炙甘草15g。

用法:取上药,制成小水丸,每次服5～8g,每天3次。15天为1个疗程。

临床应用:平肝潜阳,安神调频。用于治疗心律失常之早搏、期外收缩等均有良效。

(3)治疗心动过速

方名:珍珠母安神镇静丸。

药物:珍珠母、西洋参、生地黄、生龙骨各100g,酸枣仁80g,柏子仁、远志、建曲、麦冬、五味子、灵磁石各50g,炙甘草20g。

用法:取上药,制成小水丸,每次服5～8g,每天3次。30天为1个疗程。

临床应用:平肝潜阳,安神镇静。用于治疗阵发性心动过速有显著疗效。

(4)治疗血管神经性头痛

方名:珍珠母头痛饮。

药物:珍珠母30g,葛根、白芍、生地黄各20g,刺蒺藜15g,川芎、菊花、当归、秦艽、羌活、防风各10g,辽细辛5g,甘草3g。

用法:清水煎2次,混合后分3次服,每日1剂。5剂为1个疗程。

临床应用:平肝潜阳、安神镇痛。用于治疗血管神经性头痛有一定疗效。

(5)治疗神经衰弱

方名:珍珠母镇静安神丸。

药物:珍珠母、炙龟甲、生龙骨各100g,酸枣仁80g,茯苓、知母各60g,柏子仁、远志、石菖蒲、川芎、夜交藤、合欢皮、益智仁各50g。

用法:取上药,制成小水丸,每次服5～8g,每天3次。1个月为1个疗程。

临床应用:平肝潜阳,镇静安神。用于治疗神经衰弱之失眠多梦,心悸乏力等有良效。

(6)治疗视神经萎缩

方名:珍珠母安神明目丸。

药物:珍珠母、石决明、枸杞子各100g,苍术、熟地黄、白芍各80g,决明子60g,杭菊

花、密蒙花、谷精草、沙苑子、菟丝子、淮山药、夜明砂各50g。

用法:取上药,制成小水丸,每次服5~8g,每天3次。30天为1个疗程。

临床应用:平肝潜阳,清肝明目。用于治疗视神经萎缩之视力减退或消失有显著疗效。

(7)治疗胃及十二指肠溃疡

方名:珍珠母胃溃疡散。

药物:煅珍珠层粉100g,煅瓦楞子80g,百合60g,三七、浙贝母、乌贼骨、乌药、丹参、砂仁、高良姜、香附各50g,檀香30g,炙甘草15g。

用法:取上药,研成细粉,每次3~5g,米汤或温开水送服,每天3次。30天为1个疗程。

临床应用:平肝潜阳,健脾和胃。用于治疗胃及十二指肠溃疡有较好的疗效。

(8)治疗寻常疣、扁平疣

方名:珍珠母平疣丸。

药物:珍珠母、白芍、夏枯草、薏苡仁各100g,石决明、石膏各80g,桃仁、红花、陈皮、僵蚕、板蓝根、紫草各60g,甘草10g。

用法:取上药,制成小水丸,每次服5~8g,每天3g。

临床应用:平肝潜阳,清热平疣。用于治疗寻常疣、扁平疣有一定的疗效。

3. 知药理、谈经验

(1)知药理

珍珠母对中枢神经系统有抑制效果,对心血管病有"镇心""定惊悸"作用。明目、保肝、抗溃疡、抗过敏,还有抗衰老作用等。

(2)谈经验

孟学曰:珍珠母,咸、寒,长于平肝潜阳,兼入心肝两经,安魂魄,定惊痫,消热痞、眼翳。主滋肝阴,清肝火,安神魂,癫狂惊痫,遗精白浊,妇女血热血崩,小儿惊搐发痉等。治肝阳上亢,头目眩晕,目赤肿痛,视物昏花,惊悸失眠,心神不宁,吐血、衄血等症。

珍珠母清泄肝火,平肝潜阳,配合白芍、生地黄、龙齿、黄芩、夏枯草等,治头痛眩晕、心悸失眠;配合石决明、牡蛎、磁石、钩藤、菊花等,治肝阳上亢,头晕头痛。

珍珠母清肝泻火,清热明目,配合菊花、石决明、龙胆草等,治目赤翳障;配合女贞子、枸杞子、黑芝麻等,治视物昏花。

三、牡 蛎

【成分】 主含碳酸钙,约占90%;尚含镁、铁、磷酸根、硅酸根、硫酸根、氯离子等,以及有机质和水。煅烧后碳酸盐分解,产生氧化钙等,有机质则被破坏。

【性味归经】 咸、涩,微寒。无毒。归肝、肾经。

【功效】 重镇安神,平肝潜阳,软坚散结、收敛固涩。

【用法用量】 内服:煎汤,10~30g,宜打碎先煎。外用:适量,研末干撒、调敷或作扑粉。煅牡蛎功偏收敛固涩,制酸止痛,治疗滑脱诸证及胃痛泛酸者宜煅用;其他宜生用。

【使用注意】 贝母为之使;得甘草、牛膝、远志、蛇床良;恶麻黄、山茱萸、辛夷。

1. 单味药治难症

(1)治疗肺结核盗汗

药物:牡蛎(煅)20g。

用法:取上药,用清水500ml,煎至200ml,早、晚分服。10剂为1个疗程。

临床应用:平肝潜阳,收敛固涩。用于治疗肺结核盗汗及其他原因盗汗均有较好的疗效。

(2)治疗胃病吐酸水

药物:煅牡蛎适量。

用法:取上药,与煅鸡蛋壳各等分,共研成细末,每次服3~5g,每天3次。

临床应用:安神和胃,收敛制酸。用于治疗胃病吐酸水有显著疗效。

(3)治疗皮肤型过敏性紫癜

药物:生牡蛎100g。

用法:取上药,用清水2000ml,煎至600ml,分2次温服,儿童酌减。

临床应用:平肝清热,收敛消癥。用于治疗皮肤型过敏性紫癜有一定的疗效。

(4)治疗一切口渴

药物:大牡蛎适量。

用法:取上药,用黄泥裹,火煅通赤,待冷,研成细末,每次3～5g,用鲫鱼汤调服,每天3次。

临床应用:重镇安神,平肝止渴。用于治疗一切口渴均有显著疗效。

(5)治疗小便频多

药物:牡蛎(煅)150g。

用法:取上药,用童便适量煎1小时,分3次温服。

临床应用:安神收敛,固涩小便。用于治疗小便频多,夜尿较多,证属肾气不固者,有较好的疗效。

(6)治疗溏泄

药物:生牡蛎60g。

用法:取上药,研成细末,用清水煎1小时,分3次温服。

临床应用:安神收敛,涩肠止泄。用于治疗溏泄有一定疗效。

2. 配成方治大病

(1)治疗失眠

方名:牡蛎镇静安神丸。

药物:生牡蛎、生龙骨、炙龟甲各100g,酸枣仁(炒)、茯苓各80g,知母、夜交藤各60g,柏子仁、远志、川芎、石菖蒲、大枣、合欢皮各50g,炙甘草15g。

用法:取上药,制成小水丸,每次服5～8g,每天3次。1个月为1个疗程。

临床应用:平肝潜阳,镇静安神。用于治疗失眠有令人满意的疗效。

(2)治疗头痛

方名:牡蛎头痛丸。

药物:生牡蛎、天麻各150g,夏枯草、黄

芩、白芍、葛根各100g,牡丹皮80g,羌活、防风、川芎、杭菊花、刺蒺藜各50g。

用法:取上药,制成小水丸,每次服5～8g,每天3次。

临床应用:平肝潜阳,安神止痛。用于治疗头痛,属高血压、血管性、神经性均有效。

(3)治疗肺心病水肿

方名:牡蛎泻肺利水汤。

药物:煅牡蛎、天花粉、丹参各30g,泽泻、葶苈子、车前子各20g,海藻15g,商陆、厚朴、桃仁、大枣各10g,制大黄6g。

用法:清水煎2次,混合后分3次服,每日1剂。5剂为1个疗程。

临床应用:潜阳安神,利水消肿。用于治疗肺心病水肿,见呼吸困难、咳喘加重、咳吐黏痰、肝脾增大、腹水、下肢水肿等症者有较好的疗效。

(4)治疗渗出性胸膜炎

方名:牡蛎消除胸水汤。

药物:煅牡蛎、天花粉各30g,泽泻、黄芪各20g,葶苈子、商陆、白芥子、车前子各15g,人参、当归、大枣各10g。

用法:清水煎2次,混合后分3次服,每日1剂,10剂为1个疗程。

临床应用:平肝潜阳,消除胸水。用于治疗渗出性胸膜炎有一定疗效。

(5)治疗急性肾盂肾炎

方名:牡蛎清热泻肾汤。

药物:生牡蛎、天花粉、金银花、旱莲草各20g,泽泻、知母、黄柏、瞿麦、萹蓄、车前草各5g,甘草3g。

用法:清水煎2次,混合后分3次服,每日1剂。5剂为1个疗程。

临床应用:平肝潜阳,清热泻肾。用于治疗急性肾盂肾炎,见发热恶寒、腰痛、尿频、尿急、尿痛、排尿困难等症者有显著疗效。

(6)治疗赤白带下

方名:牡蛎止带汤。

药物:煅牡蛎30g,薏苡仁、山药各20g,

女贞子、旱莲草、白果仁、败酱草、椿根皮各15g,地榆、苦参、黄柏各10g,甘草3g。

用法:清水煎2次,混合后分3次服,每日1剂。

临床应用:清肝利湿,泻热止带。用于治疗赤白带下有一定疗效。

(7)治疗乳癖(乳腺增生)

方名:牡蛎消癖汤。

药物:生牡蛎30g,橘核、玄参、蒲公英各20g,柴胡、枳壳、赤芍、浙贝母各15g,全瓜蒌25g,甘草3g。

用法:清水煎2次,混合后分3次服,每日1剂。

临床应用:平肝潜阳,软坚散结。用于治疗乳癖,症见两侧乳房有大小不等的结节或包块,质软或韧实,随经期有变化者有良效。

(8)治疗弥漫性甲状腺肿伴功能亢进

方名:牡蛎甲亢丸。

药物:生牡蛎200g,麦冬、夏枯草、玄参各100g,知母、连翘、茯苓各80g,象贝母、白芥子各60g,急性子、黄药子、胆南星、陈皮、法半夏各50g。

用法:取上药,制成小水丸,每次服5~8g,每天3次。1个月为1个疗程。

临床应用:平肝潜阳,化痰散结。用于治疗弥漫性甲状腺肿伴功能亢进者有令人满意的疗效。

(9)治疗慢性宫颈炎

方名:牡蛎宫颈炎汤。

药物:煅牡蛎、煅龙骨各30g,白芍20g,熟地黄、生地黄各15g,当归、川芎、大枣、桂枝各10g,炙甘草5g,生姜3片。

用法:清水煎2次,混合后分3次服,每日1剂,5剂为1个疗程。

临床应用:平肝潜阳,收敛散结。用于治疗慢性宫颈炎,见月经不调,白带增多,呈乳白色黏液状,性交后出血等症者有较好的疗效。

(10)治疗顽固性鼻出血

方名:牡蛎止鼻出血汤。

药物:煅牡蛎、水牛角各30g,生地黄、白芍、北沙参、白茅根各20g,茜草、麦冬、牡丹皮、仙鹤草各15g,川贝母、荆芥炭各10g,甘草3g。

用法:清水煎2次,混合后分3次服,每日1剂。

临床应用:收敛固涩,凉血止血。用于治疗顽固性鼻出血者有一定疗效。

(11)治疗盗汗不止

方名:牡蛎盗汗饮。

药物:煅牡蛎、煅龙骨、炙黄芪各30g,党参、浮小麦各20g,当归、麻黄根、大枣各10g,北五味子5g,炙甘草3g。

用法:清水煎2次,混合后分3次服,每日1剂。

临床应用:收敛固涩,益气止汗。用于治疗盗汗不止,症见睡则汗出,醒则汗止,心悸少寐,气短神疲,面色不华者有显著疗效。

(12)治疗脓痢、昼夜无度

方名:牡蛎止痢疾汤。

药物:煅牡蛎、煅龙骨各30g,乌梅肉、白头翁、黄芩、黄柏、白芍各15g,当归、黄连各10g,甘草3g。

用法:清水煎2次,混合后分3次服,每日1剂。

临床应用:收敛固涩,解毒止痢。用于治疗脓痢、昼夜无度,见小腹痛,腹泻不止,里急后重,不思饮食等症者有显著疗效。

(13)治疗产后恶露不绝

方名:牡蛎止恶露汤。

药物:煅牡蛎、煅龙骨各30g,熟地黄20g,茯苓、地榆各15g,人参、川芎、当归、续断、艾叶、大枣各10g,五味子5g,炙甘草3g,生姜3片。

用法:清水煎2次,混合后分3次服,每日1剂。

临床应用:收敛固涩,制止恶露。用于治疗产后恶露不绝有令人满意的疗效。

(14)治疗遗尿

方名:方止遗尿汤。

药物:煅牡蛎 30g,黄芪、熟地黄各 20g,桑螵蛸 15g,益智仁、人参、补骨脂、菟丝子、茯神、大枣各 10g,炙甘草 3g。

用法:清水煎 2 次,混合后分 3 次服,每日 1 剂。儿童酌减。

临床应用:收敛固涩,制止遗尿。用于治疗遗尿,见每夜数次遗尿,面色㿠白,腰膝酸软,小便清长等症者有较好的疗效。

3. 知药理、谈经验

(1)知药理

牡蛎具有降血脂,抗凝血,抗血栓,抗胃溃疡,抗白细胞下降的作用。还有麻醉及抗菌、抗病毒、降血糖作用,对脊髓灰质炎病毒和流感病毒有抑制功能。

(2)谈经验

孟学曰:牡蛎,咸、涩、微寒,生用长于益阴潜阳、清热解渴、软坚散结,煅用缩小便,止带下。主男子遗精,虚劳乏损,补肾正气,止盗汗,去烦热,治伤热疾,能补养安神,止小儿惊痫等。治心神不安,惊悸失眠,肝阳上亢,头目眩晕,痰核、瘰疬、瘿瘤、癥瘕积聚,自汗、盗汗、遗精、滑精、遗尿、尿频、崩漏、带下、胃痛泛酸,百合病,疮痈肿毒,外伤出血等症。

牡蛎平肝潜阳,安神镇惊,配合酸枣仁、琥珀、朱砂、桂枝、龙骨等,治惊悸怔忡,失眠多梦;配合生地黄、龟甲、鳖甲、白芍、龙骨等,治阴虚阳亢,头目眩晕。

四、代 赭 石

【成分】　代赭石主含三氧化二铁,其中含铁 70%,含氧 30%,有时含杂质钛、镁、铝、硅和水分。另报道本品除含大量铁质外,并含中等量硅酸及铝化物,少量镁、锰、钙。还含对人体有害的铅、砷、钛。

【性味归经】　苦、寒。无毒。归肝、胃、心包经。

【功效】　平肝潜阳,重镇降逆,凉血止血。

【用法用量】　内服:煎汤,10～30g,宜打碎先煎;或入丸、散。外用:适量。

降逆、平肝宜生用,止血宜煅用。

【使用注意】　孕妇慎用;因含微量砷、铅、钛,故不宜长期服用;又忌咖啡、茶叶,以防铁质沉淀,有碍消化。

1. 单味药治难症

(1)治疗癫痫病

药物:代赭石适量。

用法:取上药,研成细末,装瓶备用,成人每次 50g,小儿 30g,白开水送服,每天 1 次(也可分 2 次服),每日 1 剂。1 个月为 1 个疗程。

临床应用:平肝潜阳,重镇止痫。用于治疗癫痫病有一定疗效。

(2)治疗青年早老性脱发

药物:代赭石适量。

用法:取上药,研成细末,早晚各 3g,白开水送服。1 个月为 1 个疗程,一般用 2～3 个疗程。

临床应用:平肝益肾,补血生发。用于治疗青年早老脱发有较好的疗效。

(3)治疗鼻出血、牙齿出血

药物:代赭石适量(火煅醋淬)。

用法:取上药,研成细末,每次用 20g,鲜白茅根煎汤送服,每天 2 次。

临床应用:清热泻火,凉血止血。用于治疗鼻出血、齿出血有显著疗效。

(4)治疗呷嗽(类似哮证)

药物:代赭石适量。

用法:取上药,研成细末,每次用 3～5g,米醋兑水调服,每日 2 次。

临床应用:平肝降逆,重镇平喘。用于治疗呷嗽之呀呷有声,卧睡不得有较好的疗效。

(5)治疗崩中淋漓不止

药物:代赭石适量。

用法:取上药,研成细末,每次 3～5g,醋汤调服,每天 3 次。血止停服。

临床应用:平肝降逆,凉血止血。用于治疗崩中淋漓不止有显著疗效。

(6)治疗肠风血痢经久不愈

药物:代赭石 60g(火烧,醋淬 2 次)。

用法:取上药,研成细末,每次 3～5g,白开水送服,每天 3 次。

临床应用:平肝降逆,凉血止血。用于治疗肠风血痢经久不愈者有一定疗效。

2. 配成方治大病

(1)治疗高血压病

方名:代赭石降压丸。

药物:代赭石、生龙骨、生牡蛎、珍珠母各 100g,白芍、龟甲、生地黄、天麻、玄参、车前子各 80g,钩藤、天冬、怀牛膝、山楂、建曲、麦芽各 60g。

用法:取上药,制成小水丸,每次服 5～8g,每天 3 次。1 个月为 1 个疗程。

临床应用:平肝潜阳,重镇降压。用于治疗高血压病之头痛头晕、耳鸣失眠等症有良效。

(2)治疗内耳眩晕症

方名:代赭石眩晕煎。

药物:代赭石 50g,白术、车前草、夏枯草各 20g,泽泻、天麻、钩藤各 15g,法半夏、杭菊花各 10g,甘草 3g。

用法:清水煎 2 次,混合后分 3 次服,每日 1 剂。

临床应用:平肝潜阳,降逆止眩。用于治疗眩晕之头昏呕吐等症有较好的疗效。

(3)治疗呕吐、呃逆

方名:代赭石降逆汤。

药物:代赭石 30g,茯苓、枳实各 15g,姜半夏、黄连、干姜、陈皮、厚朴、旋覆花、大枣各 10g,沉香末(冲服)、炙甘草各 5g。

用法:清水煎 2 次,混合后分 3 次服,每天 1 剂。

临床应用:平肝重镇,降逆止吐。用于治疗呕吐、呃逆有较好的疗效。

(4)治疗胃扩张症

方名:代赭石复胃汤。

药物:代赭石 30g,枳实、藿香、建曲各 15g,广木香、砂仁、旋覆花、佛手、莪术各 10g,炙甘草 5g,生姜 3 片,大枣 3 枚。

用法:清水煎 2 次,混合后分 3 次服,每天 1 剂。

临床应用:平肝降逆,理气复胃。用于治疗胃扩张症,见腹胀,上腹或脐周隐痛,恶心呕吐等症者有显著疗效。

(5)治疗反流性胃炎、食管炎

方名:代赭石降逆汤。

药物:代赭石 30g,茯苓、麦芽各 20g,车前子 15g,陈皮、法半夏、胆南星、黄连、瓜蒌仁、生姜、大枣各 10g,甘草 3g。

用法:清水煎 2 次,混合后分 3 次服,每日 1 剂。

临床应用:平肝和胃,降逆制酸。用于治疗反流性胃炎、食管炎,见上腹部或胸骨后烧心、反酸、嗳气、嘈杂、恶心等症者有良效。

(6)治疗上消化道出血

方名:代赭石止胃出血汤。

药物:代赭石 30g,白芍、水牛角各 15g,生地黄 20g,茜草、芡实、牡丹皮、三七(研末冲服)、仙鹤草、侧柏叶各 10g,炙甘草 5g。

用法:清水煎 2 次,混合后分 3 次服,每日 1 剂。

临床应用:平肝潜阳,降逆止血。用于治疗上消化道出血有一定疗效。

(7)治疗便秘

方名:代赭石通便丸。

药物:代赭石(醋淬)、黄芪、芦荟各 100g,火麻仁、郁李仁各 80g,当归、肉苁蓉、锁阳、怀牛膝各 60g,柏子仁 50g。

用法:取上药,制成小水丸,每次服 5～8g,每天 3 次。便通后每天 1 次,可间断服用。

临床应用:平肝散结,润肠通便。用于治疗各类便秘均有一定疗效。

(8)治疗食管癌、胃癌

方名:代赭石抗食管、胃癌散。

药物:代赭石(醋淬)250g,桃仁150g,党参200g,三七、麦冬、肉苁蓉、姜半夏各60g,水蛭100g,当归、知母、山慈姑、重楼各50g。

用法:取上药,制成细末,每次服6～10g,每天3次。

临床应用:平肝降逆,化瘀抗癌。用于治疗食管癌、胃癌有一定疗效。

(9)治疗慢性咽炎

方名:代赭石慢咽煎。

药物:代赭石30g,北沙参20g,玄参、酸枣仁、柏子仁、麦冬各15g,旋覆花、法半夏、厚朴、桔梗各10g,甘草3g,生姜3片,大枣3枚。

用法:清水煎2次,混合后分3次服,每日1剂。5剂为1个疗程。

临床应用:平肝降逆,祛痰散结。用于治疗慢性咽炎有一定疗效。

(10)治疗妊娠呕吐

方名:代赭石止吐安胎欣。

药物:代赭石30g,党参、杜仲、白术、茯苓、紫苏叶各15g,黄芩、砂仁、大腹皮、生姜、大枣各10g,炙甘草3g。

用法:清水煎2次,混合后分3次服,每日1剂。

临床应用:平肝降逆、止吐安胎。用于治疗妊娠呕吐,见头胀而晕,神倦思睡,恶心呕吐清涎,烦渴口苦等症者有令人满意的疗效。

(11)治疗倒经吐衄

方名:代赭石倒经吐衄煎。

药物:代赭石、旱莲草各30g,女贞子、生地黄、白芍、水牛角、牡丹皮各15g,川芎、当归、黄芩各10g,甘草3g。

用法:清水煎2次,混合后分3次服,每日1剂。

临床应用:平肝潜阳,凉血止血。用于治疗倒经吐衄,症见月经来潮前后1～2天,口鼻出现少量出血之月经病等逆经现象,有

良效。

(12)治疗癫痫病

方名:代赭石抗癫痫丸。

药物:代赭石150g,茯苓100g,僵蚕、全蝎、胆南星、陈皮、姜半夏、川芎、郁金、石菖蒲、建曲、白矾各50g,生龙骨、生牡蛎、生龙齿各80g,琥珀40g。

用法:取上药,制成小水丸,每次服6～10g,每天3次。1个月为1个疗程。

临床应用:平肝降逆,安神定志。用于治疗癫痫病有一定疗效。

(13)治疗精神分裂症

方名:代赭石安神定志汤。

药物:代赭石50g,清半夏15g,大黄25g,芒硝15g。另:甘遂末适量。

用法:清水煎2次,取汁吞服甘遂末3～5g,隔日1次,10次为1个疗程。

同时用氯丙嗪或泰尔登维持,每日300mg左右。

临床应用:重镇降逆,安神定志。用于治疗精神分裂症有一定疗效。

(14)治疗脱发

方名:代赭石生发丸。

药物:代赭石、生地黄、女贞子、侧柏叶、制首乌各100g,茯苓、旱莲草、党参各150g,白芍、合欢皮、怀山药、刺蒺藜各80g。

用法:取上药,制成小水丸,每次服6～9g,每天3次。1个月为1个疗程。另:外用生姜片涂搽患处,每天2～3次。

临床应用:平肝潜阳,养血生发。用于治疗脱发有较好的疗效。

(15)治疗皮肤病

方名:代赭石皮康煎。

药物:代赭石、灵磁石、石决明、珍珠母、生牡蛎各30g,土茯苓20g,刺蒺藜、地肤子、苦参各15g,蝉蜕、白鲜皮各10g,甘草5g。10剂为1个疗程。

用法:清水煎2次,混合后分3次服,每日1剂。

临床应用:平肝潜阳,凉血解毒。用于治疗皮肤病,如急性湿疹、扁平疣、痤疮等,有较好的疗效。

(16)治疗牙痛

方名:代赭石牙痛饮。

药物:代赭石、怀牛膝、生地黄各30g,石膏50g,黄芩、黄连、白芷、升麻、牡丹皮各10g,辽细辛5g,甘草3g。

用法:清水煎2次,混合后分3次服,每日1剂。

临床应用:清肝解毒,凉血止痛。用于治疗风火牙痛有显著疗效。

(17)治疗支气管哮喘

方名:代赭石止哮平喘汤。

药物:代赭石30g,石膏50g,北沙参20g,麻黄、杏仁各10g,麦冬、紫苏子、白芥子、葶苈子、玉竹各15g,甘草3g。

用法:清水煎2次,混合后分3次服,每日1剂。

临床应用:重镇降逆,止哮平喘。用于治疗支气管哮喘,见喘咳气急,发热汗出,口渴心烦,胸痛,痰黄稠等症者有显著疗效。

(18)治疗妇人漏下

方名:代赭石止漏下方。

药物:代赭石(醋淬)30g,赤石脂、熟地黄各20g,白芍、鹿角霜、怀山药各15g,当归、川芎、干姜、山茱萸、大枣各10g,炙甘草5g。

用法:清水煎2次,混合后分3次服,每日1剂。

临床应用:重镇降逆,温肾止血。用于治疗妇人漏下有一定疗效。

3. 知药理、谈经验

(1)知药理

代赭石具有收敛胃肠壁,保护黏膜面的作用,可使肠蠕动亢进,致"通燥结",并可吸收入血,促进血细胞生成起到治疗缺铁性贫血的功能,对中枢神经系统有镇静作用。

(2)谈经验

孟学曰:代赭石,苦,寒,长于镇潜肝阳,

善清肝火,为重镇降逆,平肝潜阳常用之要药。主镇逆、降火、平肝、养血,带下百病,难产,胞衣不出,堕胎等。治肝阳上亢,头晕目眩、呕吐、呃逆、噫气、气逆喘息,血热吐衄,崩漏、癫痫、癫狂等症。

代赭石重镇潜阳,善清肝火,配合生白芍、生龙骨、生牡蛎、怀牛膝等,治肝阳上亢之头目眩晕,目胀耳鸣;配合羚羊角、钩藤、龙胆草、僵蚕、青黛等,治小儿急惊风,心火肝风有余之实证;止呕、止呃、止噫,配合旋覆花、党参、半夏、生姜等,治胃气虚弱,痰浊内阻之噫气频作。

五、生 铁 落

【成分】 生铁落主含四氧化三铁,或名磁性氧化铁。

【性味归经】 辛、甘,凉。无毒。归肝、心经。

【功效】 平肝镇惊,镇静补血。

【用法用量】 内服:煎汤,30~60g;或入丸散。外用:适量,研末调敷。

【使用注意】 肝虚及中气虚寒者忌服;不可过服,过服令人凛凛恶寒,以其专削阳气也。

1. 单味药治难症

(1)治疗顽固性呃逆

药物:生铁落30~60g。

用法:取上药,置瓦上煅红,加入粮食醋10~15ml,后入温开水200ml,趁温一次服下。

临床应用:平肝镇静,重镇降逆。用于治疗顽固性呃逆有令人满意的疗效。

(2)治疗暴怒发狂

药物:生铁落(醋淬)50g。

用法:取上药,加适量甘草,清水煎1小时,趁温一次服下。每日可用2~3剂。

临床应用:平肝镇惊,重镇安神。用于治疗暴怒发狂有显著的疗效。

（3）治疗扭伤

药物：生铁落 500g。

用法：取上药，炒热，加醋 20ml，用毛巾包好，热敷患处，每日 1 次。

临床应用：活动气血，疏通经络。用于治疗扭伤有一定疗效。

2. 配成方治大病

（1）治疗精神分裂症

方名：生铁落镇惊安神汤。

药物：生铁落（醋淬）50g，代赭石、生龙骨、生牡蛎、珍珠母各 30g，龙胆草、茯苓各 20g，陈皮、姜半夏、胆南星、制大黄各 10g，甘草 3g。

用法：清水煎 2 次，混合后分 3 次服，每日 1 剂。15 剂为 1 个疗程。

临床应用：平肝涤痰，镇惊安神。用于治疗精神分裂症有较好的疗效。

（2）治疗癫痫病

方名：生铁落癫痫饮。

药物：生铁落 50g，茯苓、地龙、丹参、白芍各 15g，生天南星、远志、姜半夏、陈皮、石菖蒲各 10g，蜈蚣 3 条，甘草 3g。

用法：清水煎 2 次，混合后分 3 次服，每日 1 剂，1 个月为 1 个疗程。

临床应用：平肝镇静，安神定志。用于治疗癫痫病有显著疗效。

（3）治疗神经衰弱

方名：生铁落养心安神煎。

药物：生铁落（醋淬）50g，生地黄 20g，生龙骨 30g，酸枣仁、炙龟甲各 15g，柏子仁、远志、黄连、石菖蒲、麦冬各 10g，炙甘草 5g，大枣 3 枚。

用法：清水煎 2 次，混合后分 3 次服，每日 1 剂。5 剂为 1 个疗程。

临床应用：平肝镇惊，养心安神，用于治疗神经衰弱之顽固性失眠有显著的疗效。

（4）治疗小儿多发性抽搐

方名：生铁落安定止搐糖浆。

药物：生铁落（醋淬）30g，黄芪 20g，赤芍、茯神、玄参、麦冬各 15g，防风、钩藤、胆南星、丹参、远志、石菖蒲、连翘、陈皮、全蝎、天麻各 10g。

用法：清水煎 2 次，混合浓缩，加白糖制成糖浆，每次服 20～30ml，每天 3 次。

临床应用：平肝镇静，安定止搐。用于治疗小儿多发性抽搐有一定疗效。

（5）治疗心脏瓣膜病、心律失常

方名：生铁落调频汤。

药物：生铁落（醋淬）50g，生牡蛎 30g，茯苓 20g，白术、酸枣仁各 15g，人参、桂枝、远志、柏子仁、石菖蒲各 10g，炙甘草 5g。

用法：清水煎 2 次，混合后分 3 次服，每日 1 剂。10 剂为 1 个疗程。

临床应用：平肝镇静，安神调频。用于治疗心脏瓣膜病、心律失常等疾病有显著疗效。

（6）治疗脑外伤后遗症

方名：生铁落补血健脑汤。

药物：生铁落（醋淬）50g，生龙骨、灵磁石各 30g，酸枣仁、天麻各 15g，远志、柏子仁、黄连、石菖蒲、制大黄、琥珀（研末冲服）各 10g，甘草 3g。

用法：清水煎 2 次，混合后分 3 次服，每日 1 剂。5 剂为 1 个疗程。

临床应用：平肝镇惊，补肝健脑。用于治疗脑外伤后遗症之头晕头痛有较好的疗效。

3. 知药理、谈经验

（1）知药理

生铁落经火煅醋淬后，变成醋酸铁，使其易于吸收，且能促进红细胞的新生和增加血色素的数量，有补血作用，并有一定的镇静作用。

（2）谈经验

孟学曰：生铁落，辛、凉，长于镇心平肝，定惊疗狂，镇潜浮躁之神气，使心有所主，为镇惊安神之常用药。主降火、潜阳、风热、恶疮、除胸膈中热气，食不下、止烦等。治癫狂、热病痰壅发狂，易惊善怒、失眠、疮疡痈毒，关节酸痛，扭伤疼痛等症。

生铁落重镇平肝,镇惊安神,配合远志、石菖蒲、朱砂、胆南星等,治肝郁火盛之怒狂阳厥之证。本品清火镇静,重镇安神,配合茯苓、白术、人参、桂枝、牡蛎等,治心脏瓣膜病,脉歇止,心律不整齐,心悸亢进,睡眠不宁;配合甘草等,治暴怒发狂,易惊失眠;活血祛瘀止痛,用米醋炒热外敷,治扭伤疼痛或关节酸痛。

六、刺蒺藜

【成分】 刺蒺藜果实中分得 7 个化合物,即 β-谷甾醇,支脱皂苷元,海柯皂苷元,曼诺皂苷元,β-谷甾醇-D-葡萄糖苷及异鼠李素-3-D-β-龙胆双糖苷。果实尚含蒺藜酰胺和 8-甲基氢化芇酮-1。

【性味归经】 苦、辛,平。无毒。归肝、肺经。

【功效】 平肝疏肝,祛风明目,下气行血。

【用法用量】 内服:煎汤,6～15g;或入丸、散。外用:适量,捣敷或研末撒。

【使用注意】 本品辛散,血虚气弱及孕妇慎用。

1. 单味药治难症

(1)治疗腰痛

药物:刺蒺藜适量。

用法:取上药,研成细末,每次 10g,饭前空腹用温酒调服,每天 3 次。

临床应用:平肝疏肝,祛湿通络。用于治疗各类腰痛均有一定疗效。

(2)治疗乳房包块

药物:刺蒺藜适量。

用法:取上药,研成细末,每次 6～10g,温酒调服,不饮酒者用白开水调服,每天 3 次。

临床应用:平肝疏肝,祛痰散结。用于治疗乳房包块有一定疗效。

(3)治疗胸痹(心绞痛)

药物:刺蒺藜适量。

用法:取上药,炒焦,研成细末,每次 10g,白开水调服,每天 3 次。

临床应用:下气行血,通络止痛。用于治疗胸痹(心绞痛)之膈中胀闷不通者有良效。

(4)治疗缺血性脑血管病

药物:刺蒺藜适量。

用法:取上药,研成细末,每次服 6～10g,每天 3 次。1 个月为 1 个疗程。

临床应用:活血祛瘀,疏通经络。用于治疗缺血性脑血管病有一定疗效。

(5)治疗高血压头晕目眩

药物:刺蒺藜 30g。

用法:取上药,清水煎 2 次,混合后分 3 次服,每日 1 剂。10 天为 1 个疗程。

临床应用:平肝祛风,行血止眩。用于治疗高血压头晕目眩有一定疗效。

(6)治疗白癜风、其他皮肤病

药物:刺蒺藜 5000g。

用法:取上药,水煎 2 次,浓缩至 10:1 浸膏,再按 1:4 加糖干燥成颗粒,每包 30g,每天 2 次,每次半包,温开水冲服。另用补骨脂、菟丝子、五倍子各 50g,泡酒外搽。

临床应用:平肝泻火,祛风活血。用于治疗白癜风、其他皮肤病均有显著疗效。

2. 配成方治大病

(1)治疗高血压病

方名:刺蒺藜降压丸。

药物:刺蒺藜、杜仲、天麻、龙胆草、黄芩、罗布麻、葛根、益母草、怀牛膝、夏枯草、珍珠母、石决明各 100g,菊花 80g。

用法:取上药,制成小水丸,每次服 6～10g,每天 3 次。1 个月为 1 个疗程。

临床应用:祛风清热,平肝降压。用于治疗高血压病有显著疗效。

(2)治疗缺血性脑中风

方名:刺蒺藜脑通丸。

药物:刺蒺藜、赤芍、西洋参各 100g,黄芪、葛根、水蛭各 150g,三七、丹参、山楂、桃仁、广藿香各80g,红花、建曲、砂仁各60g,川芎、莪术各50g,木香、三棱各40g。

用法:取上药,制成小水丸,每次服6～10g,每天3次。

临床应用:平肝化瘀,活血通络。用于治疗脑中风之偏瘫后遗症有令人满意的疗效。

(3)治疗冠心病心绞痛

方名:刺蒺藜心痛丸。

药物:刺蒺藜100g,赤芍、丹参各80g,三七、黄连、砂仁各60g,当归、瓜蒌仁、川芎、桂枝、檀香、三棱、莪术、法半夏各50g。

用法:取上药,制成小水丸,每次服5～8g,每天3次。5天为1个疗程。

临床应用:平肝活血,通络止痛。用于治疗冠心病心绞痛有显著疗效。

(4)治疗角膜溃疡

方名:刺蒺藜退翳煎。

药物:刺蒺藜、龙胆草、金银花各20g,柴胡、连翘、夏枯草、木贼、车前草各15g,杭菊花、蝉蜕、栀子、黄芩各10g,甘草3g。

用法:清水煎2次,混合后分3次服,每日1剂。配合外用眼药水点眼。

临床应用:平肝明目,解毒退翳。用于治疗角膜溃疡有较好的疗效。

(5)治疗乳腺炎

方名:刺蒺藜乳痈汤。

药物:刺蒺藜、金银花、连翘、败酱草、蒲公英、生牡蛎、玄参、夏枯草各20g,浙贝母、黄芩各10g,通草5g,甘草3g。

用法:清水煎2次,混合后分3次服,每日1剂。

临床应用:平肝清热,解毒消痈。用于治疗乳腺炎,症见乳房红肿热痛,恶寒发热,口干口渴,按之疼痛,但未化脓者,有显著疗效。

(6)治疗皮肤瘙痒

方名:刺蒺藜消风止痒煎。

药物:刺蒺藜、苦参、连翘、地肤子各20g,知母15g,石膏50g,蝉蜕、白鲜皮、荆芥、防风、麻黄各10g,甘草3g。

用法:清水煎2次,混合后分3次服,每日1剂。

临床应用:平肝清热,消风止痒。用于治疗皮肤瘙痒,包括湿疹、荨麻疹、风疹块、银屑病等皮肤病,均有一定疗效。

(7)治疗下腹部包块

方名:刺蒺藜消癥散。

药物:刺蒺藜(炒)300g,小茴香(炒)100g,制乳香、制没药各50g。

用法:取上药,制成细末,每次服6～10g,温开水送服。每天3次。

临床应用:平肝活血,理气消癥。用于治疗下腹部包块疼痛有较好的疗效。

(8)治疗闭经

方名:刺蒺藜行经散。

药物:刺蒺藜、当归各50g。

用法:取上药,研末每服10g,每日3次。

临床应用:平肝理气,行血调经。用于治疗闭经有一定疗效。

(9)治疗瘢痕疙瘩

方名:刺蒺藜消瘢糊。

药物:刺蒺藜、栀子仁、五倍子各等量。

用法:共研细末,醋调敷患处,每日1次。

临床应用:下气行血,解毒消瘢。用于治疗瘢痕疙瘩有一定疗效。

3. 知药理、谈经验

(1)知药理

刺蒺藜具有降血压、强心、抗动脉硬化、利尿、抗过敏等作用,能提高免疫功能,能强壮并抗衰老,还有促性腺激素样作用。另外,还可抑制金黄色葡萄球菌、大肠埃希菌的生长。

(2)谈经验

孟学曰:刺蒺藜,苦、辛、平,长于入肝经,有平肝潜阳,疏肝解郁,清肝明目之功用。主头痛、头晕、目眩、目赤、目痛、多泪、胸胁胀痛,癥结积聚,久服长肌肉、明目等。治肝阳上亢,头目眩晕,胸胁胀痛及乳闭胀痛,风热上攻,目赤翳障,风疹瘙痒,白癜风等症。

刺蒺藜味苦降泄,平肝潜阳,配合钩藤、珍珠母、菊花、白芍等,治高血压病之头晕目眩,失眠多梦,疏肝解郁,理气和血;配合柴胡、白芍、当归、小茴香等,治月经不调,胸胁胀痛,明目退翳;配合菊花、蝉蜕、木贼、青葙子等,治目赤翳膜。

第二节　息风止痉药

一、羚羊角

【成分】　羚羊角主含角质蛋白。其含硫量仅 1.2%,是角蛋白中含硫量最少者之一。角蛋白经水解后可得十多种氨基酸,尚含多种磷脂、胆固醇、维生素 A 等。此外,含多种微量元素,含量最丰富的是锌,另有铅、铬、锰、铁、铜等。

【性味归经】　咸,寒。无毒,归肝、心经。

【功效】　平肝息风,清肝明目,清热解毒,定风镇惊。

【用法用量】　内服:煎服,1~3g,单煎 2 小时以上,取汁服;或研粉服,每次 0.3~0.6g;或磨汁兑药服;或入丸、散。

【使用注意】　本品性寒,脾虚慢惊者忌用。过敏体质者慎用。

附:由于羚羊角药源有限,且属国家 2 级保护动物,故现在一般都用山羊角代替,其疗效几乎相近。

1. 单味药治难症

(1)治疗癫痫持续状态

药物:羚羊角粉适量。山羊角 10 倍量。

用法:取上药,每次 0.1g,白开水冲服,每天 3 次。10 天为 1 个疗程。如用山羊角应加 10 倍量。可用 2~3 个疗程。

临床应用:祛风清热,平肝化痰。用于治疗癫痫持续状态,有较好的疗效。

(2)治疗阳痿

药物:羚羊角粉适量。

用法:取上药,每次 1g,白开水冲服,每天 3 次,半个月为 1 个疗程。也可用山羊角,但应加 10 倍量。

临床应用:清心泻火,平肝起痿。用于治疗肝经火旺,面部烘热,烦躁之阳痿有显著疗效。

(3)治疗高血压

药物:羚羊角粉适量。

用法:取上药,每次 1g,白开水送服,每天 2 次,1 个月为 1 个疗程。无羚羊角粉,可用山羊角粉,但剂量要加 10 倍。

临床应用:清热镇惊,平肝降压。用于治疗高血压有一定疗效。

(4)治疗小儿发热抽搐

药物:羚羊角粉适量。

用法:取上药,每次服 0.3~0.5g,每天 2~3 次,10 天为 1 个疗程。

临床应用:清热解毒,平肝息风。用于治疗小儿发热抽搐有一定疗效。

(5)治疗产后胸,血气上冲。

药物:羚羊角粉。

用法:取上药,每次服 1g,若未瘥,须臾再服。

临床应用:平肝息风,定风镇惊。用于治疗产后胸闷、血气上冲有显著疗效。

(6)治疗口疮

药物:羚羊角适量。

用法:取上药,每次 0.5g,连服 4 次。

临床应用:清热解毒,泻火敛疮。用于治疗口疮有显著疗效。

2. 配成方治大病

(1)治疗高血压病

方名:羚羊角降压丸。

药物:羚羊角、杭菊花各 50g,钩藤、白芍、黄芩各 80g,天麻、杜仲、夏枯草、罗布麻、龙胆草、石决明、珍珠母各 100g。

用法:取上药,制成小水丸,每次服5～8g,每天3次。1个月为1个疗程。

临床应用:平肝息风,清热降压。用于治疗高血压病之头目眩晕有显著疗效。

(2)治疗梗死性脑中风

方名:羚羊通络治瘫丸。

药物:羚羊角、赤芍各100g,葛根、黄芪、水蛭各150g,钩藤、桃仁、广藿香、莪术各60g,当归、川芎、红花、砂仁、建曲、川牛膝、桑寄生各50g,木香、三棱各30g。

用法:取上药,制成小水丸,每次服5～8g,每天3次。

临床应用:平肝息风,通络治瘫。用于治疗梗死性脑中风之偏瘫有显著疗效。

(3)治疗出血性脑卒中

方名:羚羊息风治瘫丸。

药物:羚羊角、全蝎、羌活、独活、防风、秦艽、陈皮、法半夏、胆南星各50g,乌梢蛇、天麻、石决明各100g,三七、丹参、赤芍、钩藤、茯苓各80g,蜈蚣10条。

用法:取上药,制成小水丸,每次服5～8g,每天3次。30天为1个疗程。

临床应用:平肝镇惊,息风治瘫。用于出血性脑卒中之偏瘫有显著疗效。

(4)治疗角膜溃疡

方名:羚羊角膜溃疡煎。

药物:羚羊角(先煎)、白蔻仁各5g,金银花、连翘、蒲公英、败酱草、珍珠母、夏枯草各20g,野菊花、蝉蜕、夜明砂、黄连各10g,甘草3g。

用法:清水煎2次,混合后分3次服,每日1剂。

临床应用:平肝祛风,清肝明目。用于治疗角膜溃疡(白睛云翳)有一定疗效。

(5)治疗高热抽搐

方名:羚羊清热镇惊方。

药物:羚羊角粉(冲服)3g,生地黄、钩藤、知母、白芍、茯苓、桑叶各15g,生石膏50g,蝉蜕、菊花、连翘各10g,甘草3g。

用法:清水煎2次,混合后分3次服,每日1剂。

临床应用:平肝息风,清热镇惊。用于治疗高热抽风有显著疗效。

(6)治疗面神经炎

方名:羚羊角面瘫丸。

药物:羚羊角粉20g,天麻100g,白芍80g,僵蚕、禹白附子各60g,全蝎、地龙、川芎、防风、钩藤、蝉蜕各50g,甘草15g。

用法:取上药,制成小水丸,每次服5～8g,每天3次。1个月为1个疗程。

临床应用:平肝清热,祛风牵正。用于治疗面神经炎,见口眼㖞斜,面无表情,口角流涎,不能示齿,语言謇涩等症者有令人满意疗效。

(7)治疗面肌痉挛

方名:羚羊角面肌痉挛丸。

药物:羚羊角粉30g,天麻、乌梢蛇、石决明、珍珠母各100g,代赭石、钩藤、白芍各100g,僵蚕、禹白附子、全蝎、羌活、防风、龟甲、鳖甲、秦艽、白花蛇各50g,甘草15g。

用法:取上药,制成小水丸,每次服5～8g,每天3次。1个月为1个疗程,未瘥,可继续下个疗程。

临床应用:平肝息风,安神镇静。用于治疗面肌痉挛有较好的疗效。

(8)治疗头皮神经痛

方名:羚羊角头痛煎。

药物:羚羊角粉(冲服)5g,代赭石(先煎)30g,夏枯草20g,葛根、白芷、栀子、泽泻各15g,川芎、羌活、防风各10g。

用法:清水煎2次,混合后分3次服,每日1剂。

临床应用:平肝息风,镇惊止痛。用于治疗头皮神经痛有显著疗效。

(9)治疗小儿呼吸道感染

方名:羚羊角泻肝清肺饮。

药物:羚羊角粉(冲服)2～3g,桑叶、连翘各10g,石膏20g,知母、浙贝母、黄芩、杏仁、桔梗、百部各 5g,甘草 2g。

用法:清水煎 2 次,混合后分 3 次服,每日 1 剂。

临床应用:平肝息风,泻火清肺。用于治疗小儿呼吸道感染,见发热恶寒,咳嗽气促,面色青灰,精神萎靡不振等症者有较好的疗效。

(10)治疗紫癜病

方名:羚羊角紫癜饮。

药物:羚羊角粉(冲服)3～5g,水牛角、生地黄各 20g,白芍、牡丹皮、紫草、知母、茜草、仙鹤草、侧柏叶各 15g,甘草 5g。

用法:清水煎 2 次,混合后分 3 次服,每日 1 剂。5 剂为 1 个疗程。

临床应用:平肝泻火、清热凉血。用于治疗过敏性及出血性紫癜病均有显著疗效。

3. 知药理、谈经验

(1)知药理

羚羊角具有镇静与抗惊厥功能,有解热、抗炎、镇痛作用,还有一定的降血压效果。

(2)谈经验

孟学曰:羚羊角,咸,寒,长于入肝经,能清泄肝热,平肝息风,镇惊解痉,尤宜适用于热极生风者,为治疗惊痫抽搐之要药。主清热解毒,平肝息风,清肝明目,定心神,止盗汗,消水肿,去瘀血,生新血,除火下气,止渴除烦等。治肝风内动,惊痫抽搐,肝阳上亢,头目眩晕,肝火上炎,目赤头痛,温热病壮热神昏,热毒发斑等症。

羚羊角清热平肝,息风止痉,配合钩藤、菊叶、桑叶、竹茹、生地黄等,治高热神昏,痉挛抽搐;配合水牛角、羌活、防风、薏苡仁等,治中风语涩,肢体不灵;配合石决明、龟甲、生地黄、菊花等,治肝阳上亢,头目眩晕;配合龙胆草、决明子、黄芩、栀子仁、车前子等,治目赤肿痛,流泪。

二、天　麻

【成分】 天麻含天麻苷,又称天麻素、天麻苷元。块茎含香荚兰醇、香荚兰醛、维生素 A 类物质、苷、结晶性中性物质及微量生物碱、黏液质。此外,尚含天麻多糖,多种氨基酸,多种微量元素,如铁、锰、锌、氟、碘、锶、铬、铜等。

【性味归经】 甘,平。无毒。归肝经。

【功效】 息风止痉,平抑肝阳,祛风通络。

【用法用量】 内服:煎汤,3～10g;研末冲服,每次 1～1.5g;或入丸、散。

【使用注意】 天麻虽无毒,但不可过量,过量易使人口鼻干燥,胃肠不适;炖服过量,易导致肾功能衰竭。

1. 单味药治难症

(1)治疗高血压

药物:天麻 30g。

用法:取上药,清水煎 2 次,混合后分 3 次服,每天 1 剂。15 天为 1 个疗程。

临床应用:祛风通络,平肝降压。用于治疗高血压有一定疗效。

(2)治疗头晕

药物:天麻 20g。

用法:取上药,清水煎 2 次,混合后分 2 次温服,每天 1 剂。连服 10～15 天。

临床应用:平抑肝阳,祛风止晕。用于治疗头晕有显著疗效。

(3)治疗面肌痉挛

药物:天麻适量。

用法:取上药,制成小水丸,每次 6～9g,温开水送服,每天 3 次。3～4 周为 1 个疗程。

临床应用:祛风通络,息风止痉。用于治疗面肌痉挛有显著疗效。

(4)治疗骨肉瘤、淋巴瘤

药物:天麻 10g。

用法:取上药,研成细末。用鸭蛋 1 个,放盐水中浸泡 7 天取出,开 1 个小孔,倒出适量(相当于天麻的容积)蛋清,把天麻末装入蛋内,麦面制成饼密封鸭蛋,置火中煨熟。每晨空腹服 1 个。1 个月为 1 个疗程。

临床应用:软化肉瘤,散结止痛。用于治疗骨肉瘤、淋巴瘤有一定疗效。

(5)治疗高脂血症

药物:天麻适量。

用法:制成细末,每次服 5g,每日 3 次。

临床应用:平抑肝阳,降低血脂。用于治疗高脂血症有较好的疗效。

(6)治疗多种疾病

药物:天麻注射液(每支 2ml)。

用法:肌内注射或穴位注射,每天 1 次。

临床应用:息风止痉,祛风通络。可用于治疗神经性头痛、神经衰弱、偏头痛、脑外伤综合征,轻型破伤风、耳鸣耳聋、慢性腰腿痛等。

2. 配成方治大病

(1)治疗高血压病

方名:天麻降压丸。

药物:天麻、杜仲、珍珠母、石决明、罗布麻各 100g,栀子、黄芩各 80g,野菊花、钩藤、桑寄生、地骨皮、川牛膝、夜交藤、益母草各 50g。

用法:取上药,制成小水丸,每次服 6~9g,每天 3 次。1 个月为 1 个疗程。

临床应用:平抑肝阳,祛风降压。用于治疗高血压病有显著疗效。

(2)治疗癫痫症

方名:天麻抗癫痫丸。

药物:天麻 150g,茯苓 80g,钩藤、僵蚕、全蝎、羌活、防风、陈皮、姜半夏、胆南星、郁金各 50g,白矾 40g。

用法:取上药,制成小水丸,每次服 5~8g,每天 3 次,15 天为 1 个疗程。

临床应用:平肝潜阳,息风止惊。用于治疗癫痫症有一定疗效。

(3)治疗卒中后遗症

方名:天麻偏瘫丸。

药物:天麻 150g,黄芪、葛根、水蛭各100g,赤芍 80g,桃仁 60g,当归、白花蛇、川芎、全蝎、羌活、独活、防风、秦艽、红花各50g,蜈蚣 15 条。

用法:取上药,制成小水丸,每次服 6~9g,每天 3 次。30 天为 1 个疗程。

临床应用:益气化瘀,祛风通络。用于治疗卒中后遗症之偏瘫有显著疗效。

(4)治疗脑动脉硬化症

方名:天麻脑清丸。

药物:天麻 150g,石决明、生龙骨、珍珠粉各 100g,赤芍、酸枣仁各 80g,丹参、生山楂、三七各 60g,钩藤、杭菊花、柏子仁、僵蚕、当归、远志、全蝎、石菖蒲各 50g。

用法:取上药,制成小水丸,每次服 5~8g,每天 3 次。30 天为 1 个疗程。

临床应用:平抑肝阳,化瘀安神。用于治疗脑动脉硬化症之头痛、健忘失眠有良效。

(5)治疗耳源性眩晕

方名:天麻眩晕汤。

药物:天麻、白术、茯苓、广藿香各 15g,法半夏、泽泻、陈皮、砂仁、胆南星、干姜、竹茹各 10g,甘草 3g。

用法:清水煎 2 次,混合后分 3 次服,每日 1 剂。

临床应用:平抑肝阳,息风止眩。用于治疗耳源性眩晕,见突然发病,眩晕与体位变动有关,伴恶心、呕吐、出冷汗等症者有良效。

(6)治疗面肌痉挛

方名:天麻面肌痉挛丸。

药物:天麻 150g,葛根 100g,禹白附子、白芍各 80g,僵蚕、全蝎、当归、川芎、蝉蜕、钩藤、白芷各 50g,制马钱子 15g,蜈蚣 15 条,甘草 5g。

用法:取上药,制成小水丸,每次服 6~9g,每天 3 次。

临床应用:平抑肝阳,息风止痉。用于治疗面肌痉挛有较好的疗效。

(7)治疗神经性头痛

方名:天麻头痛丸。

药物:天麻 150g,黄芪、党参各 100g,白芍80g,当归、川芎、羌活、独活、防风、白芷、僵蚕、杭菊花、藁本、蔓荆子各50g,炙甘草15g,大枣10枚。

用法:取上药,制成小水丸,每次服6~9g,每天3次。

临床应用:平抑肝阳,祛风止痛。用于治疗神经性头痛有显著疗效。

(8)治疗风湿骨痛

方名:天麻风湿骨痛丸。

药物:天麻150g,黄芪、杜仲各100g,白芍80g,秦艽、威灵仙、羌活、独活、防风、续断、千年健、伸筋草、当归、桂枝、川芎各50g,辽细辛、制川乌、制草乌各30g。

用法:取上药,制成小水丸,每次服6~9g,每天3次。1个月为1个疗程。

临床应用:平肝祛风,通络止痛。用于治疗风湿骨痛有显著疗效。

(9)治疗颈椎病

方名:天麻颈椎病丸。

药物:天麻、葛根各150g,赤芍80g,生龙骨、生牡蛎、珍珠母各100g,桂枝、川芎、羌活、防风、僵蚕、全蝎、延胡索、旋覆花各50g,甘草15g。

用法:取上药,制成小水丸,每次服6~9g。每天3次。30天为1个疗程。

临床应用:平肝祛风,通络止痛。用于治疗颈椎痛有较好的疗效。

(10)治疗腰椎间盘突出及骨质增生

方名:天麻腰椎病丸。

药物:天麻150g,杜仲、赤芍各100g,独活、桂枝、当归、川芎、续断、桃仁、红花、延胡索、制乳香、制没药、狗脊、骨碎补、三七、制草乌、川牛膝、桑寄生各50g,甘草20g。

用法:取上药,制成小水丸,每次服6~9g,每天3次。1个月为1个疗程。

临床应用:祛风活血,通络止痛。用于治疗腰椎间盘突出及骨质增生有一定疗效。

(11)治疗角膜溃疡

方名:天麻退翳丸。

药物:天麻100g,生地黄80g,柴胡、赤芍各60g,僵蚕、白芷、刺蒺藜、木贼、荆芥、羌活、杭菊花、密蒙花、黄芩、蝉蜕、当归、防风各50g,甘草15g。

用法:取上药,制成小水丸,每次服6~9g,每天3次。1个月为1个疗程。

临床应用:平肝清热,解毒退翳。用于治疗角膜溃疡有显著疗效。

(12)治疗疠风癞疾(顽癣)

方名:天麻顽癣丸。

药物:天麻150g,苦参120g,地肤子、制首乌、威灵仙各80g,荆芥、防风、蝉蜕、刺蒺藜、白鲜皮、地骨皮、胡麻仁、牛蒡子、菊花、石菖蒲、蔓荆子、薄荷各50g,甘草20g。

用法:取上药,制成小水丸,每次服5~8g,每天3次。30天为1个疗程。

临床应用:平肝祛风,解毒止痒。用于治疗疠风癞疾(顽癣)有一定疗效。

3. 知药理、谈经验

(1)知药理

天麻对中枢神经系统有镇静、安眠作用,可镇痛、抗惊厥,能明显降低冠状血管阻力,增加血流量,有迅速降血压作用,还具有耐氧能力,并可促进免疫功能。

(2)谈经验

孟学曰:天麻,甘,平,长于入肝经,息风止痉,味甘质润,息肝风、平肝阳,为治眩晕头痛之要药,主头痛眩晕,惊风癫痫,四肢挛急,语言不顺,中风,风痰等。治肝风内动、惊痫抽搐,眩晕、头痛、肢体麻木、手足不遂、风湿痹痛等症。无论寒热虚实皆可配伍应用。

天麻平抑肝阳,息风止痉,配合钩藤、全蝎、僵蚕、胆南星、半夏曲等,治小儿惊痫抽搐;配合天南星、白附子、防风、白芷、羌活等,治破伤风痉挛抽搐,角弓反张;配合钩藤、石决明、牛膝、黄芩等,治肝阳上亢,头痛眩晕;配合半夏、白术、茯苓、陈皮、泽泻等,治风痰上扰,眩晕呕吐。

三、钩　藤

【成分】　钩藤带钩茎枝叶含钩藤碱、异钩藤碱、柯诺辛因碱、异柯诺辛因碱、柯楠因碱、二氢柯楠因碱、硬毛帽柱木碱、硬毛帽柱木因碱等。

【性味归经】　甘,微寒。有小毒。归肝、心包经。

【功效】　息风止痉,清热平肝。

【用法用量】　内服:煎汤,10～15g,其有效成分钩藤碱加热后易破坏,故不宜久煎,一般不超过20分钟;或入丸、散剂。

【使用注意】　无风热及湿热者慎用;最能盗气,体虚者勿投。

1. 单味药治难症

(1)治疗高血压病

药物:钩藤30g。

用法:取上药,清水煎2次,混合后分早晚服,每天1剂。30天为1个疗程。

临床应用:清热平肝,息风降压,用于治疗高血压病之头晕头痛、心悸等症有良效。

(2)治疗高脂血症

药物:钩藤20～30g。

用法:取上药,加适量荷叶,清水煎1次,分2次代茶饮,每天1剂,15天为1个疗程。

临床应用:清热平肝,利湿降脂。用于治疗高脂血症有一定疗效。

(3)治疗百日咳

药物:钩藤15g。

用法:取上药,加枇杷叶3张、白糖适量,同煎1次,分3次服,每日1剂。

临床应用:清热平肝,宣肺止咳。用于治疗百日咳有较好的疗效。

2. 配成方治大病

(1)治疗高血压病

方名:钩藤降压丸。

药物:钩藤、葛根、杜仲、天麻、龙胆草、珍珠母、石决明各100g,白芍、黄芩各80g,川芎、野菊花、僵蚕各50g。

用法:取上药,制成小水丸,每次服6～9g,每天3次,1个月为1个疗程。

临床应用:清热平肝,祛风降压。用于治疗高血压病有显著疗效。

(2)治疗偏头痛

方名:钩藤偏头痛丸。

药物:钩藤、葛根各100g,白芍80g,当归、川芎、白芷、僵蚕、菊花、全蝎、羌活、防风各50g,甘草15g。

用法:取上药,制成小水丸,每次服6～9g,每天3次。15天为1个疗程。

临床应用:清热平肝,祛风止痛。用于治疗偏头痛,症见半侧头面痛,突然发病,反复发作,受风寒则痛剧者有一定疗效。

(3)治疗耳源性眩晕症

方名:钩藤眩晕丸。

药物:钩藤、天麻各100g,茯苓、白术各80g,广藿香60g,泽泻、法半夏、胆南星、陈皮、砂仁、杭菊花、竹茹各50g,炙甘草15g。

用法:取上药,制成小水丸,每次服5～8g,每天3次。15天为1个疗程。

临床应用:清热平肝,祛痰止眩。用于治疗耳源性眩晕症有确切的疗效。

(4)治疗哮喘病

方名:钩藤平喘止咳煎。

药物:钩藤20g,紫菀、马兜铃、紫苏子、葶苈子各15g,杏仁、桔梗、前胡、川贝母(冲服)、薄荷、大枣各10g,甘草3g。

用法:清水煎2次,混合后分3次服,每日1剂。

临床应用:清热平肝,平喘止咳。用于治疗哮喘病,见阵发性、反复发作性呼吸困难、喉间痰鸣有水鸡声、咳嗽等症者有较好的疗效。

(5)治疗坐骨神经痛

方名:钩藤腰腿止痛丸。

药物:钩藤、黄芪各100g,薏苡仁、白芍各80g,苍术、黄柏各60g,独活、防风、秦艽、威灵仙、千年健、伸筋草、当归、木瓜各50g，甘草15g。

用法：取上药，制成小水丸，每次服6～9g，每天3次。15天为1个疗程。

临床应用：平肝祛风，健骨止痛。用于治疗坐骨神经痛有显著疗效。

（6）治疗小儿咳喘

方名：钩藤疏风咳喘饮。

药物：钩藤10g，杏仁、僵蚕、地龙、防风、知母、天竺黄各5g，石膏30g，麻黄、全蝎、甘草各3g，莱菔子10g。

用法：清水煎2次，混合后分3次服，每日1剂。

临床应用：清热平喘，疏风止咳。用于治疗小儿咳喘，见发热汗出，咳喘气促，鼻翼煽动等症者有较好的疗效。

（7）治疗感冒

方名：钩藤感冒饮。

药物：钩藤30g，薄荷10g。

用法：取上药，用开水浸泡代茶饮用，每天1剂。

临床应用：平肝清热，祛风解表。用于治疗感冒有一定疗效。

（8）治疗小儿夜啼

方名：钩藤小儿夜啼饮。

药物：钩藤10g，蝉蜕、薄荷各3g。

用法：清水煎1次，分2次温服。

临床应用：清热平肝，息风止惊。用于治疗小儿夜啼有显著疗效。

（9）治疗小儿高热惊厥

方名：钩藤小儿惊厥饮。

药物：钩藤、玄参各10g，石膏、滑石、寒水石、龙齿各15g，黄芩、蝉蜕各5g。

用法：清水煎2次，混合后分3次服。

临床应用：清热平肝，定惊止厥。用于治疗小儿高热惊厥有较好的疗效。

3. 知药理、谈经验

（1）知药理

钩藤具有镇静、抗惊厥、抑制癫痫、降血压作用，还可抑制血小板聚集和抗血栓形成，并有刺激免疫系统和肝保护功能。

（2）谈经验

孟学曰：钩藤，甘，微寒，长于祛风化痰，平肝风，定惊痫，有和缓息风止痉作用。主清心热、息肝风、平肝阳、止抽搐等。治肝风内动，惊痫抽搐，头痛眩晕等症。

钩藤清泄肝热，息风止痉，配合天麻、僵蚕、蝉蜕、防风等，治小儿高热惊风，手足抽搐；配合羚羊角、白芍、菊花、生地黄等，治温热病热极生风，痉挛抽搐。

钩藤平抑肝阳、清泄肝火，配合龙胆草、夏枯草、栀子、黄芩等，治肝火上攻，头痛眩晕；配合天麻、石决明、杜仲、怀牛膝等，治肝阳上亢，头目眩晕。

钩藤轻清疏泄，清热透邪，配合薄荷、蝉蜕、荆芥、菊花、牛蒡子等，治外感风热，头痛目赤。

四、地龙（蚯蚓）

【成分】　各种蚯蚓均含蚯蚓解热碱、蚯蚓素、蚯蚓毒素、黄嘌呤、次黄嘌呤、腺嘌呤、鸟嘌呤、胆碱、胍。广地龙含6-羟基嘌呤等，尚含磷脂、胆固醇、维生素、蛋白质及酶类成分，10多种微量元素，如铁、锰、铜、锌、铬等。

【性味归经】　咸，寒。无毒。归肝、脾、膀胱经。

【功效】　清热息风，通络平喘，解毒利尿。

【用法用量】　内服：煎汤，5～15g，鲜品10～20g；研末吞服，每次1～2g；或入丸、散。外用：捣烂，化水调敷。

【使用注意】　脾胃素弱或无实热之证者忌用；畏葱、盐。

1. 单味药治难症

（1）治疗哮喘病

药物：鲜蚯蚓1条。

用法:取上药,将鸡蛋打 1 小孔,装入蚯蚓,1 天后烧熟服,每天服 1 次,不愈再服,直至病愈为止。

临床应用:清热解毒,宣肺平喘。用于治疗哮喘病有显著疗效。

(2)治疗高血压伴气管炎喉中痰鸣者

药物:干地龙适量。

用法:取上药,研成细末,贮瓶备用。用时,每次 5g,每天 3 次,开水冲服。

临床应用:清热息风,通络平喘。用于治疗高血压伴气管炎,症见喉中痰鸣者疗效良好。

(3)治疗鼻出血

药物:活蚯蚓 5 条。

用法:取上药,洗净捣烂,加白糖适量。冲开水内服,每天 1～2 剂。

临床应用:清热息风,降火止血。用于治疗肝火上冲,血热头晕之鼻出血有较好的疗效。

(4)治疗肺结核咯血

药物:鲜地龙 20 条(不切断)。

用法:取上药,洗净置于碗内,加少许清水,再加入 3～5 滴食用植物油,让其吐出腹中泥土,洗净放置于干净碗内,撒上冰糖 30g,加凉开水 1 小碗,盖好放入锅内,用大火炖至地龙僵化,冰糖溶解为度。去掉地龙,取汤液空腹服之,每天 2 次,连服 1 周。

临床应用:清热平肝,清热止血。用于治疗肺结核咯血,见午后潮热,颧红神疲,食欲不佳,夜卧不宁,舌质红等症者有较好的疗效。

(5)治疗消化性溃疡

药物:干地龙适量。

用法:取上药,研成细末,每次 2g,每天 3～4 次,饭后 1 个小时内服,每晚睡前加服第 4 次。

临床应用:清热平肝,活血消炎。用于治疗消化性溃疡之胃脘痛有一定疗效。

(6)治疗胆结石

药物:鲜地龙 50g。

用法:取上药,洗净,加适量白糖腌渍。至糖化成汁液后,取汁内服,每次 15ml,每天服 3 次。

临床应用:清热平肝,通络排石。用于治疗胆结石有较好的疗效。

(7)治疗肾、输尿管结石

药物:新鲜活地龙 30 条。

用法:取上药,洗净泥土,置铁锅内文火焙干,研成细末,用适量白糖调配,早起顿服。至排出结石为止,每天做适当跳跃运动。

临床应用:清热利水,通络排石。用于治疗肾、输尿管结石有令人满意的疗效。

(8)治疗尿潴留(癃闭)

药物:鲜蚯蚓 100 条,干蚯蚓适量。

用法:取鲜蚯蚓,洗净泥土,分 2 次炒热外敷脐上。每天 1～2 次。取干蚯蚓焙干研成细末,每次 6～10g,每天 3 次,温水送服。尿通即止。

临床应用:清热平肝,通利小便。用于治疗尿潴留有显著疗效。

(9)治疗肾小球肾炎

药物:干蚯蚓适量。

用法:取上药,研成细末,每次 3～5g,每天 3 次。

临床应用:清热平肝,通络利水。用于治疗肾小球肾炎有显著疗效。

(10)治疗精神分裂症

药物:干地龙 60g。

用法:取上药,加用白糖适量,混合用清水煎 1 小时,分早晚 2 次服,每天 1 剂,每周 6 剂,60 剂为 1 个疗程。

临床应用:清热平肝,镇惊安神,用于治疗精神分裂症有一定疗效。

(11)治疗乙脑后遗症

药物:鲜活地龙适量(淡红色者为佳)。

用法:取上药,以冷水洗净,不必剖开,每 100g 加开水约 50ml,炖汤内服,重复炖 2 次,30 天为 1 个疗程。小儿用量酌减。

临床应用:清热平肝,息风止痉。用于治疗乙脑后遗症之语言不利、吞咽困难有良效。

(12)治疗高血压病

药物:白颈鲜地龙15条。

用法:取上药,剖开、洗净泥土,加白糖100g。30分钟后,待地龙溶化成液体时,顿服,每天早晚各服1次,5天为1个疗程。

也可取干地龙40g,捣碎投入60%乙醇100ml中,每天振荡2次、浸渍72小时以上,备用。用时,每次10ml,每天服3次。不能饮酒者,改用纯地龙粉,制为小水丸,每次3～4g,每天服3次,可连续给药30～60g。

临床应用:平肝潜阳,利尿降压。用于治疗原发性高血压病之头痛头晕有良效。

(13)治疗支气管哮喘

药物:干地龙适量。

用法:取上药,炒熟后研成细末,装入胶囊内,备用。用时,每次3～4g。每天3～4次。10天为1个疗程。也可用地龙注射液,每次肌注2ml,每天1次。

临床应用:清热平肝,宣肺平喘。用于治疗支气管哮喘有令人满意的疗效。

(14)治疗百日咳

药物:鲜地龙500g。

用法:取上药,置净水中1个小时左右,洗涤后放干净盆内,用白糖150g撒地龙上搅拌,地龙液体迅速渗出,1～2小时即可得大量渗出液,然后以纱布过滤,至滤不出,再加少许清水冲滤,从充分得到浸出液约500ml,最后将此液置高压消毒器内消毒,冷却备用。每天2次,口服,1－3岁,每次10ml,4－6岁,每次20ml,7岁以上,每次30ml,连服7～10天为1个疗程。

临床应用:清热平肝,清肺止咳。用于治疗百日咳有令人满意的疗效。

(15)治疗闭经

药物:干蚯蚓3条。

用法:取上药,瓦上焙黄,研成细末。另取黄酒10ml冲服,不饮酒者可用白开水冲

服,每天1剂。

临床应用:清热平肝,活血通经。用于治疗闭经有较好的疗效。

(16)治疗痔疮

药物:干地龙15g。

用法:取上药,瓦上焙黄,研成细末,用鸡蛋1个,打碎后与地龙粉搅拌和匀,锅中放菜油煎沸放入鸡蛋煎熟,1次服完,每天1剂,连服3～5剂。

临床应用:清热平肝,消炎止痛。用于治疗痔疮有一定疗效。

(17)治疗牙痛

药物:干地龙20g。

用法:取上药,加蜂蜜50g,水1碗,煎开后去掉地龙,将蜂蜜水服下,其痛立止。

临床应用:平肝祛风,消炎止痛。用于治疗牙痛有令人满意的疗效。

(18)治疗结膜炎

药物:干地龙适量。

用法:取上药,焙焦,研成细末,每次5～8g,温开水送服,每天3次。

临床应用:清热平肝,消炎止痛。用于治疗结膜炎有较好的疗效。

(19)治疗带状疱疹

药物:活蚯蚓3～5条。

用法:取上药,洗净泥土,放入干净瓶内,加白糖适量而成。用棉球取渗液涂搽患处,每天2～3次,不需包扎,疱疹未破或已破均可应用。

临床应用:清热解毒,消炎止痛。用于治疗带状疱疹有令人满意的疗效。

(20)治疗烧烫伤

药物:活地龙数条。

用法:取上药,洗净泥土,放于碗内,再将白砂糖少许撒于碗中,令其溶化,取汁为药。同时将一雄鸡之羽用开水烫后晒干,蘸药汁涂于烧烫伤处,每天数次,患部干燥后立即再涂,直至结痂。

临床应用:清热解毒,收湿敛疮。用于治

疗烧烫伤有较好的疗效。

(21)治疗丹毒

药物:鲜蚯蚓数条。

用法:取上药,洗净,加入适量白糖,半天后涂搽患处。

临床应用:清热解毒,消炎止痛。用于治疗丹毒有显著疗效。

(22)治疗臁疮(慢性下肢溃疡)

药物:活蚯蚓30～50条。

用法:取上药,用凉水洗净,放入杯内,然后撒白糖,放在冷暗处,经12～15小时后,蚯蚓体内水分即全部渗出与糖溶化,遂成一种淡黄色黏性液,然后去蚯蚓,将溶液过滤消毒(煮沸或高压),即成蚯蚓水,放在冷暗处备用。用时,疮面常规消毒后,蘸药水涂敷患处,并用纱布绷带固定,每天换药2次。

临床应用:清热解毒,消炎疗疮。用于治疗臁疮有较好的疗效。

(23)治疗感染性压疮

药物:鲜地龙100g。

用法:取上药,洗净捣烂,加白糖300g,溶化后涂搽患处,纱布包扎,每天1次。

临床应用:清热解毒,抗炎镇痛。用于治疗感染性压疮有一定疗效。

(24)治疗腮腺炎

药物:鲜地龙2～3条。

用法:取上药,清水洗净,整条放入杯中(不要弄断),撒适量白糖,片刻即有渗出液。将此液用药棉涂布于腮腺炎的红肿处,范围略大些,每天2～3次。

临床应用:清热解毒,消肿止痛。用于治疗腮腺炎有显著疗效。

(25)治疗化脓性中耳炎

药物:鲜活蚯蚓30～40条。

用法:取上药,洗净后置于消毒的容器中,放入白糖50g,搅20～30分钟后,过滤后高压消毒装瓶备用。使用前用3%过氧化氢清洗耳内分泌物,用消毒棉球擦干,滴入2～3滴药液,每天2～3次。滴液后在外耳道塞

一无菌干棉球,一般3～5天即可痊愈。

临床应用:清热消肿,活血通络。用于治疗化脓性中耳炎有令人满意的疗效。

(26)治疗毒虫咬伤、犬咬伤

药物:鲜活蚯蚓3～5条。

用法:取上药,洗净泥土,与少许白糖共捣烂,外敷患处。

临床应用:解毒疗伤,消炎止痛。用于治疗毒虫咬伤、犬咬伤有一定疗效。

(27)治疗小儿鹅口疮

药物:鲜地龙3～5条。

用法:取上药,洗净泥土,用少许白糖搅拌溶化后渗出液,涂搽患处,每天3～4次。

临床应用:清热解毒,消炎止痛。用于治疗小儿鹅口疮有显著疗效。

(28)治疗木舌肿满

药物:活蚯蚓1条。

用法:取上药,洗净,以盐化水涂之。

临床应用:清热解毒,消肿止痛。用于治疗木舌肿满有一定疗效。

(29)治疗荨麻疹、湿疹、红斑型药疹

药物:地龙注射液2ml/支。

用法:取上药,每次1～2支肌注。

临床应用:清热解毒、活血消炎。用于治疗荨麻疹、湿疹、红斑型药疹均有良效。

2. 配成方治大病

(1)治疗高血压病

方名:地龙降压丸。

药物:地龙150g,杜仲、珍珠母、石决明、夏枯草、龙胆草、蒲公英各100g,钩藤、山楂各80g,丹参、三七、益母草各60g。

用法:取上药,制成小水丸,每次服5～8g,每天3次。30天为1个疗程。

临床应用:清热息风,平肝降压。用于治疗高血压病有显著疗效。

(2)治疗偏瘫

方名:地龙偏瘫丸。

药物:地龙、天麻、水蛭、黄芪各150g,赤芍100g,川芎、僵蚕、全蝎、白花蛇、桃仁、红

花、羌活、独活、防风各50g,甘草15g。

用法:取上药,制成小水丸,每次服5～8g,每天3次,1个月为1个疗程。

临床应用:平肝祛风,通络治瘫。用于治疗脑卒中后遗症之偏瘫有令人满意的疗效。

(3)治疗面肌痉挛

方名:地龙面肌痉挛丸。

药物:地龙、天麻各150g,白芍、乌梢蛇各100g,禹白附子80g,当归、川芎、羌活、钩藤、僵蚕、全蝎、防风、白芷各50g,甘草15g。

用法:取上药,制成小水丸,每次服5～8g,每天3次。1个月为1个疗程。

临床应用:平肝潜阳,息风止痉。用于治疗面肌痉挛有显著的疗效。

(4)治疗癫痫病

方名:地龙癫痫丸。

药物:地龙、天麻各150g,茯苓100g,姜半夏、陈皮、胆南星、全蝎、白矾、郁金、白芥子、禹白附子各50g,蜈蚣15条,甘草15g。

用法:取上药,制成小水丸,每次服5～8g,每天3次。30天为1个疗程。

临床应用:清热平肝,息风止痉。用于治疗癫痫病有较好的疗效。

(5)治疗精神分裂症

方名:地龙安神定志丸。

药物:地龙150g,生龙骨、生牡蛎各100g,茯苓、龙胆草各80g,姜半夏、胆南星、陈皮、远志、川贝母、钩藤、石菖蒲各50g,制大黄30g,甘草15g。

用法:取上药,制成小水丸,每次服5～8g,每天3次。1个月为1个疗程。

临床应用:清热息风,安神定志。用于治疗精神分裂症有一定疗效。

(6)治疗高热惊厥

方名:地龙退热止惊汤。

药物:地龙、北沙参各20g,连翘15g,黄芩、黄连、栀子、知母、竹茹、石菖蒲、制大黄、郁金各10g,甘草3g。

用法:清水煎2次,混合后分3次服,每日1剂。

临床应用:清热平肝,息风止惊。用于治疗高热惊厥,见高热不退,牙关紧闭,两眼上翻,手足抽搐等症者有较好的疗效。

(7)治疗头痛、三叉神经痛

方名:地龙头痛丸。

药物:地龙、黄芪各150g,天麻100g,葛根120g,川芎、白芷、羌活、独活、防风、僵蚕、全蝎、辽细辛各50g,蜈蚣15条。

用法:取上药,制成小水丸,每次服5～8g,每天3次。30天为1个疗程。

临床应用:清热平肝,祛风止痛。用于治疗头痛、三叉神经痛,症见头痛偏在一侧,三叉神经痛多为一侧,时痛时止者有良效。

(8)治疗支气管哮喘

方名:地龙止咳平喘丸。

药物:地龙150g,茯苓、知母、黄芩各80g,杏仁、桔梗、陈皮、京半夏、紫苏子、莱菔子、白芥子、桑白皮、干姜各50g,麻黄、辽细辛、五味子各40g,甘草15g。

用法:取上药,制成小水丸,每次服5～8g,每天3次。15天为1个疗程。

临床应用:清热平肝,止咳平喘。用于治疗支气管哮喘有令人满意的疗效。

(9)治疗百日咳

方名:地龙百日咳糖浆。

药物:地龙100g,百部、全蝎、僵蚕、蝉蜕、黄芩、杏仁、桔梗、川贝母、桑白皮、枇杷叶各30g,甘草10g。

用法:取上药,清水煎2次,混合后浓缩,将浓缩药汁加入白糖煎成糖浆,每次服10～20ml,每天3次。

临床应用:清热平肝,清肺止咳。用于治疗百日咳有一定疗效。

(10)治疗乳糜尿

方名:地龙分清饮。

药物:地龙、女贞子、草薢各20g,菟丝子、覆盆子、枸杞子各15g,益智仁、车前子、石菖蒲各10g,五味子5g,炙甘草3g。

用法:清水煎 2 次,混合后分 3 次服,每日 1 剂。

临床应用:清热平肝,利尿分清。用于治疗乳糜尿,见小便浑浊,状如米泔、胸满口渴、无尿痛、苔黄腻等症者有较好的疗效。

(11)治疗骨折

方名:地龙接骨丸。

药物:地龙 150g,骨碎补 100g,生地黄、赤芍各 80g,当归、川芎、土鳖虫、桃仁、红花、制乳香、制没药、血竭各 50g,三七 60g,甘草 15g。

用法:取上药,制成小水丸,每次服 5～8g,每天 3 次。1 个月为 1 个疗程。

临床应用:祛风通络,活血接骨。用于治疗骨折有显著疗效。

(12)治疗慢性腰腿痛

方名:地龙骨痛丸。

药物:地龙 150g,杜仲、乌梢蛇、天麻各 100g,赤芍、薏苡仁各 80g,当归、独活、防风、辽细辛、桂枝、苍术、黄柏、川牛膝、桑寄生、续断、川芎各 50g,甘草 15g。

用法:取上药,制成小水丸,每次服 6～9g,每天 3 次。

临床应用:舒筋通络,祛风止痛。用于治疗慢性腰腿痛有一定疗效。

(13)治疗红斑性皮肤病

方名:地龙消斑汤。

药物:地龙、生地黄各 20g,金银花 50g,连翘、玄参、蒲公英各 30g,桃仁 15g,当归、羌活、独活、防风各 10g,甘草 5g。

用法:清水煎 2 次,混合后分 3 次服,每日 1 剂。

临床应用:清热解毒,活血消斑。用于治疗红斑性皮肤病,症见皮肤红斑丘疹,界限分明,有时瘙痒,抓之有小出血点者有良效。

(14)治疗各类癌症

方名:地龙抗癌散(丸)。

药物:地龙、水蛭、三七各 150g,西洋参、灵芝菌各 120g。

用法:取上药,研成细末,每次服 3～5g,每天 3 次。也可装成胶囊,每粒 0.5g,每次 6～8 粒,每天 3 次。

临床应用:益气解毒,化瘀抗癌。用于各类癌症的放、化疗前后,有不同程度效果。

3. 知药理、谈经验

(1)知药理

地龙具有解热、镇静、抗惊厥、平喘、降血压、抗心律失常、抗血栓、抗凝血、抗纤维蛋白溶解、抗肿瘤等作用,还有利尿、促进骨痂生长,加速骨折愈合的功效。

(2)谈经验

孟学曰:地龙,咸、寒,善于清热定惊,息风止痉。主天行诸热,温病大热,狂言、小儿热病癫痫等。治高热惊痛,癫狂,气虚血滞,半身不遂,痹证,肺热哮喘,热结膀胱,小便不利或尿闭不通等证。

地龙清热息风,定惊止痉,配合钩藤、牛黄、全蝎、僵蚕等,治热极生风,神昏谵语,痉挛抽搐;通经活络,祛风止痛,配合黄芪、当归、川芎、赤芍、全蝎、红花等,治中风后半身不遂,口眼㖞斜;性寒降泄,清热平喘,配合麻黄、杏仁、石膏、黄芩、葶苈子等,治热邪壅肺,喉中哮鸣。

五、白 僵 蚕

【成分】 白僵蚕含脂肪、蛋白质和草酸铵,白僵菌的培养能合成大量草酸,吡啶-2,6-二羧酸,以及大量脂肪。脂肪中的脂肪酸组成主要是棕榈酸、油酸、亚油酸、少量硬脂酸、棕榈油酸和 α-亚麻酸。

白僵菌还含白僵菌黄色素,在培养中的氮源枯竭时这种色素迅速积累,还能合成溶纤维蛋白酶。

【性味归经】 咸、辛,平。无毒。归肝、肺、胃经。

【功效】 息风止痉,祛风止痛,化痰散结。

【用法用量】 内服:煎汤,3～10g;研末吞服,每次1～1.5g;或入丸、散。外用:研末撒或调敷。

【使用注意】 无外邪为病者忌用,恶桑螵蛸、桔梗、茯苓、茯神、萆薢。

1. 单味药治难症

(1)治疗糖尿病

药物:白僵蚕适量。

用法:取上药,制成细末,装入胶囊备用,每次1g,每天3次;中重度每次2g,每天3～4次。6个月为1个疗程。正常后服维持量,每天2g。

临床应用:祛风化痰,降低血糖。用于治疗2型糖尿病,见多尿、烦渴、多饮、多食、善饥、疲乏、消瘦、皮肤瘙痒等症者有显著疗效。

(2)治疗癫痫

药物:僵蛹适量。

用法:取上药,制成脱脂僵蛹片,每片0.3g,每次服0.9～1.5g,每天3次,2个月为1个疗程。

临床应用:化痰散结,息风止痉。用于治疗癫痫病有一定疗效。

(3)治疗高脂血症

药物:白僵蚕适量。

用法:取上药,研成细末,每次3g,每天3次,白开水送服,2个月为1个疗程。

临床应用:化痰散结,降低血脂。用于治疗高脂血症,坚持用药2～3个疗程方可见效。

(4)治疗多发性疖肿

药物:白僵蚕适量。

用法:取上药,研成细末,每次10g,温开水送服,每天2次。若直接吞服有恶心感,则装成胶囊。对较大的疖肿,可辅以金黄软膏,调适量冰片粉外敷。也可用于治疗腮腺炎。

临床应用:祛风止痛,消肿散结。用于治疗多发性疖肿有令人满意的疗效。

(5)治疗小儿遗尿症

药物:僵蛹适量。

用法:取上药,制成脱脂僵蛹片,每片0.3g,5－8岁,每次3～4片,8—14岁,每次4～6片,每天3次。

临床应用:化痰息风,制止遗尿。用于治疗小儿遗尿症有一定疗效。

(6)治疗荨麻疹

药物:白僵蚕适量。

用法:取上药,焙黄,研成细末,每次3～5g,黄酒吞服,不饮酒者,白开水送服,每天3次。

临床应用:息风化痰,散结止痒。用于治疗荨麻疹之皮肤瘙痒有显著疗效

(7)治疗瘰疬(淋巴结核)

药物:白僵蚕适量。

用法:取上药,焙黄,研成细末,每次5～8g,温开水送服,每天3次,1个月为1个疗程,可连续用2～6个疗程。

临床应用:祛风止痛,化痰散结。用于治疗瘰疬有一定疗效。

(8)治疗急性乳腺炎

药物:生僵蚕15g。

用法:取上药,研成细末,用陈醋调匀,涂在乳房发炎的部位,每天数次至肿消为止。

临床应用:祛风止痛,消肿散结。用于治疗急性乳腺炎有显著疗效。可配服内用药。

2. 配成方治大病

(1)治癫痫病

方名:僵蚕镇痫丸。

药物:僵蚕、地龙、天麻各100g,茯苓、代赭石各80g,全蝎、陈皮、姜半夏、钩藤、胆南星各60g,制马钱子20g,蜈蚣15条,甘草15g。

用法:取上药,制成小水丸,每次服5～8g,每天3次,1个月为1个疗程。

临床应用:祛风化痰,息风止痫。用于治疗癫痫病有显著疗效。

(2)治疗三叉神经痛

方名:僵蚕三叉神经痛丸。

药物:僵蚕、黄芪各100g,全蝎、地龙、赤

芍各 80g,当归、川芎、白芷、延胡索各 50g,蜈蚣 15 条,甘草 15g。

用法:取上药,制成小水丸,每次服 5~8g,每天 3 次。15 天为 1 个疗程。

临床应用:化痰散结,祛风止痛。用于治疗三叉神经痛有一定疗效。

(3)治疗卒中后遗症

方名:僵蚕偏瘫丸。

药物:僵蚕、赤芍、地龙、黄芪各 100g,桃仁、秦艽、全蝎、土鳖虫各 60g,川芎、红花、羌活、独活、防风、当归、川牛膝、桑寄生各 50g。

用法:取上药,制成小水丸,每次 6~9g,每天 3 次。1 个月为 1 个疗程。

临床应用:祛风化痰,散瘀治瘫。用于治疗卒中后遗症之偏瘫有较好的疗效。

(4)治疗面瘫

方名:僵蚕面瘫丸。

药物:僵蚕、天麻各 100g,全蝎、白芍、禹白附子、葛根各 80g,当归、川芎、菊花、钩藤、海风藤、蝉蜕各 50g,制马钱子 20g,蜈蚣 15 条,甘草 15g。

用法:取上药,制成小水丸,每次 6~9g,每天 3 次,30 天为 1 个疗程。

临床应用:祛风止痉,化痰牵正。用于治疗面瘫有显著疗效。

(5)治疗血管神经性头痛

方名:僵蚕头痛丸。

药物:僵蚕、天麻各 100g,赤芍 80g,全蝎 60g,当归、川芎、羌活、防风、辽细辛、延胡索、刺蒺藜、姜半夏、胆南星各 50g,甘草 15g。

用法:取上药,制成小水丸,每次服 5~8g,每天 3 次。1 个月为 1 个疗程。

临床应用:祛风通络,活血止痛。用于治疗血管神经性头痛有显著疗效。

(6)治疗坐骨神经痛

方名:僵蚕腰腿痛丸。

药物:僵蚕、地龙各 100g,杜仲、白芍、生地黄各 80g,当归、川芎、桂枝、威灵仙、秦艽、制乳香、制没药、续断各 50g,麻黄、制川乌、

制草乌各 35g,制马钱子 20g。

用法:取上药,制成小水丸,每次服 5~8g,每天 3 次。30 天为 1 个疗程。

临床应用:活血通络,祛风止痛。用于治疗坐骨神经痛有显著疗效。

(7)治疗血栓闭塞性脉管炎

方名:僵蚕溶栓通脉丸。

药物:僵蚕、水蛭各 150g,全蝎、三七各 100g,赤芍、生地黄各 80g,当归、蝉蜕、桂枝、桃仁、红花、川芎、土鳖虫各 50g,蜈蚣 15 条,甘草 15g。

用法:取上药,制成小水丸,每次服 5~8g,每天 3 次。1 个月为 1 个疗程。

临床应用:祛风活血,溶栓通脉。用于治疗血栓闭塞性脉管炎有一定疗效。

(8)治疗乙型脑炎后遗症

方名:僵蚕化痰醒脑汤。

药物:僵蚕、蝉蜕、防风、钩藤、知母、陈皮、姜半夏、石菖蒲、天竺黄、瓜蒌壳各 10g,茯苓 15g,生石膏 30g,甘草 3g。

用法:清水煎 2 次,混合后分 3 次服,每日 1 剂。10 剂为 1 个疗程。

临床应用:平肝息风,化痰醒脑。用于治疗乙型脑炎后遗症,症见手足挛缩,行动不便,说话口吃者有一定疗效。

(9)治疗咳嗽、哮喘

方名:僵蚕止咳平喘汤。

药物:僵蚕、蝉蜕、荆芥、栀子、黄芩、桔梗、杏仁、姜半夏、川贝母(冲服)各 10g,玄参 20g,麻黄 5g,甘草 3g。

用法:清水煎 2 次,混合后分 3 次服,每日 1 剂。

临床应用:祛风化痰,止咳平喘。用于治疗咳嗽、哮喘,症见喘咳气急,发热汗出,口渴心烦,喉间痰鸣如水鸡声者有良效。

(10)治疗百日咳

方名:僵蚕百日咳糖浆。

药物:僵蚕、地龙各 50g,北沙参 60g,蝉蜕、全蝎、杏仁、桔梗、紫菀、款冬花、川贝母、

桑白皮各 30g,百部 40g,甘草 10g。

用法:取上药,清水煎 2 次,混合后浓缩,加白糖制成糖浆,1—3 岁,每次 10～20ml,3—5 岁,每次 20～30ml,每日 3 次。

临床应用:祛风化痰,解痉止咳。用于治疗百日咳有较好的疗效。

(11)治疗淋巴结炎

方名:僵蚕疮毒煎。

药物:僵蚕、玄参、连翘各 15g,荆芥、牛蒡子、莱菔子、杏仁、黄芩、浙贝母、薄荷各 10g,生牡蛎 20g,甘草 5g。

用法:清水煎 2 次,混合后分 3 次服,每日 1 剂。

临床应用:祛风解毒,化痰散结。用于治疗淋巴结炎,症见发热恶寒,腹股沟淋巴结红肿热痛(俗称蚂蟥绊)者有一定疗效。

(12)治疗淋巴结核

方名:僵蚕瘰疬丸。

药物:僵蚕、玄参、夏枯草、浙贝母、核桃仁各 100g,生牡蛎 150g,全蝎、白及、百部各 80g,炮穿山甲、建曲各 60g,蜈蚣 15 条,甘草 5g。

用法:取上药,制成小水丸,每次服 5～8g,每天 3 次。1 个月为 1 个疗程。

临床应用:祛风解毒,化痰散结。用于治疗淋巴结核有显著疗效。

(13)治疗耳鼻喉科急性炎症

方名:僵蚕耳鼻喉解毒汤。

药物:僵蚕、牛蒡子各 15g,蒲公英、败酱草、鱼腥草、玄参各 20g,连翘、蚤休、白芷、薄荷各 10g,甘草 3g。

用法:清水煎 2 次,混合后分 3 次服,每日 1 剂。

临床应用:清热解毒,化痰散结。用于治疗耳鼻喉科急性炎症,如外耳道炎、中耳炎、鼻炎、鼻窦炎、急慢性咽炎、喉炎等有良效。

(14)治疗各型肝炎

方名:僵蚕清肝解毒汤。

药物:僵蚕、龙胆草、柴胡、枳壳各 15g,

赤芍、茵陈、金钱草、夏枯草、蒲公英各 20g,秦艽、蝉蜕各 10g,甘草 5g。

用法:清水煎 2 次,混合后分 3 次服,每日 1 剂,10 剂为 1 个疗程。

临床应用:化痰散结,清肝解毒。用于治疗各型肝炎,凡症见面目周身黄染,胸胁苦满,食欲不佳,乏力肢软、尿色黄者均有疗效。

(15)治疗甲状腺瘤(瘿瘤)

方名:僵蚕消瘿丸。

药物:僵蚕、玄参、生牡蛎、夏枯草各 100g,浙贝母、昆布、海藻、黄药子、皂角刺、茯苓各 80g,陈皮、法半夏、胆南星、莪术、砂仁、建曲各 50g,广木香、三棱各 30g。

用法:取上药,制成小水丸,每次服 5～8g,每天 3 次。1 个月为 1 个疗程。

临床应用:祛风化痰,消肿散结。用于治疗甲状腺瘤有较好的疗效。

(16)治疗急性乳腺炎

方名:僵蚕乳痈汤。

药物:僵蚕、金银花、连翘、蒲公英、败酱草、夏枯草各 15g,玄参、黄芩、瓜蒌壳、郁金各 10g,甘草 5g。

用法:清水煎 2 次,混合后分 3 次服,每天 1 剂。另用生僵蚕 20g,研成细末,陈醋调匀,涂敷发炎部位,每天 1～2 次。

临床应用:清热解毒,消痈散结。用于治疗急性乳腺炎之红肿热痛未化脓者有良效。

(17)治疗妇科肿块

方名:僵蚕化癥丸。

药物:僵蚕、水蛭各 100g,赤芍、丹参、土鳖虫、生地黄、生牡蛎各 80g,三七、桃仁各 60g,当归、川芎、莪术、红花、桂枝、法半夏、浙贝母各 50g,三棱 30g,甘草 5g。

用法:取上药,制成小水丸,每次 5～8g,每天 3 次。30 天为 1 个疗程。

临床应用:祛风消痰,化癥散结。用于治疗妇科肿块有一定疗效。

(18)治疗荨麻疹

方名:僵蚕祛风止痒汤。

药物:僵蚕、苦参、刺蒺藜、地肤子各15g,蝉蜕、荆芥、防风、羌活、白鲜皮、广藿香、白花蛇各10g,甘草3g。

用法:清水煎2次,混合后分3次服,每日1剂。

临床应用:清热解毒,祛风止痒。用于治疗荨麻疹,症见皮肤突然瘙痒,随之出现大小不等的红斑、风团、呈不规则形状者有良效。

(19)治疗湿疹

方名:僵蚕祛湿解毒汤。

药物:僵蚕、苍术、地龙、连翘、蕲蛇各15g,金银花、广藿香各20g,全蝎、蝉蜕、野菊花各10g,蜈蚣3条,甘草3g。

用法:清水煎2次,混合后分3次服,每日1剂。

临床应用:祛风利湿,解毒敛疮。用于治疗湿疹,见皮肤红斑,出现丘疹、丘疱疹或小水疱,搔抓后出现点状渗出等症者有良效。

(20)治疗痔疮

方名:僵蚕痔疮蛋。

药物:炙僵蚕、炙全蝎各10g。

用法:取上药研成细末,分15份,分装15个鸡蛋中,每日蒸熟吃5个,连服3日为1剂。一般服用5剂为1个疗程。如为外痔,可配合外用药:忍冬藤、大蓟、鱼腥草各60g,煎汁熏洗,每天1剂。

临床应用:祛风解毒,化痰散结。用于治疗痔疮,包括内外痔、混合痔等有较好的疗效。

(21)治疗缺乳症

方名:僵蚕催乳煎。

药物:僵蚕10g,黑芝麻30g,红糖50g。

用法:取僵蚕研细末,黑芝麻捣碎,加红糖混匀,杯内倒入沸水,加盖,待10分钟,顿服,每日1剂,空腹时用。2～3天后见效,不效可再服。

临床应用:祛风化痰,散结催乳。用于治疗缺乳症有显著疗效。

(22)治疗各种癌症

方名:僵蚕抗癌丸。

药物:僵蚕、水蛭、半枝莲、白花蛇舌草、夏枯草各100g,全蝎、三七、海藻、壁虎、蜂房、山慈姑、龙葵草、重楼、浙贝母、玄参、生牡蛎各80g。

用法:取上药,制成小水丸,每次服5～8g,每天3次。30天为1个疗程。

临床应用:清热解毒,化痰抗癌。用于各种癌症均有一定疗效。

3. 知药理、谈经验

(1)知药理

白僵蚕具有催眠与抗惊厥功能,有抗凝、降血糖、抑制肿瘤的作用,另外对金黄色葡萄球菌、大肠埃希菌、铜绿假单胞菌等有轻度的抑制作用。

(2)谈经验

孟学曰:白僵蚕,咸,辛,平,长于息风止痉,化痰定惊,对惊风、癫痫而挟痰热者,尤为适宜。主小儿惊痫、夜啼、散风痰结核、瘰疬、头风齿痛、皮肤风疮、丹毒作痒、喉痹咽肿等。治惊痫抽搐,风中经络,口眼㖞斜,风热头痛,目赤、咽肿或风疹瘙痒,痰核瘰疬。

白僵蚕息风止痉,化痰定惊,配合蝉蜕、钩藤、菊花、全蝎等,治高热抽搐发痉;配合党参、白术、天麻、全蝎等,治小儿脾虚久泻,慢惊抽搐;祛风行散,化痰通络,配合全蝎、白附子等,治风中经络,口眼㖞斜;配合金银花、连翘、板蓝根、黄芩等,治乳腺炎、腮腺炎、疔疮痈肿。

六、全　蝎

【成分】　含蝎毒,是一种类似蛇毒神经毒的蛋白质。此外,并含三甲胺、甜菜碱、牛磺酸、软脂酸、硬脂酸、胆甾醇、卵磷脂及铵盐等。欧洲及北非产蝎的毒液中含神经毒Ⅰ及Ⅱ,其神经毒Ⅲ为1条由64氨基酸组成的肽链。

【性味归经】　咸、辛,平。有毒。归肝经。

【功效】　息风止痉,攻毒散结,通络

止痛。

【用法用量】 内服:煎汤,2～5g;研末吞服,每次 0.6～1g;或入丸、散。外用:适量。

【使用注意】 本品有毒,用量不宜过大;孕妇慎服;血虚生风者忌服。

1. 单味药治难症

(1)治疗癫痫病(羊痫风)。

药物:全蝎 1 只(不去头、足)。

用法:取上药,用干净瓦片将全蝎焙干研成粉末,把新鲜韭菜 25g 洗净后,将两者混合,用力搓揉韭菜至泥状,挤取汁液,把红糖 25g 放入汁液中,然后将其置于饭锅中与干饭同煮,熟后取出,凉至温热,空腹 1 次服下。1 个月发作不足 1 次者,每周服药 2～3 次,一般服药 4～5 周后癫痫减少,5 周为 1 个疗程。为巩固疗效连续服药 4～5 个疗程。

临床应用:通络解毒,息风止痉。用于治疗癫痫病(羊痫风)有一定疗效。

(2)治疗类风湿关节炎

药物:全蝎适量。

用法:取上药,用香油炸至深黄色,研成细末,每次 2～3g,每天 2～3 次,温开水冲服。

临床应用:祛风通络,散寒止痛。用于治疗类风湿关节炎有较好的疗效。

(3)治疗急性乳腺炎

药物:全蝎 3g。

用法:取上药,研成细末,装入胶囊,1 次吞服,每天 1 次,连服 2 天。也可用温开水冲服。

临床应用:解毒散结,消炎止痛。用于治疗急性乳腺炎疗效颇佳。

(4)治疗慢性荨麻疹

药物:全蝎 1 只。

用法:取上药,洗净,塞入顶部开孔的生鸡蛋内,蒸熟。去蝎食蛋,每天 2 次,5 天为 1 个疗程。

临床应用:解毒消炎,祛风止痒。用于治疗慢性荨麻疹之瘙痒剧烈,骤起骤消,夜间尤甚者有较好的疗效。

(5)治疗眼睛流泪

药物:全蝎适量。

用法:取上药,置瓦上焙干,研成细末,成人每次服 6～9g,每天 1～2 次,以白酒、黄酒或开水送服,3 天为 1 个疗程。

临床应用:解毒消炎,抑制分泌。用于治疗急慢性泪道疾患,如泪道阻塞、泪小管炎、慢性泪囊炎、急性泪囊炎等均有显著疗效。

(6)治疗流行性腮腺炎

药物:全蝎 30g。

用法:取上药,用清水洗去杂质和咸味,用香油 60ml 烧热,将全蝎炸至焦黄取出,早晚分服,每天 1 剂。一般 1～3 天可治愈。

临床应用:攻毒散结,祛风止痛。用于治疗流行性腮腺炎有较好的疗效。

(7)治疗银屑病

药物:全蝎 7g(最好用活蝎、野生更佳)。

用法:取上药,用香油 100ml,文火煎炸黄酥。睡前将制好的全蝎嚼碎食下,接着喝黄酒 250ml,然后发汗。每次服药后必须发汗。每隔 7 天服 1 剂,一般服 4～8 剂。服药中其他时间忌饮酒、驴马羊猪肉、龟虾海味、辣椒等。

临床应用:攻毒散结,祛风止痒。用于治疗银屑病有一定疗效。

(8)治疗疖肿证

药物:全蝎适量。

用法:取上药,焙焦研成细末,装胶囊,每粒 0.25g,每次 2～3 粒,每天早晚各服 1 次。并外敷全蝎糊(全蝎 10g,大黄 50g,冰片 1g,研细末调食醋,敷患处,每天 1 次)。

临床应用:攻毒散结,消肿止痛。用于治疗疖肿疗效良好。

(9)治疗小儿百日咳

药物:全蝎 1 只。

用法:取上药,炒焦为末,鸡蛋 1 个煮熟。用鸡蛋蘸全蝎末食之,每天 2 次。

临床应用:攻毒散结,清热止咳。用于治疗小儿百日咳有一定疗效。

(10)治疗耳暴聋闭

药物:全蝎适量。

用法:取上药,焙焦研成细末,每次服2~3g,每天2~3次。以耳中闻水声即效。

临床应用:攻毒散结,通络开窍。用于治疗耳暴聋闭有一定疗效。

(11)治疗急性扁桃体炎

药物:全蝎尾1小节。

用法:取上药,置于直径2cm之橡皮膏之中,贴于下颌角下方正对肿大的扁桃体外面皮肤上,若双侧肿大,则两侧同用,一般贴12小时即能收效,若无明显缓解,可继续贴2个小时。

临床应用:攻毒散结,消炎止痛。用于治疗急性扁桃体炎,见发热、咽痛、咳嗽、咽干口渴、咽部充血、扁桃体肿大等症者有良效。

(12)治疗烧烫伤

药物:活蝎35~40只。

用法:取上药,投入香油(500ml)中,浸泡24小时后即可使用(浸泡时间愈长,效力愈大)。用时,将创面水疱剪破,涂抹此油(抹后有蚁行感)。此药油亦可治疗肛门周围炎,蝎子蜇伤、蜂蜇伤,表面涂抹,每天数次。

临床应用:攻毒散肿,消炎敛疮。用于治疗烧烫伤、蝎子蜇伤、蜂蜇伤等均有一定的疗效。

2. 配成方治大病

(1)治疗癫痫病

方名:全蝎癫痫丸。

药物:全蝎、僵蚕、地龙、茯苓各100g,陈皮、法半夏、胆南星、钩藤、郁金、石菖蒲各50g,天竺黄、白矾各40g,制马钱子20g,蜈蚣20条,甘草5g。

用法:取上药,制成小水丸,每次服5~8g,每天3次。1个月为1个疗程。

临床应用:化痰散结,息风止痫。用于治疗癫痫病有显著疗效。

(2)治疗面瘫

方名:全蝎牵正丸。

药物:全蝎、僵蚕、地龙、茯苓各100g,禹白附子、白芍各80g,钩藤、菊花、当归、陈皮、法半夏、制川乌各50g,蜈蚣20条。

用法:取上药,制成小水丸,每次服5~8g,每天3次。30天为1个疗程。

临床应用:攻毒散结,祛风牵正。用于治疗面瘫之口眼㖞斜、言语不利等证有良效。

(3)治疗卒中后遗症

方名:全蝎偏瘫丸。

药物:全蝎、天麻、赤芍、水蛭、葛根各100g,僵蚕、三七、白花蛇各80g,黄芪150g,桃仁、红花、当归、川芎、桂枝、路路通、川牛膝、桑寄生各50g,蜈蚣20条。

用法:取上药,制成小水丸,每次服6~9g,每天3次。1剂为1个疗程。

临床应用:活血化瘀,通络治瘫。用于治疗卒中后遗症之偏瘫、半身不遂等症有良效。

(4)治疗多种头痛

方名:全蝎头痛散。

药物:全蝎、僵蚕、天麻、葛根、人参各100g,白芍80g,钩藤、羌活、川芎、白芷、当归、防风、蔓荆子、藁本各50g。

用法:取上药,研成细末,每次5~8g,每天3次,温开水调服。

临床应用:祛风活血,通络止痛。用于治疗多种头痛,如偏头痛、血管神经性头痛、风湿性头痛等均有一定疗效。

(5)治疗惊风抽搐

方名:全蝎惊风煎。

药物:全蝎、僵蚕、钩藤、菊花、天竺黄各5g,生石膏30g,生地黄、白芍、知母、白花蛇各10g,甘草3g。

用法:清水煎2次,混合后分3次服,每日1剂。

临床应用:清热攻毒,息风止痉。用于治疗惊风抽搐,见高热不退,咳嗽气促,神识昏迷,手足抽搐等症者有一定疗效。

（6）治疗慢性肾炎

方名：全蝎祛风活血利水丸。

药物：全蝎、蝉蜕、水蛭、白术、茯苓、炙龟甲、枸杞子各100g，黄芪、西洋参各150g，车前子、山药各80g，猪苓、泽泻、防风、陈皮、地骨皮各50g。

用法：取上药，制成小水丸，每次服6～9g，每天3次。饮食低盐，30天为1个疗程。

临床应用：攻毒活血，通络利水。用于治疗慢性肾炎之蛋白尿、水肿等，均有较好的疗效。

（7）治疗骨与关节结核

方名：全蝎骨结核丸。

药物：全蝎、乌梢蛇各150g，熟地黄、土鳖虫、白花蛇、核桃仁各100g，赤芍、山药各80g，当归、山茱萸、大枣各50g，蜈蚣30条，甘草20g。

用法：取上药，制成小水丸，每次服5～8g，每天3次。1个月为1个疗程。

临床应用：攻毒散结，祛风止痛。用于治疗骨与关节结核，未溃或已溃者均有较好的疗效。

（8）治疗闭塞性脉管炎

方名：全蝎脉管炎丸。

药物：全蝎、水蛭各150g，生地黄、赤芍各100g，玄参80g，当归、川芎、制乳香、制没药、血竭各50g，蜈蚣50条，甘草20g。

用法：取上药，制成小水丸，每次服5～8g，每天3次。30天为1个疗程。

临床应用：攻毒散结，活血通络。用于治疗血栓闭塞性脉管炎，见手指、足趾冷痛、麻木、苍白、发绀，遇暖减轻等症者有良效。

（9）治疗颈淋巴结核

方名：全蝎瘰疬丸。

药物：全蝎、僵蚕、夏枯草、生牡蛎各150g，玄参、浙贝母、连翘、生地黄各100g，黄芩、黄连、黄柏各80g，银柴胡、胡黄连各60g，蜈蚣30条，甘草20g。

用法：取上药，制成小水丸，每次服6～

9g，每天3次。1剂为1个疗程。

临床应用：攻毒散结，消炎止痛。用于治疗颈淋巴结核未溃或已溃者均有较好的疗效。

（10）治疗乳腺增生

方名：全蝎乳癖丸。

药物：全蝎、柴胡、蒲公英各100g，枳壳、茯苓、赤芍、橘核各80g，陈皮、法半夏、昆布、海藻、黄药子、皂角刺各50g。

用法：取上药，制为小水丸，每次服5～8g，每天3次。1个月为1个疗程。

临床应用：攻毒散结，化瘀消肿。用于治疗乳腺增生，症见单侧或双侧乳房包块，呈结节状，大小不一，质地韧而不硬者有良效。

（11）治疗坐骨神经痛

方名：全蝎坐骨神经痛丸。

药物：全蝎、赤芍、杜仲各100g，独活、当归、桂枝、续断、秦艽、威灵仙、辽细辛、蕲蛇、川牛膝、桑寄生、伸筋草各50g，制川乌、制草乌、麻黄各40g，制马钱子20g，蜈蚣20条，甘草20g。

用法：取上药，制成小水丸，每次服6～9g，每天3次。1个月为1个疗程。

临床应用：祛风活血，通络止痛。用于治疗坐骨神经痛有显著疗效。

（12）治疗类风湿关节炎

方名：全蝎风湿骨痛丸。

药物：全蝎、僵蚕、天麻、白花蛇各100g，黄芪150g，桂枝、当归、川芎、辽细辛、独活、防风各50g，白芍80g，制二乌各30g。

用法：取上药，制成小水丸，每次服6～9g，每天3次。30天为1个疗程。

临床应用：祛风散寒，通络止痛。用于治疗类风湿关节炎之关节红肿疼痛有良效。

（13）治疗颈、腰椎间盘突出

方名：全蝎颈腰骨痛丸。

药物：全蝎、地龙、白花蛇、杜仲各100g，葛根150g，白芍、秦艽、骨碎补、狗脊、熟地黄各80g，威灵仙、独活各60g，防风、辽细辛、桂枝、当归、川芎、川牛膝、桑寄生、伸筋草、续断各 50g,制川乌、制草乌各 30g,制马钱子 15g,黄芪、人参各 120g。

用法:取上药,制成小水丸,每次服 6～9g,每天 3 次。1 剂为 1 个疗程。

临床应用:活血通络,祛风止痛。用于治疗颈腰椎间盘突出或骨质增生均有令人满意的疗效。

(14)治疗银屑病

方名:全蝎牛皮癣丸。

药物:全蝎、生牡蛎、皂角刺各 150g,蜈蚣 50 条,三棱、莪术、红花、乌梅各 60g。

用法:取上药,制成小水丸,每次服 5～8g,每天 3 次,30 天为 1 个疗程。

临床应用:攻毒散结,消炎敛疮。用于治疗银屑病有一定疗效。

(15)治疗荨麻疹、湿疹

方名:全蝎止痒汤。

药物:全蝎、荆芥、防风、知母、蝉蜕、白鲜皮、地肤子、刺蒺藜各 10g,生地黄、苦参、白土茯苓各 15g,石膏 30g,甘草 5g。

用法:清水煎 2 次,混合后分 3 次服,每日 1 剂。

临床应用:攻毒消炎,祛风止痒。用于治疗荨麻疹、湿疹均有较好的疗效。

(16)治疗各种癌症

方名:全蝎抗癌丸(散)。

药物:全蝎、水蛭、西洋参各 150g,炙鳖甲、灵芝菌、三七、半枝莲、白花蛇舌草各 100g,土鳖虫、山慈姑、龙葵草、丹参各 80g,重楼、僵蚕、当归各 50g,蜈蚣 30 条。

用法:取上药,制成细末或小水丸,每次服 3～6g,每天 3～4 次,可随证加减。放化疗前后均可服用,1 剂为 1 个疗程。

临床应用:攻毒散结,化瘀抗癌。用于治疗各种癌症,配合其他疗法,均有不同程度的疗效。

(17)治疗肠痉挛症

方名:全蝎腹痛蛋。

药物:全蝎 2 只,蜈蚣 2 条。

用法:取上药,研成细末,入鸡蛋中煨熟,每饭前食 1 枚,连用 10 天为 1 个疗程。

临床应用:散结顺气,祛风止痛。用于治疗肠痉挛之阵发性腹痛有显著疗效。

(18)治疗小儿厌食症

方名:全蝎开胃散。

药物:全蝎、鸡内金各等量。

用法:取上药,研成细末,每次服 0.3～0.6g,每天 3 次。5 天为 1 个疗程。

临床应用:攻毒散结,开胃进食。用于治疗小儿厌食症疗效良好。

(19)治疗脑囊虫病

方名:全蝎公鸡汤。

药物:全蝎、雷丸各 20g,公鸡肉 1 只。

用法:取上药,研成细末,炖鸡吃肉。

临床应用:攻毒散结,通络杀虫。用于治疗脑囊虫病,症见癫痫发作者,有令人满意的疗效。

(20)治疗脑动脉血管硬化症

方名:全蝎脑脉通散。

药物:全蝎、西洋参、钩藤各 150g。

用法:研成细末,每次服 3g,每日 3 次。

临床应用:化瘀散结,通络止痛。用于治疗脑动脉血管硬化之头痛眩晕有较好的疗效。

(21)治疗痔疮

方名:全蝎痔疮蛋。

药物:全蝎、僵蚕各 10g。

用法:取上药,研细末,分成 15 份,装入 15 个鸡蛋中蒸熟,每日服 5 个。

临床应用:攻毒散结,消炎敛疮。用于治疗内外痔、混合痔均有一定疗效。

(22)治疗烧烫伤

方名:全蝎烧伤油。

药物:全蝎 50 只,蜈蚣 10 条。

用法:取上药,浸入食油 500ml 中,24 小时后将油涂于患处,每天 2～3 次。

临床应用:攻毒散结,消炎生肌。用于治

疗烧烫伤有显著疗效。

3. 知药理、谈经验

(1)知药理

全蝎具有抗惊厥、抗癫痫、镇痛、活血化瘀、抗肿瘤、减轻尿蛋白的作用,能显著杀灭猪囊尾蚴,还有抗结核杆菌的功效。

(2)谈经验

孟学曰:全蝎,辛,平,性善走窜,长于平肝息风,搜风通络,有良好的息风止痉之效,为治痉挛抽搐之要药,能引各种风药直达病所。主惊痫抽搐,中风半身不遂,口眼㖞斜,语言謇涩,风湿痹痛等。治痉挛抽搐,疮疡肿毒,瘰疬结核,风湿顽痹,顽固性偏正头痛等症。

全蝎息风止痉,搜风通络,配合羚羊角、钩藤、天麻、僵蚕等,治小儿急惊风高热,神昏抽搐;配合党参、白术、天麻、僵蚕等,治小儿慢惊风抽搐;祛风舒筋,通络止痛,配合川乌、白花蛇、防风、桂枝、细辛等,治风寒湿痹久治不愈;配合天麻、川芎、僵蚕、蜈蚣等,治偏正头痛。

七、蜈 蚣

【成分】 蜈蚣含二种类似蜂毒的有毒成分,即组胺样物质及溶血性蛋白质,还含脂肪油、胆甾醇、蚁酸等。有人曾分离出 β-羟基赖氨酸、氨基酸,还有组氨酸、精氨酸、鸟氨酸、赖氨酸、甘氨酸、丙氨酸、缬氨酸、亮氨酸、苯丙氨酸、丝氨酸、牛磺酸和谷氨酸。

【性味归经】 辛,温。有毒。归肝经。

【功效】 息风止痉,攻毒散结,通络止痛。

【用法用量】 内服:煎汤,1~3g;研末冲服;或入丸、散。每次 0.6~1g。外用:适量,研末调敷。

【使用注意】 本品有毒,用量不宜过大;孕妇忌用。

1. 单味药治难症

(1)治疗空洞型肺结核(抗痨药物治疗无

效者)

药物:蜈蚣适量。

用法:取上药,去头足,焙干研末。内服,每次 3 条,每天 3 次,连服 3 个月为 1 个疗程,停药休息 1 周,可进行下个疗程。

临床应用:祛风通络,解毒散结。用于治疗空洞型肺结核有令人满意的疗效。

(2)治疗急、慢性肾炎

药物:蜈蚣 1 条。

用法:取上药,去头足,焙干为末,纳入鸡蛋(先挖 1 个小孔)内搅匀,外用湿纸及黄土包裹煨熟。剥取鸡蛋吃,每天吃 1 个,7 天为 1 个疗程。如病未愈,再服下个疗程(2 个疗程之间相隔 3 天)。饮食应低盐或忌盐。

临床应用:活血通络,攻毒消炎。用于治疗急、慢性肾炎,症见水肿、蛋白尿,或高血压,或隐血。本方对水肿的消退和尿蛋白的控制有较好的效果。

(3)治疗偏头痛

药物:蜈蚣适量。

用法:取上药,焙焦研末,每次 1g,白开水冲服,每天 3 次。

临床应用:攻毒息风,通络止痛。用于治疗偏头痛,见一侧头部剧痛,如针刺刀割,入夜尤甚等症者有显著疗效。

(4)治疗坐骨神经痛

药物:蜈蚣适量。

用法:取上药,每次用 1 条,焙干研末,装入 1 个鸡蛋(捅 1 小孔)中蒸熟,服食,每天 2~3 个鸡蛋,每次食 1 个。

临床应用:祛风活血,通络止痛。用于治疗坐骨神经痛有一定疗效。

(5)治疗雷诺病

药物:蜈蚣 10 条。

用法:取上药,浸入 500ml 白酒中,1 周后可用。用时,每次饮药酒 10~20ml,每天 3 次。

临床应用:祛风通络,散寒止痛。用于治疗雷诺病之肢端发紫冷痛有较好的疗效。

(6)治疗骨髓炎

药物:蜈蚣适量。

用法:取上药,焙焦研细末,每次服 1g,每天 3 次。另取蜈蚣粉 20g 放入 250ml 生桐油内浸泡 10 天后,外搽患处。

临床应用:祛风攻毒,消炎敛疮。用于治疗骨髓炎之未溃已溃均有一定疗效。

(7)治疗瘰疬

药物:蜈蚣 1 条。

用法:取上药,焙焦研细末,鸡蛋 1 个打入碗内,入上药 1/2,蒸熟,每天 2 次,饭后服,连服 3 个月可愈。

临床应用:攻毒祛风,消瘰散结。用于治疗瘰疬(颈淋巴结核)疗效良好。

(8)治疗颌下淋巴腺炎

药物:蜈蚣 2～3 条。

用法:取上药,清水煎 2 次,混合后分 3 次服,每天 1 剂。一般 3～5 天即可治愈。

临床应用:祛风攻毒,消炎散结。用于治疗颌下淋巴腺炎有显著疗效。

(9)治疗各种癌症

药物:蜈蚣 2～3g。

用法:取上药,焙焦研细末,分 2～3 次服,每天 1 剂。连服 30 天为 1 个疗程。

临床应用:祛风通络,攻毒散结。用于治疗胃癌、食管癌、乳腺癌、皮肤癌、子宫颈癌、淋巴癌等均有不同程度的疗效。

(10)治疗便毒(又称横痃,属梅毒,发于两腿合缝间)

药物:蜈蚣适量。

用法:取上药,焙干研细末,每次 1～2g,酒调服,每天 2～3 次。取汗即散。

临床应用:祛风攻毒,消炎敛疮。用于治疗便毒有一定疗效。

(11)治疗烧烫伤

药物:活蜈蚣若干条。

用法:取上药,用麻油浸泡半个月,用时,用纱布浸药油涂搽或贴敷伤处。

临床应用:祛风解毒,消炎敛疮。用于治疗烧烫伤有显著疗效。

(12)治疗带状疱疹

药物:蜈蚣 3 条。

用法:取上药,焙焦研为细末,加适量香油调成糊状,外搽患处,每天 3～5 次。

临床应用:祛风攻毒,消炎敛疮。用于治疗带状疱疹疗效颇佳。

(13)治疗体表溃疡

药物:蜈蚣适量。

用法:取上药,焙干研为极细末,装瓶备用,用时,取药末撒布溃疡面,或用该药末制成药捻子,捻入窦管内。

临床应用:祛风活血,解毒生肌。用于治疗体表溃疡有一定疗效。

(14)治疗黄蜂蜇伤

药物:活蜈蚣 1～2 条。

用法:取上药,置于 250ml 米酒中浸泡 1 周后备用。用时,清理伤口,拔出刺针,挤出毒汁,然后用蜈蚣酒涂搽患处。

临床应用:解毒疗伤,祛风止痛。用于治疗黄蜂(也包括其他蜂类)蜇伤疗效良好。

2. 配成方治大病

(1)治疗癫痫病

方名:蜈蚣癫痫丸。

药物:蜈蚣 60 条,僵蚕、全蝎、生龙骨、生牡蛎各 100g,茯苓 80g,陈皮、姜半夏、胆南星、郁金、蝉蜕、蕲蛇、远志、石菖蒲各 50g,白矾 40g,甘草 5g。

用法:取上药,制成小水丸,每次服 5～8g,每天 3 次。1 剂为 1 个疗程。

临床应用:攻毒散结、息风止痫。用于治疗癫痫病有显著疗效。

(2)治疗面瘫

方名:蜈蚣面瘫丸。

药物:蜈蚣 50 条,全蝎、僵蚕、地龙各 80g,禹白附子 60g,羌活、防风、白花蛇、川芎、白芥子、胆南星、天竺黄各 50g。

用法:取上药,制成小水丸,每次服 5～8g,每天 3 次。1 个月为 1 个疗程。

临床应用:攻毒散结,祛风牵正。用于治疗面瘫有显著疗效。

(3)治疗脑卒中后遗症

方名:蜈蚣偏瘫丸。

药物:蜈蚣 60 条,全蝎、僵蚕、地龙、白花蛇各 100g,水蛭、黄芪各 150g,赤芍 80g,当归、川芎、桂枝、桃仁、红花各 50g,三七、川牛膝、桑寄生、伸筋草各 60g。

用法:取上药,制成小水丸,每次服 6～9g,每天 3 次。1 剂为 1 个疗程。

临床应用:活血通络,祛风治瘫。用于治疗脑卒中后遗症之偏瘫、口眼㖞斜、言语不清等,均有一定疗效。

(4)治疗破伤风

方名:蜈蚣破伤风煎。

药物:蜈蚣 3 条,全蝎、蝉蜕、羌活、防风、白芷、胆南星各 10g。

用法:清水煎 2 次,混合后分 3 次服,每日 1 剂。

临床应用:攻毒散结,息风止痉。用于治疗破伤风,见牙关紧闭,口吐涎沫,肌肉痉挛,面呈苦笑,四肢抽搐、角弓反张等症者有良效。

(5)治疗高血压病

方名:蜈蚣降压丸。

药物:蜈蚣 60 条,僵蚕、全蝎、白芍、山楂各 100g,天麻、杜仲、黄芪、珍珠母、石决明、罗布麻各 150g,制乳香、钩藤、野菊花、牛膝、丹参、三七、决明子各 60g。

用法:取上药,制成小水丸,每次服 6～9g,每天 3 次。1 剂为 1 个疗程。

临床应用:平肝息风,通络降压。用于治疗高血压病有显著疗效。

(6)治疗多种头痛

方名:蜈蚣头痛丸。

药物:蜈蚣 60g,全蝎、僵蚕、白芍各 80g,天麻、葛根各 100g,羌活、防风、钩藤、川芎、白芷、蔓荆子、藁本、当归、菊花各 50g。

用法:取上药,制成小水丸,每次服 5～8g,每天 3 次。痛时服,痛止停服。

临床应用:活血通络,祛风止痛。用于治疗多种头痛均有一定疗效。

(7)治疗慢性肾炎

方名:蜈蚣利水消肿汤。

药物:蜈蚣 3 条,黄芪、白术、茯苓各 20g,车前子、水蛭(研末冲服)、益母草各 15g,蝉蜕、猪苓、泽泻、泽兰、商陆、陈皮各 10g。

用法:清水煎 2 次,混合后分 3 次服,每日 1 剂。10 剂为 1 个疗程。饮食应低盐。

临床应用:解毒利湿,消肿利水。用于治疗慢性肾炎有较好的疗效。

(8)治疗空洞型肺结核

方名:蜈蚣抗痨丸。

药物:蜈蚣 80 条,西洋参 150g,白及、百合、百部、三七、紫河车各 100g,生地黄、熟地黄、白芍各 80g,当归、麦冬各 50g,阿胶 120g,川贝母 60g。

用法:取上药,制成小水丸,每次服 5～8g,每天 3 次。1 剂为 1 个疗程。

临床应用:解毒抗痨,益气补血。用于治疗空洞型肺结核有令人满意的疗效。

(9)治疗骨与关节结核

方名:蜈蚣抗骨结核丸。

药物:蜈蚣 100 条,全蝎、土鳖虫、熟地黄各 100g,黄芪、党参各 150g,桂枝、白芥子、鹿角霜、当归、干姜各 50g,炙甘草 15g。

用法:取上药,制成小水丸,每次服 5～8g,每天 3 次。1 个月为 1 个疗程。

临床应用:攻毒散结,祛风敛疮。用于治疗骨与关节结核,见患部肿胀不显,不红不热,运动后疼痛,休息后减轻等症者有良效。

(10)治疗淋巴结核

方名:蜈蚣瘰疬丸。

药物:蜈蚣 100 条,僵蚕、全蝎、玄参、浙贝母各 100g,生牡蛎、夏枯草、土茯苓各 150g,赤芍、黄柏、连翘各 80g,黄连、栀子各 60g,当归、制乳香各 50g。

用法:取上药,制为小水丸,每次服6～9g,每天3次。1剂为1个疗程。

临床应用:解毒散结,祛风敛疮。用于治疗淋巴结核未溃或已溃均有一定疗效。

(11)治疗咳喘

方名:蜈蚣咳喘煎。

药物:蜈蚣3条,杏仁、桔梗、白前、紫菀、款冬花、百部、川贝母(研末冲服)、京半夏各10g,桑白皮、枇杷叶各20g,炙甘草5g,大枣3枚,生姜3片。

用法:清水煎2次,混合后分3次服,每日1剂。

临床应用:祛风散邪,清肺止咳。用于治疗咳喘有较好的疗效。

(12)治疗帕金森病

方名:蜈蚣震颤丸。

药物:蜈蚣100条,僵蚕、全蝎、地龙、白芍、木瓜、生龙骨、生牡蛎、龙齿各100g,炙龟甲、炒鳖甲、天麻、葛根各150g,当归50g,炙甘草15g。

用法:取上药,制成小水丸,每次服6～9g,每天3次,1剂为1个疗程。

临床应用:平肝潜阳,息风止痉。用于治疗帕金森病(震颤麻痹)有显著疗效。

(13)治疗颈、腰椎间盘间突出

方名:蜈蚣颈腰骨痛丸。

药物:蜈蚣100条,全蝎、地龙各100g,葛根、黄芪、人参、杜仲各150g,赤芍80g,桂枝、羌活、独活、防风、续断、秦艽、威灵仙、当归、川芎、辽细辛各50g,制川乌、制草乌各35g,制马钱子15g,炙甘草15g。

用法:取上药,制成小水丸,每次服6～9g,每天3次,1剂为1个疗程。

临床应用:活血通络,祛风止痛。用于治疗颈、腰椎间盘突出及骨质增生,疗效良好。

(14)治疗阳痿症

方名:蜈蚣起痿丸。

药物:蜈蚣60条,白芍、龙胆草、全蝎、茯苓、白术各100g,知母、黄柏、生地黄各80g,

当归、泽泻、栀子、黄芩各50g。

用法:取上药,制成小水丸,每次服6～9g,每天3次。30天为1个疗程。

临床应用:解毒利湿,清热起痿。用于治疗阳痿症属湿热下注者有一定疗效。

(15)治疗前列腺增生

方名:蜈蚣通关丸。

药物:蜈蚣100条,生地黄、玄参、生牡蛎各100g,知母、黄柏、白术、茯苓、车前子、鸡内金各80g,浙贝母、海金沙各50g,肉桂10g,甘草15g。

用法:取上药,制成小水丸,每次服5～8g,每天3次。1剂为1个疗程。

临床应用:解毒散结,通利小便。用于治疗前列腺增生之尿急、尿频、尿不尽有良效。

(16)治疗慢性骨髓炎(附骨疽)

方名:蜈蚣附骨疽丸。

药物:蜈蚣100条,黄芪150g,熟地黄、淫羊藿、全蝎、鹿角胶各100g,白术80g,当归、山茱萸、山药、防风、陈皮各50g。

用法:取上药,制成小水丸,每次服6～9g,每天3次。30天为1个疗程。

临床应用:攻毒散结,祛风敛疮。用于治疗慢性骨髓炎,见多个瘘管,反复排出脓液或死骨,形体瘦弱,乏力纳差等症者有良效。

(17)治疗乳腺增生

方名:蜈蚣乳癖丸。

药物:蜈蚣80条,全蝎、玄参、夏枯草、生牡蛎各100g,赤芍80g,桃仁60g,莪术、浙贝母、当归、红花、昆布、海藻各50g,橘核120g,三棱30g。

用法:取上药,制为小水丸,每次服6～9g,每天3次,1剂为1个疗程。

临床应用:攻毒散结,活血通络。用于治疗乳腺增生之乳房包块有较好的疗效。

(18)治疗扁平疣、寻常疣

方名:蜈蚣消疣丸。

药物:蜈蚣80条,全蝎、蝉蜕、薏苡仁各100g,苦参、紫草、板蓝根、丹参各80g,荆芥、防风、地肤子、刺蒺藜、白鲜皮各 50g，甘草 15g。

用法：取上药，制为小水丸，每次服 6～9g，每天 3 次。1 个月为 1 个疗程。

临床应用：攻毒散结，祛风消疣。用于治疗扁平疣、寻常疣有一定疗效。

（19）治疗各种癌症

方名：蜈蚣抗癌丸。

药物：蜈蚣 100g，西洋参 100g，全蝎、三七、重楼、灵芝菌、山慈姑、龙葵、半枝莲、白花舌蛇草、夏枯草、蒲公英、败酱草各 120g。

用法：取上药，制成小水丸，每次服 5～8g，每天 3 次。1 剂为 1 个疗程。

临床应用：攻毒散结，活血抗癌。用于治疗各种癌症，配合其他疗法有一定疗效。

（20）治疗带状疱疹

方名：蜈蚣疱疹油。

药物：蜈蚣 10 条，黄柏 20g，大黄、黄连、栀子各 15g，乳香、没药、儿茶各 10g。

用法：取上药，研成细末，用香油调成糊状，外涂患处，每天 2～3 次。

也可取少量药糊，用鸡蛋清调匀，涂搽患处。也可用浓茶调匀，涂搽患处。

临床应用：攻毒散结，消炎敛疱。用于治疗带状疱疹有显著疗效。

（21）治疗流行性腮腺炎

方名：蜈蚣疰腮糊。

药物：蜈蚣 5 条，银朱、黄连各 10g。

用法：取上药，研成细末，用鸡蛋清调匀，涂敷患处，每天 2 次。

临床应用：解毒散结，清热消肿。用于治疗流行性腮腺炎有显著疗效。

（22）治疗瘢痕疙瘩

方名：蜈蚣瘢痕膏。

药物：蜈蚣 10 条，五倍子 90g。

用法：取上药，研成细末，加入黑醋、蜂蜜各 200g，调成糊状，涂敷患处。

临床应用：解毒散结，消瘢祛痕。用于治疗瘢痕疙瘩有一定疗效。

（23）治疗中风口眼㖞斜

方名：蜈蚣牵正膏。

药物：蜈蚣 2 条。

用法：焙干研末，猪胆汁调敷患处。

临床应用：平肝解毒，息风牵正。用于治疗中风口眼㖞斜有一定疗效。

3. 知药理、谈经验

（1）知药理

蜈蚣具有中枢抑制功能，有抗惊厥、镇痛、降血压、抗炎、抑菌、抗癌等作用。

（2）谈经验

孟学曰：蜈蚣，辛，温，长于走窜，通达内外，搜风定搐之力甚强，内而脏腑，外而经络，为息风止痉之要药。主小儿惊痫风搐、脐风口噤、丹毒、秃疮、瘰疬、便毒、痔漏、蛇瘕、蛇伤等。治痉挛抽搐，疮疡肿毒，瘰疬结核，风湿顽痹，顽固性头痛，近代试用于恶性肿瘤、肝炎、慢性肾炎及阳痿等疾患，均有一定效果。

蜈蚣搜风定搐，息风止痉，配合全蝎、钩藤、僵蚕等，治各种原因引起的痉挛抽搐；配合僵蚕、全蝎、白附子、天南星等，治风中经络，口眼㖞斜；通络止痛，配合独活、防风、川乌、威灵仙等，治风湿顽痹；配合天麻、川芎、白芷、僵蚕、菊花等，治顽固性头痛。

第十六章

开窍药

一、麝 香

【成分】 麝香主要芳香成分为麝香酮，但又含少量的降麝香酮。麝香纯干燥品一般组成为水溶性物质 50%～75%，乙醇溶性物质 10%～15%，水分 10%～15%（常温、浓硫酸干燥器中），灰分 7%～8%，麝香酮 0.5%～2%。

【性味归经】 辛，温。无毒。归心、脾、肝、经。

【功效】 开窍醒神，活血通经，止痛，催产。

【用法用量】 内服：入丸、散，0.1～0.3g，不入煎剂。外用：适量。吹喉、嘀鼻、点眼、调涂或入膏药中敷贴。

【使用注意】 孕妇禁用。

1. 单味药治难症

（1）治疗冠心病

药物：人工麝香含片（每片相当于天然麝香 4.5mg）适量。

用法：取上药，每次用 1～2 片，含于舌下慢慢溶化，将口水吞下，心绞痛每次发作时使用，痛止停用。

临床应用：活血通络，开窍止痛。用于治疗冠心病之心绞痛有较好的疗效。

（2）治疗血管性头痛

药物：麝香酮含片（1.5mg）适量。

麝香酮注射液（1mg）适量。

用法：取前药，每次 1～2 片，含于舌下慢慢溶化，将口水吞下。个别病情严重者，加用后药。

临床应用：开窍醒神，通经止痛。用于治疗血管性头痛有一定疗效。

（3）治疗饮酒醉昏迷

药物：麝香 0.1～0.3g。

用法：取上药，放置口内。

临床应用：活血通经，开窍醒神。用于治疗饮酒醉昏迷有较好的疗效。

（4）治疗中风不醒

药物：麝香 0.1～0.3g。

用法：取上药，用清油适量调匀，灌入口中，也可用鼻饲。

临床应用：活血通经，开窍醒神。用于治疗中风不醒有一定疗效。

（5）治疗慢性肝硬化及重症肝炎

药物：5%麝香注射液适量。

用法：取上药，注射于双侧章门和期门穴，交替注射，每次 2ml，7 天 1 次。

临床应用：活血散结，解毒通经。用于治疗慢性肝硬化及重症肝炎有较好的疗效。

（6）治疗小儿脑性瘫痪

药物：复方麝香注射液。

用法：取上药，每次选主穴 1 个，轮流交替注射，配穴 1～2 个，隔日 1 次。

临床应用：活血通经，开窍醒神。用于治疗小儿脑性瘫痪有一定的疗效。

（7）治疗肠梗阻

药物：麝香 0.15～0.25g。

用法:取上药,研成细末,直接敷于神阙穴上,外贴胶带固定,然后点燃艾卷,隔布灸至肛门排气为止。为提高疗效,可同时针刺内关、足三里等穴位,强刺激并留针30分钟。

临床应用:温经通络,行气止痛。用于治疗肠梗阻有一定疗效。

(8)治疗支气管哮喘

药物:麝香1~1.5g。

用法:取上药,研成细末,紫皮蒜适量捣成泥。农历五月初五(即端午节)正午时刻,先将麝香均匀撒敷在第7颈椎棘突到第12胸椎棘突宽8分至1寸的脊椎中线长型区域内,继将蒜泥覆上,60~70分钟取下。

临床应用:开窍醒神,通络止喘。用于治疗支气管哮喘,对有1年以上反复发作哮喘史,常因气候转变受寒或其他因素诱发,发作时有严重的呼吸困难,不能平卧者,近期有效率达99%,随访2年以上有令人满意的治疗效果。

(9)治疗肢体肌肉麻木不仁

药物:麝香0.15g。

用法:取上药,用活鳝鱼1条,以铁锥刺鳝鱼头部,取滴出之血30滴,加入麝香调匀。涂患部,每15分钟涂1次,3~4小时后洗去。

临床应用:开窍除风,活血通络。用于治疗肢体肌肉麻木不仁有较好的疗效。

(10)治疗不射精症

药物:麝香0.3g。

用法:取上药,研成细末,敷脐心,用胶带固定。

临床应用:活血通经,疏通关窍。用于治疗男子性交不射精症有一定疗效。

(11)治疗化脓性中耳炎

药物:麝香1g。

用法:取上药,溶于75%酒精10ml中,7天后备用。用时,清洗耳道,滴入药液。

临床应用:活血通经,消炎排脓。用于治疗化脓性中耳炎有显著疗效。

(12)治疗顽癣

药物:麝香0.5g。

用法:取上药,将15g大蒜捣烂如泥,和麝香共置入密封的瓶子中,然后加入15%醋酸100ml摇匀备用。用时,患处清洗干净,用药液涂擦患处,每天2次。经久不愈者,可用药液外敷患处,15分钟后揭去,轻者每天1次,重者每天2次。

临床应用:活血通经,清热止癣。用于治疗顽癣,无论新旧轻重均有较好的疗效。

(13)治疗小儿重症肺炎

药物:麝香适量。

用法:取上药,外敷肚脐,胶带固定。

临床应用:开窍醒神,活血通经。用于治疗小儿重症肺炎合并麻痹性肠梗阻有良效。

(14)治疗白癜风

药物:0.4%麝香注射液适量。

用法:取上药,患处皮下分点注射。

临床应用:活血通经,清热祛白。用于治疗白癜风有一定疗效。

2. 配成方治大病

(1)治疗冠心病、心绞痛

方名:麝香救心散。

药物:麝香1g,苏合香、冰片各2g,肉桂3g,三七、檀香、川芎、广木香各30g,丹参40g,西洋参50g。

用法:取上药,研成细末,装瓶备用。用时,每次1~2g,用温开水调服,能饮酒者可用低度酒调服,痛时服,痛止停服。

临床应用:开窍醒神,活血通经。用于治疗冠心病之心绞痛有显著疗效。

(2)治疗脑卒中后遗症

方名:麝香偏瘫丸。

药物:麝香2g,黄芪、水蛭、地龙、葛根各150g,赤芍、土鳖虫、羚羊角、桃仁、三七各80g,当归、川芎、红花、丹参各50g。

用法:取上药,制成小水丸,每次服5~8g,每天3次。

临床应用:开窍活血,祛瘀通络。用于治

疗脑卒中后遗症之偏瘫有显著疗效。

（3）治疗类风湿关节炎

方名：麝香类风湿丸。

药物：麝香 2g，黄芪、天麻各 150g，地龙、薏苡仁、白花蛇各 100g，白芍、全蝎各 80g，苍术、黄柏各 60g，当归、桂枝、羌活、独活、防风、辽细辛各 50g，制川乌、制草乌各 35g，制马钱子、炙甘草各 20g。

用法：取上药，制成小水丸，每次服 6～9g，每天 3 次。1 剂为 1 个疗程。

临床应用：祛风除湿，通经活络。用于治疗类风湿关节炎有较好的疗效。

（4）治疗股骨头无菌缺血性坏死

方名：麝香股骨头丸。

药物：麝香 2g，黄芪、人参、龟甲胶、熟地黄各 150g，白芍、地龙、知母、黄柏各 80g，当归、川芎、土鳖虫、牛膝各 50g。

用法：取上药，制成小水丸，每次服 6～9g，每天 3 次。1 个月为 1 个疗程。

临床应用：开窍活血，舒筋通络。用于治疗股骨头无菌缺血性坏死有不同程度疗效。

（5）治疗面神经麻痹

方名：麝香面瘫贴敷膏。

药物：麝香 2g，血竭 20g，蜈蚣 3 条，蓖麻仁 50g，冰片 2g。

用法：取上药，研成细末，混合捣烂如泥状（麝香另研），每次用 1/4 摊在布上，将麝香的 1/4 撒其上。用毫针刺下关穴，起针后将膏药敷用耳前神经区，7 天换药 1 次，连续用药 2～4 次。

临床应用：开窍活血，祛风牵正。用于治疗面神经麻痹有较好的疗效。

（6）治疗烧、烫伤

方名：麝香烧伤油。

药物：麝香 1g，紫草、地榆、黄连各 50g，蜂蜡 20g，冰片 3g。

用法：先取紫草、地榆、黄连、蜂蜡，用菜油 800ml 煎熬，药焦枯后过滤取油汁，冷却后加入麝香、冰片备用。用时，涂擦患处。

临床应用：清热解毒，活血敛疮。用于治疗烧、烫伤有令人满意的疗效。

（7）治疗足癣

方名：麝香足癣油。

药物：麝香 1g，乳香、没药各 30g，血竭 20g，桂皮油、桉叶油各 30ml，薄荷油 20ml。

用法：取前 4 味药，研成细末，与后 3 味药，制成麝香足癣油备用，用时，取少许涂擦足癣患处，每天 1～2 次。

临床应用：祛毒活血，化瘀治癣。用于治疗足癣有一定疗效。

（8）治疗软组织损伤

方名：麝香伤药油。

药物：麝香 1g，当归、赤芍各 30g，乳香、没药、三七、高良姜、川芎各 20g，肉桂、丁香各 10g，吴茱萸、荜茇、冰片各 5g。

用法：取上药，用菜油 1000ml 浸泡后煎熬，药渣焦枯后，过滤取汁备用（加入冰片），用时，取药油涂擦患处，每天 1～2 次。

临床应用：活血化瘀，舒筋活络。用于治疗软组织损伤有显著疗效。

3. 知药理、谈经验

（1）知药理

麝香对中枢神经系统的作用具有双向性，小剂量兴奋，大剂量抑制。具有强心作用，但对心率一般没影响。可以兴奋子宫，还具有抗炎作用，对初、中期炎症作用最为明显。

（2）谈经验

孟学曰：麝香，味辛，性温。功能开心窍、通经络，通行十二经上下，内透骨髓，外彻皮毛，为芳香走窜之品，善能开关利窍。有极强的开关通窍、辟秽化浊作用，为醒神回苏之要药。

配合苏合香、檀香、丁香、石菖蒲、郁金、牛黄、珍珠等，治中风或热入心包，痰迷心窍；配合雄黄、乳香、没药、牛黄等，治疮疡肿毒、瘰疬痰核；配合木香、桃仁、丹参、三七等，治冠心病心绞痛；配合丹参、桃仁、当归、川芎等,治月经不调,经闭;配合血竭、乳香、没药、儿茶、冰片、朱砂等,治跌打损伤、软组织伤。

二、冰 片

【成分】 本品为从龙脑香的树脂和挥发油中取得的结晶,是近乎纯粹的右旋龙脑。龙脑香的树脂和挥发油中含有多种萜内成分,除龙脑外,还含葎草烯、β-榄香烯、石竹烯等倍半萜、齐墩果酸、麦珠子酸、积雪草酸、龙脑香醇酮、龙脑香二醇酮、古柯二醇等三萜化合物。

【性味归经】 辛、苦,微寒。无毒。归心、脾、肺经。

【功效】 开窍醒神,清热止痛,去翳明目。

【用法用量】 内服:入丸、散,0.1～0.3g。外用:研末撒或调敷,不入煎剂。

【使用注意】 气血虚者忌服;孕妇慎服。

1. 单味药治难症

(1)治疗剧烈头痛

药物:冰片末少许。

用法:取上药,将红皮白心萝卜削如手指头大小,用竹针在萝卜上端刺一小孔,孔内放冰片末少许。右侧头痛塞右鼻孔,左侧头痛塞左鼻孔,吸气3分钟。

临床应用:开窍醒神,清热止痛。用于治疗各种剧烈头痛均有显著疗效。

(2)治疗面神经麻痹

药物:冰片适量。

用法:取上药,研成细末,加凡士林、香粉(妇女化妆用品)适量,调匀成膏备用。用时,取药膏如钱币大,外敷于患侧面部及合谷穴,外用纱布固定,3小时后取下,隔天1次。一般数次即愈。

临床应用:开窍醒神,通络治痹。用于治疗面神经麻痹有令人满意的疗效。

(3)治疗腮腺炎

药物:冰片3g。

用法:取上药,用鲜豆腐(石膏点者)1块,捣成泥糊状,然后撒上冰片,用纱布包敷于患处,每天3次。一般连用3天即愈。

临床应用:清热解毒,消肿止痛。用于治疗腮腺炎(寸耳寒)有显著疗效。

(4)治疗慢性鼻窦炎

药物:冰片适量。

用法:取上药,用鸡蛋5个,将鸡蛋煮熟,取出蛋黄,放锅内文火熬出蛋黄油,加入冰片少许搅匀。待凉后滴鼻,每天1～2次,每次1～2滴。

临床应用:清热解毒,消炎开窍。用于治疗慢性鼻窦炎有较好的疗效。

(5)治疗化脓性中耳炎

药物:冰片适量。

用法:取上药,用2个标准平口瓷碗,将冰片放入碗内,碗口上下对准,用白胶布密封。碗底用武火(急火熏烤3～5分钟),冷却后开封,将飞到碗边的霜刮下入药。用时,清洁耳内脓汁,用棉球蘸冰片霜塞入耳内,每天2次。

临床应用:消炎开窍,清热解毒。用于治疗化脓性中耳炎有较好的疗效。

(6)治疗带状疱疹

药物:冰片15g。

用法:取上药,与生石灰15g,共研成细末,用100ml食醋拌成糊状。将药糊平摊于大块纱布敷于疱疹上,以胶带固定,每天1次。一般3次可治愈。

临床应用:清热解毒,燥湿止痛。用于治疗带状疱疹有令人满意的疗效。

(7)治疗慢性气管炎

药物:冰片5g。

用法:取上药,研成细末,加入等量凡士林调匀,涂在油纸上,贴于膻中穴,用绷带固定,上面热敷,每天2次,10次为1个疗程。

临床应用:清热解毒,开窍止咳。用于治疗慢性气管炎有一定疗效。

(8)治疗高热

药物:冰片适量。

用法:取上药,研成细末,加入 3～4 倍蒸馏水,混合调匀。用消毒纱布蘸药液擦浴全身皮肤和颈部、腋部、腹股沟、腘窝、肘窝部表浅大血管等处,以皮肤发红为度。

临床应用:开窍解毒,退热降温。用于治疗高热不退有显著疗效。

(9)治疗烧烫伤

药物:冰片 3g。

用法:取上药,将鸡蛋钻一小孔,使蛋清流入碗中,再将冰片研细入内,加少量芝麻油调和即成。创面清洗后,涂擦患处,每天 3 次。

临床应用:开窍解毒,清热敛疮。用于治疗烧烫伤有较好的疗效。

(10)治疗晚期癌症疼痛

药物:冰片 30g。

用法:取上药,浸泡于 50ml 的白酒中。用时,将药酒外涂疼痛处,每天涂擦 10 余次。局部溃烂者禁用。

临床应用:清热解毒,活血止痛,用于治疗晚期癌症疼痛有不同程度的止痛作用。

2. 配成方治大病

(1)治疗流行性腮腺炎

方名:冰片疰腮糊。

药物:冰片 10g,青黛 15g,芒硝 30g,重楼 20g。

用法:取上药,研成细末混匀,用食醋适量调成糊状,用毛笔蘸药糊涂擦患处,每日 4～6 次。一般在 4～6 天内可以治愈。

临床应用:清热解毒,消炎止痛。用于治疗流行性腮腺炎有较好的疗效。

(2)治疗带状疱疹

方名:冰片疱疹糊。

药物:冰片 5g,青黛 50g,滑石 30g,黄连、栀子各 20g,炉甘石 15g。

用法:取上药,研成细末,用香油调成糊状,涂擦患处,每天 1～3 次。又可将冰片 15g,溶于 75% 酒精 100ml 中,制成冰片酊,

外擦,每天 4～6 次。

临床应用:清热解毒,消炎敛疮。用于治疗带状疱疹有令人满意的疗效。

(3)治疗黄水疮

方名:冰片敛疮散。

药物:冰片 10g,黄柏 20g,煅石膏、氧化锌各 30g。

用法:取上药,研成极细末,装瓶备用。用时,对病程长、浆液渗出多者,用淡盐水清洗疮面后,直接撒药粉于患处;对病程短、浆液少者,用菜油将药粉调成糊状,敷于患处,每日 1 次。

临床应用:清热解毒,消炎敛疮。用于治疗黄水疮有显著疗效。

(4)治疗臁疮

方名:冰片臁疮散。

药物:冰片 5g,儿茶、五倍子、枯矾、石榴皮、青黛各 30g,鸡内金 20g。

用法:取上药,研成细末,高压消毒后装瓶备用。用时,清除坏死组织,消毒后,将药粉撒于创面,外以凡士林纱布覆盖包扎固定。

临床应用:清热解毒,去腐生肌。用于治疗臁疮有一定疗效。

(5)治疗脱肛

方名:冰片肛肠注射液。

药物:冰片 1g,枯矾 30g,轻粉 3g,血竭、黄连、赤石脂各 10g。普鲁卡因粉适量。

用法:取上药,制成注射液,高压消毒后备用。用时,局部分 3 个点注于黏膜下、肌层上之间。每次各点注入 1～3ml,一般 1 次即愈。未愈者,1 个月后再注射。

临床应用:解毒收敛,升举肛肠。用于治疗肛管直肠脱出有较好的疗效。

(6)治疗外阴瘙痒

方名:冰片止痒油。

药物:冰片 60g,硼酸 200g,甘油 1000g。

用法:取上药,制成冰片止痒油,装瓶备用,用时,取药油外涂外阴部,每天 2～3 次。对霉菌性阴道炎、滴虫性阴道炎均有良效。

临床应用:清热解毒,祛风止痒。用于治疗外阴瘙痒有显著疗效。

3. 知药理、谈经验

(1)知药理

冰片镇静、抑菌、抗炎,具有耐缺氧、抗真菌、抗生育等作用。

(2)谈经验

孟学曰:冰片,辛、苦,微寒,长于开窍醒神,清热止痛,解毒消肿,生肌敛疮,为凉开之品。主散郁火,能透骨热,心腹邪气,风湿积聚,耳聋、明目,去目赤肤翳等。治闭证神昏、头痛、齿痛、目赤、口疮、咽喉肿痛、热毒疮疡、水火烫伤、疮溃不敛,痔疮等症;近年用治冠心病心绞痛,有一定疗效。

冰片清热镇静,开窍醒神,配合牛黄、麝香、郁金等,治热闭神昏,中风痰厥;配合安息香、苏合香、丁香等,治寒闭昏厥,中恶昏迷;清热止痛,泻火解毒,明目退翳,可外用治齿痛、目赤、睛上云翳,口疮、咽喉肿痛;配合金银花、蒲公英、紫花地丁、黄连等,内服治热毒疮疡肿痛;配合丹参、三七、檀香等,治心绞痛。

三、石 菖 蒲

【成分】 根茎和叶中均含挥发油,其主要成分是β细辛醚、细辛醚;其次为石竹烯、α-葎草烯、石菖醚等。还含氨基酸、有机酸和糖类。

【性味归经】 辛、苦,温。无毒。归心、肝、脾经。

【功效】 开窍宁神,化湿和胃,散风去湿。

【用法用量】 内服:煎汤,5~10g,鲜品加倍;或入丸、散。外用:煎水洗或研末调敷。

【使用注意】 阴虚阳亢、烦躁汗多、咳嗽吐血、精滑者慎服。

1. 单味药治难症

(1)治疗类风湿关节炎、风湿性关节炎

药物:石菖蒲 15~30g。

用法:清水煎 2 次,混合后分 2~3 次服,每天 1 剂。

临床应用:散风祛湿,舒筋通络。用于治疗类风湿关节炎、风湿性关节炎之关节疼痛、肿胀、甚则变形等均有较好的疗效。

(2)治疗风湿痹痛

药物:石菖蒲 200g。

用法:用 1000ml 60 度左右的白酒浸泡,密封,15 天后启用。每天早晚各饮 15ml,1 剂药酒可服 1 个月。

临床应用:舒筋通络,祛湿止痛。用于治疗风湿痹痛,症见肩、背、关节疼痛、痛无定处者有显著疗效。

(3)治疗痫证

药物:石菖蒲 200g。

用法:取上药,分 40 次,每天 1~2 次,研成细末,用温开水送服。可连服 2 年。

临床应用:息风涤痰,化湿健脾。用于治疗痫证,见突然昏倒,不省人事,两目上视,口吐白沫、四肢抽搐等症者有较好的疗效。

(4)治疗耳闭、听力减退

药物:九节菖蒲 60g。

用法:取上药,用猪肚 1 个,葱 500g,食盐 12g 备用。洗净猪肚及葱,将菖蒲、食盐共入整个猪肚内,与葱同放进砂锅内,加清水适量用文火炖,猪肚炖熟后,除去菖蒲。猪肚及汤在 2~4 天内吃完。

临床应用:开窍化湿,和胃聪耳。用于治疗耳闭、听力减退有一定疗效。

(5)治疗神经性聋、耳鸣

药物:石菖蒲根 10~30g。

用法:取上药,清水煎 2 次,混合后分 2 次服,每天 1 剂,连服数旬。另用鲜菖蒲捣烂纱布过滤取汁,滴耳,每天 5~6 次。

临床应用:化湿和胃,开窍聪耳。用于治疗神经性聋、耳鸣有较好疗效。

(6)治疗支气管哮喘

药物:石菖蒲片剂适量。

用法:取上药,每天 240mg,分 3 次服用。或微型胶囊,每天 180mg,分 3 次服用。用药必须 20 天以上,方有一定的平喘效果。

临床应用:化湿和胃,散风平喘。用于治疗支气管哮喘有一定疗效。

(7)治疗眩晕耳鸣

药物:鲜石菖蒲 1kg。

用法:取上药,切成约 5cm 长的节段,煎水去渣,取汁 500ml,每天 1 剂,以此药剂代茶饮,15 剂为 1 个疗程。

临床应用:开窍宁神,化湿止眩。用于治疗眩晕耳鸣有令人满意的疗效。

(8)治疗小儿久咳不愈

药物:石菖蒲 6～10g。

用法:取上药,清水煎 2 次,混合后分 3 次服。每天 1 剂,严重者加蝉蜕、白前各 5g。

临床应用:化湿和胃,宣肺止咳。用于治疗小儿久咳不愈有较好的疗效。

(9)治疗巴豆中毒

药物:石菖蒲适量(新鲜者)。

用法:取上药,捣烂取汁液,兑开水分次服。

临床应用:祛风解毒,化湿和胃。用于治疗巴豆中毒有一定疗效。

(10)治疗跌打损伤

药物:石菖蒲鲜根适量。

用法:取上药,捣烂取汁,兑白酒 10～20ml 饮服,每天 2 次。另用甜酒糟少许,与鲜菖蒲根混合捣烂外敷伤处。

临床应用:化湿活血,祛风止痛。用于治疗跌打损伤有显著疗效。

(11)治疗疥疮

药物:水菖蒲 150～200g。

用法:取上药,洗净,加清水适量煎煮。外洗患处,每天 2 次。

临床应用:化湿解毒,祛风止痒。用于治疗疥疮,症见手腕、指缝、下腹等处发生水疱及黑点隧道,特别瘙痒,夜间较剧等,均有良效。

2. 配成方治大病

(1)治疗神经衰弱

方名:菖蒲益智丸。

药物:石菖蒲、茯苓、茯神、酸枣仁、炙龟甲、生龙骨各 100g,人参、黄芪、白术各 150g,远志、柏子仁、当归、夜交藤、大枣各 50g,甘草 15g。

用法:取上药,制成小水丸,每次服 6～9g,每天 3 次。1 剂为 1 个疗程。

临床应用:化湿和胃,开窍安神。用于治疗神经衰弱有显著疗效。

(2)治疗颈椎病

方名:菖蒲颈椎丸。

药物:石菖蒲、白芍各 100g,葛根、杜仲各 150g,桂枝、川芎、秦艽、威灵仙各 50g,制川乌、制草乌、木香各 30g,马钱子 15g。

用法:取上药,制成小水丸,每次服 5～8g,每天 3 次。1 个月为 1 个疗程。

临床应用:化湿和胃,祛风止痛。用于治疗颈椎病有较好的疗效。

(3)治疗失音

方名:菖蒲开音煎。

药物:石菖蒲、射干、板蓝根、玄参各 15g,广藿香 20g,杏仁、桔梗、蝉蜕、诃子、桑叶、薄荷、麦冬各 10g,甘草 5g。

用法:清水煎 2 次,混合后分 3 次服,每日 1 剂。

临床应用:化湿和胃,宣肺开音。用于治疗失音,见声音重浊不扬,咳痰黄稠,口苦咽干、鼻唇干燥等症者有一定疗效。

(4)治疗前列腺增生

方名:菖蒲利尿饮。

药物:石菖蒲、茯苓、白术、车前子、石韦各 15g,滑石 30g,猪苓、泽泻、郁李仁各 10g,甘草 5g。

用法:清水煎 2 次,混合后分 3 次服,每日 1 剂。

临床应用:化湿和胃,通利小便。用于治疗前列腺增生,见尿频、尿急、尿痛、尿不尽等症者有显著疗效。

（5）治疗皮肤瘙痒

方名：菖蒲祛风止痒汤。

药物：石菖蒲、地肤子、刺蒺藜、制首乌、黑芝麻、白鲜皮、蛇床子各15g，苦参20g，蝉蜕10g，甘草3g。

用法：清水煎2次，混合后分3次服，每日1剂。

临床应用：化湿和胃，祛风止痒。用于治疗皮肤瘙痒，如湿疹、荨麻疹、风疹等所致的皮肤瘙痒均有较好的疗效。

（6）治疗乳糜尿

方名：菖蒲分清饮。

药物：石菖蒲、山药、芡实、茯苓各15g，薏苡仁30g，扁豆、萆薢各20g，乌药、益智仁各10g，甘草3g。

用法：清水煎2次，混合后分3次服，每日1剂。

临床应用：化湿和胃，分清泌浊。用于治疗乳糜尿，见小便浑浊如米泔、尿痛、腰痛、遇劳即发、倦怠乏力等症者有较好疗效。

（7）治疗肺性脑病

方名：菖蒲开窍宁神汤。

药物：石菖蒲、茯苓、党参、益母草各15g，鱼腥草30g，麦冬、陈皮、法半夏、胆南星各10g，牙皂、五味子、甘草各5g。

用法：清水煎2次，混合后分3次服，每日1剂。

临床应用：开窍宁神，化湿和胃。用于治疗肺性脑病，见痉挛性咳嗽，自汗气促，面色青紫，神识昏迷不清等症者有一定疗效。

（8）治疗婴幼儿痉挛症

方名：菖蒲止痉饮。

药物：石菖蒲、建曲、天麻、钩藤、白芍各10g，海浮石、金礞石各15g，牵牛子、全蝎、蝉蜕各5g，甘草3g。

用法：清水煎2次，混合后分3次服，每日1剂。

临床应用：开窍宁神，祛风止痉。用于治疗婴幼儿痉挛症，症见面色青紫，手足阵发性抽动不宁者有显著疗效。

3. 知药理、谈经验

（1）知药理

石菖蒲镇静、抗惊厥、解痉平喘，有抗心律失常作用，可增强记忆，还有降脂效果及显著的抗癌作用。

（2）谈经验

孟学曰：石菖蒲，辛、苦，温，长于通关开窍，辟秽浊，祛痰燥湿，益智安神，祛风通络，通脉止痛。主开心孔、利九窍、明耳目、发声音，去湿除风，逐痰消积，开胃宽中，疗噤口毒痢等。治痰迷清窍，神志昏迷，湿浊中阻、脘痞胀痛，噤口痢，健忘失眠，耳鸣耳聋，目生云翳，痈疽疮疡，喉痹肿痛，赤白带下，阴囊湿疹，风湿痹痛，胸痹心痛等症。

石菖蒲开通心窍，宣气除痰，配合远志、胆南星、天麻、全蝎、蜈蚣等，治热入心包，痰迷心窍，神志昏迷；配合远志、香附、郁金、僵蚕、全蝎、防风等，治惊恐不安，癫狂惊痫，化湿醒脾，行气除胀；配合藿香、厚朴、半夏等，治湿阻中焦之证。

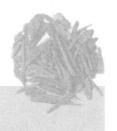

第十七章

补 益 药

第一节 补 气 药

一、人 参

【成分】 人参根含人参苷、人参辛及人参宁,并含挥发油,油中主要为人参倍半萜烯,是人参特异香气来源。此外,还含人参酸(系软脂酸、硬脂酸、油酸和亚油酸的混合物)、植物甾醇、维生素 B_1、维生素 B_2、糖、醇和其他化合物等。

【性味归经】 甘、微苦,微温。无毒。归心、肺、脾经。

【功效】 大补元气、补脾益肺、固脱生津、安神益智。

【用法用量】 内服:煎汤,5～10g,宜文火另煎;大剂 15～30g,可熬膏或入丸散。

【使用注意】 人参甘而微温,有助火壅滞敛邪之弊,凡骨蒸劳热、血热吐衄、肝阳上亢、目赤头眩、火郁等实证均不宜使用;人参反藜芦,畏五灵脂,不宜与莱菔子同用,不宜同时吃萝卜或喝茶,以免影响补力。

1. 单味药治难症

(1)治疗危重病(如心力衰竭和休克等)

药物:人参 30～50g。

用法:取优质单味人参,加清水煎煮取浓汁口(灌)服。

临床应用:益气救脱,强心抗休克。用于救治危重病(如心力衰竭和休克等),如见呼吸短促、脉搏微弱、冷汗自汗、手脚冰冷、气虚将脱等症。

(2)治疗心律失常

药物:新开河人参适量。

用法:取上药,切成 0.5～1cm 的半透明饮片,每天早晨及晚上临睡前取一参片放口中慢慢含服,每天 2 次。巩固阶段每天含服 1 片,10 天为 1 个疗程。

临床应用:补脾益气,安神宁心。用于治疗心律失常,如心房颤动、病态窦房结综合征,以及室性早搏,房性早搏等,尤其适用于病因治疗(如纠正心力衰竭)后心律不能复常,或常规使用抗心律失常疗法无明显效果的患者。

(3)治疗完全性房室传导阻滞

药物:人参 15～20g。

用法:取上药,清水浓煎,每天分 2～3 次口服,每天 1 剂。

临床应用:补脾养心,益气复脉。用于治疗完全性房室传导阻滞,症见胸闷、胸痛、心悸、眩晕、甚则晕厥休克者有显著疗效。

(4)治疗神经衰弱症

药物:人参 30g。

用法:取上药,粉碎成粗末,加 40% 的酒精配成 1000ml,搅匀,浸泡 1 周,过滤即得人参酊。用时,口服,每次 5ml,每天 3 次,连用 1 个月。

临床应用:补气宁神,养元壮阳。用于治疗神经衰弱症,症见全身无力、头痛、失眠、食欲不佳,或性功能障碍、阳痿者有显著疗效。

(5)治疗气虚呃逆

药物:人参15g。

用法:取上药,研为细末。分3次用温开水送服,每天1剂。

临床应用:补脾生津,益气止呃。用于治疗气虚呃逆,症见呃逆时作,每遇劳累或受寒后诱发,呃声低微、连续不断、神疲食少者有较好的疗效。

(6)治疗气虚脱肛

药物:人参芦头20枚。

用法:取上药,用文火焙干研末,分成20包,贮瓶密封,备用。成人每次1包(儿童酌减),每天2次,早晚空腹用米汤调服,10天为1个疗程。

临床应用:补脾升提,益气固脱。用于治疗气虚脱肛,症见直肠肛管脱垂,伴有短气乏力、食欲不振、劳累后病情加重者有显著疗效。

(7)治疗糖尿病

药物:人参适量。

用法:取上药,制成流浸膏,每次服5ml,每天2次。疗程视病情而定。

临床应用:大补元气,生津止渴,用于治疗糖尿病属气阴两伤,见口干欲饮,体倦乏力等症者,能改善自觉症状,血糖、尿糖均有不同程度的降低。

(8)治疗老化症(过早衰老)

药物:人参芦皂苷糖衣片适量。

用法:取上药,每次口服1片(50mg),每天3次。60天为1个疗程。

临床应用:大补元气,强身壮体。用于治疗老化症,能提高免疫功能,升高白细胞,增强记忆力,疗效显著。

(9)治疗老年病属老年瘀血证者

药物:人参口服液适量。

用法:取上药,每次服10ml,每天2次。

连服2个月。

临床应用:补脾益气,活血通络。用于治疗老年人的高凝血状态有令人满意的疗效。

(10)治疗急性乙型肝炎

药物:高丽参300g。

用法:取上药,研为细粉,分装2.5g。口服,每次1包,每天2次。

临床应用:补脾健胃,益气降酶。用于治疗急性乙型肝炎转氨酶升高者,在常规用药情况下加服本药治疗,可提早2~3周恢复肝功能。

(11)治疗慢性肝炎

药物:人参根(提取的人参多糖)。

用法:取上药,每次服10~15ml,每天3次。1个月为1个疗程。

临床应用:补脾健胃,恢复肝功。用于治疗慢性肝炎,单味应用、复方使用均有显著疗效。

(12)治疗高胆固醇症

药物:人参根适量。

用法:取上药,研成细末,每次3~5g,温开水送服,每天2次。30天为1个疗程。

临床应用:补脾益气,活血通络。用于治疗高胆固醇症有一定疗效。

(13)治疗消化不良

药物:人参根适量。

用法:取上药,每次用3~5g,清水煎煮,连同药渣同服2次,30天为1个疗程。

临床应用:益气健脾,和胃消食。用于治疗消化不良,见面白或萎黄、汗多、不思饮食、倦怠乏力等症者有显著疗效。

(14)治疗白细胞减少症

药物:人参根适量。

用法:取上药,研成细末,每次1~3g,温开水送服,每天3次。1个月为1个疗程。

临床应用:大补元气,补脾益肺。用于治疗白细胞减少症有较好的疗效。

(15)治疗性功能障碍

药物:人参根适量。

用法:取上药,研成细末,每次 2～4g,温开水送服,每天 2 次。15 天为 1 个疗程,一般可用 2～3 个疗程。

临床应用:大补元气,补肾强精。用于治疗性功能障碍,以及老年性继发性阳痿和性交次数减少,症见勃起困难、早泄、射精无力或丧失性欲者,均有一定疗效。

(16)治疗肾性贫血

药物:人参根适量。

用法:取上药,研成细末,每天 2～3g,分 2 次用温开水送服,1 个月为 1 个疗程。

临床应用:大补元气,补肾利水。用于治疗肾性贫血,配合对症保守疗法,对慢性肾小球肾炎、慢性肾盂肾炎、氮质血症期、尿毒症期等均有一定疗效。

(17)治疗急性高原反应

药物:红参 20g。

用法:取上药,研成细末,于进高原地区前 2 天分 2 次用温开水送服。

临床应用:补脾益肺,固脱生津。用于治疗和预防急性高原反应有显著疗效。

(18)治疗冠心病

药物:小红参注射液(每支 200mg,2ml),10％葡萄糖 40ml。

用法:取上药,混合静脉推注,每日 1～2次。也可用人参芦皂苷糖衣片,每次服 1 片(50mg),每日 3 次。2 个月为 1 个疗程。

临床应用:益气宁心,活血通络。用于治疗冠心病之心绞痛、心肌缺血、心律失常等症均有较好的疗效。

(19)治疗恶性肿瘤

药物:人参适量。

用法:取上药,每天用 5～15g,清水煎服,或将参片放入碗中隔水蒸炖服,每天 1 剂。

临床应用:扶正固本,益气解毒。用于肿瘤患者在接受放化疗过程中减轻不良反应。

(20)治疗化脓性疖疮

药物:人参茎叶及杂根适量。

用法:取上药,洗净,用清水适量煎煮 1～2 次,滤汁,再用文火熬成较稠的浸膏,高压灭菌备用。用时,贴敷患处,隔天 1 次。

临床应用:益气解毒,消肿止痛。用于治疗化脓性疖疮有一定疗效。

2. 配成方治大病

(1)治疗病态窦房结综合征

方名:人参病窦丸。

药物:人参、黄芪各 150g,白术、茯苓各 100g,熟附片、酸枣仁各 60g,白芍 80g,当归、桂枝、辽细辛、柏子仁、远志、夜交藤、石菖蒲、五味子、丹参各 50g,炙甘草 20g。

用法:取上药,制成小水丸,每次服 5～8g,每天 3 次,1 剂为 1 个疗程。

临床应用:补气宁心,温阳通脉。用于治疗病态窦房结综合征之心动过缓疗效良好。

(2)治疗心衰

方名:人参心衰煎。

药物:人参、茯苓各 15g,熟附片 20g,干姜、石菖蒲、远志、大枣各 10g,炙甘草 5g。

用法:清水煎 2 次,混合后分 3 次服,每日 1 剂。

临床应用:大补元气,温阳强心。用于治疗心衰有令人满意的疗效。

(3)治疗心律不齐

方名:人参调频宁心汤。

药物:人参、当归、柏子仁、远志、石菖蒲、琥珀(研末冲服)各 10g,茯苓、白术、酸枣仁、熟地黄、龙眼肉各 15g,生龙骨、生牡蛎各 30g,炙甘草 5g。

用法:清水煎 2 次,混合后分 3 次服,每日 1 剂,5 剂为 1 个疗程。

临床应用:补脾益气,调频宁心。用于治疗心律不齐有显著疗效。

(4)治疗冠心病

方名:人参冠心丸。

药物:人参 100g,黄芪 150g,三七、丹参、赤芍各 80g,川芎、桂枝、砂仁、莪术、瓜蒌仁、薤白、香附各 50g,三棱、檀香各 30g。

用法:取上药,制成小水丸,每次服5～8g,每天3次。间断服用。

临床应用:大补元气,止痛宁心。用于治疗冠心病之心绞痛有令人满意的疗效。

(5)治疗心悸怔忡

方名:人参养心丸。

药物:人参、黄芪各150g,酸枣仁、熟地黄各100g,柏子仁、远志、麦冬、五味子、石菖蒲、夜交藤、龙眼肉、大枣各50g,琥珀40g,炙甘草20g。

用法:取上药,制成小水丸,每次服5～8g,每天3次。1个月为1个疗程。

临床应用:补脾益气,养血宁心。用于治疗心悸怔忡有较好的疗效。

(6)治疗健忘失眠

方名:人参补脑丸。

药物:人参、黄芪各150g,熟地黄、酸枣仁,炙龟甲、龙骨(煅)各100g,柏子仁、五味子、远志、石菖蒲、合欢皮、夜交藤、大枣各50g,炙甘草15g。

用法:取上药,制成小水丸,每次服5～8g,每天3次。1剂为1个疗程。

临床应用:益气健脾,养心安神。用于治疗健忘失眠属心脾血虚者有显著疗效。

(7)治疗病毒性心肌炎

方名:人参养阴复脉丸。

药物:人参、黄芪各150g,西洋参、生地黄、酸枣仁、阿胶、龙骨(煅)、牡蛎(煅)各100g,黄连80g,柏子仁、远志、麦冬、夜交藤、五味子各50g,桂枝40g,炙甘草20g。

用法:取上药,制成小水丸,每次服6～9g,每天3次。1个月为1个疗程。

临床应用:益气生血,养阴复脉。用于治疗病毒性心肌炎之结代脉有显著疗效。

(8)治疗排尿性晕厥

方名:人参排尿晕厥丸。

药物:人参、熟地黄、鹿角胶各100g,黄芪150g,白术、茯苓、柴胡、白芍各80g,当归、升麻、陈皮、山茱萸各50g,甘草15g。

用法:取上药,制成小水丸,每次服5～8g,每天3次。1剂为1个疗程。

临床应用:补益元阳,升提清气。用于治疗排尿性晕厥有较好的疗效。

(9)治疗甲状腺功能减退症

方名:人参补气生血丸。

药物:人参、黄芪各150g,熟地黄、枸杞子、鹿角霜各100g,白术、茯苓、淫羊藿各80g,山茱萸、山药、防风、陈皮、熟附片、当归各50g,肉桂、炙甘草、大枣各20g。

用法:取上药,制成小水丸,每次服5～8g,每天3次。1个月为1个疗程。

临床应用:补气生血,强精健体。用于治疗甲状腺功能减退症见体瘦、畏寒者有良效。

(10)治疗肾性贫血

方名:人参补肾丸。

药物:人参、黄芪各150g,白术、茯苓、熟地黄、山药、枸杞子各100g,当归、川芎、蝉蜕各50g,白芍、山茱萸、芡实各80g,炙甘草15g。

用法:取上药,炼蜜为丸,每丸重20g,每次1丸,每天3次。1剂为1个疗程。

临床应用:益气健脾,滋阴补肾。用于治疗肾性贫血有显著疗效。

(11)治疗糖尿病

方名:人参糖尿丸。

药物:人参100g,西洋参、黄芪各150g,生地黄、山药、知母、黄连各80g,麦冬、五味子、天花粉、牛膝、当归各50g,黄精、葛根各120g。

用法:取上药,制成小水丸,每次服6～9g,每天3次,1个月为1个疗程。

临床应用:补脾益气,养阴生津。用于治疗糖尿病之口干、口渴、多尿等症有良效。

(12)治疗脾虚

方名:人参补脾丸。

药物:人参150g,白术、茯苓、山药、芡实、莲子各100g,广藿香60g,砂仁、建曲、陈皮、大枣、莪术、鸡内金各50g,木香30g,炙甘草 5g。

用法:取上药,制成小水丸,每次服 5～8g,每天 3 次。1 剂为 1 个疗程。

临床应用:益气健脾,开胃进食。用于治疗脾虚见体倦乏力,食欲不佳等症者疗效良好。

(13)治疗气虚下陷

方名:人参升举汤。

药物:人参、柴胡、升麻、当归、陈皮、益智仁、大枣各 10g,黄芪 30g,葛根 20g,白术、枳壳各 5g,炙甘草 5g。

用法:清水煎 2 次,混合后分 3 次服,每日 1 剂,5 剂为 1 个疗程。

临床应用:补脾益肺,升提清气。用于治疗气虚下陷,如中气不足,脏器下垂、子宫脱垂、脱肛等症均有一定功效。

(14)治疗自汗

方名:人参自汗饮。

药物:人参、大枣、生姜各 10g,黄芪 30g,熟附片、煅龙骨、煅牡蛎、浮小麦各 20g,白芍 15g,五味子 5g,桂枝 8g,炙甘草 3g。

用法:清水煎 2 次,混合后分 3 次服,每日 1 剂。

临床应用:补脾益气,温阳敛汗。用于治疗自汗属于阳气虚弱不能敛汗者疗效良好。

(15)治疗慢性呼吸衰竭症

方名:人参补肺汤。

药物:人参、西洋参、当归、陈皮、砂仁、紫菀各 10g,黄芪、生地黄各 20g,麦冬、桑白皮各 15g,五味子、炙甘草各 5g。

用法:清水煎 2 次,混合后分 3 次服,每日 1 剂。

临床应用:补脾益肺,恢复呼吸。用于治疗慢性呼吸衰竭失代偿期,见神识不清,喘促不宁,呼多吸少等症者有一定疗效。

(16)治疗慢性阻塞性肺病

方名:人参补肺丸。

药物:人参 150g,黄芪 200g,熟地黄、百合、紫河车、阿胶、核桃仁各 100g,川贝母、紫菀、大枣、桑白皮、葶苈子各 50g,桔梗、五味子各 30g,蛤蚧 5 对,炙甘草 5g。

用法:取上药,制成小水丸,每次服 6～9g,每天 3 次。1 剂为 1 个疗程。

临床应用:补脾益肺,祛痰定喘。用于治疗慢性阻塞性肺病之咳、喘痰等症有良效。

(17)治疗矽肺

方名:人参矽肺丸。

药物:人参、西洋参、天麻、百合各 150g,熟地黄、丹参各 100g,白及、百部、白芍各 80g,当归、麦冬、天冬、建曲、砂仁、大枣各 50g,炙甘草 20g。

用法:取上药,制成小水丸,每次服 6～9g,每天 3 次。1 剂为 1 个疗程。

临床应用:益气生血,补脾益肺。用于治疗矽肺之咳嗽、气促、纳差等症疗效良好。

(18)治疗慢性肝病

方名:人参补肝散。

药物:人参、黄芪、白术、茯苓各 150g,白芍、三七、炒鳖甲、生地黄、鸡内金、枸杞子各 100g,当归、川芎、陈皮、大枣、女贞子各 50g,炙甘草 20g。

用法:取上药,制成小水丸,每次服 6～9g,每天 3 次。2 个月为 1 个疗程。

临床应用:益气生血,健脾养肝。用于治疗慢性肝病,如慢性乙肝、肝硬化等有良效。

(19)治疗风湿性关节炎

方名:人参风湿骨痛丸。

药物:人参、天麻各 100g,黄芪 150g,羌活、独活、防风、桂枝、秦艽、威灵仙、苍术、黄柏、辽细辛、当归、川芎、川牛膝、桑寄生各 50g,薏苡仁、赤芍、生地黄、茯苓、千年健各 50g,甘草 20g。

用法:取上药,制成小水丸,每次服 6～9g,每天 3 次。30 天为 1 个疗程。

临床应用:益气生血,祛风除湿。用于治疗风湿性关节炎有较好的疗效。

(20)治疗妊娠恶阻

方名:人参保胎煎。

药物:人参、砂仁、陈皮、黄芩、大枣、大腹皮各 10g,白术、茯苓、广藿香、紫苏叶各 15g,甘草 3g。

用法:清水煎 2 次,混合后分 3 次服,每日 1 剂。

临床应用:益气健脾,和胃止呕。用于治疗妊娠恶阻之恶心呕吐有令人满意的疗效。

(21)治疗阳痿早泄

方名:人参补肾强精丸。

药物:人参、黄芪各 150g,熟地黄、枸杞子、杜仲各 100g,山茱萸、梅花鹿茸片、沙苑子、补骨脂、菟丝子、巴戟天、龙眼肉、淫羊藿、牛膝、韭菜子、山药各 50g。

用法:取上药,制成小水丸,每次服 6～9g,每天 3 次。1 剂为 1 个疗程。

临床应用:大补元气,补肾强精。用于治疗阳痿早泄有一定疗效。

(22)治疗虚损

方名:人参大补丸。

药物:人参、黄芪各 150g,熟地黄、枸杞子各 100g,白术、茯苓、白芍各 80g,当归、川芎、梅花鹿茸片、山药、砂仁、山茱萸、肉苁蓉、锁阳、五味子各 50g,龟甲胶 120g。

用法:取上药,制成小水丸,每次服 5～8g,每天 3 次。

临床应用:益气健脾,补血生精。用于治疗虚损之气血不足,脏腑亏损等症有良效。

(23)治疗卒中后偏瘫

方名:人参偏瘫丸。

药物:人参、黄芪、天麻各 200g,葛根、水蛭各 150g,地龙、生地黄、三七、全蝎、赤芍、乌梢蛇、杜仲、茯苓各 100g,威灵仙、秦艽、当归、丹参、僵蚕、土鳖虫、广藿香各 80g,砂仁、建曲各 60g,川芎、桃仁、红花、血竭、制乳香、制没药、桂枝、辽细辛、陈皮、法半夏、胆南星、续断、川牛膝、桑寄生、菊花、石菖蒲、羌活、独活、防风、钩藤、木香、白芷、莪术、干姜、大枣、蕲蛇各 50g,制川乌、制草乌各 40g,三棱、苏木各 30g,制马钱子、甘草各 20g,蜈蚣 15g。

用法:取上药,制成小水丸,每次服 8～12g,每天 3 次,或制成浓缩丸,每次 4～6g,每天 3 次。也可制成粗面子,每天用 100～120g,装入棉布袋中,清水煎 2 次,混合后分 3 次服。

临床应用:益气活血,祛痰化瘀,温经通络、强筋健肌。用于卒中后偏瘫、失语、痴呆、肢体麻木、胀痛、肌肉萎缩等症有良效。

3. 知药理、谈经验

(1)知药理

人参能兴奋中枢神经系统,增强大脑皮质兴奋过程和抑制过程,尤其能使兴奋过程增强更显著,故有抗疲劳的作用。能增强造血功能,促进骨髓细胞增殖,使血液中红细胞、血红蛋白和白细胞都增加。能使心脏收缩力增强,所以有强心功能。能降低血糖,呈现出胰岛素样作用。能提高机体适应性,增强机体非特异性抵抗力,促进病理过程恢复正常功能,这个作用是向着机体有利方面进行的,如既可使低血压升高,又可使高血压恢复正常,有人称之为"适应原样"作用。能增强性腺功能,人参虽无性激素样作用,但能兴奋垂体分泌性腺激素,增强男女的性腺功能。有抗肿瘤作用,曾发现人参具有抑制癌细胞生长的物质,对艾氏腹水癌的生长有抑制作用。

(2)谈经验

孟学曰:人参,甘、微苦,微温,长于大补元气,能回阳气于垂绝,去虚邪于俄顷,为治疗虚劳内伤第一要药,久服轻身延年,自古至今,应用广泛,但虽为佳补,不可孟浪。主补五脏,安精神,定魂魄,止惊悸,除邪气、明目、开心益智、健脾补肺、益气生津等。治气虚欲脱,阴阳欲竭,脾气亏虚,中气下陷,肺虚喘咳,气短乏力,津伤口渴,虚热消渴,失眠健忘,心悸怔忡,气虚失摄之吐衄崩漏,气虚邪盛,感冒、便秘、血虚萎黄,阳痿宫冷,气虚血瘀,中风偏瘫,胸痹心痛,气虚神乱,风痰惊痫,气虚反胃,呕吐呃逆等症。

人参补气固脱,回阳救逆,配合附子、龙骨、牡蛎等,治阳气暴脱,汗出肢冷;配合麦冬、五味子等,治热伤元气,汗出不止;补脾调中,益气健脾,配合白术、茯苓、甘草等,治食欲不振,腹胀便溏;配合黄芪、陈皮、白术、升麻、柴胡等,治中气下陷,脱肛阴挺。

人参补肺中元气,为补肺气之良药,配合五味子、黄芪、紫菀、熟地黄、桑白皮等,治肺气耗伤,久病喘咳;配合蛤蚧、贝母、桑白皮、五味子、麦冬等,治肺热虚喘,痰中带血。

人参补益脾肺,生津止渴,配合生石膏、知母、粳米等,治热伤气阴,口渴多汗,脉大无力,现代糖尿病上消诸症;配合天花粉、葛根、麦冬、乌梅、黄芪等,治内热消渴,引饮无度,糖尿病。

人参补益心气,安定心神,配合黄芪、当归、龙眼肉、茯神、白术等,治心神不宁,惊悸怔忡;配合生地黄、五味子、当归、丹参、玄参等,治阴虚血少,虚烦不眠。

人参大补元气,生血助阳,配合鹿茸、巴戟天、紫河车、枸杞子、熟地黄等,治命门火衰,阳痿宫冷;配合黄芪、白术、茯苓、当归、熟地黄等,治脾胃气虚、化源不足,血虚萎黄。

人参益气健脾,和胃止吐,配合丁香、沉香、藿香、陈皮、生姜等,治胸脘痞闷,纳食不受;配合白术、茯苓、砂仁、紫苏叶、大腹皮等,治妊娠呕吐,胎气不安。

二、党 参

【成分】 党参含有糖类(葡萄糖、蔗糖、菊糖等)、皂苷、植物甾醇、生物碱、挥发油、脂肪、氨基酸、黄酮类等有机成分,还含有钾、钠、钙、镁、铁、铜、锰、钴、锌、铬、钼等微量元素。

【性味归经】 甘,平。无毒。归脾、肺经。

【功效】 补中益气,养血生津。

【用法用量】 内服:煎汤,10～30g;大剂50～100g;熬膏或入丸、散。

【使用注意】 气滞、肝火盛者禁用;邪盛而正不虚者不宜。

1. 单味药治难症

(1)治疗年老或病后气血衰弱乏力

药物:党参500g。

用法:取上药,洗净泥沙,去芦头后切片,再放在砂锅或铝锅内,加适量冷水浸没,1小时后用小火煮取浓汁,共煮汁4次,每次煮20～40分钟,在煮取第4次汁后,去渣,将4次药汁混合,再用大火加温浓缩,待部分水分蒸发,药汁稠厚约500ml时,加白糖适量,乘温搅匀成膏。用时,每天早晚各取10ml用温开水冲服,儿童酌减。

临床应用:益气补血,强身益寿。用于治疗年老或病后气血衰弱乏力有显著疗效。

(2)治疗功能性子宫出血

药物:党参30～60g。

用法:取上药,清水煎2次,混合后分2次服,每天1剂。行经期开始连续服药5天。

临床应用:益气健脾,摄血固经。用于治疗功能性子宫出血,见经水淋漓不尽,伴有少气懒言、全身乏力、头晕目眩等症者有良效。

(3)治疗脾胃虚弱

药物:党参30～50g。

用法:取上药,用大米50g,同党参一起熬成稀粥,加盐或糖调味,1次吃完,每天1剂。连用7～10天。

临床应用:补中益气,开胃进食。用于治疗脾胃虚弱之食欲不佳、疲乏无力等症有良效。

(4)治疗津伤口渴

药物:党参10～20g。

用法:取上药,用开水冲泡,代茶饮,每天1剂。

临床应用:和胃解渴,益气生津。用于治疗津伤口渴有显著疗效。

(5)治疗癌症放化疗中造血功能障碍

药物：潞党参花粉 16g。

用法：取上药，分 2 次用温开水冲服，连服 30 天为 1 个疗程。

临床应用：补气生血，益髓生白。用于治疗癌症患者在接受放疗或化疗过程中出现白细胞、红细胞和血小板下降有一定疗效。

2. 配成方治大病

（1）治疗肺虚咳喘

方名：党参咳喘汤。

药物：党参、黄芪、桑白皮各 20g，百部、葶苈子各 15g，紫菀、款冬花、陈皮、桔梗、大枣、白前各 10g，五味子 5g，炙甘草 3g。

用法：清水煎 2 次，混合后分 3 次服，每日 1 剂。

临床应用：补肺益气，止咳平喘。用于治疗肺虚咳喘有显著疗效。

（2）治疗脾胃虚弱

方名：党参健脾散。

药物：党参 100g，白术、茯苓各 80g，陈皮、莲子、芡实、山药、枳壳、砂仁、莪术、建曲、大枣各 50g，木香 30g。

用法：取上药，研成细末，每次服 5～8g，温开水或米汤调服，每天 3 次。

临床应用：健脾益气，开胃进食。用于治疗脾胃虚弱之食欲不佳、周身乏力等有良效。

（3）治疗泻痢与脱肛及子宫脱垂

方名：党参升举汤。

药物：党参、黄芪各 20g，白术、葛根、金樱子各 15g，当归、柴胡、升麻、陈皮、枳壳、大枣各 10g，炙甘草 5g。

用法：清水煎 2 次，混合后分 3 次服，每日 1 剂。5 剂为 1 个疗程。

临床应用：益气健脾，升举清气。用于治疗泻痢、脱肛及子宫脱垂之各期临床症状均有一定的疗效。

（4）治疗气虚感冒

方名：党参益气解表汤。

药物：党参、黄芪各 20g，柴胡、白芍各 15g，陈皮、防风、黄芩、法半夏、紫苏叶、生姜、大枣各 10g，甘草 3g。

用法：清水煎 2 次，混合后分 3 次服。每日 1 剂。

临床应用：益气健脾，补正祛邪。用于治疗气虚感冒，见恶寒发热，头痛鼻塞，咳嗽痰白，气短懒言，神疲乏力等症者有较好的疗效。

（5）治疗津伤口渴

方名：党参益气生津饮。

药物：党参、太子参各 20g，麦冬、生地黄、玉竹、石斛各 15g，生石膏 30g，天花粉、竹叶、知母各 10g。

用法：清水煎 2 次，混合后分 3 次服，每日 1 剂。

临床应用：益气清热，生津止渴。用于治疗津伤口渴，如感染性疾病后期、2 型糖尿病早期、慢性病恢复期等，均有令人满意的疗效。

（6）治疗气虚肠结

方名：党参通下汤。

药物：党参 20g，芒硝（分次冲服）15g，大黄、厚朴、陈皮、枳实、木香、香附、大枣各 10g，甘草 3g。

用法：清水煎 2 次，混合后分 3 次服，每日 1 剂。

临床应用：益气健脾，清热通下。用于治疗气虚肠结，见急腹症肠梗阻、蛔虫梗阻，热性病肠燥便秘等症者均有一定疗效。

3. 知药理、谈经验

（1）知药理

党参具有强壮作用，能增强网状内皮系统的吞噬功能，提高机体的抵抗力。能增加红细胞和血色素，能改善缺铁性及营养不良性贫血的症状，对由于消化功能障碍而引起的贫血更为有效。能使周围血管扩张及抑制肾上腺素而呈现降血压作用，但对失血性休克有升压效应。有增强心肌收缩力的作用，还有增进和改善学习记忆等益智作用。对血糖有一定的调整功效。

（2）谈经验

孟学曰：党参，甘、平，长于益气补血，补脾养胃，健运中气，鼓舞清阳，为常用补中益气之品。主补益中气，和脾胃、除烦渴、其功效与人参不甚相远，且健脾而不燥，滋胃阴而不湿，润肺而不寒凉，养血而不滋腻，鼓舞清阳而无刚燥之弊。治脾胃虚弱，肺虚喘咳，津伤口渴，血虚体弱，气虚邪盛，感冒、便秘等症。

党参益气健脾，补脾养胃，配合白术、茯苓、砂仁、陈皮、炙甘草等，治脾虚食少，纳呆便溏；配合黄芪、柴胡、升麻、当归、白术等，治气虚下陷、脱肛、阴挺。

党参补益肺气，止咳平喘，配合黄芪、五味子、紫菀、熟地黄、桑白皮等，治肺虚咳嗽有痰，喘促不宁；配合阿胶、贝母、五味子、桔梗、胡桃等，治咳嗽有痰，发热声嘶。

党参益气生津，清热止渴，配合淡竹叶、生石膏、麦冬、半夏、炙甘草等，治热病后，余热未清，气阴两伤，舌质光红少苔。

党参补气生血，健脾和胃，配合黄芪、白术、当归、熟地黄、陈皮等，治面色萎黄，体弱乏力。

党参补气养血，扶正祛邪，配合紫苏叶、前胡、陈皮、桔梗、半夏、枳壳等，治体弱感冒，恶寒发热，头痛鼻塞，咳嗽痰多，配合大黄、枳实、芒硝等，扶正攻下，治热盛里结。

三、西 洋 参

【成分】 西洋参根中已发现 17 种人参皂苷等，含辛醇、己酸、十一烷、长竹烯、β-金合欢烯等多种挥发性成分，并含己酸、庚酸、亚油酸等有机酸，以及人参三糖和具有降血糖活性的多糖。西洋参根中含氨基酸多达 16 种以上，主根含 5.932％，须根含 7.737％。并含有多种微量元素。

【性味归经】 甘、微苦，寒。无毒。归心、肺、肾经。

【功效】 补气养阴，清火生津，消暑解酒。

【用法用量】 内服：煎汤（另煎和服）3～6g；或入丸、散。

【使用注意】 中阳虚衰、寒湿中阻及气郁化火等一切实证、火郁之证均忌服；忌铁器及火炒。

1. 单味药治难症

（1）治疗急性心肌梗死

药物：西洋参 10g。

用法：取上药，切片，清水煎煮半小时，分 2 次温服，药渣细嚼慢咽吞下。

临床应用：补气养阴，通脉生津。用于治疗急性心肌梗死有一定疗效。

（2）治疗肺虚咳嗽

药物：西洋参 500g。

用法：取上药，研成细末，每次 2g（装胶囊也可），每天 2 次。忌食萝卜。

临床应用：补气养阴，清火生津。用于治疗肺虚咳嗽之潮热盗汗，口干咽燥等症有良效。

（3）治疗肿瘤放化疗不良反应

药物：西洋参适量。

用法：取上药，每天 5～10g，清水煎服，在放化疗前 2 个星期开始，直至治疗结束。

临床应用：益气养阴，清火生津。用于治疗肿瘤放化疗过程中出现的咽干、恶心、消瘦、胃口不好、白细胞下降等不良反应有显著疗效。

2. 配成方治大病

（1）治疗肺虚久咳

方名：西洋参清肺降火汤。

药物：西洋参、生地黄、玄参、麦冬、知母、桑叶、枇杷叶各 15g，杏仁、浙贝母各 10g，甘草 3g。

用法：清水煎 2 次，混合后分 3 次服，每日 1 剂。

临床应用：益气生津，清肺降火。用于治疗肺虚久咳，见干咳少痰，口燥咽干，午后潮热，形体消瘦，舌红少苔等症者有良效。

（2）治疗冠心病

方名：西洋参冠心丸。

药物：西洋参 150g，丹参 80g，桃仁、薤白、瓜蒌仁各 60g，红花、三七、法半夏、檀香、桂枝、川芎、砂仁各 50g。

用法：取上药，制成小水丸，每次服 5～8g，每天 3 次。

临床应用：益气养阴，祛瘀宁心。用于治疗冠心病之心绞痛有显著疗效。

（3）治疗三高症

方名：西洋参三高症丸。

药物：西洋参、黄芪、葛根、珍珠母各 150g，生地黄、水蛭、三七各 100g，赤芍、丹参、桃仁各 80g，当归、川芎、麦冬、牛膝、黄连、天花粉、莪术、山楂各 50g。

用法：取上药，制成小水丸，每次服 5～8g，每天 3 次。1 剂为 1 个疗程。

临床应用：益气养阴，通脉生津。用于治疗高血糖、高血脂、高血压等有一定疗效。

（4）治疗热伤气阴

方名：西洋参消渴丸。

药物：西洋参 150g，生地黄、墨旱莲、知母各 100g，葛根、女贞子各 80g，麦冬、天花粉、山药、玉竹、石斛、五味子各 50g。

用法：取上药，制成小水丸，每次服 6～9g，每天 3 次。1 个月为 1 个疗程。

临床应用：益气养阴，止渴生津。用于治疗热伤气阴之咽燥口渴、多尿、善饥等症有良效。

（5）治疗肿瘤

方名：西洋参抗肿瘤丸。

药物：西洋参 200g，水蛭、灵芝菌各 150g，三七、重楼、山慈姑、生地黄、赤芍各 100g，当归、莪术、砂仁、建曲各 50g。

用法：取上药，制成小水丸，每次服 5～8g，每天 3 次。1 剂为 1 个疗程。

临床应用：益气养阴，祛痰化瘀。用于治疗肿瘤，无论是放疗、化疗前后均有一定疗效。据临床疗效观察，此方对妇科肿瘤、恶性淋巴瘤、鼻咽癌等有较好效果。

（6）治疗脱肛

方名：西洋参升举汤。

药物：西洋参、升麻、柴胡、陈皮、当归、大枣各 10g，黄芪 30g，桂圆肉、葛根、白术各 15g，炙甘草 3g。

用法：清水煎 2 次，混合后分 3 次服，每日 1 剂。5 剂为 1 个疗程。

临床应用：益气健脾，升举清气。用于治疗脱肛、子宫脱垂、内脏下垂等疾病有良效。

3. 知药理、谈经验

（1）知药理

西洋参对大脑有镇静作用，对生命中枢有中度兴奋功能，能抗缺氧、抗疲劳、抗应激、抗休克，可明显增加心肌血流量，促进胸腺器官的发育等。

（2）谈经验

孟学曰：西洋参，甘、微苦，寒，长于补肺气而性凉，益肺阴，降虚火，清肺热，生津液。主补肺降火，生津除烦，清火益气，镇咳止血等。治肺虚久咳，干咳少痰，热伤气阴，烦倦口渴，津枯肠燥，便秘下血等证。

西洋参补益肺阴，清肺降火，配合玄参、生地黄、麦冬、知母等，治肺虚久咳，痰中带血；配合桑叶、枇杷叶、贝母、杏仁、桔梗等，治燥热伤阴，咽干咳血。

西洋参补气养阴，清热生津，配合知母、麦冬、石斛、生地黄、西瓜翠衣等，治外感热病，热伤气阴；配合麦冬、天冬、五味子、玉竹、知母等，治津亏口干。

四、太 子 参

【成分】 太子参的预试表明其含有氨基酸、多聚糖或糖苷、酚酸或鞣质、黄酮、香豆素和甾醇或三萜。但具体鉴定的化合物仅有棕榈酸、亚油酸、亚油酸单甘油酯、3-糠醇-吡咯-2-甲酸酯及微量元素铜、锌、锰、铁、镁和钙。此外，根中尚还含有果糖、淀粉和皂苷。

最近从太子参中分离得到太子参环酞 A 和 B。

【性味归经】　甘、微苦,平。无毒。归脾、肺经。

【功效】　补肺健脾,益气生津。

【用法用量】　内服:煎汤,10～30g;或入丸、散。

【使用注意】　脾湿、湿浊重者不宜使用。

1. 单味药治难症

(1)治疗胃阴亏虚

药物:太子参 15～30g。

用法:取上药,清水煎 2 次,混合后分 3 次服,每日 1 剂。

临床应用:益胃养阴,补气生津。用于治疗胃阴亏虚,倦怠乏力,口干食少等证有较好的疗效。

(2)治疗劳力损伤

药物:太子参 15～20g。

用法:取上药,放入碗中,加黄酒、红糖各适量,隔水蒸汁,分 3 次服,每天 1 剂。

临床应用:益胃生津,补气疗损。用于治疗劳力损伤,神疲乏力,食少纳呆等有良效。

(3)治疗肺虚燥咳

药物:太子参 20～50g。

用法:取上药,清水煎 2 次,混合后分 3 次服,每日 1 剂。

临床应用:补肺健脾,益气生津。用于治疗肺虚燥咳,热邪客肺,气阴两伤者有良效。

2. 配成方治大病

(1)治疗慢性肝病

方名:太子参滋肾养肝丸。

药物:太子参 200g,生地黄、麦冬、枸杞子、墨旱莲各 100g,白芍、白术、茯苓各 80g,鳖甲 150g,三七、女贞子、山药各 60g,当归、砂仁、丹参各 50g,炙甘草 15g。

用法:取上药,制成小水丸,每次服 6～9g,每天 3 次。1 剂为 1 个疗程。

临床应用:益气健脾,滋肾养肝。用于治疗慢性肝病之胁肋胀痛,乏力纳差等,有

良效。

(2)治疗糖尿病

方名:太子参降糖丸。

药物:太子参、黄芪各 200g,生地黄 150g,黄连、知母、黄精、天花粉、葛根、山药各 100g,地骨皮、玉竹、石斛各 60g。

用法:取上药,制成小水丸,每次服 6～9g,每天 3 次。30 天为 1 个疗程。

临床应用:清热泻火,益气生津。用于治疗糖尿病之多饮、多食、多尿等症有良效。

(3)治疗血小板减少性紫癜

方名:太子参紫癜丸。

药物:太子参、生地黄、水牛角各 150g,白芍、阿胶、牡丹皮、黄芩各 80g,三七、仙鹤草、侧柏叶各 60g,茜草 50g,甘草 20g。

用法:取上药,制成小水丸,每次服 6～9g,每天 3 次。1 剂为 1 个疗程。

临床应用:养阴化瘀,益气止血。用于治疗血小板减少性紫癜,症见皮肤紫斑,齿鼻出血,甚则尿血便血,发热口渴者有良效。

(4)治疗自汗

方名:太子参敛汗饮。

药物:太子参、浮小麦、煅龙骨、煅牡蛎各 30g,黄芪 20g,麦冬、地骨皮各 15g,酸枣仁 10g,五味子、炙甘草各 5g。

用法:清水煎 2 次,混合后分 3 次服,每日 1 剂。

临床应用:养阴生津,益气止汗。用于治疗自汗,症见稍动即汗,心悸少寐、气短神疲、面色不华等症有较好的疗效。

(5)治疗充血性心力衰竭

方名:太子参宁心利水汤。

药物:太子参、丹参、车前子各 30g,白术、茯苓、葶苈子各 20g,泽泻、大枣各 15g,猪苓、桂枝各 10g。

用法:清水煎 2 次,混合后分 3 次服,每日 1 剂。

临床应用:益气健脾,宁心利水。用于治疗充血性心力衰竭,见乏力短气,心悸怔忡,

纳差食少,下肢水肿等症者有一定疗效。

(6)治疗苯中毒贫血

方名:太子参解毒生血丸。

药物:太子参、黄芪各 150g,鸡血藤、白术、茯苓、白芍、阿胶各 80g,当归、茜草、陈皮、大枣、升麻、柴胡各 60g,炙甘草 20g。

用法:取上药,制成小水丸,每次服 6～9g,每天 3 次。1 剂为 1 个疗程。

临床应用:益气养阴,解毒生血。用于治疗苯中毒贫血有显著疗效。

3. 知药理、谈经验

(1)知药理

太子参含有太子参多糖及人体必需的多种氨基酸、微量元素等。对吸烟引起的损害具有较强的保护功能,有与人参相似的滋补强壮、抗疲劳作用,但强度较弱。

(2)谈经验

孟学曰:太子参,甘,微苦,平,长于益气生津,滋阴润燥,对肺虚燥热,脾胃阴虚者为缓补常用之药。主气虚肺燥,脾阴不足,止汗生津,消水肿、定虚悸、化痰止渴等。治脾虚失运,胃肝亏虚,肺虚燥咳,气虚津伤,心悸失眠等症。

太子参补气生津,滋养胃阴,配合山药、石斛、玉竹、麦冬等,治脾气虚弱,倦怠无力;配合山药、扁豆、茯苓、天花粉等,治病后体虚,乏力自汗;配合麦冬、沙参、百合、贝母等,治肺虚燥咳,气短痰少;配合酸枣仁、麦冬、柏子仁、五味子、远志等,治气津两伤,心悸失眠。

五、黄 芪

【成分】 黄芪根中含有多糖 A、B、C、D,以及氨基酸 25 种,总量约占 1.26%,含有蛋白质,胆碱、甜菜碱、叶酸、维生素 P、γ-氨基丁酸、淀粉酶等,还含有生物碱以及微量元素硒、硅、钴、钼等。

【性味归经】 甘,微温。无毒。归脾、肺经。

【功效】 补气升阳,益卫固表,利水消肿,托疮生肌。

【用法用量】 内服:煎汤 10～15g,大剂量 30～60g;或入丸、散,或熬膏。蜜炒又能温中,主健脾。故补气升阳宜蜜炙用,其他方面多生用。

【使用注意】 凡表实邪盛,内有积滞,阴虚阳亢,疮疡阳证实证等,均不宜用。

1. 单味药治难症

(1)治疗体虚自汗、容易感冒

药物:黄芪 15g。

用法:取上药,清水煎 2 次,混合后分 2 次服,隔天 1 剂,5 剂为 1 个疗程,停药 5 天后再行第 2 个疗程。

临床应用:益气固表,预防感冒。用于治疗体虚自汗、经常容易感冒者有显著疗效。

(2)治疗病毒性心肌炎并发室性期前收缩

药物:黄芪 30g。

用法:取上药,清水煎 2 次,混合后分 3 次服,每日 1 剂。连服 60 天。

临床应用:益气健脾,养心复脉。用于治疗病毒性心肌炎并发室性期前收缩有显著疗效。

(3)治疗慢性肾小球肾炎

药物:黄芪 1000g。

用法:取上药,清水煎后,取汁浓缩,加白糖熬成膏。用时,每次 30g,每天服 2 次,100 天为 1 个疗程。

临床应用:健脾补肾,利水消肿。用于治疗慢性肾小球肾炎有较好的疗效。

(4)治疗系统性红斑狼疮

药物:黄芪适量。

用法:每天取大剂量黄芪 30～90g,清水煎 2 次,混合后分 3 次服。连续服 3～12 个月。已用激素者可减少激素用量直至停药。

临床应用:益气扶正,调节免疫。用于治疗系统性红斑狼疮有令人满意的疗效。

（5）治疗缺血性心脏病

药物：黄芪 50g。

用法：取上药，清水煎 2 次，混合后分 3 次服，每日 1 剂。30 天为 1 个疗程。

临床应用：益气健脾，通脉养心。用于治疗缺血性心脏病有较好的疗效。

（6）治疗白细胞减少症、慢性粒细胞减少症

药物：黄芪 30～50g。

用法：取上药，清水煎 2 次，混合后分 3 次服，每日 1 剂。30 天为 1 个疗程。

临床应用：益气健脾，扶正生血。用于治疗白细胞减少症、慢性粒细胞减少症有良效。

（7）治疗小便不通

药物：黄芪 30～50g。

用法：取上药，清水煎 2 次，混合后分 2 次服，尿通即止。

临床应用：益气健脾，通利小便。用于治疗小便不通有一定疗效。

（8）治疗顽固性斑秃、脱发

药物：黄芪 60～100g。

用法：取上药，清水煎 2 次，混合后分早晚 2 次服，每日 1 剂。连续用药直至毛发新生，3～6 个月为 1 个疗程。

临床应用：健脾益气，促发新生。用于治疗斑秃、脱发等，疗效颇佳。

（9）治疗四肢节脱

药物：黄芪 100g。

用法：取上药，白酒浸一夜，焙焦，研成细末，每次 6～9g，白酒送服，至愈而止，未愈者继续服用。

临床应用：益气健脾，续筋接骨。用于治疗四肢节脱，但有皮连，此乃筋解，效果良好。

（10）治疗慢性溃疡久不收口

药物：黄芪适量。

用法：取上药，研成极细末。取适量外敷溃疡处，每天换药 1 次。

临床应用：益气健脾，生肌敛疮。用于治疗慢性溃疡久不收口者有较好的疗效。

（11）预防感冒

药物：黄芪适量。

用法：取上药，制成 10％ 水煎液，每日早、中、晚各滴鼻 1 次，每侧鼻孔各滴 3～4 滴。连用 3～7 天。

临床应用：增强免疫，预防感冒。用于预防感冒有较好的作用。

（12）预防小儿呼吸道感染

药物：黄芪适量。

用法：取上药，清水煎煮，提前将药汁装入安瓿中，每支 2ml，含生药 2g，用时，每日 1 次，每次 1 支，口服，连用 1 周。

临床应用：增强免疫，健体防病。用于预防小儿呼吸道感染有一定效果。

（13）治疗慢性乙型肝炎

药物：黄芪适量。

用法：取上药，制成 100％ 黄芪注射液，每支 2ml，含生药 2g。用时，每日肌注 1 次，每次 2 支（4ml），3 个月为 1 个疗程。

临床应用：益气健脾，增强免疫。用于治疗慢性乙型肝炎之大三阳、小三阳，均有显著疗效。

（14）治疗血吸虫病和迁延性肝炎

药物：黄芪注射液（1ml 含生药 1g）。

用法：取上药。肌内注射每日 1 次 4ml，1 个月为 1 个疗程，可同时口服多维糖丸。

临床应用：补中益气，健脾护肝。用于治疗血吸虫病和迁延性肝炎，均有一定疗效。

（15）治疗胃及十二指肠溃疡

药物：黄芪注射液（1g/1ml）。

用法：取上药，肌内注射，每日 2 次，每次 2ml，1 个月为 1 个疗程。

临床应用：益气健脾，理气和胃。用于治疗胃及十二指肠溃疡有较好的疗效。

2. 配成方治大病

（1）治疗气虚感冒

方名：黄芪固表丸。

药物：黄芪、党参各 150g，白术、灵芝菌各 100g，茯苓 80g，防风 60g，当归、陈皮、大

枣各 50g,炙甘草 15g。

用法:取上药,制成小水丸,每次服 6～9g,每天 3 次。1 剂为 1 个疗程。

临床应用:益气健脾,祛风固表。用于治疗或预防感冒均有一定疗效。

(2)治疗心衰

方名:黄芪心衰饮。

药物:黄芪、熟附片各 20g,麦冬、丹参、玉竹、山楂各 15g,人参、五味子、川芎各 10g,炙甘草 5g,生姜 3 片,大枣 3 枚。

用法:清水煎 2 次,混合后分 3 次服,每日 1 剂。

临床应用:益气健脾,温阳宁心。用于治疗心衰,见呼吸困难,周身乏力,不思饮食,或下肢水肿,小便不利等症者有显著疗效。

(3)治疗非病窦型窦缓

方名:黄芪温心煎。

药物:黄芪、熟附片各 20g,麦冬、丹参、白芍各 15g,人参、桂枝、当归、大枣、辽细辛各 10g,五味子、炙甘草各 5g。

用法:清水煎 2 次,混合后分 3 次服,每日 1 剂。10 剂为 1 个疗程。

临床应用:益气健脾,温心调频。用于治疗非病窦型窦缓,见畏寒肢冷,周身疲乏,饮食减少,脉搏缓慢等症者有显著疗效。

(4)治疗缺血性心脏病

方名:黄芪通脉饮。

药物:黄芪、熟附片各 20g,赤芍、建曲、丹参各 15g,人参、当归、桂枝、川芎、红花、广木香、砂仁、莪术各 10g,炙甘草 5g。

用法:清水煎 2 次,混合后分 3 次服,每日 1 剂。

临床应用:益气健脾,温阳通脉。用于治疗缺血性心脏病有较好的疗效。

(5)治疗冠心病

方名:黄芪冠心丸。

药物:黄芪 150g,人参、赤芍各 100g,瓜蒌仁、薤白各 80g,丹参 60g,桂枝、砂仁、川芎、香附、延胡索、法半夏、三七各 50g,檀香 40g。

用法:取上药,制成小水丸,每次服 5～8g,每天 3 次。

临床应用:益气健脾,宁心通脉。用于治疗冠心病之心绞痛有显著疗效。

(6)治疗期前收缩

方名:黄芪调频丸。

药物:黄芪 150g,人参、熟地黄、煅龙骨、煅牡蛎各 100g,白术、茯苓、酸枣仁各 80g,当归、柏子仁、远志、桂枝、石菖蒲、麦冬各 50g,五味子 30g,炙甘草 15g。

用法:取上药,制成小水丸,每次服 5～8g,每天 3 次。

临床应用:益气健脾,宁心调频。用于治疗期前收缩有较好的疗效。

(7)治疗肾病综合征

方名:黄芪滋肾利水丸。

药物:黄芪 150g,人参、熟地黄、水蛭各 100g,白术、茯苓、山药、车前子各 80g,牡丹皮、蝉蜕、山茱萸各 60g,泽泻、防己、当归各 50g。

用法:取上药,制成小水丸,每次服 6～9g,每天 3 次。1 剂为 1 个疗程。

临床应用:益气滋肾,利尿消肿。用于治疗肾病综合征之蛋白尿、水肿等,均有良效。

(8)治疗产后尿潴留

方名:黄芪产后通尿饮。

药物:黄芪 30g,白芍、茯苓、白术各 15g,当归、桂枝、桔梗、猪苓、泽泻各 10g,通草 5g,生姜 3 片,炙甘草 5g。

用法:清水煎 2 次,混合后分 3 次服,每日 1 剂。

临床应用:益气利水,温化通尿。用于治疗产后尿潴留,见产后小便不通,下腹部膨胀不适,大便秘结、疲乏无力等症者有良效。

(9)治疗前列腺增生

方名:黄芪前列腺增生丸。

药物:黄芪 200g,滑石 100g,车前子、当归、琥珀、莪术、桂枝、泽泻、猪苓各 50g,白术、茯苓各 80g,三棱 30g。

用法:取上药,制成小水丸,每次服 5～8g,每天 3 次。1 个月为 1 个疗程。

临床应用:益气健脾,温阳利水。用于治疗前列腺增生,见尿频、尿急、尿不尽、小腹胀痛、食少困倦、气短声低等症者有良效。

(10)治疗慢性肝炎

方名:黄芪健脾疏肝丸。

药物:黄芪、西洋参、鳖甲各 150g,柴胡、白芍、垂盆草、鸡骨草各 100g,白术、茯苓各 80g,丹参、广藿香各 60g,当归、砂仁、建曲、莪术、大枣各 50g,木香、甘草各 20g。

用法:取上药,制成小水丸,每次服 6～9g,每天 3 次。1 剂为 1 个疗程。

临床应用:益气健脾,疏肝和胃。用于治疗慢性肝炎之疲乏无力、纳食不佳等症有良效。

(11)治疗肝硬化

方名:黄芪软肝消癥丸。

药物:黄芪 200g,人参、鳖甲各 150g,赤芍、鸡内金各 100g,白术、茯苓、土鳖虫、三七、丹参各 80g,当归、川芎、莪术、建曲、砂仁各 50g,三棱、沉香各 40g,甘草 20g。

用法:取上药,制成小水丸,每次服 6～9g,每天 3 次。1 剂为 1 个疗程。

临床应用:益气健脾,软肝消癥。用于治疗肝硬化之肝脾肿大,乏力纳差等症有良效。

(12)治疗胃及十二指肠溃疡

方名:黄芪胃疡散。

药物:黄芪 150g,蒲公英 100g,白芍 80g,桂枝、当归、佛手、乌贼骨、浙贝母、陈皮、三七、建曲、白芷各 50g,甘草 20g。

用法:取上药,制成细末,每次服 5～8g,每天 3 次。

临床应用:益气健脾,理气和胃。用于治疗胃及十二指肠溃疡,见反胃、反酸、嗳气、食欲缺乏、恶心、上腹胀痛等症者疗效显著。

(13)治疗胃下垂

方名:黄芪升举汤。

药物:黄芪 30g,白术 20g,柴胡、葛根、升麻、苍术、枳壳各 15g,陈皮、当归、厚朴、大枣各 10g,炙甘草 5g。

用法:清水煎 2 次,混合后分 3 次服,每日 1 剂。10 剂为 1 个疗程。

临床应用:益气健脾,升举阳气。用于治疗胃下垂,见脘腹痞满,食后坠痛,卧下后减轻或消食,站立或活动时加剧等症者有良效。

(14)治疗副鼻窦炎

方名:黄芪鼻窦炎饮。

药物:黄芪 30g,金银花、连翘、广藿香、蒲公英、葛根各 20g,白芷、苍耳子、辛夷各 15g。桔梗、薄荷各 10g,甘草 3g。

用法:清水煎 2 次,混合后分 3 次服,每日 1 剂。5 剂为 1 个疗效。

临床应用:益气固表,解毒消炎。用于治疗副鼻窦炎,见头痛、头昏、鼻塞、流脓涕、嗅觉减退等症者有较好的疗效。

(15)治疗自汗症

方名:黄芪敛汗饮。

药物:黄芪 30g,煅龙骨、煅牡蛎、浮小麦各 20g,白芍、白术各 15g,桂枝、防风、酸枣仁、当归各 10g,五味子 5g,炙甘草 3g,生姜 3 片,大枣 3 枚。

用法:清水煎 2 次,混合后分 3 次服,每日 1 剂。

临床应用:益气固表,收涩敛汗。用于治疗自汗症之周身酸楚、时寒时热有较好疗效。

(16)治疗脱发

方名:黄芪生发丸。

药物:黄芪 200g,人参、天麻各 150g,熟地黄、墨旱莲、侧柏叶、茯苓各 100g,枸杞子、制首乌、骨碎补各 80g,补骨脂、菟丝子、女贞子各 60g,羌活、当归、山茱萸各 50g。

用法:取上药,制成小水丸,每次服 6～9g,每天 3 次,1 剂为 1 个疗程。

临床应用:益气健脾,补血生发。用于治疗脱发有一定疗效。

（17）治疗银屑病

方名：黄芪克银丸。

药物：黄芪、金银花各150g，生地黄、水牛角、连翘、牡丹皮、苦参、土茯苓各100g，赤芍80g，地肤子、刺蒺藜、白鲜皮、蝉蜕各50g，甘草20g。

用法：取上药，制成小水丸，每次服6～9g，每天3次。1剂为1个疗程。

临床应用：益气固表，解毒祛屑。用于治疗银屑病有显著疗效。

（18）治疗功能失调性子宫出血

方名：黄芪功血饮。

药物：黄芪、党参各30g，生地黄20g，白术、续断、阿胶（烊化兑服）、白芍各15g，当归、川芎、炒蒲黄、荆芥炭各10g，炙甘草5g。

用法：清水煎2次，混合后分3次服，每日1剂。5剂为1个疗程。

临床应用：健脾益气，摄血调经。用于治疗功能失调性子宫出血有显著疗效。

（19）治疗2型糖尿病

方名：黄芪糖尿病丸。

药物：黄芪、西洋参、葛根各150g，玄参、黄芩、黄连、生石膏各80g，知母100g，天花粉、麦冬、苍术、建曲各50g，五味子30g。

用法：取上药，制成小水丸，每次服5～8g，每天3次。1个月为1个疗程。

临床应用：益气健脾，清热生津。用于治疗2型糖尿病之多饮、多食、多尿等有良效。

（20）治疗卵巢囊肿

方名：黄芪消癥丸。

药物：黄芪150g，生牡蛎100g，丹参、赤芍、玄参、益母草、生地黄各80g，当归、川芎、延胡索、炒蒲黄、香附、山楂、浙贝母、黄药子、莪术、桃仁、红花、三棱各50g。

用法：取上药，制成小水丸，每次服5～8g，每天3次。1剂为1个疗程。

临床应用：益气健脾，祛瘀消癥。用于治疗卵巢囊肿有一定疗效。

（21）治疗风湿骨痛

方名：黄芪风湿骨痛丸。

药物：黄芪150g，当归、桂枝、辽细辛、木瓜、羌活、独活、防风、川芎、黄柏、干姜各50g，白芍、薏苡仁各80g，苍术60g，麻黄40g，制川乌、制草乌各30g，制马钱子15g，甘草15g。

用法：取上药，制成小水丸，每次服5～8g，每天3次。1个月为1个疗程。

临床应用：益气祛风，利湿止痛。用于治疗风湿骨痛有较好的疗效。

（22）治疗脑血栓

方名：黄芪消脑血栓丸。

药物：黄芪200g，葛根、水蛭各150g，赤芍、丹参、茯苓各80g，当归、桃仁、红花、川芎、陈皮、法半夏、胆南星、石菖蒲各50g。

用法：取上药，制成小水丸，每次服5～8g，每天3次。1剂为1个疗程。

临床应用：益气活血，祛瘀通脉。用于治疗脑血栓所致的偏瘫、半身不遂等症有良效。

（23）治疗体虚羸瘦

方名：黄芪大补丸。

药物：黄芪200g，人参150g，熟地黄100g，枸杞子、白术、茯苓、白芍各80g，当归、山茱萸、梅花鹿茸片、川芎、山药、陈皮、砂仁、大枣各50g，炙甘草15g。

用法：取上药，制成小水丸，每次服6～9g，每天3次。1剂为1个疗程。

临床应用：补脾滋肾，益气生血。用于治疗体虚羸瘦，乏力纳差，面色无华等症有良效。

（24）治疗耳聋、耳鸣

方名：黄芪聋鸣丸。

药物：黄芪200g，党参150g，葛根100g，白芍、黄柏各80g，蔓荆子60g，石菖蒲、大枣各50g，炙甘草20g，升麻70g。

用法：取上药，制成小水丸，每次服5～8g。每天3次。1个月为1个疗程。

临床应用：益气治聋，升阳止鸣。用于治疗耳聋、耳鸣，症见听力下降至逐渐丧失，由耳鸣发展而来,常同时并见者有较好的疗效。

(25)治疗深静脉血栓

方名:黄芪静脉血栓丸。

药物:黄芪150g,金银花、连翘、蒲公英、败酱草、生地黄、水蛭(沙炒焙黄)各100g,赤芍、茯苓各80g,炮穿山甲(沙炒焦)、川芎、桃仁、当归、延胡索、川牛膝各50g,甘草20g。

用法:取上药,制成小水丸,每次服5～8g,每天3次。1剂为1个疗程。

临床应用:益气活血,解毒通脉。用于治疗深静脉血栓有令人满意的疗效。

(26)治疗矽肺

方名:黄芪矽肺丸。

药物:黄芪、西洋参各150g,生地黄、熟地黄、百合各80g,麦冬、百部、白及、川贝母、紫菀、款冬花、桔梗、杏仁各50g。

用法:取上药,制成小水丸,每次服6～9g,每天3次。30天为1个疗程。

临床应用:补脾益气,润肺止咳。用于治疗矽肺有一定疗效。

(27)治疗外科溃疡

方名:黄芪愈溃疡汤。

药物:黄芪150g,蒲公英、败酱草各50g,当归、金银花、连翘、生地黄各20g,黄芩、黄柏各15g,黄连10g,甘草5g。

用法:清水煎2次,混合后分4次服,每日1剂。

临床应用:清热解毒,益气敛疮。用于治疗外科溃疡,症见疮口溃烂不愈,经各种抗生素治疗经久无效不愈合者有较好的疗效。

(28)治疗慢性骨髓炎

方名:黄芪附骨疽丸。

药物:黄芪250g,熟地黄、鹿角胶、龟甲胶各100g,白术、茯苓各80g,当归、干姜、熟附片、白芥子、大枣各50g,肉桂、炙甘草各15g。

用法:取上药,制成小水丸,每次服5～8g,每天3次。1剂为1个疗程。

临床应用:益气滋肾,温阳敛疮。用于治疗慢性骨髓炎见形成窦道有死骨排出者有良效。

3. 知药理、谈经验

(1)知药理

黄芪能增强机体的免疫功能,提高抗病能力。促进机体诱生干扰素,从而在一定程度上抑制病毒的繁殖。能加强正常心脏收缩,对衰竭的心脏有强心作用,尤其对因中毒或疲劳而陷于衰竭的心脏,其强心作用更为显著。具有明显扩张外周血管、冠状血管、脑血管和肠血管的功能,能降低血压,改善皮肤血液循环,消除蛋白尿,保护肝脏,使血清总蛋白和白蛋白增加,防止肝糖原减少,增加血浆蛋白、血红蛋白和红细胞。此外,还有利尿、抗病毒,抗衰老等作用。

(2)谈经验

孟学曰:黄芪,甘,微温,善入脾经,补诸虚不足,益元气,壮脾胃,去肌热,排脓止痛,活血生血,内托阴疮,为疮家圣药。主生用固表,无汗能发,有汗能止,温分肉,实腠理,泻阴火,解肌热;炙则补中,益元气,温三焦,壮脾胃,生血生肌,排脓内托等。治脾气虚弱,中焦失运,中气下陷,脏气脱垂,肺气虚弱,喘咳短气,表虚自汗,阴虚盗汗,气水停,尿少浮肿,气血亏虚,脓成不溃,疮疡不敛,气血双亏,心悸乏力,气不摄血,吐衄崩漏,气虚血痹,肌肤麻木,气虚血瘀,中风偏瘫,胸痹心痛,气虚津亏,内热消渴,气血虚弱,胎动不安,缺乳少乳,脾胃亏虚,痿废不用,气虚失摄,遗尿癃闭,肠运失济,气虚便秘等症。

黄芪补脾益气,升阳举陷,配合人参、白术、茯苓、当归、陈皮等,治脾虚失运,倦怠乏力;配合人参、白术、当归、柴胡、升麻等,治气虚下陷,脱肛阴挺。

黄芪甘温入肺,补益肺气,配合人参、五味子、紫菀、熟地黄、桑白皮等,治肺气虚弱,痰多喘咳;配合白术、防风、陈皮等,治卫外不固,容易感冒;配合麻黄根、龙骨、牡蛎等,治腠理不固,表虚自汗;配合炮附子、生姜等,治阳气大虚,汗出不止;配合鳖甲、秦艽、地骨皮等,治气阴两虚,入夜盗汗;配合桂枝、白芍、甘草等,治黄汗病,汗出沾衣如柏汁。

黄芪健脾益肺,利水消肿,配合白术、茯苓、猪苓、泽泻等,治尿少浮肿,纳呆便溏;配合防己、白术、桂枝、茯苓等,治卫表不固,皮水肢肿。

黄芪内托阴证,排脓止痛,配合当归、川芎、穿山甲、皂角刺等,治脓成不溃,疮疡不敛;配合人参、当归、白术、熟地黄、川芎等,治血不循经、吐血、便血、紫癜、崩漏;配合当归、桂枝、羌活、防风、姜黄等,治关节痹痛,手足麻木。

黄芪通调血脉,补血活血,配合人参、红花、水蛭、川芎、地龙等,治中风偏瘫,胸痹心痛之证;配合人参、龟甲、牛膝等,治肢软乏力,痿痹不用。

黄芪补气生津,滋阴清热,配合知母、葛根、天花粉、麦冬等,治消渴内热,伤津耗气;益气健脾,养血安胎,配合人参、黄芩、熟地黄等,治胎气不安,滑胎。

六、白　术

【成分】　白术含挥发油约 1.4%,主要成分为苍术醇、苍术酮、芹子烯、倍半萜内酯(Ⅰ、Ⅱ、Ⅲ)、8-β乙氧基白术内酯Ⅲ等,尚含多种炔类化合物。另外,白术中还含有维生素 A。

【性味归经】　苦、甘,温。无毒。归脾、胃经。

【功效】　补气健脾,燥湿利水,止汗,安胎。

【用法用量】　内服:煎汤 10～15g;熬膏或入丸、散。燥湿利水宜生用,补气健脾宜炒用,健脾止泻宜炒焦用。若用于通便,酌情加大用量。

【使用注意】　阴虚燥渴,气滞胀闷者不宜。

1. 单味药治难症

(1)治疗便秘

药物:生白术适量。

用法:每天取上药 60g,清水煎取汁,分早晚 2 次服。或用生白术 300g,研碎成极细末,每次服 10g,每天 3 次,开水调服。

临床应用:健脾和胃,益气通便。用于治疗便秘。对妇科、外科手术后的便秘也有良效。

(2)治疗白细胞减少症

药物:白术 30g。

用法:取上药,清水煎 2 次,混合后分 2 次服,每天 1 剂。1 个月为 1 个疗程。

临床应用:健脾和胃,益气升白。用于治疗白细胞减少症有显著疗效。

(3)治疗久病泄痢

药物:白术 100g。

用法:取上药,清水煎 2 次,浓缩后,加蜂蜜熬膏,每次服 20g,每天 3 次。

临床应用:健脾益气,制止泻痢。用于治疗久病泄痢,周身乏力,纳食不佳等有良效。

(4)治疗自汗不止

药物:白术适量。

用法:取上药,研成细末,每次服 3～5g,每天 3 次。10 天为 1 个疗程。

临床应用:健脾和胃,益气止汗。用于治疗自汗不止有显著疗效。

(5)治疗小儿流涎症

药物:生白术 10g。

用法:取上药,切碎,放细小碗中加水适量,蒸汁,或再加食糖少许,分次灌服。

临床应用:健脾和胃,制止流涎。用于治疗小儿流涎症,特别是婴幼儿流涎症,见流涎不断,唇周潮红等症者有显著疗效。

(6)治疗婴幼儿腹泻

药物:焦白术 30g。

用法:取上药,研细末,加清水 300ml,煎取 100ml,纱布过滤。取 40ml 做保留灌肠,每天 1 次。

临床应用:健脾燥湿,益气止泻。用于治疗婴幼儿腹泻有较好的疗效。

2. 配成方治大病

(1)治疗便秘

方名:白术通便汤。

药物:白术60g,生地黄30g,当归、升麻、枳壳各10g。

用法:清水煎2次,混合后分3次服,每日1剂。

临床应用:健脾和胃,益气通便。用于治疗大便秘结有较好的疗效。

(2)治疗肝硬化腹水

方名:白术消臌汤。

药物:生白术60～100g,茯苓、泽泻、防己、牛膝各10～20g,大腹皮、车前子各20～30g,赤芍40～50g,黑大豆30g,椒目、二丑(研末)各10g。

用法:清水煎分3次服,每天1剂。兑服:虫草、炮穿山甲、三棱各30g,三七、土鳖虫、丹参、莪术、砂仁各50g,研末,每次服3g。

临床应用:健脾益气,利水消臌。用于治疗肝硬化腹水有显著的疗效。

(3)治疗肝硬化腹水

方名:白术健脾利水汤。

药物:生白术60g,党参、茯苓、枳壳、薏苡仁各30g,当归、泽泻各15g,泽兰、白扁豆各20g,益母草50g。

用法:清水煎2次,混合后分3次服,每日1剂。

临床应用:健脾益气,利水消肿。用于治疗肝硬化腹水,见精神疲惫,气短乏力,腹胀大,按之如囊裹水,下肢水肿等症者有良效。

(4)治疗梅尼埃病(内耳眩晕)

方名:白术止眩汤。

药物:白术60g,薏苡仁30g,茯苓、泽泻各20g,天麻、广藿香各15g,法半夏、砂仁、钩藤、竹茹、生姜各10g,甘草3g。

用法:清水煎2次,混合后分3次服,每日1剂。

临床应用:益气健脾,祛痰止眩。用于治疗梅尼埃病,症见突然发病,自身或周围景物旋转摇摆,闭目即止伴恶心呕吐者有良效。

(5)治疗急性肠炎

方名:白术止泻散。

药物:白术、白芍各100g,车前子60g,黄芩、黄连各50g,广藿香、干姜、砂仁各30g,肉桂15g,丁香10g。

用法:取上药,研成细末,每次服3～5g,每日3次。

临床应用:益气和胃,健脾止泻。用于治疗急性肠炎,见小腹冷痛,腹泻频繁,肛门灼热不适,周身乏力,纳食不佳等症者有良效。

(6)治疗慢性腰痛

方名:白术腰痛丸。

药物:白术150g,茯苓、威灵仙、杜仲各100g,白芍、薏苡仁各80g,秦艽、苍术、黄柏、辽细辛、桂枝、川牛膝、干姜各50g,生附子(洗)60g,甘草20g。

用法:取上药,制成小水丸,每次服5～8g,每天3次。1剂为1个疗程。

临床应用:健脾益气,利湿止痛。用于治疗腰痛属寒湿入络者有令人满意的疗效。

(7)治疗胎动不安

方名:白术安胎饮。

药物:白术、茯苓、党参各20g,杜仲、大腹皮、紫苏叶、苎麻根各15g,桑寄生、砂仁、黄芩、艾叶、大枣各10g,阿胶(烊化)25g,炙甘草5g。

用法:清水煎2次,混合后分3次服,每日1剂。5剂为1个疗程。

临床应用:健脾和胃,益气安胎。用于治疗胎动不安,胎漏下血等症有一定疗效。

(8)治疗妊娠水肿

方名:白术子肿饮。

药物:白术(蜜炙)30g,茯苓、扁豆各20g,大腹皮、山药各15g,陈皮、生姜皮、砂仁、泽泻、黄芩、桑白皮各10g。

用法:清水煎2次,混合后分每

日1剂。

临床应用:健脾行水,益气消肿。用于治疗子肿,见面目四肢或全身浮肿,按之凹陷不起,胸闷气短懒言,食少便溏等症者有良效。

(9)治疗自汗、盗汗

方名:白术敛汗饮。

药物:白术、黄芪各30g,浮小麦、煅龙骨、煅牡蛎各20g,酸枣仁15g,防风、陈皮、大枣各10g,五味子、炙甘草各5g。

用法:清水煎2次,混合后分3次服,每日1剂。5剂为1个疗程。

临床应用:健脾和胃,益气敛汗。用于治疗自汗、盗汗,见不耐风寒,容易感冒,无故自汗、动则益甚、面色不华等症者疗效良好。

(10)治疗小儿秋冬季腹泻

方名:白术安胃醒脾汤。

药物:白术、滑石各20g,党参、茯苓各15g,焦山楂、莱菔子、紫苏叶、广藿香各10g,木香、砂仁各5g,甘草3g,大枣2枚。

用法:清水煎2次,混合后分数次不拘时服,每天1剂。

临床应用:益气消食,安胃醒脾。用于治疗小儿秋冬季腹泻(轮状病毒性肠炎),症见上呕下泻,便如水样,次数较多等,效果良好。

3. 知药理、谈经验

(1)知药理

白术能增强机体的免疫功能,升高外周白细胞总数,增强网状内皮系统吞噬功能,增强细胞免疫和体液免疫,从而提高机体的抗病能力。有增强肌力、降低血糖、保护肝脏、防止肝糖原减少的作用。对因化疗或放疗引起的白细胞减少症具有升高白细胞的作用,还有明显而持久的利尿作用。

(2)谈经验

孟学曰:白术,苦、甘、温,长于健脾燥湿,益气生血,和中安胎,为后天资生之要药,是常用的补气药。主风寒湿痹死肌,食积停滞,痞积痰饮,呕吐腹泻,黄疸水肿等。治脾胃气虚,脾虚湿盛,痰饮水肿、泄泻、带

下、自汗盗汗、胎动不安、风湿痹痛、便秘等症。

白术补中益气,健脾和中,配合人参、茯苓、陈皮、炙甘草等,治脾胃气虚,食少腹胀;配合人参、干姜、炙甘草等,治脾胃虚寒、腹胀腹泻;配合柴胡、人参、当归、升麻、陈皮等,治中气下陷,脱肛阴挺。

白术燥湿化痰,健脾利水,配合茯苓、桂枝、甘草等,治痰饮内盛,眩晕心悸;配合半夏、天麻、陈皮等,治风痰眩晕,胸闷呕恶。

白术苦温燥湿,益气健脾,配合白芍、陈皮、防风等,治肝旺脾虚,肠鸣腹泻;配合山药、苍术、车前子、芡实等,治湿浊下注,带下清稀。

白术补气固表,止汗御风,配合黄芪、防风、陈皮等,治卫阳不固,恶风自汗;配合黄芪、石斛、牡蛎、浮小麦等,治阴虚血热,夜间盗汗。

白术健脾益气,养血安胎,配合人参、黄芪、当归、熟地黄等,治气血亏虚,胎动不安;配合杜仲、续断、阿胶、桑寄生、当归等,治胎元不固,滑胎胎漏。

白术健脾燥湿,祛风除痹,配合麻黄、附子、生姜等,治风寒湿痹,周身疼痛;配合羌活、独活、桂枝、防风等,治风湿。

七、山 药

【成分】 薯蓣的块茎含0.012%的薯蓣皂苷元。并含有皂苷、黏液质、胆碱、淀粉、糖蛋白、游离氨基酸、止杈素、维生素C、3,4-二羟基苯乙胺。黏液中含有甘露聚糖和植酸。

【性味归经】 甘,平。无毒。归脾、肺、肾经。

【功效】 益气养阴,补脾肺肾、固精止带。

【用法用量】 内服:煎汤,10～30g;大剂量60～250g。研末吞服,每次6～10g。补阴生津宜生用,健脾止泻宜炒用。

【使用注意】 本品养阴能助湿,故湿盛中满及有积滞者不宜。

1. 单味药治难症

(1)治疗泄泻

药物:生山药500g。

用法:取上药,研成细末,取药粉50g,置搪瓷缸内,适量凉水调匀。放置火上加热,时时搅拌,两三沸后即成稀糊状,加少许白糖。每次4~6羹匙,每日服4~5次。婴幼儿可适当调稀,频频服之。

临床应用:健脾益气,收摄止泻。用于治疗泄泻,见大便溏薄,甚则如稀水,伴有纳呆、口渴、尿少、发热、呕吐、脱水等症者有较好的疗效。

(2)治疗小儿遗尿症

药物:炒怀山药500g。

用法:取上药,研成细末,备用。用时,每次取6g,每天3次,温开水冲服。遗尿重者可加太子参30g,焙干研末与山药粉调匀服用。

临床应用:健脾益气,固肾止泻。用于治疗小儿遗尿证属脾肾气虚型者有令人满意的疗效。

(3)治疗噤口痢

药物:干山药(一半炒黄、一半生用)。

用法:取上药适量,研成细末,每次5~8g,米汤调服,每天3次。

临床应用:健脾益气,收摄止痢。用于治疗噤口痢,症见痢疾不止、饮食不下者有良效。

(4)治疗溃疡性口腔炎

药物:淮山药20g。

用法:取上药,用冰糖30g,制成煎剂,分2次服,每天1剂,连服2~3天。

临床应用:健脾益气,养阴敛疮。用于治疗溃疡性口腔炎有令人满意的疗效。

(5)治疗肺结核高热

药物:淮山药120g。

用法:取上药,清水煎2次,混合后分数次频服,每天1剂。连用1~2周。

临床应用:健脾益气,滋阴清热。用于治疗肺结核高热,见午后高热,干咳少痰,胸痛气急,咽干纳差,消瘦、盗汗等症者有良效。本方源自古方"一味薯蓣饮",现得到了验证。

2. 配成方治大病

(1)治疗慢性阻塞性肺气肿

方名:山药补肺丸。

药物:淮山药200g,黄芪、西洋参各150g,熟地黄、百合各100g,川贝母、白及、百部、前胡、桑白皮、紫菀、款冬花、桔梗各50g,五味子、麦冬各30g,炙甘草15g。

用法:取上药,制成小水丸,每次服6~9g,每天3次。1剂为1个疗程。

临床应用:益气补肺,祛痰止咳。用于治疗慢性阻塞性肺气肿之咳、喘、痰等有良效。

(2)治疗泄泻

方名:山药止泻粥。

药物:炒山药250g,炒鸡内金100g,醋炒罂粟壳50g。

用法:取上药,研成细末备用。用时,每次取50~60g做成稀粥,加白糖适量食用,每天2次。一般连用2~10天。

临床应用:健脾益气,收摄止泻。用于治疗慢性泄泻经久不愈者有较好的疗效。

(3)治疗急性肠炎

方名:山药止泻饮。

药物:生山药、生车前子、乌梅各30g,葛根20g,诃子、黄芩、黄连、焦三仙、炒枳壳、煨木香各10g,甘草3g。

用法:清水煎2次,混合后分3次服,每日1剂。

临床应用:益气健脾,利水止泻。用于治疗急性肠炎,见腹痛、腹泻、烦热口渴,大便黄褐臭甚,肛热溲黄等症者有一定的疗效。

(4)治疗糖尿病

方名:山药降糖丸。

药物:淮山药300g,黄芪、生地黄各200g,西洋参、葛根、桃树脂、玄参各150g,丹参、苍术、知母、黄连各100g,天花粉50g。

用法:取上药,制成小水丸,每次服5~8g,每天3次。1剂为1个疗程。

临床应用:益气健脾,生津止渴。用于治疗糖尿病,症见多食易饥,多饮多尿,烦渴喜饮,消瘦便秘等证,有显著疗效。

(5)治疗慢性肾炎

方名:山药慢性肾炎丸。

药物:淮山药、黄芪各200g,熟地黄150g,茯苓、枸杞子、水蛭各100g,牡丹皮、泽泻、山茱萸、车前子、牛膝各80g,蝉蜕60g。

用法:取上药,制成小水丸,每次服5~8g,每天3次。1剂为1个疗程。

临床应用:益气健脾,滋阴补肾。用于治疗慢性肾炎,症见蛋白尿、血尿、水肿、高血压,病程长,病情迁延,缓慢进展等有良效。

(6)治疗妇女白带

方名:山药白带丸。

药物:淮山药200g,煨白果150g,芡实、车前子、苍术、黄柏各100g,巴戟天80g,乌贼骨60g。

用法:取上药,制成小水丸,每次服6~9g,每天3次。15天为1个疗程。

临床应用:健脾益气,除湿止带。用于治疗妇女白带,症见阴道分泌物增多,呈黏液脓性,重者性交出血或经间期出血,效果显著。

(7)治疗脾胃虚弱

方名:山药健脾散。

药物:炒淮山药150g,人参100g,茯苓、炒白术、炒薏苡仁各80g,炒莲子、炒扁豆、芡实各60g,砂仁、陈皮、莪术、大枣各50g,广木香30g。

用法:取上药,研成细末,每次服4~6g,每天3次。1剂为1个疗程。

临床应用:健脾益气,和胃进食。用于治疗脾胃虚弱,不思饮食,疲乏无力疗效较佳。

(8)治疗小儿疳积

方名:山药疳积散。

药物:淮山药200g,鸡内金50g,糯米250g。

用法:取上药,先将糯米炒微黄,再入山药炒15分钟,加鸡内金再炒5分钟,起锅稍冷研成极细末,装入瓶内密闭备用。服用时,取药末加入白糖适量开水调服。

临床应用:健脾益气,开胃进食。用于治疗小儿疳疾之形体消瘦、不思饮食等有良效。

3. 知药理、谈经验

(1)知药理

山药具有双向调节肠管运动作用,能防治脾虚证,有降血糖、抗衰老、保护肾功能的作用。

(2)谈经验

孟学曰:山药,甘,平,长于健脾补虚,滋阴固肾,补肺脾肾三经之阴,为治内热消渴之佳品,主益肾气,健脾胃,止泄痢、化痰涎、润皮毛等。治脾胃虚弱,肺虚喘咳,肾虚遗精,尿频带下,内热消渴等症。

山药补脾滋阴,收涩止泻,配合人参、白术、麦芽、建曲、鸡内金等,治脾虚食少,倦怠乏力;配合玉竹、石斛、麦冬、北沙参、扁豆等,治脾阴不足,口干食少。

山药滋肾涩精,平补阴阳,配合熟地黄、山茱萸、茯苓、知母、黄柏等,治阴虚火旺,相火扰动;配合黄柏、芡实、车前子、白果等,治湿热下注,带下黄稠;配合黄芪、知母、天花粉、葛根等,治内热消渴。

八、甘 草

【成分】 甘草的根和根茎含三萜皂苷甘草酸,即甘草甜素,是甘草次酸的二葡萄糖醛酸,为甘草的甜味成分。从甘草中还可分离出多种黄酮成分,其中有甘草素、异甘草素、甘草苷、新甘草苷、新异甘草苷、异甘草素-4-β-葡萄糖-β-洋芫荽糖苷等,还含有水溶物、甘草酸、还原糖、淀粉及胶质等。

【性味归经】 甘,平。无毒。归心、肺、脾、胃经。

【功效】 益气补中,清热解毒,祛痰止咳,缓急止痛,调和药性。

【用法用量】 内服:煎汤,3～10g;或入丸、散。清热解毒宜生用;补中缓急宜炙用。外用:研末掺或煎水洗。

【使用注意】 实证中满腹胀忌服;恶远志,反大戟、芫花、甘遂、海藻。

长期大量服用本品,可出现水肿、血压升高、钠潴留、血钾降低。各种水肿、肾病、高血压、低血钾、充血性心力衰竭等均宜慎用。

1. 单味药治难症

(1)治疗病毒性肝炎

药物:甘草适量。

用法:每天取甘草60g,加水煎煮3次,将3次所得滤液合并,浓缩至60ml,即得100%甘草煎剂。口服,成人每次15～20ml,小儿减半,每天3次,连服10～20天。

临床应用:清热解毒,保肝利胆。用于治疗病毒性肝炎,黄疸指数、肝大、肝痛均在10天左右恢复,有显著疗效。

(2)治疗肺结核

药物:甘草适量。

用法:每次取甘草18g,加清水煎至150ml,每天分3次口服。也可用其流浸膏,每次10～15ml,加开水至60ml,每天分3次服。应与抗肺结核病西药综合治疗。

临床应用:消炎解毒,抑菌镇咳。用于治疗肺结核病,综合治疗后,大部分病例症状显著改善,血沉下降,痰菌转阴,X线显示进步,胸腔内积液减少或消失,空洞缩小。

(3)治疗消化性溃疡

药物:甘草适量。

用法:取上药,研成细末,每天3次,每次3～5g,连服3～4周,亦可将其制成流浸膏,每次15ml,每天3次,连服6周。

临床应用:益气补中,生肌愈疡。用于治疗消化性溃疡有较好的疗效。

(4)治疗尿崩症

药物:甘草适量。

用法:取上药,洗净焙干,研成细粉,备用,用时,每次5g,每天服4次,连用4～6周。

临床应用:益气补中,固摄尿液。用于治疗尿崩症之多饮、尿多有令人满意的疗效。

(5)治疗过敏性紫癜

药物:生甘草30g。

用法:取上药,加清水煎煮2次,混合后分2次服,每天1剂。

临床应用:清热解毒,抑制过敏。用于治疗过敏性紫癜有显著疗效,很少复发。

(6)治疗原发性血小板减少性紫癜

药物:甘草适量。

用法:每天取上药6～10g,10岁以下小儿酌情减量,清水煎,早晚各服1剂。一般连服15～30天,如病情需要可延长到60天。停药后复发者,可继续服药。

临床应用:清热解毒,健脾益气。用于治疗原发性血小板减少性紫癜有较好的疗效。

(7)治疗支气管哮喘

药物:甘草或甘草流浸膏适量。

用法:每次取甘草5g,清水煎,顿服;或甘草流浸膏10ml,均每天3次。10天为1个疗程。

临床应用:健脾益气,止咳平喘。用于治疗支气管哮喘有一定疗效。

(8)治疗腓肠肌痉挛(脚肚转筋)

药物:甘草流浸膏适量。

用法:取上药,成人每次服10～15ml,每天3次。1周为1个疗程。

临床应用:益气补中,缓急止痛。用于治疗腓肠肌痉挛有显著疗效。

(9)治疗血栓性静脉炎

药物:甘草或甘草流浸膏适量。

用法:每天取甘草50g,清水煎2次,混合后分3次服;或甘草流浸膏15～30ml,分3次服。

临床应用:清热解毒,缓急通脉。用于治疗血栓性静脉炎有显著疗效。

(10)治疗银屑病

药物:甘草流浸膏。

用法:取上药,每次 15～20ml,温开水送服,每天 3 次。10 天为 1 个疗程。

临床应用:清热解毒,祛湿敛疮。用于治疗银屑病有一定疗效。

(11)治疗慢性前列腺炎合并阳痿

药物:生甘草 20～40g。

用法:取上药,研成细末,每天开水泡茶饮,配合提肛运动,10～30 天为 1 个疗程。

临床应用:益气补中,滋肾通淋。用于治疗慢性前列腺炎合并阳痿有较好的疗效。

(12)治疗慢性咽炎

药物:生甘草 10g。

用法:每天取上药,开水泡后当茶饮,甘味不明显时弃之。禁食鱼、辣、糖等物,轻者服 1～2 个月,重者服 3～5 个月。

临床应用:清热解毒,消咽利喉。用于治疗慢性咽炎有令人满意的疗效。

(13)治疗食物中毒

药物:生甘草 9～15g。

用法:取上药,清水煎,2 小时内服 3～4 次。酌情洗胃、补液。发热者加黄连 5g。

临床应用:清热解毒,益气补中。用于治疗食物中毒有一定疗效。

(14)治疗艾滋病

药物:甘草 15～30g。

用法:取上药,清水煎 2 次,混合后分 3 次服,每天 1 剂。30 天为 1 个疗程。

临床应用:益气补中,增强免疫。用于治疗艾滋病,用药后体内淋巴细胞有明显增多趋势,具有改善免疫功能与抑制艾滋病病毒的作用。

(15)治疗子宫颈糜烂

药物:甘草流浸膏适量。

用法:先用 1∶400 高锰酸钾洗液冲洗阴道,然后以干棉签擦干后将甘草浸膏涂于子宫颈上,每天 1 次,5 次为 1 个疗程。用 3 个疗程。

临床应用:清热解毒,燥湿敛疮。用于治疗子宫颈糜烂属轻中度者,疗效较好。

(16)治疗皮炎、湿疹、牛皮癣

药物:生甘草适量。

用法:取上药,制成 2% 甘草水,局部湿敷,2 小时 1 次,每次 10～20 分钟,每天 2 次。一般 3～5 天可治愈。

临床应用:清热解毒,消炎止痒。用于治疗皮炎、湿疹、牛皮癣有一定疗效。

(17)治疗小儿阴茎肿胀

药物:生甘草 60g。

用法:取上药,分 2 次水煎外洗,每天 1 剂。一般 1 剂即获痊愈。

临床应用:清热解毒,消肿止痛。用于治疗小儿阴茎肿胀有令人满意的疗效。

(18)治疗手足皲裂症

药物:生甘草 50g。

用法:取上药,浸泡于 75% 酒精 200ml 中,24 小时后,取浸液去甘草,加甘油 200ml 制成即得。用时,将此液外涂患处,每天 2～3 次。

临床应用:清热解毒,消炎润肤。用于治疗手足皲裂症有较好的疗效。

(19)治疗烧烫伤

药物:生甘草适量。

用法:取上药,研成极细末,加麻油调成软膏,高压消毒,装瓶备用。用时,取药外敷创面,暴露或包扎均可,1～3 天换药 1 次。

临床应用:清热解毒,消炎敛疮。用于治疗烧烫伤,一般 7～10 天可治愈。

(20)治疗耳鼻部炎症

药物:生甘草 30g。

用法:取上药,浸泡于 75% 酒精 200ml 中,1 周后,涂擦患部,每天 2～3 次。

临床应用:清热解毒,消炎止痛。用于治疗耳鼻部炎症均有较好的疗效。

2. 配成方治大病

(1)治疗心律不齐、期前收缩

方名:炙甘草宁心调频丸。

药物:炙甘草 60g,人参、黄芪各 50g,白术、茯苓、生地黄、生龙骨、生牡蛎、酸枣仁、阿胶各 80g,当归、桂枝、远志、麦冬、夜交藤、石菖蒲、柏子仁各 50g,五味子 30g。

用法:取上药,制成小水丸,每次服 6~9g,每天 3 次。1 剂为 1 个疗程。

临床应用:益气健脾,宁心调频。用于治疗心律不齐、期前收缩等有较好的疗效。

(2)治疗低血压

方名:炙甘草升压丸。

药物:炙甘草、阿胶、生地黄各 80g,人参、黄芪各 150g,桂枝、麦冬、干姜、大枣、厚朴各 50g,炙麻黄 20g。

用法:制成水丸,每次服 5g,每日 3 次。

临床应用:益气健脾,补血升压。用于治疗低血压有一定疗效。

(3)治疗病窦综合征

方名:炙甘草病窦丸。

药物:炙甘草、熟附片各 60g,黄芪、高丽参各 150g,茯苓、白术、酸枣仁、白芍各 80g,当归、桂枝、辽细辛、麦冬、五味子、川芎、干姜、大枣各 50g。

用法:取上药,制成小水丸,每次服 6~9g,每日 3 次。1 剂为 1 个疗程。

临床应用:补气生血,搏动心阳。用于治疗病窦综合征之心动缓慢有较好的疗效。

(4)治疗甲状腺功能减退性心脏病

方名:炙甘草升甲宁心丸。

药物:炙甘草、熟附片、白术、茯苓、酸枣仁、枸杞子各 80g,黄芪、人参各 150g,熟地黄 100g,当归、桂枝、柏子仁、五味子、远志、石菖蒲、大枣各 50g。

用法:取上药,制成小水丸,每次服 5~8g,每日 3 次。30 天为 1 个疗程。

临床应用:益气补血,升甲宁心。用于治疗甲状腺功能减退性心脏病有显著疗效。

(5)治疗糖尿病

方名:炙甘草降糖丸。

药物:炙甘草、玉竹、石斛、菟丝子、建曲各 60g,西洋参、黄芪、葛根各 150g,白芍

100g,知母、黄连、生石膏各 80g,天花粉、地骨皮各 50g。

用法:取上药,制成小水丸,每次服 5~8g,每天 3 次。1 剂为 1 个疗程。

临床应用:益气健脾,滋阴降糖。用于治疗糖尿病有显著疗效。

(6)治疗席汉综合征

方名:炙甘草补气生血丸。

药物:炙甘草、制首乌各 80g,高丽参、黄芪各 150g,熟地黄 100g,梅花鹿草片、山茱萸、山药、菟丝子、补骨脂、淮牛膝、大枣各 50g,白术、茯苓各 70g,当归 40g。

用法:取上药,制成小水丸,每次服 6~9g,每天 3 次。1 个月为 1 个疗程。

临床应用:滋肾健脾,补气生血。用于治疗席汉综合征(产后大出血所致)有良效。

(7)治疗阿狄森病

方名:炙甘草补肾生精丸。

药物:炙甘草、白术、茯苓、熟附片各 80g,人参、黄芪各 150g,熟地黄、鹿角胶、龟甲胶各 100g,白芍、山药各 60g,沙苑子、当归、川芎、淮牛膝、菟丝子、补骨脂各 50g。

用法:取上药,制成小水丸,每次服 6~9g,每天 3 次,1 剂为个疗程。

临床应用:健脾益气,补肾生精。用于治疗阿狄森病(肾上腺皮质功能减退)有良效。

(8)治疗急性乳腺炎

方名:甘草乳痈汤。

药物:生甘草 30g,赤芍 40g,蒲公英 50g,瓜蒌壳 20g。

用法:清水煎 2 次,混合后分 3 次服,每日 1 剂。另用芒硝 100g,鲜野菊花叶 200g,混合捣绒外敷患处,用绷带包扎固定,每天换药 1 次。

临床应用:清热解毒,消痈散结。用于治疗急性乳腺炎(乳痈)有令人满意的疗效。

3. 知药理、谈经验

(1)知药理

甘草具有抗溃疡和明显的解除肠管平滑

肌痉挛的作用,能促进胰液分泌,保护肝脏,降低血脂。有些成分能抑制血小板聚集,抗心律失常。甘草甜素具有促肾上腺皮质激素样作用,并能延长和增强可的松的效果,减少外源性肾上腺皮质激素类药物的不良反应,有抗炎、抑制过敏反应、抑制艾滋病病毒增殖的作用。甘草多糖具有抗病毒、抑菌等作用,甘草甜素、甘草苷、甘草次酸对肿瘤细胞有一定的抑制功能,甘草酸对某些药物、食物、体内代谢产物及细菌毒素所致的中毒有解毒作用,甘草次酸有较强的镇咳祛痰作用。甘草还有抗利尿作用。

(2)谈经验

孟学曰:甘草,甘、平,炙用温而补中,益气健脾,生用清而性凉,泻火解毒,得中和之性,能解百药之毒,调和药性,每为要药,故有"国老"之美誉。主五脏六腑寒热邪气,金疮肿、解毒、坚筋骨、长肌肉等。治脾胃气虚证,心悸脏躁,咳嗽气喘,脘腹四肢挛急疼痛,风湿痹痛,痈疽疮疡,咽喉肿痛,药食中毒等症。

甘草益气健脾,温而补中,配合人参、白术、茯苓、陈皮等,治脾胃气虚,倦怠无力;配合酸枣仁、柏子仁、远志、麦冬、生龙骨等,治心悸怔忡,心神失主;配合人参、生地黄、阿胶、桂枝、麦冬等,治心气不足,脉结代。

甘草甘润平和,补益肺气,配合麻黄、杏仁、生姜等,治风寒咳嗽,痰多喘促;配合麻黄、杏仁、石膏等,治风热犯肺,气粗喘咳;配合干姜、茯苓、五味子、细辛、法半夏等,治寒饮射肺,寒痰喘咳;配合人参、麦冬、桑叶、枇杷叶、石膏等,治秋月燥邪,肺燥咳嗽。

甘草清热解毒,散痈消肿,配合板蓝根、射干、桔梗、金银花、连翘等,治外感风热,咽喉肿痛。

九、刺五加

【成分】 刺五加根含多种糖苷,其作用类似人参根中皂苷的生理活性。其中有胡萝卜苷、丁香苷、异秦皮定苷、乙基米乳糖苷、丁香脂素和二元葡萄糖苷等。还含芝麻素、多糖等。

【性味归经】 辛、微苦,温。无毒。归脾、肾经。

【功效】 益气健脾,补肾安神,祛风除湿。

【用法用量】 内服:煎汤 15~45g;浸酒或入丸、散。外敷:捣敷。

【使用注意】 本品虽具广泛和缓补益作用,然总属性温之品,故阴虚内热之证应慎用之。

1. 单味药治难症

(1)治疗忧郁症、神经衰弱

药物:刺五加注射液 40~60ml。

用法:取上药,稀释后静脉滴注,每日 1次。2 周为 1 个疗程。

临床应用:益气健脾,补肾安神。用于治疗忧郁症、神经衰弱有显著疗效。

(2)治疗心脏神经官能症

药物:刺五加注射液 40~60ml。

用法:取上药,5% 葡萄糖稀释后静脉滴注,每天 1 次,1 周为 1 个疗程。

临床应用:益气健脾,宁心安神。用于治疗心脏神经官能症有一定疗效。

(3)治疗血管性头痛

药物:刺五加注射液 40ml。

用法:取上药,加入 5% 葡萄糖150ml,静滴,每天 1 次。并同时口服谷维素 20mg,每天 3 次,安定片临睡前口服 7.5mg,用 4 天。

临床应用:益气健脾,安神止痛。用于治疗血管性头痛有较好的疗效。

(4)治疗急性脑梗死

药物:刺五加注射液 60~80ml。

用法:取上药,用生理盐水 500ml 稀释,静滴,每天 1 次。15 天为 1 个疗程。

临床应用:益气通脉,开窍醒神。用于治疗急性脑梗死,症见突然口眼㖞斜,言语不清,半身不遂者有一定疗效。

(5)治疗冠心病心绞痛

药物:刺五加注射液 40～60ml。

用法:取上药,用 5% 糖盐水稀释,静滴,每天 1 次。同时使用硝酸酯、钙结抗药及阻滞药治疗。

临床应用:益气通脉,宁心止痛。用于治疗冠心病心绞痛有显著疗效。

(6)治疗雷诺病

药物:刺五加注射液 60～80ml。

用法:取上药,加入 5% 糖盐水稀释,静滴,每天 1 次。2 周为 1 个疗程。

临床应用:益气通脉,温经散寒。用于治疗雷诺病之指(趾)端寒冷发紫等症有良效。

(7)治疗白细胞减少症

药物:刺五加片适量。

用法:取上药,每次服 4～5 片,每天 3 次。30 天为 1 个疗程。

临床应用:益气健脾,补血升白。用于治疗白细胞减少症有一定疗效。

(8)治疗心律失常

药物:刺五加片适量。

用法:取上药,每次服 5～10 片,每天 3 次。1 个月为 1 个疗程。

临床应用:益气健脾,宁心调频。用于治疗心律失常,见心律不齐、期外收缩、早搏等症者有较好的疗效。

(9)治疗黄褐斑

药物:刺五加片适量。

用法:取上药,每次服 5 片,每天 4 次。1 个月为 1 个疗程,连续用药至症状消失为止。

临床应用:益气健脾,祛风除斑。用于治疗黄褐斑,症见颧部、额部、鼻部的对称性斑块,又称"黧黑斑",俗称"蝴蝶斑",效果显著。

2. 配成方治大病

(1)治疗高脂血症

方名:刺五加降血脂丸。

药物:刺五加、山楂、丹参各 100g,茯苓、白术、车前子、三七各 80g,香薷、苍术、泽泻、猪苓、决明子各 50g。

用法:取上药,制成小水丸,每次服 5～8g,每天 3 次。30 天为 1 个疗程。

临床应用:益气健脾,祛湿降脂。用于治疗高脂血症有较好的疗效。

(2)治疗糖尿病

方名:刺五加降糖丸。

药物:刺五加、知母、玄参各 100g,西洋参、葛根各 150g,黄连、生石膏各 80g,泽泻、天花粉、麦冬各 50g,苍术 60g。

用法:取上药,制成小水丸,每次服 6～9g,每天 3 次。1 剂为 1 个疗程。

临床应用:益气健脾,滋肾降糖。用于治疗糖尿病,见多食,多饮,多尿,周身乏力,日渐消瘦等症者有显著疗效。

(3)治疗神经衰弱

方名:刺五加安神丸。

药物:刺五加、炙龟甲各 150g,生龙骨、酸枣仁各 100g,知母、茯苓各 80g,柏子仁、远志、五味子、川芎、夜交藤、石菖蒲各 50g,炙甘草 15g。

用法:取上药,制成小水丸,每次服 6～9g,每天 3 次。1 剂为 1 个疗程。

临床应用:益气健脾,养血安神。用于治疗神经衰弱之失眠、健忘、心悸等症有良效。

(4)治疗风湿骨痛、手足麻木

方名:五加皮酒。

药物:五加皮 100g,白芍 80g,当归、木瓜、秦艽、威灵仙、白芷、羌活、独活、防风、川牛膝、青风藤、海风藤、伸筋草各 50g,桂枝、大枣各 40g,冰糖 500g。

用法:取上药,浸泡于 50 度高粱白酒中,1 周后可用。用时,每次 30～50ml,每天临睡饮 1 次。

临床应用:益气健脾,祛风除湿。用于治疗风湿骨痛,手足麻木等症有一定疗效。

3. 知药理、谈经验

(1)知药理

刺五加具有抗疲劳、耐缺氧作用,能提高

机体对温度变化的适应力。抗辐射、抗应激、解毒、抗衰老,还有明显镇静作用。可用于抗肿瘤、抗炎、抗菌、抗病毒,还有降压和扩张小血管作用。

(2)谈经验

孟学曰:刺五加,辛、微苦,温,长于补脾胃之气以助运化,又可温肾助阳以暖脾土,且兼安神之功。主补中益精,坚筋骨、强意志、补五劳七伤,久服轻身耐老。治腰膝酸软,风湿痹痛,体重乏力,失眠多梦,食欲不振,阴部湿疹,全身水肿等症。

刺五加祛风除湿,强筋壮骨,配合苍术、薏苡仁、独活、威灵仙等,治肝肾两虚,风寒侵入筋骨;配合牛膝、苍术、木瓜、吴茱萸等,治维生素 B_1 缺乏之脚气病;配合蛇床子、苦参、黄柏、荆芥、防风等,治阴部湿疹,瘙痒难忍。

十、大 枣

【成分】 大枣中含有桦木酸、齐墩果酸、苹果酸、硬脂酸等有机酸类,还含有蛋白质、脂肪、碳水化合物,并含有微量钙、磷、铁、胡萝卜素、核黄素、烟酸、抗坏血酸等。

【性味归经】 甘,温。无毒。归脾、胃经。

【功效】 补中益气,养血安神,缓和药性。

【用法用量】 内服:煎汤,10～30g;亦可去皮核捣烂为丸服。外用:煎水洗、烧存性或研末调敷。

【使用注意】 实热、痰热、湿热、湿盛或气滞所致诸疾,均不宜服。

1. 单味药治难症

(1)治疗非血小板减少性紫癜

药物:生红枣 30 枚。

用法:取上药,洗净。每次 10 枚,每天 3次,煎汤服食,直到紫癜全部消失。一般每人需吃 50～1000g 红枣。

临床应用:补气摄血,抑制过敏。用于治疗非血小板减少性紫癜有较好的疗效。

(2)治疗泻痢

药物:红枣 50g。

用法:取上药,用红糖 50g,清水煎,喝汤食枣,每日 1 剂。

临床应用:补中益气,健脾止痢。用于治疗泻痢日久,属脾胃虚寒者有一定疗效。

(3)治疗虚烦不得眠

药物:大枣 20 枚。

用法:取上药,用葱白 7 茎,清水煎煮,喝汤食枣,2 次服完,每天 1 剂。

临床应用:补中益气,养血安神。用于治疗虚烦不得眠有一定疗效。

2. 配成方治大病

(1)治疗颈淋巴结核

方名:大枣消瘰疬丸。

药物:红枣 1500g,夏枯草、昆布、海藻各250g,生牡蛎 50g,紫花地丁、浙贝母、玄参各 100g。

用法:取后 7 味药,用清水煎煮 2 次,混合后,浓缩至原水量 1/3,取过滤液,再加入第 1 味红枣,文火熬干,焙焦,研成细末,每次服 8～10g,枣汤送服,每天 3 次。

临床应用:补中益气,消痰散结。用于治疗颈淋巴结核有较好的疗效。

(2)治疗小儿哮喘

方名:大枣小儿哮喘煎。

药物:大枣 10 枚,黄药子 10g。

用法:取上药,清水煎 2 次,混合,入冰糖20g,浓缩至 150ml,1 日内分数次服完,隔日1 剂,3 剂为 1 个疗程。

临床应用:补中益气。止咳平喘。用于治疗小儿哮喘或成人哮喘均有一定疗效。

(3)治疗类风湿关节炎

方名:大枣类风湿丸。

药物:红枣、黄芪各 150g,白花蛇、全蝎、地龙、白芍、露蜂房、核桃仁各 100g,桂枝50g,干姜 40g,制川乌、制草乌各 30g,制马钱子、炙甘草各 20g。

用法:取上药,制成小水丸,每次服 5～8g,每天 3 次。1 剂为 1 个疗程。

临床应用:补中益气,祛风除湿。用于治疗类风湿关节炎有一定疗效。

(4)治疗胃溃疡病

方名:大枣胃溃疡膏。

药物:大枣 500g,鲜生姜 20g,花椒(研细末)60g,红糖(炒焦)250g。

用法:大枣蒸熟去核,生姜取汁,与后 2 味一并纳入生猪肚内,文火蒸 2 小时后取出,装入瓷缸内封口埋入土中,1 周后取出,置阴处备用。饭后半小时服 1 调羹,每日 3 次。

临床应用:补中益气,健脾敛疡。用于治疗胃溃疡病有较好疗效。

(5)治疗狐惑病(白塞综合征)

方名:大枣狐惑病方。

药物:红枣 10 枚,干姜、川黄连各 10g,青葙子、金银花各 20g,法半夏、桑叶、黄芩各 15g,生地黄、杭菊花、党参、甘草各 30g。

用法:清水煎 2 次,混合后分 3 次服,每日 1 剂。外用:苦参、黄柏、蛇床子、金银花、百部、野菊花、蒲公英各等分,煎水洗患处。

临床应用:补中益气,清热解毒。用于治疗狐惑病(白塞综合征)有较好的疗效。

(6)治疗内痔出血

方名:大枣止内痔出血散。

药物:大枣 90g,硫黄 30g。

用法:取上药,置于砂锅或铁锅内共炒,炒至冒烟起火时继续搅拌,待大枣全部成为焦酥时即可,待凉后,研成极细末后待用。成人每次 1g,每天 3 次。饭前半小时服用。

临床应用:补中益气,解毒止血。用于治疗内痔出血有一定疗效。

3. 知药理、谈经验

(1)知药理

大枣具有增加白细胞内 cAMP 含量、增强肌力、降低胆固醇、保护肝脏、抑制癌细胞增殖、抗突变等作用。还有抗变态反应、镇静、抗炎、镇痛等作用。

(2)谈经验

孟学曰:大枣,甘,温,药性平和,长于补中益气,为调补脾胃常用之辅助药。主补阴阳、气血、津液、脉络、筋俞、骨髓、一切虚损无不宜之。治脾胃虚弱,血虚萎黄,妇人脏躁,缓和药性,增助药效等证。

大枣调补脾胃,补中益气,配合人参、白术、茯苓、陈皮等,治气虚不足,倦怠乏力;配合白术、干姜、鸡内金、陈皮等,治脾寒湿,食少泄泻;配合人参、熟地黄、白术、当归等,治气虚食少,面色萎黄;配合甘草、小麦、酸枣仁、柏子仁、生龙骨等,治情志抑郁,心神不安;大枣缓和药性,调和诸药,配伍处方中能补中益气,益气健脾。

十一、蜂　蜜

【成分】　蜜因蜂种、蜜源、环境等的不同,其化学组成差异甚大。最主要的成分是果糖和葡萄糖,两者含量合计约 70%,还含少量蔗糖(有时含量颇高)、麦芽糖、糊精、树胶,以及含氮化合物,有机酸、挥发油、色素、蜡、植物残片、酵母、酶类和无机盐等。

【性味归经】　甘,平。无毒。归肺、脾、大肠经。

【功效】　补中缓急,润燥,解毒。

【用法用量】　内服:煎服或冲服,15～30g;制丸剂、膏剂或栓剂等,随方适量。外用:敷疮疡不敛、水火烫伤等,亦适量。

【使用注意】　凡湿阻中满、湿热痰滞、便溏或泄泻者宜慎用。

1. 单味药治难症

(1)治疗习惯性便秘,老人和孕妇便秘

药物:蜂蜜适量。

用法:每次取蜂蜜 30ml,每天 3 次,饭后用温开水冲服。

临床应用:补中解毒,润肠通便。用于治疗便秘有较好的疗效。

(2)治疗蛔虫性肠梗阻

药物:纯净蜂蜜60ml。

用法:取上药,另取鲜生姜60g,捣碎绞汁,与蜂蜜调匀。分4次口服,每1小时服1次,服药后6小时内不能饮水进食。

临床应用:补中缓急,安蛔止痛。用于治疗蛔虫性肠梗阻有令人满意的疗效。

(3)治疗咳嗽

药物:蜂蜜50g。

用法:取上药,另用鲜生姜汁20ml,混合调匀分2次用温开水冲服,每日1剂。

临床应用:补中润肺,解毒止咳。用于治疗各种咳嗽有一定疗效。

(4)治疗胃、十二指肠溃疡

药物:蜂蜜适量。

用法:每天用新鲜蜂蜜100g,早、中、晚饭前分服。服至第10天后,每天增至150~200g。或用蜂蜜60ml,0.5%普鲁卡因10ml,混合为1次量,每天服3次。

临床应用:补中缓急,敛疮愈疡。用于治疗胃、十二指肠溃疡有显著疗效。

(5)治疗蜜蜂刺伤中毒

药物:纯净蜂蜜10ml。

用法:取上药,用白开水冲成1碗(200ml),搅匀后趁热徐徐服下,盖被取汗。

临床应用:补中缓急,解毒止痛。用于治疗蜜蜂刺伤中毒有令人满意的疗效。

(6)治疗乌头中毒

药物:蜂蜜50~100g。

用法:取上药,用白开水冲服。呕吐频繁者可频频少服,待呕吐停止后可顿服。

临床应用:补中缓急,解毒和胃。用于治疗乌头中毒有显著疗效。

(7)治疗疟疾

药物:蜂蜜15~30g。

用法:取上药,用白酒适量于发作前10~60分钟冲服,或发作当天连服3次。

临床应用:补中缓急,解毒止疟。用于治疗疟疾有显著疗效。

(8)治疗慢性荨麻疹

药物:蜂蜡12g。

用法:取上药,用温开水溶化后送服,每天2~3次。连服5天。

临床应用:祛风解毒,利湿除疹。用于治疗荨麻疹有一定疗效。

(9)治疗外科感染

药物:纯蜂蜜适量。

用法:取上药,用纱布条浸入盛有蜂蜜的带盖容器内,行高温、高压灭菌消毒后备用。用时,创面消毒,清除坏死组织,用纱布条敷盖创面,外用无菌纱布包扎,每日1次。

临床应用:清热解毒,祛湿敛疮。用于治疗外科感染有较好的疗效。

(10)治疗创伤性溃疡

药物:纯蜂蜜适量。

用法:取上药,涂抹到纱布上,然后覆盖在消毒后的伤口上,再用无菌纱布包扎固定,每天换药1次,痊愈为止。

临床应用:补中解毒,疗伤敛疮。用于治疗外伤性溃疡有令人满意的疗效。

(11)治疗烧、烫伤

药物:纯蜂蜜适量。

用法:取上药,放入锅内蒸20~30分钟,待凉后,再与等量之鲜鸡蛋清调成胶状,装瓶备用。用时,涂敷患处,每天2次。

临床应用:解毒消炎,生肌长皮。用于治疗烧、烫伤有较好的疗效。

(12)治疗角膜溃疡

药物:纯蜂蜜适量。

用法:取上药,加入洁净蒸馏水,配成95%滴眼液。每天滴眼3~4次。

临床应用:消炎解毒,愈合溃疡。用于治疗角膜溃疡之羞明流泪、灼热刺痛有良效。

2. 配成方治大病

(1)治疗咳喘、唾血

方名:蜂蜜咳喘丸。

药物:纯蜂蜜600g,西洋参150g,川贝母、京半夏、麦冬各100g,杏仁、桔梗、生姜汁各50g。

用法:取后 7 味药,研成细末,炼蜂蜜混药末为丸,每丸重 12g,每次服 1 丸,每天 3 次。1 剂为 1 个疗程。

临床应用:补中润燥,止咳平喘。用于治疗咳喘、唾血有一定疗效。

(2)治疗慢性咽炎

方名:蜂蜜慢咽方。

药物:纯蜂蜜、瓦松各 30g,鸡蛋 3 枚,芝麻油 5g。

用法:先煎瓦松,取汁 300ml,后入其他 3 味,混合搅匀即成。每天早、中、晚各服 1 次,每日 1 剂。

临床应用:补中缓急,解毒润燥。用于治疗慢性咽炎有显著疗效。

(3)治疗高血压、慢性便秘

方名:蜂蜜润肠糊。

药物:纯蜂蜜 50g,黑芝麻 50g。

用法:先将黑芝麻蒸熟捣如泥,再搅入蜂蜜,用热开水冲化,每日 2 次分服。

临床应用:补中缓急,润肠通便。用于治疗高血压、慢性便秘等症有较好的疗效。

(4)治疗肺虚久咳、肺燥干咳

方名:蜂蜜润肺止咳膏。

药物:蜂蜜 800g,阿胶、川贝母各 150g。

用法:取川贝母研成细末,蜂蜜、阿胶煎化,入药末搅匀即成,每次 15g,每天 3 次。

临床应用:补中缓急,润肺止咳。用于治疗肺虚久咳,肺燥干咳有令人满意的疗效。

(5)治疗慢性溃疡

方名:蜂蜜敛疮膏。

药物:纯蜂蜜 100g,珍珠粉 20g。

用法:取上药,混合调匀贴敷患处。

临床应用:清热解毒,补中敛疮。用于治疗慢性溃疡有较好的疗效。

3. 知药理、谈经验

(1)知药理

蜂蜜具有促进小肠运动、缩短排便时间、解药毒、保护肝脏、抗肿瘤和加强抗肿瘤药的抗肿瘤效应、减少化疗药的不良反应、增强机体免疫功能及降血压、降血糖等作用。

(2)谈经验

孟学曰:蜂蜜,甘、平,质润入脾,益气补中,缓急止痛,生性凉,能清热,熟性温,能补中。主滋养五脏,体滑主利,润泽三焦,解毒,止痛,除众药,和百药等。治脾胃虚弱,脘腹疼痛,肺虚久咳,肺燥干咳,肠燥便秘,疮疡烫伤,目疾,调药解毒等症。

蜂蜜益气补中,缓急止痛,配合芍药、甘草、桂枝、干姜等,治脾胃虚弱,脘腹作痛;配合半夏、附子、川椒等,治肾中气满,心痛彻背;甘平滋润,润肺止咳,配合苏子、姜汁、地黄汁、杏仁等,治肺虚咳嗽,咳喘唾血;配合杏仁、阿胶、桑叶、北沙参等,治肺燥干咳,痰中带血。

第二节 补阳药

一、鹿　茸

【成分】　鹿茸含有胆固醇、卵磷脂、脑磷脂、神经鞘磷脂、溶血磷脂酰乙醇、溶血磷脂酰胆碱、磷脂酸、雌二醇-17β、雌酮、脑素、前列腺素、神经节苷脂、脑苷脂类、中性脂肪、脂蛋白、肽类、25 种氨基酸、核苷酸、多糖、维生素、酶类及胆碱样物质。

【性味归经】　甘、咸,温。无毒。归肝、肾经。

【功效】　补肾助阳,生精益血,强筋健骨,调理冲任。

【用法用量】　内服:1～2g,研末冲服,每日 3 次,分服;或入丸、散剂。亦可泡酒,随方配剂。

【使用注意】　服用本品宜从小量开始,缓缓增加,不宜骤用大量,以免升阳风动,头晕目赤,伤阴动血。凡阴虚阳亢,血分有热,胃火炽盛,肺有痰热,外感热病者均忌服。

1. 单味药治难症

(1)治疗再生障碍性贫血

药物:鹿茸适量。

用法:取上药,研成细末,每次1g,每天2次,用温开水送服,连服3个月。

临床应用:温肾益髓,补气生血。用于治疗再生障碍性贫血,服用3个月后,可再继续治疗3个月,有显著疗效。

(2)治疗老年性骨质疏松症

药物:鹿茸适量。

用法:取上药,研成细末,每次2g,温开水送服,每天2次。或同鸡炖服,10天为1个疗程。也可用鹿角霜,每次5g,每日2次。

临床应用:补肾生血,强筋健骨。用于治疗老年性骨质增生有令人满意的疗效。

(3)治疗尿路结石

药物:鹿角霜适量。

用法:研成细末,每次服3g,每日2次。

临床应用:补肾强精,通下结石。用于治疗尿路结石有一定疗效。

(4)治疗老年性因跟骨增生引起的足跟痛

药物:鹿茸10g。

用法:取上药,配白酒500ml,放1周后备用。每次服10ml,每天3次。

临床应用:补肾生精,强筋健骨。可用于治疗老年性因跟骨质增生引起的足跟痛。

(5)治疗白细胞减少症、血小板减少症

药物:鹿茸适量。

用法:取上药,研成细末,每天用5g,先用鸡蛋2个,红糖、猪膏适量蒸熟,再加入鹿茸粉调匀后1次服,每天1次。

临床应用:温肾强精,益髓生血。用于治疗白细胞减少症、血小板减少症疗效较好。

(6)治疗急性乳腺炎

药物:鹿角适量。

用法:取上药,锉为细粉,装入胶丸,每丸0.5g,每次服2～4粒,每天4～6次。

临床应用:补肾通络,活血消肿。用于治疗急性乳腺炎有较好的疗效。

(7)治疗寒湿痹痛

药物:鹿角胶适量。

用法:每次取上药10g,加红糖、开水蒸化,口服,每天2次,10天为1个疗程。

临床应用:强筋健骨,散寒止痛。用于治疗寒湿痹痛,风湿骨痛均有明显疗效。

(8)治疗阳痿、早泄

药物:鹿茸精注射液适量。

用法:取上药,用穴位注射(气海、关元、中极、曲骨、足三里各0.5ml,命门1ml),隔日1次,15次为1个疗程,并配合辨证内服中药。

临床应用:补肾强精,益髓壮阳。用于治疗阳痿、早泄有显著疗效。

(9)治疗房室传导阻滞

药物:鹿茸精注射液适量。

用法:取上药,每日肌内注射2ml,25～30天为1个疗程。连用2～3个疗程。

临床应用:补肾强精,生血宁心。用于治疗房室传导阻滞之心动过缓有一定疗效。

2. 配成方治大病

(1)治疗阳痿、早泄、遗精

方名:鹿茸补肾壮阳丸。

药物:梅花鹿茸60g,人参、黄芪各150g,熟地黄、枸杞子各100g,淫羊藿80g,当归、山茱萸、山药、补骨脂、菟丝子、蛇床子、韭菜子、沙苑子、海龙、牛膝各50g。

用法:取上药,制成小水丸,每次服6～9g,每天3次。1剂为1个疗程。

临床应用:补肾强精,益髓壮阳。用于治疗阳痿、早泄、遗精等症有较好的疗效。

(2)治疗男性不育

方名:鹿茸补肾生精丸。

药物:梅花鹿茸80g,高丽参150g,熟地黄、龟甲胶、枸杞子各100g,海狗肾、蛤蚧各2对,补骨脂、菟丝子、山茱萸各80g。

用法:取上药,制成小水丸,每次服 5～8g,每天 3 次。1 剂为 1 个疗程。

临床应用:益气生血,补肾生精。用于治疗男性不育有显著疗效。

(3)治疗慢性风湿性心脏病

方名:鹿茸补血宁心丸。

药物:梅花鹿茸 60g,人参、黄芪各 150g,煅龙骨、煅牡蛎各 100g,白术、茯苓、酸枣仁各 80g,柏子仁、远志、麦冬、五味子、当归、桂枝、大枣各 50g,炙甘草 20g。

用法:取上药,制成小水丸,每次服 6～9g,每天 3 次。1 个月为 1 个疗程。

临床应用:温阳健脾,补血宁心。用于治疗慢性风湿性心脏病有一定疗效。

(4)治疗病态窦房结综合征

方名:鹿茸病窦丸。

药物:梅花鹿茸 100g,高丽参 200g,黄芪 150g,白芍、白术、茯苓、酸枣仁、熟附片各 80g,当归、桂枝、辽细辛、川芎、远志、干姜、大枣、丹参各 50g,麻黄、炙甘草各 15g。

用法:取上药,制成小水丸,每次服 5～8g,每天 3 次。1 剂为 1 个疗程。

临床应用:补肾生血,调频宁心。用于治疗病态窦房结综合征有显著疗效。

(5)治疗慢性支气管炎、肺气肿

方名:鹿胶固金丸。

药物:鹿角胶、川贝母、阿胶、熟地黄、紫河车各 100g,西洋参、黄芪各 150g,百合、茯苓、桑白皮各 80g,杏仁、桔梗、京半夏、陈皮、五味子、紫菀、款冬花、当归各 50g。

用法:取上药,制成小水丸,每次服 6～9g,每天 3 次。30 天为 1 个疗程。

临床应用:滋肾补肺,止咳平喘。用于治疗慢性支气管炎、肺气肿之咳痰喘有良效。

(6)治疗肾病综合征

方名:鹿茸补肾利水丸。

药物:梅花鹿茸 60g,黄芪 200g,人参 150g,熟地黄、枸杞子、水蛭、车前子各 100g,白术、茯苓各 80g,泽泻、猪苓、熟附片、陈皮、当归、桂枝、蝉蜕、山药、干姜各 50g。

用法:取上药,制成小水丸,每次服 6～9g,每天 3 次。应低盐,1 剂为 1 个疗程。

临床应用:补肾生血,温阳利水。用于治疗肾病综合征之水肿、蛋白尿、贫血等有良效。

(7)治疗风湿骨痛

方名:鹿角霜风湿骨痛丸。

药物:鹿角霜、生地黄各 100g,黄芪、人参、天麻各 150g,白芍、木瓜各 80g,当归、桂枝、川芎、羌活、独活、防风、威灵仙、秦艽、辽细辛各 50g,制川乌、制草乌各 30g。

用法:取上药,制成小水丸,每次服 5～8g。每天 3 次。1 剂为 1 个疗程。

临床应用:补肾生血。祛风除湿。用于治疗风湿骨痛有显著疗效。

(8)治疗骨质疏松

方名:鹿茸补肾健骨丸。

药物:梅花鹿茸 60g,人参、黄芪各 150g,熟地黄、杜仲、狗脊、骨碎补、淫羊藿、海龙各 100g,白芍 80g,当归、川芎、续断、威灵仙、秦艽、肉苁蓉、锁阳、山茱萸各 50g。

用法:取上药,制成小水丸,每次服 6～9g,每天 3 次。30 天为 1 个疗程。

临床应用:温肾补血,强筋健骨。用于治疗骨质疏松之周身疼痛有良效。

(9)治疗颈、腰椎间盘突出

方名:鹿角霜舒筋壮腰丸。

药物:鹿角霜、杜仲各 100g,天麻、黄芪、人参、葛根各 150g,赤芍 80g,羌活、独活、桂枝、防风、续断、千年健、伸筋草、辽细辛、制川乌、制草乌各 30g,制马钱子 15g。

用法:取上药,制成小水丸,每次服 5～8g,每天 3 次。1 剂为 1 个疗程。

临床应用:补肾健骨,舒筋壮腰。用于治疗颈、腰椎间盘突出及骨质增生疗效显著。

(10)治疗再生障碍性贫血、血小板减少

方名:鹿茸再障补血丸。

药物:梅花鹿茸、龟甲胶、阿胶、熟地黄、

枸杞子各 100g,黄芪、高丽参各 150g,白术、茯苓、白芍、当归、山药各 80g,川芎、大枣、三七、茜草、仙鹤草、白及各 50g。

用法:取上药,制成小水丸,每次服 6～9g,每天 3 次。1 个月为 1 个疗程。

临床应用:补肾生精,益气摄血。用于治疗再生障碍性贫血、血小板减少等症有良效。

(11)治疗地中海贫血及其他贫血

方名:鹿茸地中海贫血丸。

药物:梅花鹿茸、熟地黄、枸杞子各 100g,野山参、黄芪、紫河车各 150g,鸡血藤、白术、茯苓各 80g,当归、三七、海马、补骨脂、菟丝子、仙茅、巴戟天、大枣各 50g。

用法:取上药,制成小水丸,每次服 5～8g,每天 3 次。1 剂为 1 个疗程。

临床应用:补肾生精,益气生血。用于治疗地中海贫血及其他贫血均有一定疗效。

(12)治疗身体羸瘦、脾胃虚弱

方名:鹿茸大补丸。

药物:梅花鹿茸 60g。黄芪、人参各 150g,熟地黄、枸杞子各 100g,白芍、白术、茯苓各 80g,当归、川芎、山茱萸、山药、砂仁、芡实、莲子、大枣、陈皮、建曲各 50g。

用法:取上药,制成小水丸,每次服 6～9g,每天 3 次。30 天为 1 个疗程。

临床应用:补肾生血,益气健脾。用于治疗身体羸瘦、脾胃虚弱等症有显著疗效。

3. 知药理、谈经验

(1)知药理

鹿茸能促进生长发育,提高机体的细胞免疫和体液免疫,提高人体的脑力和体力,减轻疲劳,改善睡眠,增进食欲,促进核酸和蛋白合成,调节新陈代谢,调节内分泌,且具有促性激素样作用,可增加肾脏利尿功能。亦能促进造血功能,尤能促进细胞新生。有明显抗脂质过氧化作用,其磷脂成分能抑制单胺氧化酶的活性。对长期不愈和新生不良的溃疡和创伤,能促进加速愈合,增强再生过程,并能促进骨折的愈合。可抑制应激性溃疡,而有抗应激作用。此外,鹿茸多糖尚具有明显的抗炎作用,可增强学习记忆能力,加速条件反射建立,还有提高子宫张力和增强其节律性收缩等作用。

(2)谈经验

孟学曰:鹿茸,甘、咸,温,长于益精填髓、补精气、助火衰、兴阳道、健腰膝,为补肾壮阳之要药。主生精补髓,养血益阳,强筋健骨、补火助阳、固摄精便、益气强志、生齿不老等。治肾阳不足,阳痿早泄,宫冷不孕,骨软行迟,神疲消瘦,眩晕耳聋,冲任虚寒,崩漏不止,带下过多,阴疽内陷,久溃不敛,脓出清稀等症。

鹿茸益精填髓、补肾壮阳,配合人参、熟地黄、附子、肉桂、肉苁蓉等,治精血亏虚,阳痿早泄,宫冷不孕,耳鸣耳聋;配合人参、紫河车、海狗肾等,治精少不育,遗精滑精。

鹿茸滋补肝肾,生精益血,配合肉苁蓉、锁阳、菟丝子、牛膝、熟地黄等,治小儿骨软,行迟齿迟,囟门不合;配合熟地黄、山茱萸、五加皮、人参、黄芪等,治诸虚百损,神疲消瘦;配合当归、阿胶、炒蒲黄、山药、芡实等,治冲任虚损,带脉失固,崩漏下血,白带过多。

鹿茸温补精血,外托疮毒,配合黄芪、肉桂、当归、熟地黄、白芍等,治疮疡久溃不敛,脓出清稀。

二、海 马

【成分】 海马含有大量镁和钙,其次为锌、铁、锶、锰,少量的钴、镍、铜和镉,还含硬脂酸、胆甾醇、胆脂二醇等。

【性味归经】 甘,温。无毒。归肝、肾经。

【功效】 补肾壮阳,调气活血,温通任脉。

【用法用量】 内服:煎汤,3～9g;或入丸、散剂。外用:适量,研末敷患处。

【使用注意】 孕妇及阴虚火旺者忌服。

1. 单味药治难症

(1)治疗阳痿

药物:海马1对。

用法:取上药,炙焦,研成细粉,每次服1.5g,每天2次。1个月为1个疗程。

临床应用:温肾益髓,壮阳起痿。用于治疗阳痿有较好的疗效。

(2)治疗妇女宫寒不孕

药物:海马1对。

用法:取上药,炙焦,研成细粉,每次服3g,每天3次。黄酒送服。

临床应用:壮阳益髓,温肾暖宫。用于治疗妇女宫寒不孕有显著疗效。

(3)治疗腰腿疼痛、跌打损伤

药物:海马50g。

用法:取上药,焙干,研成细粉,用40度的白酒500ml浸泡24小时以上,每次服5~10ml,每天2次。

临床应用:温肾壮骨,活血疗伤。用于治疗腰腿疼痛,跌打损伤有显著疗效。

2. 配成方治大病

(1)治疗阳痿、早泄

方名:海马起痿丸。

药物:海马、梅花鹿茸、山茱萸、熟附片、补骨脂、菟丝子各50g,淫羊藿、蛇床子、韭菜子各60g,人参150g,熟地黄、枸杞子各100g,海狗肾2对,肉桂10g。

用法:取上药,制成小水丸,每次服5~8g,每天3次,1剂为1个疗程。

临床应用:补肾益髓,壮阳起痿。用于治疗阳痿、早泄有较好的疗效。

(2)治疗男性不育

方名:海马生精丸。

药物:海马、补骨脂、菟丝子、山茱萸、山药、淮牛膝、覆盆子、车前子、五味子、女贞子各50g,人参150g,熟地黄、枸杞子各100g,蛤蚧2对。

用法:同上(1方)。

临床应用:补肾壮阳,益髓生精。用于治

疗男性不育有一定疗效。

(3)治疗肾虚作喘

方名:海马平喘丸。

药物:海马60g,麦冬、五味子、山茱萸、山药、泽泻、牡丹皮、葶苈子、大枣各50g,人参150g,熟地黄、核桃肉各100g,蛤蚧2对,茯苓80g。

用法:取上药,制成小水丸,每次服5~8g,每天3次。1个月为1个疗程。

临床应用:补肾壮阳,纳气平喘。用于治疗肾虚作喘之动则气喘,气不接续等有良效。

(4)治疗跌打损伤、积聚癥瘕

方名:海马跌打丸。

药物:海马60g,当归、川芎、桃仁、红花、制乳香、制没药、血竭、三棱、莪术各50g,赤芍、生地黄各100g,丹参80g,甘草15g。

用法:取上药,制成小水丸,每次服5~8g,每天3次。

临床应用:补肾壮阳,活血疗伤。用于治疗跌打损伤、积聚癥瘕等有一定疗效。

3. 知药理、谈经验

(1)知药理

海马具有雄性和雌性激素样作用,能增强性欲,其效力较蛇床子、淫羊藿弱,但比蛤蚧强。有抗血栓、抗衰老作用。

(2)谈经验

孟学曰:海马甘、温,长于补肾壮阳,引火归元,接续真气,助阳活血,调气止痛,气滞得通。主入肾经命门,暖水道,壮阳道,堕胎催生,调和气血等。治阳痿、遗精遗尿,肾虚作喘,积聚癥瘕,跌打损伤,疗疮肿毒等症。

海马补肾壮阳,滋肾固精,配合人参、鹿茸、熟地黄、枸杞子、山茱萸等,治肾阳衰惫,阳痿不举;配合枸杞子、红枣、鱼鳔、覆盆子、桑螵蛸等,治夜尿频多,遗尿尿床;补益肾阳,接续真气,配合蛤蚧、人参、核桃肉、熟地黄、五味子等,治肾阳不足,肾不纳气、虚喘;助阳活血,调气止痛,配合当归、川芎、三七、血竭、乳香、没药等,治血行不畅,跌打瘀肿。

三、淫羊藿

【成分】 淫羊藿茎、叶含淫羊藿苷,叶还含挥发油、蜡醇、三十一烷、植物甾醇、鞣质、油脂,脂肪油中的脂肪酸有棕榈酸、硬脂酸、油酸、亚油酸。

【性味归经】 辛、甘、温。无毒。归肝、肾经。

【功效】 温肾壮阳,强筋健骨,祛风除湿。

【用法用量】 内服:煎汤,3～10g,或浸酒、熬膏及入丸、散。外用:煎水洗。

【使用注意】 本品燥烈,伤阴助火,阴虚火旺者不宜用。

1. 单味药治难症

(1)治疗阳痿,腰膝酸痛、半身不遂

药物:淫羊藿 500g。

用法:取上药,加白酒 1000ml,密闭浸泡 20 天,过滤备用。用时,每次服 10～20ml,每天 3 次。

临床应用:补肾壮阳,祛风除湿。用于治疗阳痿、腰膝酸痛、半身不遂等症均有一定疗效。

(2)治疗慢性支气管炎

药物:淫羊藿 1000g。

用法:取上药(干品),以其总量的 80%(800g)加清水煎取浓汁,另外 20%(200g)粉碎为细末。将细末加入浓汁中混合均匀,制成丸剂。每天服用量相当于生药 30g,分早晚 2 次服用,1 个月为 1 个疗程。

临床应用:温肾平喘,镇咳祛痰。用于治疗慢性支气管炎,1 个疗程后,镇咳有效率为 86.8%,祛痰有效率为 87.9%,平喘有效率为 73.8%。服药后偶有口干、恶心可自行消失。

(3)治疗骨刺鲠喉

药物:淫羊藿 15～20g。

用法:取上药,置锅内用文火焙焦后,洒入饱和糖水 150～200ml(白糖或红糖均可),拌匀;再加清水 400ml,煎成 350ml 左右。稍凉即服,一般服药 1 次即可,未愈者可加服 1 次。临床症状较重者可先呷服米醋 20ml,10 分钟后服药。

临床应用:祛风通络,软化骨刺。用于治疗骨刺鲠喉有令人满意的疗效。

(4)治疗排卵期出血

药物:淫羊藿 15～20g。

用法:取上药,温开水洗净,开水泡 10 分钟后饮用,泡饮 3～5 次无苦味时停用。自月经第 9 天起,每天饮 1 剂,连用 1 周为 1 个疗程,月经第 15 天后停用,下 1 个月经周期重复使用。一般 1 个疗程见效。服药时期大便稍稀,停药后可恢复正常。

临床应用:温肾助阳,调理月经。用于治疗排卵期出血有较好的疗效。

(5)治疗无精子症、死精子症

药物:淫羊藿 30g。

用法:取上药,用米酒(甜酒)浸 1 夜,拌姜汁炒黄,再用羊肾(睾丸)1 对(切开去中心白脂)。加清水 500ml,米醋 10ml,少许食盐,慢火煮沸 1 小时,吃肾喝汤,分早、晚内服,一个半月为 1 个疗程,一般 1～2 个疗程可有疗效。

临床应用:温肾壮阳,益髓生精。用于治疗无精子症、死精子症有显著的疗效。

(6)治疗外阴白斑

药物:淫羊藿 100g。

用法:取上药,研成极细末,用鱼肝油软膏适量调匀成膏。使用前排空尿液,用生理盐水洗净外阴后,再用棉签将该药涂于患处,每天 2 次,7 天为 1 个疗程,直至痊愈为止。

临床应用:祛风解毒,燥湿止痒。用于治疗外阴白斑,症见外阴部红肿胀痛,带下增多,黏膜及皮肤变白变厚、失去弹性及干燥或有瘙痒灼热感,皮肤表面发生裂纹和溃疡者。

(7)治疗病毒性心肌炎

药物:淫羊藿浸膏片适量。

用法:取上药,每次服 7～10 片,每天 3 次,连服 2 个月。同时用维生素 C 静滴或静注。

临床应用:温肾解毒,养血宁心。用于治疗病毒性心肌炎有较佳的疗效。

(8)治疗神经衰弱

药物:淫羊藿浸膏片适量。

用法:取上药,每次服 5～8 片,每天 3 次。1 个月为 1 个疗程。

临床应用:补肾壮阳,镇静安神。用于治疗神经衰弱之头晕、心悸、失眠等症有良效。

(9)治疗白细胞减少症

药物:淫羊藿冲剂(每包 15g)。

用法:取上药,第 1 周每日服 3 包,分 3 次服;第 2 周每日服 2 包,分 2 次服。15 天为 1 个疗程。

临床应用:温肾壮阳,益气生血。用于治疗白细胞减少症有一定疗效。

2. 配成方治大病

(1)治疗阳痿、早泄、遗精

方名:淫羊藿振痿丸。

药物:淫羊藿、人参、黄芪各 150g,熟地黄、枸杞子、桑椹、蛇床子各 100g,补骨脂、菟丝子各 80g,沙苑子、韭菜子、山茱萸各 50g,海狗肾 2 对,熟附片 30g,肉桂 15g。

用法:取上药,制成小水丸,每次服 6～9g,每天 3 次。1 个月为 1 个疗程。

临床应用:温肾壮阳,填精振痿。用于治疗阳痿、早泄、遗精有显著疗效。

(2)治疗早衰

方名:淫羊藿早衰丸。

药物:淫羊藿、黄芪各 150g,西洋参、人参、熟地黄、枸杞子、龟甲胶各 100g,白术、茯苓各 80g,梅花鹿茸、山药、大枣各 50g。

用法:取上药,制成小水丸,每次服 6～9g,每天 3 次。1 剂为 1 个疗程。

临床应用:温肾生血,益气健脾。用于治疗早衰,身体各种功能减退有较好疗效。

(3)治疗慢性肾炎

方名:淫羊藿慢肾丸。

药物:淫羊藿、黄芪、人参各 150g,白术、茯苓、水蛭各 100g,车前子、熟附片各 80g,商陆、山药、薏苡仁各 60g,猪苓、泽泻、当归、蝉蜕、桂枝各 50g。

用法:取上药,制成小水丸,每次服 6～9g,每天 3 次。1 剂为 1 个疗程,忌辛辣、肥肉,应低盐。

临床应用:补肾生血,健脾利水。用于治疗慢性肾炎之全身浮肿和蛋白尿有显著疗效。

(4)治疗肝硬化腹水

方名:淫羊藿软肝利水汤。

药物:淫羊藿、黄芪、白扁豆、薏苡仁各 20g,白术、茯苓、水蛭(研末冲服)各 15g,泽泻、车前子、大腹皮、丹参各 10g。

用法:清水煎 2 次,混合后分 3 次服,每日 1 剂。应低盐。

临床应用:温补肝肾,益气利水。用于治疗肝硬化腹水有一定疗效。

(5)治疗 2 型糖尿病

方名:淫羊藿降糖丸。

药物:淫羊藿、西洋参、葛根各 150g,枸杞子、知母、黄连、生石膏各 100g,黄精、玉竹各 80g,天花粉、麦冬、天冬、桔梗、菟丝子、地骨皮、建曲各 50g。

用法:取上药,制成小水丸,每次服 6～9g,每天 3 次。30 天为 1 个疗程。

临床应用:补肾泻热,滋阴降糖。用于治疗 2 型糖尿病有显著疗效。

(6)治疗尿崩症

方名:淫羊藿尿崩症丸。

药物:淫羊藿、熟地黄各 150g,熟附片、覆盆子、金樱子各 80g,枸杞子、茯苓各 100g,山药、牡丹皮、山茱萸各 60g,补骨脂、菟丝子、五味子、泽泻、车前子各 50g,肉桂 20g。

用法:取上药,制成小水丸,每次服 5～8g,每天 3 次。1 剂为 1 个疗程。

临床应用:温肾填精,固塞尿崩。用于治

疗尿崩症有一定疗效。

（7）治疗白细胞减少症

方名：淫羊藿增白细胞丸。

药物：淫羊藿、黄芪、人参各 150g，熟地黄、枸杞子、阿胶各 100g，白术、茯苓、制首乌、黄精各 80g，巴戟天、仙茅各 60g，补骨脂、当归、大枣各 50g。

用法：取上药，制成小水丸，每次服 6～9g，每天 3 次。1 个月为 1 个疗程。

临床应用：补肾生血，益气健脾。用于治疗白细胞减少症有较佳的疗效。

（8）治疗泌尿系结石

方名：淫羊藿排尿石汤。

药物：淫羊藿、威灵仙各 30g，金钱草 50g，瞿麦、萹蓄、冬葵子、滑石各 20g，知母、黄柏各 15g，通草 5g。

用法：清水煎 2 次，混合后分 3 次服，每日 1 剂。

临床应用：温肾壮阳，利尿排石。用于治疗泌尿系结石，症见腰腹部剧痛或绞痛，伴尿频、尿急、排尿困难等证有一定的疗效。

（9）治疗更年期高血压

方名：淫羊藿平肝降压丸。

药物：淫羊藿、天麻、罗布麻叶各 150g，杜仲、夏枯草、黄芩、珍珠母、石决明、龙齿各 100g，知母、黄柏、白芍、牡丹皮各 80g，巴戟天、仙茅、牛膝各 60g。

用法：取上药，制成小水丸，每次服 6～9g，每天 3 次。禁烟、酒，饮食应低盐、低脂、低糖。血压正常后，每天服 1～2 次。

临床应用：温肾潜阳，平肝降压。用于治疗高血压有较好的疗效。

（10）治疗慢性前列腺炎

方名：淫羊藿治淋汤。

药物：淫羊藿 30g，草薢、白花蛇舌草、丹参、赤小豆各 20g，乌药、黄柏、瞿麦各 25g，石菖蒲 15g，砂仁、甘草各 6g。

用法：清水煎 2 次，混合后分 3 次服，每日 1 剂。

临床应用：温阳利湿，清热治淋。用于治疗慢性前列腺炎之尿频、尿急、尿痛有良效。

（11）治疗面神经麻痹

方名：淫羊藿牵正丸。

药物：淫羊藿、天麻、葛根各 100g，白芍、僵蚕、全蝎各 80g，防风、禹白附子、钩藤各 60g，菊花、蝉蜕、当归、川芎、白芷、羌活各 50g，蜈蚣 5 条。

用法：取上药，制成小水丸，每次服 6～9g，每天 3 次。1 剂为 1 个疗程。

临床应用：温阳除湿，祛风牵正。用于治疗面神经麻痹有令人满意的疗效。

（12）治疗风湿骨痛

方名：淫羊藿风湿骨痛丸。

药物：淫羊藿、威灵仙、野木瓜各 100g，薏苡仁 80g，苍术、黄柏各 60g，苍耳子、桂枝、川芎、羌活、独活、辽细辛、川牛膝、桑寄生、伸筋草、千年健、青风藤各 50g。

用法：取上药，制成小水丸，每次服 5～8g，每天 3 次。30 天为 1 个疗程。

临床应用：温阳除湿，祛风止痛。用于治疗风湿骨痛有一定疗效。

3. 知药理、谈经验

（1）知药理

淫羊藿能促进核酸、蛋白质合成，具有雌性和雄性激素样作用，使卵巢和子宫重量增加，促进精液分泌，精囊充满后，刺激性感觉神经，使性欲兴奋。能增强机体免疫功能、抗衰老、改善心功能、降血脂、降血糖、镇静、降压、抗炎、抗病原微生物、抗惊厥等。还有一定的镇咳、祛痰、平喘作用。

（2）谈经验

孟学曰：淫羊藿辛、甘，温，为温肾强阳起痿之良药，能补命门，益精气、强筋骨、祛风湿、利小便等。主阴痿绝伤，补火助阳，筋骨挛急，冷风劳气，四肢不仁等。治肾阳不足，阳痿宫冷，肝肾不足，腰膝酸软，风湿痹痛，肢体麻木，肝肾亏虚，头目眩晕等症。

淫羊藿补肾壮阳，强筋健骨，配合人参、

仙茅、肉苁蓉、附子等,治命门火衰,阳痿不举;配合鹿茸、当归、熟地黄、仙茅、人参等,治肾精不足,宫冷不孕。

四、仙 茅

【成分】 仙茅的化学成分较为复杂,主要为多种环木菠萝烷型三萜及其糖苷,甲基苯酚及氯代甲基苯酚的多糖苷类,其他尚含有氮类化合物,甾醇,脂肪类化合物和黄酮醇苷等。

【性味归经】 辛,热。有毒。归肾、肝、脾经。

【功效】 温肾壮阳,祛风散寒,强筋壮骨。

【用法用量】 内服:煎汤,3～10g;或入丸、散剂;浸酒。外用:捣敷。

【使用注意】 本品燥热有毒,不宜久服;阴虚火旺者不宜服。

1. 单味药治难症

(1)治疗阳痿精冷

药物:仙茅 20g。

用法:取上药,清水煎 2 次,混合后分 2 次服,每天 1 剂。10 剂为 1 个疗程。

临床应用:补肾壮阳,益髓起痿。用于治疗阳痿精冷有一定疗效。

(2)治疗风寒湿痹、关节疼痛

药物:仙茅 30g。

用法:取上药,加入生姜 10g,清水煎 3 次,混合后分 3 次服,每日 1 剂。5 剂为 1 个疗程。另:适量仙茅、生姜捣烂热敷患处。

临床应用:祛风散寒,补肾利湿。用于治疗风寒湿痹,关节疼痛等症有明显疗效。

(3)治疗老年遗尿

药物:仙茅 30g。

用法:取上药,用高粱白酒 500ml,浸泡 1 周后,每次饮 20～30ml,每天 2 次。

临床应用:补肾壮阳,缩尿止遗。用于治疗老年遗尿有较好的疗效。

2. 配成方治大病

(1)治疗阳痿不举、精冷不育

方名:仙茅起痿汤。

药物:仙茅、巴戟天、山茱萸、五加皮各 15g,熟地黄、枸杞子、淫羊藿各 15g,熟附片、人参、蛇床子、韭菜子各 10g,肉桂 5g,炙甘草 3g。

用法:清水煎 2 次,每剂药服 2 天,每天服 3 次。10 剂为 1 个疗程。

临床应用:补肾壮阳,强精起痿。用于治疗阳痿不举,精冷不育有一定疗效。

(2)治疗腰膝酸痛、筋骨痿软

方名:仙茅骨痿汤。

药物:仙茅、巴戟天、白芍、木瓜各 15g,杜仲 20g,独活、防风、当归、辽细辛、川芎、桂枝、川牛膝、桑寄生各 10g。

用法:清水煎 2 次,混合后分 2 天服,每天服 3 次。5 剂为 1 个疗程。

临床应用:补肾壮阳,强筋健骨。用于治疗腰膝酸痛、筋骨痿软有较好的疗效。

(3)治疗席汉综合征

方名:仙茅虚损汤。

药物:仙茅、熟地黄、阿胶(烊化冲服)、白芍、白术、茯苓、桂圆肉各 15g,黄芪 20g,人参、当归、川芎、大枣各 10g,炙甘草 3g。

用法:清水煎 2 次,混合后分 2 天服,每天服 3 次。10 剂为 1 个疗程。

临床应用:补肾生精,益气生血。用于治疗席汉综合征之出血后气短乏力等有良效。

(4)治疗高血压病

方名:仙茅降压汤。

药物:仙茅、巴戟天、夏枯草、益母草各 15g,淫羊藿、知母、黄柏、石决明各 20g,当归、牛膝各 10g。

用法:清水煎 2 次,混合后分 3 次服。每日 1 剂,血压降至正常后,可间断服用,也可用 5 倍量,制成小水丸,每次服 8g,间断服。

临床应用:补肾温阳,滋阴降压。用于治疗肾虚高血压病有一定疗效。

（5）治疗心律不齐（缓慢型）

方名：仙茅稳心调频汤。

药物：仙茅、赤芍、红参各15g，黄芪50g，丹参、煅龙骨、煅牡蛎各30g，山茱萸、川芎、熟附片、桂枝、淫羊藿各10g，辽细辛5g，炙甘草3g。

用法：清水煎2次，混合后分3次服，每日1剂。10剂为1个疗程。

临床应用：补肾温阳，稳心调频。用于治疗心律不齐有显著疗效。

（6）治疗骨质疏松

方名：仙茅强筋健骨汤。

药物：仙茅、淫羊藿、狗脊、骨碎补、白芍、熟附片、杜仲各15g，羊骨、狗骨、鹿角霜各20g，当归、三七、地龙、当归、防己各10g，炙甘草5g。

用法：清水煎，第1天煎1次服3次，第2天煎2次服3次。10剂为1个疗程。

临床应用：补肾壮阳，强筋健骨。用于治疗骨质疏松有一定疗效。

3. 知药理、谈经验

（1）知药理

仙茅能提高免疫功能，具备性激素样作用，有明显的抗缺氧、抗高温效果，有抗炎、镇静、镇痛、抗惊厥、抗衰老作用，还有扩张冠脉、强心、加快心率等功效。

（2）谈经验

孟学曰：仙茅辛、热，长于补火助阳，兼补肝肾，强筋骨，祛寒湿，乃补阳温肾、补三焦命门之专药。主补阳温肾、温暖腰膝、强筋健骨、祛寒除痹、五劳七伤、开胃下气等。治阳痿精冷，遗尿尿频，寒湿痹痛，筋骨痿软，脾肾阳虚，腹痛冷泻，目暗不明，须发早白，下元虚损，气逆喘咳等症。

仙茅善补命门，补火助阳，配合熟地黄、淫羊藿、五加皮、菟丝子等，治肾阳不足，命门火衰；配合熟地黄、茯苓、枸杞子、山茱萸等，治目暗不明，须发早白；配合补骨脂、肉豆蔻、吴茱萸、五味子、大枣等，治脾肾阳虚，脘腹冷痛，少食腹泻。

五、巴 戟 天

【成分】 巴戟天的化学成分主要为糖类，尤其是还原糖及其苷，尚含黄酮、甾体、三萜、氨基酸、有机酸、强心苷及微量蒽醌类成分，维生素C、树脂和环烯醚萜苷等。

【性味归经】 甘、辛，微温。无毒。归肝、肾经。

【功效】 补肾助阳，强筋健骨，祛风除湿。

【用法用量】 内服：煎汤，3～10g；或入丸、散、浸酒或熬膏。

【使用注意】 阴虚火旺者忌服；覆盆子为之使，恶雷丸、丹参。

1. 单味药治难症

（1）治疗阳痿、早泄

药物：巴戟天适量。

用法：取上药，研成细末，每次服5～8g，热米汤调蜂蜜送下，每天3次。

临床应用：补肾益髓，助阳起痿。用于治疗阳痿、早泄有一定的疗效。

（2）治疗月经不调、宫冷不孕

药物：巴戟天适量。

用法：取上药，研成细末，每次服5～8g，温开水送服，每天3次。15天为1疗程。

临床应用：补肾壮阳，温宫调经。用于治疗月经不调，宫冷不孕有较好的疗效。

（3）治疗风湿痹痛

药物：巴戟天500g。

用法：取上药，用五十度高粱白酒2500g，加入适量蜂蜜，浸泡1周后服用，每次口服20～30ml，每天2次。

临床应用：祛风除湿，强筋健骨。用于治疗风湿痹痛、周身关节疼痛有显著疗效。

2. 配成方治大病

（1）治疗肾病综合征

方名：巴戟天补肾健脾利水丸。

药物:巴戟天、白术、茯苓各80g,黄芪200g,西洋参150g,熟地黄、枸杞子、水蛭各100g,山药、山茱萸、泽泻、猪苓、牡丹皮、蝉蜕各50g。

用法:取上药,制成小水丸,每次服6～9g,每天3次。1个月为1个疗程。

临床应用:补肾助阳,健脾利水。用于治疗肾病综合征之水肿、蛋白尿有显著疗效。

(2)治疗浮肿

方名:巴戟天利水消肿丸。

药物:巴戟天、车前子各80g,白术、茯苓各100g,黄芪200g,猪苓、泽泻、大腹皮、商陆、陈皮、防己各50g,桂枝40g。

用法:取上药,制成小水丸,每次服8～10g,每天3次。应低盐,浮肿消退停服。

临床应用:补肾助阳,利水消肿。用于治疗浮肿,对各种原因类型属水湿浸渍者均有良效。

(3)治疗小便不禁

方名:巴戟天缩泉丸。

药物:巴戟天、枸杞子、白芍各80g,黄芪、人参各150g,益智仁、菟丝子、桑螵蛸、五味子、补骨脂、覆盆子、升麻、车前子、大枣、金樱子各50g,炙甘草15g。

用法:取上药,制成小水丸,每次服6～9g,每天3次。1剂为1个疗程。

临床应用:补肾益髓,壮阳缩泉。用于治疗小便不禁有较好的疗效。

(4)治疗阳痿、遗精

方名:巴戟天起痿丸。

药物:巴戟天80g,熟地黄、枸杞子、煅龙骨各100g,人参150g,淫羊藿、韭菜子、仙茅、茯苓各60g,肉苁蓉、锁阳、补骨脂、菟丝子、山茱萸、五味子各50g。

用法:取上药,制成小水丸,每次服5～8g,每天3次。1个月为1个疗程。

临床应用:补肾助阳,益髓起痿。用于治疗阳痿、遗精有显著疗效。

(5)治疗月经不调、宫寒不孕

方名:巴戟天助孕丸。

药物:巴戟天、赤芍各80g,熟地黄、煅龙骨各100g,当归60g,川芎、高良姜、补骨脂、菟丝子、肉苁蓉、锁阳、骨碎补各50g,肉桂20g,吴茱萸15g。

用法:取上药,制成小水丸,每次服5～8g,每天3次。1剂为1个疗程。

临床应用:补肾助阳,益髓助孕。用于治疗月经不调,宫寒不孕有一定疗效。

(6)治疗腰膝疼痛

方名:巴戟天腰痛丸。

药物:巴戟天、草薢、白芍各80g,杜仲100g,当归、桂枝、川芎、续断、辽细辛、独活、防风、秦艽、羌活、五加皮、川牛膝、桑寄生、炮附子各50g,炙甘草15g。

用法:取上药,制成小水丸,每次服6～9g,每天3次。

临床应用:补肾助阳,强筋健骨。用于治疗腰膝疼痛有较好的疗效。

3. 知药理、谈经验

(1)知药理

巴戟天具有明显的促肾上腺皮质激素样作用,有增加血中皮质酮含量的作用,有增加体重及抗疲劳作用。

(2)谈经验

孟学曰:巴戟天,甘、辛,微温,长于补肾助阳,温润不燥,五劳七伤,风湿脚气,风疾水肿。主强阳益精,阳痿不举,筋骨痿弱,益志增气,头面游风,祛风除湿等。治阳痿早泄,宫冷不孕,筋骨痿软,腰膝痹痛等症。

巴戟天补肾助阳,温补命门,配合仙茅、枸杞子、熟地黄、淫羊藿、鹿茸等,治阳痿不育,遗精滑泄;配合高良姜、肉桂、吴茱萸、小茴香、当归等,治下元虚冷、宫冷不孕;培补肝肾,强筋健骨,配合杜仲、鹿茸、紫河车、熟地黄、锁阳等,治肾虚骨痿,步履艰难;配合独活、羌活、防风、肉桂、牛膝等,治肝肾不足,风寒侵袭,腰膝痹痛。

六、冬虫夏草

【成分】 冬虫夏草含有蛋白质、17 种氨基酸、糖、醇、核苷类,并含有维生素 B_{12}、维生素 B_1、维生素 C、油酸、亚油酸、亚麻酸、棕榈酸等。此外,尚含有胆甾醇软脂酸、麦角甾醇过氧化物、麦角醇及生物碱等。

【性味归经】 甘,平。有小毒。归肺、肾经。

【功效】 益肾补肺,止血化痰,止嗽定喘。

【用法用量】 内服:煎汤,5～10g,或用 15～30g 与鸡、鸭、猪肉等炖服,也可入丸、散服。

【使用注意】 阴虚火旺者,不宜独应用。本药为平补之品,久服方效。

1. 单味药治难症

(1)治疗慢性支气管炎、支气管哮喘

药物:冬虫夏草适量。

用法:取上药,焙干,研成细末。每天 5g,分 2 次用开水冲服,2 个月为 1 个疗程。未愈者可继续下个疗程。

临床应用:温肾补肺,祛痰平喘。用于治疗慢性支气管炎和支气管哮喘有较好的疗效。

(2)治疗慢性肾功能衰竭

药物:冬虫夏草 4.5～6g。

用法:取上药,煎汤。连渣服用,每天 1 剂,连服 2 个月为 1 个疗程。

临床应用:补肾益肺,扶正祛邪。用于治疗慢性肾功能衰竭有一定疗效。

(3)治疗心律失常

药物:冬虫夏草适量。

药物:取上药,焙干,研成细末,装入胶囊,每粒含药 0.25g,每次 2 粒,每天 3 次。

临床应用:益肾补肺,养血宁心。用于治疗心律失常,连服 15～30 日有较好的疗效。

(4)治疗慢性肾炎

药物:人工冬虫夏草 6g。

用法:取上药,清水煎。连渣口服,每天 1 剂,30 天为 1 个疗程。

临床应用:益肾补肺,益气利水。用于治疗慢性肾炎,见蛋白尿、头晕、疲乏无力、腰痛膝软、胃纳不佳、水肿等症者有良效。

(5)治疗性功能低下症

药物:冬虫夏草(或人工菌丝)适量。

用法:取上药,焙干,研成细末,装入胶囊,每次服 3 粒(1g),每天 3 次,20 天为 1 个疗程,连服 2 个疗程。

临床应用:滋阴填精,补肾壮阳。用于治疗性功能低下有较好疗效。

(6)治疗肝炎后肝硬化

药物:冬虫夏草(或人工菌丝)适量。

用法:取上药,焙干,研成细末,装入胶囊,每天 6～9g,分 3 次服,连服 3 个月。

临床应用:补肾养肝,消癥散结。用于治疗肝炎后肝硬化有一定疗效。

(7)治疗高脂血症

药物:冬虫夏草(或人工冬虫夏草菌丝)适量。

用法:取上药,焙干,研成细末,装入胶囊,每粒含药 0.33g,每次 3 粒(1g),每天 3 次,连服 1～2 个月。

临床应用:补肾益肺,活血降脂。用于治疗高脂血症、高胆固醇症等均有较好疗效。

(8)治疗虚喘

药物:冬虫夏草 5～10 枚。

用法:取上药,配老鸭炖服。

临床应用:补肾益肺,纳气定喘。用于治疗虚喘有显著疗效。

(9)治疗病后虚弱

药物:冬虫夏草 3～5 枚。

用法:取上药,研末备用。用老雄鸭 1 只,宰杀去毛及肚杂,纳入虫草粉,棉线扎好,酌放酱油、料酒,常法蒸烂食用即可。

临床应用:补肾益肺,强身健体。用于治疗病后虚弱有显著疗效。

2. 配成方治大病

（1）治疗慢性支气管炎、肺气肿

方名：虫草止咳平喘丸。

药物：冬虫夏草、西洋参、人参、熟地黄、核桃仁、桑白皮各100g，黄芪150g，蛤蚧2对，紫菀、款冬花、川贝母、杏仁、桔梗、五味子、当归、前胡、大枣各50g，甘草15g。

用法：取上药，制成小水丸，每次服6～9g，每天3次。1剂为1个疗程。

临床应用：补肾益肺，止咳平喘。用于治疗慢性支气管炎、肺气肿均有显著疗效。

（2）治疗肾病综合征

方名：虫草肾病丸。

药物：冬虫夏草、人参各150g，黄芪200g，白术、茯苓、枸杞子、熟地黄、水蛭各100g，车前子、泽泻、蝉蜕、菟丝子各80g。

用法：取上药，制成小水丸，每次服5～8g，每天3次。1个月为1个疗程。

临床应用：补肾生血，益气利水。用于治疗肾病综合征之蛋白尿、贫血、水肿有良效。

（3）治疗慢性乙型肝炎

方名：虫草乙肝丸。

药物：冬虫夏草、西洋参、炙鳖甲、紫河车、旱莲草各150g，黄芪200g，白芍、白术、茯苓各100g，女贞子、菌灵芝各80g，五味子、三七、菟丝子各60g，大枣、炙甘草各50g。

用法：取上药，制成小水丸，每次服6～9g，每天3次。1剂为1个疗程。

临床应用：滋肾养肝，补气生血。用于治疗乙型肝炎属于免疫耐受期者有一定疗效。

（4）治疗阳痿、早泄

方名：虫草起痿丸。

药物：冬虫夏草、枸杞子、熟地黄、淫羊藿、蛇床子、韭菜子各100g，海狗肾2对，人参、黄芪各150g，山茱萸、当归、补骨脂、菟丝子、沙苑子、肉苁蓉、锁阳各50g。

用法：取上药，制成小水丸，每次服5～8g，每天3次。30天为1个疗程。

临床应用：补肾益肺，强精起痿，用于治

疗阳痿、早泄有较好的疗效。

（5）治疗病毒性心肌炎

方名：虫草养血宁心丸。

药物：冬虫夏草、熟地黄、阿胶各100g，人参、黄芪各100g，酸枣仁、夜交藤各80g，当归、柏子仁、远志、桂枝、麦冬、大枣各50g，茯苓、白术各70g，炙甘草20g。

用法：取上药，制成小水丸，每次服6～9g，每天3次。1剂为1个疗程。

临床应用：补肾益气，养血宁心。用于治疗病毒性心肌炎有显著疗效。

（6）治疗恶性肿瘤

方名：虫草抗肿瘤丸。

药物：冬虫夏草、西洋参各150g，三七、水蛭、生地黄、重楼、灵芝孢子粉各100g，山慈菇、丹参、龙葵子、紫草各80g，当归、三棱、莪术、砂仁、建曲各50g，木香30g。

用法：取上药，制成小水丸，每次服5～8g，每天3次。30天为1个疗程。

临床应用：补肾益肺，扶正抗瘤。用于治疗各类肿瘤均有扶正抗瘤的作用。

3. 知药理、谈经验

（1）知药理

冬虫夏草所含的多种营养成分具有较佳的滋补强壮作用。能提高巨噬细胞吞噬能力，提高机体非特异性免疫功能。可明显改善肾衰病人的肾功能状态和提高细胞免疫功能。有减慢心率、降血压、抗心肌缺血、抑制血栓形成、降低胆固醇、降低三酰甘油的作用。尚有一定的拟雄激素样作用和抗雌激素样作用，可调节性功能紊乱。还有祛痰、平喘、镇静、抗惊厥、抗炎、抗菌、抗病毒、抗衰老、抗癌等功效。

（2）谈经验

孟学曰：冬虫夏草，甘，平，为平补肺肾之品，善能补肺气、益肺阴、补肾阳、益精血、兼能止血化痰。主秘精益气，专补命门，保肺益肾等。治久咳虚喘，劳嗽咳血，阳痿遗精，腰膝酸痛，体虚自汗，头晕贫血等症。

冬虫夏草补肺益阴,补肾益精,配合人参、黄芪、蛤蚧、补骨脂等,治肺肾两虚,久咳虚喘。

七、补 骨 脂

【成分】 主要成分为补骨脂素、异补骨脂素、补骨脂甲素、补骨脂乙素、补骨脂酚、甘油三酯、游离脂肪酸等,以及豆甾醇、胡萝卜苷、三十烷、葡萄糖。此外,还含有挥发油、树脂、皂苷,不挥发萜类油,有机酸,糖苷等。

【性味归经】 辛、苦,温。无毒。归肾、脾经。

【功效】 补肾壮阳,固精缩尿,温脾止泻,纳气平喘。

【用法用量】 内服:煎汤,6～15g;或入丸、散。外用:研末擦或酒浸搽。

【使用注意】 本品温燥,伤阴助火,凡阴虚火动,梦遗,尿血,小便短涩,目赤口苦舌干,大便燥结,内热作渴,火升目赤,易饥嘈杂,湿热成痿,以致骨乏无力者,皆不宜服用。

1. 单味药治难症

(1)治疗腰痛

药物:补骨脂适量。

用法:取上药,焙焦,研成细末,每次10～15g,温酒送服,每天3次。

临床应用:温肾壮阳,祛风止痛。用于治疗腰痛有一定疗效。

(2)治疗白细胞减少症

药物:补骨脂500g。

用法:取上药,微炒,研成细末,炼蜜为丸,每丸重6g。每次1～3丸,每天3次,淡盐开水送服。或每次用补骨脂粉3g,淡盐汤冲服,每天3次,连服1个月为1个疗程。如效果不显可停药10天,再开始第2个疗程。

临床应用:温肾益髓,补血升白。用于治疗白细胞减少症有显著疗效。

(3)治疗小儿遗尿

药物:补骨脂适量。

用法:取上药,焙焦,研成细末,每次2～5g,热汤送服,每天3次。

临床应用:固精缩尿,温脾止遗,用于治疗小儿遗尿有显著疗效。

(4)治疗五劳七伤、下元久冷、一切风病、四肢疼痛

药物:补骨脂500g。

用法:取上药,酒浸一宿,阴干,炒焦,研成细末,每次服5～10g,每天3次。1个月为1个疗程。

临床应用:补肾温阳,强精益髓。用于治疗五劳七伤、下元久冷、一切风病、四肢疼痛有较好的疗效。

(5)治疗妊娠腰痛

药物:补骨脂30g。

用法:取上药,瓦上炒香熟,研成细末,每次服10g,再嚼核桃肉1个,空心温酒调下,每天3次。

临床应用:温肾壮阳,强精安胎。用于治疗妊娠腰痛有一定疗效。

(6)治疗子宫出血

药物:补骨脂适量。

用法:用补骨脂15～20g,清水煎2次,混合后分2～3次服,连服3天。必要时可适当延长服用时间。

临床应用:补肾壮阳,益髓生血。用于治疗子宫出血,如上环后出血,人工流产后出血等,均有较好效果。

(7)治疗链霉素、庆大霉素毒性反应

药物:补骨脂适量。

用法:用补骨脂20g,加清水100ml煎煮,混合后分2次服,连服7～30天。

临床应用:补肾益髓,生血解毒。用于治疗链霉素、庆大霉素毒性反应,症见眩晕、站立及步态不稳甚至跌倒,耳鸣耳聋,视物晃动等症有显著疗效。

(8)治疗外阴白斑

药物:补骨脂适量。

用法:取上药,与等量95％酒精浸泡1

周,将浸出液用文火煮沸浓缩而成,一般每500ml酒精浸出液浓缩到50ml。先将外阴部做常规消毒,然后将药液均匀涂于患处,隔天1次,至痊愈为止。

临床应用:补肾温阳,解毒祛斑。用于治疗妇女外阴白斑有较好的疗效。

(9)治疗白癜风、扁平疣、斑秃、银屑病等

药物:补骨脂30g。

用法:取上药,粉碎成粗末,加适量75%酒精配至100ml,搅匀,浸泡1周,过滤浓缩至1/3,即得补骨脂酊(酒精含量为60%～70%)。每次取少许涂患处,涂后日光照射10分钟,以增强疗效,每天1～2次,一般持续数月即可见效。

临床应用:补肾祛斑,生发除疣。用于治疗白癜风、扁平疣、斑秃、银屑病有良效。

(10)治疗汗斑

药物:补骨脂40g。

用法:取上药,加入酒精300ml浸泡,1周后,每天涂搽患处4～5次,连涂1周。

临床应用:补肾解毒,活血祛斑。用于治疗汗斑有令人满意的疗效。

2. 配成方治大病

(1)治疗肾气虚弱、腰痛如折

方名:补骨脂腰痛丸。

药物:补骨脂、杜仲各150g,菟丝子、白术、茯苓、熟地黄、核桃仁各100g,山茱萸、续断、川牛膝、桑寄生、小茴香、干姜各50g,炙甘草20g。

用法:取上药,制成小水丸,每次服6～9g,每天3次。30天为1个疗程。

临床应用:补肾益髓,强精止痛。用于治疗肾气虚弱、腰痛如折有显著的疗效。

(2)治疗遗尿症

方名:补骨脂缩尿丸。

药物:补骨脂100g,黄芪、人参各150g,益智仁、白芍各80g,升麻、五味子、干姜、小茴香、大枣各50g,肉桂15g,甘草10g。

用法:取上药,制成小水丸,每次服5～

8g,每天3次。1剂为1个疗程。

临床应用:补肾生髓,益气缩尿。用于治疗遗尿症有较好的疗效。

(3)治疗阳痿、遗精、早泄

方名:补骨脂起痿丸。

药物:补骨脂、菟丝子、熟地黄各100g,人参、黄芪、枸杞子各150g,白芍80g,川芎、当归、山茱萸、熟附片、干姜、大枣各50g,肉桂、炙甘草各15g。

用法:取上药,制成小水丸,每次服6～9g,每天3次。30天为1个疗程。

临床应用:补肾益髓,填精起痿。用于治疗阳痿、遗精、早泄属脾肾阳虚者有良效。

(4)治疗子宫出血

方名:补骨脂宫血丸。

药物:补骨脂、赤石脂、阿胶各100g,水牛角、白芍、生地黄、煅龙骨、煅牡蛎各80g,牡丹皮、侧柏叶、仙鹤草各60g,当归、川芎、茜草各50g。

用法:取上药,制成小水丸,每次服6～9g,每天3～4次。

临床应用:补肾强精,收敛止血。用于治疗子宫出血有一定疗效。

(5)治疗脾虚腹泻

方名:补骨脂健脾止泻汤。

药物:补骨脂15g,党参、白术、茯苓、薏苡仁、山药各20g,枳壳15g,陈皮、乌梅各10g,黄连5g,甘草3g。

用法:清水煎2次,混合后分3次服,每日1剂。

临床应用:补肾温阳,健脾止泻。用于治疗脾虚腹泻,见隐隐腹痛,大便溏泻,纳食不佳,肢软乏力等症者有较好的疗效。

(6)治疗骨质疏松

方名:补骨脂健骨丸。

药物:补骨脂、菟丝子各60g,熟地黄、杜仲各100g,黄芪150g,白术、茯苓、狗脊、骨碎补、鹿角霜各80g,当归、续断、山茱萸、牛膝各50g,枸杞子、制何首乌各90g。

用法:取上药,制成小水丸,每次服 6～9g,每天 3 次。1 剂为 1 个疗程。

临床应用:补肾益髓,强筋健骨。用于治疗骨质疏松有一定疗效。

(7)治疗外阴白斑

方名:补骨脂外阴白斑软膏。

药物:补骨脂 100g,珍珠层粉 80g,青黛 20g,硼砂 15g,硇砂 10g。

用法:取上药,研成极细末,用适量凡士林调成糊状备用。用时,外阴常规消毒后,用药膏涂擦患处,每天 2～3 次。连续用 1 周后,停 3 天再继续下个疗程用药。

临床应用:温肾解毒,活血治白。用于治疗外阴白斑有较好的疗效。

(8)治疗白癜风

方名:补骨脂白癜风搽剂。

药物:补骨脂、黄芪各 100g,何首乌 80g,蛇床子 60g,雄黄、硫黄各 20g,石黄、密陀僧各 10g,轻粉 5g。

用法:取上药,研成细末,浸泡在 1000ml 粮食醋中备用。1 周后,取药醋液涂搽患处,每天 2～3 次。

临床应用:补肾祛风,杀虫祛白。用于治疗白癜风有一定疗效。

3. 知药理、谈经验

(1)知药理

补骨脂乙素具有明显的扩张冠状动脉、增强心肌收缩力、提高心脏功率的作用。补骨脂素能收缩子宫、缩短凝血时间、能舒张支气管平滑肌。有致光敏作用,有抗生育和雌激素样作用,此外,还具有增强免疫、升高白细胞、抗衰老、抗肿瘤、抑菌、杀虫促进骨髓造血等功能。

(2)谈经验

孟学曰:补骨脂,辛、苦,温,长于补肾壮阳,强腰健骨,温脾止泻。主男子腰痛,膝冷囊湿,遗精带下,尿多便泄等。治阳痿,遗精遗尿,腰膝冷痛,酸软乏力,跌扑损伤,关节脱臼,肾虚牙痛,久泻久痢,五更泄泻,肾不纳气,虚寒喘咳,脏腑虚损,男女虚劳等症。

补骨脂补肾壮阳,强腰壮膝,配合菟丝子、枸杞子、巴戟天、肉苁蓉等,治命门火衰,阳痿不举;配合杜仲、核桃仁、肉桂、防风、白蒺藜等,治腰膝冷痛,肢软乏力。

八、益 智 仁

【成分】 本品含有挥发油,油中主要为桉油精、姜烯、姜醇等。尚含有微量元素(锰、锌、钾、钠、钙、镁、磷、铁、铜)、维生素(B、B_1、C、E)、8 种人体必需氨基酸及 11 种非必需氨基酸、胡萝卜苷、可溶性糖、类脂、蛋白质等。

【性味归经】 辛,温。无毒。归肾、脾经。

【功效】 温肾壮阳,固精缩尿,温脾止泻,摄涎止唾。

【用法用量】 内服:煎汤,3～6g;或入丸、散,也可炒热嚼服。

【使用注意】 本品温燥,伤阴助火,故阴虚火旺,或因热而患遗精、尿频、尿崩等病症者均忌服。

1. 单味药治难症

(1)治疗腹胀忽泻、日夜不止

药物:益智仁 50g。

用法:取上药,清水浓煎 2 次,混合后分 3 次温服,每日 1 剂。

临床应用:温肾壮阳,温脾止泻。用于治疗腹胀忽泻,日夜不止有显著疗效。

(2)治疗妇人功血

药物:益智仁适量。

用法:取上药,研成细末,每次 3～5g,米汤调盐送服,每天 3 次。

临床应用:温肾壮阳,固精止血。用于治疗妇人功血有一定疗效。

(3)治疗小儿遗尿

药物:益智仁 3～5g。

用法:取上药,研成细末,用糯米 50g 加适量白糖,装入猪尿脬中,用线缝好扎紧,放入锅中炖服,隔日1次,3~5次可愈。

临床应用:温肾壮阳,固精缩尿。用于治疗小儿遗尿有较好的疗效。

2.配成方治大病

(1)治疗遗尿

方名:益智仁止遗尿丸。

药物:益智仁60g,黄芪150g,菟丝子、枸杞子、茯神、覆盆子各80g,远志、升麻、桑螵蛸、车前子、白果仁、五味子、黄柏、石菖蒲、柴胡、乌药各50g。

用法:取上药,制成小水丸,每次服5~8g,每天3次,1剂为1个疗程。

临床应用:补肾壮阳,固精缩尿。用于治疗遗尿有一定疗效。

(2)治疗痞满吐泻

方名:益智仁温肾止泻汤。

药物:益智仁60g,制川乌80g,青皮90g,炮姜15g。

用法:取上药,研成细末,每次用50g细末,清水煎服,配生姜5片,大枣2枚同煎,饭前温服。

临床应用:温肾散寒,温脾止泻。用于治疗痞满吐泻之寒盛者有显著疗效。

(3)治疗小儿多动症

方名:益智仁多动膏。

药物:益智仁60g,天麻、白芍、龙齿、生牡蛎、生龙骨、炙龟甲、炒鳖甲各100g,代赭石80g,钩藤、菊花、全蝎、僵蚕各50g,蜈蚣10条。

用法:清水煎2次后,将药汁浓缩,再加入白糖熬成膏,每次服15~30g,每天3次,白开水冲服。

临床应用:温肾健脾,养心安神。用于治疗小儿多动症有较好的疗效。

(4)治疗脐腹刺痛,饮食减少

方名:益智仁温中祛寒汤。

药物:益智仁、陈皮、小茴香、木香、砂仁、青皮各10g,炮姜、莪术各15g,建曲、广藿香各20g,沉香(研末冲服)甘草各5g。

用法:清水煎2次,混合后分3次服,每日1剂。

临床应用:温肾健脾,祛寒止痛。用于治疗脐腹刺痛,饮食减少有显著疗效。

(5)治疗遗精白浊

方名:益智仁温肾止浊丸。

药物:益智仁60g,熟地黄、枸杞子、白芍各100g,山茱萸、梅花鹿茸、防风、牛膝、巴戟天、熟附片各50g,肉桂15g,炙甘草10g。

用法:取上药,制成小水丸,每次服5~8g,每天3次。1剂为1个疗程。

临床应用:温肾强精,益髓止浊。用于治疗遗精白浊有较好的疗效。

(6)治疗胎漏下血

方名:益智仁温肾安胎饮。

药物:益智仁、砂仁、当归各10g,熟地黄、党参、白术、茯苓、阿胶(烊化冲服)各20g,紫苏叶15g,炙甘草5g。

用法:清水煎2次,混合后分3次服,每日1剂。

临床应用:补气健脾,温肾安胎。用于治疗胎漏下血,症见妊娠期中,腰酸腹坠,阴道下血,头晕耳鸣,小便频数,失禁者有良效。

3.知药理、谈经验

(1)知药理

益智仁具有健胃、抗利尿、减少唾液分泌的作用。有一定的抗肿瘤效应,能抑制回肠收缩。此外,益智仁的甲醇提取物有增强左心房收缩力、抑制氯化钾引起的主动脉收缩和抑制前列腺素合成酶的活性等作用。

(2)谈经验

孟学曰:益智仁,辛,温,长于温肾壮阳,固精缩尿,温补兼收涩,为治疗下焦虚寒,命门火衰,精关失固,遗精白浊,腰膝酸软的常用之品。主涩精固气,遗精虚漏,小便余沥,胃虚多唾,益气安神,呕吐泄泻,崩带泄精等。治腰酸膝软,遗精白浊,小便频数,遗尿尿床,妇人崩中,胎漏下血,腹痛吐泻,口涎自流,寒疝腹痛,痰壅惊痫等症。

益智仁温肾壮阳，固精缩尿，配合人参、熟地黄、天冬、莲蕊等，治心肾两虚，神疲遗精；配合熟地黄、补骨脂、菟丝子、山茱萸、附子等，治命门火衰、梦遗滑精。

九、菟丝子

【成分】 菟丝子含树脂苷、糖类。大菟丝子含糖苷及维生素 A 类物质，其含量按维生素 A 计算为 0.0378％。大豆菟丝子含 β-胡萝卜素、γ 胡萝卜素、5、6-环氧-α-胡萝卜素、蒲公英黄质和叶黄素等。

【性味归经】 甘，温。无毒。归肝、肾、脾经。

【功效】 补益肝肾，固精缩尿，明目，止泻，止渴，安胎。

【用法用量】 内服：煎汤，10～20g；或入丸、散。外用：炒研调敷。

【使用注意】 阴虚火旺，大便燥结，小便短赤者不宜服；溲赤、血崩、阳强、便结、肾脏有火、阴虚火动，六者禁用。

1. 单味药治难症

(1)治疗劳伤肝气，视物不清

药物：菟丝子 100g。

用法：取上药，酒浸 3 日，晒干，研为细末，每次 3～5g，温开水送服，每天 3 次。1 周为 1 个疗程。

临床应用：补益肝肾，填精明目。用于治疗劳伤肝气，视物不清有显著疗效。

(2)治疗消渴(糖尿病、尿崩症)

药物：菟丝子适量。

用法：取上药，不拘多少，拣净，水淘，酒浸 3 宿，控干，焙焦，研成细末，每次 5～8g，温开水送服，每天 3 次。半个月为 1 个疗程。

临床应用：补益肝肾，生津止渴。用于治疗消渴(糖尿病或尿崩症)有一定疗效。

(3)治疗尿路感染

药物：菟丝子 30g。

用法：取上药，清水煎 3 次。混合后分早、中晚 3 次服，每天 1 剂。

临床应用：补益肝肾，制止感染。用于治疗尿路感染，3～5 天可以治愈。

(4)治疗白癜风

药物：菟丝子 10g。

用法：取上药，浸入 95％酒精 60ml 内，浸 2～3 天。取汁，外涂患处，每日 3 次。

临床应用：补肾解毒，活血祛斑。用于治疗白癜风有一定疗效。

(5)治疗痤疮

药物：菟丝子 30g。

用法：取上药，加清水 50ml，煎取300ml，涂搽患处，每天 2 次，7 天为 1 个疗程。

临床应用：补肾解毒，润肤抗炎，用于治疗痤疮有显著疗效。

(6)治疗带状疱疹

药物：菟丝子 50～100g。

用法：取上药，研成细末，用麻油调成糊状，涂敷患处，每天 2 次

临床应用：柔润肌肤，收敛止痛。用于治疗带状疱疹有较好的疗效。

2. 配成方治大病

(1)治疗腰膝冷痛，顽麻无力

方名：菟丝子腰痛冷麻丸。

药物：菟丝子、杜仲各 150g，熟附片100g，白芍 80g，独活、防风、桂枝、威灵仙、秦芄、川牛膝、桑寄生、千年健、伸筋草、续断、大枣各 50g，炙甘草 20g。

用法：取上药，制成小水丸，每次服 5～8g，每天 3 次。1 个月为 1 个疗程。

临床应用：补肾益髓，温阳止痛。用于治疗腰膝冷痛，顽麻无力有显著疗效。

(2)治疗乳糜尿

方名：菟丝子分清丸。

药物：菟丝子 150g，白术、茯苓各 100g，桑螵蛸、泽泻、石莲子、乌药、益智仁、补骨脂、萆薢、石菖蒲各 50g，炙甘草 20g。

用法：取上药，制成小水丸，每次服 5～

8g,每天 3 次。

临床应用:补益脾肾,分清泌浊。用于治疗乳糜尿之小便浑浊如米泔者有较好的疗效。

(3)治疗尿多或失禁

方名:菟丝子缩泉丸。

药物:菟丝子 150g,枸杞子、熟地黄、煅牡蛎、人参各 100g,熟附片、补骨脂、白芍各 80g,梅花鹿茸片、桑螵蛸、五味子、当归、覆盆子、山茱萸各 50g。

用法:取上药,制成小水丸,每次服 5～8g,每天 3 次。1 剂为 1 个疗程。

临床应用:补益肝肾,固精缩泉。用于治疗尿多或失禁有显著疗效。

(4)治疗脾肾虚弱、消化不良

方名:菟丝子补肾健脾丸。

药物:菟丝子、补骨脂、白术、茯苓各 100g,黄芪、人参各 150g,小茴香、广藿香、砂仁、建曲、莪术、陈皮各 50g,广木香 30g,炙甘草 15g。

用法:取上药,制成小水丸,每次服 5～8g,每天 3 次。30 天为 1 个疗程。

临床应用:补益脾肾,益气健脾。用于治疗脾肾虚弱,消化不良等症有较好的疗效。

(5)治疗女性不孕

方名:菟丝子助孕丸。

药物:菟丝子、熟地黄各 150g,人参、杜仲、鹿角霜各 100g,白术、茯苓、补骨脂、当归、白芍各 80g,川芎、山茱萸各 50g,川椒 20g,炙甘草 15g。

用法:取上药,制成小水丸,每次服 5～8g,每天 3 次。1 剂为 1 个疗程。

临床应用:补益肝肾,调经助孕。用于治疗女性不孕有较好的疗效。

(6)治疗男性不育

方名:菟丝子生精丸。

药物:菟丝子、人参、黄芪各 150g,熟地黄、枸杞子各 100g,补骨脂、淫羊藿各 80g,梅花鹿茸、山茱萸、山药、熟附片各 50g,海狗肾

2 对,肉桂、炙甘草各 15g。

用法:取上药,制成小水丸,每次服 6～9g,每天 3 次。1 个月为 1 个疗程。

临床应用:补益肝肾,益髓生精。用于治疗男性不育之精子过少症有显著疗效。

3. 知药理、谈经验

(1)知药理

菟丝子具有延缓衰老、雌激素样作用,并能促进造血功能、增强机体免疫力、强心、降压及兴奋子宫等。此外,尚有降低胆固醇、软化血管、改善动脉硬化、抗白内障等作用。

(2)谈经验

孟学曰:菟丝子,甘,温,长于双补肾之阴阳,温补肝肾,添精益髓,强筋健骨。主肾气不足,下元虚损,男子阳痿,女子宫冷,肾关失固,腰痛足痿,消渴不止,久服轻身延年等。治阳痿不举,宫冷不孕,遗精遗尿,白带白浊,足膝痿弱,腰脚疼痛,目昏目暗,视物不清,脾虚便溏,泄泻食少,脏腑虚劳,阴虚消渴,胎元不固,胎动下血等症。

菟丝子补肾之阴阳,强筋健骨,配合肉苁蓉、鹿茸、枸杞子、五味子、山茱萸等,治男子阳痿,女子宫冷;配合益智仁、茯苓、蛇床子、石莲子、韭菜子等,治遗精遗尿,白带白浊。

十、沙　苑　子

【成分】　沙苑子的主要成分为三萜糖苷、黄酮及其多种糖苷、异黄酮苷、氨基酸、多种脂肪酸类化合物等,还含有钴、硒、铁、锌、锰、铜、镍、钼、钾等微量元素。

【性味归经】　甘,温。无毒。归肝、肾经。

【功效】　补肾固精,养肝明目,坚肾泻湿。

【用法用量】　内服:煎汤,10～20g;或入丸、散。外用:煎水洗。

【使用注意】　本品温补固涩,阴虚火旺及小便不利者慎用。

1. 单味药治难症

(1)治疗肾虚腰痛

药物:沙苑子30g。

用法:取上药,清水煎2次,混合后分3次服,每天1剂。15天为1个疗程。

临床应用:补肾固精,祛风止痛。用于治疗肾虚腰痛有较好的疗效。

(2)治疗小儿遗尿

药物:沙苑子15g。

用法:取上药,研成细末,装入猪尿脬中,缝合扎紧,用文火炖熟,加糖,吃肉喝汤。

临床应用:补肾固涩,缩尿止遗。用于治疗小儿遗尿有一定疗效。

(3)治疗白癜风

药物:沙苑子100g。

用法:取上药,研成细末备用,用时,取猪肝150g,煮熟后切成小片,蘸药末一次服完,也可分2次服,一般1~2剂获效。

临床应用:补肾固精,益气祛白。用于治疗白癜风有较好的疗效。

2. 配成方治大病

(1)治疗精滑不禁

方名:沙苑子固精丸。

药物:沙苑子、煅龙骨、煅牡蛎、熟地黄各100g,人参150g,枸杞子、金樱子、茯苓各80g,覆盆子、车前子、莲须各60g,当归、芡实、五味子、菟丝子、山茱萸各50g。

用法:取上药,制成小水丸,每次服6~9g,每天3次。1个月为1个疗程。

临床应用:补肾固精,益髓止滑。用于治疗精滑不禁有显著疗效。

(2)治疗脾肾虚弱

方名:沙苑子补肾健脾散。

药物:沙苑子、苍术各100g,广藿香、鸡内金各80g,砂仁、建曲各60g,厚朴、陈皮、山楂、莪术各50g,木香、白蔻仁各30g。

用法:取上药,研成细末,每次5~8g,每天3次。温开水送服,15天为1疗程。

临床应用:补肾健脾,消胀除满。用于治疗脾肾虚弱所致的消化系统疾病有较好疗效。

(3)治疗肾虚腰痛

方名:沙苑子腰痛丸。

药物:沙苑子、熟地黄、杜仲各100g,补骨脂、菟丝子、独活、续断、防风、威灵仙、秦艽、川芎、辽细辛、川牛膝、桑寄生各50g,党参150g,白芍、茯苓、当归各60g。

用法:取上药,制成小水丸,每次服6~9g,每天3次。1个月为1个疗程。

临床应用:补肾固精,益髓止痛。用于治疗肾虚腰痛有一定疗效。

(4)治疗目昏不明

方名:沙苑子明目丸。

药物:沙苑子、枸杞子、熟地黄各100g,石斛、白蒺藜各60g,青葙子、杭菊花、谷精草、茺蔚子、密蒙花、木贼、牛膝、夏枯草、防风、夜明砂、决明子各50g。

用法:取上药,制成小水丸,每次服6~9g,每天3次。1剂为1个疗程。

临床应用:补肾固精,养肝明目。用于治疗目昏不明,视力减退,逐渐加重者有良效。

(5)治疗习惯性流产

方名:沙苑子保胎丸。

药物:沙苑子、白术、茯苓、白芍各80g,黄芪、党参各150g,熟地黄100g,当归、菟丝子、补骨脂、陈皮、大腹皮、紫苏叶、大枣各50g,炙甘草20g。

用法:取上药,制成小水丸,每次服6~9g,每天3次。1个月为1个疗程。

临床应用:补肾固精,益气保胎。用于治疗习惯性流产有令人满意的疗效。为了巩固疗效,最好服2~3个疗程。

(6)治疗小儿遗尿症

方名:沙苑子止遗尿膏。

药物:沙苑子、熟地黄、白芍各80g,黄鱼鳔鲛20g,黄芪150g,桑螵蛸、金樱子各60g,五味子、益智仁、菟丝子各50g。

用法:取上药,清水煎2次后,将药汁浓

缩,再加适量白糖熬成膏,每次 20g,每日 3 次。

临床应用:补肾固涩,缩尿止遗。用于治疗小儿遗尿症有较好的疗效。

3. 知药理、谈经验

(1)知药理

沙苑子具有调节机体生理功能,适应原样的作用,有抗炎、提高细胞免疫功能、降血压及增加脑血量的作用,有保肝作用等。

(2)谈经验

孟学曰:沙苑子,甘,温,长于补益肝肾,助阳固精,缩尿固涩。主补肾涩精,遗精遗尿,腰痛泄精,养肝明目,强阳有子等。治肾虚腰痛,遗精阳痿,目暗不明,视物昏花等症。

沙苑子补益肝肾,固精缩尿,配合杜仲、续断、熟地黄、核桃肉、山茱萸等,治肾亏腰痛,下元虚冷;配合补骨脂、菟丝子、山茱萸、熟地黄、益智仁等,治肾虚遗精,阴囊湿冷;配合人参、淫羊藿、熟地黄、菟丝子、沉香等,治肾虚腰痛,阳痿遗精。

沙苑子补肾益精,养肝明目,配合当归、熟地黄、决明子等,治眼目昏花;配合木贼草、夜明砂、白菊花等,治双目失明。

十一、肉苁蓉

【成分】 肉苁蓉含有微量生物碱及结晶性中性物质。

【性味归经】 甘、咸,温。无毒。归肾、大肠经。

【功效】 补肾壮阳,益髓生血,润燥滑肠。

【用法用量】 内服:煎汤,10～15g;单用大剂量煎服,可用至 30g;或入丸、散剂。

【使用注意】 阴虚火旺及便溏腹泻者忌服;胃肠实热而大便干者亦不宜用。

1. 单味药治难症

(1)治疗肾虚腰痛

药物:肉苁蓉适量。

用法:取上药,研成细末,每次服 6～9g,黄酒送服,每天 3 次。15 天为 1 个疗程,未愈者,可连续用下个疗程。

临床应用:补肾壮阳,强筋健骨。用于治疗肾虚腰痛有一定疗效。

(2)治疗子宫肌瘤

药物:肉苁蓉适量。

用法:取上药,酒浸 3 日,焙干,研为细末,每次服 5～8g,每天 3 次。

临床应用:补肾温阳,消癥散结。用于治疗子宫肌瘤有一定疗效。

(3)治疗习惯性便秘

药物:肉苁蓉适量。

用法:取上药,制成小水丸,每次服 6～9g,每天 3 次。

临床应用:补肾温阳,润燥通便。用于治疗习惯性便秘有显著疗效。

2. 配成方治大病

(1)治疗阳痿、早泄

方名:肉苁蓉起痿丸。

药物:肉苁蓉 80g,熟地黄、枸杞子各 100g,锁阳 60g,补骨脂、菟丝子、梅花鹿茸、山茱萸、蛇床子、韭菜子、山药、熟附子、淫羊藿各 50g,肉桂 10g。

用法:取上药,制成小水丸,每次服 6～9g,每天 3 次。1 剂为 1 个疗程。

临床应用:补肾壮阳,强精起痿。用于治疗阳痿、早泄有显著疗效。

(2)治疗肾虚白浊

方名:肉苁蓉白浊丸。

药物:肉苁蓉、枸杞子、煅龙骨各 80g,茯苓 100g,熟地黄、山药、芡实各 60g,梅花鹿茸、补骨脂、菟丝子、熟附片各 50g。

用法:取上药,制成小水丸,每次服 5～8g,每天 3 次。30 天为 1 个疗程。

临床应用:补肾温阳,益髓止浊。用于治疗肾虚白浊有较好的疗效。

(3)治疗肾虚耳鸣、脑鸣

方名:肉苁蓉耳鸣丸。

药物:肉苁蓉、鹿角胶、熟地黄各 100g，黄芪 150g，党参 120g，葛根、白芍各 80g，巴戟天、菟丝子各 60g，山茱萸、石菖蒲、蔓荆子、蝉蜕、铁磁石、建曲、升麻各 50g。

用法:取上药，制成小水丸，每次服 6～9g，每天 3 次。1 剂为 1 个疗程。

临床应用:补肾温阳，益髓止鸣。用于治疗肾虚耳鸣、脑鸣等有显著疗效。

(4)治疗肾虚腰痛

方名:肉苁蓉健腰丸。

药物:肉苁蓉、锁阳、熟地黄、杜仲各 100g，鹿角霜 80g，当归、续断、山药、山茱萸、秦艽、威灵仙、独活、川牛膝、桑寄生、赤芍、辽细辛、伸筋草各 50g，炙甘草 20g。

用法:取上药，制成小水丸，每次服 5～8g，每天 3 次。1 个月为 1 个疗程。

临床应用:补肾壮阳，益髓健腰。用于治疗肾虚腰痛有一定疗效。

(5)治疗老年便秘

方名:肉苁蓉润肠丸。

药物:肉苁蓉、锁阳、黄芪、白术各 100g，火麻仁、郁李仁、瓜蒌仁、柏子仁、当归、陈皮、决明子、牛膝、建曲、紫菀各 50g。

用法:取上药，制成小水丸，每次服 5～10g，每天 1～3 次。

临床应用:补肾温阳，缓下润肠。用于治疗老年便秘，见便结或干硬，临厕努挣无力，便后疲惫，甚至腹中胀痛等症者有较好的疗效。

(6)治疗糖尿病

方名:肉苁蓉降糖丸。

药物:肉苁蓉、熟地黄、枸杞子各 100g，西洋参、黄芪、葛根各 50g，山茱萸、山药、五味子、牡丹皮各 60g，天花粉、地骨皮、麦冬、玉竹、石斛各 50g。

用法:取上药，制成小水丸，每次服 6～9g，每天 3 次。1 剂为 1 个疗程。

临床应用:补肾壮阳，益髓降糖。用于治疗糖尿病有一定疗效。

3. 知药理、谈经验

(1)知药理

肉苁蓉能显著增加脾脏和胸腺重量，增强腹腔巨噬细胞吞噬能力，能调整内分泌、促进代谢及强壮，有促进排便、抗衰老等作用。

(2)谈经验

孟学曰:肉苁蓉，甘、咸、温，长于补阳益精，且温而不燥，补而不腻，补力和缓从容，乃平补之剂。主五劳七伤，补命门相火，滋润五脏，暖腰膝、健骨肉、滋肾肝精血、润肠胃结燥。治肾阳不足，阳痿早泄，宫冷不孕，腰酸足软，筋骨痿弱，耳鸣耳聋，健忘失眠，肾虚精亏，消中易饥，肾精亏损，遗溺白浊，津伤血枯，肠燥便秘等症。

肉苁蓉甘温助阳，益精补血，配合鹿茸、熟地黄、五味子、菟丝子、紫河车等，治阳痿不举，女子宫冷，久不受孕;配合杜仲、枸杞子、菟丝子、补骨脂、熟地黄等，治肾阳不足，腰膝冷痛。

十二、锁 阳

【成分】 本品含黄酮类有花色苷、儿茶素等;萜类有熊果酸、乙酰熊果酸等;甾醇类有 β-谷甾醇、菜油甾醇等;有机酸类有棕榈酸、油酸、亚麻酸等;还含有烃类、吡嗪类化合物、多种氨基酸及微量元素、缩合型鞣质等。

【性味归经】 甘，温。无毒。归脾、肾、大肠经。

【功效】 补肾助阳，强精益髓，润肠通便。

【用法用量】 内服:煎汤，10～15g;或入丸、散或熬膏。

【使用注意】 阴虚阳旺，脾虚泄泻，实热便秘者忌服。

1. 单味药治难症

(1)治疗阳痿、遗精

药物:锁阳适量。

用法:取上药,焙焦,研成细末,每次 5~8g,黄酒送服,每天 3 次。1 个月为 1 个疗程。

临床应用:补肾助阳,强精起痿。用于治疗阳痿、遗精有较好的疗效。

(2)治疗心脏病

药物:锁阳适量。

用法:取上药,用猪油炸焦,研成细末,每天 10g,冲开水泡饮,20 天为 1 个疗程。

临床应用:补肾温阳,益髓宁心。用于治疗心脏病之心悸气短有显著疗效。

(3)治疗便秘不运

药物:锁阳 10~15g。

用法:清水煎 2 次,混合后分 3 次服,服时加适量蜂蜜调服,每天 1 剂。

临床应用:补肾温阳,润肠通便。用于治疗便秘不运收效良好。

2. 配成方治大病

(1)治疗阳痿、早泄

方名:锁阳起痿丸。

药物:锁阳、枸杞子、熟地黄、鹿角胶各 100g,茯苓、白芍、肉苁蓉各 80g,人参 150g,山茱萸、补骨脂、菟丝子、覆盆子、桑螵蛸、牛膝各 50g,煅龙骨 70g。

用法:取上药,制成小水丸,每次服 6~9g,每天 3 次。1 剂为 1 个疗程。

临床应用:补肾助阳,强精起痿。用于治疗阳痿、早泄疗效良好。

(2)治疗痿躄(脊髓炎)

方名:锁阳痿躄丸。

药物:锁阳、炙龟甲、白芍、熟地黄、杜仲、猴骨各 100g,知母、黄柏各 80g,陈皮、当归、牛膝、补骨脂、菟丝子、续断各 50g。

用法:取上药,制成小水丸,每次服 6~9g。1 个月为 1 个疗程。

临床应用:补肾温阳,益髓治痿。用于治疗痿躄(脊髓炎)有较好的疗效。

(3)治疗尿血

方名:锁阳尿血丸。

药物:锁阳、肉苁蓉、白术、茯苓、煅龙骨、煅牡蛎、金樱子各 80g,人参、熟地黄、阿胶各 100g,黄芪 150g,山茱萸、山药、蒲黄、当归、泽泻各 50g。

用法:取上药,制成小水丸,每次服 6~9g,每天 3 次。1 剂为 1 个疗程。

临床应用:健脾益气,补肾固涩。用于治疗尿血属脾肾两虚者,疗效显著。

(4)治疗子宫下垂

方名:锁阳升举丸。

药物:锁阳 100g,黄芪、人参各 50g,白术 80g,车前子、五味子各 60g,当归、陈皮、柴胡、升麻、大枣各 50g,炙甘草 15g。

用法:取上药,制成小水丸,每次 5~8g,每天 3 次。1 个月为 1 个疗程。

临床应用:补肾温阳,益气升举。用于治疗子宫下垂,见阴中有物脱出,腰酸腿软小腹下坠,小便频数等症者效果良好。

(5)治疗肠燥便秘

方名:锁阳润肠丸。

药物:锁阳、生地黄各 100g,玄参、白芍各 80g,火麻仁、郁李仁、桃仁、瓜蒌仁、决明子各 60g,肉苁蓉 70g,当归、麦冬、陈皮、牛膝各 50g。

用法:取上药,制成小水丸,每次服 6~9g,每天 3 次。便通止后服,不通再服。

临床应用:补肾温阳,通下润肠。用于治疗肠燥便秘,无论年龄均有良效。

(6)治疗血小板减少性紫癜

方名:锁阳紫癜丸。

药物:锁阳、生地黄、阿胶各 100g,水牛角、白芍、牡丹皮、仙鹤草、侧柏叶、玄参、旱莲草各 80g,茜草、黄芩、紫草各 60g,当归 50g,甘草 15g。

用法:取上药,制成小水丸,每次服 5~8g,每天 3 次。1 剂为 1 个疗程。

临床应用:补肾生血,凉血止血。用于治疗血小板减少性紫癜效果颇佳。

3. 知药理、谈经验

（1）知药理

锁阳具有调节机体非特异性免疫功能及细胞免疫功能的能力，有促进性成熟、润肠通便、降低血压、促进唾液分泌等作用。

（2）谈经验

孟学曰：锁阳，甘，温，长于补肾助阳，兴阳益精，强筋壮骨，润燥滑肠。主兴阳固精，强阴益髓，精血衰败、阴气虚损、骨软痿弱、大便燥结等。治阳痿遗精，精冷不育，腰膝痿软，足软无力，血虚津亏，阳虚便秘等症。

锁阳补肾助阳，益精养血，配合肉苁蓉、茯苓、桑螵蛸、鹿角霜、杜仲等，治阳痿遗精，精冷不育；配合熟地黄、山茱萸、黄芪、黄柏、山药、龙骨等，治遗泄不禁，夜多盗汗；补益肝肾，强筋健骨，配合当归、熟地黄、龟甲、肉苁蓉、牛膝等，治肝肾不足，步履艰难；益精养血，助阳通便，配合当归、肉苁蓉等，治肠燥便秘。

十三、紫河车

【成分】 胎盘的成分较复杂，主要含有多种抗体、干扰素，以及多种激素，如促性腺激素 A 和 B、催乳素、促甲状腺激素、催产素样物质、多种甾体激素和雌激素；尚含有多种酶，如溶菌酶、激肽酶、组胺、催产素酶等；还含有促进血液凝固的成分，如红细胞生成素、磷脂、多糖等。此外，胎盘的酸提物中主要含有多种氨基酸（14 种）。

【性味归经】 甘、咸，温。无毒。归心、肺、肾经。

【功效】 助阳补精，养血益气，扶正固本。

【用法用量】 内服：2～4g，研末装胶囊吞服，每日 2～3 次，重症用量加倍；也可入丸、散。如用鲜胎盘，每次半个至 1 个炖服，1 周 2～3 次。现已制成胎盘糖衣片供口服及胎盘注射液，可供肌内注射。

【使用注意】 阴虚内热者不宜使用。

1. 单味药治难症

（1）治疗支气管哮喘

药物：紫河车（干品）适量。

用法：取上药，研成细末，备用。每次 2～4g，每天 3 次，饭后服。30 天为 1 个疗程。

临床应用：补益肺肾，纳气平喘。用于治疗支气管哮喘有显著疗效。

（2）治疗顽固性失眠

药物：紫河车（干品）30g。

用法：取上药，加大枣（去核）5 枚，清水煎 2 次，混合后分 2 次服，隔日 1 剂，用 1 个月。

临床应用：补肾宁心，养血安神。用于治疗顽固性失眠有较好的疗效。

（3）治疗不射精

药物：鲜胎盘半个。

用法：取上药，加生姜 5 片，适量食盐，清水煎，吃渣喝汤，分 2 次服，每周 2 次。

临床应用：补肾助阳，益气生精。用于治疗不射精有一定疗效。

（4）治疗气血亏虚、身体羸瘦

药物：紫河车（干品）300g。

用法：取上药，研成细粉，每次 3g，每天 2 次，蜂蜜或白糖冲服，小儿酌减。

临床应用：补养气血，扶正固本。用于治疗气血亏虚，身体羸瘦疗效颇佳。

（5）治疗久癫失志

药物：紫河车（干品）适量。

用法：取上药，研成细末，每次 3～5g，每天 2 次，1 个月为 1 个疗程。

临床应用：补肾助阳，养血安神。用于治疗久癫失志，症见癫病日久，神志痴呆，不知秽洁，喜怒无常者有一定疗效。

（6）治疗产后体弱，乳汁不足

药物：紫河车（干品）500g。

用法：取上药，研成细粉，装入胶囊，每粒 0.5g。口服，每次 4 粒，每天 3 次，可用猪蹄汤送服。

临床应用:补肾生血,益气催乳。用于治疗产后体弱,乳汁不足有较好的效果。

2. 配成方治大病

(1)治疗咳喘

方名:紫河车咳喘丸。

药物:紫河车、西洋参、黄芪各150g,熟地黄、枸杞子各100g,紫菀、款冬花、杏仁、桔梗、麦冬、五味子、川贝母、葶苈子、桑白皮、大枣各50g。

用法:取上药,制成小水丸,每次服6～9g,每天3次。1个月为1个疗程。

临床应用:补肾助阳,止咳平喘。用于治疗咳喘属慢性支气管炎者有令人满意的疗效。

(2)治疗肺结核

方名:紫河车补肺丸。

药物:紫河车、西洋参各150g,熟地黄、龟甲胶、白芍各100g,百合、白及各80g,百部、当归、川贝母、麦冬、砂仁各50g。

用法:取上药,研成小水丸,每次服5～8g,每天3次。1剂为1个疗程。

临床应用:益气生血,滋阴润肺。用于治疗肺结核之潮热盗汗,痰中带血等症有良效。

(3)治疗癫痫日久、正气虚弱

方名:紫河车癫痫培补丸。

药物:紫河车、人参各150g,茯神木100g,白术、茯苓、丹参、酸枣仁各80g,陈皮、法半夏、胆南星、柏子仁、远志、石菖蒲、猪苓各50g。

用法:取上药,制成小水丸,每次服6～9g,每天3次。1个月为1个疗程。

临床应用:益气生血,宁心安神。用于治疗癫痫日久,正气虚弱,发作频繁等有良效。

(4)治疗消化性溃疡

方名:紫河车胃溃疡散。

药物:紫河车、黄芪、人参各150g,白术、茯苓各100g,三七80g,浙贝母、白及、山药各60g,乌贼骨、砂仁、佛手、芡实、莲子、陈皮各

50g,木香30g,炙甘草20g。

用法:取上药,研成极细末,每次服5～8g,每天3次。1剂为1个疗程。

临床应用:益气生血,活血敛疮。用于治疗消化性溃疡有显著疗效。

(5)治疗更年期综合征

方名:紫河车更年康丸。

药物:紫河车150g,熟地黄、淫羊藿、炙龟甲、煅龙骨各100g,白芍、茯苓各80g,酸枣仁、知母、女贞子、旱莲草各60g,当归、川芎、夜交藤、石菖蒲各50g。

用法:取上药,制成小水丸,每次服6～9g,每天3次。1剂为1个疗程。

临床应用:补肾助阳,益气生血。用于治疗更年期综合征之潮热心烦、失眠等有良效。

(6)治疗小儿遗尿

方名:紫河车缩尿散。

药物:紫河车、黄芪各100g,人参80g,益智仁、白芍、桑螵蛸、金樱子、大枣各50g,五味子、补骨脂、菟丝子、山茱萸、升麻各40g,炙甘草10g。

用法:取上药,研成极细粉,每次服3～5g,每天3次。用白糖或蜂蜜兑温开水冲服。

临床应用:补肾助阳,缩尿止遗。用于治疗小儿遗尿效果良好。

3. 知药理、谈经验

(1)知药理

紫河车具有提高免疫功能、增强机体抗病能力的作用,并有促进乳腺、子宫、阴道、卵巢、睾丸功能的作用。还有抗癌、抗过敏、延缓衰老等多方面的药理作用。

(2)谈经验

孟学曰:紫河车,甘、咸、温,长于补益肝肾,养益精血,善治男女虚损劳极,为助阳补精上品。主气血羸瘦,虚损劳极,下元衰惫,不能生育,骨蒸潮热,癫痫等。治阳痿遗精,腰酸耳鸣,宫冷不孕,小产少乳,消乏无力,面色萎黄,耳目失聪,须发早白,肝肾两亏,虚喘劳嗽,癫痫日久,神志恍惚等症。

紫河车补益肝肾,养益精血,配合人参、熟地黄、麦冬、鹿茸、海狗肾等,治阳痿遗精,腰酸耳鸣;配合人参、鹿茸、锁阳、肉苁蓉、熟地黄等,治子宫虚冷,久不受孕;配合人参、补骨脂、蛤蚧、五味子、冬虫夏草等,治肺肾两亏,虚喘劳嗽。

十四、蛤 蚧

【成分】 蛤蚧含有 4 种甾体类化合物,已确定了结构的有胆固醇。脂类成分有胆固醇酯、甘油酯、糖脂 21 种脂肪酸。脂肪酸以亚油酸、棕榈酸、油酸和亚麻酸的含量较高。总磷脂成分含量较高,还含有蛋白质、丰富的微量元素和氨基酸、硫酸钙等。

【性味归经】 咸,平。有小毒。归肺、肾经。

【功效】 补肺益肾,助阳益精,纳气定喘。

【用法用量】 内服:煎汤,5～10g;或入丸、散。也可研末服,每次 1～2g,每日 3 次;亦可浸酒服用 1～2 对;也可用蛤蚧 1 对清炖,或加瘦肉、冬虫夏草炖服。

【使用注意】 外感风寒喘嗽忌服。

1. 单味药治难症

(1)治疗肺虚喘咳

药物:蛤蚧 2 对。

用法:取上药,去头、足,焙焦,研成丝细末,每次服 1～3g,每天 3 次。

临床应用:补肺益肾,纳气定喘。用于治疗肺虚咳喘有显著疗效。

(2)治疗老年性慢性喘息性支气管炎

药物:蛤蚧适量。

用法:取上药,去头、足,焙焦,研成细末,装入胶囊,每粒 0.25g,每次服 4～8 粒,每天 3 次。1 个月为 1 个疗程。

临床应用:补肺益肾,纳气定喘。用于治疗老年性慢性喘息性支气管炎有较好的疗效。

(3)治疗男性不育、阳痿不起

药物:蛤蚧 2 对。

用法:取上药,去头、足,浸泡于高粱酒中,1 周后服用,每次 20～30ml,每日 2 次。

临床应用:补肺益肾,助阳益精。用于治疗男性不育,阳痿不起有一定疗效。

2. 配成方治大病

(1)治疗慢性支气管炎

方名:蛤蚧慢支丸。

药物:蛤蚧 3 对,西洋参 150g,熟地黄 100g,茯苓 80g,杏仁、桔梗、川贝母、紫菀、款冬花、陈皮、京半夏、当归、白前、干姜、五味子、桑白皮各 50g,辽细辛 40g。

用法:取上药,制成小水丸,每次服 6～9g,每天 3 次。1 个月为 1 个疗程。

临床应用:补肺益肾,化痰止咳。用于治疗慢性支气管炎有显著疗效。

(2)治疗支气管哮喘

方名:蛤蚧温肺平喘丸。

药物:蛤蚧 3 对,熟地黄、茯苓、白芍各 100g,麻黄、杏仁、陈皮、法半夏、桂枝、辽细辛、五味子、干姜各 50g,炙甘草 20g。

用法:取上药,制成小水丸,每次服 5～8g,每天 3 次。哮喘停止后停服。

临床应用:补肺益肾,化痰平喘,用于治疗支气管哮喘有较好的疗效。

(3)治疗肺气肿

方名:蛤蚧补肺丸。

药物:蛤蚧 3 对,人参、黄芪各 150g,熟地黄、枸杞子、核桃肉各 100g,当归、紫菀、山茱萸、桑白皮、五味子、葶苈子、大枣、麦冬、款冬花、百部、川贝母各 50g。

用法:取上药,制成小水丸,每次服 6～9g,每天 3 次。1 剂为 1 个疗程。

临床应用:补肺益肾,纳气定喘。用于治疗肺气肿之咳、痰、喘有显著疗效。

(4)治疗肺结核

方名:蛤蚧益肺止血丸。

药物:蛤蚧 3 对,西洋参 150g,百合、知母、阿胶、生地黄各 100g,白及、青蒿各 80g,百部、银柴胡、胡黄连、牡丹皮、桑白皮各 60g,麦冬、天冬、秦艽各 50g。

用法:取上药,制成小水丸,每次服 6～9g,每天 3 次。1 个月为 1 个疗程。

临床应用:补肺益肾,清热止血。用于治疗肺结核之潮热骨蒸、自汗、咳血等有良效。

(5)治疗阳痿不举、遗精早泄

方名:蛤蚧温肾起痿丸。

药物:蛤蚧 2 对,人参 150g,熟地黄、枸杞子各 100g,茯苓、淫羊藿各 80g,山茱萸、山药、补骨脂、菟丝子、泽泻、牡丹皮、牛膝、肉苁蓉、锁阳、韭菜子、蛇床子各 50g。

用法:取上药,制成小水丸,每次服 5～8g,每天 3 次。1 剂为 1 个疗程。

临床应用:补肺益肾,温阳起痿。用于治疗阳痿不举、遗精早泄等症有一定疗效。

(6)治疗男性不育

方名:蛤蚧生精丸。

药物:蛤蚧 3 对,人参、黄芪各 150g,枸杞子、熟地黄各 100g,梅花鹿茸、补骨脂、菟丝子、山茱萸、当归、肉苁蓉、锁阳、山药、熟附片各 50g,海马、炙甘草各 20g。

用法:取上药,制成小水丸,每次服 5～8g,每天 3 次。1 个月为 1 个疗程。

临床应用:补肺益肾,益髓生精。用于治疗男性不育之精子过少、死精等症有良效。

3. 知药理、谈经验

(1)知药理

蛤蚧具有免疫增强作用,有雄性和雌性激素样作用,能兴奋性腺,有抗高温、耐低温及耐缺氧功能,还有促肾上腺皮质激素样作用,有抗衰老、解痉平喘、抗炎、降血糖等效果。

(2)谈经验

孟学曰:蛤蚧,咸,平,长于补肾益精,补肺益气,固本培元,为纳气定喘良药。主补肺润肾,益精助阳,定喘止嗽,肺痿咯血,肺痈消渴,气虚血竭等。治久咳虚喘、劳嗽咳血,阳

痿不举,遗精滑泄等症。

蛤蚧补肺益肾,纳气定喘,配合人参、五味子、补骨脂、麦冬、核桃肉等,治肺肾两虚,肾不纳气;配合杏仁、百合、白及、川贝母、紫菀、款冬花等,治虚劳咳血,肺肾阴虚。

蛤蚧助阳益精,补肾养血,配合补骨脂、益智仁、巴戟天、熟地黄、枸杞子等,治精亏血少,阳痿不举。

十五、杜 仲

【成分】 本品含有杜仲胶、杜仲苷、杜仲醇、酚类、绿原酸等有机酸、脂肪、黄酮类醛糖、鞣质、氨基酸等,且含有微量生物碱、维生素 C。

【性味归经】 甘,温。无毒。归肝、肾经。

【功效】 滋补肝肾,强筋健骨,暖宫安胎。

【用法用量】 内服:煎汤,5～15g;浸酒或入丸、散。

【使用注意】 系温补之品,阴虚火旺者慎用。

1. 单味药治难症

(1)治疗原发性坐骨神经痛

药物:杜仲 30g。

用法:取上药,用猪肾 1 对,将猪肾剖开,除去白色的肾盂肾盏,加清水 800ml,煎沸后再煮半小时,以煮熟为度。除去杜仲,乘温服食猪肾及药汁,每天 1 剂。

临床应用:补益肝肾,强筋健骨。用于治疗原发性坐骨神经痛有显著疗效。

(2)治疗妇人胞胎不安

药物:杜仲 20g。

用法:取上药,清水煎服,每天 1 剂。

临床应用:补益肝肾,暖宫安胎。用于治疗妇人胞胎不安有较好的疗效。

(3)治疗高血压病

药物:杜仲(盐水炒)20g。

用法:取上药,清水煎 2 次,混合后分 2 次服,每日 1 剂。

临床应用:补益肝肾,调降血压。用于治疗高血压病有一定疗效。

2. 配成方治大病

(1)治疗腰痛

方名:杜仲健腰丸。

药物:杜仲 150g,生地黄、白芍各 100g,当归、桂枝、续断、秦艽、威灵仙、补骨脂、菟丝子、八角、茴香、川芎、辽细辛、川牛膝、桑寄生、伸筋草各 50g。

用法:取上药,制为小水丸,每次服 6～9g,每天 3 次。1 个月为 1 个疗程。

临床应用:补益肝肾,舒筋健腰。用于治疗腰痛有显著疗效。

(2)治疗坐骨神经痛

方名:杜仲腿痛丸。

药物:杜仲 50g,熟地黄、白芍、木瓜各 100g,当归、川芎、桂枝、辽细辛、延胡索、秦艽、独活、防风各 50g,制川乌 30g。

用法:取上药,制成小水丸,每次服 5～8g,每天 3 次。1 剂为 1 个疗程。

临床应用:补益肝肾,舒筋通络。用于治疗腿痛、下肢痛有显著疗效。

(3)治疗风湿麻木疼痛

方名:杜仲风湿酒。

药物:杜仲、天麻、生地黄、白芍各 50g,羌活、独活、防风、当归、川芎、桂枝、秦艽、威灵仙、辽细辛、木瓜、续断、五加皮、川牛膝、桑寄生、伸筋草各 20g。

用法:取上药,浸泡于高粱白酒中,可加适量蜂蜜,每次饮 20～30ml,每天 2 次。

临床应用:补益肝肾,祛风除湿。用于治疗风湿麻木疼痛者有较好的疗效。

(4)治疗习惯性流产

方名:杜仲保胎煎。

药物:杜仲、白术、茯苓各 15g,黄芪、党参各 20g,当归、黄芩、菟丝子、陈皮、大腹皮、续断、紫苏叶、大枣各 10g,炙甘草 5g。

用法:清水煎 2 次,混合后分 3 次服,每日 1 剂。

临床应用:补益肝肾,暖宫保胎。用于治疗习惯性流产有令人满意的疗效。

(5)治疗高血压病

方名:杜仲降压丸。

药物:杜仲(盐炒)、天麻各 150g,白芍、石决明、珍珠母各 100g,决明子、龙胆草、夏枯草、黄芩、桑寄生各 80g,钩藤、牛膝、野菊花、刺蒺藜、僵蚕各 50g。

用法:取上药,制成小水丸,每次服 6～9g,每天 3 次。1 剂为 1 个疗程。

临床应用:镇肝息风,潜阳降压。用于治疗高血压病有一定疗效。

(6)治疗癫痫

方名:杜仲癫痫丸。

药物:杜仲、天麻各 150g,茯苓 100g,钩藤、陈皮、法半夏、胆南星、菊花、巴戟天、地龙、禹白附子、全蝎、僵蚕、石菖蒲、防风各 50g,蜈蚣 10 条,琥珀、天竺黄各 30g。

用法:取上药,制成小水丸,每次服 5～8g,每天 3 次。1 个月为 1 个疗程。

临床应用:平肝息风,涤痰止痫。用于治疗癫痫有较好的疗效。

3. 知药理、谈经验

(1)知药理

杜仲具有良好的降血压作用,而且盐炒杜仲的降血压作用比生杜仲强。能减少胆固醇的吸收,使肝糖原含量显著升高,还能增强机体非特异性免疫功能,使子宫自主收缩减弱。此外,尚有镇静、镇痛、利尿、抗衰老、抗疲劳的作用。

(2)谈经验

孟学曰:杜仲,甘,温,长于补益肝肾,助火壮阳,为肝肾不足,筋脉失养,腰膝酸痛,筋骨痿软,固经安胎之要药。主腰脊痛,补中益精气,坚筋骨、强志、除阴下痒湿、小便余沥,久服轻身耐老。治阳痿遗精,遗尿尿频、腰膝酸痛,筋骨痿软,妊娠下血,胎动不安等症。

杜仲补益肝肾,助火壮阳,配合人参、熟地黄、巴戟天、山茱萸、车前子等,治阳痿遗精,遗尿尿频;配合补骨脂、核桃肉、延胡索、小茴香等,治肝肾不足,筋骨痿软;配合当归、川芎、细辛等,治跌打损伤。

十六、续　断

【成分】　本品主要含三萜皂苷类、挥发油、龙胆碱、β-谷甾醇、胡萝卜苷、蔗糖等,无机元素钛的含量较高。

【性味归经】　苦、辛,微温。无毒。归肝、肾经。

【功效】　补益肝肾,强筋健骨,止血安胎,疗伤续折。

【用法用量】　内服:煎汤,10～15g;或入丸、散。外用:适量,研末敷,崩漏下血宜炒用。

【使用注意】　风湿热痹者忌服。

1. 单味药治难症

(1)治疗筋骨折伤

药物:续断20g。

用法:清水煎2次,混合后分3次服,每日1剂。

临床应用:强筋健骨,疗伤续折。用于治疗筋骨折伤有显著疗效。

(2)治疗产后血晕

药物:续断30g。

用法:清水煎1次,顿服。不应,再煎再服。

临床应用:补益肝肾,止血治晕。用于治疗产后血晕有一定疗效。

(3)治疗跌打损伤

药物:续断适量。

用法:取上药20g,清水煎2次,混合后分3次服,每天1剂。另取30g,研成细末,加入适量生姜,捣绒贴敷患处。

临床应用:强筋健骨,疗伤续折。用于治疗跌打损伤有较好的疗效。

2. 配成方治大病

(1)治疗风湿骨痛、肢体麻木

方名:续断骨痛麻木丸。

药物:续断、天麻、杜仲各100g,黄芪150g,羌活、独活、防风、当归、桂枝、川芎、血竭、制乳香、制没药、辽细辛、熟附片各50g,白芍、萆薢各80g,炙甘草20g。

用法:取上药,制成小水丸,每次服6～9g,每天3次。1个月为1个疗程。

临床应用:补益肝肾,祛风除湿。用于治疗风湿骨痛、肢体麻木有显著疗效。

(2)治疗筋伤骨折

方名:续断接骨丹。

药物:续断、熟地黄、骨碎补各100g,三七、猴骨各80g,当归、血竭、制乳香、制没药、鹿角霜、红花、自然铜、菟丝子各50g。

用法:取上药,制成小水丸,每次服5～8g,每天3次。1剂为1个疗程。

临床应用:补益肝肾,疗伤接骨。用于治疗筋伤骨折之恢复期治疗有较好的疗效。

(3)治疗先兆流产

方名:续断保胎饮。

药物:续断、白芍、白术、茯苓、阿胶(烊化冲服)、山药、桑寄生各5g,黄芪、党参各20g,当归、菟丝子各10g,熟地黄18g,炙甘草5g,大枣3枚。

用法:清水煎2次,混合后分3次服,每日1剂。3剂为1个疗程。

临床应用:补益肝肾,止血安胎。用于治疗先兆流产之阴道出血、腹痛等症有良效。

(4)治疗功能性子宫出血

方名:续断功血汤。

药物:续断、白芍、白术、茯苓、茜草各15g,黄芪、党参、生地黄、煅龙骨、煅牡蛎各20g,当归、川芎各10g,炙甘草3g。

用法:清水煎2次,混合后分3次服,每日1剂。

临床应用:补益肝肾,固摄止血。用于治疗功能性子宫出血,症见子宫不规则出血,出血时间长短不一,出血量或多或少者有良效。

(5)治疗便血

方名:续断便血汤。

药物:续断、生地黄、白术、熟附片、地榆、黄芩、白芍、阿胶(烊化冲服)各 15g,当归、炮姜、蒲黄各 10g,炙甘草 5g。

用法:清水煎 2 次,混合后分 3 次服,每日 1 剂。

临床应用:补益肝肾,温经止血。用于治疗便血,见下血紫黯,或黑如柏油,腹部隐痛,喜热饮、便溏、面白神倦等症者疗效显著。

(6)治疗月经不止

方名:续断调经止血煎。

药物:续断、酒白芍、地榆、益母草、艾叶、赤石脂各 15g,黄芪、熟地黄、熟附片、煅龙骨各 20g,当归、乌贼骨、川芎、炮姜各 10g,炙甘草 5g。

用法:清水煎 2 次,混合后分 3 次服,每日 1 剂。

临床应用:补益肝肾,调经止血。用于治疗月经不止,或多或少,或长或短者有良效。

3. 知药理、谈经验

(1)知药理

续断具有抗维生素 E 缺乏症的作用,并能促进胎儿的生长发育,促进乳汁分泌。对外伤肿痛、痈肿,有止血、镇痛、促进组织再生的作用;对肺炎球菌及阴道滴虫有抑制作用。

(2)谈经验

孟学曰:续断,苦、辛,微温,长于补益肝肾,强筋健骨,为续筋接骨,疗伤止痛之要药。主补肝肾、强筋骨、续绝伤、疗金疮、理腰肾等。治阳痿不举,遗精遗尿,腰膝酸痛,寒湿痹痛,崩漏下血,胎动不安,跌打损伤,筋骨折伤,痈肿疮疡,血瘀作痛等症。

续断补益肝肾,壮阳起痿,配合菟丝子、补骨脂、鹿茸、蛇床子、肉苁蓉等,治阳痿不举,遗精滑泄;配合龙骨、茯苓、远志、山药、熟地黄等,治梦遗滑泄,尿频遗尿;强筋健骨、通利血脉,配合杜仲、牛膝、川乌、防风等,治寒湿痹痛;配合当归、艾叶、侧柏叶炭等,治胎动下血。

十七、狗 脊

【成分】 金毛狗脊根茎含淀粉 30%左右;狗脊蕨根茎含淀粉高达 48.5%,并含鞣质类等。

【性味归经】 苦、甘,温。无毒。归肝、肾经。

【功效】 补益肝肾,强筋健骨,祛风除湿。

【用法用量】 内服:煎汤,6～12g;亦可熬成膏或入丸、散。外用:煎水洗。

【使用注意】 阴虚有热,小便不利或短涩赤黄,口苦舌干者,均忌服。

1. 单味药治难症

(1)治疗老年尿多

药物:金毛狗脊 30g。

用法:取上药,去毛,洗净,用猪肉 200g,文火炖熟,加调料,分 2 次服完,吃肉喝汤,每天 1 剂。

临床应用:补益肝肾,强筋缩泉。用于治疗老年尿多有显著疗效。

(2)治疗腰腿痛

药物:全毛狗脊 100g。

用法:取上药,浸泡在高粱酒 500g 中,1 周后,每次饮 20～30ml,每天 2 次。

临床应用:补益肝肾,强筋健骨。用于治疗腰腿痛有一定疗效。

(3)治疗溃疡

药物:金毛狗脊绒毛适量。

用法:取上药,患处消毒后,敷绒毛,用纱块贴后包扎。

临床应用:祛风解毒,利湿敛疮。用于治疗因烧烫伤及创伤所致体部溃疡有较好的疗效。

2. 配成方治大病

(1)治疗风湿骨痛

方名:狗脊风湿骨痛丸。

药物:狗脊、天麻、杜仲各100g,苍术、黄柏、薏苡仁各80g,羌活、独活、防风、当归、川芎、续断、秦艽、威灵仙、川牛膝、桑寄生、桂枝、附子、白芍、木瓜各50g。

用法:取上药,制成小水丸,每次服5~8g,每天3次。1个月为1个疗程。

临床应用:温肾散寒,祛风除湿。用于治疗风湿骨痛证属风寒湿痹者有显著疗效。

(2)治疗腰痛

方名:狗脊腰痛丸。

药物:狗脊、杜仲各100g,白芍、茯苓、生地黄各80g,独活、防风、桂枝、续断、辽细辛、川芎、秦艽、川牛膝、桑寄生各50g。

用法:取上药,制成小水丸,每次服6~9g,每天3次。1剂为1个疗程。

临床应用:补益肝肾,舒筋壮腰。用于治疗腰痛有一定疗效。

(3)治疗坐骨神经痛

方名:狗脊腿痛丸。

药物:狗脊、葛根、白芍、生地黄各100g,木瓜80g,当归、桂枝、辽细辛、血竭、制乳香、制没药、川芎、伸筋草各50g,制川乌、制草乌各30g,制马钱子15g。

用法:取上药,制成小水丸,每次服5~8g,每天3次。15天为1个疗程。

临床应用:补益肝肾,祛风止痛。用于治疗坐骨神经痛有较好的疗效。

(4)治疗老年腰痛尿多

方名:狗脊缩泉汤。

药物:狗脊、杜仲、夜关门、黄芪、党参各20g,益智仁、覆盆子、五加皮、白芍、木瓜各15g,补骨脂、菟丝子、五味子各10g。

用法:清水煎2次,混合后分3次服,每日1剂。

临床应用:补益肝肾,固精缩泉。用于治疗腰痛尿多,见腰部酸痛,经久不愈,小便频数,夜尿较多等症者有一定疗效。

(5)治疗阳痿、早泄

方名:狗脊固精丸。

药物:狗脊、熟地黄、枸杞子各100g,人参150g,茯苓80g,淫羊藿、车前子、覆盆子各60g,山茱萸、山药、补骨脂、菟丝子、泽泻、牡丹皮、五味子各50g,炙甘草15g。

用法:取上药,制成小水丸,每次服6~9g,每天3次。1剂为1个疗程。

临床应用:补益肝肾,强精起痿。用于治疗阳痿、早泄有显著疗效。

(6)治疗妇女冲任虚损、带下纯白

方名:狗脊白带丸。

药物:狗脊、白术、茯苓、熟地黄各100g,人参150g,芡实、莲子、山药、白果仁、当归、川芎、陈皮、梅花鹿茸、白蔹各50g,白芍80g,车前子60g,炙甘草15g。

用法:取上药,制成小水丸,每次服6~9g,每天3次,1个月为1个疗程。

临床应用:补益肝肾,固精止带,用于治疗妇女冲任虚损、带下纯白清稀等症有良效。

3. 知药理、谈经验

(1)知药理

狗脊具有调节免疫功能及激素样作用,能镇静,镇痛,还有抗炎、祛风除湿等功效。

(2)谈经验

孟学曰:狗脊,苦、甘、温,长于补益肝肾,温补下元,固摄肾关,强筋壮骨,兼能祛风除湿,通痹止痛,且善坚脊骨,腰痛脊强,非此莫除。主补肾养气,腰脊背强,寒湿痹痛,强筋壮骨等。治腰痛脚弱,风湿痹痛,肾关不固,遗尿遗精、冲任虚寒,白带白浊等症。

狗脊补益肝肾,强筋壮骨,配合独活、威灵仙、杜仲、牛膝、补骨脂等,治肝肾不足,腰痛脊强;配合萆薢、乌梢蛇肉、马钱子、独活、当归等,治下肢瘫痪,软弱无力。

狗脊温补下元,固摄肾关,配合当归、茯苓、远志、菟丝子、覆盆子等,治肾关失固,夜尿频多;配合鹿茸、白蔹、白果仁、芡实、山药等,治下焦虚寒,带下白浊。

第三节 补血药

一、熟地黄

【成分】 环烯醚萜、单萜及其苷类是地黄的主要成分,包括梓醇、单密力特苷、益母草苷、地黄苷(A、B、C、D)及胡萝卜苷等,还含水苏糖、葡萄糖等糖类。鲜地黄中含有20多种氨基酸,其中精氨酸含量最高;干地黄中有15种氨基酸,其中丙氨酸含量最高。地黄还含苯甲酸、辛酸等有机酸类,以及铁、锌、锰、铬等20多种元素。

【性味归经】 甘,微温。无毒。归肝、肾经。

【功效】 补血滋阴,益精填髓,调经乌发。

【用法用量】 内服:煎汤,10～30g;或入丸、散,熬膏或浸酒。

【使用注意】 本品甘润黏腻性较生地黄更甚,能助湿滞气,妨碍消化,凡气滞痰多,脘腹胀痛,食少便溏者忌服。

1. 单味药治难症

(1)治疗高血压病

药物:熟地黄20～30g。

用法:取上药,清水煎2次,混合后分2次服,每天1剂。连服2周。

临床应用:补益肝肾,降低血压。用于治疗高血压病,对降低胆固醇、甘油三酯有良效。

(2)治疗糖尿病

药物:熟地黄20～30g。

用法:取上药,清水煎,代茶饮,每天1剂,1个月为1个疗程。

临床应用:补益肝肾,滋阴生津。用于治疗糖尿病之三多症状有显著疗效。

(3)治疗过早衰老

药物:熟地黄50g。

用法:取上药,煎取药汁。再用粳米100g,按常规煮成稀粥后,加入药汁和生姜2片,放糖或盐均可,1次吃完,每日1剂,连服1个月为1个疗程。

临床应用:滋补肝肾,养生延寿。用于治疗过早衰老,长期服用有令人满意的疗效。

2. 配成方治大病

(1)治疗四高症

方名:熟地四降丸。

药物:熟地黄、西洋参、天麻各150g,白芍、珍珠母、黄连、知母、杜仲、车前子各100g,三七、丹参、决明子、山药、山楂各80g,钩藤、菊花各50g。

用法:取上药,制成小水丸,每次服6～9g,每天3次。1剂为1个疗程。

临床应用:补益肝肾,控制四高。用于治疗四高症(高血糖、高血脂、高血压、高尿酸)有一定疗效。

(2)治疗妇女冲任虚损、月经不调

方名:熟地调经饮。

药物:熟地黄、白芍、丹参各20g,当归、川芎、香附各10g,柴胡、白术、茯苓、延胡索各15g,炙甘草3g。

用法:清水煎,分3次服,每日1剂。

临床应用:补益肝肾,活血调经。用于治疗妇女冲任虚损、月经不调有显著疗效。

(3)治疗慢性肝病

方名:熟地滋肾养肝丸。

药物:熟地黄、西洋参、炙鳖甲各150g,生地黄、枸杞子、黄精、女贞子、旱莲草、白芍、酸枣仁、炙龟甲、楮实子各100g,砂仁、建曲、麦冬各80g,五味子50g。

用法:取上药,制成小水丸,每次服6～9g,每天3次。1剂为1个疗程。

临床应用:补水涵木,滋肾养肝。用于治疗慢性肝病,见形体消瘦,胁肋隐痛,咽干口燥,舌红少苔,肝掌、蜘蛛痣等症者有良效。

(4)治疗潮热骨蒸,劳倦乏力

方名:熟地清骨饮。

药物:熟地黄 20g,银柴胡、胡黄连、当归、知母、牡丹皮各 10g,地骨皮、青蒿、枳壳、炙鳖甲、秦艽各 15g,甘草 3g。

用法:清水煎 2 次,混合后分 3 次服,每日 1 剂。

临床应用:滋阴补肾,退热除蒸。用于治疗潮热骨蒸,劳倦乏力有较好的疗效。

(5)治疗视网膜脉络膜病变

方名:熟地明目丸。

药物:熟地黄 150g,枸杞子、珍珠母、石决明各 100g,茯苓、赤芍各 80g,谷精草、青葙子、菊花、夜明砂、白蒺藜、泽泻、牛膝、木贼、山茱萸、山药、牡丹皮、蝉蜕各 50g。

用法:取上药,制成小水丸,每次服 6～9g,每天 3 次。1 个月为 1 个疗程。

临床应用:补益肝肾,滋阴明目。用于治疗中心性浆液性视网膜脉络膜病变有良效。

(6)治疗男性不育

方药:熟地生精丸。

药物:熟地黄 150g,人参、枸杞子各 120g,菟丝子、补骨脂、覆盆子、山药各 80g,白术、茯苓各 100g,泽泻、牡丹皮、山茱萸、梅花鹿茸、五味子、牛膝、车前子各 50g。

用法:取上药,制成小水丸,每次服 6～9g,每天 3 次。30 天为 1 个疗程。

临床应用:补益肝肾,益髓生精。用于治疗男性不育之精子过少、畸形、死精有良效。

(7)治疗血小板减少性紫癜

方名:熟地紫癜饮。

药物:熟地黄、生地黄、水牛角、藕节、白茅根各 20g,白芍、茜草、黄芩、仙鹤草、牡丹皮各 15g,当归 10g,甘草 3g。

用法:清水煎 2 次,混合后分 3 次服,每日 1 剂。

临床应用:补益肝肾,滋阴止血。用于治疗血小板减少性紫癜,症见血小板减少,合并皮肤黏膜紫癜,呈大小不等的瘀斑者有良效。

(8)治疗喘促不宁

方名:熟地平喘煎。

药物:熟地黄 30g,山药、山茱萸、葶苈子各 20g,紫苏子、白芥子、麦冬各 15g,人参、五味子、当归、大枣各 10g,炙甘草 3g。

用法:清水煎 2 次,混合后分 3 次服,每日 1 剂。

临床应用:补益肝肾,纳气平喘。用于治疗喘促不宁,气短,不能平卧等症有良效。

3. 知药理、谈经验

(1)知药理

地黄具有促进免疫增强、降低血压及促进血液凝固等作用,能强心降糖,对中毒性肝炎有防止肝糖原减少的效果,有镇静、利尿、抗癌、抗真菌、抗炎、抗增生和抗渗出等作用。

(2)谈经验

孟学曰:熟地黄,甘,微温,长于滋肾水,补真阴,填骨髓,生精血,聪耳明目,乌须黑发,乃养血补虚之要药。主补血生精,滋肾养肝,安五脏、和血脉、润肌肤、养心神、安魂魄、滋补真阴,封填骨髓,为圣药也。治心肝血虚,眩晕心悸,月经不调,崩漏下血,妊产诸疾,肾阴亏虚,腰膝酸软,精亏髓少,头目眩晕,须发早白,肾虚喘咳,消渴,目睛涩痛等症。

熟地黄甘温滋润,养血补虚,配合川芎、白芍、当归、人参、白术等,治心肝失养,面色萎黄,眩晕心悸,健忘失眠。

熟地黄补血养阴,行滞调经,配合当归、川芎、白芍等,为治月经不调之要药;配合人参、黄芪、当归、白术、白芍等,治气不摄血,月经过多之证;配合当归、川芎、赤芍、桃仁、红花等,治月经量多,质黏有块;配合当归、川芎、炮姜、鹿角胶、艾叶等,治月经不调,血虚夹寒;配合当归、川芎、白芍、黄连、牡丹皮等,治月经不调,血虚有热。

熟地黄补血滋阴,治妊产诸疾,配合人

参、白术、当归、续断、砂仁等,治气血双亏,胎动不安,习惯堕胎;配合人参、白术、阿胶、肉桂等,治产后血虚,少腹疼痛;配合山茱萸、巴戟天、炮姜、陈皮、半夏等,治产后呕吐,胃气不和。

熟地黄善补阴血,滋补肾阴,配合泽泻、山茱萸、茯苓、山药、牡丹皮等,治肾阴亏虚,腰膝酸软,耳鸣耳聋;配合知母、黄柏、龟甲、猪脊髓、牡丹皮等,治肾阴不足,相火妄动,盗汗梦遗。

二、何首乌

【成分】 何首乌主要含蒽醌类化合物,成分为大黄酚和大黄素,其次为大黄酸、大黄素甲醚等,大多呈游离状态存在。此外还含有淀粉、粗脂肪、卵磷脂、矿物质等。

【性味归经】 制首乌,甘、涩、微温。无毒;归肝、肾经。生首乌,甘、苦、平。有毒,易损肝;归肝、大肠经,不可多服久服。

【功效】 制首乌补益精血,固肾乌须;生首乌截疟解毒,润肠通便。

【用法用量】 内服:煎汤,10~30g;熬膏、浸酒或入丸、散。补益精血宜用制首乌;截疟、润肠、解毒宜用生首乌。外用:煎水洗,研末撒或调涂。

【使用注意】 本品润肠通便,大便溏泻者不宜;制首乌滋补兼收敛,湿痰重者不宜;首乌过量有损肝作用,生首乌应谨慎使用。

1. 单味药治难症

(1)治疗肾精亏虚、神经衰弱

药物:制何首乌1000g。

用法:取上药,用60%的酒精按浸渍法提取浸液,回收酒精,兑入单糖浆600ml及苯甲酸钠0.5%,调整含醇量为22%~25%至1000ml,静置7天,取上清液,滤过装瓶,即成何首乌糖浆,口服,每次10~20ml,每天2次。

临床应用:补肾益精,强筋补血。用于治疗肾精亏虚、神经衰弱、精血不足、筋骨无力等症有显著疗效。

(2)治疗阳痿

药物:制何首乌30g。

用法:取上药,研成细末,用冷开水调匀再加开水100ml或适量白糖即可服用,每天2次,半个月为1个疗程。服药期间禁烟酒,戒除手淫,清心寡欲,消除心理阴影。

临床应用:补益肝肾,强精起痿。用于治疗阳痿有一定疗效。

(3)治疗高脂血症

药物:制何首乌30g。

用法:取上药,清水煎2次,混合后分2次服,每天1剂。20天为1个疗程。

临床应用:补益肝肾,调血降脂。用于治疗高脂血症有较好的疗效。

(4)治疗高胆固醇血症

药物:何首乌片适量。

用法:取上药(中成药,每片0.5g),口服,每次5~6片,每天3次,连服4个月为1个疗程。

临床应用:补益肝肾,降胆固醇。用于治疗高胆固醇血症有令人满意的疗效。

(5)治疗高血压病

药物:制何首乌适量。

用法:取上药,研成细末,每次服5g,每日3次。1个月为1个疗程。

临宋应用:补益肝肾,调血降压。用于治疗高血压病,见头痛、头昏、胸闷不适、心悸气短等症者有一定疗效。

(6)治疗疟疾

药物:制何首乌20~30g。

用法:取上药,配甘草1.5~3g,加清水煎2个小时,分3次饭前服,每天1剂。

临床应用:补益精血,解毒截疟。用于治疗疟疾有令人满意的疗效。

(7)治疗桡神经损伤

药物:制何首乌30g。

用法:取上药,加清水煎煮取汁。分早晚

2次温服,每天1剂。连服1个月为1个疗程。停药1周后,继服第2个疗程,以此类推。每天还可配合桑枝煎水熏洗1次,同时进行功能锻炼。

临床应用:补益肝肾,强筋健骨。用于治疗桡神经损伤,见手腕下垂,腕关节不能背伸,所有伸肌及拇指外展功能消失,虎口区麻木等症者有较好的疗效。

(8)治疗子宫脱垂

药物:制何首乌100g。

用法:取上药30g,研成细末;取雄鸡1只(500g以下),将鸡宰杀去内脏,再以白布包裹首乌末纳入鸡腹中,置锅内蒸至鸡肉离骨,取出首乌末,加调料后将鸡及汤1次服完。留存整只鸡骨,与剩余首乌末捣至鸡骨不剌肉为度,敷于脐上。一般1～2剂可愈。

临床应用:补虚强身,升提中气。用于治疗子宫脱垂有较好的疗效。

(9)治疗大肠风毒、泻血不止

药物:制何首乌适量。

用法:取上药,研成细末,于饭前口服3～5g,以温米汤调服,每天3次。一般2～3天可愈。

临床应用:祛风解毒,凉血止血。用于治疗大肠风毒、泻血不止等有一定疗效。

(10)治疗自汗不止

药物:何首乌10～20g。

用法:取上药,研成细末,用冷开水调匀,敷于脐上,外用胶带固定,每日1～2次。

临床应用:补益肝肾,收敛止汗。用于治疗自汗不止效果较好。

2. 配成方治大病

(1)治疗脱发、白发

方名:首乌生发丸。

药物:制何首乌、黄芪、人参各150g,天麻、熟地黄、枸杞子、茯苓、旱莲草各100g,补骨脂、菟丝子、女贞子、侧柏叶各80g,当归、羌活、防风、山茱萸各50g。

用法:取上药,制为小水丸,每次服6～

9g,每天3次。1剂为1个疗程。

临床应用:补肝益肾、乌须生发。用于治疗脱发、白发有显著疗效。

(2)治疗皮肤瘙痒

方名:首乌消风汤。

药物:制何首乌30g,天麻、地肤子、苦参、刺蒺藜、白土苓、生地黄各15g,荆芥、防风、蝉蜕、当归、白鲜皮各10g。

用法:清水煎2次,混合后分3次服,每日1剂。

临床应用:补肾生血,祛风止痒。用于治疗皮肤瘙痒有一定疗效。

(3)治疗腰椎间盘突出

方名:首乌腰痛丸。

药物:制何首乌、黄芪、党参、葛根各150g,杜仲、白芍各100g,桂枝、当归、独活、秦艽、威灵仙、续断、辽细辛、五加皮、川牛膝、桑寄生各50g,制川乌、制草乌各30g。

用法:取上药,制成小水丸,每次服5～8g,每天3次。1个月为1个疗程。

临床应用:补肝益肾,舒筋健腰。用于治疗腰椎间盘突出之腰痛、下肢痛等疗效良好。

(4)治疗帕金森病

方名:首乌震颤丸。

药物:制何首乌、天麻、人参、黄芪各150g,水蛭、白芍、地龙、炙龟甲、炒鳖甲、珍珠母、石决明各100g,钩藤、全蝎、牛膝、巴戟天各50g,三七、淫羊藿各60g。

用法:取上药,制成小水丸,每次服6～9g,每天3次。1剂为1个疗程。

临床应用:补肝益肾,生血息风。用于治疗帕金森病之手足震颤等有一定疗效。

(5)治疗男性不育

方名:首乌生精丸。

药物:制何首乌、人参、黄芪各150g,熟地黄、枸杞子、紫河车各100g,淫羊藿80g,补骨脂、菟丝子、黄精、梅花鹿茸、沙苑子、牛膝、当归、山茱萸、熟附片各50g。

用法:取上药,制成小水丸,每次服6～

9g,每天 3 次。1 剂为 1 个疗程。

临床应用:补益肾精,温阳助育。用于治疗男性不育之精子过少、畸形等症有良效。

(6)治疗精神分裂症

方名:首乌安神煎。

药物:制何首乌、夜交藤各 30g,茯苓、酸枣仁、合欢皮各 15g,陈皮、远志、法半夏、柏子仁、胆南星、石菖蒲、生姜各 10g。

用法:清水煎 2 次,混合后分 3 次服,每日 1 剂。

临床应用:补益精血、宁心安神。用于治疗精神分裂症,症见个性改变、幻觉、妄想、思维松弛、情感淡漠、行为混乱等有良效。

(7)治疗神经衰弱

方名:首乌安神补脑丸。

药物:制何首乌、黄芪、人参各 150g,炙龟甲、龙骨各 100g,白术、茯苓、酸枣仁各 80g,当归、柏子仁、远志、五味子、夜交藤、石菖蒲、麦冬、龙眼肉各 50g。

用法:取上药,制成小水丸,每次服 6～9g,每天 3 次。1 个月为 1 个疗程。

临床应用:补益精血,安神补脑。用于治疗神经衰弱之头晕心悸、失眠健忘有良效。

(8)治疗高血脂、高血压、高血糖

方名:首乌三降丸。

药物:制何首乌、熟地黄、西洋参、天麻各 150g,杜仲、三七、石决明、珍珠母各 100g,决明子、丹参、牛膝、知母、黄连各 80g,钩藤、菊花、地龙、建曲、砂仁各 50g。

用法:取上药,制成小水丸,每次服 5～8g,每天 3g。1 剂为 1 个疗程。

临床应用:补肝益肾,调血降解。用于治疗高血脂、高血压、高血糖均有较好的疗效。

(9)治疗咳喘

方名:首乌咳喘丸。

药物:制何首乌、西洋参、黄芪各 150g,熟地黄 100g,茯苓 80g,麦冬、五味子、知母、杏仁、桔梗、川贝母、陈皮、京半夏、当归、紫菀、干姜、辽细辛、桑白皮各 50g。

用法:取上药,制成小水丸,每次服 6～9g,每天 3 次。1 个月为 1 个疗程。

临床应用:补益精血,止咳平喘。用于咳喘,症见长期咳嗽,喘促,气短者有良效。

(10)治疗年老体衰

方名:首乌延寿丹。

药物:制何首乌、人参、黄芪各 150g,熟地黄、枸杞子、杜仲各 100g,白术、茯苓各 80g,山茱萸、山药、补骨脂、菟丝子、续断、牛膝、肉苁蓉、锁阳、沙苑子、当归各 50g。

用法:取上药,制成小水丸。每次服 5～8g,每天 3 次。1 剂为 1 个疗程。

临床应用:补益精血,益寿延年。用于治疗年老体衰,肢软乏力,心悸气短等有良效。

3. 知药理、谈经验

(1)知药理

何首乌有抗衰老、增强及调节免疫功能、促进造血功能的作用,能显著降低血清胆固醇,对动脉粥样硬化、动脉内膜斑块形成及脂质沉积有减轻作用,有降低血糖、增加肝糖原积累及机体抗寒能力等功能。

(2)谈经验

孟学曰:何首乌,甘、涩、微温,长于滋补肝肾,养血益精,乌须黑发,润肠通便,为滋补良药。主养血益肝,固精益肾,强筋健骨,疗疬疥癣等。治精血亏虚,须发早白,遗精崩带,久疟体虚,肠燥便秘,疮痈肿毒,瘰疬流注等症。

何首乌滋补肝肾,养血益精,配合当归、枸杞子、菟丝子、牛膝、山茱萸等,治肝肾不足,须发早白;配合杜仲、桑椹子、黑芝麻、枸杞子、茯苓等,治耳鸣眼花,四肢酸麻;配合当归、熟地黄、山茱萸、桑螵蛸等,治月经不调,崩漏带下,遗精滑精。

三、当 归

【成分】 根含挥发油,其主要成分包括亚丁基苯酞、邻羧基苯正戊酮等,另含蔗糖、维生素 B$_{12}$、维生素 A 类物质。根的皂化部分中含棕榈酸、硬脂酸、肉豆蔻酸及不饱和油酸、亚油酸；不皂化成分中有 β-谷甾醇。全草有芳香，可知各部分都含挥发油，而果实含量更多。

【性味归经】 甘、辛，温。无毒。归肝、心、脾经。

【功效】 补血活血，调经止痛，润肠通便。

【用法用量】 内服：煎汤，5～15g；浸酒、熬膏或入丸、散。一般生用，为加强活血则酒炒用。通常补血用当归身、活血用当归尾、和血(补血活血)用全当归。

【使用注意】 本品味甘滑肠，《本草经疏》云："肠胃薄弱，泄泻溏薄及一切脾胃病恶食、不思食及食不消，并禁用之。"故湿盛中满、大便泄泻者不宜服。

1. 单味药治难症

(1)治疗上消化道出血(除外食管静脉破裂出血)

药物：生当归100g。

用法：取上药，烘干，研为细粉，装瓶备用。用时，每次4.5g，每天3次，吞服。服药期间一般不禁食，可吃半流食。出血量多，血压下降者可适当补液，一般5天可止血。

临床应用：补血生血，活血止血。用于治疗上消化道出血有显著疗效。

(2)治疗急性乳腺炎早期

药物：当归60g。

用法：取上药，水煎2次，共煎取药液200ml。每次50ml，每隔6小时服1次，共服4次。一般1昼夜即可消失。

临床应用：活血通络，消肿止痛。用于治疗急性乳腺炎早期，症见乳房肿痛，表面红热，可触及肿块，有压痛者，有较好的疗效。

(3)治疗口腔溃疡

药物：当归15g(最好是当归头)。

用法：取上药，用黑豆50g，鸡蛋1个，加水200ml，煎煮至黑豆煮烂为止。连同黑豆

鸡蛋1次温服，每天1剂。

临床应用：补血活血，消肿愈疡。用于治疗口腔溃疡经久不愈反复发作者，疗效颇佳。

(4)治疗带状疱疹

药物：当归适量。

用法：取上药，烘干，研成细粉，装瓶备用。按年龄大小每次服0.5～1g，每隔4～6小时1次，温开水吞服。

临床应用：补血生血，活血止痛。用于治疗带状疱疹，一般3天后水疱枯萎、结痂而愈。

(5)治疗妊娠胎动不安、腰腹疼痛

药物：当归15g。

用法：取上药，用葱白1茎切碎，与当归混合煎煮，分2次温服，每日1剂，未愈者可连续服2～3剂。

临床应用：补血生血，止痛安胎。用于治疗胎动不安，腰腹疼痛有一定疗效。

(6)治疗鼻血不止

药物：当归适量。

用法：取上药，焙干，研成细末，每次3～5g，每天3次，米汤调服。

临床应用：补血生血，活血止血。用于鼻血不止有显著疗效。

(7)治疗月经不调

药物：当归适量。

用法：取上药，焙焦，研成细末，每次3～5g，温开水送服，每天3次。

临床应用：补血生血，活血调经。用于治疗月经不调有较好的疗效。

(8)治疗慢性肝病

药物：当归丸(每10粒含生药2.5g)适量。

用法：取上药，每次15～20粒，每日2次，连服1.5～3个月。

临床应用：补血生血，养血护肝。用于治疗慢性肝病，如慢性病毒性肝炎、肝炎后肝硬化、脂肪肝等均有一定疗效。

(9)当归注射液穴位注射可以治疗下列

疾病

心脏早搏、头痛、腰腿痛、坐骨神经痛、慢性伤筋、肋软骨炎、剑突综合征、肩周炎、颞颌关节功能紊乱、痛经、子宫脱垂、盆腔炎、阳痿遗尿、急性肾炎、胃炎、胃及十二指肠溃疡、过敏性鼻炎、湿疹、荨麻疹、牛皮癣、小儿肢体瘫痪、肌肉震颤、颈性眩晕。

(10)当归注射液静脉滴注可以治疗下列疾病

缺血性中风、镰刀状贫血、心律失常、冠心病、血栓闭塞性脉管炎、慢性阻塞性肺动脉高压、浅表性静脉炎、突发性耳聋。

(11)复方当归注射液(当归、川芎、红花)肌内注射或静脉滴注可以治疗下列疾病。

脑动脉硬化症、高血压病、输卵管不通、少精、弱精症等。

2. 配成方治大病

(1)治疗偏头痛

方名:当归偏头痛汤。

药物:当归、赤芍、生地黄、钩藤、龙胆草、白芷各 15g,珍珠母 30g,僵蚕、菊花、全蝎(研末冲服)、蔓荆子、藁本、茺蔚子、川牛膝各 10g,甘草 3g。

用法:清水煎 2 次,混合后分 3 次服,每日 1 剂。

临床应用:补血活血,祛风止痛。用于治疗偏头痛有显著疗效。

(2)治疗肩周炎

方名:当归肩痛汤。

药物:当归、黄芪、桑枝各 20g,桂枝、白芍、姜黄、海桐皮各 15g,羌活、独活、防风、辽细辛各 10g,通草 5g,甘草 3g。

用法:清水煎 2 次,混合后分 3 次服,每日 1 剂。

临床应用:生血活血,祛风止痛。用于治疗肩周炎之肩膀疼痛,活动受限等症有良效。

(3)治疗阴虚型特应性皮炎

方名:当归消风饮。

药物:当归、白芍、黄芪、白蒺藜各 15g,熟地黄、制何首各 20g,荆芥、防风、白鲜皮、知母、川芎、牡丹皮、黄精、桃仁各 10g,甘草 3g。

用法:清水煎 2 次,混合后分 3 次服,每日 1 剂。

临床应用:补血生血,活血消风。用于治疗阴虚型特异性皮炎之皮肤瘙痒等疗效良好。

(4)治疗虚寒腹痛

方名:当归腹痛饮。

药物:当归、白芍各 15g,桂枝、川芎、高良姜、香附、小茴香、陈皮、大枣各 10g,吴茱萸、荜茇、丁香各 5g,炙甘草 3g。

用法:清水煎 2 次,混合后分 3 次服,每日 1 剂。

临床应用:补血活血,祛寒止痛。用于治疗虚寒腹痛,如慢性胃炎、慢性结肠炎、肠痉挛、慢性盆腔炎等,均有一定疗效。

(5)治疗血虚证

方名:当归补血汤。

药物:当归、熟地黄、白芍、枸杞子、制何首乌各 15g,川芎、黄精、楮实子、大枣各 10g,炙甘草 5g。

用法:清水煎 2 次,混合后分 3 次服,每日 1 剂。

临床应用:补血生血,活血养血。用于治疗血虚证,症见面色苍白,爪甲色淡,头晕目眩,心悸失眠,手足发麻,经乱者,皆有良效。

(6)治疗气血两虚证

方名:当归生血益气汤。

药物:当归、白术、茯苓各 15g,黄芪 30g,人参、陈皮、莲子、芡实、山药、砂仁各 10g。

用法:清水煎 2 次,混合后分 3 次服,每日 1 剂。

临床应用:补血生血,益气健脾。用于治疗气血两虚证,症见面色萎黄,头晕目眩,少气懒言,乏力自汗,心悸失眠者,有较好疗效。

(7)治疗胃脘或胸骨疼痛型哮喘

方名:当归哮喘煎。

药物:当归 15g,煅乌贼骨(先煎)20g,枳实、炙麻黄、杏仁、蒲黄(布包)、五灵脂、水蛭(研末冲服)、紫苏子各 10g,炙甘草 3g。

用法:清水煎 2 次,混合后分 3 次服,每日 1 剂。

临床应用:补血生血,止咳平喘。用于治疗胃脘或胸骨疼痛型哮喘有显著疗效。

(8)治疗水肿型胰腺炎

方名:当归胰腺炎汤。

药物:当归 50～100g,柴胡 15～20g,枳实、黄芩、延胡索各 15g,木香、炙甘草各 10g,黄连 5～10g,丹参、黄芪各 25g。

用法:清水煎 2 次,混合后分 3 次服,每日 1 剂。可随证加减,禁食 1～2 天。并用复方丹参注射液、654-2,有感染者用抗生素。

临床应用:活血通络,消肿止痛。用于治疗水肿型胰腺炎有较好的疗效。

(9)治疗习惯性流产

方名:当归保胎饮。

药物:当归、白芍、白术、茯苓各 15g,黄芪、党参各 20g,荆芥穗、补骨脂、大枣、菟丝子、大腹皮、紫苏叶、生姜各 10g。

用法:清水煎 2 次,混合后分 3 次服,每日 1 剂。

临床应用:补血生血,养血保胎。用于治疗习惯性流产,见孕后胎动下坠,少量下血,面白神倦,心悸气短等症者有显著的疗效。

(10)治疗未溃冻疮

方名:当归冻疮饮。

药物:当归 25g,白芍 20g,赤芍 15g,辽细辛、红花、苏木、生姜、大枣、桂枝各 10g,通草、炙甘草各 5g。

用法:清水煎 2 次,混合后分 3 次服,加少许白酒冲服,每天 1 剂。并将药渣加川椒、艾叶、冰片煎水熏洗患处。

临床应用:补血生血,活血消肿。用于治疗未溃冻疮之红肿热痛有一定疗效。

(11)治疗骨质增生

方名:当归骨增丸。

药物:当归 80g,制乳香、制没药、川芎、秦艽、威灵仙、透骨草、穿山龙、地鳖虫、辽细辛、延胡索、地龙、川牛膝、桑寄生、鸡血藤、续断各 50g,杜仲 100g,制草乌 40g。

用法:取上药,制成小水丸,每次服 6～9g,每天 3 次。1 剂为 1 个疗程。

临床应用:活血通络,祛风止痛。用于治疗骨质增生之骨痛及关节疼痛有较好的疗效。

(12)治疗腰椎间盘突出

方名:当归腰痛丸。

药物:当归、白芍、茯苓各 80g,黄芪、人参、葛根各 150g,生地黄、杜仲各 100g,桂枝、川芎、秦艽、威灵仙、辽细辛、续断、独活、防风、川牛膝、桑寄生、伸筋草各 50g。

用法:取上药,制成小水丸,每次服 6～9g,每天 3 次。1 个月为 1 个疗程。

临床应用:补血活血,舒筋健腰。用于治疗腰椎间盘突出之腰痛、下肢痛疗效良好。

(13)治疗精子异常不育

方名:当归生精丸。

药物:当归、白术、茯苓各 80g,黄芪、人参、紫河车各 150g,熟地黄、枸杞子各 100g,补骨脂、菟丝子、淫羊藿、肉苁蓉、锁阳各 60g,梅花鹿茸、山茱萸、山药各 50g。

用法:取上药,制成小水丸,每次服 5～8g,每天 3 次。1 剂为 1 个疗程。

临床应用:补血生血,益髓生精。用于治疗精子异常不育有显著疗效。

(14)治疗阳痿、早泄

方名:当归起痿丸。

药物:当归、水蛭、淫羊藿各 80g,黄芪、人参、紫河车、熟地黄各 150g,枸杞子 100g,巴戟天、仙茅、山茱萸、山药、蛇床子、韭菜子各 60g,蜈蚣 15 条,蛤蚧 3 对。

用法:取上药,制成小水丸,每次服 6～9g,每天 3 次。1 个月为 1 个疗程。

临床应用:补血生血,壮阳起痿。用于治疗阳痿、早泄有一定疗效。

(15)治疗下肢静脉曲张

方名:当归消瘀散结丸。

药物:当归、丹参各80g,生地黄、赤芍各100g,水蛭、葛根各150g,木瓜、地鳖虫各60g,桃仁、红花、川芎、苏木、辽细辛、川牛膝、桂枝、血竭、制乳香、制没药各50g。

用法:取上药,制成小水丸,每次服6～9g,每天3次。1剂为1个疗程。

临床应用:生血活血,消瘀散结。用于治疗下肢静脉曲张有令人满意的疗效。

(16)治疗乳腺增生

方名:当归乳癖丸。

药物:当归、橘核、玄参各80g,柴胡、夏枯草、生地黄、赤芍、生牡蛎各100g,川芎、延胡索、红花、栀子、黄连、浙贝母、昆布、海藻、牡丹皮、黄药子各50g。

用法:取上药,制成小水丸,每次服5～8g,每天3次。1个月为1个疗程。

临床应用:活血通络,消肿散结。用于治疗乳腺增生之包块肿硬疼痛有较好的疗效。

(17)治疗闭经

方名:当归通经丸。

药物:当归、生地黄各100g,赤芍、丹参、益母草各80g,泽兰、桃仁各60g,川芎、干漆(炒、烟出)、红花、苏木、莪术各50g,三棱30g,炙甘草15g。

用法:取上药,研成细末,炼蜜为丸,每丸重12g,每次服1丸,每天3次。1个月为1个疗程。

临床应用:生血活血,畅通月经。用于治疗闭经有显著疗效。

(18)治斑秃

方名:当归斑秃丸。

药物:当归、制何首乌、熟地黄、天麻、侧柏叶、旱莲草各100g,黄芪、人参各50g,柏子仁60g,羌活5g。

用法:取上药,研成细末,炼蜜为丸,每丸重15g,每次服1丸,每天3次。

临床应用:补血活血,养血生发。用于治疗斑秃有令人满意的疗效。

(19)治疗肠燥便秘

方名:当归润肠丸。

药物:当归80g,生地黄100g,黄芪、白术各150g,枳壳、陈皮、火麻仁、郁李仁、桃仁、牛膝、瓜蒌仁、肉苁蓉、锁阳、决明子、紫菀、建曲、砂仁、莪术各50g,木香30g。

用法:取上药,制成小水丸备用,用时,每服5～8g,每天2～3次。

临床应用:补血生血,润肠通便。用于治疗肠燥便秘、习惯性便秘均有一定疗效。

(20)治疗烧烫伤后期慢性溃疡

方名:当归烧烫伤膏。

药物:当归90g,甘草60g,紫草50g,白芷30g,血竭、轻粉各25g,炉甘石15g,冰片1g。

用法:取上药,入滚开麻油1L中,炸成焦煳状时取滤液,加蜂蜡40g即成。用时,药膏涂纱布上贴敷患处,自然结痂脱落。

临床应用:生血活血,消炎敛疮。用于治疗烧烫伤后期慢性溃疡有较好的疗效。

3. 知药理、谈经验

(1)知药理

当归能显著促进血红蛋白、红细胞的生存,故有抗恶性贫血的功能。对子宫有双相调节作用,这主要取决于子宫的功能状态,当归浸膏有扩张冠状动脉、增强冠状动脉血流量,抗心肌缺血、抗心律失常及扩张血管的作用。有一定的抗氧化和清除自由基作用。对非特异性和特异性免疫功能都有增强作用。当归能保护肝脏,防止肝糖原减少。并有镇静、镇痛、抗炎、抗缺氧、放辐射损伤、抗肿瘤、抗菌、美容等功效。

(2)谈经验

孟学曰:当归,甘、辛、温,长于补血养血,乃补血之圣药,补中有动,行中有补,乃血中之气药,不但为调经之药,亦为治妇女妊期产后诸疾之良药,且尤宜血虚血瘀有寒者。主心肝血虚,补血活血,调经止痛,跌打损伤,瘀血肿痛,血虚血寒,养血除痹,托毒消肿,肠燥便秘,咳逆上气,止痢腹痛,气血凝滞,阴血亏虚等。治心肝血虚,月经不调,痛经闭经,胎产诸疾、跌仆损伤,风寒痹痛,痈疽疮疡,肠燥便秘,咳喘短气,痢疾肠澼,目睛诸疾,阴虚盗汗等症。

当归入心肝二经,补血养血,配合白芍、熟地黄、川芎、黄芪等,治心肝血虚,面色㿠白;配合人参、白术、茯苓、酸枣仁、熟地黄等,治心脾血虚,健忘失眠。

当归补血活血,调经止痛,配合赤芍、牡丹皮、郁金、川芎、生地黄等,治血分有热,经行先期;配合炮姜、肉桂、生地黄、艾叶、川芎等,治血虚血寒,经行后期;配合川芎、生地黄、赤芍、桃仁、红花等,治瘀血闭阻,痛经闭经;配合桂枝、人参、吴茱萸、白芍、川芎等,治血虚寒滞,月经不调;配合柴胡、白芍、白术、茯苓、薄荷等,治肝郁气滞,气血逆乱,月经不调;配合人参、白术、白芍、熟地黄、川芎等,治气血双亏,冲任失养,月经诸病;配合人参、黄芪、炮穿山甲、通草等,可益气补血下乳。

四、白 芍

【成分】 白芍含有芍药苷、牡丹酚、芍药花苷、芍药内酯苷、氧化芍药苷、苯甲酰芍药苷、芍药吉酮,还含有苯甲酸、β-谷甾醇以及没食子鞣质等。此外,尚含挥发油、脂肪油、树脂、糖、淀粉、黏液质、蛋白质和三萜类成分。

【性味归经】 苦、酸、甘,微寒。无毒。归肝、脾经。

【功效】 养血调经,平肝止痛,敛阴止汗。

【用法用量】 内服:煎汤,10~15g;大剂量15~30g。或入丸、散。欲其平肝、敛阴多生用;用以养血调经,多炒用或酒炒用。

【使用注意】 虚寒腹痛泄泻者慎用;反藜芦。

1. 单味药治难症

(1)治疗金创出血不止

药物:白芍50g。

用法:取上药、焙焦,研成细末备用,用时,每次服5~10g,白酒或米汤送服,每天2~3次。

临床应用:养血止痛,敛阴止血。用于治疗金创出血不止有一定疗效。

(2)治疗痛经

药物:白芍80g。

用法:取上药,加入干姜25g,混合焙焦,研成细末,月经来时,每天服10g,顿服。

临床应用:养血调经,缓急止痛。用于治疗痛经有显著疗效。

(3)治疗妇女赤白带下

药物:白芍100g。

用法:取上药,加入干姜20g,混合焙焦,研成细末,每次服5~10g,每天3次。

临床应用:养血柔肝,缓急止带。用于治疗妇女赤白带下有较好的疗效。

(4)治疗支气管哮喘

药物:白芍适量。

用法:取上药,与甘草按2:1的剂量混合,共为细末。每次用30g加开水150ml,煎煮5分钟,澄清后温服,每天1~2次。

临床应用:养血缓急,解痉平喘。用于治疗支气管哮喘,一般服药后30~120分钟可显效。

(5)治疗不安腿综合征

药物:白芍15~20g。

用法:取上药,加炙甘草15~20g混合,加清水3杯,煎成1杯,分2次服。每天用2剂,分4次服。

临床应用:养血柔肝,息风止痉。用于治疗不安腿综合征有显著疗效。

(6)治疗习惯性便秘

药物:生白芍25~40g。

用法:取上药,加生甘草10~15g,清水煎2次,混合后分2次服,每天1剂。

临床应用:养血柔肝,润肠通便。用于治疗习惯性便秘有较好的疗效。

2. 配成方治大病

(1)治疗骨质增生

方名:白芍骨增丸。

药物:生白芍、酒炒白芍、生赤芍、补骨脂、菟丝子、狗脊、骨碎补各60g,生地黄、熟地黄、当归、鹿角霜各80g,杜仲100g,延胡索、桂枝、续断、川牛膝、桑寄生各50g。

用法:取上药,制成小水丸,每次服6～9g,每天3次。1剂为1个疗程。

临床应用:养血敛阴,通络止痛。用于治疗骨质增生有显著疗效。

(2)治疗颈椎病

方名:白芍颈椎丸。

药物:白芍、葛根、杜仲各150g,当归、桂枝、血竭、制乳香、制没药、续断、秦艽、威灵仙、桃仁、红花、伸筋草、独活各50g。

用法:取上药,制成小水丸,每次服6～9g,每天3次。1个月为1个疗程。

临床应用:养血祛风,舒筋活络。用于治疗颈椎病有一定疗效。

(3)治疗胃及十二指肠溃疡

方名:白芍愈疡散。

药物:白芍200g,甘草150g,冰片15g,白胡椒20g,浙贝母100g,乌贼骨、白及各80g,制乳香50g。

用法:取上药,研成细粉,每次服2～4g,米汤或温开水送服,饭前半小时服,每天3次。2个月为1个疗程,连服1～3个疗程。

临床应用:养血舒肝,缓急止痛。用于治疗胃及十二指肠溃疡有一定疗效。

(4)治疗泌尿系结石

方名:白芍尿石汤。

药物:白芍、威灵仙、金钱草、鸡内金(研末冲服)、芒硝(冲服)各30g,冬葵子、滑石、车前子各20g,海金沙(布包)15g,炙甘草10g。

用法:清水煎2次,混合后分3次服,每

日1剂。

临床应用:缓急止痛,利尿排石。用于治疗泌尿系结石之腰痛、尿频、尿急有良效。

(5)治疗胆囊炎

方名:白芍疏肝清胆汤。

药物:白芍50g,龙胆草、柴胡、黄芩、牡丹皮、栀子、山楂、藿香各15g,延胡索、郁金、大黄各10g,茵陈、玄参、生地黄各20g,甘草5g。

用法:清水煎2次,混合后分3次服,每日1剂。5剂为1个疗程。

临床应用:疏肝缓急,清肝利胆。用于治疗胆囊炎之右上腹疼痛、身黄尿黄等有良效。

(6)治疗痢疾、肠炎

方名:白芍止痢汤。

药物:白芍30g,葛根、白术各20g,黄芩、乌梅、枳壳各15g,当归、黄连、木香各10g,甘草3g。

用法:清水煎2次,混合后分3次服,每日1剂。3剂为1个疗程。

临床应用:柔肝缓急,清热止痢。用于治疗痢疾、肠炎,见腹痛隐隐,里急后重,下痢赤白,肛热尿黄,脘闷食少等症者有良效。

(7)治疗妊娠腹痛

方名:白芍止痛固胎煎。

药物:白芍、党参、白术、茯苓、紫苏叶各20g,当归、大腹皮、菟丝子各15g,陈皮、桂枝、大枣各10g,炙甘草3g。

用法:清水煎2次,混合后分3次服,每日1剂。

临床应用:养血柔肝,止痛固胎。用于治疗妊娠腹痛,见小腹冷痛、面色㿠白、形寒肢冷、食少便溏、乏力神倦等症者有较好的疗效。

(8)治疗产后血瘀腹痛

方名:白芍产后腹痛饮。

药物:白芍、生地黄、泽兰、益母草各20g,当归、桃仁、炮姜、蒲黄(布包)各15g,川芎、五灵脂、乌药、延胡索、木香各10g,炙甘草 3g。

用法:清水煎 2 次,混合后分 3 次服,每日 1 剂。

临床应用:养血活血,化瘀止痛。用于治疗产后血瘀腹痛有一定疗效。

(9)治疗糖尿病

方名:白芍降糖丸。

药物:白芍、西洋参各 200g,生地黄、葛根各 150g,黄连、知母、生石膏、寒水石、滑石各 100g,麦冬、五味子、建曲、丹参各 80g,天花粉 60g,黄芪 250g,乌梅 50g。

用法:取上药,制成小水丸,每次服 6~9g,每天 3 次。1 剂为 1 个疗程。

临床应用:养血益气,泻火降糖。用于治疗 2 型糖尿病之多食、多饮、多尿有良效。

(10)治疗阳痿

方名:白芍起痿丸。

药物:白芍 150g,柴胡、白术、茯苓、淫羊藿、熟地黄、枸杞子、赤芍各 100g,当归、山茱萸、补骨脂、菟丝子各 60g,蜈蚣 15 条,蛤蚧 5 对,炙甘草 20g。

用法:取上药,制成小水丸,每次服 6~9g,每天 3 次。1 个月为 1 个疗程。

临床应用:疏肝解郁,生精起痿。用于治疗阳痿之精神抑郁、胸闷不舒等症疗效良好。

3. 知药理、谈经验

(1)知药理

白芍对胃肠平滑肌有抑制功能,尤其对缓解肠痉挛引起的腹痛效果更为显著。白芍煎剂对多种致病菌,如大肠埃希菌、痢疾杆菌、伤寒杆菌等均有抑制作用。芍药苷能解除血管平滑肌痉挛,显示扩张外周血管及降血压作用。本品尚有镇静、镇痛等作用。此外,免疫学研究还发现,白芍水煎剂及白芍总苷对机体的细胞免疫、体液免疫及巨噬细胞功能均有调节作用,既可增强过低的免疫功能,又可抑制亢进的免疫功能,从而可以治疗一些变态反应性疾患。

(2)谈经验

孟学曰:白芍,苦、酸、甘,微寒,长于养血滋肝,补血养血,养血活血,为敛阴柔肝,泻肝抑阳,缓急止痛之良药。主养血敛阴,息风止痉,缓急止痛,柔肝安脾等。治肝血亏虚,月经不调,痛经、崩漏及胎产诸疾,阴虚阳亢,血虚风动,血虚肝旺,拘挛疼痛,自汗盗汗,痢疾肠澼等症。

白芍养血滋肝,补血养血,配合熟地黄、当归、川芎等,治肝血亏虚,面色萎黄;配合当归、何首乌、阿胶、鹿角胶等,治肝血不足,血虚精亏。

白芍养血柔肝,调经止痛,配合当归、川芎、生地黄、桃仁、红花等,治月经不调,红色紫块;配合当归、川芎、桂枝、熟地黄、吴茱萸等,治月经不调,少腹冷痛;配合当归、川芎、熟地黄、黄芪、人参等,治月经量多,气不摄血;配合当归、人参、白术、杜仲等,治气血虚弱、胎动不安。

白芍养血和血,敛阴柔肝,配合生地黄、牛膝、代赭石、生牡蛎、生龙骨等,治肝阳上亢,眩晕耳鸣;配合羚羊角、生地黄、钩藤、菊花等,治肝热盛,手足抽搐;配合干地黄、阿胶、生牡蛎、生龟甲、生鳖甲等,治阴血亏虚,手足蠕动。

白芍补血柔肝,缓急止痛,配合柴胡、当归、白术、茯苓等,治肝郁胁痛;配合白术、陈皮、防风等,治腹痛泄泻。

五、阿 胶

【成分】 阿胶多由骨胶原组成,经水解后得到多种氨基酸,如赖氨酸、精氨酸、组氨酸、胱氨酸、色氨酸、羟脯氨酸、天冬氨酸、苏氨酸、丝氨酸、谷氨酸、脯氨酸、甘氨酸、丙氨酸等。

【性味归经】 甘,平。无毒。归肺、肝、肾经。

【功效】 补血生血,养血止血,滋阴润燥。

【用法用量】 内服：煎汤，5～15g；黄酒或开水烊化兑服，或入丸、散；止血常用阿胶珠。

【使用注意】 本品性质黏腻，有碍消化，故脾胃虚弱不思饮食，或纳食不消，痰湿呕吐及泄泻者，皆不宜服。

1. 单味药治难症

（1）治疗肺结核咯血

药物：阿胶适量。

用法：取上药，研成细末，每次 20～30g，温开水送服。每天 3 次。

临床应用：补血生血，养血止血。用于治疗肺结核咳血有较好的疗效。配合抗结核药治疗。

（2）治疗先兆流产和习惯性流产

药物：阿胶适量。

用法：取上药，每次 12g，加清水 200ml 煎沸至溶化，打入荷包蛋 2 只，等蛋熟后兑入红糖 30g。吃蛋喝汤，每天 2～3 次。

临床应用：补血生血，养血安胎。用于治疗先兆流产和习惯性流产有一定疗效。

（3）治疗老人虚人大便秘涩

药物：阿胶 20g。

用法：取上药，清水煎煮溶化后，兑入生蜂蜜 30g，搅匀，1 次下。不应再服。

临床应用：补血生血，滋阴润燥。用于治疗老人虚人大便秘涩有令人满意的疗效。

（4）治疗腹痛下血、胎气不安

药物：阿胶 60g。

用法：取上药，加入艾叶 30g，清水煎煮 2 次，混合后分 3 次温服，每日 1 剂。连服 3 剂为 1 个疗程。

临床应用：补血生血，养血安胎。用于治疗腹痛下血、胎气不安有一定疗效。

（5）治疗口鼻出血

药物：阿胶 40g。

用法：取上药，加入鲜白茅根 100g，煎煮 1 小时，分 2 次温服，每日 1 剂，一般 2～3 剂可治愈。

临床应用：补血养血，凉血止血。用于治疗口鼻出血有较好的疗效。

（6）治疗恶性尿血

药物：阿胶 30g。

用法：取上药，开水蒸化，加少许白糖搅匀，1 次服下，每日 1 剂，连用 1 年。

临床应用：补血生血，养血止血。用于治疗膀胱癌引起的恶性尿血有令人满意的疗效。

2. 配成方治大病

（1）治疗先兆流产、习惯性流产

方名：阿胶固胎饮。

药物：阿胶（烊化冲服）30g，黄芪、党参、生地黄各 20g，白术、茯苓、紫苏叶各 15g，当归、艾叶、陈皮、大枣各 10g，炙甘草 3g。

用法：清水煎 2 次，混合后分 3 次服，每日 1 剂。

临床应用：补血生血，养血安胎。用于治疗先兆流产、习惯性流产有显著疗效。

（2）治疗肺结核咳血

方名：阿胶咳血方。

药物：阿胶（烊化冲服）30g，百合、百部、白及、水牛角、生地黄、仙鹤草各 20g，黄芩、茜草、白芍、牡丹皮、当归各 15g。

用法：清水煎 2 次，混合后分 3 次服，每日 1 剂。

临床应用：补血生血，养血止血，用于治疗肺结核咳血疗效良好。

（3）治疗慢性支气管炎

方名：阿胶补肺散。

药物：阿胶、人参、黄芪各 150g，白术、茯苓、熟地黄、百合、山药各 100g，麦冬、桑白皮各 80g，杏仁、桔梗、五味子、紫菀、款冬花、白前、川贝母、京半夏各 50g。

用法：取上药，研成细末，每次服 3～6g，每天 3 次。1 个月为 1 个疗程。

临床应用：补血益气，止咳平喘。用于治疗慢性支气管炎之咳、痰、喘有显著疗效。

（4）治疗贫血

方名:阿胶补血丸。

药物:阿胶、黄芪、人参各 150g,白术、茯苓、熟地黄、枸杞子各 100g,白芍、山药各 80g,山茱萸、陈皮、当归、川芎、大枣、砂仁各 50g,炙甘草 15g。

用法:取上药,制成小水丸,每次服 6～9g,每天 3 次。1 剂为 1 个疗程。

临床应用:生血养血,益气补血。用于治疗贫血证属气血虚弱者有较好的疗效。

(5)治疗原发性血小板减少性紫癜

方名:阿胶紫癜饮。

药物:阿胶(烊化冲服)30g,生地黄、黄芪、党参、水牛角、侧柏叶、仙鹤草各 20g,茜草、白芍、牡丹皮、旱莲草各 15g,当归、女贞子各 10g,炙甘草 3g。

用法:清水煎 2 次,混合后分 3 次服,每日 1 剂。5 剂为 1 个疗程。

临床应用:补血止血,养血止血。用于治疗原发性血小板减少性紫癜有较好的疗效。

(6)治疗顽固性失音

方名:阿胶开音煎。

药物:阿胶(烊化冲服)30g,黄芩、黄连、石斛、蝉蜕各 10g,赤芍、白芍、玄参、麦冬、天冬、桔梗、北沙参各 15g,鸡子黄(冲服)2 枚,生地黄 20g,甘草 5g。

用法:清水煎 2 次,混合后分 3 次服,每 1 剂。

临床应用:补血生血,养阴开音。用于治疗顽固性失音有显著疗效。

(7)治疗神经衰弱

方名:阿胶养血安神汤。

药物:阿胶(烊化冲服)30g,茯神、酸枣仁、黄芪、党参、生龙骨各 20g,炙龟甲、白术、麦冬各 15g,柏子仁、远志、黄连、石菖蒲各 10g,炙甘草 3g。

用法:清水煎 2 次,混合后分 3 次服,每日 1 剂。5 剂为 1 个疗程。

临床应用:补血生血,养血安神。用于治疗神经衰弱之顽固性失眠、心悸等症者有良效。

(8)治疗大便下血

方名:阿胶便血丸。

药物:阿胶(烊化冲服)30g,白芍 20g,黄芩、黄柏、地榆、赤石脂、刘寄奴各 15g,当归、乌梅、乌贼骨、黄连、炮姜各 10g,炙甘草 3g。

用法:清水煎 2 次,混合后分 3 次服,每日 1 剂。

临床应用:补血生血,制止便血。用于治疗大便下血有一定疗效。

(9)治疗痢疾

方名:阿胶止痢汤。

药物:阿胶(烊化冲服)30g,白芍、白头翁各 20g,黄芩、黄柏各 15g,当归、秦皮、广木香、黄连、炮姜各 10g,甘草 3g。

用法:清水煎 2 次,混合后分 3 次服,每日 1 剂。

临床应用:补血生血,解毒止痢。用于治疗痢疾,见下腹疼痛、下痢赤白、里急后重、肛热尿黄等症者有显著疗效。

(10)治疗膀胱炎

方名:阿胶止淋汤。

药物:阿胶(烊化冲服)、茯苓、白术、瞿麦、萹蓄、滑石各 20g,知母、黄柏、海金沙、车前草各 15g,猪苓、泽泻各 10g,通草 5g,甘草 3g。

用法:清水煎 2 次,混合后分 3 次服,每日 1 剂。

临床应用:补血生血,清热止淋。用于治疗膀胱炎之尿频、尿急、尿痛有较好的疗效。

(11)治疗尿血

方名:阿胶尿血饮。

药物:阿胶(烊化冲服)30g,生地黄、仙鹤草、侧柏叶、水牛角各 20g,牡丹皮、茜草、黄芩、白芍、知母、黄柏各 15g,当归 10g,甘草 3g。

用法:清水煎 2 次,混合后分 3 次服,每日 1 剂。

临床应用:补血生血,养血止血。用于治疗尿血之尿短赤带血、头晕目眩等症有良效。

（12）治疗放化疗后白细胞减少

方名：阿胶升白汤。

药物：阿胶（烊化冲服）30g，黄芪、党参、熟地黄、鸡血藤、旱莲草各 20g，白芍、补骨脂、菟丝子、女贞子各 15g，当归、川芎、大枣各 10g，炙甘草 5g。

用法：清水煎 2 次，混合后分 3 次服，每日 1 剂。

临床应用：补血生血，养血升白。用于治疗恶性肿瘤因放化疗后白细胞减少效果良好。

3. 知药理、谈经验

（1）知药理

阿胶有促进血中红细胞和血红蛋白生成的作用，具有强大的补血作用，疗效优于铁剂。并具有强壮作用，能提高耐缺氧、耐寒冷、耐疲劳和抗辐射能力。能改善体内钙平衡，促进钙的吸收和在体内的存留。还具有使血压升高而抗休克，预防和治疗进行性肌营养障碍，促进健康人淋巴细胞转化作用，并能扩张血管，尤以静脉扩张最为明显，同时伴有代偿性扩容作用及使血小板计数明显增加，对病理性血管通透性增加有防治作用。

（2）谈经验

孟学曰：阿胶，甘、平，长于补血止血，滋阴润肺，清肺养肝，滋肾益气，和血补阴，除风化痰，润燥定喘，利大、小肠，为肺经及各种止血之要药。主心肺血虚，滋养阴血，养血润燥，阴虚津伤等。治心肝血虚证，诸种出血证，热病伤阴，虚风内动，虚劳喘咳，阴虚燥咳，肠燥便秘等症。

阿胶补血滋阴，养血益气，配合熟地黄、当归、人参、黄芪、白术、白芍等，治心肝血虚，面色萎黄；配合生地黄、龟甲、鳖甲、银柴胡、秦艽、知母等，治阴虚内热，骨蒸潮热。

阿胶质滋黏稠，养阴止血，配合沙参、百合、白及、麦冬、茜草等，治肺阴血虚，咳血吐血；配合生地黄炭、黄芪、山茱萸、党参、当归等，治功能性子宫出血；配合黄芩、苦参、附子、地榆炭、灶心土等，治大便带血，痔疮出血；配合当归、熟地黄、白芍、艾叶、杜仲等，治妊娠下血，胎动不安。

阿胶味甘质润，入肾滋阴，配合黄芩、黄连、白芍、鸡子黄等，治热伤阴，身热心烦不得卧；配合炙甘草、干地黄、麦冬、鳖甲等，治肾阴耗损，手足心热之证；配合干地黄、生白芍、龟甲、鳖甲等，治阴血亏虚，手足蠕动；配合人参、五味子、麦冬、贝母、罂粟壳等，治肺气虚弱，咳喘自汗。

六、龙 眼 肉

【成分】 龙眼肉含水可溶性物质 79.77％，不溶性物质 19.30％，灰分 3.36％，可溶性物质中葡萄糖 26.91％，蔗糖 0.22％，酸类（酒石酸）1.26％，含氮物 6.31％，其他尚含蛋白质（5.6％）、脂肪（0.5％），以及维生素（B_1、B_2、P、C）和 2-氨基-4-甲基-己炔-5-酸等。

【性味归经】 甘，温。无毒。归心、脾经。

【功效】 补益心脾，养血安神，润肺止咳。

【用法用量】 内服：煎汤，10～15g；大剂量 30～60g，亦可熬膏、浸酒、入丸剂。

【使用注意】 内有郁火，痰饮气滞，湿阻中满及外感未清者忌服。

1. 单味药治难症

（1）治疗顽固性吐泻

药物：龙眼 3～5 枚（不去壳，不去仁）。

用法：取上药，用净黄泥（挖地 1 米取）适量。先将黄泥杵烂，再将龙眼裹入为丸，泥厚 1～1.5cm，用武火煅红，待冷，连同龙眼炭一同捣碎，用开水焗服。2 次服完，每天 1 剂。

临床应用：补益心气，健脾和胃。用于治疗顽固性吐泻有令人满意的疗效。

（2）治疗气血虚弱

药物：龙眼肉 100g。

用法:取上药,盛于竹筒式瓷碗内,加白糖 20g,素体多火者,再加入西洋参片 30g,碗口罩以丝绵 1 层,日日于饭锅上蒸之,蒸至多次。凡虚羸老弱,别无痰火便滑之病者,每以开水冲服 1 匙。每天 3 次,1 剂服用 3 天,可加大剂量,连用 10~15 天。

临床应用:补益气血,养血安神。用于治疗气血虚弱,力胜参芪,产妇临盆,服之尤妙。

(3)治疗脾胃虚弱,精神不振

药物:龙眼肉 500g。

用法:取上药,用高粱酒 2L 浸泡 1 周后,每次饮 20~30ml,每天 1~2 次。

临床应用:补益脾胃,振奋精神。用于治疗脾胃虚弱、精神不振有显著疗效。

(4)治疗妇人产后浮肿

药物:龙眼干 30g。

用法:取上药,加入生姜 10g,大枣 5 枚,清水煎 2 次,混合后分 2 次温服,每天 1 剂,连续用 5 天为 1 个疗程。

临床应用:补益脾肾,利水消肿。用于治疗妇人产后浮肿有较好的疗效。

(5)治疗脾虚泄泻

药物:龙眼干 40g。

用法:取上药,用生姜 3 片,清水煎 2 次,混合后分 2 次温服,每天 1 剂,5 剂为 1 个疗程。

临床应用:补益脾气,和胃止泻。用于治疗脾虚泄泻有较好的疗效。

2. 配成方治大病

(1)治疗神经衰弱

方名:龙眼养血安神丸。

药物:龙眼肉、白术、茯苓、熟地黄各 100g,黄芪、党参各 150g,酸枣仁、炙龟甲、煅龙骨各 80g,陈皮、柏子仁、远志、当归、合欢皮、石菖蒲、五味子、麦冬各 50g。

用法:取上药,制成小水丸,每次服 5~8g,每天 3 次。1 个月为 1 个疗程。

临床应用:补脾养血,镇心安神。用于治疗神经衰弱之失眠多梦、心悸怔忡等有良效。

(2)治疗内耳眩晕

方名:龙眼眩晕丸。

药物:龙眼肉、天麻、熟地黄、白术各 100g,黄芪、党参各 150g,丹参、泽泻、枸杞子各 80g,当归、法半夏、菊花各 50g。

用法:取上药,制成小水丸,每次服 6~9g,每天 3 次。1 剂为 1 个疗程。

临床应用:补脾益气,宁心止眩。用于治疗内耳眩晕有一定疗效。

(3)治疗男性不育

方名:龙眼益髓生精丸。

药物:龙眼肉、熟地黄、枸杞子各 100g,人参、黄芪各 150g,白术、茯苓、鹿角霜各 80g,山茱萸、山药、补骨脂、菟丝子、锁阳、肉苁蓉、牛膝、淫羊藿各 50g。

用法:取上药,制成小水丸,每次服 6~9g,每天 3 次。1 个月为 1 个疗程。

临床应用:补脾宁心,益髓生精。用于治疗男性不育之精少、死精过多等症,疗效良好。

(4)治疗冠心病

方名:龙眼冠心丸。

药物:龙眼肉 100g,党参 150g,生山楂、生龙骨、生牡蛎、丹参各 80g,三七、当归各 60g,砂仁、檀香、延胡索、川芎、石菖蒲、莪术、川楝子各 50g,广木香 30g。

用法:取上药,制成小水丸,每次服 5~8g,每天 3 次。半个月为 1 个疗程。

临床应用:补脾益气,宁心止痛。用于治疗冠心病之心绞痛,短气、心悸等症有良效。

3. 知药理、谈经验

(1)知药理

龙眼肉具有强壮作用,有抗应激作用,能增强免疫功能,还有抗菌作用。

(2)谈经验

孟学曰:龙眼肉,甘,温,长于补益心脾,补后天之源而益气养血,既不滋腻,又无壅滞之弊,为滋补良药,久服强魂魄,聪明。主大补阴血,益心脾,安神志等。治心脾两虚,思虑过度,劳伤心脾,气血双亏,精血不足等症。

龙眼肉补益心脾,益气养血,配合人参、黄芪、当归、酸枣仁、白术、柏子仁等,治惊悸怔忡,失眠健忘;配合白术、茯苓、薏苡仁、山药、芡实等,治肝脾虚弱,泄泻便溏。

龙眼肉甘温入脾,配合西洋参、白术、茯苓、山药、陈皮等,治倦怠乏力,少气自汗;配合黄芪、党参、当归、生姜、大枣等,治产后气血虚弱;配合生地黄、麦冬、当归、枸杞子等,治肺燥阴虚。

七、楮实子

【成分】 果实含皂苷(0.51%)、维生素B及油脂。种子含油31.7%,油中含非皂化物2.67%,饱和脂肪酸9.0%,油酸15.0%,亚油酸76.0%。

【性味归经】 甘,寒。无毒。归肝、肾经。

【功效】 滋肾清肝,健脾利尿,明目补虚。

【用法用量】 内服:煎汤,6~10g;或用丸、散。外用:捣敷。

【使用注意】 脾胃虚寒者不宜。

1. 单味药治难症

(1)治疗肝热生翳(角膜炎、角膜溃疡)

药物:楮实子适量。

用法:取上药,焙焦,研成细末,每次服3~6g,蜜汤调服,每天3次。

临床应用:滋肾清肝,明目补虚。用于治疗肝热生翳(角膜炎、角膜溃疡)疗效较好。

(2)治疗肝脾肾阴虚、吐血、咳血

药物:楮实子适量。

用法:取上药,用黑豆1kg煎煮取汁,浸泡楮实子500g,1日后晒干,再浸再晒,焙焦,研成细末,每次服5g,每天3次。

临床应用:滋肾清肝,养阴止血。用于治疗阴虚血热,症见吐血、咳血者有显著疗效。

(3)治疗喉痹喉风(扁桃体炎)

药物:楮实子桃(近成熟时果实桃)。

用法:取上药,阴干待用。用时,用2个研成细末,分3次温开水送服,每天1剂。

临床应用:清肝祛热,解毒消肿。用于治疗喉痹喉风(扁桃体炎)有较好的疗效。

2. 配成方治大病

(1)治疗男性不育症

方名:楮实子益髓生精丸。

药物:楮实子、熟地黄、枸杞子各100g,人参、黄芪各150g,茯苓、白芍各80g,当归、山茱萸、补骨脂、菟丝子、梅花鹿茸、山药、川芎、牛膝、淫羊藿各50g。

用法:取上药,制成小水丸,每次服6~9g,每天3次。1剂为1个疗程。

临床应用:滋肾养肝,益髓生精。用于治疗男性不育症之精少、死精等症状有显著疗效。

(2)治疗慢性活动性肝炎

方名:楮实子滋肾护肝丸。

药物:楮实子、柴胡、白芍、熟地黄各100g,白术、茯苓、山药、女贞子、旱莲草各80g,当归、牡丹皮、栀子、砂仁各50g。

用法:取上药,制成小水丸,每次服5~8g,每天3次。1个月为1个疗程。

临床应用:疏肝解郁,滋肾养肝。用于治疗慢性活动性肝炎有令人满意的疗效。

(3)治疗老年性白内障

方名:楮实子明目去障丸。

药物:楮实子、菟丝子、熟地黄、制何首乌各100g,茯苓、昆布、海藻各80g,黄精、石斛各60g,刺蒺藜、菊花、密蒙花、蝉花、谷精草、肉苁蓉、锁阳、珍珠粉各50g。

用法:取上药,制成小水丸,每次服6~9g,每天3次。1剂为1个疗程。

临床应用:滋肾清肝,明目去障。用于治疗老年性白内障有一定疗效。

(4)治疗变性近视

方名:楮实子近视丸。

药物:楮实子、沙苑子、菟丝子、芫蔚、

枸杞子、女贞子、桑椹子、旱莲草各 100g,制何首乌、淫羊藿各 80g,益智仁、山茱萸、丹参、黄柏、川芎、车前子各 50g。

用法:取上药,制成小水丸,每次服 5～8g,每天 3 次。1 个月为 1 个疗程。

临床应用:滋肾养肝,制止近视。用于治疗变性近视有较好的疗效。

(5)治疗肥大性腰椎炎

方名:楮实子舒筋健腰丸。

药物:楮实子、熟地黄、鹿角霜、杜仲各 100g,赤芍、薏苡仁、熟附片、木瓜各 80g,当归、山茱萸、川芎、土鳖虫、续断、狗脊、苍术、黄柏、巴戟天、仙茅、牛膝各 50g。

用法:取上药,制成小水丸,每次服 6～9g,每天 3 次。1 剂为 1 个疗程。

临床应用:滋肾养肝,舒筋健腰。用于治疗肥大性腰椎炎有显著疗效

(6)治疗跟骨骨刺

方名:楮实子骨刺洗液。

药物:楮实子、威灵仙、马鞭草、苏木、皂角刺、海带、蒲公英、延胡索、汉防己各 60g,土鳖虫 40g,五灵脂、白芥子、制草乌、三棱各 30g,食醋 100ml,鲜葱 100g。

用法:取上药,用清水煎汤,煎 1 次,浸泡外洗 1 个小时,连洗 2 天,1 剂药煎 3 次。

临床应用:舒筋活络,祛风止痛。用于治疗跟骨骨刺有较好的疗效。

3. 知药理、谈经验

(1)知药理

楮实子为构树子,果实中含皂苷、维生素 B 和油脂,种子含油,在油中含非皂化物饱和脂肪酸、油酸、亚油酸。构树浸出液对红色毛发癣菌、黄色毛发癣菌、铁锈色毛发癣菌有抑制作用。

(2)谈经验

孟学曰:楮实子,甘,寒,长于补肝肾之阴,清肝明目,补肾阴,助生肾气。主健脾养肾,补虚劳、壮筋骨、助阳气、强腰膝、充肌肤、明目等。治腰膝酸软,虚劳骨蒸,头晕目昏,目翳昏花,水肿胀满等症。

楮实子甘寒养阴,补肝肾之阴,配合枸杞子、黑豆等,治肝肾不足,腰膝酸软,虚劳骨蒸,盗汗遗精;甘寒清热,清肝明目,配合地骨皮、荆芥穗、菊花、草决明等,治肝经有热,目生翳障;助生肾气,化气利水,配合丁香、茯苓、白术、泽泻等,治气化不利,水液停滞之小便不利等症。

第四节 补阴药

一、北沙参

【成分】 本品含挥发油、三萜酸、豆甾醇、β-谷甾醇、多糖、生物碱及多种香豆素类化合物,如补骨脂素、香柑内酯、花椒毒酚、花椒毒素、异欧前胡素、欧前胡素、蛇床内酯、别欧前胡素、8-(1,1-二甲烯丙基)-5-羟基补骨脂素、异紫花前胡内酯、东莨菪素等。另据报道含挥发油、氧基酸及多糖。

【性味归经】 甘、微苦,微寒。无毒。归肺、胃经。

【功效】 养阴清肺,益胃生津,祛痰止咳。

【用法用量】 内服:煎汤,10～15g;亦可熬膏或入丸剂。

【使用注意】 感受风寒而致咳嗽及肺虚寒者忌服。反藜芦。恶防己。

1. 单味药难症

(1)治疗一切阴虚火炎

药物:北沙参 30g。

用法:取上药,清水煎 2 次,混合后分 2 次温服,每天 1 剂。

临床应用:养阴清热,生津去火。用于治

疗阴虚火炎之烦渴咳嗽、胀满不食、疗效良好。

(2)治疗肺虚燥咳、劳嗽久咳

药物:北沙参 30～50g。

用法:取上药,加少许冰糖,清水煎 2 次,混合后分 3 次温服,每天 1 剂。

临床应用:养阴清肺,生津止咳。用于治疗肺虚燥咳、劳嗽久咳有较好的疗效。

(3)治疗胃阴不足,津伤口渴

药物:北沙参 30～50g。

用法:取上药,加少许梨皮,清水煎 2 次,混合后分 3 次温服,每日 1 剂。

临床应用:养阴清热,生津止渴。用于治疗胃阴不足,津伤口渴,症见口燥咽干、烦热口渴者有一定疗效。

2. 配成方治大病

(1)治疗食管炎

方名:沙参食管糖丸。

药物:北沙参 150g,麦冬、金银花、生地黄各 100g,玄参 120g,连翘、胖大海、威灵仙根各 80g,桔梗 60g,生甘草 20g。

用法:取上药,研成细末,炼蜜为丸,每丸重 15g,每次服 1 丸,每天 3 次。

临床应用:养阴清热,生津退火。用于治疗食管炎有显著疗效。

(2)治疗口疮(口腔溃疡)

方名:沙参口疮饮。

药物:北沙参 30g,生地黄、麦冬、玉竹、扁豆、冬桑叶、知母、大青叶各 15g,天花粉、地骨皮、牡丹皮各 10g,甘草 5g。

用法:清水煎 2 次,混合后分 3 次服,每日 1 剂。

临床应用:养阴生津,清热敛疮。用于治疗口疮(口腔溃疡),见口腔黏膜溃疡,焮红热痛,吐热唾涎,进食疼痛等症者有良效。

(3)治疗迁延性肺炎

方名:沙参清肺汤。

药物:北沙参、生石膏各 30g,知母、黄芩、麦冬、地骨皮、冬桑叶各 15g,杏仁、桔梗、

川贝母、紫菀、款冬花、百部各 10g,生甘草 5g。

用法:清水煎 2 次,混合后分 3 次服,每天 1 剂。5 剂为 1 个疗程。

临床应用:养阴清肺,生津消炎。用于治疗迁延性肺炎有一定疗效。

(4)肺脓疡恢复期治疗

方名:沙参肺痈汤。

药物:北沙参、太子参各 30g,薏苡仁、黄芪各 25g,白及、百部、冬瓜子、鱼腥草各 15g,桔梗、黄芩、合欢皮各 10g,生地黄 20g,生甘草 5g。

用法:清水煎 2 次,混合后分 3 次服,每日 1 剂。

临床应用:养阴清热,敛疮止咳。用于肺脓疡恢复期治疗有较好疗效。

(5)治疗声音嘶哑

方名:沙参开音丸。

药物:北沙参 150g,生地黄、阿胶各 100g,黑芝麻 80g,杏仁、桔梗、冬桑叶、诃子、炙枇杷叶、胖大海、蝉蜕、木蝴蝶各 50g,生甘草 15g。

用法:取上药,制成小水丸,每次服 5～8g,每天 3 次。1 剂为 1 个疗程。

临床应用:养阴润肺,生津开音。用于治疗各种病因所致的声音嘶哑有一定疗效。

(6)治疗肺虚燥咳

方名:沙参止咳丸。

药物:北沙参 150g,知母、川贝母、炙鳖甲、阿胶各 100g,冬桑叶、炙枇杷叶各 80g,麦冬、天冬各 60g,杏仁、桔梗、前胡、紫菀、款冬花各 50g,炙甘草 15g。

用法:取上药,制成小水丸,每次服 6～9g,每天 3 次。15 天为 1 个疗程。

临床应用:养阴清肺,生津止咳。用于治疗肺虚燥咳,见干咳痰少、口干口渴等症者有良效。

3. 知药理、谈经验

(1)知药理

北沙参具有解热镇痛免疫抑制,加强心肌收缩抑制突变等作用。

(2)谈经验

孟学曰:北沙参,甘、微苦、微寒,长于养肺阴、清肺热、养胃阴、生津液、益脾肾,祛痰止咳。主补肺阴、益脾肾、清肺火、除寒热、补中、养肺胃阴等。治肺热及肺虚燥咳,胃阴不足,津伤口渴等症。

北沙参,味甘、微苦,养肺阴、清肺热,配合麦冬、天花粉、玉竹、白扁豆、甘草等,治热伤肺阴,干咳痰少;配合知母、贝母、麦冬、鳖甲、玄参等,治阴虚劳热,咳嗽咳血;配合杏仁、川贝母、麦冬、桑叶、天花粉等,治肺虚燥咳,干咳少痰。

北沙参养阴生津,清热止渴,配合生地黄、麦冬、玉竹、冰糖等,治胃阴不足,邪热伤津。

二、黄 精

【成分】 黄精含黏液质、淀粉、糖、烟酸、醌类等物质。多花黄精含吖啶羧酸、二氨基丁酸、天冬氨酸、高丝氨酸、毛地黄糖苷及多种蒽醌类化合物。

【性味归经】 甘,平。无毒。归脾、肺、肾经。

【功效】 滋阴润肺,补脾益气,强筋健骨。

【用法用量】 内服:煎汤,10~30g;熬膏或入丸、散。外用:煎水洗。

【使用注意】 本品质地滋腻,可助湿碍胃,故湿痰壅滞、中寒便溏、气滞腹胀者不宜服用。

1. 单味药治难症

(1)治疗肺结核

药物:黄精适量。

用法:取上药30g,洗净,用冷水泡发3~4小时,然后放入锅内,再加冰糖屑50g,适量清水,用大火煮沸后,转用小火煨熬,直至黄精熟烂为止。吃黄精喝汤,每天2次。或取黄精5000g,洗净,加水煎熬3次,合并滤液,小火浓缩至1000ml,即制成500%的黄精膏(1ml含黄精生药5g),瓷瓶收贮备用。用时,成人每次口服10ml,每天4次,连服2个月。

临床应用:滋阴润肺,补脾益气。用于治疗肺结核,证属肺阴不足,症见咳嗽痰少,或干咳无痰、咳血、潮热盗汗、形体消瘦者,有显著疗效。

(2)治疗脂肪肝、动脉粥样硬化

药物:黄精干品15g或鲜品30g。

用法:取上药,切细,与大米50g,清水500ml,冰糖适量同煮,用小火煮至米熟开花、粥稠见油,调入陈皮末2g,再煮片刻即可。每天早晚温热服之。

临床应用:补虚降脂,强身益寿。用于治疗脂肪肝、动脉粥样硬化有令人满意的疗效。

(3)治疗白细胞减少症

药物:黄精100g。

用法:取上药,洗净,加清水煎3次,合并滤液、浓缩,再加入糖浆适量,至1000ml,即制成100%的黄精糖浆(1ml含黄精1g),瓷瓶收贮备用。用时,成人每次口服10ml,每天3次,连服4周为1个疗程。

临床应用:补肾益髓,解毒升白。用于治疗白细胞减少症有一定疗效。

(4)治疗小儿蛲虫病

药物:黄精适量。

用法:每天取上药30g(成人加倍),水煎2次,混合后加冰糖溶化,分3次服,每天1剂,连服3天。

临床应用:补脾益气,驱杀蛲虫。用于治疗小儿蛲虫病(成人亦可)有显著疗效。

(5)治疗小儿下肢痿软无力

药物:黄精30g。

用法:取上药,加蜂蜜30g,用清水煎煮,分2次温服,每天1剂。

临床应用:滋阴润肺,补脾益气,用于治

疗小儿下肢痿软无力有显著疗效。

(6)治疗药物中毒性耳聋

药物:黄精10～20g。

用法:取上药,清水煎2次,混合后分2次温服,每天1剂,连续用药2个月以上。可同时应用10%黄精注射液肌注和黄精片口服。

临床应用:补肾解毒,益气聪耳。用于治疗药物中毒性耳聋有较好的疗效。

(7)治疗手足癣

药物:黄精100g。

用法:取上药,浸泡于75%的酒精250ml中,密封半个月,过滤取汁,与米醋150ml和匀,用棉签涂搽患处,每天3次。

临床应用:滋润解毒,杀菌疗癣。用于治疗手足癣有一定疗效。

2. 配成方治大病

(1)治疗矽肺合并结核

方名:黄精矽肺丸。

药物:黄精、白及、百部、百合、玄参、西洋参、阿胶各100g,麦冬、天冬、白芍、建曲、砂仁各60g,杏仁、桔梗、川贝母、紫菀、款冬花、白前各50g,甘草15g。

用法:取上药,制成小水丸,每次服6～9g,每天3次。1剂为1个疗程。

临床应用:滋阴润肺,补中益气。用于治疗矽肺合并结核有显著疗效。

(2)治疗高脂血症

方名:黄精降脂丸。

药物:黄精50g,生山楂、白术、茯苓各100g,三七、丹参、决明子、薏苡仁、车前子各80g,泽泻、猪苓、桑寄生各50g。

用法:取上药,制成小水丸,每次服5～8g,每天3次。1个月为1个疗程。

临床应用:补脾益气,滋阴降脂。用于治疗高脂血症之眩晕、心悸、胸闷等有良效。

(3)治疗糖尿病

方名:黄精降糖丸。

药物:黄精、西洋参、黄芪、葛根各150g,黄连、知母、生石膏、生地黄各100g,白术、茯苓、枸杞子各80g,麦冬、五味子、天花粉、地骨皮、建曲、砂仁、玉竹各50g。

用法:取上药,制成小水丸,每次服6～9g,每天3次。1剂为1个疗程。

临床应用:滋阴润燥,生津降糖。用于治疗糖尿病之多食、多饮、多尿有显著疗效。

(4)治疗低血压

方名:黄精升压丸。

药物:黄精、人参、黄芪各150g,白术、茯苓、柴胡、熟地黄各100g,陈皮、升麻、山茱萸、山药、当归、川芎、大枣各50g,炙甘草20g。

用法:取上药,制为小水丸,每次服5～8g,每天3次。1个月为1个疗程。

临床应用:补益脾气,滋阴升压。用于治疗低血压因贫血性、直立性引起者有良效。

(5)治疗慢性支气管炎

方名:黄精慢支丸。

药物:黄精、黄芪、人参各150g,茯苓、熟地黄各100g,当归、陈皮、法半夏、百部、五味子、辽细辛、干姜、补骨脂、桑白皮、紫菀、款冬花、沙苑子各50g,炙甘草15g。

用法:取上药,制成小水丸,每次服6～9g,每天3次。1剂为1个疗程。

临床应用:补脾益气,润肺止咳。用于治疗慢性支气管炎之咳、痰、喘有较好的疗效。

(6)治疗冠心病

方名:黄精冠心丸。

药物:黄精、人参、黄芪、葛根各150g;赤芍、丹参、三七各80g,川芎、檀香、降香、红花、延胡索、香附、当归、桂枝各50g,沉香30g,薤白、瓜蒌子各60g,甘草15g。

用法:取上药,制成小水丸,每次服5～8g,每天3次。间断服用。

临床应用:补脾益气,宁心止痛。用于治疗冠心病之心绞痛、短气、心悸等症有良效。

(7)治疗病窦综合征

方名:黄精病窦丸。

药物:黄精、黄芪、人参各 150g,丹参、熟附片各 80g,白术、茯苓、淫羊藿各 60g,当归、川芎、麦冬、五味子、辽细辛、升麻、大枣、石菖蒲各 50g,麻黄、甘草各 20g。

用法:取上药,制成小水丸,每次服 6～9g,每天 3 次。1 剂为 1 个疗程。

临床应用:补脾益气,宁心调频。用于治疗病窦综合征之心动过缓、气短心悸有良效。

(8)治疗近视

方名:黄精近视丸。

药物:黄精、黑豆、枸杞子各 150g,熟地黄、白芍各 100g,菟丝子、补骨脂、石斛各 80g,杭菊花、川芎、山茱萸、山药、当归、泽泻、茯苓、牡丹皮、谷精草各 50g。

用法:取上药,制成小水丸,每次服 5～9g,每天 3 次。1 个月为 1 个疗程。

临床应用:滋肾润肺,养肝明目。用于治疗近视有一定疗效。

(9)治疗神经官能症

方名:黄精神官丸。

药物:黄精、黄芪、人参各 100g,熟地黄、炙龟甲、生龙骨、生牡蛎各 100g,枸杞子、酸枣仁各 80g,当归、柏子仁、远志、知母、川芎、石菖蒲、合欢皮、夜交藤各 50g。

用法:取上药,制成小水丸,每次服 6～9g,每天 3 次。1 剂为 1 个疗程。

临床应用:补脾益气,宁心安神。用于治疗神经官能症之失眠、多梦、健忘等有良效。

(10)治疗流行性出血热

方名:黄精止血煎。

药物:黄精、黄芪、鲜白茅根各 30g,生地黄、水牛角丝、藕节各 20g,黄芩、茜草、侧柏叶、仙鹤草、牡丹皮、赤芍、白术各 15g,甘草 3g。

用法:清水煎 2 次,混合后分 3 次服,每日 1 剂。

临床应用:润阴润燥,凉血止血。用于治疗流行性出血热之少尿期有明显缩短的作用。

(11)治疗痛风性关节炎

方名:黄精痛风汤。

药物:黄精、土茯苓、车前子各 20g,萆薢、苍术、黄柏、薏苡仁、秦艽、威灵仙各 15g,当归、地龙、防风、独活、川牛膝、桑寄生各 10g。

用法:清水煎 2 次,混合后分 3 次服,每日 1 剂。

临床应用:补脾益气,祛风除湿。用于治疗痛风性关节炎之红肿热痛有显著疗效。

(12)治疗紧张性头痛

方名:黄精头痛饮。

药物:黄精、玉竹各 30g,葛根、川芎、决明子各 20g,郁金 15g,白芷、防风、蔓荆子、藁本各 10g,辽细辛、全蝎各 5g,甘草 3g。

用法:清水煎 2 次,混合后分 3 次服,每日 1 剂。

临床应用:补脾益气,缓急止痛。用于治疗紧张性头痛有一定疗效。

3. 知药理、谈经验

(1)知药理

黄精能增强心肌收缩力,增加冠状动脉流量,改善心肌营养,防止动脉粥样硬化及脂肪肝的浸润,还有降低血压、降低血脂的作用。对肾上腺素引起的血糖过高呈显著抑制作用。能增强免疫功能和促进蛋白质的合成,有抗病原微生物、抗衰老等作用。

(2)谈经验

孟学曰:黄精,甘,平,长于补肺阴、润肺燥、滋肾阴、益肾气、补诸虚、填精髓,为平补气阴之良药。主补中益气,补五劳七伤,助筋骨,耐寒暑,益脾胃,润心肺,久服令人不饥等。治阴虚肺燥,劳嗽咳血,精血亏虚,内热消渴,脾胃虚弱,食少倦怠,口干舌红等症。

黄精补阴润燥,润肺止咳,配合沙参、麦冬、知母、川贝母、生地黄等,治肺阴不足、燥咳少痰;配合生地黄、阿胶、三七、天冬、百部等,治虚羸少气,劳嗽咳血。

三、玉 竹

【成分】 玉竹中主要含有甾体皂苷、黄酮及其糖苷等。甾体皂苷包括铃兰苦苷、铃兰苷、夹竹桃螺旋苷、玉竹糖苷等。黄酮及其糖苷主要为槲皮素苷、山奈酚及其葡萄糖苷、牡荆素 2″-0-槐糖苷、大波斯菊糖苷、牡荆素、牡荆素 2″-0-葡萄糖苷、皂草苷等。此外,玉竹中尚含有多种微量元素、氨基酸及其他含氮化合物等。

【性味归经】 甘、平,微寒。无毒。归肺、胃经。

【功效】 养阴润燥,生津止渴,补中健脾。

【用法用量】 内服:煎汤,5～10g;或熬膏或入丸、散。

【使用注意】 本品性寒,脾虚泄泻者慎用。精关不固、孕妇、外感咳嗽无汗、阴虚肝旺内热烦渴者,均应慎用。本品大量服食易引起浮肿。

1. 单味药治难症

(1)治疗热病伤津,肺痿干咳

药物:玉竹 500g。

用法:取上药,切碎,加清水煎煮 3 次,将 3 次滤液合并浓缩至清膏。另取蔗糖 500g 制成糖浆,加入清膏搅匀,继续浓缩至稠膏,约制成 1100g,即成玉竹膏,贮于瓷质器皿内备用,用时,每次 15g,每天 2 次,口服。

临床应用:润肺生津,补中益气。用于治疗热病伤津、咽干口渴、肺痿干咳、气虚食少等症有较好的疗效。

(2)治疗充血性心力衰竭

药物:玉竹 25g。

用法:取上药,清水煎 2 次,混合后分早晚 2 次服。

临床应用:补中健脾,益阴强心。用于治疗充血性心力衰竭,如风心病、冠心病、肺心病等所致的充血性心力衰竭,在停用洋地黄制剂,仅用氨茶碱及双氢克尿塞的情况下,服药 5～10 天得到有效控制,半年未复发。

(3)治疗阴虚型高血压病

药物:肥玉竹 500g。

用法:取上药,加清水 13 碗,文火煎至 3 碗,1 日分多次服完。

临床应用:滋燥生津,养阴降压。用于治疗阴虚型高血压有较好的疗效。

(4)治疗发热口干,小便涩痛

药物:玉竹 30g。

用法:取上药,清水煎 2 次,混合后分 3 次服,每天 1 剂。

临床应用:养阴滋燥,生津止渴。用于治疗发热口干,小便涩痛,周身乏力,不思饮食,舌红少苔等症有较好的疗效。

(5)治疗虚咳

药物:玉竹 30～50g。

用法:取上药,用猪瘦肉 100～150g,加少许冰糖炖熟,吃肉喝汤,每天 1 剂。

临床应用:养阴润肺,生津止咳。用于治疗虚咳,见干咳少痰、口燥咽干、气短心悸、舌红少苔、纳食不佳等症者有一定疗效。

2. 配成方治大病

(1)治疗萎缩性胃炎

方名:玉竹萎胃散。

药物:玉竹、蒲公英各 100g,黄芪 150g,砂仁、建曲、佛手、丹参各 60g,白芷、苍术、檀香、麦冬、山楂、莪术各 50g,沉香 30g,甘草 15g。

用法:取上药,研成细末,每次服 3～6g,每天 3 次,温开水送服。

临床运用:养阴润燥,补中益胃。用于治疗萎缩性胃炎有显著疗效。

(2)治疗高脂血症

方名:玉竹降脂丸。

药物:玉竹、制何首乌、茯苓、白术、葛根、灵芝菌各 100g,三七、丹参、生山楂、黄精、决明子、枸杞子各 80g,泽泻 60g。

用法:取上药,制成小水丸,每次服 6～

9g,每天 3 次。1 剂为 1 个疗程。

临床应用:养阴润燥,化瘀降脂。用于治疗高脂血症有一定疗效。

(3)治疗期前收缩

方名:玉竹调频宁心丸。

药物:玉竹、苦参、生地黄各 100g,黄芪、党参各 150g,酸枣仁、丹参各 80g,黄连、柏子仁、远志、当归、五味子、桂枝、麦冬、夜交藤、合欢皮、茯神木各 50g。

用法:取上药,制成小水丸,每次服 6～9g,每天 3 次。1 个月为 1 个疗程。

临床应用:滋阴益气,养血宁心。用于治疗期前收缩有较好的疗效。

(4)治疗充血性心力衰竭

方名:玉竹强心煎。

药物:玉竹、熟附片各 20g,葶苈子、白术、茯苓各 15g,人参、陈皮、大枣、生姜各 10g,炙甘草 5g。

用法:清水煎 2 次,混合后分 3 次服,每日 1 剂。

临床应用:滋阴润燥,益气强心。用于治疗充血性心力衰竭,见面色淡白、心悸怔忡、气短自汗、胸闷纳呆等症者有一定疗效。

(5)治疗头痛

方名:玉竹头痛饮。

药物:玉竹、柴胡、夏枯草、生牡蛎、丹参、白芍各 20g,黄芩、钩藤、白蒺藜各 15g,法半夏、菊花、防风、陈皮各 10g,甘草 3g。

用法:清水煎 2 次,混合后分 3 次服,每日 1 剂。

临床应用:滋阴润燥,和解表里。用于治疗头痛因肝热肝风而致者有显著疗效。

(6)治疗痤疮

方名:玉竹痤疮饮。

药物:玉竹、赤芍、生地黄、苦参、白土苓各 20g,生石膏 50g,知母、黄芩、牛膝、地肤子、刺蒺藜各 15g,野菊花 10g,甘草 3g。

用法:清水煎 2 次,混合后分 3 次服,每日 1 剂。

临床应用:滋阴清热,解毒敛疮。用于治疗痤疮之面部丘疹红肿硬脓有一定疗效。

(7)治疗津亏热结

方名:玉竹生津清热煎。

药物:玉竹、北沙参、生地黄各 20g,麦冬、天冬、冬桑叶、知母、石斛、女贞子、旱莲草各 15g,天花粉 10g,甘草 3g。

用法:清水煎 2 次,混合后分 3 次服,每日 1 剂。

临床应用:滋阴润燥,生津清热。用于治疗津亏热结,见胸中灼热、心悸怔忡、咽干口燥,不思饮食、舌红少苔等症者有较好的疗效。

(8)治疗食管癌

方名:玉竹食管癌方。

药物:玉竹、石斛、生地黄、北沙参、玄参各 20g,乌梅、麦冬、天冬、知母、黄芩各 15g,天花粉、竹茹各 10g,甘草 5g。

用法:清水煎 2 次,混合后分 3 次服,每日 1 剂。15 剂为 1 个疗程。

临床应用:滋阴润燥,补中益胃,用于治疗食管癌,见胸骨后不适、烧灼感或疼痛、吞咽梗阻感,咽下不畅等症者有一定疗效。

3. 知药理、谈经验

(1)知药理

玉竹可使外周血管和冠脉扩张,并有耐缺氧、强心作用。有降血脂、降血糖及缓解动脉粥样硬化斑块形成的功效。有抗氧化作用,并能延长生物寿命,此外,还能促进干扰素的生成,有类似肾上腺皮质激素样作用,还能抑制结核杆菌生长。

(2)谈经验

孟学曰:玉竹,甘,微寒,长于滋肺脾之阴,润肺脾之燥,为治燥热伤阴常用之药。主培养肺脾之阴,肺胃燥热,津液枯涸等。治燥热咳嗽、津伤口渴、消渴、阴虚外感等症。

玉竹滋肺阴,润肺燥,配合沙参、桑叶、麦冬等,治燥热伤肺,干咳少痰,咽干口渴;配合贝母、桔梗、紫菀等,治邪热炽盛,热痰咳嗽;

滋胃阴、润肺燥、生津止渴,配合沙参、生地黄、麦冬、冰糖等,治病伤阴,烦热口渴;配合桔梗、豆豉、葱白、薄荷等,治阴虚之人、外感风热。

四、石 斛

【成分】 石斛中主要含有生物碱,包括石斛碱、石斛次碱、石斛星碱、石斛因碱、6-羟基石斛星碱、石斛宁碱、石斛宁定及季铵盐N-甲基石斛碱等。此外,尚有黏液质、淀粉和石斛酚等。

【性味归经】 甘,微寒。无毒。归胃、肺、肾经。

【功效】 养阴清热,益胃生津,益精明目。

【用法用量】 内服:煎汤(须久煎),10~15g,鲜品 15~30g,熬膏或入丸、散。干品宜先煎。

【使用注意】 本品能敛邪、故温热病不宜早用;又能助湿,若湿温病尚未化燥伤津者,以及脾胃虚寒、大便溏薄、舌苔厚腻者均忌用之。恶凝水石、巴豆;畏僵蚕、雷丸。

1. 单味药治难症

(1)治疗津伤液枯、内热消渴

药物:铁皮石斛(干品)30~50g。

用法:取上药,清水煎(久煎)2 次,混合后分 3 次服,每日 1 剂。1 个月为 1 个疗程,可连续服用。

临床应用:养阴清热,益胃生津。用于治疗津伤液枯、内热消渴有显著疗效。

(2)治疗阴虚发热

药物:铁皮石斛 50g(鲜品)。

用法:取上药,清水煎 1~2 个小时,分 2 次温服,每天 1 剂。半个月为 1 个疗程。

临床应用:养阴生津,益胃清热。用于治疗阴虚发热有较好的疗效。

(3)治疗肾虚痿痹、腰膝软弱

药物:铁皮石斛(干品)30~50g。

用法:取上药,加少许冰糖,清水煎 1~2 个小时,分 2 次温服,每天 1 剂。连用 2 周。

临床应用:养阴生津,益痿逐痹。用于治疗肾虚痿痹、腰膝软弱有一定疗效。

(4)治疗肝肾阴虚、目暗昏花

药物:铁皮石斛(干品)30~50g。

用法:取上药,清水煎 2 次(久煎),混合后分 3 次温服,每日 1 剂。1 个月为 1 个疗程。

临床应用:补肾益精,养肝明目。用于治疗肝肾阴虚、目暗不明有显著疗效。

(5)治疗咳喘、吐血

药物:石斛(干品) 50~80g。

用法:取上药,清水煎 2 次(久煎),混合后分 3 次温服,可加少许冰糖冲服,每日 1 剂。15 天为 1 个疗程。

临床应用:养阴清热,益胃止咳。用于治疗咳喘、吐血,效果良好。

(6)治疗脾胃之火热

药物:石斛(干品) 30~50g。

用法:取上药,清水煎 2 次(久煎)混合后分 3 次温服,每日 1 剂,10 天为 1 个疗程。

临床应用:养阴生津,益胃清热。用于治疗脾胃之火有较好的疗效。

2. 配成方治大病

(1)治疗慢性胃炎

方名:石斛养胃煎。

药物:铁皮石斛(先煎)30g,黄芪、黄精各20g,百合、麦冬、白芍、蒲公英各 15g,佛手、乌药、陈皮、白芷、砂仁各 10g,炙甘草 5g。

用法:清水煎 2 次,混合后分 3 次服,每日 1 剂。5 剂为 1 个疗程。

临床应用:养阴健脾,益胃生津。用于治疗慢性胃炎之上腹部疼痛、消化不良等症有较好的疗效。

(2)治疗热病伤津

方名:石斛养阴生津汤。

药物:鲜石斛 50g,生地黄、北沙参、玉竹、连翘各 20g,麦冬、天花粉各 15g。

用法:清水煎 2 次,混合后分 3 次服,每日 1 剂。

临床应用:养阴清热,益胃生津。用于治疗热病津伤,见口干咽燥、舌红少苔等症者有良效。

(3)治疗糖尿病

方名:石斛降糖丸。

药物:铁皮石斛、西洋参、黄芪、葛根各 150g,玉竹、生地黄、黄芩、知母各 100g,黄连、生石膏、天花粉各 80g,地骨皮、建曲各 60g,麦冬、五味子、乌梅各 50g。

用法:取上药,制成小水丸,每次服 6～9g,每天 3 次。1 剂为 1 个疗程。

临床应用:益气清热,养阴生津。用于治疗糖尿病之多饮、多食、多尿疗效良好。

(4)治疗目内障、夜盲症

方名:石斛明目丸。

药物:铁皮石斛、熟地黄、枸杞子、淫羊藿各 100g,人参 150g,苍术、茯苓、菟丝子各 80g,杭菊花、白蒺藜、山药、决明子、五味子、麦冬、木贼、青葙子、蝉花各 50g。

用法:取上药,研成细末,炼蜜为丸,每丸重 15g,每次服 1 丸,每天 3 次。

临床应用:滋肾生津,养肝明目。用于治疗目内障、夜盲症均有一定疗效。

(5)治疗风湿骨痛、痿躄无力

方名:石斛风湿痿躄丸。

药物:铁皮石斛、黄芪、人参各 150g,熟地黄、杜仲各 100g,生地黄、茯苓、熟附片各 80g,羌活、独活、防风、桂枝、辽细辛、续断、当归、苍术、黄柏、牛膝各 50g。

用法:取上药,制成小水丸,每次服 6～9g,每天 3 次。1 剂为 1 个疗程。

临床应用:祛风除湿,益肾治痿。用于治疗风湿骨痛、痿躄无力有较好的疗效。

(6)治疗遗精、早泄

方名:石斛固精丸。

药物:铁皮石斛、熟地黄、枸杞子、金樱子各 100g,人参 50g,熟附片、肉苁蓉、锁阳各 60g,五味子、麦冬、山茱萸、桑螵蛸、远志、牛膝、菟丝子、补骨脂各 50g。

用法:取上药,制成小水丸,每次服 5～8g,每天 3 次。1 个月为 1 个疗程。

临床应用:滋阴补肾,益髓固精。用于治疗遗精、早泄症有显著疗效。

3. 知药理、谈经验

(1)知药理

石斛能促进胃液分泌,帮助消化,能提高免疫力,还有一定的止痛解热作用,此外,还能用于抗癌、治疗白内障等。

(2)谈经验

孟学曰:石斛,甘,微寒,长于清热养阴,滋肾养胃,生津止渴,益精明目。主养胃阴、生津液、止烦渴、滋肾阴、退虚热、强筋骨等。治津伤烦渴、内热消渴,阴虚发热,肝肾阴虚,目暗昏花,肾虚痿痹,腰脚软弱,吐血、咳喘等症。

石斛养胃阴、生津液,配合生地黄、麦冬、天花粉、人参叶等,治热伤津液,低热烦渴;配合沙参、扁豆、麦冬、白芍、竹茹等,治胃阴不足,胃脘灼痛;配合天花粉、沙参、麦冬、玉竹、山药等,治胃火炽盛,消谷善饥;滋肾阴、退虚热,配合生地黄、玄参、麦冬、玉竹、桔梗等,治阴虚津亏,咽喉干痛。

五、麦 冬

【成分】 麦冬的主要成分为甾体皂苷、各种类型的多聚糖、高异黄酮类化合物,以及单萜糖苷、色原酮等多种类型的化合物。还含有 β-谷甾醇、豆甾醇、黄酮、多种氨基酸、糖类、维生素 A、铜、锌、铁、钾等。

【性味归经】 甘、微苦,微寒。无毒。归肺胃、心经。

【功效】 养阴润肺,益胃生津,清心除烦。

【用法用量】 内服:煎汤,10～20g;或入丸、散、饮。

【使用注意】 凡脾虚便溏、肺胃有痰饮湿浊及初感风寒咳嗽者忌服。

1. 单味药治难症

(1)治疗糖尿病

药物:鲜麦冬全草50g。

用法:取上药,切碎,清水煎汤,代茶饮服,每天1剂,连用3个月。

临床应用:清胃泻火,滋阴生津。用于治疗糖尿病之多饮、多食、多尿有良效。

(2)治疗冠心病心绞痛

药物:麦冬50g。

用法:取上药,清水煎2次,混合后分3次服,每天1剂。连服3~18个月。

临床应用:清心除烦,滋阴养心。用于治疗冠心病心绞痛有一定疗效。

(3)治疗阴虚体瘦

药物:麦冬(鲜品,去心)2500g。

用法:取上药,捣烂煮熟,绞取汁,加入蜂蜜500g,重煎熬成膏,装瓷器中备用。用时,每次20~30g,开水调服,每天2~3次。

临床应用:益胃生津,滋阴强身。用于治疗阴虚体瘦之咽干口燥,心烦失眠等有良效。

(4)治疗咯血咳血

药物:麦冬50g。

用法:取上药,清水煎2次,混合后分3次服,每天1剂。连用1周为1个疗程。

临床应用:清热泻火,润肺止血。用于治疗咯血咳血有一定疗效。

(5)治疗小儿疳积

药物:麦冬500g。

用法:取小米400g铺于铁锅内,将上药摊米上,加清水超过麦冬1cm,文火熬煮,成糊状即可应用。每天服3次,20天用完。

临床应用:滋阴益胃,健脾消疳。用于治疗小儿疳积之饮食减少,营养不良有良效。

(6)治疗乳头皲裂

药物:麦冬500g。

用法:取上药,捣烂备用。用时,取适量麦冬与食醋调成糊状,敷于患处,用胶带固定,每天换药2次,3天为1个疗程。

临床应用:清热消炎,滋阴润肤。用于治疗乳头皲裂有较好的疗效。

2. 配成方治大病

(1)治疗肺结核

方名:麦冬结核丸。

药物:麦冬、天冬、生地黄、百合、白及、百部、阿胶、生牡蛎、玄参各100g,西洋参150g,黄芩、知母各80g,三七、川贝母各60g,白前、紫菀、款冬花各50g。

用法:取上药,制成小水丸,每次服6~9g,每天3次。1剂为1个疗程。

临床应用:滋阴润肺,益胃生津。用于治疗肺结核之咳痰、咯血、潮热等症有良效。

(2)治疗肺炎

方名:麦冬清肺饮。

药物:麦冬、太子参各20g,生石膏30g,知母、黄芩、冬桑叶、玄参、玉竹各15g,杏仁、桔梗、浙贝母各10g,甘草3g。

用法:清水煎2次,混合后分3次服,每日1剂。

临床应用:滋阴泻火,清肺止咳。用于治疗肺炎之发热壮热、口渴汗出有显著疗效。

(3)治疗燥咳

方名:麦冬润肺煎。

药物:麦冬、北沙参、生地黄各20g,玉竹、石斛、冬桑叶、扁豆各15g,天花粉、川贝母、前胡、紫菀、款冬花、桔梗各10g,甘草3g。

用法:清水煎2次,混合后分3次服,每日1剂。

临床应用:养阴清热,润肺止咳。用于治疗燥咳之干咳少痰、口燥咽干等症有良效。

(4)治疗咽喉炎

方名:麦冬咽喉炎汤。

药物:麦冬、金银花、大青叶各20g,连翘、玄参、胖大海、知母、黄芩各15g,射干、蝉蜕、薄荷、桔梗各10g,甘草5g。

用法:清水煎2次,混合后分3次服,每日1剂。

临床应用:养阴清热,解毒利咽。用于治疗咽炎,见咽部不适,发痒、发干、灼热、刺痛、咽部黏稠分泌物较多等症者有显著疗效。

(5)治疗病毒性心肌炎

方名:麦冬养血宁心丸。

药物:麦冬、生地黄、阿胶各100g,黄芪、党参各150g,白术、茯苓、酸枣仁各80g,黄连、五味子各60g,桂枝、柏子仁、远志、合欢皮、夜交藤、石菖蒲各50g,炙甘草30g。

用法:取上药,制成小水丸,每次服6～9g,每天3次。也可制为粗粉,每天用120g,清水煎2次,混合后分3次服。

临床应用:滋阴益胃,养血宁心。用于治疗病毒性心肌炎之气短、乏力、怔忡有良效。

(6)治疗期前收缩

方名:麦冬宁心调频丸。

药物:麦冬、知母各100g,人参150g,酸枣仁、五味子各80g,柏子仁、远志、合欢皮、夜交藤、石菖蒲各60g,炙甘草30g。

用法:取上药,制成小水丸,每次服6～9g,每天3次。

临床应用:滋阴润燥,宁心调频。用于治疗期前收缩有一定疗效。

(7)治疗充血性心力衰竭

方名:麦冬强心丸。

药物:麦冬、熟附片各100g,人参、黄芪各150g,白术、茯苓、葶苈子、车前子各80g,山药、玉竹、大枣各60g,炙甘草20g。

用法:取上药,制成小水丸,每次服5～8g,每天3次。也可制为粗粉,每天用120g,清水煎2次,混合后分3次服。

临床应用:滋阴润燥,养血强心。用于治疗充血性心力衰竭有较好的疗效。

(8)治疗冠心病心绞痛

方名:麦冬冠心丸。

药物:麦冬、葛根各100g,黄芪、人参各50g,薤白、三七各80g,丹参、瓜蒌仁各60g,桂枝、川芎、砂仁、檀香、法半夏各50g,沉香30g,甘草15g。

用法:取上药,制成小水丸,每次服5～8g,每天3次。间断或心绞痛时服用。

临床应用:滋阴润燥,宁心止痛。用于治疗冠心病心绞痛有一定疗效。

(9)治疗病窦综合征

方名:麦冬病窦丸。

药物:麦冬100g,黄芪、人参各150g,白术、茯苓、丹参、酸枣仁、白芍、熟附片各80g,五味子60g,桂枝、辽细辛、当归、远志、大枣、川芎、柏子仁各50g,甘草15g。

用法:取上药,制成小水丸,每次服6～9g,每天3次。1剂为1个疗程。

临床应用:滋阴益胃,调频宁心。用于治疗病窦综合征有显著疗效。

(10)治疗慢性肺心病

方名:麦门养肺宁心丸。

药物:麦冬、熟地黄各100g,西洋参、黄芪各150g,葶苈子、桑白皮各60g,杏仁、桔梗、紫苏子、白芥子、紫菀、款冬花、川贝母、五味子、大枣、蛤蚧各50g,甘草15g。

用法:取上药,制成小水丸,每次服5～8g,每天3次。1个月为1个疗程。

临床应用:滋阴润燥,养肺宁心。用于治疗慢性肺心病有一定疗效。

(11)治疗慢性萎缩性胃炎

方名:麦冬萎胃丸(散)。

药物:麦冬、蒲公英、生地黄各100g,黄芪、太子参各150g,白术、茯苓、枸杞子各80g,山楂、白芍各60g,玉竹、石斛、白芷、佛手、砂仁、建曲、陈皮各50g,甘草15g。

用法:取上药,制成小水丸,每次服6～9g,每天3次。也可制成粗末,每天用120g,清水煎2次,混合后分3次服。

临床应用:滋阴润燥,养胃健脾。用于治疗慢性萎缩性胃炎有较好的疗效。

(12)治疗口腔黏膜扁平苔藓

方名:麦冬口腔苔藓丸。

药物:麦冬、金银花、玄参各100g,太子参、北沙参各150g,玉竹、石斛、地骨皮、牡丹皮、板蓝根各 60g,生地黄 120g,甘草 10g。

用法:取上药,制成小水丸,每次服 6~9g,每天 3 次。1 个月为 1 个疗程。

临床应用:养阴生津,益胃敛疮。用于治疗口腔黏膜扁平苔藓有一定疗效。

(13)治疗糖尿病

方名:麦冬降糖丸。

药物:麦冬、生地黄、知母、黄芩各 100g,西洋参、黄芪、葛根各 150g,地骨皮、牡丹皮、建曲、生石膏、黄连各 80g,滑石、寒水石、天花粉、五味子、乌梅各 50g。

用法:取上药,制成小水丸,每次服 6~9g,每天 3 次。1 剂为 1 个疗程。

临床应用:滋阴润燥,益胃生津。用于治疗糖尿病之多饮、多食、多尿疗效良好。

(14)治疗低血压

方名:麦冬升压丸。

药物:麦冬 100g,人参、黄芪各 150g,白术、茯苓、五味子、枸杞子、柴胡各 80g,山茱萸、升麻、陈皮、山药、砂仁、建曲、当归、大枣各 50g,炙甘草 15g。

用法:取上药,制成小水丸,每次服 6~9g,每天 3 次。1 个月为 1 个疗程。

临床应用:滋阴润燥,益气升压。用于治疗低血压之气短乏力、纳食不佳等症有良效。

(15)治疗肝炎

方名:麦冬滋肾养肝饮。

药物:麦冬、天冬、生地黄、枸杞子、白芍、太子参、北沙参各 15g,炙鳖甲、当归、女贞子、旱莲草、山药各 10g,五味子、炙甘草各 15g。

用法:清水煎 2 次,混合后分 3 次服,每日 1 剂。病情稳定后,隔日 1 剂,1 个月为 1 个疗程。

临床应用:益胃生津,滋肾养肝。用于治疗肝炎症属肝肾阴虚者有令人满意的疗效。

(16)治疗妊娠恶阻

方名:麦冬益胃安胎饮。

药物:麦冬、太子参、北沙参各 20g,白芍、白术、茯苓、紫苏叶、石斛各 15g,当归、陈皮、砂仁、大枣各 110g,炙甘草 3g。

用法:清水煎 2 次,混合后分 3 次服,每日 1 剂。

临床应用:养阴生津,益气固胎。用于治疗妊娠恶阻,见胃阴不足,顽固性呃逆,少腹隐痛,恶心欲吐,纳食不佳等症者疗效良好。

3. 知药理、谈经验

(1)知药理

麦冬能显著提高机体耐缺氧能力,增加冠状动脉血流量,对心肌缺血有明显保护作用,并能抗心律失常及改善心肌收缩力,还能协调胰岛素功能,降低血糖,促使胰岛细胞恢复正常。对白色葡萄球菌、大肠埃希菌和伤寒杆菌均有较强的抑制作用,可促进抗体的生存并延长其免疫功能,还具有一定的镇静作用。

(2)谈经验

孟学曰:麦冬,甘、微苦、微寒,长于清热养阴,清心润肺,为壮水之主,以制阳光之良药。主润肺止咳,泻肺中之伏火,清胃中之热邪,补心气之劳伤。治心气不足,惊悸怔忡,健忘恍惚,精神失守,燥咳痰黏,劳嗽咯血,肺痈肺痿,鼻渊鼻衄,音哑咽痛,白喉,津伤呕逆烦渴,内热消渴,肠燥便秘,心烦失眠,惊悸健忘,白浊遗精,小便不利,频数涩痛以及小便频多,多汗,脉痿,阳强,肺风疮,盐卤中毒等症。

麦冬清热养阴,润肺止咳,配合知母、黄柏、生地黄、五味子等,治阴虚火旺咳嗽,午后为甚;配合生地黄、天冬、桔梗、桑白皮、五味子等,治阴虚燥咳,稍动则喘;配合黄芪、熟地黄、人参、桔梗、贝母等,治气阴两伤,劳嗽咳血。

麦冬养阴清热,滋肺润喉,配合人参、赤芍、桔梗、陈皮、玄参等,治气阴两虚,咳嗽气急;配合当归、白芍、黄芩、桔梗、辛夷等,治肺热鼻渊,脓涕不止;配合人参、五味子、天冬、黄芪、百合等,治气阴两伤,口燥声嘶;配合山豆根、牛蒡子、玄参、桔梗、甘草等,治风热上壅,咽喉肿痛。

麦冬养阴清胃,生津止渴,配合知母、石膏、生地黄、石斛、枇杷叶等,治心胸烦热,口渴引饮;配合芍药、牡丹皮、黄芩、生地黄、知母等,治血热妄行,口干舌燥;配合生地黄、玄参、酸枣仁、柏子仁、远志、五味子等,治心烦失眠,惊悸健忘。

六、天　冬

【成分】　天冬的根含天冬素、黏液质、β-谷甾醇及 5-甲氧基甲基糠醛。所含苦味成分为甾体皂苷,由菝葜苷元、鼠李糖、木糖和葡萄糖组成。

【性味归经】　甘、苦,寒。无毒。归肺、肾经。

【功效】　滋阴润燥,清肺降火、通淋止血。

【用法用量】　内服:煎汤,10～20g;熬膏或入丸、散。

【使用注意】　脾虚便溏、虚寒泄泻者忌用。

1. 单味药治难症

(1)治疗肺结核

药物:天冬5000g。

用法:取上药,洗净后浸泡,去皮心,捣烂取汁,用砂锅小火熬制,至三成(约1500g)时加白蜜120ml,再熬至药汁滴入冷水中不散,即成药膏,贮于瓷质器皿内,埋于地下7天。取出后服用,每天早晚各服1次,每次1～2汤匙,开水调服,1剂为1个疗程。

临床应用:滋阴润肺,清火止咳。用于治疗肺结核之咳嗽、痰中带血等症疗效良好。

(2)治疗功能性子宫出血及妊娠期负重引起的出血

药物:生天冬15～30g(鲜品30～90g)。

用法:取上药,置砂锅内清水煎30分钟,滤取药汁,酌加红糖,温服。每剂煎2次,每天1剂。

临床应用:滋阴养液,凉血止血。用于治疗功能性子宫出血及妊娠因负重致出血有显著疗效。

(3)治疗乳腺小叶增生及乳腺癌

药物:鲜天冬适量。

用法:每天取上药60g,剥去外皮,放入瓷碗中加黄酒适量,隔水蒸0.5～1个小时,分早、中、晚3次服完。亦可用鲜天冬90g,捣烂榨汁,加适量黄酒冲服。还可用天冬的中成药片剂或糖浆剂等。20天为1个疗程,两个疗程之间间歇7～10天。

临床应用:滋阴软坚,消癥化积。用于治疗乳腺小叶增生及乳腺癌有一定疗效。

(4)治疗风痫发作

药物:天冬(去心、皮)适量。

用法:取上药,晒干、焙焦,制成细末,每次服用1匙,酒送服,每日3次,宜久服。

临床应用:滋阴息风,祛痰化痫。用于治疗风痫,症见多惊、瘕疾、吐涎沫等有良效。

(5)治疗痈疽

药物:天冬150g。

用法:取上药,洗净,捣细,以好酒滤取汁,顿服。无效可再次服药,必愈。

临床应用:清热解毒,消痈散肿。用于治疗痈疽之红肿热痛有一定疗效。

(6)治疗疝气

药物:鲜天冬30～50g。

用法:取上药,清水煎1个小时,黄酒为引,分2次温服,每天1剂。

临床应用:滋阴润燥,顺气治疝。用于治疗疝气有较好的疗效。

(7)治疗产后无乳

药物:天冬60g。

用法:取上药,与猪肉适量,加酌料同火炖。饮汤吃肉,每天1～2次。

临床应用:滋阴润燥,益气催乳。用于治疗产后无乳有显著疗效。

(8)治疗扁平疣

药物:鲜天冬适量。

用法:取上药,折断,断面对准消毒后刺破的扁平疣上,来回摩擦,每天2～3次。

临床应用:滋阴祛肿,消疣散结。用于治疗扁平疣有显著疗效。

2. 配成方治大病

(1)治疗扁桃体炎

方名:天冬清咽消肿饮。

药物:天冬、麦冬、金银花各20g,板蓝根、连翘、生地黄各15g,桔梗、黄芩、玄参、薄荷各10g,甘草5g。

用法:清水煎2次,混合后分3次服,每日1剂。3剂为1个疗程。

临床应用:滋阴解毒,清咽消肿。用于治疗扁桃体炎,症见扁桃体红肿热痛者有良效。

(2)治疗呼吸道感染

方名:天冬清肺解毒汤。

药物:天冬、麦冬、百部各20g,瓜蒌壳、茯苓、黄芩、冬桑皮各15g,杏仁、桔梗、陈皮、京半夏各10g,甘草5g。

用法:清水煎2次,混合后分3次服,每日1剂。

临床应用:滋阴润燥,清肺解毒。用于治疗呼吸道感染,见发热、咳嗽、声音嘶哑、气急促、痰稀量少等症者有显著疗效。

(3)治疗口腔扁平苔藓

方名:天冬口腔苔藓汤。

药物:天冬、麦冬、玄参、生地黄各20g,玉竹、石斛、知母各15g,桔梗、当归各10g,甘草5g。

用法:清水煎2次,混合后分3次服,每日1剂。10剂为1个疗程。

临床应用:滋阴润燥,清热敛疮。用于治疗口腔扁平苔藓属于疾病因素者,有较好的疗效,属于药物或假牙所致的要先去除诱因。

(4)治疗肺阴虚咳嗽

方名:天冬润肺止咳丸。

药物:天冬、麦冬、熟地黄各100g,西洋参150g,杏仁、桔梗、紫菀、款冬花、百部、白前、陈皮、桑白皮、枇杷叶、川贝母、玉竹、石斛、建曲各50g,炙甘草15g。

用法:取上药,制成小水丸,每次服6～9g,每天3次。1剂为1个疗程。

临床应用:滋阴生津,润肺止咳。用于治疗肺阴虚咳嗽之干咳痰少、舌红少苔有良效。

(5)治疗肺结核咳嗽咯血

方名:天冬润肺止血丸。

药物:天冬、麦冬、生地黄、白芍、百合、阿胶各100g,黄芪、西洋参各150g,知母、川贝母、白及、百部各80g,当归、杏仁、桔梗、紫菀、款冬花、桑白皮各50g。

用法:取上药,研成细末,炼蜜为丸,每丸重15g,每次服1丸,每天3次。

临床应用:滋阴清热,润肺止血。用于治疗肺结核咳嗽咯血有一定疗效。

(6)治疗百日咳

方名:天冬百日咳膏。

药物:天冬、麦冬各100g,瓜蒌仁、百部、川贝母、杏仁、桔梗、知母各60g,桑白皮、紫菀、款冬花、白前各50g,甘草15g。

用法:取上药,清水煎3次,将3次药汁浓缩至1500ml,然后将浓缩药汁再煎熬时,逐渐加白糖熬成膏,每次服15g,每天3次。

临床应用:滋阴润肺,清热止咳。用于治疗百日咳之痉挛性咳嗽有较好的疗效。

(7)治疗乳腺小叶增生

方名:天冬乳癖丸。

药物:天冬、柴胡、白芍、白术、茯苓、生牡蛎、夏枯草、橘核各100g,昆布、海藻、玄参各80g,陈皮、法半夏、胆南星、浙贝母、炮穿山甲、皂角刺、当归各50g。

用法:取上药,制成小水丸,每次服6～9g,每天3次,1剂为1个疗程。

临床应用:滋阴润燥,化痰散结。用于治疗乳腺小叶增生有显著疗效。

(8)治疗小儿麻痹症

方名:天冬小儿麻痹散。

药物:天冬、党参各30g,熟地黄、川芎、木瓜、桑寄生、乌梢蛇、川牛膝、防风、枸杞子、地龙、鸡血藤各 20g,白芷、乌贼骨各 15g,梅花鹿茸 10g,麻黄 3g。

用法:取上药,焙焦,研成细末,每次服 1～3g,冰糖水冲服,每天 3 次。

临床应用:滋阴润燥,舒筋活络。用于治疗小儿麻痹症,坚持用药 3～6 个月有良效。

(9)治疗老人肠燥便秘

方名:天冬润肠通便丸。

药物:天冬、麦冬、生地黄各 100g,黄芪、白术各 150g,火麻仁、肉苁蓉、锁阳、当归各 60g,白芍 80g,枳实、牛膝、紫菀、瓜蒌仁、桃仁、郁李仁、柏子仁各 50g。

用法:取上药,制成小水丸,每次服 5～10g,每天 1～3 次,间断服,便通止服。

临床应用:滋阴生液,润肠通便。用于治疗老人肠燥便秘有一定疗效。

(10)治疗恶性淋巴瘤

方名:天冬抗淋巴瘤丸。

药物:天冬、西洋参、水蛭各 150g,龙葵草、山慈姑、重楼、赤芍、三七、生地黄、玄参、生牡蛎、夏枯草、半枝莲、白花蛇舌草各 80g,当归、土鳖虫、浙贝母、莪术各 60g。

用法:取上药,制成小水丸,每次服 6～9g,每天 3 次。1 剂为 1 个疗程。

临床应用:滋阴润燥,祛痰抗瘤,用于治疗恶性淋巴瘤有一定疗效。

3. 知药理、谈经验

(1)知药理

天冬具有抗菌、抗肿瘤作用,可增强机体免疫力,能杀灭蚊、蝇幼虫,还有一定的镇咳、祛痰作用。

(2)谈经验

孟学曰:天冬,甘、苦,寒,长于滋阴降火,生津润燥止渴,滋肺肾之阴而化痰热。主清金降火,益水之上源,下通足少阴肾,滋肾润燥,止咳消痰,泽肌肤,利二便。治燥咳痰黏,劳嗽咳血,内热消渴,遗精盗汗,心神不安,健忘少寐,阴虚火旺之口舌生疮、齿龈肿痛,阴

伤便秘,妇人不孕等症。

天冬苦泄降火,寒能清热,配合百合、贝母、桔梗、桑白皮、麦冬等,治痰热壅肺,痰黏难咯;配合麦冬、玄参、贝母、瓜蒌子、白及、生石膏等,治五心烦热,痰中带血;配合秦艽、白薇、鳖甲、地骨皮、银柴胡、知母等,治痨热骨蒸,声音嘶哑;配合沙参,五味子等,治肺肾阴虚。

七、百 合

【成分】 百合的主要成分有酚酸甘油酯、甾体糖苷和甾体生物碱、微量元素等。其中有酚酸甘油酯及丙酸酯衍生物,酚酸的糖苷和酚酸甘油酯糖苷,如拉哥罗苷(A、B、D、E、F),麝香百合苷甲等,甾体糖苷,如百合苷、去酰基百合苷等,以及 β-澳洲茄边碱、澳洲茄边碱苷、多糖、二氧环木质素类化合物、淀粉、蔗糖、蛋白质、脂肪、纤维、钠、钾、钙、镁、磷、硫等。

【性味归经】 甘,寒。无毒。归肺、心经。

【功效】 润肺止咳、清心安神。

【用法用量】 内服:煎汤,10～30g;用 20g 蒸食、煮粥食或拌蜜蒸食。

【使用注意】 风寒咳嗽,脾肾虚寒便溏者忌用。

1. 单味药治难症

(1)治疗肺病吐血

药物:新鲜百合 100～150g。

用法:取上药,捣烂取汁,加少许蜂蜜,兑温开水,分 2 次服,每天 1～2 剂。

临床应用:润肺止咳,清热止血。用于治疗肺病吐血有显著疗效。

(2)治疗肺热烦闷

药物:新鲜百合 100g。

用法:取上药,用蜂蜜 50g,拌匀蒸熟,分 2 次服,每日 1 剂。

临床应用:清热润肺,宁心安神。用于治

疗肺热烦闷,见肺热口干,干咳少痰,舌燥少津,舌红苔少,心中烦闷等症者有较好的疗效。

(3)治疗肺痈(肺脓疡)

药物:白花百合60g。

用法:取上药,或煮或蒸,拌蜂蜜少许服食,分2次服,每天1剂。

临床应用:清热润肺,消痈排脓。用于治疗肺痈(肺脓疡)有一定疗效。

2. 配成方治大病

(1)治疗糜烂性胃炎

方名:百合养胃汤。

药物:百合30g,黄芪、蒲公英、建曲各20g,白芍、丹参、白芷、半枝莲各15g,佛手、陈皮、乌药各10g,炙甘草5g。

用法:清水煎2次,混合后分3次服,每日1剂。15剂为1个疗程。

临床应用:滋润生津,健脾养胃。用于治疗糜烂性胃炎有显著疗效。

(2)治疗胃脘痛

方名:百合胃痛饮。

药物:百合30g,山药、丹参各20g,白芍15g,佛手、陈皮、高良姜、香附、砂仁、檀香、乌药各10g,炙甘草5g。

用法:清水煎2次,混合后分3次服,每日1剂。

临床应用:益胃健脾,理气止痛。用于治疗胃脘痛,症见胃脘部突然疼痛,伴嗳气恶心、腹胀不适、缓解后反复发作者,疗效良好。

(3)治疗慢性胃炎

方名:百合健胃饮。

药物:百合30g,党参、建曲、广藿香各20g,瓜蒌仁、枳壳、白芍、白术、茯苓各15g,乌药、黄连、法半夏、陈皮、莪术、木香各10g,甘草3g。

用法:清水煎2次,混合后分3次服,隔日1剂。5剂为1个疗程。

临床应用:滋润生津,益气健胃。用于治疗慢性胃炎之上腹胀满不适、纳差等有良效。

(4)治疗消化道溃疡

方名:百合胃溃疡汤。

药物:百合30g,黄芪、白术、山药、建曲各20g,白芍、丹参、茯苓、枳壳各15g,桂枝、木香、乌贼骨、浙贝母、制乳香各10g,炙甘草5g。

用法:取上药,第1天清水煎1次,分3次服,第2天清水煎2次,混合后分3次服。每剂服2日,10剂为1个疗程。

临床应用:滋养胃阴,益气敛疡。用于治疗消化道溃疡之节律性、周期性疼痛有良效。

(5)治疗神经衰弱

方名:百合补血健脑汤。

药物:百合30g,酸枣仁、太子参各20g,白芍、白薇、麦冬、合欢皮、夜交藤各15g,白芷、远志、柏子仁、石菖蒲各10g,五味子5g,炙甘草3g。

用法:清水煎2次,混合后分3次服,每日1剂。

临床应用:滋润和胃,清心安神。用于治疗神经衰弱之失眠健忘、胸闷心烦疗效较好。

(6)治疗心悸怔忡

方名:百合安神宁心汤。

药物:百合、黄芪、党参、熟地黄各20g,酸枣仁、丹参、麦冬、夜交藤各15g,柏子仁、远志、石菖蒲、当归、莲子心各10g,五味子5g,炙甘草3g。

用法:清水煎2次,混合后分3次服,隔日1剂。5剂为1个疗程。

临床应用:滋阴养血,安神宁心。用于治疗心悸怔忡,气短乏力,少寐多梦等有良效。

(7)治疗精神分裂症

方名:百合镇心安神汤。

药物:百合30g,生地黄、酸枣仁、茯苓各20g,柏子仁、麦冬、夜交藤、石菖蒲各15g,远志、陈皮、法半夏、胆南星各10g,甘草3g,生姜3片。

用法:清水煎2次,混合后分3次服,每日1剂。5剂为1个疗程。

临床应用:滋阴祛痰,镇心安神。用于治疗精神分裂症之精神失常、失眠等疗效较好。

(8)治疗肺燥咳嗽

方名:百合润肺止咳汤。

药物:百合30g,生地黄、熟地黄、太子参各20g,白芍、桑白皮、麦冬各15g,川贝母、当归、桔梗、紫菀、款冬花、百部、白前各10g,甘草3g。

用法:清水煎2次,混合后分3次服,每日1剂。

临床应用:滋阴生津,润肺止咳。用于治疗肺燥咳嗽之干咳少痰、舌红少苔等有良效。

(9)治疗更年期综合征

方名:百合更年饮。

药物:百合、生龙骨、生牡蛎、铁磁石各30g,生地黄、太子参、茯神、建曲各20g,知母、麦冬、夜交藤各15g,石菖蒲10g,甘草3g。

用法:清水煎2次,混合后分3次服,每日1剂。5剂为1个疗程。

临床应用:滋阴养血,潜阳宁心。用于治疗妇女更年期综合征之潮热、自汗等有良效。

(10)治疗带状疱疹

方名:百合疱疹煎。

药物:百合30g,柴胡、蒲公英、连翘、败酱草、马齿苋各20g,赤芍、郁金、丹参、川楝子各15g,重楼、蝉蜕各10g,甘草3g。

用法:清水煎2次,混合后分3次服,每日1剂。

临床应用:滋阴清热,利湿解毒。用于治疗带状疱疹及其他部位疱疹均有显著疗效。

(11)治疗支气管扩张咯血

方名:百合固肺丸。

药物:百合、生地黄、熟地黄、阿胶、白及、百部各100g,西洋参、黄芪各150g,白芍、白术各80g,川贝母、茜草、地骨皮、牡丹皮、桑白皮各60g,当归50g,甘草15g。

用法:取上药,制成小水丸,每次服6～9g,每天3次。1剂为1个疗程。

临床应用:滋阴润肺,生血止血。用于治疗支气管扩张咯血有一定疗效。

(12)治疗糖尿病

方名:百合降糖丸。

药物:百合、知母各100g,西洋参、黄芪、葛根、生地黄各150g,黄连、生石膏、山药、玄参各80g,天花粉、麦冬、乌梅、五味子、苍术、地骨皮、玉竹各50g。

用法:取上药,制成小水丸,每次服5～8g,每天3次。1个月为1个疗程。

临床应用:滋阴润燥,生津降糖。用于治疗2型糖尿病之多饮、多食、多尿等有良效。

3. 知药理、谈经验

(1)知药理

百合止咳、祛痰、平喘,有强壮,耐缺氧,镇静,抗过敏等作用。

(2)谈经验

百合,甘,寒,长于敛阴润肺,清心安神,清热止嗽,益气调中,止涕泪,利二便。主痰热壅肺,热灼津伤,肺失宣肃,咳嗽气喘,久咳伤阴,痰中带血等。治肺热咳嗽、子嗽、阴伤燥咳、劳嗽咯血、百合病虚烦口渴、失眠多梦、天疱湿疮等症。

百合清肺润燥,祛痰止咳,配合贝母、桑白皮、紫菀、桔梗、黄芩等,治痰热壅肺,咳嗽气喘;配合桔梗、款冬花、马兜铃、半夏、杏仁等,治胸中痰壅,咽喉不利。

百合滋补肺阴,润肺止咳,配合玄参、麦冬、生地黄、贝母、当归、白芍等,治肺肾阴虚,劳嗽咳血;配合知母、生地黄、沙参、麦冬等,治气津不足,失眠多梦。

八、枸杞子

【成分】 枸杞子主含甜菜碱、胡萝卜素、硫胺素、硫胺素抑制物、核黄素、烟酸、抗坏血酸、β-谷甾醇、亚油酸、玉蜀黍黄素、酸浆果红素、隐黄质、阿托品、天仙子胺、莨菪亭、微量元素和氨基酸。

【性味归经】 甘、平、微寒。无毒。归肝、肾经。

【功效】 滋补肝肾,益精养血,明目消翳,润肺止咳。

【用法用量】 内服:煎汤,5～10g;熬膏、浸酒或入丸、散。

【使用注意】 因能滋阴润燥,凡外邪实热,脾虚有湿及泄泻者忌服。

1. 单味药治难症

(1)治疗慢性萎缩性胃炎

药物:宁夏枸杞子1200g。

用法:取上药,用清水洗净,烘箱烘干或晒干,粉碎成粗末,按10g一包进行分装。每次1包嚼服,每天2次。2个月为1个疗程。

临床应用:滋补肝肾,益阴养胃。用于治疗慢性萎缩性胃炎,症见消瘦乏力,上腹部疼痛,胀满嗳气,食欲减退,便溏者,疗效较好。

(2)治疗男性不育症

药物:枸杞子1000g。

用法:取上药,用清水洗净,烘干,装瓶备用。每晚取15g,嚼烂后咽下,连用2个月为1个疗程。一般精液常规正常后再服药1个疗程,服药期间禁房事。

临床应用:补肾益精,生精嗣育。用于治疗男性因精液异常致不育症有较好的疗效。

(3)治疗肥胖症

药物:枸杞子适量。

用法:每次用枸杞子15g,当茶冲服,上、下午各1次,连续服用4个月,应低盐、低脂、低糖、多运动。

临床应用:滋肾益肝,降脂减肥。用于治疗肥胖症,坚持用药有显著疗效。

(4)治疗迎风流泪

药物:宁夏枸杞子500g。

用法:取上药,用高粱白酒2000ml浸泡1周后开始服用,每次20～50ml,每天1次,临睡前饮用。1个月为1个疗程。

临床应用:滋补肝肾,除风明目。用于治疗迎风流泪有一定疗效。

(5)治疗小儿顽固性遗尿症

药物:枸杞子15g。

用法:取上药,开水浸泡当茶饮,临睡前将枸杞子嚼烂咽下。连续服4周。

临床应用:滋补肝肾,制止遗尿。用于治疗小儿顽固性遗尿症有较好的疗效。

(6)治疗老年人经常性夜间口干症

药物:枸杞子500g。

用法:取上药,用清水洗净,烘干,装瓶备用。每晚临睡前取30g,徐徐嚼碎咽服,连服半个月以上。

临床应用:养阴生津,润燥止渴。用于治疗老年人经常性夜间口干症有一定疗效。

(7)用于年老体衰

药物:枸杞子适量。

用法:取上药10粒,用清水洗净后放入口中含化,约半小时后嚼烂咽下,每天3～4次。或取本品30g,粳米100g,先把粳米煮到六七成熟,再放入枸杞子熬至烂熟粥稠,每天清晨和晚上空腹时吃粥一碗。

临床应用:滋补肝肾,延年益寿。用于年老体衰、经常多病者有延年益寿的功效。

(8)治疗烫伤

药物:枸杞子40g。

用法:取上药,烘脆,研成细末,用麻油120g煎沸离火,将枸杞粉入麻油中搅匀,装瓶备用。用时,将药油涂于患处,每天涂3次。

临床应用:滋阴解毒,消炎止痛。用于治疗烫伤(浅二度)有较好的疗效。

2. 配成方治大病

(1)治疗慢性肝炎、肝硬化

方名:枸杞滋肾养肝丸。

药物:枸杞子、西洋参、炒鳖甲、旱莲草各150g,生地黄、熟地黄各100g,白芍、赤芍、女贞子、广藿香各80g,麦冬、砂仁、莪术、五味子、建曲各60g,当归50g,木香40g,炙甘草20g。

用法:取上药,制成小水丸,每次服6～

9g,每天3次。1剂为1个疗程。

临床应用:养阴润燥,滋肾养肝。用于治疗慢性肝炎、肝硬化等证属肝肾阴虚者有良效。

(2)治疗血小板减少性紫癜

方名:枸杞紫癜丸。

药物:枸杞子、黄芪、人参、生地黄、白芍、阿胶各150g,当归、三七、茜草各60g。

用法:取上药,制成小水丸,每次服5~8g,每天3次。1个月为1个疗程。

临床应用:滋补肝肾,生血止血。用于治疗血小板减少性紫癜有一定疗效。

(3)治疗糖尿病

方名:枸杞降糖丸。

药物:枸杞子、西洋参、黄芪、葛根各150g,知母、黄连各100g,生地黄、熟地黄、麦冬、木瓜、生石膏各80g,天花粉、乌梅、地骨皮、五味子、山茱萸、牛膝各50g。

用法:取上药,制成小水丸,每次服6~9g,每天3次。1剂为1个疗程。

临床应用:滋补肝肾,养阴降糖。用于治疗糖尿病之多饮、多食、多尿有较好的疗效。

(4)治疗高脂血症

方名:枸杞降血脂丸。

药物:枸杞子、女贞子各100g,生地黄、白术、茯苓、滑石各100g,薏苡仁、车前子、赤芍、水蛭、山楂各80g,三七、决明子、桃仁各60g,猪苓、泽泻、三棱、莪术各50g。

用法:取上药,制成小水丸,每次服5~8g,每天3次。1个月为1个疗程。

临床应用:滋肾养肝,利湿降脂。用于治疗高脂血症之眩晕、心悸、肢麻等证有良效。

(5)延缓衰老

方名:枸杞延缓衰老丸。

药物:枸杞子、黄芪、人参各150g,白芍、鹿角胶、龟甲胶各100g,熟地黄、生地黄、茯苓、山药、补骨脂、菟丝子各80g,当归、肉苁蓉、锁阳、麦冬、五味子各50g。

用法:取上药,制成小水丸,每次服6~

9g,每天3次。1剂为1个疗程。

临床应用:滋补肝肾,延缓衰老。用于延缓衰老,延年益寿有不同程度的效果。

(6)辅助治疗恶性肿瘤

方名:枸杞扶正固本方。

药物:枸杞子、黄芪、党参各150g,白术、炒鳖甲、炙龟甲、水蛭各100g,茯苓、三七各80g,桃仁、麦冬、莪术各60g,红花、三棱、炮穿山甲、枳壳、建曲、砂仁各50g。

用法:取上药,制成细末或制成小水丸,每次服5~8g,每天3次。

临床应用:滋肾养肝,扶正固本。用于恶性肿瘤放、化疗后的辅助治疗有较好的效果。

(7)治疗眼病

方名:枸杞明目丸。

药物:枸杞子、黄芪、党参、熟地黄各150g,赤芍、丹参、桑椹子各80g,旱莲草100g,菟丝子、决明子、女贞子、刺蒺藜各60g,当归、蝉蜕、菊花、谷精草、山茱萸各50g。

用法:取上药,制成小水丸,每次服6~9g,每天3次。1个月为1个疗程。

临床应用:滋养肝肾,益精明目。用于治疗眼病之视力障碍、视野缺损等症疗效良好。

(8)治疗骨质增生

方名:枸杞骨增丸。

药物:枸杞子50g,豨莶草、青风藤各100g,羌活、独活、防风各60g,黄柏、白芍、苍术各80g,当归、川芎、秦艽、威灵仙、白花蛇、海风藤、雷公藤、川牛膝各50g。

用法:取上药,制成小水丸,每次服5~8g,每天3次。1剂为1个疗程。

临床应用:滋肾补肝,舒筋健骨。用于治疗骨质增生之腰、颈、关节疼痛有良效。

(9)治疗肾病综合征

方名:枸杞补肾利水丸。

药物:枸杞子、黄芪、人参各150g,熟地黄、水蛭各100g,白术、茯苓、丹参、山药、车前子、白芍各80g,当归、猪苓、泽泻、蝉蜕、桂枝、补骨脂、菟丝子各 50g。

用法：取上药，制成小水丸，每次服 6～9g，每天 3 次。1 个月为 1 个疗程。

临床应用：滋补肝肾，益气利水。用于治疗肾病综合征之贫血、水肿、蛋白尿效果显著。

（10）治疗慢性萎缩性胃炎

方名：枸杞健脾养胃散。

药物：枸杞子、西洋参、黄芪各 150g，生地黄、蒲公英各 100g，白芍 80g，麦冬、当归、白芷、陈皮、佛手、玉竹、石斛、乌药、大枣、建曲、砂仁各 50g，炙甘草 15g。

用法：取上药，制成细末，每次服 3～6g，温开水或米汤调服，每天 3 次。

临床应用：滋肾养肝，健脾养胃。用于治疗慢性萎缩性胃炎有显著疗效。

（11）治疗前列腺增生

方名：枸杞前列腺增生丸。

药物：枸杞子、黄芪各 150g，金钱草、滑石各 100g，菟丝子、鸡内金、知母、黄柏、车前子各 80g，虎杖、海金沙、瞿麦、萹蓄、石韦各 60g，三棱 40g，莪术 50g，甘草 15g。

用法：取上药，制成小水丸，每次服 5～8g，每天 3 次。1 剂为 1 个疗程。

临床应用：滋肾养肝，益气治淋。用于治疗前列腺增生之尿频、尿急、尿不尽疗效良好。

（12）治疗脱发

方名：枸杞生发丸。

药物：枸杞子、黄芪、人参各 150g，熟地黄、天麻、茯苓、制首乌、女贞子、杜仲、旱莲草、侧柏叶各 100g，山茱萸、补骨脂、菟丝子、当归、羌活、防风、五味子各 60g。

用法：取上药，制成小水丸，每次服 6～9g，每天 3 次。1 个月为 1 个疗程。

临床应用：滋肾补肝，补血生发。用于治疗脱发，坚持用药有显著疗效。

（13）治疗老年颜面黧黑

方名：枸杞振容丸。

药物：枸杞子、黄芪、西洋参各 150g，熟地黄 100g，白芍、白术、茯苓各 80g，当归、菊花、山茱萸、山药、桃仁、红花、补骨脂、菟丝子、沙苑子、白芷、防风、川芎各 50g。

用法：取上药，制成小水丸，每次服 6～9g，每天 3 次。1 剂为 1 个疗程。

临床应用：滋补肝肾，驻颜换容。用于治疗老年颜面黧黑有一定的效果。

（14）治疗青少年白发

方名：枸杞黑发丸。

药物：枸杞子、女贞子、制首乌、熟地黄各 100g，童尿（3 岁内男童晨尿）、黑豆各适量。

用法：先将前 4 味药清水煎 2 次至 1000ml，去渣，煎煮黑豆，熟后阴干；加童尿浸泡 1 夜，晒干即成。每次服 50 粒，每天 4 次。

临床应用：滋肾养肝，补血乌发。用于治疗青少年白发有较好的疗效。

（15）治疗功能失调性子宫出血

方名：枸杞功血煎。

药物：枸杞子 30g，山药、菟丝子、女贞子、旱莲草、泽兰、益母草、茜草、鹿角霜、生地黄、白芍各 20g，当归 10g；甘草 5g。

用法：清水煎 2 次，混合后分 3 次服，每日 1 剂。

临床应用：滋肾养肝，补血止血。用于治疗功能失调性子宫出血，症见青春期少女及更年期妇女月经延长或淋漓不断者，有较好的疗效。

（16）治疗经前期紧张综合征

方名：枸杞调经饮。

药物：枸杞子 30g，生地黄、川楝子、白芍、益母草、乌药各 20g，延胡索、郁金各 15g，当归、川芎、青皮各 10g，甘草 3g。

用法：清水煎 2 次，混合后分 3 次服，每日 1 剂。3 剂为 1 个疗程。

临床应用：滋补肝肾，活血调经。用于治疗经前期紧张综合征，见经前期头晕乏力，食欲减退，腰酸腹痛、失眠心悸等症者有良效。

3. 知药理、谈经验

（1）知药理

枸杞子具有增强细胞免疫及体液免疫的作用，能显著提高正常健康人和因放疗或恶性肿瘤所致免疫功能低下患者的淋巴细胞转化率和巨噬细胞吞噬率，能提高和调节人体的免疫功能。对造血功能有促进作用。还有抗衰老、抗突变、抗肿瘤、降血脂、保肝、抗脂肪肝、降血糖、降血压等作用。因此，常服枸杞对人体有益处，能起到治病健身，抗老延寿的双重效果。

（2）谈经验

孟学曰：枸杞子，甘，平，长于补肝养血，益精助阳，强筋健骨，轻身不老，为滋肾养肝，肝肾阴虚之主药。主补肝滋肾，养肝明目，填精益髓，补肾固精，补血生营，补水制火，明目安神，周痹风湿等。治肾虚骨痿，阳痿遗精，久不生育，早老早衰，须发早白，血虚萎黄，劳伤虚损，产后乳少，目暗不明，内外障眼，漏眼脓出，内热消渴，劳热骨蒸，衄血，中风头眩，虚烦失眠，易惊善恐，阴虚劳嗽，干咳少痰，风湿痹痛等症。

枸杞子养血补肝，滋肾益精，配合杜仲、续断、生地黄、龟甲、牛膝等，治肾虚骨痿，腰膝酸痛；配合熟地黄、当归、山茱萸、杜仲、山药等，治精血衰少，阳痿遗精；配合熟地黄、金樱子、莲子肉、芡实、当归等，治肾虚滑精，精随溲出；配合菟丝子、五味子、覆盆子、车前子等，治阳痿早泄，久不生育；配合肉桂、乌药、小茴香、当归、吴茱萸等，治肝肾阴寒，阴缩不举；配合熟地黄、当归、仙茅、淫羊藿、山茱萸等，治阳痿精衰，虚寒不育；配合熟地黄、山茱萸、山药、肉桂、附子等，治命门火衰，畏寒肢冷；配合人参、鹿茸、龟甲、山茱萸、山药等，治精血俱虚，全身瘦弱。

枸杞子滋肾补肝，乌须黑发，配合何首乌、菟丝子、女贞子、熟地黄、黑芝麻等，治头晕耳鸣，须发早白；配合熟地黄、仙茅、鹿角胶、巴戟天等，治阳痿，须发早白。

九、墨旱莲

【成分】 全草含皂苷、烟碱、鞣质、维生素A、鳢肠素，以及多种噻吩化合物，如α-三联噻吩基甲醇及其乙酸酯、2-5-0噻吩、乙酸二联噻吩基甲醇酯等。叶含蟛蜞菊内酯、去甲基蟛蜞菊内酯、去甲基蟛蜞内酯-7-葡萄糖苷。

【性味归经】 甘、酸，寒。无毒。归肝、肾经。

【功效】 滋补肝肾，凉血止血。祛湿止痒。

【用法用量】 内服：煎汤，10～15g；熬膏，捣汁或入丸、散。外用：研末撒或捣汁滴鼻，适量。

【使用注意】 脾肾虚寒者忌服。

1. 单味药治难症

（1）治疗细菌性痢疾

药物：墨旱莲120g。

用法：取上药，加红糖或白糖（白痢用红糖，红痢用白糖），水煎，温服。每天1剂，一般3～4天痊愈。

临床应用：祛湿解毒，抗菌止痢。用于治疗细菌性痢疾有较好的疗效。

（2）治疗急性出血性坏死性肠炎

药物：鲜墨旱莲适量。

用法：取上药，洗净捣汁。每次服30～40ml，每天3～4次。

临床应用：祛湿解毒，凉血止血。用于治疗急性出血性坏死性肠炎有显著疗效。

（3）治疗冠心病

药物：墨旱莲30g。

用法：取上药，清水煎2次，混合后分2次服，每天1剂。1个月为1个疗程。

临床应用：祛湿养肝，滋肾益心。用于治疗冠心病及心绞痛患者有一定疗效。

（4）治疗大出血症

药物：鲜墨旱莲500～800g。

用法:取上药,清水煎取药汁 2000ml,分多次频饮,每天 1 剂。

临床应用:滋补肝肾,凉血止血。用于治疗各种大出血症,并辨证选用它药组方配合治疗,均有显著疗效。

(5)治疗血尿

药物:鲜墨旱莲 500g。

用法:取上药,捣烂,加凉开水 100ml 冲汁饮服,每天 1~2 剂,连用 4 天。

临床应用:滋肾补肝,凉血止血。用于治疗血尿有显著疗效。

(6)治疗白喉

药物:鲜墨旱莲全草 1000g。

用法:取上药,用凉开水洗净,捣碎绞汁,加等量蜂蜜,装盆待用,用时,儿童每日 100ml,分 4 次口服。并对症处理。

临床应用:养阴清热,祛湿解毒。用于治疗白喉有一定疗效。

(7)治疗斑秃、脱发

药物:鲜墨旱莲 50g。

用法:取上药,清水洗净,加热蒸 20 分钟,取出候冷,放入 75% 酒精 200ml 漫泡,3 天后过滤装瓶备用,用时,棉球蘸药液涂搽患处,待干后用七星针如鸡啄米样在脱发的皮肤上轻轻叩打,以潮红为度,每天 2 次。

临床应用:滋阴补血,益肾生发,用于治疗斑秃、脱发有较好的疗效。

(8)治疗带状疱疹

药物:鲜墨旱莲 100~150g。

用法:取上药,洗净捣汁,外涂患处,每天数次。用药后 2~5 天内痊愈。

临床应用:滋阴解毒,消炎止痛。

(9)治疗外伤出血

药物:墨旱莲适量。

用法:取上药,焙干,研成细末,患处消毒,撒于伤口上,纱布包扎固定。

临床应用:滋阴解毒,止血消炎。用于治疗外伤出血有显著疗效。

2. 配成方治大病

(1)治疗慢性肝炎

方名:墨旱莲滋肾养肝丸。

药物:墨旱莲、黄芪、西洋参各 150g,柴胡、白芍、白术、茯苓、女贞子、枸杞子、鳖甲各 100g,生地黄、熟地黄、丹参各 80g,麦冬、五味子、砂仁、当归、莪术各 50g。

用法:取上药,制成小水丸,每次服 6~9g,每天 3 次。1 剂为 1 个疗程。

临床应用:疏肝理脾,滋肾养肝。用于治疗慢性肝炎有显著疗效。

(2)治疗须发早白

方名:墨旱莲乌须黑发丸。

药物:墨旱莲、黄芪、人参、黑豆、黑芝麻、枸杞子各 150g,女贞子、熟地黄、制首乌各 100g,补骨脂、菟丝子、山茱萸各 60g。

用法:取上药,制成小水丸,每次服 5~8g,每天 3 次。1 个月为 1 个疗程。

临床应用:滋补肝肾,乌须黑发。用于治疗须发早白有一定疗效。

(3)治疗免疫性不育症

方名:墨旱莲免疫性不育丸。

药物:墨旱莲、枸杞子、生地黄各 150g,女贞子、赤芍、玄参各 100g,丹参、大青叶各 80g,牡丹皮、五味子、麦冬、栀子各 60g,当归、川芎、山茱萸各 50g,甘草 15g。

用法:取上药,制成小水丸,每次服 6~9g,每天 3 次。1 剂为 1 个疗程。

临床应用:滋肾养肝,补髓生精。用于治疗免疫性不育症有一定疗效。

(4)治疗白浊

方名:墨旱莲白浊汤。

药物:墨旱莲 30g,苍术、黄柏、山药、车前子、土茯苓、金银花、薏苡仁各 20g,柴胡、白果仁、芡实各 15g,炙甘草 5g。

用法:清水煎 2 次,混合后分 3 次服,每日 1 剂。

临床应用:滋肾养肝,祛湿治浊。用于治疗白浊,见尿道阻滞,流出米泔样或糊状浊物,滴沥不断等症者有较好的疗效。

3. 知药理、谈经验

（1）知药理

墨旱莲可提高淋巴细胞转化率,促进毛发生长,使头发变黑,有良好的止血作用。并对金黄色葡萄球菌、福氏痢疾杆菌有一定抑制作用。还能升高白细胞,有一定的抗癌活性。

（2）谈经验

孟学曰:墨旱莲,甘、酸,寒,长于滋肾养肝,凉血止血,固齿乌须,为血热出血之要药。主补肾退火,血痢久痢,消肿排脓,带下崩漏等,治头晕目眩,须发早白,肾虚齿痛、衄血、阴痒白浊、赤白带下等症。

墨旱莲补肾滋阴,凉血止血,配合女贞子、桑椹子等,治头发脱落,头目眩晕;配合生地黄、玄参、白茅根、黄柏炭、大小蓟等,治膀胱湿热,尿频尿血;配合生石膏、知母、黄芩、白及、藕节炭等,治胃火炽盛,吐血呕血;配合地榆、槐角、槐花炭、黄柏、防风等,治大肠湿热、便血不止;配合当归、阿胶、棕榈炭等,治带下崩漏。

十、女贞子

【成分】 女贞子含齐墩果酸、甘露醇、葡萄糖、棕榈酸、硬脂酸、油酸、亚油酸。果皮含齐墩果酸、乙酰齐墩果酸、熊果酸。种子含脂肪油 14.9%,油中棕榈酸与硬脂酸为 19.5%,油酸亚麻酸等为 80.5%

【性味归经】 甘、苦,凉。无毒。归肝、肾经。

【功效】 养阴益肾、补气舒肝,乌须明目。

【用法用量】 内服:煎汤,10～20g;或入丸、散。外用:熬膏点眼。

【使用注意】 脾胃虚寒泻及阳虚者忌服。

1. 单味药治难症

（1）治疗高脂血症

药物:女贞子 500g。

用法:取上药,清水煎 2 次,混合后浓缩至适量,静置 24 小时后,取上清液浓缩至约 500ml;再静置 24 小时后取上清液,煮沸,加入蔗糖 850g,防腐剂适量使之溶解,继续煮沸 30 分钟,趁热过滤,加开水至 1000ml,搅匀,即成"女贞子糖浆",装瓶备用。用时,每次口服 10～20ml,每天 3 次。4 周为 1 个疗程。

临床应用:滋补肝肾,养阴降脂。用于治疗阴虚内热之高脂血症有显著的调节作用。

（2）治疗肝肾两亏、须发早白

药物:酒蒸女贞子 400g。

用法:取上药,清水煎 2 次,混合后浓缩至清膏;另取蔗糖 650g,加入清膏,搅匀,继续浓缩至稠膏,约 1000g 即成"女贞子膏",每次口服 15g,每天 3 次。

临床应用:滋养肝肾,强壮腰膝。用于治疗肝肾两亏、须发早白等症有较好的疗效。

（3）治疗复发性口疮

药物:鲜女贞叶 50g。

用法:取上药,清水煎 1 小时,分 3 次口服,每天 1 剂。另用 1 剂,冷却后分多次含漱,每次 5 分钟吐去,每天数次。

临床应用:养阴清热,消肿止痛。用于治疗复发性口疮有极佳的疗效。

（4）治疗下肢溃疡

药物:鲜女贞叶 15～20 片。

用法:取上药,洗净,清水煎后,待温熏洗患处,并用鲜叶捣烂敷患处,每天 1 次。

临床应用:清热消炎,解毒生肌。用于治疗下肢溃疡有显著疗效。

（5）治疗烧烫伤

药物:鲜女贞叶 1500g。

用法:取上药,清水煎 2 次后,混合浓缩至 250ml 备用。用时,伤处消毒后,外涂药液,每天数次,让其自然结痂,痂脱而愈。

临床应用:清热解毒,消炎止痛。用于治疗烧烫伤有一定疗效。

2. 配成方治大病

(1)治疗急性病毒性肝炎

方名:女贞子养肝解毒汤。

药物:女贞子30g,柴胡、白芍、白术、茯苓、茵陈、板蓝根、墨旱莲各20g,栀子、黄柏、郁金、威灵仙各15g,秦艽10g,大黄5g,甘草3g。

用法:清水煎2次,混合后分3次服,每日1剂。15剂为1个疗程。

临床应用:清热利湿,养肝解毒。用于治疗急性病毒性肝炎(各型)有显著疗效。

(2)治疗慢性肾炎

方名:女贞子滋肾利水汤。

药物:女贞子、旱莲草各30g,生地黄、黄精、白术、茯苓、山药、枸杞子、益母草各20g,泽泻、泽兰各15g,猪苓10g。

用法:清水煎2次,混合后分3次服,每日1剂。10剂为1个疗程。

临床应用:养阴清热,滋肾利水。用于治疗慢性肾炎之水肿、蛋白尿有较好的疗效。

(3)治疗视神经炎

方名:女贞子滋阴明目汤。

药物:女贞子、墨旱莲各30g,生地黄、枸杞子各20g,青葙子、刺蒺藜、谷精草、车前草、赤芍各15g,菊花、蝉蜕、木贼、密蒙花各10g,甘草3g。

用法:清水煎2次,混合后分3次服,每日1剂。5~8剂为1个疗程。

临床应用:养阴清肝,滋阴明目。用于治疗视神经炎之视力下降、压迫感等症有良效。

(4)治疗神经衰弱

方名:女贞子养心安神汤。

药物:女贞子、墨旱莲各30g,桑椹子、酸枣仁、茯苓各20g,柏子仁、麦冬、夜交藤、知母各15g,远志、当归、五味子、川芎各10g,炙甘草5g。

用法:清水煎2次,混合分3次服,每日1剂。10剂为1个疗程。

临床应用:滋肾养肝,养心安神。用于治疗神经衰弱之失眠多梦,心悸怔忡等有良效。

(5)治疗糖尿病

方名:女贞子降糖丸。

药物:女贞子、西洋参、黄芪、葛根、墨旱莲各150g,生地黄、枸杞子、知母、黄连各100g,丹参、地骨皮、牡丹皮、生石膏各80g,麦冬、山药各60g,天花粉50g。

用法:取上药,制成小水丸,每次服6~9g,每天3次。1剂为1个疗程。

临床应用:滋肾养肝,益气降糖。用于治疗糖尿病之多饮、多食、多尿效果较好。

(6)治疗高脂血症

方名:女贞子降血脂丸。

药物:女贞子、墨旱莲、黄芪、西洋参、枸杞子各150g,决明子、山楂、白术、茯苓、黄精、葛根、灵芝菌各100g,三七、丹参各80g,猪苓、泽泻各50g。

用法:取上药,制成小水丸,每次服5~8g,每天3次。1个月为1个疗程。

临床应用:滋肾养肝,益气降脂。用于治疗高脂血症之眩晕、心悸、胸闷等有良效。

(7)治疗血小板减少

方名:女贞子升血小板丸。

药物:沙参、女贞子、墨旱莲、人参、黄芪、枸杞子各150g,熟地黄、白术、菟丝子、白芍、阿胶、龟甲胶、侧柏叶各100g,茜草、生地黄、三七、仙鹤草各80g,炙甘草15g。

用法:取上药,制成小水丸,每次服6~9g,每天3次。1剂为1个疗程。

临床应用:滋养肝肾,补血生血。用于治疗血小板减少之齿血、紫癜等症有较好的疗效。

(8)治疗淋巴结核

方名:女贞子瘰疬丸。

药物:女贞子、墨旱莲、青蒿、夏枯草、生牡蛎、炒鳖甲、玄参各150g,昆布、海藻、浙贝母、黄柏、黄连各100g,银柴胡、地骨皮、胡黄连各 80g,牡丹皮、秦艽各 60g。

用法:取上药,制成小水丸,每次服 5～8g,每天 3 次。1 个月为 1 个疗程。

临床应用:滋养肝肾,软坚散结。用于治疗淋巴结核有一定疗效。

3. 知药理、谈经验

(1)知药理

女贞子具有增强免疫功能,升高外周白细胞、增强网状内皮系统吞噬能力,增强细胞免疫和体液免疫的作用。又有降血脂、抗动脉粥样硬化的能力。对化疗或放疗所致的白细胞减少有升高作用。还有强心、利尿、保肝、止咳、缓泻、抗菌、抗癌等作用。

(2)谈经验

孟学曰:女贞子,甘、苦,凉,长于滋补肝肾,益阴培本,药性缓和,药力持久。主补中、安五脏、养阴气、清肝火、止虚汗,乌须黑发,强筋强力,明目止泪。治腰膝酸软,烦热骨蒸,须发早白,盗汗遗精,头晕目眩,健忘耳鸣等症。

女贞子滋补肝肾,益阴培本,配合秦艽、熟地黄、墨旱莲、鳖甲等,治骨蒸劳热,盗汗遗精;配合墨旱莲、珍珠母、菟丝子等,治肝阳上亢,头目眩晕;配合青葙子、决明子、菊花、枸杞子等,治视神经炎。

十一、鳖　甲

【成分】　鳖甲中主含动物胶,其中的骨胶原为主成分,其余尚有角蛋白、碘质、维生素 D、磷酸钙、碳酸钙等。

【性味归经】　咸,寒。无毒。归肝、脾、肾经。

【功效】　滋阴潜阳,软坚散结,养阴清热,平肝息风。

【用法用量】　内服:煎汤,10～30g;先煎。熬膏或入丸、散。滋阴潜阳宜生用,软坚散结宜醋炙用。外用:研末撒或调敷。

【使用注意】　孕妇及脾胃虚寒、食减便

溏者忌用。

1. 单味药治难症

(1)治疗胃下垂

药物:鳖甲 250g。

用法:取上药,制成细粉,每次服 3～6g,每天 2 次,1 个月为 1 个疗程。

临床应用:滋补肝肾,升提脏器。用于治疗胃下垂有显著疗效。

(2)治疗肝硬化

药物:活鳖 3 只。

用法:将活鳖放清水中养 2～3 天,使其排尽胃肠内污物,取出,击头砸死(勿割头放血),放入锅内的沙土中,文火焙干至黄色,研成细粉,炼蜜为丸,每丸重 15g,每次服 1 丸,每天 3 次。连服 30 天为 1 个疗程,一般可连续用 3～6 个疗程。可同时配合辨证中药治疗,效果更好。

临床应用:滋肾养肝,软坚散结。用于肝硬化各期治疗均有令人满意的疗效。

(3)治疗病毒性肝炎

药物:生鳖甲 500～1000g。

用法:取上药,浸清水中 1～2 天,洗净,煎煮浓缩成膏,每次服 15～20g,温开水蜂蜜调服,每天早晚各服 1 次。1 个月为 1 个疗程。可配合其他药物同时治疗。

临床应用:滋肾养肝,益阴解毒。用于治疗病毒性肝炎(如慢性乙型肝炎)效果良好。

(4)治疗泌尿系结石

药物:醋炙鳖甲 500g(不用炖煮过的)。

用法:取上药,研成细末,每次服 6～10g,最好用黄酒调服,每天 3 次。半个月为 1 个疗程。每天做 2 次跳跃运动。

临床应用:软坚散结,通下结石。用于治疗泌尿系结石有一定疗效。

(5)治疗结核性溃疡

药物:鳖甲 50g。

用法:取上药,制成细粉,做成鳖甲油纱条,外用,填塞结核性溃疡病灶底部,隔日换药 1 次。

临床应用:养阴清热,软坚散结。用于治疗结核性溃疡有显著疗效。

(6)治疗腰痛、不得俯仰

药物:鳖甲(醋炙)150g。

用法:取上药,研成细末,每次服6～9g,黄酒调服,每天3次。饭后服,5天为1个疗程。

临床应用:滋阴软坚,散结止痛。用于治疗腰痛、不得俯仰有显著疗效。

(7)治疗阴虚梦遗滑精

药物:生鳖甲适量。

用法:取上药,研成细末,每天用50g,加入白酒50ml,男童尿100ml,葱白2根,清水煎1小时,分3次温服,1周为1疗程。

临床应用:滋阴潜阳,制止梦遗。用于治疗肝肾虚亏,梦遗滑精有较好的疗效。

(8)治疗小儿痫症

药物:鳖甲(醋炙)适量。

用法:取上药,研成极细末,每次用2～3g调母乳冲服,每天3次。10天为1个疗程。

临床应用:滋阴潜阳,息风止痫。用于治疗小儿痫症有一定疗效。

2. 配成方治大病

(1)治疗骨蒸劳热,四肢烦疼

方名:鳖甲养阴退热汤。

药物:鳖甲20g,青蒿、生地黄、白芍、知母、银柴胡、柴胡、牡丹皮各15g,秦艽、地骨皮、胡黄连、麦冬各10g,甘草3g。

用法:清水煎2次,混合后分3次服,每日1剂,5剂为1个疗程。

临床应用:平肝潜阳,养阴退热。用于治疗骨蒸劳热、四肢烦疼、手足心热等有良效。

(2)治疗热极生风,手足瘛疭

方名:鳖甲平肝熄风汤。

药物:鳖甲、龟甲、白芍、玄参、阿胶(烊化冲服)、代赭石各20g,生龙骨、生牡蛎各30g,天冬、麦冬各15g,牛膝10g,甘草3g。

用法:清水煎2次,混合后分3次服,每日1剂。

临床应用:养阴退热,平肝息风。用于治疗热极生风,手足瘛疭,神识昏迷等效果佳。

(3)治疗吐血不止

方名:鳖甲止血煎。

药物:鳖甲、水牛角各30g,生地黄、阿胶(烊化冲服)、白芍各20g,三七、白及、仙鹤草、牡丹皮各15g,蛤壳粉25g,当归10g,甘草3g。

用法:清水煎2次,混合后分3次服,每日1剂。

临床应用:养阴退热,滋肾止血。用于治疗吐血不止有一定疗效。

(4)治疗上气喘急,不得睡卧

方名:鳖甲降气饮。

药物:鳖甲30g,茯苓、白芍各20g,紫苏子、葶苈子、白芥子各15g,前胡、陈皮、京半夏、桂枝、生姜、大枣、杏仁、厚朴各10g,甘草3g。

用法:清水煎2次,混合后分3次服,每日1剂。

临床应用:养阴清热,降气平喘。用于治疗上气喘急、不得睡卧有显著疗效。

(5)治疗病毒性肝炎

方名:鳖甲滋肾养肝丸。

药物:炙鳖甲、西洋参、黄芪、墨旱莲各150g,枸杞子、女贞子、白芍、白术、茯苓各100g,生地黄、五味子各80g,麦冬、建曲、砂仁、广藿香、莪术、当归各60g,木香30g。

用法:取上药,制成小水丸,每次服6～9g,每天3次。1剂为1个疗程。

临床应用:养阴益气,滋肾养肝。用于治疗病毒性肝炎有显著疗效。

(6)治疗肝硬化

方名:鳖甲鼓胀丸。

药物:炙鳖甲、黄芪、人参各20g,熟地黄、枸杞子、墨旱莲各150g,柴胡、白术、茯苓、赤芍、女贞子各100g,当归、砂仁、建曲、佛手、莪术各60g,三棱、木香各40g。

用法:取上药,制成小水丸,每次服 6～9g,每天 3 次。2 个月为 1 个疗程。

临床应用:滋肾消鼓,软坚散结。用于治疗肝硬化有一定疗效。

(7)治疗脾肿大

方名:鳖甲消癥散结丸。

药物:炙鳖甲 200g,土鳖虫、生地黄、柴胡、赤芍各 100g,桃仁、丹参、三七各 80g,莪术、当归各 60g,川芎、虻虫、制乳香、制没药、延胡索、郁金、三棱、苏木各 50g。

用法:取上药,制成小水丸,每次服 5～8g,每天 3 次。1 剂为 1 个疗程。

临床应用:祛瘀软坚,消癥散结。用于治疗脾肿大(因各种原因所致)有一定疗效。

(8)治疗肋软骨炎

方名:鳖甲肋痛散。

药物:炙鳖甲、炙龟甲、三七、生地黄各 100g,当归、白芷、赤芍各 60g,炮穿山甲、枳壳、川芎、桃仁、红花、血竭、制乳香、制没药、瓜蒌壳、延胡索各 50g,甘草 15g。

用法:取上药,制成细末,每次服 5～8g,白开水或黄酒调服,每天 3 次。

临床应用:软坚散结,舒筋止痛。用于治疗肋软骨炎之胁肋疼痛有较好的疗效。

3. 知药理、谈经验

(1)知药理

鳖甲能抑制结缔组织增生,起到消散肿块、软化肝脾的效果,对肝硬化、脾肿大有治疗作用。并能提高血浆白蛋白,促进造血功能,而对肝炎合并贫血,白蛋白与球蛋白倒置的病人有效。可提高淋巴母细胞转化率,延长抗体存在时间,从而增强机体免疫功能。还有保护肾上腺皮质功能,防止癌细胞突变作用,以及一定的镇静作用。

(2)谈经验

孟学曰:鳖甲,咸、寒,长于培补肝肾,滋阴清热,通利血脉,破结泄热,软坚散结,消散癥瘕痞块。主骨蒸劳热自汗,心腹癥瘕坚结,攻坚不损气,滋阴潜阳,滋补阴液,久病阴伤,

虚风内动等。治阴虚发热,骨蒸盗汗,虚风内动,手足瘛疭,热病伤阴,夜热早凉,里有郁热,寒热如疟,疟疾寒热,久疟疟母,胸腹痞块,癥瘕积聚,月经不调,经闭带下,面赤阳毒,痈肿疮疡,阴虚肺痿,梦遗滑精等症。

鳖甲培补肝阴,养阴清热,配合地骨皮、当归、知母、人参、茯苓等,治肝肾阴虚,盗汗骨蒸;配合青蒿、白薇、知母、龟甲、生地黄、生牡蛎等,治气阴两虚,低热不退;配合龟甲、生地黄、白芍、生龙骨、生牡蛎等,治虚风内动,手足瘛疭。

鳖甲善入血分,破结泄热,配合秦艽、竹茹、大黄等,治里有郁火,大便不畅;配合桃仁、白术、槟榔等,治饮食停积,内有蓄血蕴热,寒热如疟,日久不退。

鳖甲咸寒软坚,破癥散结,配合当归、赤芍、白术、郁金、三棱、莪术等,治肝脾肿大,癥结痞块;配合吴茱萸、法半夏、三棱、桂枝、瓜蒌子、薤白等,治痰气郁结,胸痹心痛;配合当归、干姜、附子、三棱、莪术、干漆等,治腹中癥块,经久不消。

鳖甲滋阴潜阳,标本同治,配合乌梅、款冬花、桑白皮等,治肺痿咳唾,痰多咳嗽;配合柴胡、青蒿、生地黄、知母、地骨皮等,治虚劳潮热,肺痨咳血。

十二、龟　甲

【成分】　龟甲含蛋白质、骨胶原,其中含有天冬氨酸、苏氨酸、蛋氨酸、苯丙氨酸、亮氨酸等多种氨基酸,另含碳酸钙约 50%。

【性味归经】　甘、咸,寒。无毒。归肝、肾、心经。

【功效】　潜阴潜阳,益肾健骨,养血补心,固经止崩。

【用法用量】　内服:煎汤,15～40g;熬膏或入丸、散。入汤剂宜打碎先煎。外用:适量,烧灰研末敷;炒热醋淬用。

【使用注意】　孕妇及胃有寒湿者忌用。

1. 单味药治难症

(1)治疗慢性肾炎蛋白尿

药物:乌龟3只(每只约重500g)。

用法:用乌龟1只,猪肚500g,均洗净,切成小块,文火炖成糊状,加适量红糖,每天服3次,间隔1天再服,3剂为1个疗程。

临床应用:滋阴补肾,养血利尿。用于治疗慢性肾炎蛋白尿有显著疗效。

(2)治疗肺结核

药物:乌龟1个。

用法:取上药,用黄泥包住。糠火烧焦去泥,研细末,每次服2g,每日3次,2个月为1个疗程。

临床应用:滋阴补肾,养血抗菌。用于治疗肺结核有一定疗效。

(3)治疗淋巴结核

药物:龟甲(下甲)1个。

用法:取上药,研成细粉,用凡士林或香油调匀,患部消毒后敷上药膏,每天1次。

临床应用:滋阴清火,生肌透脓。用于治疗淋巴结核已溃未溃者均有较好的疗效。

2. 配成方治大病

(1)治疗梦遗滑精

方名:龟甲固精丸。

药物:生龟甲150g,熟地黄、煅龙骨、煅牡蛎、金樱子、白芍各100g,茯苓、黄柏、牡丹皮各80g,山药、山茱萸、芡实、沙苑子、莲须各60g,陈皮50g,炙甘草15g。

用法:取上药,制成小水丸,每次服6～9g,每天3次。1个月为1个疗程。

临床应用:滋阴补肾,益髓填精。用于治疗梦遗滑精有显著疗效。

(2)治疗小儿鸡胸

方名:龟甲鸡胸膏。

药物:龟甲、生龙骨、生牡蛎各150g,百合、人参、鹿角霜各100g。

用法:取上药,清水煎2次,混合后浓缩至2000ml,将浓缩药汁边煎熬,边加入白糖至稠膏待用。用时,每次15～20g,每日服3次。

临床应用:滋补肝肾,益髓健骨。用于治疗小儿鸡胸有令人满意的疗效。

(3)治疗脊髓炎

方名:龟甲痿躄丸。

药物:败龟甲,人参,猴骨各150g,玄参、白芍、熟地黄、知母、猪脊髓、黄柏各100g,牛膝80g,山药、菟丝子、锁阳各60g,当归、陈皮各50g,炙甘草15g。

用法:取上药,制成小水丸,每次服6～9g,每天3次。1剂为1个疗程。

临床应用:滋阴清热,补益肝肾。用于治疗脊髓炎之下肢软弱无力、瘫痪等症有良效。

(4)治疗阳痿、不育

方名:龟鹿振痿丸。

药物:炙龟甲、人参、黄芪各150g,熟地黄、枸杞子各100g,茯苓80g,五味子、山茱萸、沙苑子各60g,梅花鹿茸、山药、远志、补骨脂、菟丝子、牛膝、石菖蒲各50g。

用法:取上药,制成小水丸,每次服6～9g,每天3次。1个月为1个疗程。

临床应用:强精益髓,补肾壮阳。用于治疗阳痿、不育有显著疗效。

(5)治疗阴虚潮热

方名:龟甲养阴退热汤。

药物:败龟甲、炙鳖甲各30g,生地黄、青蒿、白芍各20g,牡丹皮、地骨皮、知母各15g,胡黄连、秦艽各10g,甘草3g。

用法:清水煎2次,混合后分3次服,每日1剂。5剂为1个疗程。

临床应用:滋肾凉血,养阴退热。用于治疗阴虚潮热,见午后潮热,手足心热或夜热早凉、胸闷心烦、口干舌燥等症者有较好的疗效。

(6)治疗月经过多不止

方名:龟甲止血汤。

药物:败龟甲30g,水牛角、仙鹤草、侧柏叶、牡丹皮、白芍各20g,黄芩、生地黄、茜草、阿胶各15g,当归10g,甘草3g。

用法:清水煎 2 次,混合后分 3 次服,每日 1 剂。

临床应用:滋阴退热,清热止血。用于治疗月经过多不止,多见于功能性子宫出血,如少女青春期,妇女更年期等,均有一定的疗效。

3. 知药理、谈经验

(1)知药理

龟甲对子宫有一定的兴奋作用,对人型结核杆菌有抑制作用。能抑制甲状腺素水平,可促进儿童骨骼的发育。此外,还具有抗放射、抗肿瘤、增强机体免疫、补血、解热、镇静等作用。

(2)谈经验

孟学曰:龟甲,甘、咸、寒,长于滋阴清热,善补肝肾之阴,镇潜上越之浮阳。主填补真阴,强筋健骨,固冲任而止崩带等。治阴虚发热,骨蒸盗汗,低热不退,头晕目眩,目暗不明,心虚惊悸,失眠健忘,冲任不固,赤白带下。

龟甲滋阴清热,养阴益气,配合鹿角胶、人参等,治阴虚内热,骨蒸劳损;配合熟地黄、山茱萸、山药、知母、黄柏等,治阴虚内热,盗汗遗精;配合鳖甲、白薇、秦艽、青蒿、西洋参等,治低热不退,夜热早凉;配合麦冬、白芍、阿胶、鳖甲、钩藤、生牡蛎等,治阴虚液亏,手足瘛疭。

第十八章

收 涩 药

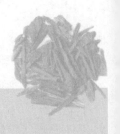

一、五味子

【成分】 本品含五味子素、去氧五味子素、γ-五味子素。五味子果实含多量糖分、苹果酸、枸橼酸、树脂状物质及维生素C,此外,还含五味子素。果肉中含少量酒石酸、种子中含脂肪油。其灰分中含有铁、锰、硅、磷等物质。

【性味归经】 酸、甘、温。无毒。归肺、心、肾经。

【功效】 敛肺滋肾,生津敛汗,涩精止泻,宁心安神。

【用法用量】 内服:煎汤,3～6g;或入丸、散;研末服,每次1～3g。外用:研末掺或煎水洗。

【使用注意】 外有表邪,内有实热,或咳嗽初起,痧疹初发者均忌服;癫痫病慎服。

1. 单味药治难症

(1)治疗丙氨酸氨基转移酶增高

药物:北五味子500g。

用法:取上药,研成细末,用蜂蜜500g,炼蜜为丸,每丸重10g。每次1丸,每天2次,温开水送服。可连续服1～3剂。

临床应用:滋肾养肝,降转氨酶。用于治疗各种原因致转氨酶升高者有显著效果。

(2)治疗迁延性和慢性肝炎

药物:南五味子粉适量。

用法:取上药。每次服9g,每天3次。

15天为1个疗程。

临床应用:滋肾保肝,降转氨酶。用于治疗迁延性和慢性肝炎有较好的疗效。

(3)治疗传染性肝炎

药物:北五味子适量。

用法:取上药,焙焦,研成细末,每次服5g,每天3次。1个月为1个疗程。

临床应用:滋肾生津,养肝敛阴。用于治疗传染性肝炎有一定疗效。

(4)治疗药物性肝炎,丙氨酸氨基转移酶升高

药物:北五味子适量。

用法:取上药,晒干研粉,炼蜜为丸,每丸重9g(含生药4.5～6g),每次服1丸,每天3次。半个月为1个疗程。

临床应用:滋肾养阴,保肝降酶。用于治疗药物性肝炎见转氨酶升高者有一定疗效。

(5)治疗支气管炎及哮喘

药物:五味子10g。

用法:取上药,用红皮鸡蛋7个,五味子加清水,浸泡鸡蛋10天,待蛋壳变较软为度,再将五味子去渣,加白糖50g煎煮,吃蛋喝汤,分2～3次服,小儿酌减。

临床应用:滋肾益气,敛肺止咳。用于治疗支气管炎及哮喘有较好的疗效。

(6)治疗消渴

药物:北五味子120g。

用法:取上药,放入250ml粮食醋中浸泡12小时,取出五味子用适量面粉拌匀,投入锅内微火加热焙焦,装瓶备用。用时,每天

服 3～4 次,每次 3～5 粒,小儿酌减。

临床应用:滋肾益阴,生津止渴。用于治疗消渴,症见烦渴多饮,口干舌燥,尿频、形体消瘦者有显著疗效。

(7)治疗阳痿早泄

药物:北五味子 10g。

用法:取上药,用开水烫后取出,再用开水冲沏,闷泡 5 分钟,加入适量冰糖即可。代茶饮用。

临床应用:滋肾益阴,止泄固精。用于治疗阳痿早泄有一定疗效。

(8)治疗神经衰弱性遗精

药物:北五味子 10g。

用法:取上药,洗净,用开水略烫,立刻捞出,放在茶杯内,加入适量冰糖,用开水冲泡。每天 2 次,当茶饮用。

临床应用:养心安神、补肾涩精。用于治疗神经衰弱性遗精,见失眠多梦,心悸怔忡,气短乏力,无梦遗精等症者有显著疗效。

(9)治疗哮喘

药物:北五味子适量。

用法:取上药,用食醋拌,蒸后晒干,研成细末,每次服 5g,每天 2 次。

临床应用:滋补肺肾,纳气定喘。用于治疗哮喘有显著疗效。

(10)治疗神经衰弱

药物:北五味子 40g。

用法:取上药,浸入 50％酒精 200ml 中,每天振荡 1 次,10 天后过滤,残渣再泡 1 次,2 次药液合并,再加等量蒸馏水。每次服3ml,每天 3 次。10 天为 1 个疗程。

临床应用:滋补肝肾,养心安神。用于治疗神经衰弱之失眠、头晕、心悸等有良效。

(11)治疗白浊及背脊穿痛

药物:北五味子适量。

用法:取上药,食醋浸 1 天,滤干,焙焦,研成细末,每次服 3g,每天 3 次。

临床应用:滋养肝肾,除湿治浊。用于治疗白浊及背脊穿痛有一定疗效。

(12)治疗急性尿路感染

药物:五味子 60g。

用法:取上药,清水煎 2 次,混合后分 3次服,每日 1 剂。10 岁以下者减半量服,5 天为 1 个疗程。

临床应用:清热滋肾,利尿通淋。用于治疗急性尿路感染之尿频、尿急、尿痛有良效。

(13)治疗急性细菌性痢疾

药物:五味子 50g。

用法:取上药,清水煎 2 次,混合后分 3次服,每日 1 剂。一般服 1～2 天即可收效。

临床应用:滋肾清热,解毒止痢。用于治疗急性细菌性痢疾有较好的疗效。

(14)治疗潜在型克山病

药物:北五味子适量。

用法:取上药,制成 40％五味酊,每次口服 2～3ml,每天 3 次。10 天为 1 个疗程,可连服 2～3 个疗程。

临床应用:滋养肝肾,宁心安神。用于治疗潜在型克山病有一定疗效。

2. 配成方治大病

(1)治疗慢性乙型肝炎

方名:五味乙肝解毒扶正丸。

药物:北五味子、板蓝根、甘草、蝉蜕、郁金、秦艽各 100g,茯苓、苦参、虎杖、白芍、茵陈各 200g,黄芪、党参、柴胡、丹参、炙鳖甲、山楂、垂盆草、苦味叶下珠各 300g。

用法:取上药,制成小水丸,每次服 6～9g,每天 3 次。1 剂为 1 个疗程。

临床应用:滋肾养肝,解毒扶正。用于治疗慢性乙型肝炎有显著疗效。

(2)治疗冠心病

方名:五味冠心散。

药物:北五味子、川芎、丹参、三七、延胡索各 100g,黄芪 200g,西洋参、葛根各 150g,砂仁、檀香各 50g。

用法:取上药,研成细末备用。心绞痛时每次服 3～5g。

临床应用:滋肾养心、益气止痛。用于治

疗冠心病心绞痛有显著疗效。

（3）治疗顽固性咳嗽哮喘

方名：五味咳喘固本丸。

药物：北五味子 80g，白术、紫河车、茯苓、熟地黄、桑白皮各 100g，人参、黄芪各 150g，陈皮、法半夏、当归、桔梗、辽细辛、干姜、紫菀、款冬花、贝母各 50g，蛤蚧 3 对。

用法：取上药，制成小水丸，每次服 6～9g，每天 3 次。1 个月为 1 个疗程。

临床应用：滋肾益气，止咳平喘。用于治疗顽固性咳嗽哮喘有较好的疗效。

（4）治疗心功能不全

方名：五味养血宁心丸。

药物：北五味子、白术、茯苓、熟地黄各 100g，人参、黄芪各 150g，酸枣仁、熟附片各 80g，丹参、麦冬各 60g，柏子仁、远志、当归、桂枝、夜交藤、川芎、大枣各 50g。

用法：取上药，制成小水丸，每次服 6～9g，每天 3 次。1 剂为 1 个疗程。

临床应用：滋肾益气，养血宁心。用于治疗心功能不全有一定疗效。

（5）治疗肝肾亏虚、遗精滑泄

方名：五味固精丸。

药物：北五味子、白术、茯苓、枸杞子、煅龙骨、煅牡蛎、覆盆子、车前子各 80g，人参、黄芪各 150g，熟地黄 100g，牛膝、仙茅、巴戟天、补骨脂、菟丝子、山茱萸各 50g。

用法：取上药，制成小水丸，每次服 6～9g，每天 3 次。1 剂为 1 个疗程。

临床应用：滋肾养肝，固精止泄。用于治疗肝肾亏虚、遗精滑泄有显著疗效。

（6）治疗脾肾虚寒、腹冷泄泻

方名：五味温脾丸。

药物：北五味子、山药各 80g，人参 150g，白术、茯苓、煅龙骨各 100g，巴戟天、补骨脂各 60g，干姜、肉豆蔻（煨）、梅花鹿茸片、莲子、芡实、大枣各 50g，吴茱萸 20g。

用法：取上药，制成小水丸，每次服 5～8g，每天 3 次。1 个月为 1 个疗程。

临床应用：滋肾养肝，温脾止泻。用于治疗脾肾虚寒，腹冷泄泻有一定疗效。

（7）治疗咳嗽胸痛、痰中带血

方名：五味止咳止血煎。

药物：北五味子 8g，生地黄、百合各 20g，白及、麦冬、桑白皮、茜草、仙鹤草各 15g，紫菀、款冬花、浙贝母各 10g。

用法：清水煎 2 次，混合分 3 次服，每日 1 剂。

临床应用：滋肾养阴，止咳止血。用于治疗咳嗽胸痛，痰中带血，见鼻燥咽干，口干舌燥，舌红少苔等症者有显著疗效。

（8）治疗肾虚盗汗

方名：五味敛汗饮。

药物：北五味 8g，熟地黄、浮小麦各 20g，煅龙骨、煅牡蛎各 30g，西洋参、山茱萸、麦冬、地骨皮、酸枣仁各 15g，炙甘草 3g。

用法：清水煎 2 次，混合后分 3 次服，每日 1 剂。

临床应用：滋肾生津，益阴敛汗。用于治疗肾虚盗汗有一定疗效。

3. 知药理、谈经验

（1）知药理

五味子对神经系统各级中枢均有兴奋作用，有保肝、收缩子宫、扩张血管、抗氧化抗衰老、增强细胞免疫功能、抗菌、抗溃疡等作用。

（2）谈经验

孟学曰：五味子，酸、甘、温，长于收敛肺气，并能益肾纳气，养心敛汗，生津止渴。主益气生津，补虚明目，强阴涩精，退热敛汗，止呕止泻，宁嗽定喘，为咳嗽要药。治久咳虚喘，津伤口渴，阴虚消渴，自汗、盗汗、遗精、滑精，久泻不止，心悸、失眠、多梦等症。

五味子上敛肺气，下滋肾阴，配合人参、黄芪、熟地黄、紫菀、桑白皮等，治肺肾两虚、咳嗽痰喘；配合麻黄、桂枝、白芍、干姜、细辛、半夏等，治肺经受寒，咳嗽痰稀；配合山药、知母、黄芪、天花粉、沙参等，治阴虚内热，口渴多饮；配合人参、黄芪、麦冬等，治热病伤津，口渴多饮。

二、乌　梅

【成分】　果实含柠檬酸19%、苹果酸15%、琥珀酸、碳水化合物、谷甾醇、蜡样物质及齐墩果酸样物质。在成熟时期含氢氰酸。

【性味归经】　酸、涩,平。无毒。归肝、脾、肺、大肠经。

【功效】　敛肺止咳,涩肠止泻,安蛔止痛,生津止渴。

【用法用量】　内服:煎汤,3～9g;大剂量可用至30g,或入丸、散。外用:适量,捣烂或烧炭后研末调敷,止泻止血宜炒炭用。

【使用注意】　本品性收敛,故外有表证或内有实热积滞者不宜用。

1. 单味药治难症

(1)治疗慢性结肠炎

药物:乌梅15g。

用法:取上药,加清水1500ml,煎至1000ml,加糖适量。每天1剂当茶饮,25天为1个疗程。

临床应用:抗菌止痛,涩肠止泻。用于治疗慢性结肠炎之腹痛、腹泻有较好的疗效。

(2)治疗细菌性痢疾

药物:乌梅(去核)适量。

用法:取上药,研成细末。小儿按每次每千克体重0.1g,成人每次5g,每6小时服1次。

临床应用:杀菌涩肠,消炎止痢。用于治疗细菌性痢疾之大便脓血、里急后重有良效。

(3)治疗胆道蛔虫症

药物:干乌梅500g。

用法:取上药,用曲醋1000ml浸泡24小时,即成乌梅醋。用时,每次10～20ml,每天服3次,儿童酌减。

临床应用:抗菌消炎,安蛔止痛。用于治疗胆道蛔虫症见右上腹疼痛者有显著疗效。

(4)治疗蛔虫症

药物:乌梅适量。

用法:取上药,洗净,去核,捣烂去汁,留残渣晒干,研成细末。8岁以下小儿每次5g,早晚各服1次,连用3天。

临床应用:消炎止痛,驱杀蛔虫。用于治疗蛔虫症之腹痛、消瘦有令人满意的疗效。

(5)治疗脱肛

药物:乌梅100g。

用法:取上药,火煨,研成细末,每次1g,每天2次,饭后白开水冲服。

临床应用:消炎止痛,涩肠固脱。用于治疗脱肛(直肠脱出)有显著疗效。

(6)治疗妊娠咳嗽

药物:乌梅30g。

用法:取上药,煎后去渣,加糖1次服。

临床应用:抗菌消炎,敛肺止咳。用于治疗妊娠三四个月时咳嗽,寒热往来等有良效。

(7)治疗病毒性肝炎

药物:乌梅40～50g(小儿酌减)。

用法:取上药,加清水500ml,煎至250ml,分2次服,每日1剂。同时口服维生素B、维生素C等。

临床应用:抗菌消炎,清热解毒。用于治疗急、慢性肝炎均有一定疗效。

(8)治疗温病

药物:乌梅20～30枚不等。

用法:取上药,用清水加白糖30～60g,煎煮2次,分3次温服,每天1剂。个别病例随证加减。

临床应用:抗菌消炎,祛温解毒。用于治疗温病初起有较好的效果。

(9)治疗牛皮癣(银屑病)

药物:乌梅2500g(去核)。

用法:取上药,清水煎,浓缩成膏,约500g。每次服10g,每天3次。30天为1个疗程。

临床应用:抗菌消炎,驱除皮癣。用于治疗牛皮癣(银屑病)有显著疗效。

(10)治疗功能性子宫出血

药物:乌梅1500g。

用法:取上药,清水煎2次,再浓缩后装瓶备用。用时,每100ml加适量香蕉精、白糖调味,每次服5ml,每天3次。

临床应用:消炎杀菌,固经止血。用于治疗功能性子宫出血有较好的疗效。

(11)治疗白癜风

药物:乌梅20g。

用法:取上药,浸泡在75%酒精100ml中7天备用。用时,涂搽患处,每天3～5次。

临床应用:消炎杀菌,消白增色。用于治疗白癜风有一定效果。

(12)治疗寻常疣、鸡眼

药物:乌梅(去核)适量。

用法:取上药,捣兰如泥,放入粮食醋中浸泡1周。用时,削去患处表皮,敷上药糊,用胶带固定,3天换药1次。

临床应用:消炎杀菌,去腐生肌。用于治疗寻常疣、鸡眼等均有一定疗效。

2. 配成方治大病

(1)治疗绦虫病

方名:乌梅绦虫煎。

药物:乌梅30g,生槟榔20g,石榴皮、雷丸、使君子、川楝皮各15g。

用法:清水煎2次,混合后分3次服,每日1剂。3～5剂为1个疗程。并用生南瓜子50g,空腹嚼服。连用3天。

临床应用:驱虫止痛,杀灭绦虫。用于治疗绦虫病有显著疗效。

(2)治疗痢疾、肠炎

方名:乌梅止泻汤。

药物:乌梅、葛根各20g,黄芩、黄柏、白芍各15g,黄连、当归、陈皮、枳壳、广木香各10g,甘草3g。

用法:清水煎2次,混合后分3次服,每日1剂。

临床应用:抗菌消炎,收敛止泻。用于治疗痢疾、肠炎,见腹痛腹泻,溲黄肛热,里急后重,或下痢赤白等症者有较好的疗效。

(3)治疗过敏性鼻炎

方名:乌梅鼻炎饮。

药物:乌梅、柴胡、黄芪、党参各20g,白术、苍耳子、辛夷各15g,当归、升麻、陈皮、防风、生姜各10g,甘草3g。

用法:清水煎2次,混合后分3次服,每日1剂。

临床应用:抗菌消炎,祛风解毒。用于治疗过敏性鼻炎,见容易感冒,感冒后鼻流清涕、鼻塞、鼻痒、打喷嚏等症者有令人满意的疗效。

(4)治疗慢性乙型肝炎

方名:乌梅乙肝饮。

药物:乌梅15～30g,黄芪、板蓝根、虎杖各30g,蝉蜕15g,甘草5g。

用法:清水煎2次,混合后浓缩至1500ml,再加入白砂糖50g,熬成糖浆,分3次口服,每天1剂。半个月为1个疗程,可连续用3～6个月。

临床应用:扶正解毒,抑制乙肝。用于慢性乙型肝炎之免疫耐受期的治疗有一定疗效。

(5)治疗胆道蛔虫症

方名:乌梅安蛔汤。

药物:乌梅、槟榔、金钱草各30g,川楝子、使君子、榧子各15g,黄连、延胡索各10g,吴茱萸5g,川花椒3g。

用法:清水煎2次,混合后分3次服,每日1剂。

临床应用:抗菌消炎,安蛔止痛。用于治疗胆道蛔虫,见上腹剧烈疼痛,呈阵发性,常伴恶心、呕吐、吐出蛔虫等症者有较好的疗效。

(6)治疗皮肤划痕症

方名:乌梅祛痕汤。

药物:乌梅、白芍、地骨皮、牡丹皮、刺蒺藜各15g,苦参、土茯苓各20g,荆芥、防风、蝉蜕、白鲜皮各10g,甘草3g。

用法:清水煎2次,混合后分3次服,每

日 1 剂。3～5 剂为 1 个疗程。

临床应用:抗菌消炎,消风祛痕。用于治疗皮肤划痕症,症见皮肤瘙痒水肿,用手抓后皮肤起白色的划痕,稍后消失者疗效良好。

(7)治疗胆囊炎、胆结石

方名:乌梅利胆排石汤。

药物:乌梅、川楝子、郁金、栀子、姜黄、大黄各 10g,虎杖、茵陈、威灵仙各 20g,金钱草 100g,甘草 3g。

用法:清水煎 2 次,混合后分 3 次服,每日 1 剂。5 剂为 1 个疗程。

临床应用:抗菌消炎,利胆排石。用于治疗胆囊炎、胆石症,症见上腹部阵发性绞痛放射至右肩、肩胛,伴恶心呕吐者疗效良好。

(8)治疗先兆流产

方名:乌梅固胎饮。

药物:乌梅炭 20～40g,黄芪、党参、生地黄、熟地黄各 20g,菟丝子、紫苏叶各 15g,当归、黄芩、黄柏各 10g,甘草 3g。

用法:清水煎 2 次,混合后分 3 次服,每日 1 剂。

临床应用:健脾益气,止血安胎。用于治疗先兆流产,症见胎动下坠,少量下血,心悸气短,腰酸腹胀,或有潮热者有较好的疗效。

3. 知药理、谈经验

(1)知药理

乌梅具有驱蛔虫功能,对华枝睾吸虫有显著的抑制作用,有抗菌作用,对多种致病菌和某些致病真菌有抑制作用,抗过敏,还可增强机体的免疫功能。

(2)谈经验

孟学曰:乌梅,酸、涩,平,长于敛肺涩肠,涌痰消肿,清热解毒,生津止渴,驱蛔止痛等。主敛肺止咳,涩肠止痢,益精开胃,止呕敛汗,收敛止血,定喘杀蛔等。治肺虚久咳,久泻久痢,虚热消渴,蛔厥腹痛,呕吐,崩漏,便血、尿血等症。

乌梅味酸而涩,敛肺止咳,配合杏仁、半夏、阿胶、贝母、罂粟壳等,治肺虚咳嗽,干咳无痰;涩肠止泻,和胃止呕,配合人参、白术、诃子、肉豆蔻等,治正气虚弱,久泻久痢;配合黄柏、黄连、党参、当归、花椒等,治蛔厥腹痛,胆道蛔虫;配合人参、山药、天花粉等,治虚热消渴之证。

三、诃　子

【成分】　主要成分为诃子酸、诃黎勒、1,3,6-三没食子酰葡萄糖及 1,2,3,4,6-五没食子酰葡萄糖、鞣云实精、原诃子酸、葡萄糖没食子鞣苷及没食子酸等,又含莽草酸、去氢莽草酸、奎宁酸、阿拉伯糖、果糖、葡萄糖、蔗糖、鼠李糖和氨基酸。还含番泻苷 A、诃子素、鞣酸酶、多酚氧化酶、过氧化物酶、抗坏血酸氧化酶等。

【性味归经】　苦、酸、涩,平。无毒。归肺、胃、大肠经。

【功效】　涩肠止泻,敛肺止咳,利咽开音。

【用法用量】　内服:煎汤,3～8g;或入丸、散。涩肠止泻宜煨用,敛肺利咽开音宜生用。外用:煎水熏洗。

【使用注意】　本品性收敛,凡外有表邪,内有湿热积滞者不宜用。

1. 单味药治难症

(1)治疗慢性腹泻

药物:诃子(麦面外裹煨)10 粒。

用法:取上药,清水煎 2 次,混合后分 2 次温服,每日 1 剂。

临床应用:酸涩收敛,涩肠止泻。用于治疗慢性腹泻有显著疗效。

(2)治疗老年人小便自遗,不能自控

药物:诃子适量。

用法:取上药,生用,取肉,时时干嚼化,徐徐含咽。

临床应用:温中酸涩,收摄固尿。用于治疗老年人小便自遗,不能自控有较好的疗效。

(3)治疗细菌性痢疾

药物:诃子适量。

用法:取上药,制成片剂,每次 5～8 片,每天 3 次。再取 20％诃子液作保留灌肠;每日 2 次。

临床应用:收敛固涩,涩肠止泻。用于治疗细菌性痢疾有一定疗效。

(4)治疗肺虚咳嗽

药物:生诃子适量。

用法:取上药,取肉,含之咽汁,之后徐徐吞下,每天 3～5 枚。

临床应用:酸涩收敛,敛肺止咳。用于治疗肺虚咳嗽有显著疗效。

(5)治疗白喉带菌者

药物:诃子适量。

用法:取上药,制成 10％诃子煎液,每次服 100～150ml,每日 3～4 次。另局部用煎液含漱,每日 4～5 次。

临床应用:苦酸抗菌,消炎利咽。用于治疗白喉带菌者有一定疗效。

(6)治疗急性湿疹

药物:诃子 100g。

用法:取上药,打烂,加清水 1500ml,再入 500ml 米醋,煮沸即可。用时,取药液浸渍患处或湿敷,每日 3 次。

临床应用:苦酸抗菌,消炎敛疮。用于治疗急性湿疹有显著疗效。

2. 配成方治大病

(1)治疗大叶性肺炎

方名:诃子肺炎煎。

药物:诃子肉、瓜蒌仁、黄芩、麦冬、知母各 15g,玄参 20g,生石膏 50g,百部、杏仁、桔梗 10g,甘草 5g,鱼腥草 30g。

用法:清水煎 2 次,混合后分 3 次服,每日 1 剂。

临床应用:苦酸抗菌,解毒消炎。用于治疗大叶性肺炎,见发热汗出、咳嗽、胸痛、吐铁锈色痰等症者有显著疗效。

(2)治疗久咳不止,语声不出

方名:诃子止咳开音煎。

药物:诃子(去核) 30g,杏仁、桔梗各 15g,川贝母、前胡、蝉蜕、木蝴蝶、通草、生姜各 10g,枇杷叶 20g,甘草 5g。

用法:清水煎 2 次,混合后分 3 次服,每日 1 剂。5 剂为 1 个疗程。

临床应用:抗菌消炎,止咳开音。用于治疗久咳不止,语声不出有较好的疗效。

(3)治疗失音

方名:诃子开音煎。

药物:诃子(生用) 30g,熟地黄、桔梗各 20g,茯苓、山药各 15g,山茱萸、泽泻、牡丹皮各 10g,北五味子、甘草各 5g。

用法:清水煎 2 次,混合后分 3 次服,每日 1 剂。

临床应用:抗菌消炎,敛肺开音。用于治疗失音,症见音哑日久,干咳少痰,虚烦不寐,腰膝酸软,耳鸣目眩者有一定疗效。

(4)治疗脱肛日久不愈

方名:诃子脱肛饮。

药物:诃子(生用、去核)30g,粳米、赤石脂(布包)各 20g,干姜、陈皮各 15g,御米壳(去蒂萼、蜜炒)10g,炙甘草 5g。

用法:清水煎 2 次,混合后分 3 次服,每日 1 剂。5 剂为 1 个疗程。

临床应用:苦酸收敛,升举脱肛。用于治疗脱肛日久不愈,症见脱肛,复下赤白脓痢,里急后重,白多赤少,不任其苦者有良效。

(5)治疗肠风下血

方名:诃子便血煎。

药物:诃子(面包煨熟)30g,秦艽、地榆、黄芩、熟附片、白术各 15g,白芷、防风、炮姜各 10g,甘草 3g。

用法:清水煎 2 次,混合后分 3 次服,每日 1 剂。

临床应用:抗菌消炎,制止便血。用于治疗肠风下血,见下血紫黯,或黑如柏油,腹部隐痛,喜热饮,便溏等症者有显著疗效。

(6)治疗白带白淫

方名:诃子白带丸。

药物:诃子(面包煨熟)、白术、杜仲各100g,黄芪、党参各150g,白果仁、苍术各80g,当归、蛇床子、山茱萸、芡实、山药、北五味子、大枣各50g,炙甘草15g。

用法:取上药,制成小水丸,每次服6~9g,每天3次。1剂为1个疗程。

临床应用:苦酸抗菌,收敛止带。用于治疗白带白淫有较好的疗效。

3. 知药理、谈经验

(1)知药理

诃子有抗菌作用,除对各种痢疾杆菌外,对其他细菌及真菌亦有抑制作用。有强心、解痉、收敛、抗肿瘤等作用。

(2)谈经验

孟学曰:诃子,苦、酸、涩,平,长于敛肺止咳,固脾止泻,固涩止血,利咽开音。生用清金止嗽,煨熟固脾止泻,主敛肺涩肠,下气调中,化痰开音等。治久泻、久痢,脱肛,肠风下血,肺虚咳嗽,久咳失音等症。

诃子涩肠止泻,固脱滑泄,配合黄连、黄柏、木香、陈皮等,治久泻久痢,湿热夹杂;配合干姜、橘皮、白术、罂粟壳等,治虚寒泄泻,腹痛下利;配合人参、白术、茯苓、肉豆蔻等,治泻痢日久,气陷脱肛;配合防风、白芷、秦艽等,治便血如溅,肠风下血;敛肺止咳,清咽开音,配合人参、五味子、熟地黄、紫菀、黄芪等,治肺肾虚弱,咳嗽失音。

四、罂粟壳

【成分】 壳含吗啡、可待因、蒂巴因、那可汀、罂粟碱及罂粟壳碱等生物碱,另含景天庚糖、甘露庚酮糖、内消旋肌醇及赤藓醇等。由愈合组织中可得到血根碱、二氢血根碱、氧化血根碱、去甲血根碱、木兰花碱、胆碱、隐品碱、原阿片碱。

【性味归经】 酸、涩,平。有毒。归肺、大肠、肾经。

【功效】 涩肠止泻,敛肺止咳,缓急定痛。

【用法用量】 内服:煎汤,3~6g;或入丸、散。

【使用注意】 本品性收敛,初起痢疾或咳嗽者不宜用。只宜轻用,不可过量久服,以免中毒或成瘾。婴儿、甲状腺功能不足者、孕妇及哺乳期妇女忌用。

1. 单味药治难症

(1)治疗日久咳嗽不止

药物:罂粟壳(去筋)适量。

用法:取上药,蜜炙,制成细末,每次服1~2g,蜜汤送服,每日2~3次。

临床应用:酸涩固虚,敛肺止咳。用于治疗日久咳嗽不止,无表邪实热者有较好的疗效。

(2)治疗久痢不止

药物:罂粟壳适量。

用法:取上药,醋炙,研成细末,炼蜜为丸,如弹子大。每次1丸,以清水1盏,生姜3片,煎后温服,每天2~3次。

临床应用:酸涩固虚,涩肠止泻。用于治疗久痢不止,无实热胃肠积滞者有显著疗效。

(3)治疗小儿久泻不止,滑泄无度

药物:罂粟壳5g。

用法:取上药,清水煎成汁。用纱布浸汁后敷于脐部,每天调换数次。

临床应用:酸涩固脱,涩肠止泻。用于治疗小儿久泻不止,滑泄无度,胃不受纳有良效。

(4)治疗脑血栓形成、肺栓塞、肢端动脉痉挛及动脉栓塞性疼痛

药物:罂粟碱口服液、注射液各适量。

用法:取口服液每次30~60mg,每日3次。取注射液,皮下注射、肌内注射或静脉点滴,每次30~60mg,1日量不超过300mg。过量或速度过快可导致房颤、阻滞或死亡。

临床应用:扩容增流,收敛救危。用于抢救血管性疾病有一定效果。

(5)治疗泻痢脱肛

药物:罂粟壳适量。

用法:研细末,每次服 3g,每日 3 次。

临床应用:酸涩固虚,收敛止脱。用于治疗泻痢脱肛有显著疗效。

(6)治疗遗精、早泄

药物:罂粟壳适量。

用法:取上药,蜜炙,研成细末,每次 2～3g,蜜汤送服,每天 2 次,只服 3 天。

临床应用:酸涩固虚,收敛止遗。用于治疗遗精、早泄有较好的疗效。

2. 配成方治大病

(1)治疗慢性胃肠炎、慢性结肠炎

方名:粟壳止泻汤。

药物:罂粟壳 20g,金银花、山药各 30g,乌梅 15g,黄柏、黄连、厚朴、干姜、大枣各 10g,甘草 3g。

用法:清水煎 2 次,混合后分 3 次服,每日 1 剂,10 剂为 1 个疗程。

临床应用:苦酸抗菌,涩肠止泻。用于治疗慢性胃肠炎、慢性结肠炎,均有显著的疗效。

(2)治疗细菌性痢疾

方名:粟壳止痢汤。

药物:罂粟壳、干姜、当归各 10g,石榴皮、白芍各 15g,五味子、广木香各 6g,甘草 3g,大米(糙米)、赤石脂各 30g。

用法:清水煎 2 次,混合后分 3 次服,每日 1 剂。

临床应用:抗菌消炎,涩肠止痢。用于治疗细菌性痢疾,见痢下赤白,腹痛后重,胸闷食少,身重乏力等症者有一定疗效。

(3)治疗小儿新久吐泻

方名:粟壳小儿腹泻散。

药物:罂粟壳 5g,炒白术、焦山楂、车前子、诃子(面包煨)、陈皮、砂仁各 10g,甘草 3g。

用法:取上药,焙焦,研成细末,每次 3～5g,米汤送服,每天 3 次。

临床应用:抗菌消炎,涩肠止泻。用于治疗小儿新久吐泻,症见腹泻呕吐,完谷不化,食后即泻,便色淡而不臭者有较好的疗效。

(4)治疗喘嗽不已、自汗不止

方名:粟壳喘嗽饮。

药物:罂粟壳、大枣各 10g,麦冬、乌梅各 15g,西洋参 20g,小麦 30g,五味子 5g,炙甘草 3g。

用法:清水煎 2 次,混合后分 3 次服,每日 1 剂。

临床应用:酸涩固虚,敛肺平喘。用于治疗喘嗽不已、自汗不止,见动则气喘,咳嗽痰少,气短自汗,口燥咽干等症者有显著疗效。

(5)治疗喉炎、气管炎、溃疡性结肠炎

方名:粟壳消炎口服液。

药物:罂粟壳、桔梗、黄连、当归各 10g,石榴皮、麦冬、黄芩、黄柏、乌梅各 15g,玄参、白芍各 20g,甘草 3g。

用法:清水煎 2 次,将药汁浓缩后,制成糖浆口服液,每次服 30～50ml,每天 3 次,每剂药服 3 天。5 剂为 1 个疗程。

临床应用:抗菌消炎,收涩敛疮。用于治疗喉炎、气管炎、溃疡性结肠炎效果良好。

(6)治疗烧烫伤

方名:粟壳烧烫伤膏。

药物:罂粟壳、当归各 200g,轻粉、银珠、冰片各 20g,蜂白蜡 300g,香油 3000g。

用法:将香油煎沸,入前两味药放油内煎黑,去渣滤油,加余药溶化混匀成膏,装钵备用。用时,清洗创面后外敷患处,采用暴露疗法,3 日换药 1 次。一般用药 3～5 次可愈。

临床应用:润燥生肌,敛伤止痛。用于治疗一、二度烧烫伤有令人满意的疗效。

3. 知药理、谈经验

(1)知药理

罂粟壳主要含吗啡、可待因、那可汀等生物碱。吗啡可提高痛阈,改变疼痛反应,有显著的镇痛作用,并有高度选择性;有催眠作用,主要抑制大脑皮质感觉区;对呼吸中枢及咳嗽中枢均有抑制作用。可待因有镇咳作用。

（2）谈经验

孟学曰：罂粟壳，酸、涩，平，长于涩肠固脱，敛肺止咳，为涩肠止泻之圣药。主泻痢日久，泻久脱肛，病久咳嗽，梦遗日久等。治泄痢日久，肺虚久咳，胃痛、腹痛及筋骨疼痛等症。

罂粟壳固肠止泻，酸涩滑脱，配合陈皮、砂仁、诃子、肉豆蔻等，治脾胃虚弱，久泻不止；配合黄连、木香、陈皮、厚朴、苍术等，治痢疾初起，湿热壅滞。

罂粟壳酸收入肺，敛肺止咳，配合乌梅、款冬花、紫菀、贝母、前胡等，治肺虚气逆，久咳不止；麻醉止痛，可用于胃痛、腹痛、癌症疼痛等症。

五、五倍子

【成分】　五倍子中含五倍子鞣质，含量为 60%～70%，有的达 78% 以上。五倍子鞣质主要由 6～8 个分子的没食子酸和 1 分子葡萄糖缩合而成。另含没食子酸 2%～4%、脂肪、树脂及蜡质等，还有若干缩合没食子鞣质。

【性味归经】　酸、涩，寒。无毒。归肺、大肠、肾经。

【功效】　敛肺降火，涩肠止泻，固精止遗，敛汗止血，收湿敛疮。

【用法用量】　内服：煎汤，3～9g；或入丸、散，每次 1～1.5g。外用：适量，研末外敷或煎汤熏洗。

【使用注意】　见外感风寒或肺有实热之咳嗽及积滞未清之泻痢者忌服。

1. 单味药治难症

（1）治疗上消化道出血

药物：五倍子 6～10g。

用法：取上药，用清水煎成 100ml，分 3 次口服，每天 1 剂。

临床应用：敛肺降火，收涩止血。用于治疗上消化道出血，如呕血、便血、大便隐血，多

为胃炎、胃溃疡等所致，有显著疗效。

（2）治疗盗汗

药物：五倍子 25g。

用法：取上药，焙焦，研成细末，与荞麦面 50g 水搅成饼，蒸熟，夜晚作食品，1 次服完，勿饮茶水，每日 1 剂。

临床应用：酸涩固虚，收敛止汗。用于治疗盗汗有较好的疗效。

（3）治疗诸药中毒

药物：五倍子 60g。

用法：取上药，研末，分数次黄酒送服。

临床应用：敛阴降火，解诸药毒。用于治疗诸药中毒之上吐下泻等症有一定疗效。

（4）治疗胃下垂

药物：五倍子 5g。

用法：取上药，与蓖麻仁 10 粒共捣如泥。空腹敷贴百会穴，胶带固定，每天 3 次，每次 7 分钟，7 天为 1 个疗程。

临床应用：疏通经络，升陷固脱。用于治疗胃下垂之胃脘不适有较好的疗效。

（5）治疗高血压

药物：五倍子适量。

用法：取上药，研成细末，用粮食醋调成糊状，敷于涌泉穴，每晚睡前敷 1 次，7 天为 1 个疗程。

临床应用：敛阴降火，燥湿降压。用于治疗高血压有一定疗效。

（6）治疗汗证（自汗、盗汗）

药物：五倍子适量。

用法：取上药，研成细末，用冷开水调成半固体状。填入小儿脐中用纱布盖，胶带固定。

临床应用：酸涩敛阴，收涩止汗。用于治疗自汗、盗汗均有显著疗效。

（7）治疗乳痈（急性乳腺炎）

药物：五倍子适量。

用法：取上药，研成细末，加粮食醋调和成糊状，贴敷患处，每 2～3 天换药 1 次。

临床应用：酸涩收敛，消痈止痛。用于治

疗乳痈之乳房肿块、疼痛、发热等有良效。

(8)治疗虚证遗精及实证遗精

药物:五倍子200g。

用法:取上药,研细末,过筛,瓶贮备用。用时,用温开水调适量药粉,涂搽神阙穴、关元穴,每天2次,10天为1个疗程,病愈停用。

临床应用:酸涩收敛,止遗固精。用于治疗虚证遗精及实证遗精均有显著疗效。

(9)治疗早泄

药物:五倍子20g。

用法:取上药,文火煎30分钟,乘热熏阴茎数分钟,再浸泡5～10分钟,15～20天为1个疗程。治疗期间禁止性交。

临床应用:温通经络,固涩止泄,用于治疗早泄伴精神忧郁、失眠、腰酸阳痿有良效。

(10)治疗阳强(阴茎勃起不倒)

药物:五倍子适量。

用法:取上药,研成细末,粮食醋调成糊状,外敷阴茎,痛时取下,每天1次。

临床应用:酸涩收敛,降火缩阳。用于治疗阳强有较好的疗效。

(11)治疗甲状腺肿

药物:五倍子适量。

用法:取上药,放入砂锅内炒黄(忌铁器),冷却后研成细末。晚上睡觉前用米醋调成膏状,敷于患处,次晨洗去,7次为1个疗程。

临床应用:酸涩收敛,消肿散结。用于治疗甲状腺肿之颈围增粗有一定的疗效。

(12)治疗疮痈

药物:五倍子适量。

用法:取上药,焙焦,研成细末,加入香油拌成糊状。敷贴于患处,盖上纱布,胶带固定,敷1～2次即愈。

临床应用:清热解毒,消痈止痛。用于治疗疮痈之红肿热痛有令人满意的疗效。

(13)治疗淋巴结核溃后久不收口

药物:五倍子250g。

用法:取上药,研成细末,另取蜂蜜250g,文火煎,将五倍子末倒蜂蜜中,搅匀,以不焦烟为度,取出晾干,研末。用时,加适量米醋调成膏,涂敷患处,每天或隔天换药1次。

临床应用:解毒消肿,去腐敛疮,生肌止痛。用于治疗淋巴结核溃后久不收口者有良效。

(14)治疗多发性化脓性毛囊炎

药物:五倍子适量。

用法:取上药,研末,用米醋调成糊状,贴敷于患处,每天换药1次。

临床应用:消炎杀菌,敛疮止痛。用于治疗多发性毛囊炎有显著疗效。

(15)治疗急性蜂窝织炎

药物:纯净五倍子适量。

用法:取上药,焙焦,研细末,用米醋调成糊状,贴敷于患处,每天换药1次。

临床应用:清热解毒,消肿散结。用于治疗急性蜂窝织炎有较好的疗效。

(16)治疗湿疹脓疱流黄水

药物:五倍子6g。

用法:取上药,炒黄研细末,撒于患处。

临床应用:酸涩降火,收湿敛疮。用于治疗湿疹脓疱流黄水,症见痒而兼痛者有较好效果。

(17)治疗外耳道皮肤肿胀、糜烂、疼痛

药物:五倍子适量。

用法:取上药,焙焦研细粉,用双氧水洗净擦干后,将药粉吹入耳内,每天2次。

临床应用:清热解毒,消炎止痛。用于治疗外耳道皮肤肿胀、糜烂、疼痛有一定疗效。

(18)治疗直肠脱垂

药物:五倍子50g。

用法:取上药,煎液500ml,用毛巾蘸药液洗敷,每天3次,连用10天为1个疗程。

临床应用:酸涩固脱,涩肠升举。用于治疗直肠脱垂有显著疗效。

(19)治疗鼻中发痒、连唇生疮

药物:五倍子 15g。

用法:取上药,用 200ml 米醋煲。乘热气熏鼻,每天 3～4 次,连熏 3～4 天。

临床应用:清热解毒,降火敛疮。用于治疗鼻中发痒,连唇生疮有较好的疗效。

(20)治疗小儿腹泻、大便清水

药物:五倍子 1 个。

用法:取上药,研末为丸(面糊)如绿豆大。纳入脐中,胶带固定。

临床应用:酸涩固虚,涩肠止泻。用于治疗小儿腹泻,大便清水有一定疗效。

(21)治疗手足皲裂

药物:五倍子适量。

用法:取上药,焙焦研细末,同牛骨髓调匀,填纳缝中,每天 1 次。

临床应用:消炎解毒,润燥敛疮。用于治疗手足皲裂有显著疗效。

(22)治疗龋齿(虫牙)、牙痛

药物:五倍子 15g。

用法:取上药,煎浓汁,含漱口。

临床应用:清热消炎,杀虫止痛。用于治疗龋齿(虫牙)、牙痛等有较好的疗效。

2. 配成方治大病

(1)治疗上消化道大出血

方名:五倍子止胃出血液。

药物:五倍子 15g,诃子 5g,明矾 5g,甘油 3ml。

用法:取前 3 味药,加清水煮沸过滤,得药汁 300ml,留取清液加甘油放入冰箱备用。用时,通过内镜用于上消化道出血的局部治疗。

临床应用:清热消炎,收敛止血。用于治疗上消化道大出血有显著疗效。

(2)治疗细菌性痢疾

方名:五倍子菌痢散。

药物:五倍子、诃子肉各适量。

用法:取上药,研成极细末,每次服 3g,每日 3 次。5 天为 1 个疗程,个别严重者,可加用西药输液疗法。

临床应用:消炎杀菌、涩肠止痢。用于治疗细菌性痢疾,见小腹疼痛,里急后重,下痢赤白,肛热尿黄等症者有一定疗效。

(3)治疗糖尿病

方名:五倍子降糖丸。

药物:五倍子 500g,西洋参、生龙骨、知母、黄连各 300g,茯苓 250g,生石膏、滑石、寒水石各 150g,天花粉、建曲各 100g,砂仁 50g。

用法:取上药,研成细末,每次服 5～8g,每天 3 次。3 个月为 1 个疗程。

临床应用:益阴降火,收敛降糖。用于治疗糖尿病之多饮、多食、多尿有较好的疗效。

(4)治疗咽中悬痈、舌肿塞痛

方名:五倍子咽肿丸。

药物:五倍子 30g,僵蚕 20g,甘草 15g,白梅肉适量。

用法:取前 3 味药,研成极细末,用白梅肉捣烂与药末混合制为小丸,如弹子大,嚼咽,其痈自破、逐渐痊愈。

临床应用:抗菌消炎,降火敛疮。用于治疗咽中悬痈,舌肿塞痛,症见扁桃体红肿热痛(急性扁桃体炎)将溃者,有一定疗效。

(5)治疗小儿脱肛

方名:五倍子脱肛散。

药物:五倍子 30g,枯矾 15g。

用法:取上药,研成极细末,装入干燥瓶内密封备用。内服:1—3 岁,每次 1g;大于 4 岁,每次 2g,均为每天 2 次。外敷:用温水将脱出部分洗净,撒上药粉并轻轻上托,复位后让患儿侧卧半小时。

临床应用:涩肠敛气,升提脏器。用于治疗小儿脱肛有显著的疗效。

(6)治疗消化性溃疡

方名:五倍子胃溃疡散。

药物:五倍子、三七、人参、海螵蛸、儿茶、枯矾各等分。

用法:取上药、研成极细末,过 160 目筛,装瓶密封备用。用时,每次 1～2g,饭前半小时口服,每天3次。1个月为1个疗程,一般用3个疗程。

临床应用:抗菌消炎,酸涩敛疡。用于治疗消化性溃疡有较好的疗效。

(7)治疗口腔溃疡,扁平苔藓

方名:五倍子口腔溃疡散。

药物:五倍子30g,硼砂9g,枯矾、冰片各3g,玄明粉、朱砂各1.5g。

用法:取上药,研成极细末装瓶备用,用时,取药粉喷撒患处,每天3~4次。严重者可配合内服药治疗。

临床应用:抗菌消炎,降火敛疡。用于口腔溃疡、扁平苔藓,症见口腔两颊及舌头有溃疡面,焮肿热痛,重者吐热口涎等症者有良效。

(8)治疗宫颈糜烂

方名:五倍子宫颈糜烂膏。

药物:五倍子、枯矾各等量。

用法:取上药,研成细末,加甘油调成糊状,用带线的小纱布块涂药膏塞于宫颈糜烂处,12小时后取出,每日或隔日1次,每周复查1次,未愈者可继续治疗。上药后有黏膜块脱出者属正常现象,禁止性交。

临床应用:抗菌消炎,解毒敛疡。用于治疗宫颈糜烂有令人满意的疗效。

(9)治疗睾丸鞘膜积液

方名:五倍子消肿液。

药物:五倍子、煅龙骨、枯矾各15g,肉桂6g。

用法:取上药,捣碎,加清水约700ml,煎煮30分钟,取过滤液,待冷却到与皮肤温度相近时,将阴囊浸泡于药液内约30分钟,每2日1剂,连用8剂为1个疗程。

临床应用:收涩敛阴,消肿散结。用于治疗睾丸鞘膜积液有令人满意的疗效。

(10)治疗烧烫伤

方名:五倍子烧伤散。

药物:五倍子100g,煅珍珠、冰片、儿茶、甘草各5g,黄连15g,虎杖10g,煅石膏、白及各20g,花椒3g,麝香2g。

用法:取上药,研成极细末,用针刺破清洗水疱,敷撒药粉,暴露并用周林频谱仪照射20分钟,每天3次。并用抗感染药物。

临床应用:抗菌消炎,解毒敛疡。用于治疗烧烫伤有一定疗效。

3. 知药理、谈经验

(1)知药理

五倍子具有收敛和抗菌作用,对金黄色葡萄球菌、链球菌、肺炎球菌,以及伤寒、副伤寒、痢疾、炭疽、白喉、铜绿假单胞菌等均有明显的抑杀作用。

(2)谈经验

孟学曰:五倍子,酸、涩、寒,长于敛肺止咳,清热降火,涩肠止泻,涩精止遗,敛汗止血。主敛肺敛汗,降火收涩,生津化痰,止嗽止血,消渴泻痢,下血脱肛,疮癣五痔,收敛疮口等。治肺虚久咳,肺热咳嗽,久泻久痢,遗精滑精,自汗盗汗,崩漏下血等各种出血证。

五倍子敛肺止咳,涩肠止泻,配合杏仁、桔梗、五味子、罂粟壳等,治肺虚久咳,经久不愈;配合黄芩、贝母、瓜蒌子、百部等,治肺热咳嗽,痰少干咳;配合诃子、五味子、肉豆蔻等,治泻痢不止,久泻便血;固精止遗,补肾固涩,配合熟地黄、龙骨、牡蛎、金樱子等,治梦遗滑精。

六、赤石脂

【成分】 主要成分为水化硅酸铝,尚含相当多的氧化铁等物质,其组成如下:硅42.93%、铝36.58%、氧化铁及锰4.85%、镁及钙0.94%、水分14.75%。赤石脂与高岭土本属相似,赤石脂在150~200℃,尚余二分子的水时,即成高岭土。普通的赤石脂是带红色的,但由于它所含氧化铁、氧化锰的多寡不同,故颜色可呈白、灰,以至青、绿、黄、红、褐等色;而高岭土则比较纯粹,多为白、灰色。

【性味归经】 甘、酸、涩,温。无毒。归脾、胃、大肠经。

【功效】 涩肠止泻,收敛止血,敛疮生肌。

【用法用量】 内服:煎汤,10～20g;或入丸、散。外用:研细末撒患处或调敷。

【使用注意】 本品性收涩,湿热积滞泻痢者不宜用;孕妇慎用;畏官桂。

1. 单味药治难症

(1)治疗痰饮吐清水及下利

药物:赤石脂适量。

用法:取上药,研成极细末,每次 3～6g,温酒调服,每天 3 次。

临床应用:温涩收敛,涩肠止泻。用于治疗痰饮吐清水及下利有显著疗效。

(2)治疗反胃

药物:赤石脂适量。

用法:取上药,研成极细末,炼蜜为丸,每丸重 10g,每次 1 丸,空腹生姜汤送服,每天 3 次。

临床应用:温涩收敛,祛痰制吐。用于治疗痰饮反胃有较好的疗效。

(3)治疗小儿疳泻

药物:赤石脂适量。

用法:取上药,研成极细末,以粥饮调 3g服,每天 2 次。

临床应用:温涩收敛,涩肠止泻。用于治疗小儿疳疾病之腹泻有一定疗效。

2. 配成方治大病

(1)治疗痢疾下利脓血

方名:赤石脂痢疾汤。

药物:赤石脂(布包)、禹余粮、粳米各30g,干姜、诃子(麦面煨)、厚朴各 10g,甘草 3g。

用法:清水煎 2 次,混合后分 3 次服,每日 1 剂。

临床应用:酸涩收敛,涩肠止泻。用于治疗痢疾下利脓血有显著疗效。

(2)治疗上消化道出血

方名:赤石脂止胃出血散。

药物:赤石脂、白及,用量按 1∶1 比例配制。

用法:取上药,研成极细末,每次 3g,每天 3 次,用温开水调成糊状,空腹服用。3 剂为 1 个疗程。

临床应用:酸涩敛疮,收敛止血。用于治疗上消化道出血,见吐血时轻时重,血色黯淡,纳差便黑,面白肢冷等症者有较好的疗效。

(3)治疗妇女崩漏下血

方名:赤石脂崩漏下血散。

药物:赤石脂 100g,乌贼骨、侧柏叶、仙鹤草、茜草各 50g,三七 40g。

用法:取上药,研成极细末,每次服 3～5g,每天 3 次。病情重者可 2 小时 1 次,并配合输液、输血治疗。

临床应用:酸涩收敛,温中止血。用于治疗妇女崩漏下血,见出血淋漓不断,时多时少,挟有瘀块,小腹疼痛拒按等症者效果良好。

(4)治疗肠胃虚弱、泄泻注下

方名:赤石脂止泻散。

药物:赤石脂 100g,砂仁、肉豆蔻(煨)、诃子(麦面煨)、干姜、熟附片各 50g,炙甘草 20g。

用法:取上药,研成细末,每次服 3～5g,每天 3 次。

临床应用:酸涩收敛,涩肠止泻。用于治疗肠胃虚弱,泄泻注下,见水谷不化,腹中雷鸣,以及冷热不调,饮食减少等症者有良效。

(5)治疗痔疮下血

方名:赤石痔疮下血丸。

药物:赤石脂、煅龙骨各 100g,黄芩 80g,地榆、槐花、茜草、仙鹤草、侧柏叶、大枣各50g,炙甘草 10g。

用法:取上药,研成细末,炼蜜为丸,每丸重 10g,每次服 1～2 丸,每天 3 次。1 剂为 1个疗程。

临床应用:酸涩消炎,收敛止血。用于治疗痔疮下血,见下血鲜红,便稀不畅,口苦腹痛等症者有一定疗效。

(6)治疗小便失禁

方名:赤石脂尿失禁丸。

药物:赤石脂、煅牡蛎各 50g,覆盆子、车前子、枸杞子、金樱子、菟丝子各 100g,五味子 50g。

用法:取上药,制成小水丸,每次服 6~9g,每天 3 次。1 个月为 1 个疗程。

临床应用:酸涩收敛,制止尿遗。用于治疗小便失禁有一定疗效。

(7)治疗寒湿带下

方名:赤石脂带下散。

药物:赤石脂、白芍、鹿角霜、芡实、煅龙骨各 100g,干姜 50g。

用法:取上药,研成细末,每次 3~6g,食前以粥饮调服,每天 3 次,1 个月为 1 个疗程。

临床应用:酸涩收敛,固涩止带。用于治疗寒湿带下,症见带下清稀,或日久赤白带下,证属素体肾气不足者有较好的疗效。

(8)治疗烧烫伤

方名:赤石脂烧烫伤散。

药物:赤石脂、煅龙骨各 100g,冰片 5g。

用法:取上药,研成极细末,和匀,装瓶备用。用时,凡烧伤面未溃烂而有水疱者,刺破水疱,用菜油调药末敷患处;已破溃者,溃面消毒,撒上药末,每天换药 1 次。

临床应用:抗菌消炎,收涩敛疮。用于治疗烧烫伤有一定疗效。

3. 知药理、谈经验

(1)知药理

赤石脂为吸着性止泻药,能吸着肠内毒素、细菌及其代谢物,减少对肠道黏膜的刺激而呈止泻作用。对胃肠黏膜有保护功能,有制止胃肠道出血作用。

(2)谈经验

孟学曰:赤石脂,甘、酸、涩、温,长于温中

和胃,涩肠止泻,敛涩固脱,固崩止血,固涩止带。主收敛止泻,益气生肌,止血固下,明目益精,催生下胎等。治久泻久痢,气陷脱肛,崩漏便血,寒湿带下,疮疡不敛等症。

赤石脂酸涩收敛,涩肠止泻,配合干姜、粳米、人参、甘草等,治脾胃虚弱,大便溏薄;配合人参、黄芪、当归、柴胡、升麻等,治中气不足,气陷脱肛。

赤石脂味涩收敛,固崩止血,配合当归、熟地黄、白芍、乌贼骨、侧柏叶等,治冲任不固,崩漏下血;配合生地黄、槐花、地榆、黄柏、茜草等,治痔疮出血。

七、石 榴 皮

【成分】 石榴果皮含没食子酸、苹果酸、熊果酸、异槲皮苷、石榴皮素 B、安石榴苷与安石榴林,尚含鞣质 10.4%~21.3%,树脂 4.5%,甘露醇 1.8%,糖 2.7%。

【性味归经】 酸、涩,温。无毒。归大肠、肾经。

【功效】 涩肠止泻,杀虫止痛,固崩止血。

【用法用量】 内服:煎汤,3~10g;入汤剂生用,入丸、散炒用。止血宜炒炭用。

【使用注意】 对于实证及湿热泻痢初起者不宜用。

1. 单味药治难症

(1)治疗急性细菌性痢疾

药物:干石榴皮 30g。

用法:取上药,加水 200~300ml,煎至30~50ml,1 次服完,每天 1 剂,连服 7~10天为 1 个疗程。

临床应用:酸涩收敛,杀菌止痢。用于治疗急性细菌性痢疾有显著疗效。

(2)治疗阿米巴痢疾

药物:石榴皮 60g。

用法:取上药,清水煎 2 次,混合后分 3次服,每日 1 剂。饭后服,连服 6 天。

临床应用:消炎杀菌,涩肠止痢。用于治疗阿米巴痢疾之腹痛腹泻有较好的疗效。

(3)治疗便血

药物:石榴皮适量。

用法:取上药,炙焙焦,研成细末,每次服3～6g,每天3次。

临床应用:抗菌消炎,收敛止血。用于治疗便血有一定疗效。

(4)治疗牙龈出血不止

药物:石榴皮适量。

用法:取上药,清水煎1小时,冷后漱口,不能咽下,每天数次。

临床应用:抗菌消炎,收敛止血。用于治疗牙龈出血不止有显著疗效。

(5)治疗蛲虫病

药物:石榴皮(红色者为佳)30g。

用法:取上药,轧成粗末,加清水500ml,煮开后加食醋15ml,待适温,熏洗肛门,每晚临睡前1次,连用3～5次。

临床应用:酸涩收敛,驱杀蛲虫。用于治疗蛲虫病有显著效果。

(6)治疗烧烫伤

药物:石榴皮500g。

用法:取上药,用清水500ml,文火煎至250ml,装瓶备用。用时,用纱布块浸药液贴敷患处,每天浇药液数次,直至痊愈脱落。

临床应用:抗菌消炎,收涩敛疮。用于治疗烧烫伤有一定疗效。

2. 配成方治大病

(1)治疗赤白痢

方名:石榴皮止痢散。

药物:石榴皮、白芍、煅龙骨各100g,诃子肉(麦面煨)、当归、黄芩、黄连、干姜各50g。

用法:取上药,研成细末,每次服3～6g,每天3次。

临床应用:抗菌消炎,收涩止痢。用于治疗赤白痢,见痢下赤白,或纯为白冻,阵阵腹痛,里急后重,脘闷食少等症者有显著疗效。

(2)治疗婴幼儿腹泻

方名:石榴皮小儿腹泻饮。

药物:石榴皮、黄芩、葛根各10g,白芍15g,黄连、枳壳各5g,甘草3g。

用法:取上药,第1天清水煎1次,分3次服;第2天清水煎2次,混合后分3次服。

临床应用:酸涩抗菌,收敛止泻。用于治疗婴幼儿腹泻,症见大便垢腻,黏稠臭秽,色绿或黄,日十余次,肛门灼热不爽者有良效。

(3)治疗妊娠下血不止、腹痛

方名:石榴皮止血煎。

药物:石榴皮30g,白芍、阿胶(烊化冲服)各20g,枳壳15g,当归、黄芩、陈艾叶各10g,甘草3g。

用法:清水煎2次,混合后分3次服,每日1剂。

临床应用:抗菌消炎,收涩止血。用于治疗妊娠下血不止,腹痛、色鲜红,胎动下坠,烦热口干,或有潮热等症有一定的疗效。

(4)驱除蛔虫、绦虫

方名:石榴皮驱虫汤。

药物:石榴皮、槟榔各30g,使君子、苦楝根皮、乌梅各15g,川椒3g,玄明粉(分数次冲中药服)20～40g。

用法:清水煎2次,混合后分3次服,隔2～3日后再服1剂,直至排出虫为止。

临床应用:酸涩收敛,驱杀虫症。用于驱除蛔虫、绦虫,见胃痛嘈杂,贪食而面黄肌瘦,肛痒腹泻等症者有显著疗效。

(5)治疗足癣

方名:石榴皮足癣液。

药物:石榴皮、儿茶、马齿苋、蛇床子各30g,黄柏、土茯苓、五倍子各25g,枯矾20g。

用法:取上药,制成粗末,每天临睡前,用100g药末清水煎30分钟,过滤取汁,稍冷后,将足浸泡在药液中半个小时,每天1次,7天为1个疗程。

临床应用:抗菌消炎,收敛治癣。用于治疗足癣有令人满意的疗效。

（6）治疗脱肛

方名：石榴皮脱肛液。

药物：石榴皮 100g，五倍子、枳壳各 30g，明矾 20g。

用法：取上药，清水文火煎 1 小时，滤去药渣，趁热先熏后洗，同时将脱肛部分托回，早晚各 1 次直至痊愈，并服补中益气丸。

临床应用：酸涩收敛，升提脱肛。用于治疗脱肛，无论新久，均有一定疗效。

（7）治疗银屑病

方名：石榴皮银屑病油。

药物：石榴皮、乌梢蛇、乌梅、红花、三棱、莪术、木香各 20g，蜈蚣 5 条，紫草、黄柏、金银花藤各 30g。

用法：取上药，放入砂锅中，以菜油 500ml 浸泡 2 个小时，然后用文火煎熬，当药草熬至发黄微黑时，用纱布滤去药渣，取药汁贮于玻璃瓶中备用。每日于皮损处搽 1～2 次，并在患处摩擦 5～10 分钟，使发热，10 日为 1 个疗程。

临床应用：抗菌消炎，收涩敛疮。用于治疗银屑病有较好的疗效。

（8）治疗子宫颈炎

方名：石榴皮宫颈炎膏。

药物：石榴皮 50g，猪苦胆 30g。

用法：取上药，研成细末，用花生油调成糊状备用。先用大桉树叶煎清水局部消毒，再用带尾棉球蘸药液塞入宫颈糜烂处，每日 1 次。

临床应用：抗菌消炎，燥湿敛疮。用于治疗子宫颈炎有一定疗效。

3. 知药理、谈经验

（1）知药理

石榴皮杀菌作用较强，对金黄色葡萄球菌、史氏痢疾杆菌、福氏痢疾杆菌，以及白喉杆菌均有杀灭作用；对霍乱弧菌、伤寒杆菌、铜绿假单胞菌及结核杆菌等有明显的抑制作用；另外，对各种皮肤真菌有抑制作用。

（2）谈经验

孟学曰：石榴皮，酸、涩、温，长于涩肠止泻，安蛔杀虫，收敛止血。主泻痢日久，便血脱肛，崩中带下等。治气虚久泻、久痢、脱肛、虫积腹痛、便血、崩漏等症。

石榴皮收敛止泻，涩肠止痢，配合黄芩、黄连、黄柏、木香等，治湿热痢疾，久延不愈；配合黄芪、党参、白术、柴胡、当归、升麻等，治中气不足，气陷脱肛。

石榴皮酸涩而温，安蛔杀虫，配合槟榔、使君子、贯众、雷丸等，治肠道寄生虫，腹痛吐酸水；固涩冲任，收敛止血，配合当归、阿胶、艾叶等，治妊娠下血。

八、山茱萸

【成分】 果实含山茱萸苷、乌索酸、莫罗忍冬苷、7-0-甲基莫罗忍冬苷、獐牙菜苷、番木鳖苷，此外，还有没食子酸、苹果酸、酒石酸、原维生素 A，以及皂苷（约 13%）、鞣质等。种子含脂肪油，油中主要成分为棕榈酸、油酸及亚油酸等。

【性味归经】 酸、涩，微温。无毒。归肝、肾经。

【功效】 补益肝肾，涩精缩尿，固经止血，敛汗固脱。

【用法用量】 内服：煎汤，6～10g；急救固脱 20～30g，或入丸、散。

【使用注意】 本品温补收敛，故命门火炽、素有湿热、小便淋涩者，不宜使用。

1. 单味药治难症

（1）治疗偏头痛

药物：山茱萸适量。

用法：取上药，每次 6g。嚼服，每天 2 次。

临床应用：补肾益脑，固经止痛。用于治疗偏头痛有令人满意的疗效。

（2）治疗精脱（房事后昏厥症）

药物：山茱萸 100g。

用法：取上药，武火煎取浓汁约 300ml。

第 1 次服 150ml,余药分 2 次间隔 4 小时服完。

临床应用:补肾涩精,敛汗固脱。用于治疗精脱,症见房事后心慌气促、头晕目眩、汗出淋漓、面色苍白、脉搏疾数者有良效。

(3)治疗肝肾亏虚所致遗精

药物:山茱萸 15g。

用法:取上药,洗净,将 50g 糯米淘净,一并放入砂锅内,加入清水和适量红糖,用文火煮至微滚到沸腾,以米开粥稠表面有粥油为度。每天晨起空腹,温热顿食 1 次,10 天为 1 个疗程。

临床应用:补益肝肾,收敛固涩。用于治疗肝肾亏虚所致遗精有较好的疗效。

(4)治疗汗多虚脱

药物:山茱萸 150g。

用法:取上药,急火煎取浓汁 1 大碗,第 1 次服 1/3 量,余药视病情分次频饮。

临床应用:补益肝肾,敛汗固脱。用于治疗汗多虚脱有显著疗效。

(5)治疗肩凝症(肩周炎)

药物:山茱萸 35g。

用法:取上药,清水煎,分 2 次服,每天 1 剂。病情好转后,剂量减为 10～15g,煎汤或泡茶代服。

临床应用:补虚固筋,缓急止痛。用于治疗肩凝症(肩周炎)有一定疗效。

(6)治疗内耳眩晕

药物:山茱萸 30g。

用法:取上药,清水煎 2 次,混合后分 3 次服,每日 1 剂。

临床应用:补益肝肾,固精止眩。用于治疗内耳眩晕有显著疗效。

(7)治疗月经过多

药物:山茱萸 25g。

用法:取上药,清水煎服,每日 1 剂。

临床应用:补益肝肾,固经止血。用于治疗月经过多有一定疗效。

(8)治疗尿频、尿失禁

药物:山茱萸 35g。

用法:取上药,清水煎 2 次,混合后分 3 次服,每日 1 剂。

临床应用:补肾益心,缩尿止遗。用于治疗尿频、尿失禁有较好的疗效。

(9)治疗复发性口腔溃疡

药物:山茱萸适量。

用法:取上药,研成细末,每次用 10g 与陈醋调成糊状,睡前敷双侧涌泉穴,10 天为 1 个疗程。

临床应用:抗菌消炎,酸涩敛疮。用于治疗复发性口腔溃疡有令人满意的疗效。

2. 配成方治大病

(1)治疗糖尿病

方名:山茱萸降糖丸。

药物:山茱萸、葛根、玄参、生地黄、西洋参各 100g,知母、黄连、石膏各 80g,五味子、乌梅、苍术、山药各 60g,建曲、陈皮、天花粉各 50g。

用法:取上药,制成小水丸,每次服 6～9g,每天 3 次。1 剂为 1 个疗程。

临床应用:补益肝肾,清热降糖。用于治疗糖尿病之多饮、多食、多尿等症有良效。

(2)治疗血小板减少性紫癜

方名:山茱萸紫癜丸。

药物:山茱萸、生地黄、熟地黄、黄芪、人参、枸杞子、鹿角胶、阿胶各 100g,紫草、牡丹皮、白芍、水牛角各 80g,当归 50g。

用法:取上药,制成小水丸,每次服 5～8g,每天 3 次。1 个月为 1 个疗程。

临床应用:补肾生精,养血生血。用于治疗血小板减少性紫癜有显著疗效。

(3)治疗女性不孕症

方名:山茱萸助孕丸。

药物:山茱萸、熟地黄、紫河车、黄芪、人参各 100g,白芍、茯苓各 80g,补骨脂、菟丝子、川芎、白术、当归、大枣、山药、泽泻、牡丹皮、陈皮各 50g,炙甘草 15g。

用法:取上药,制成小水丸,每次服 6～

9g,每天 3 次。1 个月为 1 个疗程。

临床应用:补肾生精,固经助孕。用于治疗女性不孕症有较好的疗效。

(4)治疗排卵障碍

方名:山茱萸促排卵丸。

药物:山茱萸、熟地黄、枸杞子各 100g,黄芪、人参各 150g,赤芍、紫石英各 80g,菟丝子、补骨脂、山药、沙苑子各 60g,川芎、当归、泽兰、大枣各 50g,炙甘草 15g。

用法:取上药,制成小水丸,每次服 5~8g,每天 3 次。1 剂为 1 个疗程。

临床应用:补益肝肾,促进排卵。用于治疗排卵障碍有一定疗效。

(5)治疗肩凝症(肩周炎)

方名:山茱萸肩凝丸。

药物:山茱萸、熟地黄各 100g,薏苡仁、赤芍药各 80g,地龙、白花蛇、血竭各 60g;桃仁、制乳香、制没药、当归、川芎、姜黄各 50g,伸筋草 40g,炙甘草 20g。

用法:取上药,制成小水丸,每次服 6~9g,每天 3 次。1 个月为 1 个疗程。

临床应用:补肝益肾,固筋止痛。用于治疗肩凝症(肩周炎)有显著疗效。

(6)治疗腰痛、下肢无力

方名:山茱萸腰痛丸。

药物:山茱萸、熟地黄、杜仲各 100g,党参 150g,白芍、茯苓各 80g,秦艽、威灵仙、独活、防风、续断各 60g,桂枝、川芎、牛膝、辽细辛、桑寄生、当归各 50g,甘草 20g。

用法:取上药,制成小水丸,每次服 5~8g,每天 3 次。1 剂为 1 个疗程。

临床应用:补肾壮骨,舒筋健腰。用于治疗腰痛、下肢无力有较好的疗效。

(7)治疗老年人小便不节、自遗不禁

方名:山茱萸固泉丸。

药物:山茱萸、熟地黄、枸杞子、金樱子各 100g,人参、黄芪各 150g,益智仁、车前子、覆盆子、白术、菟丝子各 80g,五味子 60g,大枣 50g,炙甘草 15g。

用法:取上药,制成小水丸,每次服 6~9g,每天 3 次。1 个月为 1 个疗程。

临床应用:补肾生精,固尿缩泉。用于治疗老年人小便不节、自遗不禁有一定疗效。

(8)治疗内耳眩晕症

方名:山茱萸眩晕汤。

药物:山茱萸、天麻、白术、泽泻、钩藤各 20g,五味子、法半夏、菊花、牛膝各 10g,熟地黄、山药各 15g,炙甘草 3g。

用法:清水煎 2 次,混合后分 3 次服,每日 1 剂。

临床应用:补益肝肾,祛痰定眩。用于治疗内耳眩晕症,症见眩晕耳鸣,头重如蒙,胸闷不舒,恶心呕吐,少食多痰者有良效。

3. 知药理、谈经验

(1)知药理

山茱萸具有抗肿瘤、降血糖及抗肝损害的作用。对于因化学疗法及放射线疗法引起的白细胞下降,有使其升高的作用。有抗氧化的作用,有收敛固涩作用。对痢疾杆菌、金黄色葡萄球菌及某些皮肤真菌有抑制效果。

(2)谈经验

孟学曰:山茱萸,酸、涩,微温,长于收敛元气,补益肝肾,温肾助阳,补肾固涩,补肾固经,补虚固脱,收敛止汗。主滋肾养肝,温涩秘精,固涩滑脱,滋阴益血,填补骨髓等。治腰膝酸软,头晕耳鸣,阳痿不举,遗精滑精,遗尿尿频,崩漏下血,月经过多,大汗不止,体虚欲脱等症。

山茱萸补肾益精,温肾助阳,配合熟地黄、山药、茯苓、泽泻等,治肝肾不足,腰膝酸软;配合熟地黄、附子、鹿角胶、肉桂、山药等,治肾阳不足,畏寒肢冷;配合熟地黄、枸杞子、菟丝子等,治遗精滑精。

九、海螵蛸(乌贼骨)

【成分】 海螵蛸主要含碳酸钙 $87.3\%\sim91.7\%$,壳角质 $6\%\sim7\%$,黏液质

10％～15％,还含 17 种水解氨基酸,包括蛋氨酸、天冬氨酸、谷氨酸、丙氨酸、脯氨酸、丝氨酸、甘氨酸、赖氨酸、酪氨酸、壳氨酸、缬氨酸、组氨酸、异亮氨酸、精氨酸、苏氨酸、苯丙氨酸、胱氨酸。尚含多种元素,其中有大量钙,少量钠、锶、镁、铁,以及微量硅、铝、钛、锰、钡、铜。

【性味归经】　咸、涩,微温。无毒。归肝、肾经。

【功效】　收敛止血,固精止带,制酸止痛,收湿敛疮。

【用法用量】　内服:煎汤,6～12g;或入丸、散。外用:研末撒或调敷。

【使用注意】　本品性收涩,久服易致便秘,必要时宜适当配润肠药同用;阴虚多热者不宜多用。恶白蔹、白及、附子。

1. 单味药治难症

(1)治疗慢性哮喘

药物:海螵蛸 500g。

用法:取上药,焙干,制成细粉,与砂糖 1000g 混合,装瓶备用。用时,成人每次 15～24g,儿童酌减,温开水送服,每天 3 次。用药 1～2 周见效。用药期间禁食萝卜。

临床应用:收敛固精,敛肺平喘。用于治疗慢性哮喘有令人满意的疗效。

(2)治疗慢性支气管炎

药物:海螵蛸适量。

用法:取上药,放在瓦上焙枯为止,与红糖等量拌匀装瓶备用。用时,每次 10g,温开水送服,每天 2 次。

临床应用:收敛固精,敛肺止咳。用于治疗慢性支气管炎之咳痰喘及感寒加重有良效。

(3)治疗恶心吐酸水

药物:海螵蛸 20g。

用法:取上药,研成细末,每次 3g,温开水冲服,每天 1 次。连服 6 天。

临床应用:温涩收敛,制止胃酸。用于治疗胃酸过多,恶心吐酸水有显著疗效。

(4)治疗消化性溃疡

药物:海螵蛸适量。

用法:取上药,洗净,刮去外膜,研成极细粉末,过筛,然后拌入适量挥发油调味,如丁香油、沉香油、橘皮油等。每次 10g,空腹时服。

临床应用:温涩收敛,制酸止痛。用于治疗消化性溃疡之胃脘疼痛、吐酸水等有良效。

(5)治疗疟疾

药物:海螵蛸 3g。

用法:取上药,研成细末,与白酒或黄酒 10ml 混合后 1 次服完,一般只用 1 次,最多 3 次见效。

临床应用:燥湿收敛,解热截疟。用于治疗疟疾之寒热往来、间日发作者效果良好。

(6)治疗佝偻病

药物:海螵蛸适量。

用法:取上药,焙干,与等量白糖共研成细末,混合均匀。每次服 0.5g,每天 3 次。

临床应用:温涩收敛,补肾壮骨,用于治疗佝偻病(缺钙)之骨骼发育不良效果显著。

(7)治疗创伤出血

药物:海螵蛸适量。

用法:取上药,研成细粉,撒于患处。

临床应用:燥湿敛疮,收敛止血,用于治疗创伤出血有较好的疗效。

(8)治疗臁疮

药物:海螵蛸适量。

用法:取上药,烤干,研成极细末,撒于溃疡面,纱布包扎,2 天换药 1 次。

临床应用:燥湿收敛,解毒疗疮。用于治疗臁疮有一定疗效。

(9)治疗化脓性疾病

药物:海螵蛸适量。

用法:取上药,去硬骨,研成极细末,撒于患处,纱布包扎,自行结痂脱落而愈。

临床应用:收敛生肌,解毒疗疮。用于治疗化脓性疾病收效良好。

(10)治疗带状疱疹

药物:海螵蛸适量。

用法:取上药,放文火上烧焦,研成细末,加香油适量调匀,用羽毛涂患处,每天 3～4 次,一般 1～2 天治愈。

临床应用:燥湿收敛,解毒疗疮。用于治疗带状疱疹有显著疗效。

(11)治疗足癣

药物:海螵蛸适量。

用法:取上药,研成细末,局部消毒后撒于患处,每天早晚各 1 次,7 天为 1 个疗程。

临床应用:燥湿收敛,解毒疗癣。用于治疗足癣,一般用药 1～2 个疗程即愈。

(12)治疗慢性肾功能衰竭高磷血症

药物:海螵蛸适量。

用法:取上药,研成细末装入瓶内备用。用时,每次服 3g,每天 3 次。30 天为 1 个疗程,连续服药至症状消失。

临床应用:收敛助阳,固精缩尿。用于治疗慢性肾功能衰竭所致的高磷血症有一定的疗效。

2. 配成方治大病

(1)治疗上消化道出血

方名:海螵蛸胃出血散。

药物:海螵蛸 10g,白及 80g,生大黄 30g。

用法:取上药,制成细末,每次 3～5g,冷开水送服,4～6 小时 1 次。呕吐者肌注胃复安或阿托品,呕血者禁食 1～3 天,禁食或出血多者输液,必要时输血。

临床应用:生肌敛疮,收敛止血。用于治疗上消化道出血有显著疗效。

(2)治疗胃及十二指肠溃疡

方名:海螵蛸溃疡散。

药物:海螵蛸 200g,白及、鸡内金、枳实、甘草各 100g,延胡索 50g,陈皮 20g。

用法:取上药,研成细末,每次 2～4g,温开水送服,每天 3 次。饭前半小时口服。30 天为 1 个疗程。

临床应用:燥湿敛疮,收敛疗疡,用于治疗胃及十二指肠溃疡有较好的疗效。

(3)治疗胃脘痛、吐酸水

方名:海螵蛸制酸止痛散。

药物:海螵蛸 100g,浙贝母、瓦楞子(煅)、阿胶、延胡索各 50g,甘草 20g。

用法:取上药,制成细末,每次 3～5g,温开水送服,每天 3 次。

临床应用:燥湿收敛,制酸止痛。用于治疗胃脘痛、吐酸水,见胃脘胀满,痛引两胁,嗳气呃逆,泛吐酸水,喜暖喜按,食少便溏等症者有一定疗效。

(4)治疗便血

方名:海螵蛸便血汤。

药物:海螵蛸、生地黄、白芍、阿胶(烊化冲服)各 20g,仙鹤草、侧柏叶、地榆、槐花、茜草各 15g,当归 10g,甘草 5g。

用法:清水煎 2 次,混合后分 3 次服,每日 1 剂。

临床应用:养血收敛,制止便血。用于治疗便血,症见下血鲜红或黑如柏油,便稀不畅,口苦腹痛者有较好的疗效。

(5)治疗妇人月经不断

方名:海螵蛸月经不断饮。

药物:海螵蛸、熟地黄、黄芪、党参、阿胶(烊化冲服)、白芍各 20g,山茱萸 15g,当归、川芎各 10g,炙甘草 5g。

用法:清水煎 2 次,混合后分 3 次服,每日 1 剂。3 剂为 1 个疗程。

临床应用:固经收敛,补气摄血。用于治疗妇人月经不断,见月经淋漓不断,出血量时多时少,头晕耳鸣,腰膝酸软等症者有良效。

(6)治疗溃疡性结肠炎

方名:海螵蛸灌肠液。

药物:海螵蛸、赤石脂各 20g,生大黄 15g,血竭 10g。

用法:取上药,研碎,用清水煎至 150～200ml,保持药液温度 37℃左右,每晚睡前灌肠,注入 100～150ml,30 天为 1 个疗程。并配合内服药治疗。

临床应用:收敛固涩,燥湿敛疮。用于治疗溃疡性结肠炎效果良好。

3. 知药理、谈经验

（1）知药理

海螵蛸具有抗消化性溃疡作用,可缓解泛酸及胃烧灼感,并能促进溃疡面愈合,有接骨、抗肿瘤、抗放射等作用。

（2）谈经验

孟学曰:海螵蛸,咸、涩,微温,长于收敛止血,收湿敛疮,固精止带,制酸止痛。主冲任不固,崩漏下血,肾失固藏,脾胃虚寒等。治崩漏下血,肺胃出血,创伤出血,遗精滑精,赤白带下,胃痛吐酸,湿疮湿疹,溃疡不敛等症。

海螵蛸咸温敛涩,收敛止血,配合茜草等,治冲任不固,崩漏下血;配合黄芪、党参、阿胶、白术、当归等,治劳倦伤脾,气不摄血;配合白及等,治肺胃出血;温涩收敛,固精止带,配合党参、白术、芡实、白果等,治脾虚湿盛,带下清稀;配合熟地黄、山茱萸、菟丝子、沙苑子、龙骨等,治肾失固藏,遗精滑精。

十、金 樱 子

【成分】 金樱子含苹果酸、枸橼酸、鞣酸及树脂,尚含皂苷、维生素C。另含丰富糖类,其中有还原糖60%（果糖33%）,蔗糖1.9%,以及少量淀粉。

【性味归经】 酸、涩,平。无毒。归肾、膀胱、大肠经。

【功效】 固精缩尿,涩肠止泻,生津止血。

【用法用量】 内服:煎汤,6～12g;或入丸、散或熬膏。单用可15～30g。

【使用注意】 本品功专收涩,故有实火、邪实者,不宜使用。

1. 单味药治难症

（1）治疗遗精、滑精

药物:金樱子30g。

用法:取上药,洗净,放入锅内加清水适量,武火烧沸,用文火熬煮10分钟,滤渣留汁,兑入50克粳米熬煮成粥,加入少许食盐拌匀即成。每天空腹适量服食。

临床应用:固精止遗,益精固关。用于治疗遗精、滑精有显著疗效。

（2）治疗早泄

药物:金樱子15g。

用法:取上药,清水煎,弃渣取汁。粳米100g洗净,放入药汁内煮粥,早晚温热服食。

临床应用:补虚涩精,固精止泄。用于治疗早泄有较好的疗效。

（3）治疗久痢脱肛

药物:金樱子50g。

用法:取上药,用鸡蛋1枚炖服。

临床应用:涩肠止泻,固精升提。用于治疗久痢脱肛有一定疗效。

（4）治疗子宫脱垂

药物:金樱子3000g。

用法:取上药,加清水冷浸1天,次日用武火煮半个小时,过滤取汁,再加清水煎半个小时,去渣,取汁与上汁混合,加热浓缩至5000ml,而成100%的溶液备用。用时,每日早晚饭时各服1次,每次60ml,以温开水冲服,连服3天为1个疗程,隔3天再连服3天。

临床应用:酸涩收敛,固精升提。用于治疗子宫脱垂有较好的疗效。

（5）治疗尿频失禁

药物:金樱子(去净外刺和瓤)50g。

用法:取上药,用猪尿脬1个,加适量调料炖服,吃肉喝汤,每天1剂,连用1周。

临床应用:固精缩尿,缩泉止遗。用于治疗尿频失禁有一定疗效。

（6）治疗盗汗

药物:金樱子60g。

用法:取上药,用猪瘦肉50～100g,炖熟,每晚睡前饮汤吃肉,连服3～4天。

临床应用:固精收敛,制止盗汗。用于治疗盗汗有显著疗效。

(7)治疗神经衰弱

药物:金樱子 2000g。

用法:取上药,清水煎 2 次,混合浓缩,加白糖熬成膏,每次服 20g,每天 3 次。

临床应用:补益肾气,固精安神。用于治疗神经衰弱有显著疗效。

(8)治疗小儿遗尿

药物:金樱子 30g。

用法:取上药,与适量白米煮成粥食用。

临床应用:酸涩收敛,补肾止遗。用于治疗小儿遗尿有较好的疗效。

(9)治疗婴幼儿秋季腹泻

药物:金樱子 2000g。

用法:取上药,加清水 2000ml,煎煮浓缩至 1000ml,按 0.2% 比例加尼泊金防腐。1岁以下,每次 10ml,2 岁以上,每次 20ml,每天 3 次。

临床应用:酸涩收敛,涩肠止泻。用于治疗婴幼儿秋季腹泻有一定疗效。

2. 配成方治大病

(1)治疗梦遗、滑精

方名:金樱子固精丸。

药物:金樱子 150g,熟地黄、枸杞子、人参、煅龙骨、煅牡蛎各 100g,莲须、莲子、补骨脂、菟丝子、芡实、麦冬各 60g,山茱萸、五味子各 50g。

用法:取上药,制成小水丸,每次服 6~9g,每天 3 次。1 剂为 1 个疗程。

临床应用:酸涩收敛,补肾固精。用于治疗梦遗、滑精有显著疗效。

(2)治疗尿频、尿不禁

方名:金樱子缩尿止遗丸。

药物:金樱子 150g,熟地黄、枸杞子各100g,菟丝子、覆盆子各 80g,山茱萸、山药、益智仁、桑螵蛸、五味子、梅花鹿茸片各 60g。

用法:取上药,制成小水丸,每次服 5~8g,每天 3 次。1 个月为 1 个疗程。

临床应用:酸涩固精,缩尿止遗。用于治疗尿频、尿不禁等有较好的疗效。

(3)治疗肾阳虚弱,畏寒肢冷

方名:金樱子温补肾阳丸。

药物:金樱子 150g,熟地黄、淫羊藿各100g,补骨脂、菟丝子、肉苁蓉、锁阳、沙苑子各 60g,山茱萸、熟附片、牛膝各 50g,肉桂15g,蛤蚧 3 对,炙甘草 10g,大枣 8 枚。

用法:取上药,制成小水丸,每次服 6~9g,每天 3 次。1 剂为 1 个疗程。

临床应用:酸涩固精,温补肾阳。用于治疗肾阳虚弱,畏寒肢冷效果良好。

(4)治疗久虚泄泻下利

方名:金樱子补肾健脾汤。

药物:金樱子、党参各 30g,熟附片、白术、茯苓、山药、赤石脂各 20g,诃子(煨)、肉豆蔻、干姜、大枣、陈皮各 10g,炙甘草 5g。

用法:清水煎 2 次,混合后分 3 次服,每日 1 剂。

临床应用:酸涩固精,补肾健脾。用于治疗久虚泄泻下利疗效卓著。

3. 知药理、谈经验

(1)知药理

金樱子具有降血脂作用,可降低动脉粥样硬化。并有抗病毒的作用,对流感病毒PR8 株抑制作用很强,另外,对破伤风杆菌有抑制作用,并可止泻。

(2)谈经验

孟学曰:金樱子,酸、涩、平,长于补肾秘气,涩精固肠,固精止遗,固涩止带。主肾虚滑精、遗精,固涩大肠,止带下、摄小便、别清浊等。治滑精、遗精、遗尿,尿频、带下证、肾虚白浊、久泻、久痢、脱肛、阴挺等症。

金樱子固精止遗,固肾缩尿,配合芡实、莲须、菟丝子、补骨脂、龙骨、牡蛎等,治精关不固,遗精滑精;配合益智仁、山药、桑螵蛸等,治膀胱失约,遗尿尿频;配合鸡冠花、芡实、椿皮等,治肾气亏虚,带下清稀;配合党参、白术、芡实、茯苓等,治脾虚失运,泄泻下利;配合莲子、芡实、罂粟壳等,治慢性痢疾,久泻久痢。

十一、莲 子

【成分】 莲子含有多量淀粉和棉籽糖、蛋白质、脂肪,以及微量钙、磷、铁等成分。子荚含荷叶碱、N-去甲基荷叶碱、氧化黄心树宁碱和N-去甲亚美罂粟碱。氧化黄心树宁碱有抑制鼻咽癌能力。

【性味归经】 苦、涩,平。无毒。归脾、肾、心经。

【功效】 补脾止泻,滋肾固精,养心安神。

【用法用量】 内服:煎汤,10~15g,去心打碎用,或入丸、散。

【使用注意】 中满痞胀及大便燥结者不宜用。

1. 单味药治难症

(1)治疗脾虚所致遗精

药物:莲子90g。

用法:取上药,劈开去莲子心,将200g猪肚洗净切成小块,与莲子一起加清水适量煲汤,加少许食盐、味精调味服用。

临床应用:养心安神,补脾固精。用于治疗脾虚所致遗精有一定疗效。

(2)治疗脾肾虚弱所致遗精

药物:莲子适量。

用法:取上药,磨成粉。将适量大米洗净放锅内,加适量清水煮沸,煮至五成熟时,加入莲子粉,再继续煮至熟,佐餐食。

临床应用:养心滋肾,健脾固精。用于治疗脾肾虚弱所致遗精有较好的疗效。

(3)治疗多梦遗精

药物:莲子肉100g。

用法:取上药,用开水闷泡,剥皮及心,然后放砂锅内加适量开水,用文火慢煮,焖煨约3个小时,以莲子肉熟透粉烂,食之化渣为标准,最后放入冰糖100g,麻油10ml,和匀。作为点心于午睡后食用。

临床应用:养心益肾,健脾固精。用于治疗体质虚弱所致夜间多梦,遗精有较好的

疗效。

(4)治疗久痢不止

药物:老莲子100g。

用法:取上药,去莲子心,焙焦黄,研为细末,每次服5~8g,陈米汤送服,每天服3次。

临床应用:养心安神,补脾止泻。用于治疗久痢不止,见纳食不佳,周身乏力,大便清稀,次数较多等症者有一定疗效。

(5)治疗噤口痢

药物:石莲子。

用法:取上药,不炒,剥去外壳,将肉并心共研为细末,每次6~8g,米汤调服,每天3次。

临床应用:健脾利湿,清心开胃。用于治疗噤口痢,症见下痢赤白,次数较多,饮食不入者疗效显著。

2. 配成方治大病

(1)治疗脾虚泄泻

方名:莲子补脾止泻汤。

药物:莲子、白术、茯苓、山药、芡实各15g,人参、陈皮、干姜、大枣各10g,甘草3g。

用法:清水煎2次,混合后分3次服,每日1剂,3剂为1个疗程。

临床应用:益气利湿,补脾止泻。用于治疗脾虚泄泻,气短乏力,纳食不佳效果良好。

(2)治疗噤口痢

方名:莲子止痢汤。

药物:莲子、白术、党参、白芍各20g,黄芩、黄连、黄柏、当归、木香、干姜各10g,甘草5g。

用法:清水煎2次,混合后分3次服,每日1剂。

临床应用:解毒利湿,补脾止痢。用于治疗噤口痢,见下痢不止,里急后重,口干口渴,不思饮食等症者有显著疗效。

(3)治疗遗精、滑精

方名:莲子滋肾健脾固精丸。

药物:莲子、人参、熟地黄、金樱子、茯苓、枸杞子、煅龙骨、煅牡蛎各100g,芡实、山茱萸、沙苑子、补骨脂、菟丝子、肉苁蓉、锁阳、陈

皮各 80g。

用法:取上药,制成小水丸,每次 10～12g,每日 3 次,1 剂为 1 个疗程。

临床应用:滋肾健脾,固精止遗。用于治疗遗精、滑精有较好的疗效。

(4)治疗虚烦失眠

方名:莲子养心安神煎。

药物:莲子、龙骨、牡蛎各 20g,茯苓、酸枣仁、麦冬、夜交藤、合欢皮各 15g,人参、柏子仁、远志、五味子、大枣、石菖蒲各 10g,炙甘草 5g。

用法:清水煎 2 次,混合后分 3 次服,每日 1 剂,5 剂为 1 个疗程。

临床应用:健脾益肾,养心安神。用于治疗虚烦不眠,短气乏力,心悸怔忡等有良效。

3. 知药理、谈经验

(1)知药理

莲子具有降压作用,具有明显的抗心律失常作用,并可抗心肌缺血。还具有收敛、镇静功效。

(2)谈经验

孟学曰:莲子味甘,气温而性涩,益脾胃、补心肾、益精血、固精气、养心气、益气力,为脾虚泄泻、肾虚带下之要药。主益脾胃、止泄泻、除烦止渴,涩精和血,止梦遗,调寒热,交心肾,安精神等。治脾虚泄泻,遗精滑精,带下症,心肾不交,虚烦失眠等症。

莲子甘可补脾,涩能止泻,配合人参、白术、茯苓、山药、芡实等,治脾虚久泻,食欲不振;配合补骨脂、肉豆蔻、吴茱萸、五味子等,治脾肾两虚,久泻不止。

莲子味甘而涩,益肾固精,配合沙苑子、芡实、龙骨、金樱子等,治遗精、滑精;配合苍术、白术、白果仁、黄柏等,治肾虚带下;配合酸枣仁、柏子仁等,治失眠症。

十二、桑 螵 蛸

【成分】 桑螵蛸主要含有蛋白质、脂肪、

铁、钙、胡萝卜素类的色素等成分。卵囊附着的蛋白质膜上,含柠檬酸钙(六分子结晶水)的结晶。卵黄球含糖蛋白及脂蛋白。

【性味归经】 甘、咸、平。无毒。归肝、肾经。

【功效】 固精缩尿,补肾助阳,止带治浊。

【用法用量】 内服:煎汤,6～10g,或入丸、散。

【使用注意】 本品助阳固涩,故阴虚多火,膀胱有热而小便频数者忌用。

1. 单味药治难症

(1)治疗遗尿症

药物:桑螵蛸 12 枚(约 8g,为 1 次量)。

用法:取上药,炒炭存性,研末。用糖水早晚各送服 1 次,7 天为 1 个疗程,一般用药 2～3 个疗程即可。

临床应用:甘咸入肾,固涩止尿。用于治疗遗尿症收效良好。

(2)治疗梦遗、滑精

药物:桑螵蛸 30 个。

用法:取上药,烧灰,研成末,加入白糖 9g 调匀。每晚临睡 1 次服完,连服 3 天。

临床应用:补肾助阳,固精止遗。用于治疗梦遗、滑精有一定疗效。

(3)治疗肾气虚弱所致遗精

药物:桑螵蛸 15g。

用法:用公鸡肠 1 具,将其剪开,用食盐搓擦,洗净焙干,研成细末备用。取桑螵蛸洗净,放入锅内,加入清水,先用武火煮沸,再用文火煎熬 40 分钟,滤取药液,投入鸡肠末搅拌和匀。当茶饮用,每日 1 剂。

临床应用:补肾止遗,涩精缩尿。用于治疗肾气虚弱所致遗精有不同程度疗效。

(4)治疗脾气虚弱,肾阳不足所致遗精

药物:桑螵蛸 5g。

用法:取上药,装入纱布袋内缝好,置于锅中,加入适量清水,用文火煮沸 5 分钟,捞出纱布袋,放入洗净的高粱米 25g,煮至熟烂即可。每天晚上温热食之。

临床应用:健脾益中,补肾助阳。用于治疗脾气虚弱,肾阳不足所致遗精效果良好。

(5)治疗带状疱疹

药物:桑螵蛸适量。

用法:取上药,洗净,用文火焙焦,研为极细末,用香油适量调匀,用羽毛涂擦患处,每天3～4次。

临床应用:解毒消炎,润肤止痛。用于治疗带状疱疹,见腰部灼热疼痛,痛苦异常,有水疱等症者有显著疗效。

2. 配成方治大病

(1)治疗遗尿、尿频

方名:桑螵蛸遗尿散。

药物:桑螵蛸、人参、茯神、煅龙骨、煅牡蛎、熟地黄、龟甲各100g,黄芪150g,覆盆子80g,补骨脂、菟丝子、沙苑子、益智仁、当归各50g。

用法:取上药,制成细末,每次服5～8g,每日3次,1剂为1个疗程。

临床应用:补肾助阳,缩尿止遗。用于治疗遗尿、尿频有显著疗效。

(2)治疗肾虚阳痿

方名:桑螵蛸起痿丸。

药物:桑螵蛸、人参、熟地黄、枸杞子各100g,鹿茸片、补骨脂、菟丝子、山茱萸、肉苁蓉、锁阳、淫羊藿、蛇床子各60g。

用法:取上药,制成小水丸,每次服8～10g,每日3次,1剂为1个疗程。

临床应用:补肾强精、壮阳起痿。用于治疗阳痿有显著疗效。

(3)治疗遗精、滑精

方名:桑螵蛸固精丸。

药物:桑螵蛸、熟地黄、枸杞子、人参、黄芪、金樱子、煅龙骨、煅牡蛎各100g,茯苓、芡实各80g,补骨脂、菟丝子、沙苑子、五味子、

车前子、覆盆子各50g。

用法:取上药,制成小水丸,每次服10～12g,每日3次,1剂为1个疗程。

临床应用:补肾健脾,助阳固精。用于治疗遗精、滑精有令人满意的疗效。

(4)治疗神昏、健忘(脑萎缩)

方名:桑螵蛸安神定志丸。

药物:桑螵蛸、人参、天麻、煅龙骨、龟甲、茯苓各100g,丹参、酸枣仁各80g,菊花、柏子仁、陈皮、法半夏、胆南星、远志、麦冬、当归、石菖蒲、琥珀各50g。

用法:取上药,制成小水丸,每次服10～12g,每日3次,1个月为1个疗程。

临床应用:补肾助阳,安神定志。用于治疗神昏、健忘有较好的疗效。

3. 知药理、谈经验

(1)知药理

桑螵蛸具有促进消化液分泌的效果,能降低血糖、血脂,有轻微抗利尿及敛汗作用。并可恢复肾功能,消除蛋白尿,还能抑制癌症的发生和发展。

(2)谈经验

孟学曰:桑螵蛸,甘、咸、平,功专收涩,补肾助阳,缩尿止遗,为肝肾命门之药。主男女虚损,肾衰阳痿,梦中失精,白浊疝瘕等。治肾虚遗精、滑精、白浊、遗尿、尿频、肾虚阳痿等症。

桑螵蛸补肾固精,助阳止浊,配合龙骨、五味子、制附子、山茱萸、覆盆子等,治遗精、滑精,带下白浊;配合萆薢、补骨脂、菟丝子、龙骨、乌药等,治膀胱虚冷,小便如泔淀;补肾助阳,缩尿止遗,配合人参、茯神、龙骨、龟甲等,治肾阳不足,遗尿、尿频;配合黄芪、人参、柴胡、白术、升麻等,治疗中气不足,遗尿、尿频。

第十九章

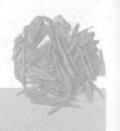

涌吐药

一、瓜 蒂

【成分】 甜瓜的果蒂含有葫芦素 B、E、D、异 B 及 B 苷,其中以葫芦素 B 的含量为最高(1.4%),其次为葫芦素 B 苷。尚含喷瓜素。

【性味归经】 苦,寒。有毒。归胃经。

【功效】 涌吐痰食,祛湿退黄,利湿消水。

【用法用量】 内服:煎汤,2.5～5g;或入丸、散服,每次 0.3～1g。外用:适量;研末嗜鼻,待鼻中流出黄水即停药。

【使用注意】 体虚、吐血、咯血及上部无实邪者忌服;若剧烈呕吐不止,用麝香0.01～0.015g,开水冲服以解之。

1. 单味药治难症

(1)治疗发狂欲走

药物:瓜蒂适量。

用法:取上药,制成细末,每次 3～5g,服1 次,取吐。

临床应用:祛湿消水,涌吐痰涎。用于治疗发狂欲走(精神分裂症)有一定疗效。

(2)治疗夏月中暑、身热疼重

药物:瓜蒂适量。

用法:取上药,焙焦,研成细末,每次服3g,取吐。

临床应用:涌吐痰涎,祛湿退热。用于治疗夏月中暑、身热疼重有一定疗效。

(3)治疗误食毒物或药物

药物:瓜蒂 3～6g。

用法:取上药,清水煎半小时,1 次服,取吐。或取 0.6～1.8g 研细末吞服,取吐。

临床应用:涌吐食物,利湿消水。用于治疗误食毒物或药物,尚在胃中未被吸收,病人神志清醒情况下的急救。

(4)治疗原发性肝癌

药物:瓜蒂提取的葫芦素 B、E 片。

用法:取上药的 1 种,每次服 0.2mg,渐增至饱和量 0.6mg,每天 3 次。半年为 1 个疗程。

临床应用:利湿清热,化痰散结。用于治疗原发性肝癌有一定疗效。

(5)治疗急性黄疸型肝炎

药物:瓜蒂适量。

用法:取上药,研成极细末,每次用 0.1g吹两鼻孔,每日 1 次,3 天为 1 个疗程,间隔3～7 天进行下个疗程。同时配合保肝药物治疗。1 个月为 1 个疗程。

临床应用:利湿清热,利胆保肝。用于治疗急性黄疸型肝炎有显著疗效。

(6)治疗慢性肝炎

药物:葫芦素 B、E 片。

用法:取上药,每次 0.3mg,分 3 次服。同时服用醋酸钠,维 C 片各 200mg,90 天为1 个疗程。

临床应用:清热利湿,疏肝利胆。用于治疗慢性肝炎有较好的疗效。

2. 配成方治大病

(1)治疗痰涎壅盛、心烦不安

方名:瓜蒂涌吐痰涎方。

药物:瓜蒂 15g,赤小豆(打碎)、栀子各 20g。

用法:清水煎 1 次,待温后,分 2 次服,服 1 次,得吐即止后服,无需服完。吐后,用其他辨证处方调理善后。

临床应用:涌吐痰涎,燥湿除烦。用于治疗痰涎壅盛,心烦不安,胸中阻塞欲呕者,经吐后有显著疗效。

(2)治疗黄疸,腹满欲吐

方名:瓜蒂祛湿退黄散。

药物:瓜蒂 20g,赤小豆 25g,秫米 30g。

用法:取上药,研成细末,每次 3～5g,米汤调服或粥汤调服。

临床应用:清热燥湿,利水退黄。用于治疗黄疸,症见面目全身黄染,小便色黄,纳食不佳,腹满欲吐者有一定疗效。

(3)治疗突发心腹绞痛

方名:瓜蒂止痛散。

药物:瓜蒂 10g,赤小豆 15g,秫米 20g,丁香 2g。

用法:取上药,研成极细末,装瓶备用,用时,取少许嗜鼻中。也可制成如绿豆大的小颗粒,每次放 1 粒于鼻中(最好两侧均放),缩鼻片刻,从鼻或口中流出清黄水,不愈则再放。

临床应用:清热燥湿,利水止痛。用于治疗突发心腹绞痛有一定的急救效果。

(4)治疗鼻炎

方名:瓜蒂鼻炎散。

药物:瓜蒂 3g,黄连粉 1g,川芎、苍耳子各 2g,冰片、薄荷冰各 0.2g。

用法:取上药,研成极细末,装瓶备用,用时,取少许嗜双鼻中,每天 2～4 次,可连用数天。

临床应用:清热燥湿,利水消炎。用于治疗鼻炎属风寒感冒及过敏性者均有较好疗效。

3. 知药理、谈经验

(1)知药理

瓜蒂具有保护肝脏,增强细胞免疫功能,抗肿瘤,催吐,降血压等作用,还能抑制心肌收缩力,减慢心率。

(2)谈经验

孟学曰:瓜蒂,苦,寒,善吐风热痰涎,涌吐宿食、毒物,行水湿,退黄疸。主去胸脘痰涎,头目湿气,皮肤水气,黄疸湿热等。治宿食毒物,痰热壅塞,癫痫发狂,胸闷欲吐,湿热黄疸,湿家头痛等症。

瓜蒂味苦涌泄,涌吐宿食,配合赤小豆、香豉等,治宿食停滞胃脘,胸脘痞硬,气逆上冲,或误食毒物。

瓜蒂善吐风热痰涎,配合赤小豆、栀子等,治痰涎涌喉,喉痹喘息。

瓜蒂行利水湿,除湿退黄,配合苍耳子、川芎、薄荷等,研极细末吹鼻中,令黄水出,治湿热黄疸、湿盛头痛。

二、藜 芦

【成分】 根及根茎含多种甾体生物碱,如原藜芦碱、藜芦碱、伪藜芦碱、红藜芦碱、计末林碱。以根部含量较高,总生物碱含量占 1%～2%。有人从藜芦中分离出 15 种生物碱,其中 3 种鉴定为藜芦嗪、藜芦碱和新计巴丁。另有从天目山藜芦中提得两种生物碱,定名为藜芦碱甲和藜芦碱乙。

【性味归经】 辛、苦,寒。有毒。归肺、胃、肝经。

【功效】 涌吐风痰,杀虫疗癣。

【用法用量】 内服:研末服,每次 0.3～0.9g;或入丸剂。外用:适量,嗜鼻或油调外敷。

【使用注意】 本品毒性强烈,内服宜慎;体虚气弱及孕妇忌服;反细辛、芍药及诸参;如服后呕吐不止,可用葱白汤解救。

1. 单味药治难症

(1)治疗黄疸

药物:藜芦适量。

用法:取上药,着灰中炮之,小变色,研成细末。每次 1～3g,温开水送服,服后有小吐,会自止,每天 2 次。

临床应用:燥湿利水,利胆退黄。用于治疗黄疸有一定疗效。

(2)治疗疥癣

药物:藜芦适量。

用法:取上药,研成极细末,用香油调匀,涂搽患处,每天 2～3 次。

临床应用:清热燥湿,杀虫疗癣。用于治疗疥癣有显著疗效。

(3)治疗牙痛

药物:藜芦适量。

用法:取上药,研成极细末装瓶备用,用时,取少许填牙孔中,勿咽汁。

临床应用:清热燥湿,杀虫止痛。用于治疗牙痛有一定疗效。

(4)治疗精神分裂症

药物:藜芦球茎部分和根适量。

用法:取上药,研成细末,成人每次 2.5～4.5g(儿童量酌减),以糯米酒 100～150ml(文火烧开)冲药并搅拌均匀。上午 10 时空腹给药,当日中午禁食,隔 1～3 天服 1 剂,连服 3～5 剂。药后 1～4 小时吐出大量痰液和胃内容物。呕吐时出现呼吸、脉搏减缓,血压下降及头晕,汗出等不良反应,一般能自行缓解。

临床应用:涌吐风痰,消水安神。用于治疗精神分裂症之痰蒙心窍型有一定疗效。

(5)治疗疟疾

药物:天目藜芦 3 根(长度适当)。

用法:取上药,插入鸡蛋(1 个)烧熟,去药吃蛋。于发作前 1～2 小时服。忌油腻;孕妇及胃溃疡病患者忌服。每天 1 剂,连用 3 天为 1 个疗程。未愈者,可进行下个疗程,直至有效果为止。

临床应用:利水燥湿,祛痰截疟。用于治疗疟疾有较好的疗效。

2. 配成方治大病

(1)治疗肺癌

方名:藜芦抗肺癌膏。

药物:藜芦、山栀子、北细辛、生大黄、急性子各 30g,轻粉、冰片各 20g,黑膏药(熬好的外用膏药)500g。

用法:取前 7 味药,研成极细末,慢慢调入溶化的黑膏药油内,每 50～70g 药膏制成 1 帖呕痰膏。取 2 帖分别贴在肺部肿块(根据胸片提示)相应的胸背部体表部位。6～10 小时可见呕痰,呕甚则揭去。

临床应用:涌吐风痰,解毒抗癌。用于治疗肺癌有一定疗效。

(2)治疗寻常疣

方名:藜芦脱疣酒。

药物:藜芦、乌梅、千金子、急性子各 30g。

用法:取上药,浸泡在 500ml 酒精中,1 周后,涂搽患处,每天 3～5 次。

临床应用:祛风清热,解毒脱疣。用于治疗寻常疣,一般 3～5 天疣体可消失。

(3)治疗斑秃

方名:藜芦斑秃酒。

药物:藜芦、蛇床子、黄柏、百部、五倍子各 5g,斑蝥 3g。

用法:取上药,浸泡于 95% 酒精 100ml 中,1 周后,用棉签蘸药酒涂搽皮损处。每日 1～2 次。一般搽药后大多出现红斑、水疱,出现水疱者疗效较好,但应暂停使用并进行处理,待新皮长好后再继续搽用。水疱干燥结痂、脱落后,局部瘙痒,毳毛逐渐长出。

临床应用:除风祛痰,解毒生发。用于治疗斑秃有较好的疗效。

(4)治疗足癣

方名:藜芦足癣散。

药物:藜芦、川椒、蛇床子、白附子、枯矾、水银各 10g。

用法:取上药,研成极细末,撒布于患处(水疱挑破),用手指反复揉搓。

临床应用:祛风清热,杀虫治癣。用于治疗足癣有一定疗效。

(5)治疗湿疹

方名:藜芦湿疹膏。

药物:藜芦、黄连、黄柏、黄芩、栀子、苦参各20g,雄黄、枯矾各15g,冰片3g,松脂10g。

用法:取上药,研成极细末,用猪脂调匀成膏,装瓶备用。用时,患处用肥皂清洗消毒后,稍干,取药膏涂搽患处,每天2～3次。

临床应用:祛风清热,解毒敛疮。用于治疗湿疹,见皮肤剧烈瘙痒、抓痕、脱屑或血痂、流黄水等症者有显著疗效。

(6)治疗疥疮

方名:藜芦疥疮方。

药物:藜芦、大风子、蛇床子、硫黄、百部各20～30g,川椒8～10g。

用法:取上药,加清水4000ml,煎2次,至药液3000ml备用。先用清水、肥皂洗澡,后用药液擦洗患处20分钟,每日1次。

临床应用:祛风清热,杀灭疥虫。用于治疗疥疮有一定疗效。

3. 知药理、谈经验

(1)知药理

藜芦具有降血压、抗真菌、催吐、杀蛆灭蝇等作用。

(2)谈经验

孟学曰:藜芦,辛、苦、寒,长于宣壅导滞,善吐风痰,内服催吐作用较强。主蛊毒、咳逆、泻痢、肠澼、头疡、疥瘙、恶疮,杀诸虫毒,去死肌等。治中风癫病,喉痹不通,疥癣秃疮等症。

藜芦宣壅导滞,善吐风痰,配合防风、瓜蒂等,治中风闭证,癫痫痰浊壅塞胸中,或误食毒物停于上脘者;配合雄黄、猪牙皂角、白矾等,研极细末,吹咽喉处,治咽喉肿痛,喉痹不通。

藜芦杀虫疗癣,消肿止痒,配合黄连、黄芩、松脂等外用,治疥癣秃疮,瘙痒难忍;配合苦参、雄黄、白矾等,研末外用,治湿疹疥疮,皮肤瘙痒。

藜芦根浸出液有杀灭蛆蝇的作用。

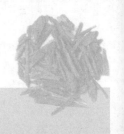

第二十章

外用药及其他

一、雄　黄

【成分】　雄黄主含二硫化二砷,约含砷75%、硫24.9%,并夹杂少量砒霜及其他重金属盐。

【性味归经】　辛,温。有毒。归心、肝、胃经。

【功效】　解毒杀虫,燥湿祛痰,截疟,定惊。

【用法用量】　内服:入丸、散服,每次0.05~0.1g。外用:适量,研末敷,调敷或烧烟熏。

【使用注意】　阴虚血亏者及孕妇忌用;切忌火煅,烧煅后即分解氧化为三氧化二砷,有剧毒;雄黄能从皮肤吸收,局部外用,不宜大面积涂搽及长期持续使用,以防中毒。

1. 单味药治难症

(1)治疗慢性支气管炎及支气管哮喘

药物:明雄黄500g。

用法:取上药,研成极细末,加入适量淀粉,白糊为丸1000粒。成人每次服1丸;10—15岁,每次1/2丸;5~9岁,每次1/3丸;2—4岁,每次1/4丸,每日3次。

临床应用:燥湿祛痰,止咳平喘。用于治疗慢性支气管炎及支气管哮喘有一定疗效。

(2)治疗蛔虫腹痛

药物:雄黄适量。

用法:取上药,调鸡蛋煎饼贴脐。

临床应用:解毒杀虫,祛湿止痛。用于治疗蛔虫腹痛、胆道蛔虫等效果良好。

(3)治疗带状疱疹

药物:雄黄50g。

用法:取上药,研成极细末,兑入2%普鲁卡因20ml,酒精100ml,调匀涂搽患处。

临床应用:清热燥湿,解毒消炎。用于治疗带状疱疹有显著疗效。

(4)治疗肝癌疼痛发热

药物:雄黄30g。

用法:取上药,研成细末。用癞蛤蟆1只,除去内脏,把雄黄放其腹内,并加温水调成糊状,敷在肝区疼痛最明显处,然后固定,一般敷15~20分钟后可产生镇痛作用,可持续12~24小时,夏天敷6~8小时换1次,冬天24小时换1次。敷2小时后,癞蛤蟆变成绿色,无不良反应。

临床应用:清热解毒,祛湿止痛。用于肝癌晚期疼痛、发热有缓解症状的作用。

(5)治疗白秃头疮

药物:雄黄适量。

用法:取上药,研末,猪胆汁调匀外搽。

临床应用:清热解毒,燥湿敛疮。

(6)治疗疔肿

药物:雄黄适量。

用法:针刺四边及中心,调水敷患处。

临床应用:清热解毒,抗菌消炎。用于治疗疔肿之红肿热痛有一定疗效。

2. 配成方治大病

(1)治疗胃癌

方名:雄黄胃癌散。

药物:雄黄 60g,白术、法半夏、瓦楞子各 300g,血竭、木香各 90g。

用法:取上药,研成细末,装瓶备用。用时,每次 3.5g,温开水冲服,每天 3 次,并同时服蛋白吸附斑蝥素。

临床应用:祛痰散结,解毒抗癌。用于治疗胃癌晚期有一定疗效。

(2)治疗白血病

方名:雄黄抗白血病胶丸。

药物:雄黄 30g,青黛 300g。

用法:取上药,研成细末,装入胶囊,每粒含生药 0.5g。每次服 4～6 粒,每天 3 次。也可压成片剂,每天 10g,分 3 次服。并配合辨证施治汤药治疗。3 个月为 1 个疗程。

临床应用:清热燥湿,泻火解毒。用于治疗白血病,特别是慢性粒细胞性白血病有一定缓解作用。

(3)治疗癫痫

方名:雄黄定痫丸。

药物:明雄黄、双钩藤、制乳香各 25g,琥珀、天竺黄、天麻、全蝎、胆南星、郁金、黄连、木香各 20g,荆芥穗、明矾、甘草各 15g,朱砂 5g,珍珠、冰片各 2g。

用法:上药除雄黄、朱砂外,余药共研成细末,制成小水丸如绿豆大。雄黄、朱砂研细末为衣,每次服 4～6g,儿童酌减,儿童 1 个月、成人 3 个月为 1 个疗程。

临床应用:泻火解毒,祛痰定痫,用于治疗癫痫有较好的疗效。

(4)治疗疟疾

方名:雄黄截疟散。

药物:雄黄 1g,滑石 5g,甘草 2g。

用法:取上药,研成细末,分成 6 包备用。用时,于疟疾发作前 2 小时调服 1 包,4～6 小时后再服 1 包,连服 3 天。

临床应用:燥湿祛痰,解毒截疟。用于治疗疟疾有令人满意的疗效。

(5)治疗血吸虫

方名:雄黄杀虫丸。

药物,雄黄 6g,枯矾 10g,雷丸 12g,阿魏 25g。

用法:先化阿魏,再将前 3 味药共研成细末,放阿魏汁内制为小丸,每次服 5g,每天 1～2 次。用槟榔、吴茱萸各 10g,煎汤送服雄黄丸,连服 3～4 天,又治疗鞭虫病,用雄黄丸每次服 0.6g。

临床应用:燥湿祛痰,解毒杀虫。用于治疗血吸虫有较好的疗效。

(6)治疗毒蛇咬伤

方名:雄黄解毒液。

药物:雄黄、白芷、五灵脂各 15g,鲜半枝莲适量。

用法:取前 3 味药,研成细末,鲜半枝莲混合捣烂,加白酒 30ml,开水 100ml 取汁 1 次服完,每日 1 次。药渣敷患处。

临床应用:泻火解毒。抗菌消炎。用于治疗毒蛇咬伤有一定疗效。

(7)治疗疮疡

方名:雄黄疮疡膏。

药物:雄黄、煅龙骨、白芷各 15g,北细辛、黄连各 10g,甘草 6g,冰片 5g,川椒 15 粒。

用法:取上药,研成极细末,用桐油适量加热与药末调匀成糊状,装瓶备用。用时,患处消毒后,取药膏涂搽患处,每天 2～3 次。

临床应用:清热解毒,泻火敛疮。用于治疗疮疡之红肿、流黄水等证有显著疗效。

(8)治疗疥疮

方名:雄黄疥疮液。

药物:雄黄、明矾、大风子各 20g,地肤子、苦参、蛇床子、白鲜皮各 40g,金钱草 60g。

用法:取雄黄,研成极细末,其他药清水煎,取汁,再入雄黄粉,浸泡患处,每天 1～2 次。

临床应用:泻火解毒,杀灭疥虫。用于治疗疥疮有较好的疗效。

(9)治疗银屑病

方名:雄黄银屑病软膏。

药物:雄黄、胆矾、皂矾、明矾、芒硝、硼砂、冰片各20g,重楼、生半夏、马钱子、生天南星各15g。

用法:取上药,研成极细末,用凡士林调成膏状,装瓶备用。用时,取药膏涂搽患处,每天2次,10天为1个疗程。

临床应用:泻火解毒,抗菌敛疮。用于治疗银屑病有一定疗效。

(10)治疗宫颈糜烂

方名:雄黄宫颈糜烂散。

药物:雄黄、白矾、杏仁各200g,乳香、没药各50g,冰片10g。

用法:取上药,研成极细末,装瓶备用。用时,在宫颈糜烂面上用95%酒精消毒后,将药末撒于患处,每天1次,连用1周为1个疗程。

临床应用:清热泻火,解毒敛疮。用于治疗宫颈糜烂有较好的疗效。

3. 知药理、谈经验

(1)知药理

雄黄具有抗菌作用,能抑制多种皮肤真菌。有抗血吸虫作用,有抑制肉瘤-180作用,配寒水石研末内服有避孕效果。

(2)谈经验

孟学曰:雄黄,辛,温,长于解毒杀虫疗疮,为治疮杀毒之要药。主祛风邪,燥湿浊,杀疥虫,疗湿癣,解疮毒等。治痈肿疔疮、喉风喉痹、走马牙疳、疥癣、白秃疮、缠腰火丹、虫积腹痛、癫痫、破伤风、疟疾、哮喘、虫蛇咬伤等症。

雄黄解毒疗疮,消肿止痛,配合天花粉、珍珠等,研细末外用,治疮痈疔毒,红肿疼痛;配合白矾等,茶水调敷,治疮痈溃烂,红肿痛痒;配合琥珀、白矾、朱砂等外用,治疮痈疔毒,红肿疼痛。

雄黄杀虫止痛,祛痰定惊,配合槟榔、大黄等内服,治蛔虫等腹痛之症;配合朱砂等研末内服,治痰蒙心窍,神志失常等癫痫之症。

二、硫　黄

【成分】　主要含硫,尚含碲与砷,商品中常有杂质。

【性味归经】　酸,温。有毒。归肾、大肠经。

【功效】　外用解毒杀虫疗疮,内服补火助阳通便。

【用法用量】　内服:研末,1～3g,入丸、散剂。外用:适量,研末撒敷或香油调涂,或磨汁涂。

【使用注意】　阴虚火旺,孕妇忌服;畏朴硝;中病便已,过剂不宜。

1. 单味药治难症

(1)治疗慢性气管炎

药物:硫黄500g。

用法:取上药,用绿豆(捣碎、布包)500g,加清水煮2～3小时,至硫黄成松泡状时,取出绿豆,使硫黄干燥,研成细末,装瓶备用。用时,每次1g,每天1～2次。20天为1个疗程。

临床应用:补火助阳,祛痰止咳。用于治疗慢性气管炎属肾阳亏虚者有一定疗效。

(2)治疗水泻不止,伤冷虚极

药物:硫黄50g。

用法:取上药,研成极细末,用黄蜡先熔化,入硫黄末调匀,制成如梧桐子大小丸子,每次服5g,每天2次。

临床应用:补火助阳,温中止泻。用于治疗水泻不止,伤冷虚极有显著疗效。

(3)治疗慢性胃炎

药物:硫黄适量。

用法:取上药,研成细末,每次2g,于每晚饭前服1次,20天为1个疗程。

临床应用:补火助阳,温中止痛。用于治疗慢性胃炎属寒凝胃痛者有较好的疗效。

(4)治疗蛲虫

药物:硫黄适量。

用法:取上药,研成细末,2-5岁,每次0.3g,6-7岁,每次0.5g,每天3次,进餐时服。同时每天洗涤肛门1次,并用硫黄粉扑撒于肛门及其周围。2周为1个疗程。

临床应用:补火助阳,杀灭蛲虫。用于治疗蛲虫病,症见肛门周围和会阴部奇痒及虫爬行感,夜间尤甚,甚至引起尿频、尿急、尿痛与遗尿者有显著疗效。

(5)治疗疥疮、湿疱疮

药物:硫黄适量。

用法:取上药,研成细末,用麻油调匀,涂搽患处,每天2～3次。

临床应用:燥湿消炎,解毒杀虫。用于治疗疥疮、湿疱疮,见皮肤瘙痒,以夜间为甚,遇热则更瘙痒,先从手指缝开始等症者有良效。

2. 配成方治大病

(1)治疗慢性腹泻

方名:硫黄腹泻丸。

药物:硫黄20g,党参、白术各100g,茯苓、熟附片各80g,干姜、赤石脂、陈皮、大枣各50g,炙甘草15g。

用法:取上药,制成小水丸,每次服5～8g,每天3次。1剂为1个疗程。

临床应用:补火助阳,温中止利。用于治疗慢性腹泻属于脾肾虚寒者有显著疗效。

(2)治疗阳痿

方名:硫黄振痿丸。

药物:硫黄30g,熟地黄、蛇床子、巴戟天、仙茅各150g,山茱萸、枸杞子各100g,牛膝50g。

用法:取上药,制成小水丸,每次服6～9g,每天3次。1个月为1个疗程。

临床应用:补火助阳,温肾振痿。用于治疗阳痿,见头晕目眩,面色苍白,精神不振,腰酸腿软,性欲淡漠等症者有较好的疗效。

(3)治疗高血压

方名:硫黄降压片(丸)。

药物:硫黄100g,酒制大黄20g。

用法:取硫黄,打碎,清水煮2个小时,干燥后研粉过筛,与大黄共研成细末,制成素片,每片0.3g,每次服4片,每日2次,温开水送服。也可制成小水丸,每次1.5～2g,每天2次。

临床应用:釜底抽薪,解毒降压。用于治疗高血压之Ⅰ、Ⅱ期有令人满意的疗效。

(4)治疗遗尿

方名:硫黄遗尿蛋。

药物:硫黄3g,淮山药6g。

用法:取上药,研成细末,用鸡蛋1个,打1小孔,放入药末拌匀,用黄泥包好,煨熟,去壳后1次服完,每天1次。另用生硫黄末3g,葱白1节,两药合捣如膏,睡前将药膏敷脐上,每晚1次,连用3～5次。

临床应用:补火助阳,制止遗尿。用于治疗遗尿有一定疗效。

(5)治疗阳虚便秘

方名:硫黄便秘丸。

药物:硫黄、半夏各等量。

用法:取上药,共研细末,制成小水丸,每次服3～5g,每天2次。

临床应用:补火助阳,温中通便。用于治疗阳虚便秘有较好的疗效。

(6)治疗便血

方名:硫黄便血散。

药物:硫黄120g,大枣(去核)40个。

用法:混合焙焦,研末,每次3g,每日2次。

临床应用:补火助阳,解毒止血。用于治疗便血有令人满意的疗效。

(7)治疗慢性气管炎

方名:硫黄祛痰止咳散。

药物:硫黄、绿豆(研碎、布包)各500g。

用法:取上药,清水煮2～3小时,取出绿豆,留硫黄干燥研末,每次1g,每日2次。

临床应用:补火助阳,祛痰止咳。用于治疗慢性气管炎有显著疗效。

(8)治疗疥疮

方名:硫黄疥疮膏。

药物:硫黄粉 100g,樟脑、冰片各 25g,水杨酸 10g。

用法:取上药,均先用少量酒精溶解,再调入凡士林 500g 拌匀备用。用时,患处洗净消毒后,用棉球蘸药膏涂搽患处,每天 2～3 次。

临床应用:抗菌消炎,解毒杀虫。用于治疗疥疮有显著疗效。

(9)治疗癣病

方名:硫黄治癣膏。

药物:硫黄 30g,雄黄、花椒、轻粉、红粉各 20g,信石 10g,水银 20g。

用法:取前 6 味药,研成细末,再加入水银擂散,调合凡士林装瓶备用。用时,用棉球蘸少许药膏涂搽患处,每天 2～3 次。

临床应用:解毒杀虫,燥湿疗癣。用于治疗癣病,如松花癣、铜钱癣、牛皮癣、慢性湿疹或其他痒疹均有较好的疗效。

(10)治疗湿疹

方名:硫黄湿疹膏。

药物:硫黄 60g,枯矾 150g,煅石膏 500g,青黛 30g,冰片 2g。

用法:取上药,研成极细末,用香油调匀成糊状,涂搽患处。流黄水者,患处消毒后,用药粉干撒于患处,每天 2 次。

临床应用:解毒消炎,燥湿敛疮。用于治疗湿疹有显著疗效。

(11)治疗白癜风

方名:硫黄祛白膏。

药物:硫黄 30g,密陀僧 60g,枯矾 10g,轻粉 5g。地塞米松片 30 片。

用法:取上药,研成极细末,用凡士林调匀,涂搽患处,每天 3～5 次。

另用:硫黄 20g,研成极细末,掺入豆腐 250g 内搅匀,于每晚睡前 1 次服下,连服 2 周。

临床应用:补火助阳,解毒祛白。用于治疗白癜风有一定疗效。

3. 知药理、谈经验

(1)知药理

硫黄具有杀虫、杀霉菌作用,对皮肤有溶解角质、软化表皮及脱毛等功效,有缓泻、祛痰发汗等作用。

(2)谈经验

孟学曰:硫黄,酸,温,长于解毒杀虫,燥湿止痒,能外杀疮疥一切虫蛊恶毒,为皮肤科外用之佳品,尤为疥疮之要药。主疥癣痒疹,收敛疗疮,久痢滑泄,冷泄、便秘,补命门不足等。治疥疮顽癣,湿疹瘙痒,痈疽恶疮,肾虚寒喘,阳痿精冷,冷泄、便秘等证。

硫黄解毒杀虫,收敛疗疮,配合大风子、轻粉、黄丹等外用,治皮肤疥疮,奇痒难忍;配合轻粉、斑蝥、冰片等外用,治皮肤顽癣,瘙痒难忍。

硫黄温命门,补火益土,配合熟地黄、鹿茸、补骨脂、菟丝子等,治阳痿早泄,腰膝冷痛;配合黑锡等,治肾虚寒喘;配合人参、白术、丁香等,治脾虚久泻。

三、蛇床子

【成分】 果实含挥发油 1.3%,主要成分为蒎烯、莰烯、异戊酸龙脑酯、异龙脑。又含甲氧基欧芹酚、蛇床明素、异虎耳草素、佛手柑内酯、二氢山芹醇及其当归酸酯、乙酸酯和异戊酸酯、蛇床定、异定酰氧基二氢山芹醇乙酸酯。根含蛇床明素、异虎耳草素、别欧芹属素乙、花椒毒酚、欧芹属素乙。

【性味归经】 辛、苦,温。有小毒。归肾、脾经。

【功效】 杀虫止痒,祛风燥湿,温肾助阳。

【用法用量】 内服:煎汤,3～10g;或入丸、散。外用:适量,煎汤熏洗,或研末调敷,或研末作为坐药及制成栓剂使用。

【使用注意】 湿热带下,肾阴不足,相火易动,以及精关不固者忌服。

1. 单味药治难症

(1)治疗滴虫性阴道炎

药物:蛇床子适量。

用法:取上药,先用 10% 蛇床子煎液 500ml 冲洗阴道,然后放入 0.5g 的蛇床子阴道用片剂 2 片。连续治疗 5～7 天为 1 个疗程。

临床应用:燥湿解毒,杀虫止痒。用于治疗滴虫性阴道炎有显著疗效。

(2)治疗产后子宫脱垂

药物:蛇床子 150g。

用法:取上药,清水煎半小时,过滤取汁,熏洗患处,纳回阴道,躺 30 分钟,每日 2 次。

临床应用:祛风燥湿,温肾固脱。用于治疗产后子宫脱垂有一定疗效。

(3)治疗阴囊湿疹

药物:蛇床子 50g。

用法:取上药,清水煎 1 个小时,过滤取汁,熏洗患处,每天 1 次。

临床应用:祛风燥湿,杀虫止痒。用于治疗阴囊湿疹有较好的疗效。

2. 配成方治大病

(1)治疗阳痿

方名:蛇床子振痿丸。

药物:蛇床子、菟丝子、枸杞子、淫羊藿各 100g,人参 150g,肉苁蓉、山茱萸、补骨脂各 80g,五味子、车前子各 60g。

用法:取上药,制成小水丸,每次服 6～9g,每天 3 次。1 剂为 1 个疗程。

临床应用:温肾强精,助阳振痿。用于治疗阳痿有令人满意的疗效。

(2)治疗男性不育症

方名:蛇床子助育丸。

药物:蛇床子、熟地黄、肉苁蓉、锁阳、枸杞子、覆盆子、巴戟天、淫羊藿、菟丝子各 100g,山茱萸、五味子、车前子各 80g,牛膝 50g。

用法:取上药,制成小水丸,每次服 5～8g,每天 3 次。1 个月为 1 个疗程。

临床应用:温阳滋肾,补髓强精。用于治疗男性不育症之精子异常有显著疗效。

(3)治疗女性不孕症

方名:蛇床子助孕丸。

药物:蛇床子、菟丝子、补骨脂、熟地黄各 100g,覆盆子、赤芍、丹参、益母草各 80g,五味子、山茱萸、泽兰各 60g,当归、川芎各 50g。

用法:取上药,制成小水丸,每次服 6～9g,每天 3 次。1 剂为 1 个疗程。

临床应用:滋阴补肾,益精助孕。用于治疗女性不孕症之排卵障碍有一定疗效。

(4)治疗不射精症

方名:蛇床子射精丸。

药物:蛇床子 100g,柴胡、白芍、王不留行、路路通、车前子、薏苡仁、酸枣仁、五味子各 80g,莪术 60g,炮穿山甲、石菖蒲各 50g,甘草 20g。

用法:取上药,制成小水丸,每次服 5～8g,每天 3 次。1 个月为 1 个疗程。

临床应用:滋阴补肾,促进射精。用于治疗性交不射精有一定疗效。

(5)治疗男性生殖器炎症、湿疹

方名:蛇床子湿疹汤。

药物:蛇床子、柴胡、车前子、生地黄、白头翁、枸杞子、苦参各 20g,鱼腥草、白鲜皮、地肤子各 15g,当归、香附各 10g,甘草 5g。

用法:清水煎 2 次,第 1 次煎剂,分 3 次服;第 2 次煎剂,乘温热熏洗阴部,每天 1 剂,5 剂为 1 个疗程。

临床应用:祛风燥湿,杀虫止痒。用于治疗男性生殖器炎症、湿疹有较好的疗效。

(6)治疗慢性盆腔炎

方名:蛇床子盆腔炎方。

药物:蛇床子、草薢、败酱草、金银花、连翘、黄芪、党参、薏苡仁各 20g,白头翁、杜仲、芡实各 15g,甘草 5g。

用法:清水煎 2 次,混合后分 3 次服,每日 1 剂。

临床应用:祛风燥湿,抗菌消炎。用于治

疗盆腔炎之下腹疼痛、带下增多等症有良效。

（7）治疗女性外阴尖锐湿疣

方名：蛇床子尖锐湿疣糊。

药物：蛇床子 40g，硼砂、川椒、血竭、蜈蚣各 30g，黄柏 60g，枯矾、轻粉各 20g，冰片 15g。

用法：取上药，研成极细末，用粮食醋调为糊状，涂于患处，每天 2 次，至尖锐湿疣脱落为止。

临床应用：祛风燥湿，杀虫止痒。用于治疗女性外阴尖锐湿疣有较好的疗效。

（8）治疗女性外阴白斑

方名：蛇床子白斑膏。

药物：蛇床子、补骨脂各 50g，雄黄、青黛、硼砂、紫草、白芷各 30g，重楼、当归各 20g，硇砂、生马钱子、冰片各 10g。

用法：取上药，研成极细末，用鱼肝油及凡士林调成软膏，涂搽患处，每天 2～3 次，至白斑消失为止。

临床应用：祛风燥湿，消白除斑。用于治疗女性外阴白斑有一定疗效。

3. 知药理、谈经验

（1）知药理

蛇床子具有性激素样作用，有抗滴虫、抗菌及真菌、抗心律失常、局部麻醉、平喘等作用，还能抗变态反应，有抗诱变性作用等。

（2）谈经验

孟学曰：蛇床子，辛、苦、温，长于补肾助阳，助阳散寒，散寒燥湿，通行经络，杀虫止痒，为皮肤科疾病常用药。主妇人阴中肿痛，男子阴痿湿痒，除痹气、利关节，除恶疮等。治阴部湿痒，湿疹疥癣，寒湿带下，湿痹腰痛，肾虚阳痿，宫冷不孕等症。

蛇床子祛风燥湿，杀虫止痒，配合黄柏、苦参、枯矾、蜀椒等外用，治阴道滴虫，瘙痒难忍；配合当归、大黄、苦参、威灵仙、黄柏等外用，治阴囊湿疹，瘙痒肿痛；配合附子、续断、菟丝子、肉苁蓉等，治阳虚阴痿，遗精早泄；配合山茱萸、鹿角胶、山药、五味子等，治肾阳不

足，寒湿带下。

四、白 矾

【成分】 明矾石为碱性硫酸铝钾；将采得的明矾石用水溶解，过滤，滤液加热浓缩，放冷后所得结晶即为白矾；白矾为硫酸铝钾，本品含硫酸铝钾不得少于 99.0%。白矾火煅后称之为枯矾；枯矾为脱水的硫酸铝钾。

【性味归经】 酸、涩、寒，有小毒。归肺、肝、脾、大肠经。

【功效】 内服：止血止泻，祛痰开闭。外用：解毒杀虫，燥湿止痒。

【用法用量】 内服：1～3g，或入丸、散。外用：适量，研末撒或调敷或化水洗。

【使用注意】 体虚胃弱及无湿热痰火者忌用。

1. 单味药治难症

（1）治疗癫痫

药物：白矾适量。

用法：取上药，研成细末，每次服 3～5g，每天早晚各服 1 次。一般发病 1、2 个月者服药 20 天，发病半年者服药 1 个月，发病 1 年以上者服药 1～3 个月。

临床应用：燥湿祛痰，开闭止痫。用于治疗癫痫有显著疗效。

（2）治疗躁狂性精神病

药物：白矾 120g。

用法：取上药，另加入冰糖 120g，用清水600ml，煎至 200ml，1 次空腹服 10～20ml，每天 1 剂。

临床应用：燥湿解毒，祛痰开闭。用于治疗躁狂性精神病有满意的疗效。

（3）治疗习惯性流产

药物：白矾适量。

用法：取上药，另用鸡蛋壳等量，洗净晒干后炒微黄，与白矾一起研细末，装瓶备用。用时，①习惯性流产：怀孕后 1～2 个月开始服，每天 1 次，每次 1.5g，直至胎儿出生。

②孕妇无流产病史:在劳动后或其他原因突然下腹痛、腰痛及有下坠感,但未见红者,每天服3次,每次1g,至恢复正常停服。见红者疗效不佳,应改用其他药物治疗。治程中未见不良反应。

临床应用:燥湿解毒,祛痰保胎。用于治疗习惯性流产有一定疗效。

(4)治疗各种出血

药物:白矾30g。

用法:取上药,研成细末,加清水溶解去除沉淀物,煮沸10分钟成500ml,冷却后备用。①胃出血:取6%白矾液20ml,每30分钟口服1次或经胃管注入,每次50ml,至胃抽出液清亮为止。②前列腺术后出血:取6%白矾液500ml,经尿管注入,30分钟后放出,然后再次注入至出血停止为止。③出血性膀胱炎:置尿管导空尿液后灌入,方法同前列腺术后出血。④结直肠出血:取6%白矾液300～500ml,保留灌肠。

临床应用:燥湿解毒,收敛止血,用于治疗各种出血有较好的疗效。

(5)治疗传染性肝炎

药物:白矾适量。

用法:取上药,研成细末,装入胶囊,空腹吞服,成人每次1g,每天3次。儿童改为5%白矾糖浆口服,剂量按年龄增减。

临床应用:燥湿解毒,利胆退黄。用于治疗传染性肝炎有一定疗效。较重者可配合其他药物治疗。

(6)治疗慢性细菌性痢疾、肠炎

药物:白矾60g。

用法:取上药,制成含10%白矾溶液600ml备用。用时,每次服15ml,每天4次。10天为1个疗程。

临床应用:燥湿解毒,收敛止泻。用于治疗慢性细菌性痢疾、肠炎有显著疗效。

(7)治疗慢性胃炎、胃及十二指肠溃疡

药物:白矾500g。

用法:取上药,与淀粉50g,共研成细末,制成小水丸,每次服3～5g,每天服3次。

临床应用:燥湿解毒,祛痰敛疮。用于治疗慢性胃炎、胃及十二指肠溃疡有较好的疗效。

(8)治疗肺结核咯血

药物:明矾25g。

用法:取上药,加入儿茶30g,共研成极细末,装瓶备用。用时,每次0.1～0.2g(最多可用0.5～1.0g),装入胶囊,每天服3～4次。大咯血时每3小时1次。连续服药至咯血停后2～3天。

临床应用:燥湿解毒,收敛止血。用于治疗肺结核咯血有一定疗效。

(9)治疗幼儿腹泻

药物:明矾1g。

用法:取上药,用鸡蛋1个。将明矾研成极细末,混入去壳的鸡蛋内,加清水10ml,放锅内炒熟服用,每日1次,连服2天,不禁食。

临床应用:燥湿解毒,收敛止泻。用于治疗幼儿腹泻有较好的疗效。

(10)治疗内痔

药物:明矾适量。

用法:取上药,制成15%或18%注射液。先用血管钳沿直肠纵轴将痔核基底完全夹住,而后将明矾液注入痔核内,药液量以注入痔核后痔核膨胀呈白色或紫黑色为度。注射完毕,用血管钳尽量压榨痔核,使其成为1层薄膜样的萎缩组织,而后送入肛门,并加以推揉,以丁字带固定。治疗期间可能出现剧痛、小便不利、大便带血及肛门水肿等并发症,可对症处理。一般在治疗后5～7天痔核即可脱落,绝大多数于1～2周愈合。此法称为"明矾压缩法"。

临床应用:燥湿解毒,消结敛疮。用于治疗内痔有令人满意的疗效。

(11)治疗鼻息肉

药物:白矾火煅成枯矾适量。

用法:取上药,以面脂和匀,消毒纱布裹纳鼻中,数天息肉随药脱落。

临床应用:燥湿解毒,消肉散结,用于治疗鼻息肉有较好的疗效。

(12)治疗脱肛

药物:明矾适量。

用法:取上药,制成10%注射液,于肛门四周作点状注射。注射时针尖距肛门0.5cm处刺入,深3～4cm。通过肛门指诊确定针尖刺入黏膜下层时,方可推入明矾液(切勿注入肌层,否则将导致肠壁坏死)。肛门上下、左右共选择四点注射,每点注入药液0.5ml。注射后数小时内稍有疼痛,一般不需特殊处理,治疗中进半流质饮食,卧床休息2～3天,每晚服适量缓泻剂以防便秘。注意防止感染。

临床应用:燥湿解毒,收敛固脱。用于治疗脱肛有令人满意的疗效。

(13)治疗睾丸鞘膜水肿

药物:明矾10g。

用法:取上药,制成细末,溶于1％普鲁卡因10ml中,过滤消毒。用空针抽尽鞘膜内液体,针头不动,注入药液,1次可愈。

临床应用:燥湿解毒,收敛散结。用于治疗睾丸鞘膜水肿有显著的疗效。

(14)治疗子宫脱垂

药物:明矾适量。

用法:取上药,制成10%明矾甘油溶液备用。用时,取溶液注射于子宫双侧韧带处,每侧5ml,亦可加0.25％～1％普鲁卡因1ml。如1次未见好转,可在1～2周内再注射1次,最多3次即可痊愈。注射时按常规消毒,选择距宫颈口0.5～1cm在3点及9点处进针(呈25°角度),朝两侧阴道壁刺入1～1.5cm(以推药后不引起包块为度),待回抽无血后徐徐注入。针刺不可向上或向下(以免刺伤膀胱及直肠),亦不可内倾或外斜(以免损伤子宫或因注射过浅而使组织坏死)。

临床应用:燥湿解毒,收敛固脱。用于治疗子宫脱垂有较好的疗效。

(15)治疗反胃呕吐

药物:枯矾适量。

用法:取上药,研粉,每次3g,米汤送服。

临床应用:燥湿和胃,祛痰止吐。用于反胃呕吐有一定疗效。

(16)治疗铜绿假单胞菌感染

药物:枯矾30g。

用法:取上药,研成细末,加蒸馏水1000ml,加温使其全部溶化,取其过滤液,高压消毒,即为3％的枯矾液,治疗方法:用于压疮铜绿假单胞菌感染及烧烫伤铜绿假单胞菌感染,以3％枯矾液浸泡消毒纱布覆盖创面,每天换药1次;用于尿路铜绿假单胞菌感染,以3％枯矾液40ml,注入膀胱内,保留2小时,每天用药2次。

临床应用:燥湿解毒,消炎敛疮。用于治疗铜绿假单胞菌感染有较好的疗效。

(17)治疗宫颈糜烂、子宫肌瘤、阴道恶性肿瘤

药物:明矾30g。

用法:取上药,放于砂锅内炼制,以干枯焦黄成粉末为度,再用枣泥和制为丸,如梧桐子大,系线纳入阴道中,7天用1丸。

临床应用:燥湿解毒,抗菌敛疮。用于治疗宫颈、子宫、阴道疾病3～5次有良效。

2. 配成方治大病

(1)治疗高脂血症

方名:白矾降脂丸。

药物:白矾、白术、茯苓、三七、决明子各100g,郁金、丹参、车前子各80g,陈皮、法半夏、胆南星、泽泻各50g。

用法:取上药,制成小水丸,每次服5～8g,每天3次。1剂为1个疗程。

临床应用:燥湿祛痰,消瘀降脂。用于治疗高脂血症有显著疗效。

(2)治疗胃及十二指肠溃疡

方名:枯矾养胃散。

药物:枯矾300g,乌贼骨200g,浙贝母150g,延胡索、佛手各100g。

用法:取上药,研成细末,每次5～8g,米汤送服,每天3次。1个月为1个疗程,未愈者,可进行下个疗程。

临床应用:燥湿祛痰,理气养胃。用于治疗胃及十二指肠溃疡,见上腹疼痛、嗳气、腹胀、反酸、流涎、恶心、呕吐等症者有良效。

(3)治疗癫痫

方名:白矾安癫定痫丸。

药物:白矾、珍珠母各200g,紫河车150g,全蝎、鹿角霜、重楼、壁虎各100g,蜈蚣50条,郁金、青礞石、香附各60g,广木香40g。

用法:取上药,制成小水丸,每次服5～8g,每天3次。1剂为1个疗程。

临床应用:燥湿祛痰,安癫定痫。用于治疗癫痫有一定疗效。

(4)治疗脂溢性脱发

方名:白矾生发丸。

药物:白矾、郁金、熟地黄、枸杞子、侧柏叶、天麻各100g,制首乌、茯苓各150g,羌活、防风各50g。

用法:取上药,制成小水丸,每次服6～9g,每天3次。1个月为1个疗程。

临床应用:燥湿祛痰,降脂生发。用于治疗脂溢性脱发,症见头面反油光,头发用手搓有油腻者有较好的疗效。

(5)治疗宫颈癌

方名:枯矾抗宫颈癌栓。

药物:枯矾、山慈姑各20g,砒霜10g,麝香1g。

用法:取上药,研成极细末,加入江米粉适量,用冷开水调匀,制成"T"字形栓剂,每枚药钉长1～1.5cm,直径为0.2cm,晾干备用即可。

临床应用:燥湿抗癌,化腐敛疮。用于治疗宫颈癌有一定疗效。

(6)治疗皮肤肿瘤

方名:白矾化腐丹。

药物:白矾、白砒霜各100g,朱砂、雄黄各50g。

用法:取上药,研为细末,放在干净的瓦片上,下面用武火烧煅,待白矾成白面后,将瓦片移开,冷却后装入瓶中,埋入泥土中49天后取出备用。用时,患处消毒后撒上药末覆盖。

临床应用:燥湿祛痰,化腐敛疮。用于治疗皮肤肿瘤有较好的疗效。

(7)治疗内痔

方名:消痔灵注射液。

药物:白矾、五倍子各等分。1%普鲁卡因适量。

用法:取前2味药,制成注射液,加入普鲁卡因,稀释成2:1浓度。采用四步注射法,即上至内痔以上的直肠上动脉区,下至内痔最低部位,深到黏膜下层,浅至黏膜固有层,1次共注射稀释液25～40ml。一般1～2次可治愈。

临床应用:燥湿收涩,祛痰散结。用于治疗内痔有令人满意的疗效。

(8)治疗蛔虫病,蛲虫病

方名:白矾驱虫汤。

药物:白矾10～20g,川花椒21粒,红葱头3根。

用法:取上药,清水煎1个小时,分2次温服,每日1剂,连服3～5剂。

临床应用:燥湿杀虫,驱虫止痛。用于治疗蛔虫病、蛲虫病有一定疗效。

3. 知药理、谈经验

(1)知药理

白矾具有凝固蛋白的作用,有抗阴道滴虫、抗菌、利胆退黄和促进肝功能恢复的作用,还有降脂和催吐等作用。

(2)谈经验

孟学曰:白矾,酸、涩、寒,长于燥湿浊,清热毒、解疮肿、敛水湿、蚀腐肉、生好肉、杀疥虫、疗顽癣、止瘙痒,为皮肤科常用之药。治疗癣、湿疹瘙痒、疮疡、久泻、久痢、吐衄下血、中风痰厥、癫狂痫证等症。

白矾燥湿清热,收湿敛疮,配合黄丹、松香、雄黄、硫黄等外用,治风热湿毒,肌肤瘙痒;配合苦参、黄柏、蛇床子等外用,煎汤坐浴,治湿热下注,阴部瘙痒。

白矾酸涩收敛,止血止泻,配合诃子、硫黄、硝石等,治脾肾亏损,久泻不止;配合五倍子、地榆等,治崩漏下血,经久不止;研末内服,化一切痰涎,治中风痰厥;研末外用,治鼻出血,牙龈出血等。

五、蜂 房

【成分】 蜂房主含蜂蜡、树脂及其挥发油(露蜂房油)、蛋白质、铁、钙等。

【性味归经】 甘,平。有小毒。归胃经。

【功效】 攻毒杀虫,祛风止痛,消疔散肿。

【用法用量】 内服:煎汤,3～6g;或烧存性研末。外用:适量,研末,油调敷,或煎水漱,洗患处。

【使用注意】 气血虚弱者慎用;肾功能差者忌用。恶干姜、丹参、黄芩、芍药、牡蛎等。

1. 单味药治难症

(1)治疗痢疾

药物:蜂房适量。

用法:取上药,焙焦,研成细末,每次 2g,温开水冲服,每日 3 次,儿童减半。

临床应用:清热解毒,燥湿止痢。用于治疗痢疾有一定疗效。

(2)治疗乳房脓肿

药物:蜂房 20～30g。

用法:取上药,清水煎半小时,分 2 次温服,每日 2 剂。外用野菊花叶冲绒外敷。

临床应用:清热攻毒,消痈止痛,用于治疗乳腺脓肿疗效良好。

(3)治疗蛔虫、寸白虫

药物:蜂房适量。

用法:取上药,烧存性,每次 2g,用白酒调服,不饮酒者,用温开水调服,每日 1 次,虫即死出。

临床应用:祛风攻毒,杀虫止痛,用于治疗蛔虫、寸白虫有一定疗效。

2. 配成方治大病

(1)治疗急性乳腺炎

方名:蜂房乳痈汤。

药物:蜂房、金银花各 30g,蒲公英、丝瓜络各 50g。

用法:清水煎 2 次,混合后分 3 次服,每日 2 剂,用 1 剂内服,另 1 剂煎水热敷患处,每日 3 次。

临床应用:清热攻毒,消肿止痛。用于治疗急性乳腺炎之红肿热痛有显著疗效。

(2)治疗乳腺增生

方名:蜂房乳癖汤。

药物:蜂房、丹参各 20g,橘核 30g,柴胡、瓜蒌皮、赤芍、熟地黄、当归各 15g,桃仁、红花、川芎各 10g,甘草 3g。

用法:清水煎 2 次,混合后分 3 次服,每日 1 剂,5 剂为 1 个疗程。病情缓解后,可用 5 倍量,制成小水丸,每次服 12g,每日 3 次。

临床应用:祛风攻毒,消痰散结。用于治疗乳腺增生有显著疗效。

(3)治疗风湿痹痛

方名:蜂房风湿痹痛方。

药物:蜂房、薏苡仁各 30g,白芍 20g,鸡血藤 15g,土鳖虫、制川乌、制草乌、当归、桂枝、川牛膝、桑寄生各 10g,蜈蚣 3 条,甘草 3g。

用法:清水煎 2 次,混合后分 3 次服,每日 1 剂,5 剂为 1 个疗程。

临床应用:祛风通络,除痹止痛。用于治疗风湿痹痛有较好的疗效。

(4)治疗皮肤瘙痒

方名:蜂房止痒散。

药物:蜂房 100g,蝉蜕 80g。

用法:取上药,洗净滤干,焙焦,研成细末,每次 3～5g,每日 3 次,温开水送服,10 天为1个疗程。另外:用蜂房100g,煎取汁,溶芒硝50g,酒精50ml,混合摇匀,涂擦患处,每日数次。

临床应用:祛风攻毒,杀虫止痒。用于治疗各种皮肤瘙痒均有令人满意的疗效。

(5)治疗乳腺癌

方名:蜂房抗乳腺癌汤。

药物:露蜂房、石见穿、当归、赤芍、山慈姑、龙葵草、八月札各15g,炮穿山甲、三七(均研末冲服)各10g,黄芪20g,王不留行12g,甘草3g。

用法:清水煎2次,混合后分3次服,每日1剂,15剂为1个疗程。病情缓解后,可用10倍量,制成小水丸,每次10~12g,每日3次。

临床应用:祛风攻毒,化痰散结。用于乳腺癌放化疗后的治疗有一定疗效。

(6)治疗头癣

方名:蜂房头癣油。

药物:蜂房1个,蜈蚣3条,白矾(可在瓦上烧成枯矾)适量。

用法:取前2味药,洗净滤干,焙焦,与枯矾共研成细末,用麻油调匀,涂擦患处,每天2~3次。

临床应用:祛风攻毒,杀虫止痒。用于治疗头癣有一定疗效。

3. 知药理、谈经验

(1)知药理

露蜂房的醇、醚及丙酮浸出物,皆有促进血液凝固作用,可使血压短时间下降,并有利尿、抗炎、驱蛔虫、绦虫的作用,但毒性强,故不宜应用。

(2)谈经验

孟学曰:蜂房味甘有毒,其质轻扬,善走表达里,外托内攻,能祛风邪,托疮毒,攻坚积,消壅滞,以毒攻毒,为外科常用之品。主消肿止痛,解毒杀虫,祛风止痒,除痹止痛等。治痈疽、疔疮、瘰疬、疥癣、瘾疹瘙痒、风湿痹痛、牙痛等症。

蜂房以毒攻毒,消肿止痛,配合天南星、赤小豆、生草乌、明矾为末,用米醋调涂,治痈疽初起,焮红肿痛;配合蒲公英、连翘、败酱草、金银花等,煎水内服,治气滞血瘀,热毒痰凝;配合熟地黄、何首乌、当归、白鲜皮等,治血燥型之银屑病;配合明矾、樟脑、米酒调匀外擦,治各种神经性皮炎。

六、大　蒜

【成分】　大蒜含挥发油约0.2%,具辣味和特臭,内含蒜素或大蒜辣素及多种烯丙基、丙基和甲基组成的硫醚化合物;此外,挥发油中尚含柠檬醛、牻牛儿醇、芳樟醇、α-水芹烯、β-水芹烯、丙醛、戊醛等。

【性味归经】　辛,温。有毒。归脾、胃、肺经。

【功效】　解毒消肿,杀虫止痢,行气消滞,暖胃健脾。

【用法用量】　内服:煎汤,5~10g,或生食,或制成糖浆内服。外用:适量,捣敷,切片外擦,或隔蒜灸。

【使用注意】　阴虚火旺及有目、舌、喉、口、齿诸疾者,均不宜服用。外敷能引起皮肤发红,灼热,甚则起疱,故不可敷之过久。

1. 单味药治难症

(1)治疗痢疾

药物:10%大蒜悬浮液适量。

用法:取上药,每次口服20~30ml,每日3次。另取悬浮液150ml作保留灌肠,每日2次。

临床应用:行气消滞,解毒止痢。用于治疗细菌痢疾及阿米巴痢疾有显著疗效。

(2)治疗病毒性肠炎

药物:大蒜注射液。

用法:治疗当天禁食8~10小时,在输液液体(5%葡萄糖2份,生理盐水2份,1/6克分子乳酸钠液1份)中加入0.15%大蒜注射液(1ml含大蒜油5mg),每日2ml/kg体重,分 3 次静滴,至腹泻症状缓解为止,疗程 2～4 天。

临床应用:温胃健脾,解毒止泻。用于治疗病毒性肠炎之腹泻有较好的疗效。

(3)治疗霉菌性感染

药物:10％大蒜注射液 20～50ml。

用法:取上药,每日 20～50ml,加入糖盐水中静滴,每天 1～2 次,10 天为 1 个疗程。

临床应用:行气消滞,解毒抗菌,用于治疗肺部霉菌感染、消化道霉菌感染、新型隐球性脑膜炎、腹膜透析霉菌性腹膜炎等,均有明显的疗效。

(4)治疗结核病

药物:新鲜紫皮大蒜适量。

用法:取上药,进餐时服,每日 25g,分为 3 个疗程,分别为 10 日、20 日、30 日,治疗肠结核全部有效。治淋巴结核,用鲜紫皮大蒜、鲜生姜各半,洗净、切片、捣烂,加 95％酒精适量,搅拌成稀糊状,过滤,取消毒纱布浸药液覆盖患处,每天换药 1 次。

临床应用:辛散温通,解毒消肿。用于治疗结核病有令人满意的疗效。

(5)治疗百日咳

药物:鲜紫大蒜适量。

用法:取上药 50g,捣烂,加入白糖 50g,冷开水 200ml,混合搅匀,每次服 10～20ml,每日 3 次,10 天为 1 个疗程。

临床应用:辛温散邪,解毒止咳。用于治疗百日咳有一定疗效。

(6)治疗高脂血症

药物:大蒜精油丸适量。

用法:取上药,每天服 9 粒(0.2ml),分 3 次饭后服,1 个月为 1 个疗程。

临床应用:暖胃化积,行气消滞。用于治疗高脂血症疗效较佳,同时血压也下降。

(7)治疗脑梗死

药物:大蒜素注射液 60mg。

用法:取上药,加 5％葡萄糖 500ml 中静脉滴注(糖尿病患者改用 0.9％生理盐水),

每日 1 次,15 日为 1 个疗程,疗程间隔 3～4日,可进行下个疗程,剂量可加大。

临床应用:辛散温通,行气开窍。用于治疗脑梗死后遗症有一定疗效。

(8)治疗急性乳腺炎

药物:鲜大蒜适量。

用法:取上药,切薄片,放在乳房肿块上,用蚕豆大艾炷艾之,患者感觉局部灼热不可忍受时,可将蒜片向上提起,如此反复,直灸至局部红晕为度。此时,乳汁自行外溢。

临床应用:辛散走表,解毒消肿。用于治疗急性乳腺炎,一般 2 次可治愈。

(9)治疗隐孢子虫病

药物:口服大蒜素适量。

用法:取上药,1 岁以下,每天 80mg,1－2 岁,每天 90mg,2－3 岁,每天 160mg,分 4次口服,连服 7 天为 1 个疗程,一般 1～2 个疗程可全部治愈。

临床应用:行气健脾,解毒杀虫。用于治疗隐孢子虫病有显著疗效。

(10)治疗癌肿

药物:100％大蒜注射液 60ml。

用法:取上药,加入 5％葡萄糖 50ml 中静滴,每日 1 次,10 天为 1 个疗程。

临床应用:祛风辟恶、解毒消肿。用于治疗鼻咽癌、胃癌、淋巴癌、肺癌等有良效。

2. 配成方治大病

(1)治疗急性肾炎

方名:大蒜肾炎方。

药物:紫皮大蒜 250g,去皮,成熟西瓜 1个(3～4kg)。

用法:将西瓜皮开 1 个三角口,将大蒜塞入西瓜内,再以切下的皮盖好,然后削掉西瓜硬皮,放锅内蒸熟,将瓜与大蒜并食,1 日内分次食完,削下的硬皮煎汤作茶饮。

临床应用:祛风解毒,利水消肿。用于治疗急性肾炎有一定疗效。

(2)治疗急性阑尾炎及阑尾脓肿

方名:大蒜消肿糊。

药物：独大蒜 12 个，芒硝 200g。

用法：取上药，捣成糊状，醋调，敷在右下腹压痛处，每天换药 1 次，加服大黄牡丹皮汤。有脓肿者，穿刺抽脓，用灭滴灵液冲洗，外敷大蒜消肿糊，内服大黄牡丹皮红藤汤。

临床应用：解毒消炎，散痈止痛，用于治疗阑尾炎及阑尾脓肿疗效良好。

3. 知药理、谈经验

（1）知药理

大蒜具有降血脂、降血糖、抗血小板聚集、增加纤维蛋白溶解活性、降血压、利尿、抗肿瘤、抗病菌和病毒、抗衰老、抑灭精子等作用。

（2）谈经验

孟学曰：大蒜，辛，温，长于通达走窍，散痛消肿，除风邪、杀毒气，为外科痈疡之要药。主去寒湿、辟邪恶、散痈肿、化积聚、暖脾胃、行诸气等。治痈肿疮毒，癣疮瘙痒，痢疾泄泻，肺痨顿咳，钩虫、蛲虫病等。

大蒜辛散温通，消痈散肿，用大蒜捣烂外敷，治痈肿初起，可消散疮痈；单用大蒜生食或用 10～15g 捣烂，用白糖冲服，治痢疾、泄泻；杀痨虫、止顿咳，紫皮大蒜捣烂加生姜、红糖水煎服，每日数次，治肺痨、百日咳；配合槟榔、鹤虱、苦楝皮等，治钩虫、蛔虫、蛲虫病。

参 考 文 献

［1］ 高学敏.中药学:中医药高级丛书(上下册).北京:人民卫生出版社,2000.

［2］ 薛建国,李缨.实用单方大全.南京:江苏科学技术出版社,2002.

［3］ 李世文.一味中药祛顽疾.2版.北京:人民军医出版社,2004.

［4］ 江苏新医学院中药大词典(上下册).缩印本.上海:上海科学技术出版社,1985.